RECHERCHES

SUR LES

DIFFORMITÉS CONGÉNITALES

CHEZ

LES MONSTRES, LE FŒTUS ET L'ENFANT

PARIS. — IMPRIMERIE ÉMILE MARTINET, RUE MIGNON, 2

A MES SOUSCRIPTEURS

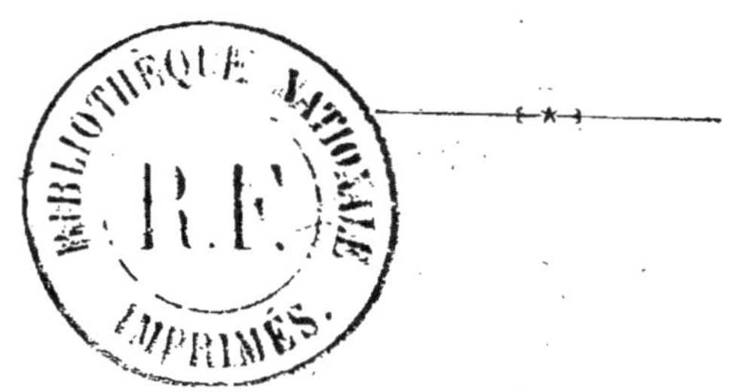

(*)

Paris,   juin 1882.

Des difficultés qui ne se renouvelleront pas m'ont forcé d'interrompre momentanément la publication de mes travaux.

La quatrième livraison, qui paraît aujourd'hui, complète mes *Recherches sur les difformités chez les monstres, le fœtus et l'enfant.*

Pour terminer immédiatement la publication de ce premier ouvrage, j'ai dû augmenter de six feuilles (18 au lieu de 12) la livraison actuelle ; cet excédent sera imputé sur les 5e et 6e livraisons qui paraîtront incessamment.

Jules GUÉRIN.

PARIS. — IMP. ÉMILE MARTINET, RUE MIGNON, 2

ŒUVRES

JULES GUÉRIN

Membre de l'Académie de médecine de Paris
et des Académies de médecine de Belgique, de Berlin, de Naples
de Saint-Pétersbourg
Etc., etc.

---★---

TOME PREMIER

PARIS

AU BUREAU DE LA PUBLICATION

46, RUE DE VAUGIRARD, 4

1880-1882

PARIS. — IMPRIMERIE ÉMILE MARTINET, RUE MIGNON,

A LA MÉMOIRE

DES DEUX

GEOFFROY SAINT-HILAIRE

Mes premiers initiateurs ;

DE

ANDRAL, DOUBLE, DULONG, LEVERRIER, SAVART
DE SÉNARMONT et SERRES

Ils m'ont honoré de leurs suffrages et défendu mes travaux ;

DE

LOUIS et PEISSE

Ils m'ont aidé de leurs conseils et soutenu de leur amitié.

JULES GUÉRIN.

RECHERCHES

SUR LES

DIFFORMITÉS CONGÉNITALES

CHEZ

LES MONSTRES, LE FŒTUS ET L'ENFANT

PAR

LE Dr JULES GUÉRIN

Officier de la Légion d'honneur, Officier de l'ordre de Léopold de Belgique
Grand officier de l'ordre du Lion et du Soleil de Perse
Fondateur de la Gazette médicale de Paris
Membre titulaire de l'Académie de médecine de Paris
Membre honoraire de l'Académie royale de médecine de Belgique
de l'Académie médico-chirurgicale de Naples, de l'Académie pontanienne de la même ville
de la Société médico-chirurgicale de Berlin, de la Société de médecine de Hambourg
de l'Académie impériale médico-chirurgicale de Saint-Pétersbourg
Etc., etc.

PARIS

AU BUREAU DE LA PUBLICATION

46, RUE DE VAUGIRARD, 4

1880

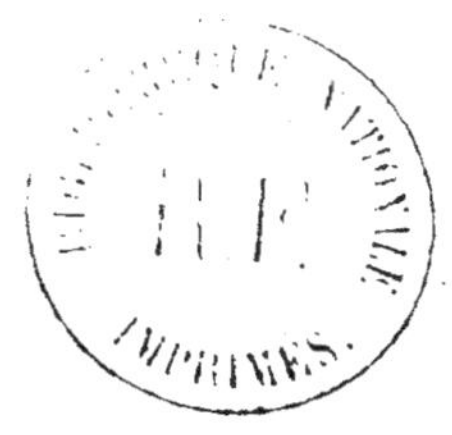

AVERTISSEMENT

Un grand nombre de personnes ont témoigné leur sur
prise de voir l'auteur de ce travail commencer, à la fin de sa
carrière, une publication aussi considérable. Si l'on avait
bien voulu lire avec quelque attention le programme de
cette publication, on y eût trouvé des motifs suffisants de
confiance et de sécurité en ce qui concerne les possibilités
de la mener à bonne fin.

Il est dit, en effet que tous les travaux de l'auteur « pré-
» sentés jusque-là sous une forme générale, dans ses
» *mémoires*, ses *articles* et ses *communications académiques*,
» reposent sur une multitude d'observations particulières
» qui n'ont jamais été publiées, mais dont la mise au jour
» doit avoir pour résultat de convertir en vérités démon-
» trées ce qui avait pu n'être considéré que comme de sim-
» ples aperçus théoriques ». Ces observations, recueillies
et amoncelées depuis une quarantaine d'années, sont les
matériaux qui doivent servir à la construction de l'édifice.

Avant de les mettre en œuvre, il ne suffit pas de dire
qu'ils existent, on croit encore utile, pour leur conserver
l'intérêt et l'autorité qu'ils possèdent, de présenter quelques renseignements sur leur provenance et leur authenticité.

Placé, dès 1834, à la tête d'un grand établissement pour le *traitement des difformités*, et, quelques années plus tard, investi d'un service chirurgical spécial à l'hôpital des Enfants, c'est dans ces deux centres d'observation qu'ont été recueillis les premiers matériaux de l'ouvrage qui a obtenu en 1837 le grand prix de chirurgie de 10000 francs à l'Académie des sciences.

Ces matériaux, composés de recherches bibliographiques et historiques, de préparations anatomiques, d'expériences physiologiques et d'observations cliniques, ont été rassemblés avec un soin minutieux et contrôlés de façon à ne laisser aucun doute sur leur parfaite exactitude. Si l'on insiste sur ce point, c'est que, à l'époque où l'auteur remporta ses premiers succès, et surtout lorsqu'il fit connaître les résultats d'une pratique novatrice, il excita, non seulement un étonnement proportionné à l'importance et à la nouveauté de ces résultats, mais, ainsi que le constate le rapport de la commission des hôpitaux, provoquée par l'auteur. « Ces résultats étaient, par leur nombre et leur impor- » tance, de nature à frapper vivement l'attention du » public et des médecins; et bientôt ils soulevèrent, dans » la presse médicale, une polémique ardente et une » critique agressive. La pratique de M. Guérin ne fut pas » seulement accusée d'être illusoire, stérile, dangereuse; » mais on révoqua en doute la réalité et la possibilité » même des succès qu'il avait annoncés (1). »

Quoique les suffrages trois fois réitérés de l'Académie des sciences, au point de vue scientifique, et les conclusions si explicitement approbatives de la commission des hôpitaux, au point de vue pratique, puissent dispenser de toute autre explication sur la valeur des matériaux employés à la confection de cette œuvre, on ne croit pas pouvoir se dis-

______

(1) Rapport de la Commission nommée par le Conseil général de l'Assistance pu-blique, p. 2.

penser aujourd'hui d'en assurer à nouveau, par les renseignements et les détails les plus précis, la complète et inattaquable exactitude.

Dès son entrée à l'hôpital des Enfants, l'auteur s'était assuré un entourage composé d'élèves et de collaborateurs sympathiques, tous animés du même zèle, tous imbus des mêmes principes, et chacun prêtant, suivant ses aptitudes et ses lumières, un concours assidu au chef de cette modeste école. Mais on doit ajouter que la participation de ces aides n'a jamais, en aucun temps, ni sur aucune question, été isolée du contrôle du maître ni de sa conception d'ensemble.

C'est ainsi que s'il s'agissait d'observations à prendre sur les nombreux sujets, internes et externes, de son service à l'hôpital, ces observations n'étaient jamais rédigées qu'après un examen public du malade, et les remarques du chef de service sur les particularités scientifiques à noter, et les résultats pratiques à signaler.

Il en était de même des préparations anatomiques et des expériences physiologiques. Les préparations, confiées à un scalpel délié et à d'habiles pinceaux, étaient scrupuleusement examinées et vérifiées avant la rédaction des descriptions; et celles-ci n'étaient définitivement admises qu'après un nouveau contrôle en présence des pièces, lesquelles ont presque toujours été conservées dans l'alcool.

Enfin, un enseignement régulier, continué pendant plusieurs années sur toutes les questions ainsi préparées, avait pour objet de les coordonner, de les synthétiser, avec la prévision d'en faire un jour l'objet d'une publication d'ensemble.

Ce travail collectif, harmonisé par une communauté d'efforts et de vues, a donc permis à l'auteur d'accumuler, pendant bon nombre d'années, les innombrables matériaux employés aujourd'hui à l'édification de son œuvre. Ces matériaux, qu'on veuille bien le remarquer, préparés en vue de leur destination, taillés d'après un plan rigoureusement arrêté, se présentent aujourd'hui revêtus de l'authenticité de leur origine et consolidés par la double épreuve du temps et de l'expérience (1).

On pourra donc être rassuré désormais sur la possibilité de mener à bonne fin une publication dont les éléments principaux, préparés de longue main, n'attendaient que leur mise en place pour acquérir leur signification définitive. Bénéficiant de l'opposition qu'on n'a cessé de faire aux idées qu'ils représentent, ils reparaîtront au grand jour de la science la plus nouvelle, comme s'ils avaient été recueillis de la veille.

Deux mots maintenant sur le mode de publication de l'ouvrage.

Pour que le lecteur puisse se rendre immédiatement compte de la façon dont cette publication s'effectuera, nous croyons devoir ajouter quelques explications au programme reproduit en tête de cette première livraison. Nous espérons ainsi éviter toute méprise et toute confusion à l'endroit du morcellement, quelquefois inévitable, des différents sujets dont se composera l'ouvrage.

Chacun de ces sujets formera un tout nettement circonscrit, comme une sorte de traité spécial dans l'ouvrage général. Quoique publiés séparément, ces traités particuliers s'enchaîneront à l'œuvre commune par une même filiation d'idées et de principes.

---

(1) N'ayant oublié ni les noms ni les services de ceux qui ont collaboré si longtemps et si sympathiquement à notre œuvre, nous nous faisons un devoir de rappeler ici les noms de MM. Brochin, Dechambre, Kuhn, Mattuchinski, Raciborski, Werner, Lakerbauer, dont deux seulement ont été conservés à la science, MM. Brochin et Dechambre. En citant ici les noms de ces confrères, dont les sentiments et les idées de quelques-uns ont pu varier, on n'entend point se prévaloir de leur adhésion, mais simplement de leur participation à un travail collectif, dont l'inspirateur et le régulateur entend garder seul la responsabilité, et, s'il y a lieu, le mérite.

La. livraison que nous publions aujourd'hui offrira un double spécimen de cette disposition.

Nous avons débuté par un exposé de la *Méthode étiologique* appliquée aux choses de la médecine. Ce n'est là qu'un cas particulier de la *Méthode scientifique générale*, telle que nous la concevons, et telle qu'elle nous paraît destinée à embrasser toutes les spécialités de la connaissance humaine; aussi bien celles qu'on a prétendu réserver aux spéculations philosophiques et métaphysiques, que celles que l'on a considérées jusqu'ici comme constituant exclusivement le domaine scientifique proprement dit.

Nous le répétons, la vraie méthode scientifique générale nous paraît destinée à rompre la barrière placée depuis l'origine de la philosophie entre la science de l'esprit et la science de la nature.

Mais avant d'arriver à cette généralisation, nous aurons à demander aux sciences et aux méthodes particulières, dont chacune a la prétention de constituer à elle seule la vraie méthode, leurs titres et leur compétence. Cet inventaire, qu'il ne faudra pas prendre pour de l'éclectisme, nous conduira pas à pas à la construction de la méthode scientifique générale, en montrant tout à la fois la valeur respective de chacune des méthodes particulières, et leur insuffisance à réaliser la méthode générale.

Pour opérer ce départ nous aurons donc à examiner séparément et sucessivement la signification :

1° De l'*analyse* et de la *synthèse* appliquées à la médecine;

2° De l'*intervention médicale des sciences physiques et chimiques;*

3° De la *méthode numérique* appliquée à la médecine;

4° De l'*anatomie* et de la *physiologie* sous toutes leurs formes et dans leurs diverses applications : anatomie et physiologie normale, comparée, pathologique et générale;

5° De l'*histologie* et de la *microscopie;*

6° De l'*expérimentation* et des *vivisections;*

7° Des doctrines médicales : *vitalisme, humorisme, organicisme, dynamisme, empirisme, éclectisme;*

8° Des *classifications médicales* et de la *méthode naturelle;*

9° De la *méthode expérimentale;*

10° De l'*observation clinique* de l'*induction* et de la *généralisation;*

11° Enfin de la *méthode scientifique générale.*

Ces divers exposés, présentés séparément, un à un, accompagneront chaque livraison, avec une pagination à part, pour être réunis plus tard comme parties d'un même tout, lors de l'exposé de la méthode scientifique générale.

Le second spécimen du morcellement que nous serons obligé de faire subir à chaque traité particulier est représenté aujourd'hui par nos recherches sur *les difformités congénitales chez les monstres, le fœtus et l'enfant,* trop étendues et trop importantes pour être renfermées dans les limites d'une seule livraison. Le lecteur ne tardera pas, en effet, à s'apercevoir que ces recherches, les plus considérables, les plus originales de notre œuvre, ont été le point de départ de la révolution qui s'est opérée dans l'orthopédie scientifique et chirurgicale. Rappeler que la théorie de la *rétraction musculaire* a donné la clef des innombrables difformités musculaires auxquelles a été appliquée la *ténotomie sous-cutanée,* c'est rappeler l'époque la plus brillante, mais aussi la plus orageuse de notre carrière. Aujourd'hui que les passions qui nous ont poursuivi se sont éteintes, ou à peu près, avec ceux qui les avaient fomentées, il sera possible d'établir définitivement la véritable étiologie des principales difformités congénitales, c'est-à-dire de celles, si nombreuses et si variées, qui sont produites par la *rétraction musculaire.*

Or, qu'est-ce que ce premier chapitre de l'histoire des difformités, si ce n'est l'histoire d'une de leurs grandes causes, et le spécimen d'un travail qui devra se répéter pour la détermination de chacune de celles-ci. C'est ainsi que nos recherches sur le *rachitisme*, sur les *arthralgies*, sur la *tuberculose*, sur les difformités *traumatiques*, viendront successivement, comme des suites et des compléments de l'étiologie générale des difformités. Et lorsque ces causes générales auront été déterminées et circonscrites dans leur domaine propre, il sera permis d'aborder et de traiter séparément toutes leurs localisations, de les suivre dans leur rencontre avec des localisations d'autres provenances étiologiques ; de façon à faire voir que si les unes et les autres occupent parfois le même théâtre, elles ne perdent pas pour cela le caractère de leur origine particulière. A ce titre, elles conserveront, comme pierres d'attente d'un même édifice, le double cachet de leur indépendance et de leur destination.

Nous n'ajouterons qu'un mot sur la façon dont nous concevons et exécuterons les aperçus historiques afférant à nos diverses recherches.

Considérant les conclusions auxquelles nous sommes arrivé sur chaque sujet comme autant d'étapes dans la voie du progrès, nous chercherons moins à faire l'histoire générale des travaux de nos prédécesseurs, qu'à préciser notre point de départ et d'arrivée. Nous ferons assister le lecteur à l'évolution graduelle de nos idées jusqu'au point où nous les présentons aujourd'hui. Chemin faisant, nous mettrons incessamment en regard des opinions passées nos démonstrations présentes. C'est de cette façon que nous concevons l'histoire scientifique générale, et celle qui nous occupe en particulier.

Nous nous dispensons de citer ici des exemples ; ils s'offriront d'eux-mêmes à l'occasion des différents sujets que nous aurons à traiter, en commençant par la théorie de la *rétraction musculaire*. Aucune découverte ne montrera mieux combien il est facile, saus rien omettre des travaux de nos devanciers, d'en indiquer l'origine, les phases successives et la conclusion finale.

RECHERCHES

SUR LES

DIFFORMITÉS CONGÉNITALES

CHEZ

LES MONSTRES, LE FŒTUS ET L'ENFANT

PREMIÈRE PARTIE

CONSIDÉRATIONS PRÉLIMINAIRES

Ainsi que nous l'avons dit précédemment, ce premier travail sur l'origine des difformités est destiné à faire connaître et à mettre hors de doute l'existence d'une classe entière de difformités du système osseux: celles qui sont produites par la *rétraction musculaire convulsive.*

Rappeler que cette classe de difformités comprend : le *strabisme,* le *torticolis, certaines déviations de l'épine,* les *difformités musculaires de l'épaule, du coude, de la main et des doigts;* les *luxations congénitales des fémurs* et autres, les *déviations essentielles des genoux, du pied et des orteils, mains botes, pieds bots,* etc., c'est rappeler en même temps l'origine d'un des plus grands, si ce n'est du plus grand mouvement chirurgical de notre époque. Or, le travail que nous publions aujourd'hui est l'exposé méthodique de tous les faits qui ont provoqué ce mouvement.

Ils ont pour but de démontrer :

1° Que toutes les difformités précitées ont une origine commune : la *rétraction musculaire convulsive ;*

2° Que, produites par cette seule et même cause essentielle, elles portent avec elles le cachet de leur commune origine, c'est-à-dire une corrélation constante entre leur forme, leur direction et l'action des muscles rétractés, ceux-ci considérés comme autant de cordes exerçant des tractions isolées ou multiples ;

3° Que la cause qui leur est assignée formule non seulement toutes les manifestations connues de cette cause, mais s'approprie d'avance toutes celles qui pourront résulter et qui résulteront nécessairement un jour de la même action musculaire convulsive, localisée dans d'autres dépendances du système musculaire ;

4° Enfin que cet ordre de difformités, négligé ou complètement méconnu dans l'histoire et la pathogénie de certains monstres, chez lesquels on le rencontre si fréquemment, dévoile l'origine et le mécanisme de ces monstruosités, comme celles-ci éclairent à leur tour l'origine et le mécanisme des difformités qui les accompagnent ; c'est-à-dire que les unes comme les autres résultant d'une même cause, l'affection cérébro-spinale convulsive, sont reliées entre elles par les effets communs de cette affection : la *rétraction musculaire*, pour ne constituer qu'un seul et même fait, qu'un seul et même tout : la *monstruosité*.

Les recherches qui vont suivre se résolvent donc dans la démonstration de trois faits, à savoir :

1° Que les difformités congénitales qu'on observe chez les monstres, le fœtus et l'enfant, ont la même origine, une affection cérébro-spinale antérieure à la naissance ;

2° Que la rétraction musculaire engendrée par l'affection cérébro-spinale convulsive est l'agent immédiat et commun de ces difformités, qu'elles soient collectives ou isolées, qu'elles occupent un seul muscle ou tous les muscles du corps ;

3° Que les monstres chez lesquels on les rencontre ne sont eux-mêmes que des résultats de la même affection des centres nerveux, et les difformités qui les accompagnent des effets de ces mêmes affections se résolvant dans la rétraction musculaire ; les uns et les autres s'éclairant ainsi mutuellement des reflets de leur commune origine.

Mais avant d'entrer dans le détail des faits destinés à mettre ces trois propositions hors de doute, il n'est pas indifférent de rappeler que c'est par une double application de la *méthode étiologique* précédemment définie, que nous avons atteint notre but. C'est en effet à l'aide de deux artifices de cette méthode, la *série étiologique* et la *corrélation des effets avec leurs causes*, que nous sommes parvenu à faire voir que, depuis certains monstres où tous les muscles sont convulsés et rétractés, jusqu'au simple *strabisme, torticolis* ou *pied bot*, où la rétraction est limitée à un ou deux muscles, c'est toujours la même cause, la même rétraction, à des degrés différents ou avec des combinaisons différentes, mais dont l'identité d'action est attestée par une corrélation constante entre les agents de la rétraction et les formes spéciales qu'ils tiennent sous leur dépendance.

Tous ces faits, qui n'avaient été ni vus ni simplement aperçus, constituent donc le progrès que les développements de ce travail sont destinés à rendre incontestable.

§ 1ᵉʳ. — Coup d'œil historique.

Fidèle à la méthode historique précédemment indiquée, nous partons des conclusions que nous venons de formuler, par anticipation, comme le résultat final de ce travail, pour établir le contrôle de ce point d'arrivée avec les tentatives qui auraient pu nous précéder dans la même voie.

Relativement au fait général de la rétraction musculaire comme cause essentielle des difformités congénitales, nul n'y avait songé. Nous aurons occasion — en mettant en présence les faits où nous avons découvert cette cause, et d'autres faits analogues où les auteurs ont passé à côté de la vérité pour y substituer une hypothèse ou une erreur — de rappeler les diverses explications, les diverses théories proposées pour chacun de ces faits par nos devanciers. Ce sera la véritable critique historique en action, l'erreur prise sur le fait.

Faute d'avoir observé les difformités collectives si fréquentes chez les grands monstres, aucun auteur n'avait songé à voir, dans ces difformités si accentuées, un lien commun avec celles que l'observation usuelle n'offre presque jamais qu'isolées chez chaque individu. De là, autant de doctrines que de cas particuliers de la difformité.

Le *strabisme*, suivant la théorie de Buffon, théorie qui n'a pas cessé d'avoir cours, grâce aux illusions des ophthalmologues mathématiciens, était le produit d'une différence de force entre les deux yeux ; le *torticolis*, le résultat d'un arrêt de développement de certains muscles ; les *déviations de l'épine*, le produit du rachitisme ou d'attitudes vicieuses ; les *luxations congénitales*, le résultat d'un arrêt de développement des extrémités articulaires ; les *genoux* dits *cagneux*, l'effet du rachitisme ou d'un vice de conformation ; enfin, le *pied bot*, le résultat d'une position vicieuse du fœtus dans la matrice, ou de la pression résultant de la rareté des eaux, etc., etc.

Ces diverses théories, trop connues, trop banalement reproduites pour avoir besoin d'être rapportées à des auteurs spéciaux, ont fait les frais d'une foule de discussions académiques ou autres, de toutes sortes de compilations, d'articles, de dictionnaires et de manuels ; de telle façon que ce serait vouloir prouver l'évidence que de chercher à citer les textes et documents attestant cette diversité d'explications et de théories en rapport avec les localisations différentes des difformités congénitales de la même origine. Quand nous aborderons l'histoire particulière de ces localisations, nous serons moins sobre de documents historiques ; et si l'une ou l'autre de ces localisations pouvait avoir été l'occasion ou le prétexte d'un simple aperçu de la *théorie générale de la rétraction musculaire*, nous montrerons aisément, par la reproduction de nos discours académiques sur le sujet, que ces prétendus aperçus n'ont jamais consisté que dans des interprétations forcées de textes en opposition complète avec la pensée de leurs auteurs. C'est ce qu'on a vu naguère dans les discussions soulevées à l'Académie de médecine à l'occasion de quelques applications de la ténotomie et de la méthode souscutanée.

Mais s'il est constant que chaque difformité congénitale particulière a été l'occasion d'explications différentes pour l'origine de chacune d'elles, il ne l'est pas moins que les difformités collectives de la même origine, celles qui accompagnent certaines monstruosités, n'ont jamais donné lieu à aucune théorie analogue à celle que ce travail est destiné à établir. Comme nous l'avons dit précédemment, au fur et à mesure que nous reproduirons les faits rapportés par nos prédécesseurs, nous les mettrons en regard de ceux que nous avons observés ; et nous placerons ainsi les théories qui ont servi à les expliquer en présence des nôtres, de façon à montrer tout à la fois les insuffisances de l'observation guidée par de fausses doctrines, et l'opposition de ces doctrines avec celle qui doit les remplacer.

Nous pouvons néanmoins rappeler provisoirement qu'antérieurement à 1835, une grande théorie s'était emparée de la science tératologique : la théorie des *arrêts de développement* s'efforçant de ramener la diversité si grande et si nombreuse des monstres à une série correspondant à la série des âges de l'embryon et du fœtus, celle-ci représentant la série des espèces zoologiques.

Nous avons eu occasion d'examiner à fond cette théorie dans une discussion aussi courtoise que sérieuse avec le professeur Joly (de Toulouse) (1). Nous en reproduirons en temps et lieu les principaux résultats. Nous nous bornons pour le moment à rappeler que depuis Meckel jusqu'aux Geoffroy Saint-Hilaire et Serres, la théorie des arrêts de développement est restée en possession des esprits, répudiant tout ce qui pouvait, de près ou de loin, conduire à celle qui doit la remplacer.

Nous nous dispensons de rappeler ici, même nominalement, les diverses théories particulières proposées pour expliquer la coexistence des certaines difformités ou vices de conformation avec les principales monstruosités. Ces explications, aussi variables que celles qui ont été données pour chaque difformité particulière et isolée, seront indiquées avec le texte de leurs auteurs, à l'occasion des observations particulières où elles ont été présentées. Bornons-nous à dire, pour le moment, que l'on peut rapporter ces explications à trois catégories : la première ne comprenant que des indications vagues de cette coexistence sous le simple nom de *membres difformes*, de *pieds contournés*,

(1) *Gazette médicale*, année 1866, p. 469 et suiv.

d'*épine tordue*, etc.; la seconde, les théories cherchant dans les causes extérieures, éloignées et accidentelles, la raison particulière de chaque difformité ou de chaque anomalie considérée comme indépendante ou accessoire de l'anomalie principale; la troisième, les relations du fait principal de la monstruosité, dans lesquelles on passe complètement sous silence les difformités, soit par insuffisance ou négligence de l'observateur, soit par le peu d'importance attachée à la présence d'éléments considérés par lui comme étrangers à la monstruosité.

Mais nous aurons occasion de mentionner chacune de ces explications, en montrant le rapport méconnu par leurs auteurs entre le fait primordial de la monstruosité et la commune origine de ses dépendances.

Terminons cependant ce court aperçu en rendant hommage au savoir si étendu d'Isidore Geoffroy Saint-Hilaire qui a rassemblé et coordonné, avec une rare sagacité et avec une patience et un dévouement au-dessus de tout éloge, tous les faits épars de la tératologie, et a cherché à les soumettre aux classifications de la méthode naturelle. On verra plus loin ce qu'un examen approfondi des faits, et de nouvelles lumières sur leur véritable origine, permettront de conserver de cette laborieuse tentative. Nous nous bornons, pour le moment, à dire que l'insuffisance de notions sur la nature, la composition et le mécanisme des difformités qui accompagnent une grande classe de monstres, n'a pas permis au savant auteur de voir, dans les ressemblances et les différences dont il s'est servi comme caractères de ses classifications, leur véritable signification. De là, des rapprochements superficiels, des divisions arbitraires, et surtout cette grande méprise d'avoir regardé comme un progrès définitif le classement des anomalies suivant la méthode des zoologistes et des botanistes, dite la méthode naturelle, alors que cette méthode n'est elle-même qu'une étape, qu'un arrêt provisoire dans l'étude morphologique des êtres. Une étude plus approfondie, pressentie et ébauchée par les deux Geoffroy eux-mêmes, doit avoir pour objectif nouveau la véritable origine des espèces; non pas celle du transformisme, — qui les a toutes tirées d'une même souche, avec une conviction digne de la crédulité des masses, — mais celle qui, partant d'une causalité adéquate à la diversité des créations, aura pour résultat de montrer que leur diversité et leur fixité ne sont que le témoignage de causes adventives et secondaires, dont les effets sont restés permanents, avec la permanence des conditions où elles ont primitivement exercé leur action; diversité et fixité déjà ébranlées néanmoins par la domestication des animaux, la création des races et la variabilité accidentelle ou expérimentale des espèces.

Mais n'anticipons pas; et, restant dans le domaine de nos recherches spéciales, attendons, pour procéder à la généralisation de leurs enseignements, d'avoir établi d'une façon rigoureuse les faits et les doctrines qui doivent y conduire.

§ 2. — Théorie de la rétraction musculaire.

Les pièces justificatives qui seront jointes à ce travail, et qui en constituent une partie importante, sont destinées tout à la fois à déterminer la nature et la portée du phénomène de la *rétraction musculaire* et la date précise des résultats auxquels nous étions dès longtemps arrivé. Nous croyons utile, cependant, de résumer ici les notions afférentes à ce phénomène capital, telles qu'elles résultent de nos précédents travaux.

Dans une série de mémoires lus devant l'Académie des sciences, sur le *pied bot*, sur les *luxations congénitales des fémurs*, sur le *torticolis*, sur la *scoliose*, sur le *strabisme*, nous avions préludé, par des applications particulières, à l'exposé de la *théorie générale* de la *rétraction musculaire*. Cet exposé, nous l'avons présenté dans un dernier mémoire intitulé : *Essai d'une théorie générale des difformités chez les monstres, le fœtus et l'enfant*, mémoire lu devant cette illustre compagnie en 1840.

Dans ces différents travaux, nous avons précisé le sens que nous attribuons et qu'il convient d'attribuer au mot de *rétraction musculaire*, ainsi qu'à tous les phénomènes qui s'y rattachent.

La rétraction musculaire, c'est l'état d'un muscle ou de plusieurs muscles restés courts à la suite d'une atteinte de contracture convulsive, celle-ci disparue avec la maladie qui l'avait produite. La contracture est donc un raccourcissement musculaire morbide; c'est le spasme permanent du muscle; la rétraction, c'est le raccourcissement posthume de la contracture. A part son défaut de longueur primitive, un muscle rétracté a recouvré en grande partie son état et ses fonctions physiologiques. Ce n'est qu'à la longue qu'il subit un genre d'altération particulière, la *transformation fibreuse*, résultant des tractions auxquelles le soumet sa brièveté relative.

On a tous les jours sous les yeux un exemple de cette succession de faits, chez un sujet atteint de strabisme à la suite d'une convulsion de l'enfance. Au début de la maladie, on a assisté à la contracture morbide; lorsque la maladie a disparu, on assiste au raccourcissement consécutif du muscle guéri de la contracture, c'est-à-dire à la rétraction d'un ou de plusieurs muscles de l'œil et consécutivement au développement du strabisme.

Mais la rétraction musculaire n'est pas un fait absolu et en quelque façon mathématique. Autour de ce fait abstrait, en avant, en arrière, au-dessus et au-dessous, il existe des *modes* et des *degrés* qui le diversifient et le font entrer en quelque façon dans le domaine de la pratique, c'est-à-dire dans le domaine de la réalité.

Il n'est donc pas inutile de rappeler sommairement ce que l'expérience nous a appris des diversités de la rétraction musculaire telle qu'elle se montre dans la pratique, et telle qu'il faut la connaître pour bien comprendre les applications dont elle est susceptible, et en particulier ses applications à l'étude des monstres.

§ 3. — Étude analytique de la rétraction musculaire.

L'idée d'une théorie implique presque toujours celle d'un système absolu. Cela tient à plusieurs raisons qu'il n'est pas nécessaire d'examiner ici. La seule chose utile à rappeler pour le but que nous nous proposons, c'est que l'on a confondu, la plupart du temps, une théorie vraie avec une théorie fausse; ou plutôt on ne conçoit de théorie qu'avec la prétention de rapporter exclusivement à la même cause, et à une cause invariable, tous les phénomènes d'un certain ordre.

La causalité identique pour tous les cas et le caractère hypothétique, idéal, de cette causalité, sont donc les attributs les plus ordinaires de ce que l'on est convenu d'appeler théorie. En un mot, qui dit théorie dit hypothèse, systématisation arbitraire, provisoire, dont l'expérience doit, tôt ou tard, démontrer l'inanité. C'est du moins ce qu'on professe aujourd'hui, et ce qui a semé tant de préventions contre toute théorie.

Mais ceci est, comme nous l'avons dit, la théorie fausse. A un autre point de vue, au point de vue expérimental, la théorie, c'est l'étiologie réelle, matérielle et matériellement démontrée. C'est le *fait-cause* dont on peut déterminer l'origine, les attributs, analyser les modalités, classer les effets dans leurs rapports avec la cause qui les produit ; ce sont les caractères de cette cause mise en action. En sorte que l'esprit n'a rien à préjuger sur l'étendue de son domaine ; mais à l'observer, à l'étudier, à la reconnaître partout où elle se manifeste et à la renfermer dans le cercle de son action. Ainsi conçue, la théorie n'est donc que la constatation et la démonstration expérimentale de la cause réelle, de la cause rigoureusement analysée, démontrée, caractérisée : c'est-à-dire donc l'histoire d'un fait engendré par un autre fait qui précède et engendre à son tour d'autres faits. Avec cette manière de voir et de procéder, point de mécomptes à craindre, point d'engagements arbitraires à éviter, point de nécessités systématiques à subir. La théorie ne préjuge rien de plus que le fait qu'elle formule et qui la formule ; elle s'arrête où il s'arrête ; varie, se morcelle, s'amoindrit, cesse avec lui, sans se perdre dans une généralité qui la déborde, ni absorber d'autres causes qui la compliquent. Ce but sans doute préoccupe toutes les théories ; mais peu l'ont atteint jusqu'ici, précisément parce que le plus grand nombre substitue l'abstraction au fait, l'hypothèse à la réalité. C'est ce que nous croyons avoir évité dans l'étude analytique qui va suivre de la rétraction musculaire.

On peut pressentir immédiatement ce résultat, rien qu'à l'indication des éléments de diversité que nous admettons comme pouvant et devant faire varier l'élément principal de la rétraction musculaire ; celle-ci conservant néanmoins, dans sa plus grande généralité, le caractère d'une cause parfaitement vraie, parfaitement déterminée.

Ainsi, les *modes* dont la rétraction est susceptible, ses *degrés*, ses *distributions* différentes, ses *combinaisons* avec d'autres causes, ses *modifications* par *l'ancienneté* de la difformité et la *répétition incessante* de son action, finalement son *adjonction* à d'autres causes intercurrentes, sont autant d'éléments qui impliquent des effets corrélatifs à leur intervention. Tout cela ne prouve-t-il pas que loin d'avoir affaire à une abstraction, à une hypothèse, à une théorie idéale et absolue, on a devant soi une cause matérielle dont il importe de suivre les développements, variations et combinaisons, à l'aide du principe ou loi de la *spécificité des effets subordonnée à la spécificité des causes?* Ce principe qui est la condition vitale de nos travaux en est aussi le contrôle ; par lui, non seulement nous arrivons sûrement à démontrer la réalité des causes que nous invoquons, mais aussi à démontrer la diversité et la variabilité de leurs éléments d'action. C'est là, si nous ne nous trompons, et comme nous allons chercher à le faire voir, une garantie certaine contre toute extension arbitraire et erronée, contre toute généralisation systématique. Quelques mots sur chacun des éléments de variations que nous venons d'indiquer.

A. — MODES DE LA RÉTRACTION.

Le premier résultat fourni par l'étude analytique de la rétraction musculaire, c'est que ce fait, réduit à sa plus simple expression, et dégagé de toute complication, n'est ni rare, ni absolu, ni toujours identique à lui-même. La rétraction proprement dite, c'est, avons-nous déjà dit, le raccourcissement actif d'un muscle anciennement contracturé et resté court après la guérison de la contracture. Mais autour de ce fait, avant, après et latéralement, il peut exister et il existe plusieurs états musculaires différents qui résultent de manières d'agir différentes de l'affection nerveuse dont il émane. La *rétraction* constitue l'appellation générique de toutes les manifestations matérielles de la cause abstraitement considérée. Qui dit donc rétraction, dit l'ensemble des modes que peut affecter le spasme musculaire, depuis la *contracture instantanée* jusqu'à la *résolution paralytique*. Voilà un premier fait sur lequel nous avons déjà insisté à l'occasion de chaque difformité particulière : *pied bot, strabisme, torticolis, déviations de l'épine* (1). Pour nous résumer une dernière fois sur ce point, nous dirons donc que la rétraction musculaire, considérée comme expression générique des différents états musculaires produits par une affection nerveuse et réalisant la classe des difformités articulaires dites par rétraction musculaire, comprend :

1° La *contracture*, ou raccourcissement spasmodique aigu du muscle, laquelle est dite *passagère*, quand le raccourcissement cesse spontanément après l'atteinte du spasme ; la *contracture fixe* ou *permanente*, lorsqu'elle persiste après la cessation de l'accès de spasme ; *aiguë*, lorsqu'elle est récente et douloureuse ; *chronique*, quand elle existe déjà depuis quelques semaines et ne provoque plus de douleurs, si ce n'est aux tractions mécaniques du muscle. Le caractère essentiel de la contracture, c'est la persistance de l'état charnu du muscle avec la faculté de récupérer, au moyen de tractions convenables, sa longueur normale. La contracture est dite encore *continue* ou *intermittente*, suivant qu'elle offre une marche qui répond à l'une ou l'autre de ces deux appellations.

Les difformités comprises dans ce premier groupe étiologique constituent les *difformités par contracture*. Ce sont toutes celles qui existent tantôt temporairement, tantôt d'une manière permanente et persistante après la maladie, même avec la persistance de quelque lésion cérébrale ou cérébro-spinale. Jusqu'ici la symptomatologie de ces maladies avait tenu compte de la contracture musculaire considérée en elle-même et dans les muscles seulement, mais non dans ses rapports avec le squelette. La pathogénie des difformités, envisageant la contracture non plus comme effet mais comme cause, en a fait le groupe des *difformités essentielles par contracture*.

2° La *rétraction fixe* ou *rétraction proprement dite*, c'est,

<hr>

(1) Voy. nos mémoires sur l'ÉTIOLOGIE DU PIED BOT, DU STRABISME, DES DÉVIATIONS LATÉRALES DE L'ÉPINE, etc.

comme nous l'avons montré plus haut, le raccourcissement actif
du muscle anciennement contracté et resté court après la guérison de la contracture. C'est le fait général de la théorie, il
lui donne son nom et réalise le plus grand nombre de ses applications. Le caractère essentiel de la *rétraction fixe*, c'est la
brièveté permanente du muscle, rendu inextensible par sa transformation fibreuse, et rendu insensible aux tractions mécaniques
par la guérison radicale et ancienne de la contracture. Dans
cette seconde catégorie sont comprises la plupart des difformités congénitales et consécutives qui persistent sans apparence
de maladie ou de lésion antérieure. Tels sont le plus grand nombre
de *strabismes* de naissance, de *torticolis*, de *déviations de*
l'épine, de *luxations doubles des fémurs*, de *pieds bots*, etc.,
lesquels permettent aux parties déviées d'exécuter la plupart
des mouvements normaux, à l'exception de ceux qui sont bridés
ou altérés par la brièveté des muscles et le changement de rapport des parties auxquelles ils s'insèrent.

3° La *rétraction spasmodique*. Ainsi que l'exprime la dénomination, c'est la rétraction proprement dite avec spasme, c'est
le raccourcissement actif et primitif d'un muscle anciennement
contracturé, mais resté atteint de spasme après la guérison de
la contracture. Le muscle se tend et se relâche plus ou moins
alternativement, tout en conservant la faculté de se contracter
passagèrement sous l'influence de la volonté, mais celle-ci traversée par des contractions involontaires. Le caractère anatomique de la rétraction spasmodique est l'accroissement de
volume avec raccourcissement de la partie charnue, et l'accroissement de longueur de la partie aponévrotique ou tendineuse.
Ce mode de rétraction, qui est tantôt constant, tantôt intermittent,
comprend les difformités par rétraction spasmodique parmi lesquelles on compte assez souvent des *strabismes*, des *torticolis*,
des *pieds bots*, etc. Plus rarement ou jamais des *déviations de*
l'épine, des *luxations originelles des fémurs;* parce que les
déplacements que la rétraction spasmodique provoque, n'étant
qu'incomplets et temporaires, ne peuvent atteindre profondément et d'une manière permanente des articulations dont les
pièces sont solidement réunies et protégées par de nombreux .

ligaments contre les atteintes passagères du spasme musculaire.

4° La *rétraction paralytique* ne diffère de la précédente qu'en ce que le muscle rétracté spasmodiquement n'est plus susceptible de se contracter normalement et d'obéir aux impulsions de la volonté. Le sujet veut diriger l'œil ou le membre dans un sens, le spasme le porte dans un autre. Cette troisième catégorie comprend les difformités par rétraction paralytique. Elles sont assez rares, cependant j'en ai rencontré quelques cas : c'étaient des *strabismes*, des *torticolis*, des *déviations des mains* ou de l'*avant-bras*, et des *pieds bots*. En raison même du caractère essentiel de l'affection musculaire, les difformités par rétraction paralytique ne sont jamais fixes dans une même direction.

5° La *résolution paralytique*, ou paralysie proprement dite, est le mode terminal de la rétraction musculaire. C'est le produit de l'affection nerveuse à son dernier degré, au degré paralytique. Le muscle est relâché, allongé ; il a perdu toute faculté de se contracter, même spasmodiquement. On pourrait, au premier abord, trouver étrange que nous ayons compris la résolution paralytique dans la rétraction : car la rétraction donne tout de suite l'idée d'un certain raccourcissement actif du muscle, et c'est ce qui a lieu dans tous les autres modes du spasme musculaire ; tandis que dans la résolution paralytique le muscle est plutôt allongé que raccourci ; mais ceci n'est qu'une difficulté de mots ; il serait bien plus étrange de séparer, sous le prétexte d'une différence extérieure nominale, deux degrés, deux modes, qui se suivent fréquemment, d'un même état morbide. Le tout est de s'entendre : or nous savons que la résolution paralytique naît de l'affection qui, à un degré moindre, réalise la rétraction véritable ; nous savons de plus que la résolution paralytique du muscle donne lieu à des difformités musculaires ; nous savons enfin qu'il n'est pas rare de rencontrer dans la même difformité la réunion de plusieurs modes de rétraction combinés avec la résolution paralytique. Il serait donc illogique d'enlever ce terme de la série, par l'unique raison qu'il y a plutôt allongement que raccourcissement du muscle.

Autre considération. Les difformités par *résolution para-*

lytique ne résultent plus directement, comme celles des catégories précédentes, de l'action du muscle malade, mais de la contraction non équilibrée, et du raccourcissement consécutif, des muscles sains opposés aux muscles paralysés. Le nombre de ces difformités est assez considérable; mais, comme nous venons de le faire remarquer, elles sont assez rarement le produit de la résolution paralytique seule. Presque toujours on trouve autour des muscles paralysés des muscles contracturés, rétractés, ou même des muscles sains. Cette réunion des différents modes du spasme musculaire sur le même individu, sur le même membre, n'est pas seulement propre à légitimer le rapprochement que nous avons fait entre la rétraction et la paralysie; elle conduit surtout à maintenir la liaison essentielle et rationnelle de ces différents modes, comme expressions de modalités variées de la même cause. Nous avons souvent insisté, dans nos précédentes publications, sur ces distinctions importantes, principalement dans notre mémoire sur l'*étiologie générale du pied bot congénital*.

Tels sont donc les premiers éléments qui matérialisent et diversifient le fait générique abstrait, et qui formulent les difformités par rétraction musculaire. Il ne faut pas se le dissimuler cependant, ces rapprochements, fondés sur la nature essentielle et sur l'identité de nature des modes d'une même cause, peuvent eux-mêmes être entachés de quelque chose d'arbitraire; car qui pourrait affirmer que ces divers états musculaires, émanant d'une affection nerveuse, soient le produit d'un état morbide toujours identique, et siégeant toujours dans un seul et même système nerveux. Il y a peut-être quelque raison de croire le contraire. Tôt ou tard, nous le présumons, on arrivera à se convaincre que plusieurs des modes de la contracture et de la rétraction appartiennent à des lésions spéciales de systèmes nerveux spéciaux. On pourrait même, jusqu'à un certain point, l'induire dès aujourd'hui de la diversité de leurs caractères. Il y a donc tout lieu de croire que cette diversité de phénomènes pathologiques conduira un jour à mieux préciser la diversité des phénomènes physiologiques, et les premiers ne pouvant être que la continuation et la reproduction des seconds sous d'autres formes, il en résultera inévitablement une distinction entre ces différents états morbides rapportés aujourd'hui à une seule et même origine. Mais on remarquera que cette distinction, fût-elle fondée et pût-elle être établie dès à présent, ne change-rait rien à notre manière d'envisager et de classer les difformités par rapport aux différents modes de la rétraction. En effet, la rétraction comme cause de difformité, doit être considérée sur-tout eu égard aux changements de *direction* et de *forme* qu'elle imprime aux parties, c'est-à-dire comme la force mécanique efficace qui les produit. En se spécialisant et se circonscrivant dans ces deux données, peu importe l'origine particulière de tel ou tel mode de contracture ou de rétraction, et peu importe surtout que ce mode résulte de la lésion de tel ou tel ordre de nerfs, et de telle ou telle portion d'un même système, puisqu'en définitive c'est toujours d'une affection nerveuse que tous ces modes émanent, et puisque les affections nerveuses différentes donnent toujours naissance à un certain mode de spasme mus-culaire, et celui-ci au raccourcissement d'où dépend directement la difformité.

La chose essentielle à considérer est donc que les difformités qui résultent de la rétraction sont toutes primitivement musculaires, que leur cause efficace réside dans les muscles et spécialement dans leur raccourcissement primitif. Toute autre différenciation qui serait si importante à prendre en considéra-tion au point de vue de la symptomatologie de la maladie ner-veuse, n'a donc rien à changer à notre classification des modes de la rétraction : cette classification pourra tout au plus ajouter plus tard à sa précision en éclairant mieux la signification de ses termes ; mais leur rapprochement continuera à s'appuyer sur la nature nerveuse de la lésion musculaire, et leur séparation sur la diversité des systèmes nerveux intéressés ; au lieu de reposer uniquement, comme aujourd'hui, sur la diversité de caractères des différents modes de cette lésion. Nous compléterons plus tard nos idées à cet égard.

B. — Degrés de la rétraction.

Il est à peine nécessaire de faire remarquer que l'expression et la forme de la rétraction varient à ses différents degrés ; mais il n'est pas inutile d'insister sur cette circonstance qu'ici le degré a, plus que dans toute autre cause morbide, une importance capitale. Si même on s'en rapportait aux apparences extérieures, le *degré* de la rétraction donnerait lieu à des différenciations bien plus marquées que la *modalité*. En effet, un degré faible de rétraction et un même degré de contracture n'entraîneraient dans les deux cas qu'un raccourcissement médiocre des muscles, et consécutivement deux difformités peu différentes pour l'apparence ; le déplacement serait à peu près, sinon tout à fait le même ; tandis que deux difformités, produites par deux degrés éloignés du même mode, offriraient dans leur configuration des différences, sinon des oppositions considérables. Car, je le répète, le degré dans ces cas se mesure par la somme du raccourcissement musculaire, et par le déplacement des parties proportionné l'un et l'autre au raccourcissement des muscles. Les caractères les plus apparents de la difformité n'ont pas d'éléments de diversité plus efficaces et plus expressifs. Le degré dans les modes de la rétraction est donc très important à considérer. Mais plus il convient d'insister sur les faits matériels qu'il produit, plus il est indispensable de conserver, aux différences extérieures qu'il réalise, le caractère d'identité profonde qu'elles ne cessent d'avoir. Pour qui comprend la véritable hiérarchie des actions étiologiques, il n'est pas nécessaire d'entrer dans d'autres détails. Je n'ajouterai qu'un mot pour les personnes qui aiment surtout à s'édifier des avantages de l'application.

La différenciation du degré est presque nulle à l'égard de l'indication et du résultat pratique, celle de la modalité, au contraire, est tout pour l'une et pour l'autre. Un muscle, peu ou beaucoup rétracté, doit généralement être divisé, et généralement aussi sa section produit de bons résultats ; au contraire, le même muscle atteint de contracture aiguë ou de rétraction paralytique ne devra jamais être divisé : la section, dans aucun cas, ne pouvant produire de résultats satisfaisants. Ainsi donc, tout en insistant sur la valeur du *degré* comme élément propre à faire varier d'une manière très remarquable les effets extérieurs de la rétraction musculaire, il importe de maintenir cet élément de diversité étiologique dans sa sphère secondaire. En résumé, tandis que les *modes* peuvent être considérés et seront dans leurs applications particulières toujours considérés comme de véritables éléments spécifiques, comme la base des espèces proprement dites, les degrés serviront tout au plus à en établir les sous-variétés.

C. — Distributions de la rétraction.

Il faut entendre par distributions de la rétraction deux choses : 1° le siège qu'elle affecte dans telle ou telle région du corps, dans tel ou tel appareil de muscles : c'est sa *distribution topographique* ; 2° son siège dans tels ou tels muscles d'une même région ou d'un appareil déterminé : c'est sa *distribution anatomique*. Par exemple, la rétraction occupera tantôt les muscles de l'œil, ceux du cou, ceux de l'épine, ceux des hanches, ceux du genou, ceux du pied ou tous ces muscles à la fois ; voilà autant de distributions *topographiques* différentes qui donneront lieu à autant de difformités proprement dites. Dans chacune d'elles, la rétraction occupera tel ou tel muscle, deux, trois, quatre, tous les muscles de l'appareil ou de la région, et réalisera à son tour autant de distributions anatomiques distinctes. Cet élément est donc à double titre une puissance de diversité incontestable. Il suffirait pour en donner une idée de rappeler ce qui existait auparavant. A chacune des difformités que nous considérons comme autant de cas particuliers de notre théorie, comme autant d'effets diversifiés par le siège seulement de la rétraction, correspondaient autrefois des dénominations, des théories essentiellement différentes, sinon opposées. Ainsi que nous l'avons déjà rappelé, à un autre point de vue, c'était le *strabisme* dû à une inégalité de forces des deux yeux ; le *torticolis*, à des attitudes vicieuses ou à un arrêt de développement du sterno-mastoïdien ;

la *déviation de l'épine*, au rachitisme ; la *luxation originelle des fémurs*, à un *arrêt de développement* des cavités cotyloïdes ; le *pied bot*, à des *positions vicieuses* du fœtus dans le sein de la mère ; et ainsi pour toutes les difformités du même ordre. La distribution topographique qui formule et rapproche toutes ces différences, considérées jusqu'ici comme essentielles, exerce donc par le fait une très grande puissance de différenciation. Cette différenciation est tout extérieure sans doute au point de vue de l'unité théorique ; mais sans elle, ne serait-il pas impossible de mettre d'accord tant de disesmblances et d'oppositions ; et ces dissemblances ne serviraient-elles pas de prétexte pour faire contester leur communauté d'origine et pour les enlever à la cause générale qui les engendre.

Bien que destinée à remplacer les diverses hypothèses qui se partageaient le domaine de la rétraction musculaire, notre théorie des modes de distribution de la cause respecte néanmoins les dénominations consacrées ; elle se contente de les ramener à leur commune signification. Le *strabisme* continuera à s'appeler strabisme, mais on saura qu'il ne diffère du *torticolis*, de la *déviation de l'épine scoliose*, des *luxations originelles du fémur*, du *pied bot*, etc., que par le *siège des muscles affectés* et la *nature des parties déviées*. Il y aura avantage à cela et nul inconvénient. Les véritables connaissances acquises à l'égard de chaque difformité seront moins bouleversées ; on admettra avec moins d'opposition les idées nouvelles qui sont présentées sous les anciennes dénominations.

La *distribution anatomique* n'est à proprement parler qu'une dépendance de la distribution topographique. Elle a une importance du même genre. Son domaine serait déjà marqué et son utilité démontrée rien qu'en ayant égard aux faits précédemment acquis et dénommés dans la science. Depuis longtemps on avait, pour chaque difformité, des désignations vulgaires exprimant leurs variétés principales. On avait des *pieds bots équins, varus, valgus*, etc., mais on était si loin du véritable sens et de la portée de ces appellations symptomatiques, que, pour certains auteurs, elles exprimaient de véritables *espèces*. Ainsi on regardait et indiquait comme trois espèces de *pieds bots* différents, l'*équin*, le *varus* et le *valgus* (1). Ces quelques désignations consacrant l'ignorance de toute notion étiologique étaient d'ailleurs bien loin de répondre au nombre et à la variété des faits qui se trouvent entre les coupes arbitraires de l'observation empirique; en dehors de ces coupes, il y avait une foule de variétés non déterminées, que l'on confondait avec celles admises, ou dont on ne tenait aucun compte, parce qu'on ne les apercevait pas.

Cependant la considération de la distribution anatomique de la rétraction est destinée à remplir toutes ces lacunes. Non seulement elle donnera un sens et une signification aux anciennes dénominations, mais elle espacera entre elles toutes les variétés et sous-variétés que l'observation étiologique a révélées ou révélera.

Nous l'avons très souvent fait remarquer : la véritable étiologie n'a pas seulement pour résultat d'éclairer et d'expliquer les faits observés; elle a surtout l'avantage de mettre en évidence ceux que l'on n'apercevait pas, et de faire prévoir ceux qui ne se sont pas encore présentés, mais qui peuvent être induits de la théorie, et qui se présenteront probablement un jour. Ainsi donc la distribution anatomique de la rétraction constitue un élément de diversité étiologique fort précieux; c'est par lui qu'on aura raison et classification de cette multitude innombrable de faits inaperçus autour du petit nombre de ceux qui avaient été désignés mais non déterminés. Ce n'est pas le lieu d'indiquer quel pourra en être le nombre, il serait incalculable; car chaque appareil musculaire, à commencer par les plus simples, se compose d'un ensemble de muscles qui peuvent tous, isolément, successivement ou simultanément, être rétractés, et par conséquent réaliser autant de variétés ou sous-variétés de difformités qu'il peut y avoir de combinaisons d'actions de ces muscles et de modes et degrés de leur rétraction. Sans vouloir entrer à cet égard dans des détails dont le moindre inconvénient serait d'être forcément incomplets, nous dirons que nous avons admis pour chaque distribution topographique deux distributions anatomiques principales : l'une, dans laquelle la rétraction

(1) Article PIED BOT du *Dictionnaire de médecine et de chirurgie pratiques.*

est bornée à un muscle ou au moins à ceux des muscles d'où procède exclusivement telle forme, telle direction déterminée; l'autre, dans laquelle la rétraction s'étend à tous les muscles de la partie. Les difformités de la première catégorie sont dites *simples;* celles de la seconde *composées.* Ainsi un pied bot *équin simple* sera celui où les muscles du mollet seuls seront rétractés; l'*équin composé,* celui où ces mêmes muscles, plus tous les autres muscles extenseurs et fléchisseurs de la jambe, du pied, participeront plus ou moins à la rétraction; avec cette condition toutefois, que la rétraction prédominera dans les muscles postérieurs, et décidera ainsi du caractère spécial de la variété, c'est-à-dire de l'équinisme. Entre ces deux extrêmes d'actions de la cause, on conçoit qu'il puisse exister une foule de nuances intermédiaires; on peut dire même, et cette remarque nous l'avons reproduite à l'occasion de chaque difformité particulière, qu'il existe bien plus de difformités *composées* que de difformités *simples,* ces dernières maintenues dans leur plus rigoureuse acception. La raison en est que la maladie nerveuse qui produit la rétraction est plus rarement et plus difficilement bornée à un seul rameau nerveux terminal. D'où il résulte que les formes propres à chaque variété sont bien plus décidées par la prédominance de la rétraction danst el ou tel muscle, au milieu de tous les muscles rétractés, que par la rétraction isolée de tel ou tel muscle au milieu de tous les muscles sains. Cela se voit surtout aux difformités des membres, au pied bot par exemple.

Il est inutile d'en dire davantage pour faire ressortir l'utilité de ce point de vue. L'application de la théorie aux cas particuliers qu'elle comprend en est une démonstration incessante; et si nous avons autant insisté, c'est qu'en effet les différents modes de *distribution* de la rétraction constituent peut-être l'élément de diversité étiologique le plus fécond et le plus capable d'établir le caractère expérimental de notre théorie, bien que comme base de classification méthodique il soit d'une importance moindre que la considération des modes de la rétraction.

D. — Combinaisons de la rétraction.

Nos mémoires particuliers sur le *pied bot*, les *luxations congénitales*, le *strabisme*, nous ont fourni plusieurs fois l'occasion de dire avec détail ce que nous entendons par *combinaisons de la rétraction*. Dans chacune de ces publications, nous avons cherché à montrer la valeur de ce quatrième élément de diversité étiologique ; il ne nous reste donc qu'à compléter le sujet plutôt qu'à le traiter dans toute son étendue.

La réalisation de la rétraction ne peut s'effectuer sans impliquer les conséquences de ses doubles rapports avec les nerfs et les filets nerveux qui la provoquent, et avec les appareils musculaires et nerveux où elle siège. Or une première conséquence c'est que tous les nerfs d'une région, tous les muscles d'un appareil, ne sont pas nécessairement intéressés de la même manière, en même temps et au même degré. La maladie ne procède pas avec cette uniformité; au contraire, tantôt il n'y a qu'un filet nerveux d'atteint, tantôt l'affection occupe le tronc principal, tantôt un de ses rameaux seulement ; ou bien la maladie procède de plus loin, elle vient du cerveau ou de la moelle. Il en est de même des muscles : le plus souvent à côté d'un muscle *sain* se trouve un muscle *rétracté;* puis un muscle atteint de *spasme*, puis un autre *paralysé;* et cela à des *degrés* qui varient pour chaque *mode* et souvent pour chacun des *muscles* où ce mode est réalisé. Qu'en résulte-t-il ? C'est que ces différents *modes* et leurs différents *degrés*, considérés jusqu'ici isolément et dans leurs rapports avec un seul muscle ou un seul système de muscles, ne sont jamais tels dans la réalité. Toujours ils sont diversifiés et combinés à l'infini dans un même appareil musculaire et presque dans le même muscle. C'est un champ ouvert à d'immenses et presque incalculables possibilités. Qui pourrait dire en effet à combien de combinaisons peuvent conduire tous ces éléments de permutation mis en regard les uns des autres et dans toutes les conditions de variations dont ils sont susceptibles? Il est inutile de l'essayer : même à des centaines près, on n'y arriverait pas. Il faut avoir tenté de les réaliser pour s'en faire une idée. On peut tout au plus indiquer les termes généraux de leur formule ; tels sont :

1° Les cinq modes de rétraction considérés *successivement* et *un* à *un* dans leurs rapports chez le même *individu* et dans leurs rapports avec *chaque muscle* d'une partie, avec un *certain nombre* de ces muscles, avec tous les muscles du système ;

2° Les mêmes modes dans leurs rapports *collectifs* et *réciproques* de *un* à *deux*, de *un* à *trois*, de *un* à *quatre* pour chacun d'eux, et avec les muscles d'une partie du corps et avec tous les muscles du système ;

3° Les mêmes modes considérés dans leurs rapports réciproques de *succession* et de *degré* et dans leurs rapports avec les muscles d'un appareil et ceux de tout le système musculaire.

Au moyen de ces trois ordres de termes on peut prévoir jusqu'à un certain point les différents ordres de combinaisons, mais non ces combinaisons elles-mêmes, lesquelles, ainsi que nous l'avons dit, sont et seront toujours incalculables. Leur détermination numérique n'apprendrait heureusement rien de plus que la théorie de leur possibilité ; si ce n'est qu'elles iraient probablement bien au delà des prévisions de la théorie. C'est donc bien plus la formule du possible que la formule du réel que nous avons essayé de donner. Ici plus que jamais c'est le cas de répéter avec le poète : « Le réel est étroit, le possible est immense. » Mais laissant le domaine du possible, continuons quelques pas encore dans le domaine de la réalité.

E. — Ancienneté de la difformité.

Une fois produite, une difformité se perpétue et dure plus ou moins longtemps. Sa durée plus ou moins longue constitue son *degré d'ancienneté*. Il est impossible de méconnaître d'abord, sans avoir besoin d'approfondir les causes de ce fait, que deux difformités, toutes choses égales d'ailleurs, datant d'époques différentes, diffèrent notablement en raison de cette seule circonstance. Gela est facile à concevoir. Dès que la déviation se réalise dans une direction quelconque, toutes les parties s'accommodent plus ou moins bien à cette direction et aux nouveaux rapports qui en résultent pour elle. Les surfaces osseuses se modifient et s'appliquent les unes contre les autres ; les ligaments, le tissu cellulaire, les vaisseaux, les nerfs se modifient plus ou moins ; les muscles non primitivement rétractés se raccourcissent consécutivement et s'adaptent à la réduction de leur trajet. C'est là un fait général que nous avons rendu vulgaire et incontestable. C'est le fait commun à toutes les difformités et qui formule à lui seul les premières différences inhérentes à tous les cas de date différente. Mais on peut aller plus loin : on peut faire ressortir d'autres éléments différentiels, plus circonstanciés et mieux définis, de la connaissance plus explicite des causes qui les produisent et qui restent invariablement liées au développement et à l'accroissement continus de toute difformité.

Aussitôt réalisée, toute déviation présente à noter trois particularités importantes, trois sources de progrès qui ajoutent incessamment de nouveaux degrés à l'état primitif. Ces particularités sont :

1° La continuation de l'exécution fonctionnelle dans la condition de la difformité ;

2° Pour la plupart l'action verticale de la pesanteur ;

3° Un double arrêt de développement de ou des muscles rétractés, et de la partie affectée de difformité.

Analysons en peu de mots les effets immédiats qui résultent de ces trois ordres d'influence complémentaire.

1° *Fonctionnalité dans la difformité.* — Elle peut être examinée relativement à l'action musculaire, à la circulation, à l'innervation, à la nutrition et à toutes les propriétés vitales modifiées ou perverties par la difformité. On va voir qu'il en résulte des changements tels qu'à chaque pas, et presque à chaque instant, cette dernière est incessamment différente d'elle-même.

A. — Action musculaire.

C'est la plus importante et la plus manifeste. Toute difformité a nécessairement pour effet de changer les rapports des parties auxquelles les muscles s'insèrent. Le commencement de la difformité étant une inclinaison, une courbure, une torsion, en un mot une modification dans la direction et la forme de la partie où elle siège, ce changement ne peut exister sans entraîner après lui des déplacements consécutifs des points d'insertion musculaire, et des changements de rapports des muscles entre eux. Voilà le fait anatomique. Les muscles se contractent et fonctionnent dans des conditions nouvelles. Leurs angles d'insertion ont varié : la direction et la somme de leur puissance ont changé en raison de cette variation ; elle est altérée, pour chaque muscle en particulier et par rapport à l'action synergique du même appareil musculaire : de là autant d'éléments de trouble dans la combinaison et le résultat des actions musculaires. Ce n'est pas le lieu d'aborder ni même d'indiquer les diverses combinaisons dont ces actions sont susceptibles en dehors de leur but normal. Nous devons nous borner à signaler un fait important qui est la conséquence nécessaire des effets de la difformité : c'est que toute difformité a pour résultat de placer les muscles de la partie déviée dans une condition et des rapports tels, qu'il en résulte une cause incessante d'accroissement pour elle. Cette règle ne souffre pas d'exception ; nous en avons développé les motifs dans plusieurs de nos précédents mémoires. Un seul exemple suffira pour tous les cas. Soit une déviation de l'épine : aussitôt l'inclinaison primitive de la colonne sur le bassin réalisée, il en résulte à l'instant même un changement dans l'homologie des insertions des muscles sacro-lombaires et longs dorsaux de chaque côté ; ceux du côté incliné continuant à se diriger en ligne droite entre leurs deux points d'attache (1), s'insèrent sous des angles plus ouverts, ceux du côté opposé sous des angles moins ouverts : ces derniers deviennent de plus en plus parallèles au levier sur lequel ils agissent. Or la contraction de ces muscles continue incessamment pour le maintien du tronc en équilibre, ou pour les mouvements d'extension, de flexion, etc. ; elle s'exerce avec des efforts égaux de la part de chacun d'eux, mais avec des résultats différents de chaque côté, et proportionnés à l'accroissement et à la diminution d'action résultant de l'augmentation ou de la diminu-

____

(1) Loi de direction. Voyez le rapport de l'Académie des sciences sur le concours pour le grand prix de chirurgie.

tion de l'ouverture des angles d'insertion. Le même fait se reproduit pour chaque courbure de balancement ; il y a plus, c'est qu'il augmente en puissance étiologique à mesure que chaque courbure augmente, puisque du côté de sa concavité les insertions de certains muscles, formant la corde de son arc, se rapprochent de plus en plus de l'angle droit, tandis que ceux du côté opposé perdent de plus en plus de leur ouverture en s'appliquant contre la convexité de la courbure. Lorsque nous appliquerons cette donnée d'étiologie générale aux. déviations de l'épine en particulier, nous montrerons que, dans certains cas spéciaux, il arrive parfois que les muscles du côté de la convexité passent du côté de la concavité, formant ainsi une seconde corde à la courbure ; non seulement alors ils ne balancent pas l'action des muscles de la concavité, mais ils ajoutent même une partie de la leur à celle de ces derniers pour accroître incessamment la difformité. En résumé donc, l'effet principal de l'action musculaire pervertie par la déviation est un développement continu de cette dernière, suivant une progression dont les termes augmentent en proportion des degrés de la difformité. Ce résultat que nous formulerons ultérieurement n'est examiné ici d'une façon plus sommaire qu'au point de vue étiologique ; il a, au point de vue thérapeutique, des conséquences d'une importance non moins grande, qui seront développées en leur temps. Comme élément étiologique, nous l'avons toujours désigné jusqu'ici, et nous continuerons à le désigner de la même façon, par ces termes : la *contraction physiologique*. La contraction physiologique, envisagée comme une des causes auxiliaires et complémentaires de toute difformité par rétraction musculaire, est donc très capable de la faire varier suivant son degré d'ancienneté.

B. — Action vasculaire.

J'ai démontré, dans plusieurs de mes précédents mémoires, que les artères et les veines subissent des changements de forme, de direction et de calibre, qui varient suivant le degré d'ancienneté de la difformité. Il suffira de rappeler les faits principaux. Les artères, au lieu de s'adapter comme les muscles au degré de raccourcissement de l'espace qu'elles mesurent, et, par conséquent, au lieu de se porter en ligne droite comme les muscles, suivant la direction des cordes des courbures, s'adaptent à ces courbures, les suivent, ou bien, dans les cas où elles sont libres, deviennent flexueuses et d'autant plus flexueuses que le trajet qu'elles avaient à parcourir est plus réduit. Au niveau de la convexité des inflexions artérielles, presque toujours les parois du vaisseau sont dilatées. Ajoutons que dans les difformités très anciennes, les artères qui se distribuent aux parties déviées perdent quelquefois jusqu'aux deux tiers de leur calibre.

Le système veineux se comporte entièrement comme le système artériel, en un seul point excepté : contrairement à ce qui se passe pour les artères, toujours le système veineux acquiert un plus grand développement (1).

C. — Arrêts de développement.

Il y a deux sortes d'arrêts de développement : l'arrêt de développement *primitif*, et l'arrêt de développement *consécutif*.

L'arrêt de développement primitif est une émanation, une conséquence de la nature paralytique de la rétraction musculaire. En même temps que la rétraction a opéré le raccourcissement du muscle, elle lui imprime quelque chose de sa propre origine, c'est-à-dire de la paralysie. Un muscle rétracté ne se développe plus comme son antagoniste non paralysé : il croît plus lentement; en sorte, qu'après quelque temps, le raccourcissement initial, dû à la rétraction, s'est accru d'une sorte de retardement dans sa croissance. Ce fait se vérifie tous les jours chez les jeunes sujets : au début, la difformité, le *torticolis* par exemple, s'aperçoit à peine. Le raccourcissement du sterno-mastoïdien, qui était d'abord, par rapport au côté opposé comme 2 ou comme 3, offre plus tard un raccourcissement relatif comme 4. Ainsi, dans toutes les difformités, ce raccourcissement posthume est donc un

____

(1) Tous ces faits sont rappelés dans le rapport de l'Académie des sciences sur le concours pour le grand prix de chirurgie, 1837.

effet toujours croissant de l'arrêt de développement primitif du muscle rétracté.

L'arrêt de développement *consécutif* de toute la partie difforme est une conséquence nécessaire des troubles fonctionnels précédemment indiqués. Le muscle rétracté lui-même subit les effets de ces troubles. Les tractions, les compressions, les gênes circulatoires influent nécessairement sur la nutrition des parties, et se traduisent donc par une certaine somme d'arrêt de développement consécutif de la partie déviée.

Nous nous bornons à ces quelques observations générales, suffisantes toutefois pour montrer jusqu'où le fait absolu de la rétraction musculaire peut emprunter aux conditions où il fonctionne des éléments de diversité et d'activité d'action infinie, les uns augmentant, les autres diminuant, le plus grand nombre compliquant l'action si simple, si mécanique du raccourcissement actif du muscle. Les développements auxquels nous serons conduit à la suite de nos recherches sur l'anatomie et la physiologie des difformités nous permettront d'insister plus longtemps sur tout ce qui peut éclairer la constitution si complexe de la difformité. Nous n'ajouterons à ces réserves qu'un seul mot qui assure leur portée, c'est que les effets de la rétraction musculaire se modifient, s'accroissent et se complètent par l'action incessante de la fonctionnalité. *La fonction fait l'organe.* Nulle circonstance n'est plus propre à démontrer la vérité et la généralité de cette proposition.

DEUXIÈME PARTIE

Les réflexions préliminaires contenues dans la première partie de ce travail étaient indispensables à l'intelligence des faits particuliers qui vont suivre. Ces faits constituent la partie fondamentale de notre travail : ajoutons toutefois que ces faits ne sont eux-mêmes que le développement en quelque façon objectif des propositions par lesquelles nous l'avons commencé ; ils constituent en outre un acheminement graduel à la réalisation de nos propositions initiales.

Voici l'ordre dans lequel nous allons présenter nos observations particulières.

Nous ne croyons pas pouvoir mieux faire que d'emprunter cette indication sommaire au rapport même de l'Académie des sciences sur le concours pour le grand prix de chirurgie. L'origine et la date de cet énoncé serviront tout à la fois à prouver l'authenticité des faits qui vont suivre, et l'invariable signification que nous leur avons attribuée et conservée.

Voici comment s'exprimait le rapport dè l'Académie :

« La Commission s'est spécialement arrêtée sur deux ordres
» de recherches *d'une très grande importance*, et dont l'indica-
» tion va clore dignement l'analyse de cette partie du travail de
» M. J. Guérin. Nous voulons parler de l'*Histoire des diffor-
» mités générales chez les monstres, le fœtus et l'enfant*, et
» l'*Histoire générale du rachitisme.* »

DIFFORMITÉS GÉNÉRALES CHEZ LES MONSTRES, LE FŒTUS
ET L'ENFANT.

« Dans un *premier ordre de faits*, M. Guérin a rassemblé et
» décrit une série de monstres anencéphales, sur lesquels se
» trouvaient simultanément réunies toutes les difformités du
» système osseux qui se passent dans les articulations, telles
» que : *déviations de l'épine, difformités du thorax, luxations*
» *des fémurs, des genoux, luxations ou subluxations des coudes,*
» *des poignets et des pieds* (pieds bots, mains botes); en un mot,
» déplacements plus ou moins complets de toutes les surfaces
» articulaires. A côté de ce premier fait général, il s'en trou-
» vait un autre non moins général et non moins bien exprimé :
» c'est que toutes ces difformités, portées au plus haut degré des
» deux côtés, étaient accompagnées d'une rétraction générale
» convulsive du système musculaire, et avaient lieu rigoureuse-
» ment dans le sens de cette rétraction. De leur côté, les nerfs
» étaient tendus, raccourcis et considérablement hypertrophiés.
» Enfin, en explorant les débris de l'encéphale, l'auteur trouva
» les méninges déchirées, frangées, à moitié disparues, et la
» cavité du crâne réduite à un très petit espace irrégulier, formé
» par l'affaissement de ses parois qui étaient disjointes et en
» partie détruites.
» Dans un *second ordre de faits*, l'auteur a réuni un certain
» nombre de monstruosités, dans lesquelles le *cerveau* et la
» *moelle épinière, mal conformés et plus ou moins incomplets,*
» avaient subi des déplacements notables et étaient accompagnés
» de poches hydrocéphaliques et hydrorachidiennes plus ou
» moins considérables. Avec cet état du cerveau, coïncidait la
» généralité des difformités observées dans la catégorie précé-
» dente, c'est-à-dire, *rétraction musculaire générale* et *luxa-*
» *tions* ou *subluxations de toutes les articulations.*
» Dans un *troisième ordre de faits*, l'auteur a rassemblé des
» fœtus humains et de veau, chez lesquels une *hydrocéphale*
» *très développée* coïncidait avec la rétraction générale du sys-

» tème musculaire et les difformités permanentes indiquées
» précédemment.

» Dans une *quatrième catégorie* de faits, il a rassemblé des
» fœtus chez lesquels les mêmes difformités, quoique portées
» à un haut degré, présentaient néanmoins une différence de
» degré et de développement très marquée à droite et à gauche,
» coïncidant toujours avec une *rétraction spasmodique* propor-
» tionnée des muscles correspondants.

» Dans une *cinquième catégorie* de faits, il a réuni des fœtus
» chez lesquels les difformités limitées à un seul côté du corps,
» et toujours caractérisées par la rétraction des muscles, coïn-
» cidaient avec les traces d'une *affection cérébrale ancienne.*

» Enfin, dans une *sixième et dernière catégorie* de faits, l'au-
» teur a réuni une série d'observations recueillies sur des sujets
» vivants, offrant, avec des traces non équivoques *d'une affec-*
» *tion cérébrale antérieure à la naissance*, une réunion de
» difformités décroissantes, depuis la difformité générale simul-
» tanée des pieds, des mains et de l'épine, jusqu'à la difformité
» d'un seul pied ou d'une seule main.

» En présence de cette succession de faits, l'auteur a présumé
» qu'il y avait là comme des degrés différents d'une cause com-
» mune, et a cru y trouver l'origine d'un certain nombre de
» difformités congénitales (1). »

Cet énoncé nous paraît suffisamment explicite pour n'avoir
besoin d'aucun commentaire. Tout ce qui va suivre n'en est pour
ainsi dire que le développement.

§ 1er. — Difformités congénitales chez les monstres.

Cette première catégorie comprend les cas de difformités
générales ou multiples chez plusieurs classes de monstres à différents degrés ; c'est-à-dire chez ceux dans lesquels une affection
destructive et convulsive du cerveau et de la moelle a déterminé
la rétraction de la plus grande partie du système musculaire, et

(1) Rapport sur le concours pour le grand prix de chirurgie (*Comptes rendus de
l'Académie des sciences*, année 1837).

provoqué un ensemble de difformités en rapport avec les différents modes, les différentes distributions et les différents degrés de cette rétraction.

OBSERVATION I

MONSTRE ANENCÉPHALE. — DESTRUCTION TOTALE DE L'ENCÉPHALE ET DE LA MOELLE.

SOMMAIRE. — Atrophie des vertèbres cervicales. — Spina bifida complet. — Développement exagéré des nerfs. — Rétraction générale et considérable de tous les muscles. — Incurvations et excurvations extrêmes de la colonne. — Dépression latérale du thorax et chevauchement des côtes. — Gonflement remarquable des têtes humérales.— Luxation incomplète du coude par extension exagérée ; rétraction du triceps brachial. — Absence du radius, de quelques os du carpe ; abduction extrême des deux mains. — Luxation des deux fémurs en haut et en dehors. — Rétraction de tous les muscles de la cuisse. — Luxation de la rotule en haut et flexion de la jambe en avant et subluxation du tibia en avant, par rétraction du triceps fémoral. — Pieds bots varus équins.

Le fœtus qui fait l'objet de cette première observation m'a été procuré par M. Guy, naturaliste préparateur. Il l'avait conservé dans l'esprit-de-vin depuis plusieurs mois.

Ce fœtus, du sexe masculin, est venu au monde mort-né à six mois environ. Les nombreux vices de conformation et difformités qu'il présente sont les suivants :

1° *Anencéphalie* avec absence de toute la voûte crânienne, et rupture des méninges.

2° *Spina bifida* complet depuis l'atlas jusqu'au sacrum avec la disparition de la moelle et de la plus grande partie de ses enveloppes ; atrophie des dernières vertèbres cervicales.

3° *Conservation, raccourcissement et développement exagéré* des nerfs.

4° *Absence des radius* et *des muscles* qui s'y insèrent ; *extension* extrême des avant-bras sur les bras, *subluxations* du coude.

5° *Renversement latéral des mains* jusqu'à leur parallélisme avec le bord externe des avant-bras, absence des pouces.

6° *Atrophie des vertèbres cervicales* et *courbures* multiples de la colonne vertébrale, incurvations et excurvations considérables.

7° *Dépressions latérales du thorax* avec pliure et chevauchement des demi-côtes non consolidées.

8° *Luxations en haut et en dehors* des deux fémurs avec *flexion* et adduction extrêmes des deux cuisses.

9° *Flexion en avant* de la jambe sur la cuisse avec *luxation en haut* de la rotule.

10° Deux *pieds bots équins varus*.

11° *Rétraction générale* des muscles du tronc et des membres, et raccourcissement extrême des muscles correspondant à chaque difformité.

I. FORMES GÉNÉRALES. — Il est difficile de donner une idée de l'aspect général de ce monstre, où toutes les parties ont une configuration, une dimension et une direction anormales. C'est une masse qui n'a pour ainsi dire plus rien d'humain, et qui ne ressemble à aucun animal. Les yeux saillant sur le bord d'un front absent; la tête rentrée dans les épaules; le menton descendant jusqu'au sommet de l'apophyse xiphoïde; quatre membres contournés, terminés par deux mains botes et deux pieds bots repliés le long du tronc; le tronc raccourci, aussi large que long par suite des courbures de la colonne, donnent à peine une idée de cette monstruosité humaine, dont toutes les parties sont pour ainsi dire solidaires d'un même système complètement difforme.

Voici ce qu'un examen minutieux et approfondi nous a montré de chacune de ses parties.

II. L'ANENCÉPHALIE est complète. Les os du crâne n'existent qu'en partie. La voûte crânienne est absente. Toute la partie de l'occipital située en arrière et au-dessus du trou rachidien manque.

Manquent également toute la partie verticale ou supérieure du frontal, les deux pariétaux et la portion écailleuse des temporaux. Les apophyses jugulaires et basilaires de l'occipital, les deux rochers et les portions mastoïdiennes des temporaux, les portions orbitaires du coronal, le sphénoïde et l'ethmoïde existent. Toutes ces parties sont très rapprochées, comme tassées les unes sur les autres. L'intérieur de la base du crâne se trouve ainsi à nu, seulement recouvert par une membrane, laquelle se confond d'une part avec la peau de la face et du cou, et d'autre part avec une membrane de même nature qui recouvre la face postérieure du rachis. Cette membrane présente sur le sommet du crâne des franges irrégulières résultant de la rupture de la poche qui contenait le cerveau. En dedans de ces franges se trouvent une foule de filaments longs, irréguliers, entortillés comme de la filasse et aboutissant aux différents trous de la base du crâne. Ce sont les racines des nerfs crâniens qu'il est facile de suivre à travers ces trous au dehors du crâne, où il n'est plus possible de les méconnaître. Au sommet des franges irrégulières du sommet de la tête paraissent être des débris de l'arachnoïde pariétale et de la dure-mère, lesquelles formaient jadis une poche comme dans l'état

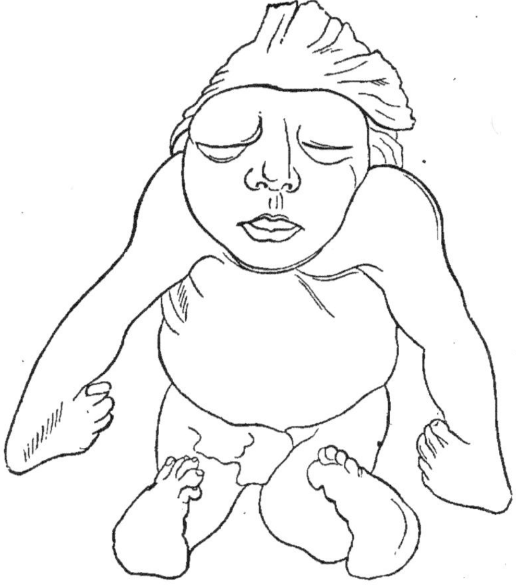

Fig. 1.

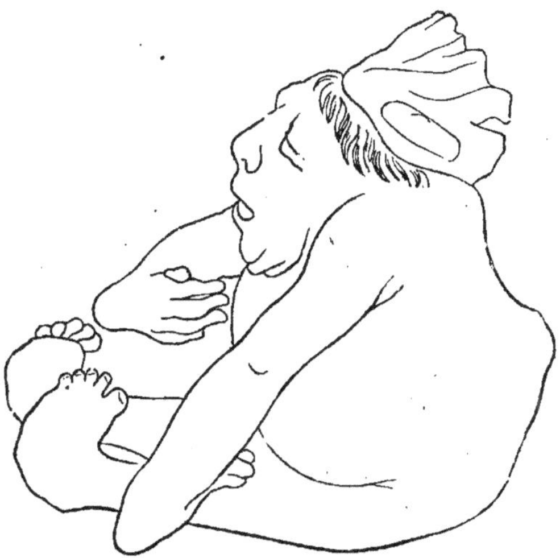

Fig. 2.

normal, poche qui s'est rompue par suite d'une maladie, et a donné issue à la matière cérébrale. Les racines des nerfs, d'une contexture plus ferme que la matière cérébrale, ne se sont point écoulées.

III. Spina bifida. — Il n'y a point de canal rachidien. La face postérieure des corps vertébraux est à nu, recouverte seulement par une membrane lisse qui n'est autre chose que la dure-mère rachidienne, ouverte dans toute sa longueur, se continuant en haut avec la dure-mère du crâne et se confondant latéralement avec la peau du dos : le *spina bifida* est complet depuis l'atlas jusqu'au sacrum. Les deux moitiés latérales des apophyses épineuses et les lames vertébrales sont très écartées et déjetées de côté, au point que la gouttière

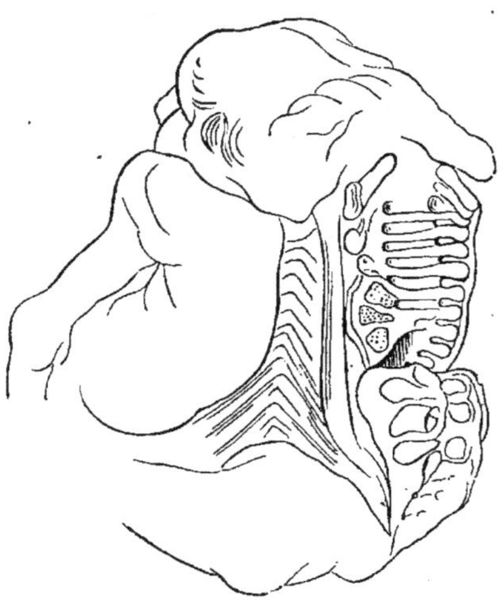

FIG. 3.

vertébrale est presque complètement effacée. Les lames vertébrales présentent des noyaux osseux parfaitement reconnaissables ; les moitiés d'apophyses épineuses sont représentées de chaque côté par une bandelette cartilagineuse, étendue de l'atlas au sacrum ; la face postérieure des corps vertébraux est de niveau avec les lames et les moitiés d'apophyses épineuses. L'écartement est plus grand de moitié dans les régions cervicale et dorsale que dans la région lombaire ; les dernières vertèbres cervicales sont atrophiées. La largeur de la membrane séreuse est en rapport avec le degré d'écartement ; elle se continue avec la peau à l'endroit où se terminent les sommets des moitiés d'apophyses épineuses.

Cette membrane est évidemment la dure-mère rachidienne, recouverte par l'arachnoïde. Ces deux membranes sont, comme les méninges cérébrales, traversées par les racines des nerfs rachidiens qui se trouvent également à nu. Ces racines, d'autant plus longues qu'on les examine plus bas, ont la même disposition et la même apparence que les racines des nerfs crâniens. Nous n'avons pas trouvé de franges bien manifestes sur la partie latérale de la bandelette séreuse qui remplace les méninges rachidiennes. Cependant une pellicule mince, s'enlevant sans le moindre effort, recouvrait presque partout les racines des nerfs. Cette membrane peut être considérée comme un vestige de l'arachnoïde viscérale.

IV. Système nerveux. — Les nerfs sont presque partout bien conservés et présentent un développement excessif et abondant. Ils pullulent partout. On ne peut enlever un lambeau de peau sans avoir à diviser des nerfs d'une certaine grosseur. Le tronc du facial a environ 2 millimètres de diamètre. Dans les mains et les pieds, les branches collatérales des doigts sont en général plus grosses que les tendons des muscles fléchisseurs. Le nerf jambier postérieur a presque le volume du tendon d'Achille.

V. Système musculaire. — Tous les muscles du tronc et des membres ont subi un raccourcissement considérable; extenseurs, fléchisseurs, adducteurs, abducteurs prennent la même disposition; à la tête, au dos, au ventre, aux bras, aux avant-bras, aux cuisses, aux jambes et aux pieds, ils sont tendus entre leurs points d'insertion, et ils ont entraîné toutes les parties du squelette auxquelles ils s'insèrent. Ce sont autant de cordes résistantes qui ne cèdent à aucun effort d'extension.

Le tissu musculaire est dense et ferme, la partie charnue est parfaitement distincte de la partie fibreuse. Les tendons sont très apparents, ils ont participé au raccourcissement de la partie charnue; divisées en travers, les fibres musculaires et aponévrotiques ne paraissent le siège d'aucune altération.

VI. Système osseux. — Le système osseux n'offre aucune trace de maladie ni d'altération de son tissu. Tous les os sont bien conformés, peut-être un peu plus développés en grosseur qu'en longueur; les épiphyses ne sont nulle part séparées de la diaphyse. Quelques noyaux cartilagineux isolés ont la consistance normale. Les côtes seules offrent cette particularité que, au milieu de leurs arcs, l'ossification est moins avancée; restées cartilagineuses en ce point, elles sont déprimées en forme de gouttière, mais le tissu de leurs extrémités, comme celui des autres parties du squelette, a la consistance et la résistance normales.

VII. Difformités articulaires. — Toutes les articulations sont le
siège de difformités très prononcées qu'il est indispensable de
mettre en présence des différents groupes musculaires qui s'y rapportent.

1° *Difformité de l'épine*. — Outre l'écartement des arcs vertébraux,
la colonne de ce fœtus présente une série de courbures, excurvations
et incurvations alternatives. Les excurvations sont au nombre de
trois : La première s'étend aux six premières cervicales, elle est
arrondie, d'un très petit rayon et n'a que 12 millimètres de corde
sur 5 millimètres de flèche. La seconde, également arrondie et étendue
de la troisième à la septième dorsale, est d'un rayon plus grand, a
20 millimètres de corde sur 5 millimètres de flèche. La troisième est
anguleuse, à sommet légèrement arrondi, elle s'étend de la première
lombaire au bas du sacrum ; sa corde est de 25 millimètres et sa flèche

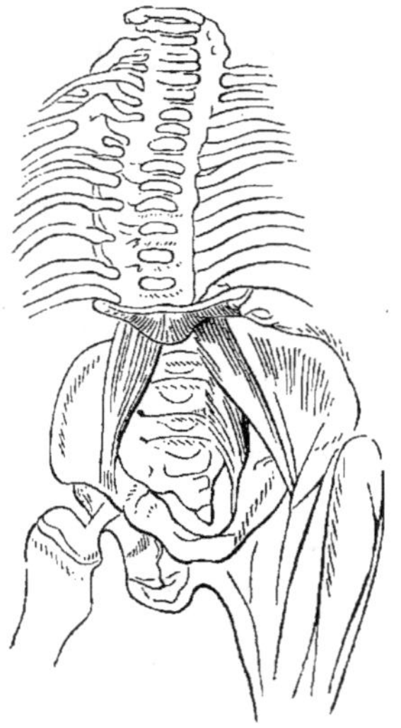
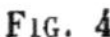
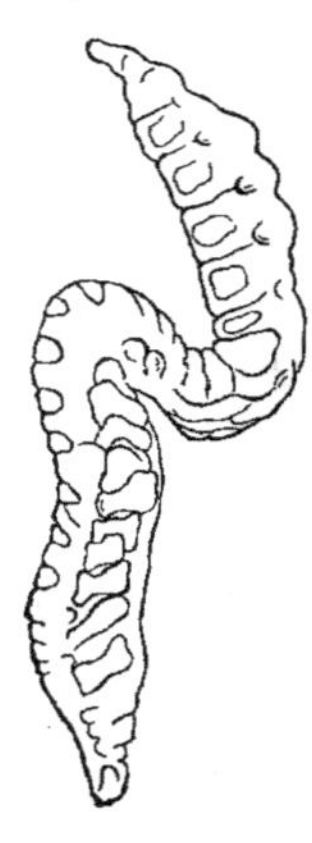

Fig. 4.   Fig. 5.

de 10 millimètres ; son sommet correspond à la troisième vertèbre
lombaire. Cette dernière courbure est telle, que la branche supérieure
de l'arc forme avec l'inférieure un angle d'environ 45 à 50 degrés.

Tous les muscles du dos sont dans un état de rétraction permanente extrême. Ceux de la couche superficielle, le trapèze, le rhomboïde
et le grand dorsal, sont raccourcis, fortement tendus ; ils ne sauraient
être allongés par de simples tractions. Ils s'opposent complètement
au redressement des courbures de la colonne.

Les muscles de la couche profonde sont tous confondus en une seule masse, étendue en ligne droite, comme une corde, de l'occipital au sacrum. Elle s'oppose absolument au redressement de la colonne. Les *psoas* sont très développés, très raccourcis, très tendus. Ils s'insèrent supérieurement à la branche inférieure de l'incurvation dorsale et supérieure de l'excurvation dorso-lombaire.

Deux incurvations, l'une arrondie, l'autre presque anguleuse, séparent les trois excurvations. La première, peu prononcée, s'étend de la septième cervicale à la deuxième dorsale : sa corde est de 2 millimètres et sa flèche de 2 millimètres. La seconde, extrêmement prononcée, s'étend de la huitième à la douzième dorsale. Son sommet correspond à l'articulation de la dixième à la onzième dorsale. Sa corde est de 4 à 5 millimètres, sa flèche de 5 à 6 millimètres. L'angle d'incurvation, mesuré par derrière, est de 35 degrés. La moitié supérieure de la première a une direction oblique de haut en bas et d'arrière en avant et forme avec la verticale un angle de 25 degrés. La moitié inférieure remonte derrière la précédente en suivant la même direction, mais plus obliquement. Elle forme avec la verticale un angle de 65 degrés. La branche supérieure de l'excurvation lombaire suit la même direction que la branche inférieure de l'incurvation dorso-lombaire; elle est ascendante, de sorte que la troisième vertèbre lombaire qui occupe le sommet de cette excurvation arrive à la même hauteur que la huitième dorsale, tandis que la onzième dorsale qui occupe le sommet de l'incurvation est de niveau avec la cinquième lombaire. Une ligne horizontale antéro-postérieure, passant par la dixième dorsale, traverserait la première et la quatrième lombaire. Les insertions des muscles principalement rétractés répondent aux extrémités des courbures, et celles-ci se sont faites suivant les directions que ces muscles tendent à imprimer à la colonne. Ainsi tous les muscles de la nuque et du dos se sont fondus en une seule masse charnue, fortement rétractée, d'une texture ferme, comme les muscles affectés de rétraction musculaire. Cette masse est implantée supérieurement à la moitié correspondante de l'occipital et aux côtes, et inférieurement elle s'insère en majeure partie aux troisième et quatrième vertèbres dorsales, et le reste, plus mince, arrive jusque dans la gouttière du sacrum. Cette masse musculaire est tendue comme une corde entre ses deux points d'insertion.

D'autre part, les psoas, non moins forts et tout aussi rétractés, s'insèrent en majeure partie à la douzième dorsale : ils tirent sur la colonne de haut en bas et d'arrière en avant; ils tendent à produire la cambrure des lombes, tandis que la masse musculaire postérieure, insérée plus bas aux troisième et quatrième lombaires, tire d'avant en arrière et de bas en haut. Le résultat de ces deux actions opposées sur cette tige flexible n'a pu être que la double courbure qu'elle présente.

J. GUÉRIN.I. — 4

Les inflexions de la colonne sont encore maintenues par d'autres muscles, dont l'action, impuissante pour les produire, s'oppose à leur redressement. Ce sont, d'une part, les carrés lombaires et les fibres postérieures des obliques de l'abdomen, et de l'autre, les piliers du diaphragme.

2° *Difformité de la poitrine.* — Tout le thorax a subi une déformation collective, des changements de direction, des réductions de capacité en rapport avec les difformités de la colonne et avec les raccourcissements et tirages des muscles rétractés.

Tout le thorax est comme enté sur l'abdomen, qui remonte en arrière, au point que la quatrième vertèbre lombaire se trouve à la

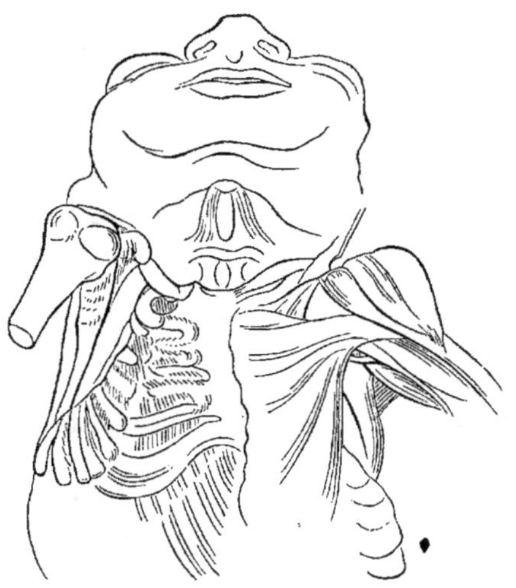

Fig. 6.

même hauteur que la huitième dorsale, tandis qu'en avant la poitrine descend au-devant de l'abdomen ; si bien que le rebord des fausses côtes dépasse de 9 à 10 millimètres les crêtes iliaques. L'incurvation très prononcée de la colonne vertébrale, dont le sommet correspond à la onzième dorsale, est cause de cette singulière disposition. La face postérieure de la poitrine est déprimée d'arrière en avant par suite de l'incurvation ; sa face antérieure offre la même disposition d'avant en arrière ; le menton recouvre toute la face antérieure du sternum. Les faces latérales sont déprimées par l'action combinée des muscles grands pectoraux en avant, trapèzes et grands dorsaux en arrière, qui rapprochent les deux épaules et par conséquent diminuent le diamètre transversal de cette cavité. Elle a dû conséquemment s'étendre en bas et en avant.

Tout le long de la paroi antérieure de la poitrine règnent, au niveau des articulations chondro-costales, deux gouttières assez profondes : ces gouttières sont évidemment le résultat de l'action des muscles grands pectoraux. Les deuxième, troisième et quatrième cartilages costaux n'arrivent pas jusqu'aux côtes, de manière que les côtes correspondantes sont *flottantes* et l'espace qui sépare les cartilages rudimentaires des côtes est rempli par une lame musculeuse formée par le rapprochement des muscles intercostaux. Les grands pectoraux, très forts, tendus et raccourcis, ont rapproché leurs deux points d'insertion, sternal et huméral. Les côtes ne se trouvant pas soutenues par des cartilages, se sont portées en arrière ; la cloison musculaire qui remplit l'espace vide laissé par le défaut de rapprochement des cartilages et des côtes forme ainsi un sillon rentrant. Les cartilages des première, cinquième et sixième côtes (ce sujet n'ayant que onze côtes, la septième se trouve être la première fausse côte) se sont aussi laissé déprimer : de là les deux gouttières. La section des muscles grands pectoraux fait disparaître ces gouttières, ce qui prouve que l'affection ne devait pas être ancienne et qu'elles tenaient effectivement à la rétraction de ces muscles.

Mais pour se rendre complètement compte de la participation des muscles dans leur ensemble et de chacun d'eux en particulier aux déformations du thorax, il était indispensable de les examiner un à un : c'est ce qui a été fait comme il suit.

Le *sous-clavier*. — A la place de ce muscle il y a une masse musculeuse très forte, insérée en haut dans l'étendue des deux tiers internes du bord antérieur de la clavicule ; ses fibres sont dirigées de haut en bas, de dehors en dedans et d'arrière en avant, pour venir s'insérer sur les bords du sternum et sur les cartilages des trois premières côtes.

Sous le précédent muscle, un peu plus en dehors et presque entièrement recouvert par lui, se trouve un petit corps musculaire dont on ne trouve pas d'analogue à l'état normal. Il est dirigé transversalement en dehors, s'attache en dedans à la première côte et au cartilage sternal correspondant à la deuxième. En dehors il se fixe au bord antérieur de l'apophyse coracoïde près de la base de cette apophyse. Le *petit pectoral* n'offre absolument rien de remarquable.

Les muscles postérieurs du dos, le *trapèze* et le *grand dorsal* ne sont pas très développés. Leur étendue en longueur et en largeur a beaucoup diminué par suite du raccourcissement du tronc. Ils n'offrent d'ailleurs rien de remarquable, ni les muscles *propres* du scapulum, si ce n'est que tous ces muscles sont parfaitement adaptés à l'espace qu'ils occupent.

Muscles du bras. — Le *grand pectoral* est très fort, raccourci, épaissi, tendu. Il est l'agent principal de l'adduction forcée des membres et du rapprochement des épaules. Ce qu'il y a encore de remarquable dans ce muscle, c'est qu'*aucune* de ses fibres ne s'attache à la clavicule et que toutes tirent presque perpendiculairement sur le sternum.

3° *Difformités des membres thoraciques.* — Ces difformités sont exactement les mêmes de chaque côté. Elles doivent être décrites successivement et à part, à l'épaule, au coude, au poignet et à la main.

Épaule : Rapprochement des deux épaules en avant, augmentation de volume des têtes humérales. — La contraction des muscles grands pectoraux ayant aplati les parois latérales de la poitrine et augmenté singulièrement les courbures naturelles des clavicules, jusqu'au point d'en faire soupçonner l'absence, a rapproché les deux épaules et porté en même temps les deux bras dans une adduction exagérée, ce qui donne à l'ensemble de ces membres l'apparence des membres antérieurs d'un animal sans clavicules.

Il n'y a point de déplacement dans l'articulation scapulo-humérale ; mais la tête de l'humérus est tellement grosse que la cavité supplémentaire formée par l'acromion, la clavicule et l'apophyse coracoïde ne suffit même pas pour la contenir en entier, de manière que si l'enfant avait vécu, les mouvements de cette articulation auraient été très limités.

Coude : Subluxation en arrière du cubitus, extension extrême de l'avant-bras. — Les deux coudes sont le siège d'une extension exagérée qui porte l'axe du cubitus dans l'axe de l'humérus. Il y a en même temps luxation incomplète du cubitus en arrière avec ascension de cet os derrière l'humérus. De cette manière l'apophyse coronoïde passe un peu derrière les condyles de l'humérus ; le degré d'ascension du cubitus peut être évalué à 5 millimètres :

Voici quelques dispositions observées aux principaux muscles de l'épaule.

Le *deltoïde* est ramassé et raccourci, fortement appliqué sur l'articulation.

Le *biceps* n'existe qu'à l'état rudimentaire, un petit faisceau charnu, détaché de la partie inférieure du co-raco-brachial, descend au-devant de

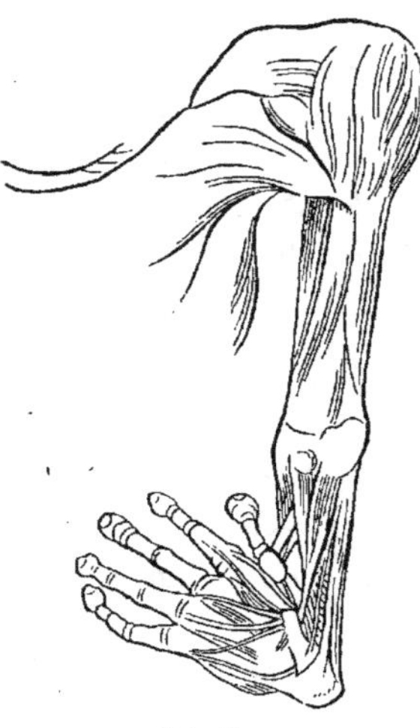

Fig. 7.

l'humérus et se perd dans le tissu fibro-cellulaire de l'avant-bras.

Le *coraco-huméral* est beaucoup plus fort que dans l'état naturel. Dans sa partie moyenne au tiers inférieur du bras, il affecte la forme et les rapports du biceps. Il s'étend jusqu'au condyle de l'humérus.

Le *brachial antérieur* a une structure très complexe. En dehors il est intimement uni au chef externe du triceps, et dans la partie inférieure du bord externe du bras, il est confondu avec les rudiments des muscles long supinateur et premier radial, qui n'existent que dans leurs insertions supérieures et sont inséparables du brachial antérieur.

Avant-bras : Absence du radius. — Dans les *avant-bras* il n'y a qu'un seul os, le cubitus; il n'y a pas le moindre vestige de radius. Les muscles qui devraient s'insérer sur cet os manquent ou n'existent qu'à l'état rudimentaire. Ces rudiments s'attachent alors à un tissu fibreux aponévrotique, occupant la place du radius.

Carpe. — Le carpe offre les rudiments cartilagineux de cinq osselets seulement; ce sont : le pyramidal et le pisiforme pour la première rangée; le trapézoïde, le grand os et l'unciforme pour la seconde. Ainsi ceux qui correspondent au radius, le scaphoïde, le semi-lunaire et le trapèze manquent.

Main : Renversement latéral extrême de la main, mains botes. — Par suite de l'absence du radius, la main ne se trouve pas soutenue, les muscles abducteurs agissant sur un bras de levier beaucoup plus long que les adducteurs ont entraîné la main de leur côté. Plus tard même, par suite de l'abduction exagérée de la main, les muscles cubitaux antérieur et postérieur, loin de reporter la main dans l'adduction, ont fini par agir en sens inverse en se plaçant au côté externe du membre.

La main offre les cinq doigts, mais le pouce est à l'état rudimentaire. Dans la main droite il n'y a que les rudiments des deux phalanges fixées par une petite corde fibreuse sur la face externe du deuxième métacarpien. Dans la main gauche il y a un petit noyau osseux représentant le premier métacarpien fixé par une petite corde fibreuse sur le bord externe du carpe. C'est la seule différence que nous ayons pu constater dans les deux membres.

Voici maintenant pour les rapports des muscles correspondant à chacune de ces difformités, les particularités pour chacun d'eux:

Le *triceps brachial* est extrêmement fort, raccourci, tendu au point d'avoir produit la luxation du coude. Il est à peu près impossible d'en distinguer les trois chefs.

Muscles de l'avant-bras. — Tous les muscles de cette région ont une tendance plus ou moins prononcée à se porter vers le bord radial de l'avant-bras et de la main, et à former corde à l'arc que font ensemble la main et l'avant-bras. Ces cordes formées par ces muscles s'opposent au redressement de la main. Cependant ces muscles ne sont point étendus en ligne droite du point d'insertion supérieur à l'inférieur ; ils sont plus ou moins bridés par les ligaments annulaires du carpe, mais ces ligaments sont en général très lâches et l'on voit qu'ils ont été très tiraillés par les muscles qu'ils renferment.

Région antérieure. — Nous avons les muscles suivants :

Grand palmaire, très petit, malgré son nom ; il se porte directement en bas, et, vu son point d'insertion inférieur à la base du deuxième métacarpe, il n'est point bridé ni dévié dans sa direction par le ligament annulaire.

Petit palmaire, plus petit encore que le précédent. Il se porte en bas et un peu en avant, et se perd dans le ligament annulaire. Il est très court parce que le ligament annulaire vient en quelque sorte au-devant de lui.

Fléchisseur superficiel des doigts. — Il est petit, court, grêle, dévié dans sa direction par le ligament annulaire, de manière que sa portion palmaire fait avec la portion antibrachiale un angle droit. Il se divise en bas en trois tendons seulement pour l'index, le médius et l'annulaire.

Le *fléchisseur profond des doigts* est beaucoup plus fort que le précédent. La direction de ses tendons fait avec celle du corps musculaire un angle droit. Le tendon dans la paume de la main s'étale en une bande aponévrotique qui ne se divise qu'au niveau des articulations métacarpo-phalangiennes en tendons se rendant aux quatre derniers doigts. Les lombricaux, au nombre de quatre, viennent s'insérer sur cette bande aponévrotique.

Le *cubital antérieur* est maintenu contre le cubitus par ses insertions cubitales, ce muscle est fort rétracté. Dans sa partie inférieure il s'éloigne du bord interne du cubitus, se porte en dehors et s'attache sur le pisiforme, qui, par suite de l'abduction exagérée de la main, est placé plus en dehors que le bord radial de la main.

Dans cette région antérieure manquent donc les muscles rond et carré pronateurs, et grand fléchisseur propre du pouce.

Région externe de l'avant-bras. — Tous les muscles de cette région manquent.

Région postérieure. — L'*anconé* manque.

Le *cubital postérieur* se trouve exactement dans le même cas que le cubital antérieur.

L'*extenseur propre du petit doigt* et l'*extenseur commun des doigts* se portent directement en bas jusqu'au poignet. Là ils passent chacun dans une gaîne particulière, se réfléchissent et se distribuent comme à l'état normal. Les gaînes de ces muscles sont peu tiraillées et ils ont peu de tendance à faire *corde*. L'extenseur propre de l'index est situé sous les précédents et n'offre rien de particulier.

Les *muscles grand abducteur*, *grand et petit extenseur du pouce* manquent.

Muscles de la main. — Tous ceux de l'éminence thénar manquent; pour l'éminence hypothénar nous n'avons que l'adducteur et petit fléchisseur de l'auriculaire.

Les interosseux n'offrent rien de particulier.

4° *Difformités des membres inférieurs.* — Les difformités des membres inférieurs sont exactement les mêmes des deux côtés. Il y a de chaque côté : *luxation en haut et en dehors* des fémurs sur l'os iliaque ; *flexion permanente en avant* de la jambe sur la cuisse, avec *luxation en haut des rotules ;* deux *pieds bots varus équins* considérables.

Ces difformités, dont l'examen doit d'abord être circonscrit à chacune d'elles, sont la reproduction, à des articulations différentes des membres supérieurs et inférieurs, du même fait, de la même cause et des mêmes résultats.

Avant d'entrer dans la description spéciale de chacune de ces difformités, voici quelques particularités communes à toutes.

Ainsi que nous l'avons déjà signalé, le système nerveux est excessivement développé, les troncs du sciatique et du crural sont, de plus d'un tiers, plus développés qu'à l'état normal. Le système vasculaire n'offre rien de particulier ; mais le tissu graisseux est très abondant, ce qui est d'autant plus étonnant que, chez le fœtus à cette époque, ce tissu

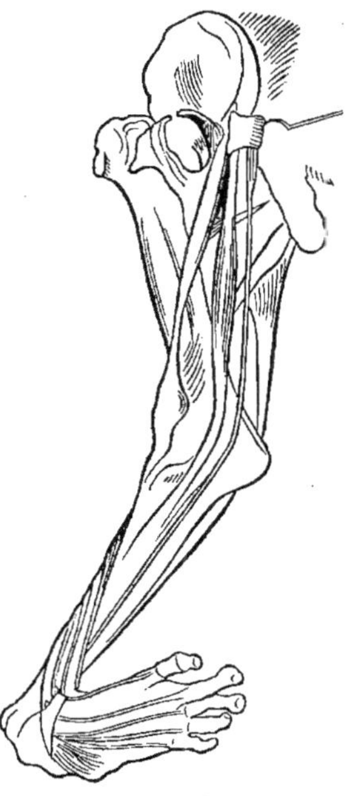

FIG. 8.

n'est que rudimentaire. Tous les espaces intermusculaires ou autres sont occupés par une grande quantité de ce tissu, qui est d'ailleurs, comme chez tous les fœtus, formé de petits grumeaux durs et incohérents. Les coussinets graisseux des plantes des pieds sont surtout très développés, ils ont à peu près 6 millimètres d'épaisseur.

a. *Luxation coxo-fémorale.* — La tête du fémur, épaissie et légèrement aplatie du côté qui regarde l'os coxal, est tirée directement en haut ; elle arrive à la hauteur des épines iliaques antérieures derrière

lesquelles elle se trouve située. Les puissances qui l'empêchent de
remonter plus haut et qui contre-balancent l'action des muscles qui
l'ont entraînée, sont : 1° la capsule articulaire qui est tiraillée en haut
et forme une coiffe en enveloppant la totalité de la tête fémorale ;
2° le ligament interarticulaire qui, conservé sous forme d'une bandelette fibreuse, tendue, résistante, est fortement tiraillé en haut par son
insertion fémorale ; 3° les muscles petit fessier, qui, presque réduits à
rien, n'opposent qu'un faible obstacle ; le carré crural dont l'insertion
sur le fémur est sur un plan plus élevé que l'insertion iliaque ; le ten-

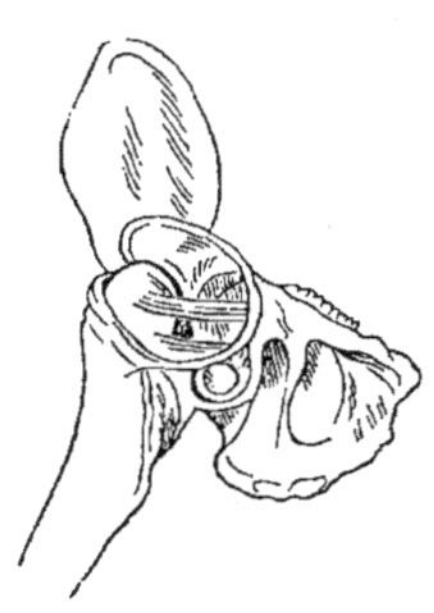

don des psoas iliaques, lequel, par suite de l'ascension du fémur, s'arc-boute contre le bord
antérieur de l'os des iles qu'il déprime et se
réfléchit directement en arrière, de manière
que son action tendrait plutôt à abaisser la
cuisse qu'à l'élever ; s'il ne l'abaisse pas directement il s'oppose au moins à son élévation.
Son tendon recouvre le petit trochanter en
entier ; mais, par suite de l'ascension du fémur,
cette éminence est venue en contact avec une
portion de l'os iliaque où s'est formée une espèce de *fausse articulation tapissée d'une syno-
viale propre.* Ce n'est pas sur l'os des iles pro-

Fig. 9.

prement dit qu'est venu frotter le petit trochanter ; c'est plutôt sur la
partie du bourrelet cotyloïdien qui forme un pont par-dessus l'échancrure antéro-inférieure de la cavité cotyloïde.

La cavité cotyloïde existe ; mais sa capacité est proportionnellement
plus petite que le volume de la tête du fémur. Le ligament inter-
articulaire, plus fort qu'il ne le serait dans l'état naturel, et en même
temps allongé, tiraillé et dirigé de bas en haut, est plus large à son
insertion inférieure (cotyloïdienne) et remplit la presque totalité de
la cavité cotyloïde. La tête du fémur, remontée dans la partie antérieure de la fosse iliaque, s'est comme creusée une cavité très superficielle dans l'os des iles, à l'endroit qui y correspond, entre les
deux épines iliaques antérieures. Il n'existe aucune trace d'altération
morbide.

Les autres *muscles* qui entourent l'articulation luxée et qui ont pris
plus ou moins part à la production de la difformité, offrent les particularités suivantes :

Le *premier adducteur* (moyen pour la grandeur) est raccourci,
dirigé presque horizontalement en avant à cause de la flexion et de
l'adduction du fémur. Il est fort, fusiforme et n'offre d'ailleurs rien
de particulier.

Le *deuxième adducteur* (petit adducteur) est petit, mince,

porté directement en dehors, et n'offre d'ailleurs rien de remarquable.

Le *troisième adducteur* (grand adducteur) est le plus fort des muscles de la cuisse. Ses insertions se font comme dans l'état normal ; mais il est raccourci, et a contribué puissamment à l'élévation et à l'adduction du fémur.

Le *pectiné*, dirigé horizontalement en avant et en dehors, est représenté par une petite bandelette triangulaire, mince, longue d'environ 7 millimètres et recouverte entièrement par les muscles de l'abdomen et par le testicule encore arrêté dans le canal inguinal.

Le *couturier* est, de tous les muscles qui environnent l'articulation, celui qui a subi les modifications les plus grandes et le raccourcissement le plus considérable. Ce qu'il offre de plus curieux, c'est que, loin de décrire des lignes courbes considérables, il est au contraire étendu en ligne droite depuis son insertion supérieure jusqu'au tibia. Au lieu de former un corps musculeux triangulaire un peu aplati, il est fusiforme, très renflé dans sa partie moyenne, et terminé à ses extrémités par des tendons *plus longs* que dans l'état normal. Il est, ainsi que le précédent, tendu comme une corde d'arc, et s'oppose efficacement au redressement du membre.

Le *tenseur du fascia lata* est sous forme d'une bandelette musculaire aussi large que longue et se dirige presque transversalement en dehors au lieu d'être vertical.

Le *droit interne* est épaissi et raccourci. Le raccourcissement tient, en partie à ce que le bassin est plus oblique en avant et en bas, et que par conséquent son insertion pelvienne est plus basse que dans l'état normal.

Le *droit antérieur* est également tendu, raccourci ; mais comme i est un des principaux agents de la luxation de la rotule, nous y reviendrons à ce sujet. Pendant que les muscles adducteurs et fléchisseurs de la cuisse ont pris un développement considérable, les muscles extenseurs et abducteurs paraissent atrophiés.

Le *grand fessier* paraît sous forme d'une lame musculaire assez mince, entremêlée d'une grande quantité de tissu cellulaire. Malgré l'ascension du fémur, ce muscle n'a pas subi de raccourcissement, parce que la partie postérieure de la crête iliaque et le sacrum sont très élevés.

Le *moyen fessier* est raccourci, légèrement épaissi et ne présente d'ailleurs rien de remarquable.

Le *petit fessier* n'existe que de nom. C'est une couche mince de tissu cellulo-adipeux rougeâtre qui est appliquée immédiatement sur la capsule articulaire. Sa direction est changée : ainsi ses fibres, en partant de leur insertion sur l'os des îles, au lieu de se diriger en bas, vers le bord antérieur du grand trochanter, sont au contraire obligées de remonter pour gagner cette éminence osseuse.

Le *pyramidal* est assez fort et dirigé horizontalement.

Les *jumeaux* et le tendon de l'*obturateur interne* ont aussi changé de direction : au lieu de descendre vers la cavité digitale du grand trochanter, ils sont obligés de remonter en formant avec l'horizon un angle d'environ 30 degrés.

Le *carré crural* et l'*obturateur externe* sont également dirigés en haut et forment avec l'horizon un angle d'environ 55 degrés.

Les muscles de la *région postérieure* de la cuisse sont tendus malgré l'ascension du fémur; ceci tient à ce que le genou est fléchi en avant. Ces muscles sont d'ailleurs moins développés que les muscles antérieurs et internes.

Les *vaisseaux* qui entourent l'articulation ont subi les mêmes déplacements que les parties avec lesquelles ils se trouvent en rapport. Leur petitesse n'a pas permis d'y constater quelque anomalie de volume ou de distribution.

Les *nerfs* qui correspondent aux vaisseaux présentent ici, comme dans les autres parties du corps, l'augmentation de volume précédemment indiquée.

b. *Luxation de la rotule en haut, et extension extrême ou plutôt flexion antérieure de la jambe sur la cuisse.* — La jambe, fléchie en avant, forme avec la cuisse un angle de 110 degrés. La rotule monte un peu plus haut que le quart inférieur du fémur. La surface articulaire du tibia correspond à la face antérieure des condyles du fémur, tandis que la face postérieure des mêmes condyles est libre et placée dans le même plan que la face postérieure de la jambe. Il n'y a d'ailleurs ni torsion, ni aucun déplacement latéral dans cette articulation.

La difformité étant exactement la même dans les deux membres, nous la décrirons seulement du côté droit, toutes les particularités se rapporteront aux deux membres.

La première chose qui frappe, après l'extension démesurée de la jambe, c'est l'ascension de la rotule. Cette ascension est la répétition au genou de la subluxation cubito-humérale au coude. Elle est encore facilitée par la subluxation du tibia en avant, et l'allongement du ligament rotulien.

Les *muscles extenseurs* sont très forts, raccourcis et tendus comme des cordes. Le droit antérieur fait la corde de l'arc formé par la flexion de la cuisse et l'extension outrée de la jambe. Les tri-fémororotuliens et surtout le faisceau qui constitue le vaste externe sont très forts comparativement aux muscles de la région postérieure. Ceux-ci sont grêles, tendus malgré la luxation en haut de la tête du fémur, parce que la jambe est fléchie en avant ; mais le couturier, comme on l'a vu plus haut, a subi une importante modification : au lieu de glisser derrière la tubérosité interne du fémur, il s'est porté en avant sur la face antérieure du fémur, ce qui fait qu'au lieu d'être fléchisseur de la jambe, il est devenu extenseur.

Ligament. — Le ligament rotulien est épaissi quoique allongé. Sa face postérieure correspond à la gouttière qui sépare antérieurement les condyles du fémur.

La capsule articulaire, raccourcie en avant, s'est considérablement allongée en arrière où elle offre une dépression correspondant à la gouttière qui sépare les deux condyles du fémur. Dans cette dépression sont logés les muscles demi-membraneux, demi-tendineux et l'extrémité supérieure du jumeau interne.

Les ligaments latéraux sont tirés en avant et deviennent presque horizontaux. Les ligaments croisés n'offrent d'autre modification que leur changement de direction et un léger tiraillement.

Surfaces osseuses de l'articulation fémoro-tibiale. — Les *condyles du fémur* présentent antérieurement une surface concave, espèce de dépression occasionnée par la pression du tibia ; cette surface, lisse, encroûtée de cartilage, est en communication pleine et entière avec le reste de la cavité fémoro-tibiale.

La face supérieure du tibia n'offre absolument rien de remarquable. Les *ménisques interarticulaires* n'ont pas éprouvé le moindre déplacement.

c. *Pied bot varus équin très considérable*. — L'ensemble de la difformité forme un tout dans lequel ses différents éléments sont si bien associés et confondus, qu'il paraît difficile, au premier abord, de les isoler et les ramener à des dispositions spéciales. Ainsi l'équinisme ou soulèvement de l'extrémité postérieure du pied ne s'aperçoit que dans les os de la première rangée du tarse, et se passe en entier dans l'articulation tibio-tarsienne ; la rotation en dehors qui constitue l'état de *varus* se passe à la fois dans l'articulation tibio-tarsienne et dans celle de la première avec la deuxième rangée du tarse ; et la torsion du pied qui s'exécute suivant son axe longitudinal siège dans toutes les articulations du pied.

Equinisme très prononcé, mais dans la partie postérieure du pied seulement ; l'astragale et le calcanéum, au lieu de se rencontrer à angle droit avec la jambe, forment au contraire avec elle un angle de 35 degrés.

Varus extrêmement prononcé aussi, la face dorsale du pied devient inférieure. Le varus est en même temps accompagné d'un mouvement d'élévation de la pointe du pied, mouvement dont le centre correspond à l'articulation de la première avec la deuxième rangée du tarse, ce qui fait que la partie antérieure du pied fait avec la postérieure un angle d'environ 100 degrés, et avec la jambe un angle de 35 à 40 degrés.

Torsion. — D'après ce mouvement, l'axe longitudinal du pied décrit à peu près les deux tiers d'un tour de spirale. Ainsi la face plantaire au niveau de l'astragale regarde directement en dedans; dans le milieu de la plante du pied elle regarde en haut, et au niveau des orteils elle regarde en dehors.

Tous les *muscles* postérieurs de la jambe, fléchisseurs des orteils et adducteurs du pied, sont très développés, rétractés, raccourcis, tandis que les muscles antérieurs, les extenseurs des orteils et abducteurs, sont moins forts, allongés, tiraillés, et leurs tendons sont grêles et quelquefois épanouis en membranes, comme celui, par exemple, du péronier antérieur.

Telles sont les diverses particularités observées chez ce monstre.

Ce premier fait qui ouvre la série étiologique de la rétraction musculaire, présente presque à lui seul la solution de toutes les questions soulevées par cette étiologie. C'est à cause de son extrême importance, de sa haute signification, que nous l'avons exposé dans ses moindres particularités.

Nous disons que c'est le premier de la série étiologique. Il offre en effet la manifestation la plus accentuée de la cause qui l'a produite. Cette cause, considérée dans ses trois éléments principaux, l'*affection cérébro-spinale*, la *rétraction musculaire convulsive*, et les *difformités* qui en ont été la conséquence, s'y lit en toutes lettres. Cependant il n'est nullement nécessaire de tirer immédiatement et par anticipation les conclusions générales que ce fait renferme ; il faut le considérer, au contraire, comme ouvrant la discussion, comme posant la question à résoudre ; question qui sera graduellement et méthodiquement résolue, au fur et à mesure que la série étiologique montrera dans chaque fait, dans chaque manifestation de la cause, une de ses formes, une de ses modalités, un de ses degrés, en un mot une de ses empreintes. Sous ces réserves, nous pouvons dès l'instant faire voir jusqu'où ce premier fait porte avec lui la triple preuve :

1° *D'une affection destructive et convulsive des centres nerveux;*

2° *La réalisation consécutive de la rétraction musculaire convulsive;*

3° *La production de toutes les difformités subordonnées à cette rétraction.*

1° *Affection cérébro-spinale destructive.* — Les débris du crâne, les vestiges des membranes du cerveau et de la moelle, l'état des nerfs pouvaient-ils avoir une origine autre qu'une affection cérébro-spinale au degré le plus intense? La forme de ces débris pourrait-elle s'accommoder d'une des théories précédemment imaginées pour expliquer ces sortes de monstruosités? Un *arrêt de développemeut* implique la représentation de formes amoindries, arrêtées, mais d'une régularité collective quelconque : quel est l'âge du fœtus où les formes révélées par cette première observation auraient leurs analogies? Quel est l'animal dans la série, à quelque âge que ce soit, à quelque degré infime que ce soit de l'animalité, qui rappellerait de loin ou de près les particularités anatomiques mises en lumière par ce premier monstre?

Mais qu'on le remarque bien, il ne s'agit encore que de l'inspection directe de l'état du système cérébro-spinal et de ses enveloppes. Sans nous arrêter à cet état de grossissement mais d'intégrité des cordons nerveux qui a bien sa signification, et qui l'aura bien davantage à mesure que d'autres faits viendront lui prêter un supplément de lumière, on peut y voir la transition et comme l'intermédiaire entre la maladie du système central et la convulsion générale des muscles.

2° *La rétraction musculaire* exprime, chez ce fœtus, le fait en quelque façon banal qui se manifeste, tous les jours, sous nos yeux, d'une affection cérébro-spinale déterminant des convulsions chez l'enfant et même chez l'adulte. La liaison des mêmes faits dans la vie extra-utérine n'a qu'à être rappelée pour rendre légitime l'application qu'on en transporte à la vie intra-utérine. Mais les autres termes de la série qui seront représentés par les observations qui vont suivre porteront jusqu'à l'évidence la légitimité de cette induction. On arrivera plus tard à des convulsions commencées avant la sortie du fœtus monstre et se continuant pendant quelques jours après sa naissance jusqu'à sa mort.

3° Le troisième point à examiner offre bien moins d'obscurité, ou plutôt il n'en présente aucune. Il s'agit de mettre en évidence la relation des muscles rétractés, comme cause, avec toutes les difformités que présente notre monstre.

Commençons par rappeler la loi de subordination et de corrélation des effets avec la cause qui les détermine : c'est, avec la série étiologique, la seconde application de la méthode, son second artifice. Or, quoi de plus significatif, quoi de plus évident que cette relation dans le cas qui nous occupe.

La généralité d'abord de ce rapport : *tout le système musculaire* est convulsé, rétracté, raccourci et toutes les articulations sont entraînées, luxées ou subluxées ; c'est-à-dire n'est-ce pas que la généralité de l'action est parfaitement en rapport avec la généralité de ses effets. L'ensemble du système nerveux a été violemment atteint ; l'ensemble du système musculaire a répondu à la généralité de cette atteinte : l'un a retenti sur l'autre, premier rapport, première preuve de corrélation étiologique. Mais cette corrélation s'accentue bien davantage lorsque l'on aborde la distribution *topographique* et *anatomique* de la rétraction.

On a vu, à chaque groupe de difformités, à chaque difformité particulière, la relation intime de la rétraction avec chacune des formes de la difformité. La symétrie profonde de cette action des deux côtés du corps, deux luxations du coude, du carpe, des fémurs, de la rotule, des pieds, et jusqu'aux moindres particularités de cette duplicité. Qu'est-ce autre chose qu'une relation intime d'une même action, s'exerçant sur toute l'étendue de son domaine, c'est-à-dire la même rétraction musculaire, la même dans son origine, la même dans la généralité de son siège, la même dans chacune de ses localisations ? Mais cette corrélation, à mesure que les difformités se particularisent ne s'accentue-t-elle pas davantage ? et disons-le en passant, cette accentuation devient bien nécessaire à l'établissement des théories partielles pour chaque difformité, qui viendront se fondre dans la théorie générale, comme de la théorie des luxations congénitales des fémurs, à laquelle personne n'a fait la moindre attention jusqu'ici, quoique nous l'ayons proposée il y a bientôt quarante ans, Or, on sait à combien de théories imaginaires on s'était livré, depuis Paletta et Dupuytren, pour se rendre compte de l'origine et du mécanisme de cette difformité si longtemps méconnue. Eh bien ! la localisation, la distribution anatomique de la rétraction musculaire offertes par notre premier monstre éclairent toutes ces obscurités.

Mais allons du clair à ce qui l'est moins, procédons du simple au composé.

On a vu qu'au *coude* et au *genou*, la rétraction du triceps des deux membres a produit exactement les mêmes effets, à savoir une flexion considérable en *sens inverse de la flexion normale*, et, de plus, un déplacement permanent attestant l'existence d'une force permanente seule capable de la produire. Au coude, l'avant-bras à fléchi en arrière sur le bras avec subluxation de l'olé-crâne sur la face postérieure de l'humérus ; au genou, la jambe a subi une flexion en avant sur le fémur, se compliquant d'une *double luxation :* du tibia sur le fémur d'abord, et de la rotule sur le fémur ensuite. Voilà, si nous ne nous trompons, l'évidence. Nulle autre cause ne pourrait avoir déterminé de tels effets et cette symétrie d'effets.

Transportons à l'articulation coxo-fémorale la démonstration donnée par les deux articulations du coude et du genou. Que s'est-il passé pour l'articulation coxo-fémorale ? la répétition du fait réalisé aux coudes, aux mains, aux genoux, aux pieds, c'est-à-dire partout où la rétraction musculaire a produit ses effets. Les muscles pelvi-fémoraux agissant collectivement en se raccourcissant, ont tiré en haut et en dehors sur les extrémités fémorales ; et ils les ont tirées à une époque de la vie intra-utérine où les cavités articulaires sont encore peu profondes. La preuve en est que les têtes fémorales ont pu acquérir postérieu-rement à ce déplacement l'exagération de volume constatée dans l'observation. Il n'y a pas jusqu'à la *petite articulation nou-velle* formée entre le petit trochanter et la surface iliaque, qui ne témoigne de l'ancienneté de la rétraction et des luxations qu'elle a produites à une époque où les cavités cotyloïdes sont encore peu profondes. Mais une simple et dernière observation complétera le rapprochement fait entre les luxations coxo-fémorales et les luxations du coude et du genou. C'est que les obstacles mécaniques à ces derniers déplacements sont bien plus considérables au coude et au genou, que ceux que la luxation coxo-fémorale a été obligée de vaincre chez un fœtus des premiers temps.

D'autres solutions, celles de la théorie du *torticolis*, du *pied bot* et des *déviations de l'épine*, n'ont plus, comme l'étiologie des *luxations congénitales du fémur*, à se heurter contre l'ignorance et les préventions; elles sont entrées dans les esprits; elles peuvent donc être considérées comme des témoignages provisoires, de simples présomptions si l'on veut, en faveur de notre doctrine; mais la série étiologique achèvera de convertir ces présomptions en preuves indiscutables.

Un second ordre de questions peut être soulevé par l'observation de notre monstre. Au delà de la rétraction musculaire, comme témoignage de l'action pathologique de l'affection cérébro-spinale, il se présente un ordre de faits plus obscurs, d'une relation moins évidente entre le trouble de l'action cérébro-spinale et les troubles de l'embryogénie. On a vu, en effet, qu'à l'avant-bras, qu'au carpe, que dans diverses régions, il a manqué des os et des muscles. L'absence du radius et celle des muscles qui s'y insèrent ne sont pas des effets de la rétraction musculaire, non sans doute; mais de ce que ces faits n'ont pas une liaison directe avec l'effet capital et indiscutable de la maladie nerveuse convulsive, il ne s'ensuit pas que cette maladie à certains degrés et aux époques primitives de la vie, n'ait pas, sur le travail organo-génésique, une influence d'un autre ordre, une influence négative, celle enfin qui se traduit par l'empêchement de la formation organique; problème ardu, difficile, obscur, on en convient, mais dont l'obscurité ne détruit pas la clarté des rapports nettement établis jusqu'ici entre les troubles primitifs des centres nerveux et leurs doubles effets sur la rétraction musculaire et les difformités qui en sont la conséquence. L'enseignement véritable qui peut ressortir de ce nouvel ordre de faits, — l'absence de quelques os ou de quelques muscles, liée à l'action pervertie ou empêchée du système nerveux gravement altéré, — c'est que ce système exerce, dans la série hiérarchique des actes de la formation des organes, une influence à déterminer. C'est un horizon nouveau, une perspective nouvelle ouverte à l'étude de l'embryogénie. La série des observations qui vont suivre mettra en plus complète évidence la relation dont il s'agit.

C'est seulement lorsque cette relation sera bien établie, qu'il sera permis d'aborder avec la plus grande somme de lumière possible, la question du rapport véritable de la monstruosité avec les maladies cérébro-spinales, et le rapport de celles-ci avec les divers vices de conformation qui caractérisent la monstruosité.

On comprendra immédiatement la portée de ce nouveau point de vue, en disant qu'il s'agira de substituer, pour la classification des monstres, la méthode étiologique à la *méthode dite naturelle;* c'est-à-dire qu'il s'agira d'asseoir la distinction et la détermination de ces êtres sur leurs causes essentielles et sur les effets matériels de ces causes, au lieu de les classer sur de purs accidents de forme, sur des analogies superficielles, sur des ressemblances et des différences purement empiriques. Ce problème, à peine posé, est donc entièrement réservé.

Mais n'anticipons pas; passons à un nouveau monstre, et demandons-lui la confirmation des enseignements donnés par le premier, et des enseignements nouveaux.

OBSERVATION II

DEUXIÈME MONSTRE ANENCÉPHALE AVEC DIFFORMITÉS.

SOMMAIRE. — **Destruction totale de l'encéphale et de la moelle. — Dépression ou absence des os de la voûte crânienne. — Spina bifida de toute la colonne jusqu'au sacrum, avec renversement latéral des arcs vertébraux. — Incurvation extrême de la région cervico-dorsale. — Soudure de plusieurs côtes. — Hernie ombilicale. — Mains botes. — Flexion permanente des cuisses et des genoux. — Pied bot varus à droite et plantaire à gauche. — Rétraction musculaire dans le sens des difformités. — Grossissement et raccourcissement des nerfs.**

Ce fœtus monstre, que nous devons à l'obligeance de M. Deschamps, alors aide naturaliste au Jardin des Plantes, paraît arrivé au septième mois de la vie fœtale. Nous n'avons aucun renseignement sur son origine. Il appartient au sexe masculin et présente un grand nombre de difformités que nous allons énumérer.

1° *Formes générales* considérablement altérées.

2° *Anencéphalie* avec absence complète de la matière cérébrale. Persistance des racines nerveuses.

3° Dépression avec absence partielle des os de la voûte crânienne.

4° *Spina bifida* de toute la colonne vertébrale avec renversement complet des moitiés latérales des arcs vertébraux.

5° *Destruction partielle des méninges.*

6° Incurvation avec atrophie partielle des régions cervicale et dorsale supérieure de l'épine.

7° Soudure de plusieurs côtes à gauche.

8° Commencement d'exomphale.

9° Difformités nombreuses des membres supérieurs et inférieurs.

10° *Rétraction musculaire* presque générale.

11° *Grossissement et raccourcissement des nerfs.*

I. Formes générales. — Le fœtus offre, quant aux formes extérieures, une assez grande analogie avec celui de l'observation précédente et appartient comme lui à la famille des anencéphaliens (Isid. Geoffroy Saint-Hilaire).

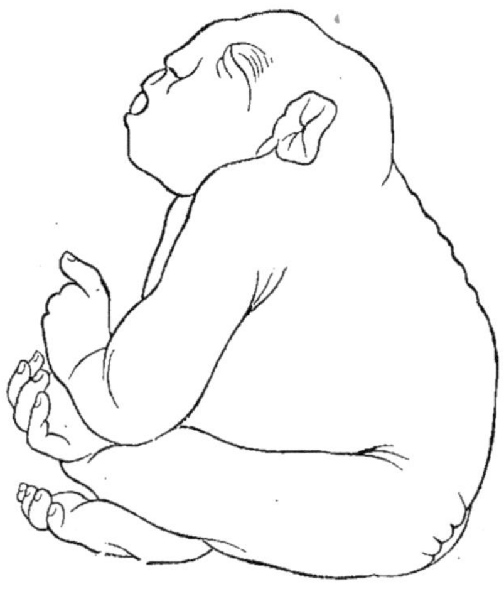

Fig. 10.

Il y a absence presque complète de la voûte crânienne. Les parois latérales du crâne sont rudimentaires et affaissées. Le canal rachidien est ouvert jusqu'au niveau du sacrum. Le cerveau et la moelle vertébrale manquent ainsi que les méninges de la convexité du cerveau et de la partie postérieure de la moelle. On voit à nu les méninges basilaires du cerveau et celles de la face antérieure de la moelle; les premières tapissent la base du crâne, les secondes la face antérieure du canal rachidien sous forme d'une simple membrane sans cavité, qui se continue latéralement avec la peau de la face et du dos.

La région du cou est excessivement raccourcie. En avant, la mâchoire inférieure repose sur le sternum. En arrière, la région occipitale descend jusqu'au niveau de la région dorsale moyenne de l'épine. Un enfoncement existant au niveau de la région cervico-dorsale indique une incurvation très prononcée de cette région. Le thorax et l'abdomen sont raccourcis, mais très amples, ce dernier surtout. L'anneau ombilical est dilaté et les parois ombilicales, au niveau de la dilatation, sont réduites à une membrane très mince et forment une poche herniaire conique logée dans l'épaisseur du cordon.

Les quatre membres sont le siège de difformités articulaires très prononcées, surtout dans les mains et les pieds. Nous y reviendrons à l'occasion de chacune de ces difformités.

II. ANENCÉPHALIE. — Il n'existe aucune trace du cerveau ni de la moelle proprement dite. Cependant vers la région dorso-lombaire on trouve encore les méninges conservées; mais elles sont vides, ou ne contiennent plus que les racines des nerfs de la queue de cheval. Partout ailleurs il n'y a plus aucun vestige de centres nerveux.

III. CRANE. — Les os du crâne n'existent qu'en partie. La partie verticale du coronal, les deux pariétaux et toutes les parties de l'occipital situées en arrière et au-dessus du trou rachidien manquent. Les grandes ailes du sphénoïde, les apophyses d'Ingrassias et les portions écailleuses des temporaux n'existent qu'à l'état rudimentaire; les autres parties des os du crâne, la partie horizontale du coronal, le corps du sphénoïde, l'apophyse basilaire, les portions pétreuse et mastoïdienne des temporaux, ont subi des déformations plus ou moins grandes.

IV. SPINA BIFIDA. — Les arcs postérieurs des vertèbres sont ouverts sur la ligne médiane, depuis l'atlas jusqu'au sacrum, de telle sorte que les rudiments de chaque apophyse épineuse sont divisés en deux moitiés latérales. Chacune de ces moitiés, ainsi que les lames verté-brales sont renversées complètement en dehors, de sorte qu'il n'y a pas de canal rachidien et que la face postérieure des corps vertébraux est à nu, recouverte seulement par la partie antérieure de la dure-mère. L'ensemble de toutes ces parties (les moitiés d'apophyses épi-neuses, les lames et les corps des vertèbres) forme une surface de 3 à 4 centimètres de largeur, presque plane transversalement, n'offrant qu'une dépression superficielle au niveau des corps vertébraux et une convexité vers ses bords. Cette dernière résulte du renversement plus complet des moitiés d'apophyses épineuses. A cette convexité postérieure correspond en avant une concavité dans laquelle sont logés une partie de la masse commune, les muscles splénius, complexus, et les transversaires épineux dans toute leur étendue. Dans la dernière vertèbre lombaire, le renversement est moins considérable. Les arcs postérieurs du sacrum sont réunis par une bande fibreuse, ayant 12 millimètres de largeur supérieurement et allant se rétrécissant jusqu'au bas, où elle n'a plus que 6 millimètres.

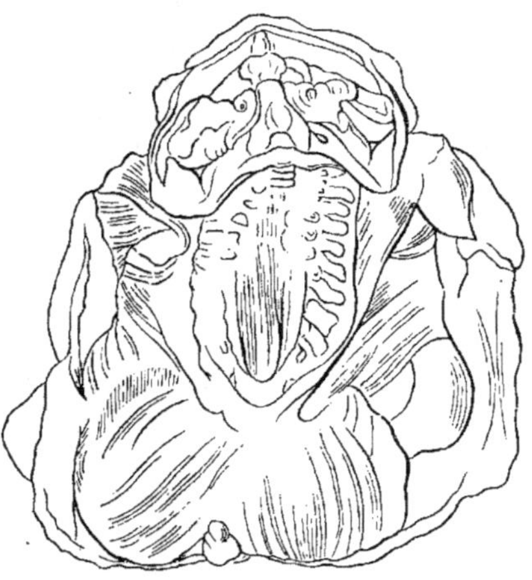

Fig. 11.

V. État des méninges. — Les méninges crâniennes, et celles du canal vertébral jusqu'au bas de la quatrième vertèbre lombaire, sont réduites à un seul feuillet de la dure-mère, revêtu du feuillet pariétal correspondant de l'arachnoïde. Comme dans l'état normal, ces deux feuillets sont inséparables et le dernier n'est reconnaissable que par l'aspect lisse et brillant qu'il communique à la dure-mère. Au crâne la dure-mère tapisse toute la surface interne des os existants. Au rachis elle revêt de même toute la surface interne des arcs vertébraux et postérieure des corps vertébraux. Elle s'enfonce dans la dépression de la région cervico-dorsale; en un mot, elle se trouve partout en rapport immédiat avec les faces postérieure des corps des vertèbres et interne des lames vertébrales. Cette lame unique et sans cavité, formée par les méninges cervicales et spinales, se continue partout sur ses bords libres avec la peau, sans trace de solution de continuité, à peu près comme la peau se continue avec les muqueuses aux orifices naturels, ne s'en distinguant que par les particularités de sa structure.

Au niveau de la cinquième lombaire les méninges rachidiennes commencent à former un canal complet, et dans toute l'étendue du canal sacré, les choses se passent comme à l'état normal. Comme l'arc postérieur de la cinquième lombaire est bifide et que le canal osseux ne devient complet qu'au sacrum, il s'ensuit qu'une partie du canal membraneux de la moelle se trouve à nu. Les méninges de toute cette partie offrent une grande minceur, et leur bord supérieur est très inégal, frangé, offrant des traces manifestes de rupture. Sur les côtés, cette portion postérieure des méninges se continue manifestement avec la membrane unique qui tapisse la partie supérieure du canal rachidien.

VI. Incurvation cervico-dorsale. — Les régions cervicale et dorsale supérieure de l'épine sont le siège d'une incurvation extrême, presque anguleuse, à sommet légèrement arrondi; ce sommet répond à la première vertèbre dorsale. Deux excurvations — dont la supérieure, également anguleuse et très prononcée, ayant son sommet dans l'articulation occipito-atloïdienne, et dont l'inférieure, peu marquée et arrondie, répond à la région dorso-lombaire — contre-balancent l'incurvation cervico-dorsale. Celle-ci est accompagnée d'une légère déviation latérale à droite, avec écrasement plus prononcé à gauche qu'à droite des deux premières vertèbres dorsales. Un léger mouvement de torsion à droite accompagne cette déviation.

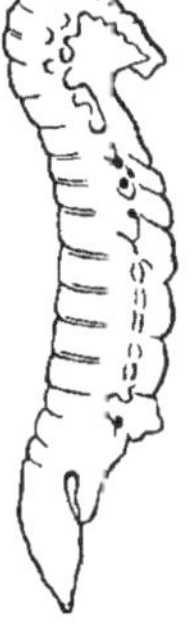

Les deux branches de l'incurvation cervico-dorsale se rencontrent à angle de 30 degrés ouvert en arrière. La branche supérieure comprend toutes les vertèbres cervicales; l'inférieure s'étend jusqu'à la deuxième dorsale. La base du triangle ou corde de l'arc qu'elles forment par leur rencontre est de 8 millimètres; la longueur de la branche supérieure, 13 millimètres; celle de la branche inférieure, 14 millimètres. L'angle rentrant que forment par leur rencontre les deux branches de l'incurvation est tapissé, comme le reste de l'épine, par la dure-mère, sensiblement épaissie.

Fig. 12.

La portion cervicale de l'épine est dirigée horizontalement en avant. La face antérieure des corps vertébraux est, dans toute l'étendue de cette région, en contact avec la base du crâne, dont elle n'est séparée que par une mince couche musculaire, de sorte que l'on peut dire que la direction de la région cervicale est parallèle à celle de la base du crâne. Toutes les vertèbres cervicales et les cinq premières dorsales sont soudées en une seule masse cartilagineuse au milieu de laquelle sont plongés des noyaux d'ossification. On ne peut pas dire que les corps vertébraux du centre de l'incurvation soient affaissés en arrière, parce qu'il n'y a point de vertèbres proprement dites dans cette région, toutes étant réunies en une seule masse.

L'excurvation dorso-lombaire est peu prononcée. Elle comprend les quatre dernières vertèbres dorsales et les deux premières lombaires. Son sommet répond à la dixième dorsale; sa corde est de 35 millimètres ; flèche, 5 millimètres.

VII. Raccourcissement du thorax et soudure des côtes. — L'incurvation cervico-dorsale d'un côté, l'excurvation dorso-lombaire de l'autre ont donné lieu à un raccourcissement considérable des cavités thoracique et abdominale.

Le diamètre vertical de la première n'est que de 3 centimètres à gauche et de 35 millimètres; mais les côtes ont leur longueur normale, ainsi que leurs cartilages, et leur direction est presque horizontale. Il n'y a que onze côtes de chaque côté. A gauche, plusieurs d'entre elles sont soudées dans la partie moyenne et libres à leurs extrémités. La première est libre dans toute son étendue. La deuxième est réunie à la troisième, la quatrième à la cinquième, la sixième à la septième; en arrière, près de l'insertion vertébrale, elles sont toutes séparées; en avant de même. La huitième est libre dans toute son étendue. Les trois dernières sont libres en arrière et soudées près de leurs extrémités antérieures. Les neuvième et dixième se séparent de nouveau avant de donner naissance aux cartilages. La onzième n'a point de cartilage en avant, mais s'articule par arthrodie avec la dixième, au moyen d'un petit appendice osseux que lui envoie cette dernière.

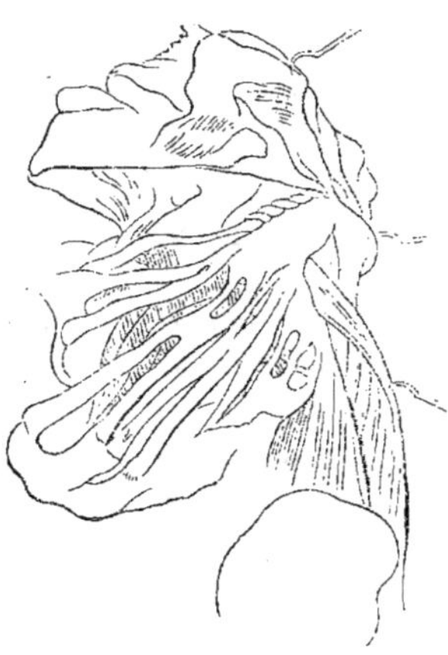

Fig. 13.

A droite, les deuxième et troisième côtes sont soudées près de leurs extrémités postérieures.

VIII. Exomphale. — Les parois abdominales sont considérablement distendues et amincies en avant, surtout au niveau de l'ombilic. Le diamètre transversal de la cavité abdominale est de 83 millimètres; le vertical, 55 millimètres ; l'antéro-postérieur, 54 millimètres. Les muscles droits sont refoulés sur les côtés et laissent entre eux un espace d'environ 2 centimètres. Dans cet espace la ligne blanche s'est éraillée, et le péritoine, passant à travers l'éraillure, forme une poche herniaire conique, longue de 15 millimètres et saillante dans l'intérieur du cordon ombilical. Le diamètre intérieur de cette poche, à son origine, est de 12 millimètres ; de là elle va se rétrécissant graduellement jusqu'à sa terminaison. Elle contient une portion de l'intestin grêle qu'on retire avec facilité.

IX. Difformités des membres. — Les quatre membres présentent des difformités articulaires permanentes. Elles sont surtout sensibles aux mains et aux pieds ; les autres articulations sont le siège de flexions considérables ; ces flexions, bien que produites par l'action musculaire, ne coïncident pas avec une rétraction *générale postérieure* des muscles du membre : les agents des flexions sont seuls atteints de rétraction. La main droite est dans une supination permanente. L'articulation radio-carpienne est dans l'extension à angle droit. Le bord radial de la main regarde en dehors. La concavité de la face palmaire est augmentée par l'extension et la flexion simultanées des doigts. Les articulations métacarpo-phalangiennes sont étendues, celles des phalanges entre elles sont fléchies. En outre, l'index et le petit doigt présentent des inclinaisons latérales, le premier en dedans, le dernier en dehors. Ces différentes dispositions coïncident avec la rétraction des muscles postérieurs et surtout externes de l'avant-bras et une rétraction bien manifeste de l'aponévrose palmaire. Les tendons des muscles fléchisseurs des doigts sont également très courts ; et, chose remarquable, les nerfs collatéraux sont de toutes les parties rétractées celles qui ont subi le *raccourcissement le plus grand*.

A gauche la même difformité de la main existe, les doigts ont subi des déviations latérales encore plus sensibles qu'à droite ; mais l'extension de la main est un peu moins prononcée, ou du moins la rétraction des muscles extenseurs est moins prononcée.

Les articulations de la hanche et du genou sont dans l'état normal ; les flexions et la rotation en dehors qu'elles affectent habituellement ne sont permanentes qu'à un faible degré. Ainsi, en voulant étendre complètement les cuisses sur le bassin on éprouve une résistance de la part des muscles droits antérieur et couturier. Tous les autres muscles moteurs des articulations coxo-fémorales paraissent dans l'état naturel.

La flexion des genoux est également permanente à un faible degré. Par des efforts d'extension, on fait saillir des cordes tendineuses dans les jarrets. Ces cordes appartiennent aux muscles biceps, demi-tendineux, demi-membraneux, droits internes, et couturiers.

Le pied droit offre un exemple de *varus pur*, sans aucune élévation, mais plutôt avec abaissement du talon et légère élévation de l'avant-pied. Le renversement du bord interne du pied est tel, que ce bord regarde directement en haut, la face plantaire en dedans et la face dorsale en dehors, tandis que le bord externe regarde en bas. Cette forme particulière de pied bot coïncide avec une rétraction du muscle jambier antérieur et un léger allongement des jumeaux et soléaire.

Le pied gauche se trouve dans la position suivante : Il n'y a point d'élévation du talon ni de l'avant-pied. La face plantaire et le bord interne présentent une augmentation remarquable de leur concavité naturelle, tandis que la face dorsale et le bord externe sont beaucoup plus convexes que dans l'état normal. Cette flexion se passe principalement dans les articulations tarso-métatarsiennes. Les articulations métatarso-phalangiennes sont dans une extension permanente très prononcée, tandis que les articulations des phalanges entre elles sont dans la flexion. Cet état coïncide avec une rétraction très forte du muscle adducteur du gros orteil.

X. Système musculaire. — Les muscles de ce sujet se présentent dans des conditions différentes suivant les régions où on les examine. Tantôt ils sont dans les conditions normales de forme, de texture et de développement; d'autres fois ils sont allongés, amincis; et d'autres fois encore, et c'est le plus grand nombre, ils sont rétractés, déformés, déplacés, et se rapprochent par leur texture plus ou moins du tissu fibreux. Nous allons les examiner dans les différentes régions du corps.

Muscles de l'épine. — 1° *Couche superficielle.* — Ces muscles, ainsi que les tissus ambiants, sont colorés en rouge foncé par du sang que l'on dirait épanché entre les tissus. Ces muscles sont assez forts, épais, à fibres bien marquées, mais considérablement raccourcis et en rapport avec le raccourcissement de la colonne, et surtout en rapport avec le renversement des deux moitiés latérales des arcs vertébraux. Ils contribuent plus efficacement que les autres muscles de l'épine au renversement de ces arcs, et opposent un obstacle invincible au redressement de ces arcs.

Le *trapèze gauche* est bien plus grand que celui du côté opposé : il descend jusqu'au sacrum, tandis que l'autre finit à la dixième vertèbre dorsale. Comme la tête est renversée en arrière au point que les moitiés latérales de l'occipital descendent jusqu'au milieu de la région dorsale, il s'ensuit que le bord spinal du trapèze droit n'a que 1 centimètre de longueur, tandis que le même bord du trapèze gauche, descendant jusqu'au sacrum, a 55 millimètres de longueur. Il s'ensuit encore que les fibres supérieures de ces muscles, au lieu de monter des vertèbres dorsales vers l'occiput, sont obligées de descendre pour gagner ce point.

Les grands dorsaux n'offrent à noter que le raccourcissement de leurs fibres.

2° *Couche profonde.* — Tous les muscles de cette couche sont raccourcis, denses, presque fibreux, et généralement déformés au point de n'être reconnaissables que par leurs insertions. Ils sont tous recouverts par les moitiés correspondantes des arcs vertébraux qu'il faut soulever pour mettre ces muscles en évidence. Dans les régions cervicale et dorsale supérieure, ils ont tous une direction transversale, à l'exception du splénius, et forment au niveau de l'incurvation une masse inextricable.

Les masses communes se portent en ligne droite jusqu'à leur bifurcation. Là elles s'écartent en éventail. Les fibres du sacro-lombaire prennent une direction transversale ; celles du long dorsal se portent en haut, se confondent avec les muscles de la nuque. Les fibres épineuses de ce muscle sont entièrement transformées en tissu fibreux coriace.

Les muscles *postérieurs du cou*, les complexus, cervical descendant, transversaire, les faisceaux cervicaux du transversaire épineux, l'angulaire, le petit dentelé postéro-supérieur et les faisceaux supérieurs du long dorsal, se confondent en une seule masse, inextricable et à fibres transversales. On n'y distingue que les fibres du splénius qui se portent de haut en bas et d'avant en arrière, et qui d'ailleurs sont excessivement réduites. Dans tous ces muscles l'élément fibreux prédomine. Ils sont pâles, tandis que les muscles de la couche superficielle étaient le siège d'un épanchement sanguin.

3° *Muscles antérieurs du tronc.* — Ceux du cou se trouvent dans les mêmes conditions de rétraction et d'arrêt de développement que ceux de la région postérieure. Les sterno et cléido-mastoïdiens ont une direction horizontale d'arrière en avant. Ceux de la région sus-hyoïdienne sont dirigés horizontalement d'avant en arrière, et ceux de la région sous-hyoïdienne n'ont que 5 millimètres de longueur.

Les grands et petits pectoraux et les grands dentelés sont assez forts, injectés de sang comme ceux de la couche superficielle du dos ; leur diamètre vertical est moindre par suite du rapprochement des côtes ; ils n'offrent d'ailleurs rien de remarquable. Les intercostaux sont tout à fait insignifiants en arrière, et même ils ont complètement disparu dans les points où les côtes sont soudées.

Les muscles de l'abdomen sont amincis et distendus et injectés de sang. D'ailleurs ils n'offrent rien de remarquable, si ce n'est l'écartement des muscles droits au niveau de l'ombilic.

4° *Muscles des membres supérieurs.* — Les muscles de l'épaule et du bras ne présentent rien de remarquable. A l'avant-bras les muscles radiaux externes et le cubital postérieur sont affectés de rétraction. Les fléchisseurs et les extenseurs des doigts sont raccourcis sur la main, l'extension de la main étant balancée par la flexion des doigts. Les petits muscles de la paume de la main sont tous plus ou moins raccourcis ; ils paraissent contribuer avec l'aponévrose palmaire à l'augmentation du creux de la main.

5° *Muscles des membres inférieurs.* — Ceux de la région fessière ne présentent rien de remarquable. Le psoas et l'iliaque, le couturier et le droit antérieur sont rétractés. Ils maintiennent la cuisse dans la flexion sur la jambe, et s'opposent efficacement à l'extension.

Les muscles postérieurs de la cuisse, le biceps, le demi-tendineux, demi-membraneux et droit interne, ainsi que le couturier, sont raccourcis et viennent saillir comme des cordes lorsqu'on essaye de redresser le genou. Les muscles adducteurs sont dans l'état normal.

Les muscles des jambes diffèrent à droite et à gauche. A droite, les muscles postérieurs de la jambe, les jumeaux et soléaire en particulier, sont amincis et allongés. Le jambier antérieur seul est rétracté. Les péroniers latéraux et les extenseurs des orteils paraissent dans l'état normal.

A gauche, tous les muscles de la jambe paraissent dans l'état normal, ni allongés ni raccourcis, tandis que ceux du pied sont les seuls affectés. L'adducteur du gros orteil a subi une rétraction très considérable. Le court fléchisseur commun et l'accessoire du grand fléchisseur ont également subi un retrait considérable ; de même que le petit fléchisseur et les abducteurs du gros orteil. L'abducteur du petit orteil et le pédieux sont au contraire allongés et amincis.

Les viscères thoraciques et abdominaux ne présentent rien de particulier dans leur structure. Les organes thoraciques, comprimés dans le sens vertical, se sont étendus en largeur. Il en est de même des organes abdominaux, qui sont généralement volumineux pour la taille du sujet. La portion de l'intestin grêle qui est logée dans la hernie ombilicale n'est ni adhérente ni étranglée, de sorte qu'en ouvrant l'abdomen elle s'est aussitôt dégagée de la partie herniaire.

Le système vasculaire est partout normalement disposé, du moins dans les cavités thoracique et abdominale, car au crâne les vaisseaux sont d'un diamètre extrêmement petit, et dans l'intérieur de la cavité crânienne il n'y a que l'artère ophthalmique de reconnaissable.

XI. Grossissement et raccourcissement des nerfs. — Le système nerveux mérite d'être examiné à ses extrémités centrales et dans ses distributions. Nous avons déjà vu qu'il y a absence complète de cerveau et de moelle épinière. Les extrémités centrales des nerfs viennent partout aboutir, dans le crâne comme dans le canal rachidien, à la membrane arachnoïde. Dans quelques points et surtout vers la région lombaire, cette membrane n'étant pas adhérente à la dure-mère, se soulève avec facilité, de sorte que l'on peut voir les nerfs dans leur trajet intra-rachidien. Dans la région supérieure de l'épine, au contraire, et dans le crâne, les deux membranes (dure-mère et arachnoïde) étant intimement liées l'une à l'autre, on ne peut voir les racines des nerfs qu'en soulevant la dure-mère. Il faut en excepter toutefois les nerfs optiques et ceux de la cinquième paire, dont on voit les extrémités saillir à la surface interne des méninges. Dans leur trajet les cordons nerveux présentent les particularités suivantes : ils sont très gros, quoique moins développés en proportion que ceux du sujet de la précédente observation. En outre, ils ont subi un retrait considérable dans les parties qui sont le siège des courbures. Ainsi aux mains et aux pieds et surtout aux doigts, les nerfs collatéraux sont tendus et forment les cordes des courbures dont ces parties sont atteintes.

XII. Lésions du système osseux. — Les lésions du système osseux chez ce sujet sont assez nombreuses, mais paraissent toutes reconnaître des causes purement mécaniques. Les portions du squelette qui étaient soumises à une forte compression à la suite des difformités, les vertèbres comprises dans l'incurvation et les côtes gauches se sont plus ou moins complètement ankylosées et déformées.

Les os du crâne ont subi un autre genre d'altération résultant de leur affaissement par suite de l'absence du cerveau. Enfin, le renversement des arcs vertébraux se rattache à la maladie qui a détruit la moelle et à la contracture consécutive des muscles de l'épine.

Ce second fait confirme d'abord les conclusions tirées du premier, et il apporte avec lui de nouveaux éléments propres à éclairer l'origine et le mécanisme des vices de conformation et des difformités autres que ceux mis en lumière par la précédente observation.

Au point de vue de l'origine pathologique de la difformité, c'est-à-dire de l'existence initiale d'une affection des centres nerveux, les débris de la voûte du crâne affaissés, la disposition du cerveau et de la moelle avec persistance des racines nerveuses, le grossissement et le raccourcissement des nerfs, la destruction partielle des méninges, ne peuvent être que l'entière confirmation de cette origine; car ils ne sont que la reproduction des faits qui l'ont établie déjà dans l'observation précédente.

Il en est de même de la relation étiologique entre les formes spéciales des difformités et la rétraction musculaire qui les a produites. Je ne parle plus seulement des courbures de la colonne, qui sont, avec les pieds bots, la répétition exacte de ce qu'on a vu chez le monstre précédent ; mais j'insiste sur le cas particulier et si exceptionnel du renversement de la tête en arrière, produit par une courbure postérieure et d'un très petit rayon du sommet de la colonne cervicale, mathématiquement en rapport avec la rétraction et le raccourcissement extrêmes des muscles cervico-dorsaux ; non seulement ces muscles s'ajustent rigoureusement à l'espace réduit entre leurs points d'insertion, mais ils attestent, par leur transformation fibreuse, la véritable origine de leur raccourcissement. Je n'ai pas besoin de rappeler mes études précédentes sur la signification de cette transformation fibreuse des muscles rétractés ; ce fait, très concluant, se répétera à chaque observation, à chaque difformité ; il est donc inutile d'insister sur son témoignage ; et il est permis de l'accepter aujourd'hui comme une preuve décisive, indiscutable, de la rétraction musculaire.

Enfin, on remarquera que, contrairement à ce qu'on a vu chez notre premier monstre, il n'existait, chez celui-ci, aucun commencement de luxation coxo-fémorale. Mais l'absence même de cette difformité témoigne de l'exactitude du mécanisme assigné, chez notre premier monstre, à cette luxation.

En effet, chez ce sujet, le déplacement coxal coïncidait avec une rétraction générale énorme des muscles pelvi-fémoraux : des adducteurs, des extenseurs, des fléchisseurs ; en un mot, de tous les muscles dont la résultante d'action devait avoir pour effet de tirer le fémur de bas en haut, de faire sortir sa tête de la cavité cotyloïde encore peu profonde, poussant devant elle la capsule orbiculaire.

Or, dans l'observation actuelle, la rétraction était modérée et elle occupait surtout les agents de la *flexion* de la cuisse sur le bassin et de la jambe sur la cuisse : les adducteurs étaient à l'état normal, et ce sont ces muscles principalement qui favorisent la sortie de la tête fémorale de sa cavité ; ils attirent en dedans le corps du fémur comme un bras de levier. Ici donc la preuve négative complète et confirme la preuve affirmative.

Deux autres vices de conformation, le *spina bifida* et l'*exom-*

phale, appellent à leur tour l'attention; disons immédiatement que tous les deux ne sont que de nouvelles dépendances du mécanisme général des difformités examinées jusqu'ici.

Le *spina bifida* consiste, comme on l'a vu, non pas dans une simple ouverture du canal rachidien avec absence des éléments vertébraux séparés, mais dans la division régulière et le renversement symétrique des arcs vertébraux avec la rétraction non moins symétrique des muscles qui s'insèrent au sommet des apophyses épineuses, et se rendent obliquement de haut en bas et de bas en haut aux appendices latéraux de la colonne. Chez ce sujet, comme chez le précédent, la plupart des muscles étaient tellement rétractés qu'ils se confondaient en une masse homogène, inextricable, surtout ceux de la couche profonde. La preuve de leur participation au renversement des arcs se tire non seulement de leur action directe et collective, mais toujours de la transformation fibreuse qu'ils présentaient à un très haut degré. Nous n'épuisons pas, pour le moment, toutes les preuves de ce mécanisme : elles se représenteront et se compléteront, comme d'elles-mêmes, à chacun des cas où le spina bifida accompagnera les autres anomalies de la même origine.

Il en est à peu près de même de l'*exomphale*. Nous nous bornons à considérer ce vice de conformation qui n'est encore ici qu'à l'état rudimentaire, comme le premier degré des exomphales considérables, des éventrations avec sortie de presque tous les viscères renfermés dans la cavité abdominale. Aucun fait ne s'éclairera mieux des lumières fournies par la *série étiologique ;* on ira graduellement de la première apparence de la hernie ombilicale à l'éventration la plus complète, parallèlement avec les degrés de la rétraction des muscles composant les parois abdominales.

Mais n'anticipons pas : nous ne faisons, comme dans le cas précédent, que poser la question.

Notons, pour finir, la soudure partielle des lames vertébrales et de plusieurs côtes. C'est encore là un fait initial, une sorte d'ébauche d'un des vices de conformation les plus considérables, caractérisés par la coalescence et la soudure des parties, à l'époque où leur tissu les prépare à une greffe facile des surfaces mises et maintenues en contact permanent. Nous ne craignons pas de le dire, dès cette première manifestation de la fusion des parties : c'est que cette sorte de soudure des surfaces mises et maintenues dès ce moment en contact donnent la clef des grandes monstruosités syméliennes et autres du même genre et de la même origine, dont l'examen viendra à son temps.

OBSERVATION III

FŒTUS MONSTRE DÉRENCÉPHALE.

SOMMAIRE. — **Destruction complète du cerveau et partielle de la moelle.** — Affaissement et arrêt de développement de la voûte crânienne. — Spina bifida des régions cervicale et dorsale supérieures. — Renversement de la tête en arrière. — Abaissement et diastase de la mâchoire inférieure, avec luxation temporo-maxillaire. — Vice de conformation de l'oreille gauche. — Deux mains botes et deux pieds bots. — Rétraction presque générale du système musculaire. — Déformation des os d'apparence rachitique.

Le fœtus que nous allons décrire et que nous devons à l'extrême obligeance de M. Isidore Geoffroy Saint-Hilaire, appartient au genre *dérencéphale* de cet auteur. Il paraît âgé de quatre à cinq mois. Il est du sexe masculin et présente une série d'anomalies et de difformités que nous examinerons successivement :

1° *Absence par affaissement et arrêt de développement de la voûte crânienne.*

2° *Spina bifida* des régions cervicale et dorsale supérieures jusqu'à la quatrième vertèbre de cette région.

3° *Absence complète du cerveau* et de toute la *portion de moelle épinière* correspondant au spina bifida.

4° *Ouverture extrême* de la bouche, résultant d'un renversement exagéré de la tête en arrière et d'un abaissement excessif de la mâchoire inférieure.

5° *Luxation temporo-maxillaire et diastase* avec chevauchement de la symphyse du menton.

6° *Vice de conformation de l'oreille gauche.*

7° *Mains botes* des deux côtés : flexion et pronation permanente à gauche et simple flexion à droite.

8° *Pieds bots équin varus* de chaque côté.

9° *Rétraction presque générale* du système musculaire, surtout sensible dans les muscles du cou et des membres inférieurs.

10° *Déformation des os d'apparence rachitique.*

Aspect général. — A part les difformités que nous venons d'énumérer, l'aspect général de ce fœtus n'offre rien de particulier. Il est

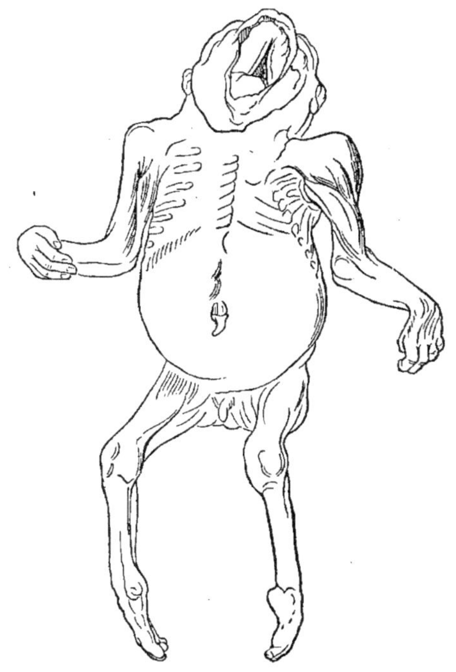

FIG. 14.

maigre, assez petit pour son âge. L'abdomen et surtout la poitrine sont d'un volume peu considérable.

I. CRANE. — Le crâne affecte une direction verticale. Sa cavité est effacée. L'absence partielle de sa voûte et la dépression de ses rudiments laissent une surface irrégulière mamelonnée.

II. SPINA BIFIDA. — Le spina bifida occupe toutes les vertèbres cervicales jusqu'à la quatrième dorsale. Très large dans sa partie supérieure, il va graduellement en diminuant jusqu'à la quatrième dorsale, affectant régulièrement la forme d'un V. Il laisse complètement à nu la paroi antérieure du canal.

Les méninges crâniennes de la convexité sont en partie détruites ; celles de la base existent, au contraire, intégralement. Il en est de même pour les méninges rachidiennes dans les trois quarts du spina bifida ; celles de la face antérieure sont conservées, celles de la face postérieure, au contraire, ont disparu. Vers la partie inférieure du spina bifida existe un trou béant à bords égaux, formant l'orifice d'un petit tube membraneux ayant à peine 3 millimètres de diamètre et qui n'est autre chose que la membrane propre de la moelle. Au-dessous de l'orifice supérieur de ce tube les méninges rachidiennes sont complètes.

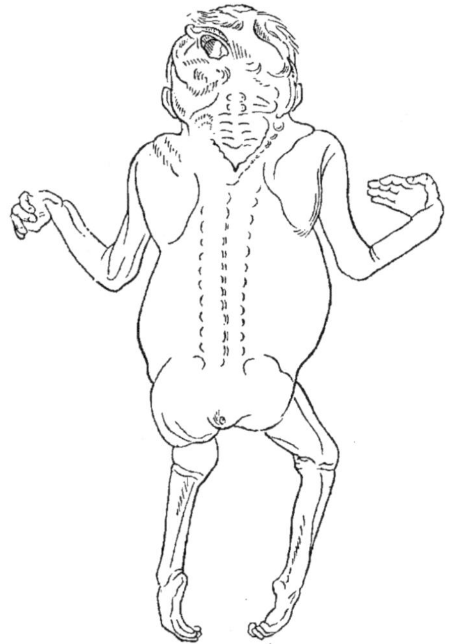

Fig. 15.

Dans toute l'étendue du crâne et du spina bifida les méninges sont à nu. Celles du crâne et des trois quarts supérieurs du spina bifida présentent à l'extérieur la face viscérale de la pie-mère. Dans le quart inférieur de cette fente, c'est la face postérieure de la dure-mère qui est à nu. Dans toute leur étendue elles présentent une surface lisse, nacrée comme les membranes séreuses. Latéralement elles se confondent et se continuent partout et sans trace de cicatrice avec la peau, dont elles ne se distinguent que par leur aspect séreux et leur composition anatomique.

La pie-mère et l'arachnoïde viscérale de la base du crâne se détachent partout facilement de la dure-mère et de l'arachnoïde pariétales. La cavité de l'arachnoïde est conservée. Dans cette cavité on aperçoit les racines des nerfs crâniens qui, après avoir traversé les méninges pariétales, rampent pendant quelque temps dans la cavité arachnoïdienne et viennent ensuite se perdre dans les méninges viscérales. Les méninges ne se prolongent pas sous le frontal, dont la portion verticale est atrophiée et affaissée au point d'arriver au contact avec la portion horizontale, mais passent au-devant de la portion verticale de cet os, pour se continuer avec la peau des sourcils. Près de leur extrémité antérieure, au niveau

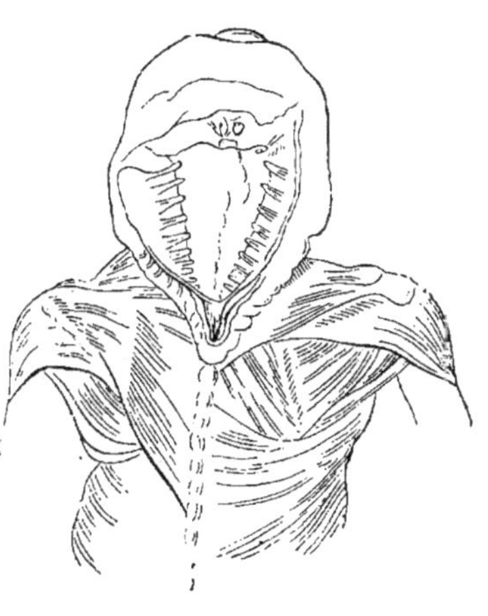

Fig. 16.

de la fosse cérébrale moyenne gauche, elles présentent un trou à bords irréguliers dont nous ignorons la cause ou la signification : ce trou conduit dans la cavité de l'arachnoïde.

Les méninges rachidiennes dans les trois quarts supérieurs du spina bifida, offrent exactement la même disposition que les méninges cérébrales. Les mêmes éléments anatomiques entrent dans leur composition. La cavité de l'arachnoïde rachidienne est respectée comme celle de l'arachnoïde crânienne, mais elle est plus large qu'à l'état normal en bas, où la membrane propre de la moelle est intacte. Cette augmentation de capacité tient au retrait de cette membrane, par suite de l'évacuation de la matière médullaire. En haut, au niveau du spina bifida, elle est oblitérée, comme dans le crâne, par suite de l'application immédiate des membranes l'une contre l'autre.

III. Absence complète du cerveau et incomplète de la moelle. — Il ne reste plus rien de la matière cérébrale ni de la moelle jusqu'à la quatrième vertèbre dorsale. A partir de ce point la moelle commence par une portion réduite, peu consistante, mais adhérente à l'arachnoïde, et se continue sans interruption et sans altération apparente jusqu'à la queue de cheval.

IV. Ouverture extrême de la bouche. — La tête a la direction de celle des vertébrés des classes inférieures, de sorte que la lèvre supé-

rieure occupe le point le plus élevé du corps, et que la voûte palatine,
au lieu d'être horizontale, regarde presque directement en avant.

L'abaissement de la mâchoire inférieure n'est pas vertical, mais
oblique de haut en bas et de gauche à droite, de sorte qu'une verticale abaissée de la symphyse du menton passerait par le tiers interne
de la clavicule droite.

Cet abaissement de la mâchoire, joint à l'élévation de la mâchoire
supérieure contournée en haut avec le reste de la face, a déterminé
l'ouverture permanente de la bouche. Cette ouverture laisse à découvert la langue qui est considérablement tuméfiée.

V. Luxation temporo-maxillaire. — La mâchoire inférieure est
luxée en deux points : 1° dans les articulations temporo-maxillaires en
avant ; 2° dans la symphyse du menton : il y a forte diastase et chevauchement de la moitié droite au-devant de la moitié gauche ; cet abaissement est tel que le menton est appliqué contre les vertèbres cervicales, dont il n'est séparé que par l'épaisseur des parties molles du cou.

Cette luxation que l'on reconnaît tout de suite à l'écartement extrême
des deux mâchoires, offre les particularités suivantes : Le bord alvéolaire de la mâchoire inférieure regarde presque directement en avant ;
il en est de même de celui de la mâchoire supérieure, de sorte que
ces deux bords sont à peu près dans un même plan vertical. L'angle
qu'ils forment par leur rencontre peut être évalué à 165 degrés.

L'écartement des deux lèvres au niveau de leur partie moyenne est
de 35 millimètres, tandis que le diamètre transversal de la bouche,
quoique augmenté, n'est que de
16 millimètres.

En même temps qu'elle est
abaissée, la mâchoire inférieure
est attirée de gauche à droite. Ce
déplacement latéral est bien plus
prononcé dans la moitié gauche
de l'os que dans sa moitié droite.
Dans la première il peut être
évalué à 45 degrés, dans la seconde à 20 degrés ; cette différence s'explique par la diastase
de la symphyse et le chevauchement de la moitié gauche derrière
la moitié droite dans une étendue
de 7 centimètres.

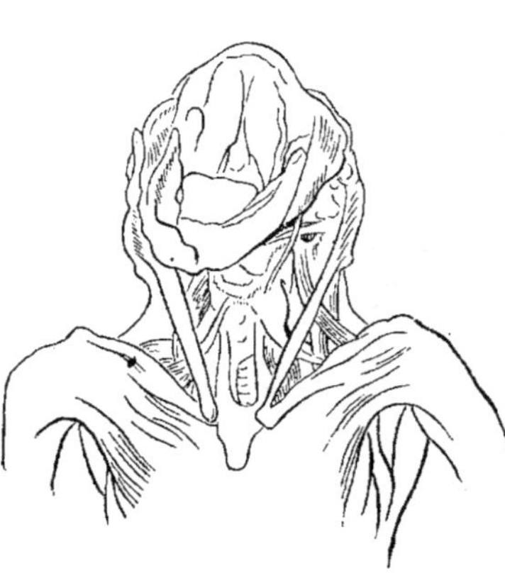

Fig 17.

Les condyles de la mâchoire
ont abandonné complètement la cavité glénoïde, pour venir se loger
dans les fosses zygomatiques. A gauche, la capsule articulaire a suivi

le condyle et paraît même s'être détachée de la cavité glénoïde; du moins je n'ai trouvé aucune trace de capsule insérée au pourtour de cette cavité. A droite, la capsule s'est allongée sans rupture comme dans les luxations congénitales du fémur.

Au niveau de la symphyse, le périoste s'est comporté à l'égard des deux moitiés comme les capsules articulaires dans les luxations congénitales; il s'est dilaté, allongé pour se prêter au chevauchement des deux moitiés de l'os.

Les muscles masséters, temporaux et ptérygoïdiens internes sont amincis, allongés, décolorés, presque entièrement atrophiés. Leurs changements de rapports avec le maxillaire inférieur, par suite du déplacement de cet os, font que leur action se trouve pervertie. Au lieu de produire l'élévation de la mâchoire, ils contribuent à la maintenir abaissée. Les ptérygoïdiens internes sont dans le même cas.

Les condyles de la mâchoire dépassent en avant l'insertion fixe des ptérygoïdiens internes, ce qui fait que ces muscles tendraient par leur contraction à les ramener jusqu'à un certain point d'avant en arrière, et à les rapprocher des cavités glénoïdes.

VI. Vice de conformation de l'oreille gauche. — L'oreille droite paraît bien conformée; à gauche, un repli cutané représente jusqu'à un certain point le pavillon de l'oreille, mais il n'y a aucune trace de conduit auditif. Il n'y a pas non plus de membrane, ni de caisse du tympan, ni de cercle tympanal, ni d'osselets de l'ouïe. Toutes ces parties existent à droite. Un peu au-devant et au-dessous de ce vestige de pavillon d'oreille se trouve un petit appendice pédiculé, ayant à peu près la forme d'une petite massue. Cet appendice, dont il n'y a pas d'analogue à droite, rappelle assez bien les appendices cutanés qu'on voit si communément dans la même région chez la chèvre et le cochon. Cet appendice a paru à quelques personnes et me paraît aussi n'être que le lobule de l'oreille, détaché du pavillon.

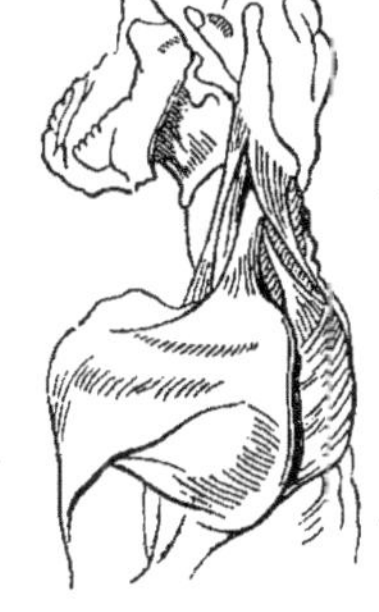

Fig. 18.

L'absence de conduit auditif et de la caisse du tympan, ainsi que tous les vices de conformation de l'oreille sont chose assez rare pour que ce cas mérite au moins d'être mentionné.

VII. Mains botes, pieds bots. — Les membres supérieurs sont portés en avant, les avant-bras croisés au-devant du thorax et fléchis à angle aigu sur les bras. Cette flexion, quoique permanente et occasionnée par la rétraction musculaire, ne l'est pourtant pas au même degré que celle des pieds.

Les mains sont dans un état de flexion permanente sur les avant-bras, occasionnée par la rétraction des muscles fléchisseurs ; en outre, la main droite se trouve dans un état de pronation permanente par rétraction plus spéciale du long fléchisseur du pouce.

Les membres inférieurs présentent également des flexions permanentes occasionnées par la rétraction musculaire. Les cuisses sont fléchies sur le bassin, les jambes sur les cuisses, et les pieds présentent deux pieds bots *équins varus*, caractérisés par la prédominance d'action des muscles extenseurs du pied — les *jumeaux soléaires, jambiers postérieurs et longs fléchisseurs des orteils* — sur celle des adducteurs.

VIII. Rétraction musculaire. — Le plus grand nombre des muscles sont évidemment frappés de rétraction convulsive ; ils sont plus ou moins denses, raccourcis, inextensibles. Quelques-uns cependant se présentent dans des conditions opposées, c'est-à-dire qu'ils sont allongés, amincis, décolorés et plus ou moins atrophiés. D'autres enfin nous ont paru être dans des conditions normales de longueur, de densité et de texture.

Les muscles rétractés sont la cause évidente de la plupart des difformités que nous avons indiquées.

Ainsi une rétraction très prononcée des muscles mylo- et génio-hyoïdien gauches et des sous-hyoïdiens des deux côtés, et l'atrophie des masséters temporaux et ptérygoïdiens internes se rattachent évidemment à l'abaissement de la mâchoire ; celle des muscles sterno-mastoïdiens, trapèzes, splénius et complexus, au mouvement de bascule du crâne, mouvement qui a déterminé l'ascension de la mâchoire supérieure ; la rétraction des trapèzes, rhomboïdes, splénius et transversaires épineux, au renversement complet des deux moitiés latérales des arcs vertébraux ; celle de certains muscles des membres, aux difformités articulaires qu'ils présentent.

Les muscles sus-hyoïdiens du côté droit sont complètement atrophiés ; on n'en remarque que quelques traces aux insertions hyoïdiennes, encore ces quelques fibres paraissent appartenir exclusivement à l'hyo-glosse. Quant aux muscles digastrique, mylo-hyoïdien, génio-hyoïdien et génio-glosse, ils sont remplacés par une membrane fibro-celluleuse. Les muscles styliens de ce côté manquent également. À gauche, le ventre antérieur du digastrique manque également. Son ventre postérieur est très mince et vient se perdre sur le ligament stylo-hyoïdien. Les muscles styliens de ce côté, à l'exception du stylo-hyoïdien, existent, mais ils sont peu développés. Le génio-hyoïdien est très développé, fortement tendu et s'oppose efficacement à l'ascension de la mâchoire. Ce muscle paraît être le principal agent du chevauchement de la moitié gauche du maxillaire derrière la moitié droite de cet os. Il en est de même du mylo-hyoïdien et de l'hyo-glosse. Les muscles sous-hyoïdiens des deux côtés existent. Il sont assez forts, tendus et s'opposent à l'ascension du larynx, et par conséquent à celle de la mâchoire. Le larynx et la trachée ont subi une rotation sur leur axe longitudinal, rotation qui fait que leur face latérale gauche regarde en avant, et la partie antérieure à droite. Il en résulte que leur face actuellement antérieure est presque en entier recouverte par les muscles sous-hyoïdiens du côté gauche ; et que ceux du côté droit se trouvent en arrière. Ceux-ci sont plus fortement rétractés que ceux du côté gauche : ainsi l'homo-hyoïdien gauche a 3 centimètres de long, tandis que celui du côté droit n'a que 26 millimètres. La même proportion s'observe dans les autres muscles sous-hyoïdiens.

L'élévation de la mâchoire supérieure, résultant du renversement de la tête en arrière, peut aussi, jusqu'à un certain point, être considérée comme une des causes de la luxation temporo-maxillaire. Les agents de ce renversement sont en général les muscles postérieurs du cou et les sterno-mastoïdiens, les mêmes que ceux qui ont concouru au renversement des arcs vertébraux. Tous ces muscles sont fortement tendus. Les sterno- et cléido-mastoïdien sont réunis depuis le haut jusqu'en bas. Celui du côté gauche est plus long que le droit. Ces deux muscles sont faibles : leur action paraît avoir été peu efficace.

Les trapèzes ont joué un grand rôle dans la production des deux difformités, surtout l'écartement des arcs vertébraux. Leurs insertions spinales sont généralement perpendiculaires à la direction de l'épine. De plus, le trapèze gauche, s'étendant jusqu'à la dixième dorsale, tandis que celui du côté droit n'arrive que jusqu'à la cinquième, la prépondérance du premier paraît avoir déterminé une légère déviation latérale de l'épine à gauche. Les rhomboïdes sont égaux des deux côtés. Ils ne s'étendent pas aussi haut qu'à l'état normal. Les petits rhomboïdes semblent manquer.

Les splénius sont rétractés, bien plus courts que l'espace qu'ils auraient à parcourir si les parties étaient dans leurs rapports habituels. Leur direction est verticale, l'écartement considérable des arcs vertébraux ayant déjeté leurs insertions inférieures en dehors. Il en est de même des muscles grands complexus qui sont en entier recouverts par les splénius.

Les transversaires épineux, quoique très petits et presque entièrement fibreux, paraissent avoir puissamment contribué à l'écartement des apophyses épineuses.

L'âge moins avancé du fœtus (quatre ou cinq mois), la répétition des anomalies déjà observées chez les deux sujets précédents, mais chez celui-ci avec des différences de siège et de degré, prêtent à des considérations toutes nouvelles en faveur de la doctrine que j'ai en vue d'établir.

Faisons ressortir, en premier lieu, les effets accumulés de la maladie cérébro-spinale vers les parties supérieures. Quoique ayant retenti sur tout le système, son action s'est spécialement concentrée sur les muscles de la tête et du cou, et a produit un *spina bifida* à peu près limité à la région cervicale. La luxation temporo-maxillaire, la diastase, avec chevauchement de la symphyse du menton, enfin cette ouverture extrême et permanente de la bouche avec renversement de la tête en arrière n'ont pas d'autre signification. Or, quoi de plus démonstratif que cette réunion d'effets de la même cause, localisée en un point du système avec exagération de son action vers ce point. Quoi de plus clair encore que cette localisation subordonnée à l'altération partielle de la moelle épinière et à ses conséquences immédiates sur les muscles de cette région. Ces rapprochements ont à peine besoin d'être faits pour montrer leur signification. Entrons cependant dans quelques détails.

Le *spina bifida* est limité à la colonne cervicale : l'écartement supérieur de ses deux branches est d'autant plus considérable que celles-ci touchent de plus près au foyer de la maladie, c'est-à-dire à la portion de moelle détruite, et consécutivement aux points où la rétraction musculaire est la plus manifeste. Inutile de répéter ici les détails de la description anatomique et des actions musculaires qu'elle a mises en évidence. Bornons-nous à faire remarquer que les effets de la concentration de la maladie vers la tête établissent par leur ensemble un faisceau de preuves dites *concordantes*, au profit du mécanisme commun de leur développement. Le *renversement de la tête* par la rétraction des muscles postérieurs du cou, le *spina bifida* cervico-dorsal, et la *luxation temporo-maxillaire*, jusqu'à l'*ouverture permanente* et forcée de la bouche, sont donc une seule et même chose.

Mais le vice de conformation de l'oreille gauche, quelle place a-t-il dans ce système? Comment rattacher à l'action pathologique du cerveau et de la moelle cette absence de conduit auditif, de la caisse du tympan, des osselets, et le tout du côté gauche seulement? Mais, nous l'avons fait remarquer dès la première observation, la puissance nerveuse altérée, viciée, suspendue par la maladie, retentit au delà de son action pervertie sur les muscles. Cette action réalise, avons-nous dit, un nouvel ordre de phénomènes : les *arrêts*, les *perversions*, les *manques de développement* des organes. Nous aurons bien des occasions de montrer cette puissance désorganisatrice du système nerveux altéré, s'accentuant graduellement et parallèlement avec l'apparition des vices de conformation qu'elle détermine, comme autant de témoignages de la liaison qui existe entre ces derniers et le fait, plus direct et plus immédiat, de la rétraction musculaire ; les uns et les autres formant néanmoins une série de modes et de degrés d'action de la même cause. Ce sont, à l'état pathologique, les anneaux d'une chaîne qui commence avec le développement normal de l'être, qui se continue avec lui et qui le suit dans toutes les phases normales ou anormales de son existence. C'est pour avoir incessamment fractionné ces rapports continus entre la fonctionnalité nerveuse et les actes subordonnés de l'organisme, que la science a méconnu la généralité de ces rapports. Rien ne me paraît plus rationnel, plus logique, cependant, que de maintenir à l'embryogénie pathologique la liaison et la succession des faits de l'embryogénie physiologique, et même de l'organisme à son développement complet. C'est, dans cette longue série de faits, la même concordance, la même liaison, la même identité d'action. Lorsqu'on a tous les jours sous les yeux les effets de cette influence si grande, si constante, si diversifiée, de l'action nerveuse altérée dans la production des maladies qui ne sont que des manifestations passagères de cette puissance sur l'organisme accompli, n'est-il pas conséquent d'admettre chez le fœtus, dès les pre miers temps de son développement, la même puissauce perversive et destructive, avec cette seule différence qu'elle se trouve à l'état rudimentaire, et qu'elle lui imprime, d'une façon plus profonde et plus permanente, les traces de sa puissance et de son intervention?

L'observation qui va suivre nous ramène à des faits plus directs et plus circonscrits, mais non moins significatifs cependant, pour attester à quel degré d'action perversive peut être portée l'influence de l'affection convulsive des centres nerveux.

OBSERVATION IV

MONSTRE HYDROCÉPHALE AVEC SPINA BIFIDA ET ABSENCE APPARENTE DE COLONNE VERTÉBRALE.

SOMMAIRE. — **Hydrocéphale considérable.** — **Rupture des parois crâniennes.** — **Hernie partielle du cerveau.** — **Altération profonde des centres nerveux.** — **Bifidité partielle de la moelle.** — **Vices de conformation et difformités multiples.** — **Bec-de-lièvre.** — **Hernie diaphragmatique.** — **Imminence d'éventration.** — **Hernie ombilicale considérable.** — **Raccourcissement extrême du tronc, le crâne touchant au sacrum.** — **Incurvation extraordinaire de la colonne, celle-ci entièrement cachée sous les muscles rachidiens.** — **Rétraction musculaire générale.**

Ce monstre, qui ne se rapporte à aucun type établi par les auteurs, m'a été communiqué par M. Giraldès. Notre savant confrère en avait donné une indication sommaire à la *Gazette des hôpitaux;* il n'en avait pas fait la dissection. S'en rapportant exclusivement aux formes extérieures, il l'avait présenté comme un cas d'absence de colonne vertébrale. Cette méprise, occasionnée par une pliure extrême du rachis, lequel avait pour ainsi dire disparu dans l'abdomen, m'a valu le gracieux abandon de cette pièce importante. Un examen approfondi, après dissection minutieuse, nous a révélé les dispositions suivantes :

1° Une *hydrocéphale considérable, avec rupture des parois crâniennes* dans un point et *hernie cérébrale* dans un autre.

2° Un *spina bifida* complet, avec *courbures* de l'épine portées au plus haut degré et *raccourcissement extrême* du tronc, simulant une *absence* de colonne vertébrale.

3° Une *affection profonde des centres nerveux* et des cavités qui les renferment, *bifidité partielle de la moelle épinière.*

4° Un *bec-de-lièvre médian*, avec absence des os incisifs.

5° Imminence d'*éventration* ou de vaste hernie ombilicale.

6° *Hernie diaphragmatique.*

7° *Rétraction musculaire.*

Les formes extérieures de ce sujet sont des plus bizarres. Il semble résulter de l'adossement de deux grosses boules, la tête et le tronc, l'une et l'autre de forme irrégulière. Ces deux masses ne sont séparées que par une dépression superficielle, sans trace de cou, le derrière de la tête touchant au sacrum. Au tronc sont appendus les quatre membres conformés régulièrement mais en disproportion telle avec la brièveté de celui-ci, qu'on a peine à croire que les deux parties appartiennent au même sujet. Par suite de la double pliure antéro-posté-

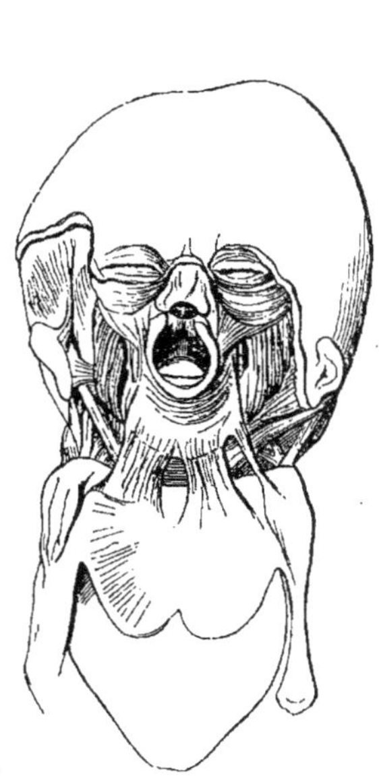

Fig. 19.

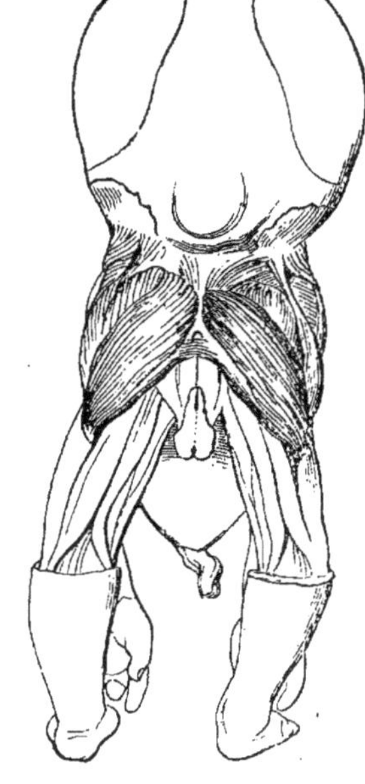

Fig. 20.

rieure de la colonne en sens inverse où la tête est comme placée au sommet des extrémités supérieures et inférieures; renversée complètement sur la colonne, elle paraît implantée sur la face postérieure du tronc, et celui-ci paraît manquer de colonne vertébrale.

Vue de profil, la tête présente la forme d'un ovoïde dont la grosse extrémité, tronquée, correspondrait à son implantation sur le tronc, et le sommet à la fontanelle fronto-pariétale. Le côté gauche de la tête est plus développé que le côté droit; la face, très petite comparativement au crâne, présente un bec-de-lièvre médian.

Le *tronc* se présente sous forme d'une boule irrégulièrement ovoïde, presque entièrement constituée par l'abdomen, recouvert en avant et en haut par un très petit thorax. L'inspection extérieure ne peut, du reste, fournir aucune donnée sur les accidents spéciaux de la grande déformation de l'épine.

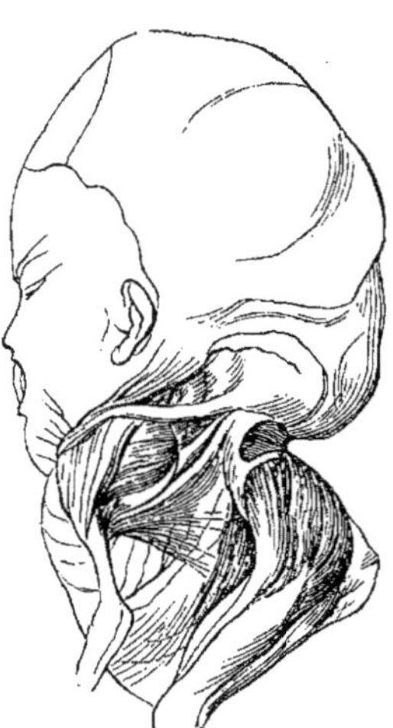

L'abdomen gagne en développement antéro-postérieur ce qu'il a perdu par suite du raccourcissement du tronc. Son diamètre antéro-postérieur dépasse du double son diamètre vertical. C'est au point que la région ombilicale arrive jusqu'au niveau des genoux, et présente une tumeur faisant partie d'une sphère à rayon plus petit, véritable hernie ombilicale.

Il existe à la partie postérieure du tronc une membrane fibreuse, extraordinairement dense et épaisse, se continuant en haut avec le péricrâne et le tissu fibro-cartilagineux de la fontanelle postérieure; en bas, avec les os iliaques et la membrane qui ferme en arrière le canal sacré sur

Fig. 21.

les côtés; elle fournit insertion aux muscles trapèzes rhomboïdes et longs dorsaux. Cette membrane est évidemment le résultat de la condensation et de la rétraction de l'aponévrose des grands dorsaux et de celle des petits dentelés. C'est en glissant sous cette membrane de haut en bas que le crâne a pu venir s'appliquer contre les vertèbres jusqu'au niveau de la quatrième lombaire, et c'est entraînés par elle, que le trapèze tout entier, le rhomboïde et une portion du grand dorsal sont en apparence insérés sur le crâne.

Après cette courte esquisse de l'aspect général de ce monstre sans analogue (1), voici l'indication détaillée des dispositions particulières qu'il présente.

I. HYDROCÉPHALE ET RUPTURE DES PAROIS CRANIENNES. — Le crâne est très volumineux, de forme irrégulière, et présente à son sommet, au niveau de la grande fontanelle et de la suture sagittale, une ouverture large et longue, à bords déchirés, paraissant résulter non d'une

(1) Depuis lors, M. le docteur Bouteillier (de Rouen) en a rencontré un presque pareil. Il en a publié une description très détaillée, avec figures, dans les *Bulletins de la Société anatomique*, octobre 1853.

incision, mais d'une rupture spontanée. Outre l'ouverture au niveau de la grande fontanelle il existe plusieurs bosselures et un commencement de hernie au niveau de la fontanelle occipito-pariétale. Toutes les sutures sont écartées et notamment les sutures transitoires du coronal et de l'occipital. La première offre, au milieu du front, un écartement de 8 millimètres. La seconde, plus large en haut et en arrière qu'en bas et en avant, offre, dans le premier sens, un écartement de 35 millimètres en ligne droite et de 55 millimètres en contournant la hernie qui existe en ce point. D'où il résulte que l'occipital, bifide, largement écarté dans toute sa portion postérieure et supérieure, jusqu'au niveau de la pièce basilaire, commence en quelque sorte au crâne la bifidité de la colonne. Les bords de cette bifidité de l'occipital se sont réunis à ceux que présentent de chaque côté les arcs vertébraux : les pièces condyliennes et jugulaires aux arcs des vertèbres cervicales et des deux premières dorsales, et les pièces latérales postéro-supérieures aux demi-apophyses épineuses des dix dernières vertèbres dorsales et des quatre premières lombaires. Cette union se fait au moyen d'une membrane qui, à l'extérieur, est fibreuse, extrêmement dense, fibro-cartilagineuse au milieu, tandis qu'à l'intérieur elle est une continuation de la dure-mère.

Le noyau d'ossification postéro-supérieur médian de l'occipital ne se trouve pas à sa place habituelle.

Le côté gauche du crâne est plus développé que le côté droit en hauteur et en étendue antéro-postérieure :

1/2 périmètre horizontal droit........	125 millimètres	
— — gauche......	168	—
— vertical droit........	135	—
— — gauche......	152	—

Cette différence dépend d'un plus grand écartement des sutures, et dans quelques points d'un développement plus considérable des os ; ainsi le coronal gauche offre dans sa plus grande largeur 52 millimètres et le droit seulement 45 millimètres. Il en est de même du pariétal et du temporal. La face est très petite en comparaison du crâne.

II. Spina bifida et courbures de l'épine. — La colonne vertébrale offre les anomalies les plus étranges. Il y a *spina bifida* complet ; depuis l'occipital jusqu'au sommet du sacrum ; les apophyses épineuses sont divisées sur la ligne médiane et renversées en dehors ; mais dans toute l'étendue de la colonne, jusqu'à la base du sacrum, le canal vertébral est recouvert en arrière par le crâne, et au niveau du sacrum il est recouvert par une membrane fibreuse dont il a été précédemment question.

La forme de la colonne représente jusqu'à un certain point celle d'une *ω* italique couchée. Sa direction générale est horizontale, c'est-

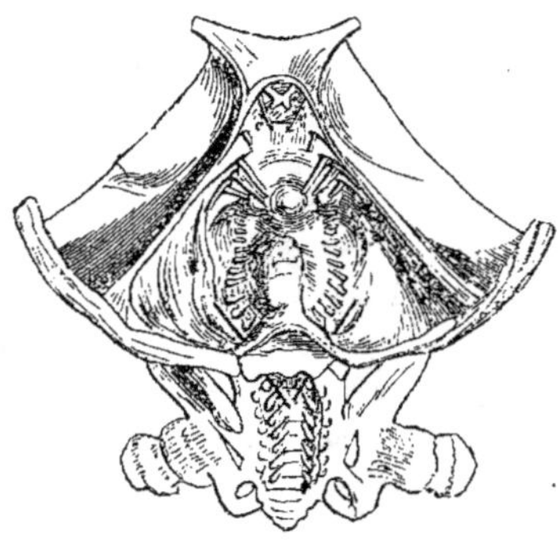

Fig. 22.

à-dire que les régions cervicales et dorsales supérieures sont dirigées presque horizontalement d'arrière en avant ou d'avant en arrière. Les vertèbres cervicales et les deux premières dorsales, atrophiées et déformées, se dirigent obliquement d'arrière en avant et un peu de haut en bas, en décrivant un arc à convexité antéro-supérieure. Au niveau de la deuxième dorsale, la colonne se replie brusquement en arrière et se dirige presque en ligne droite, horizontalement d'avant en arrière, jusqu'à la quatrième lombaire. Dans ce point existe une nouvelle inflexion, à concavité antérieure. La dernière lombaire, le sacrum et le coccyx se dirigent

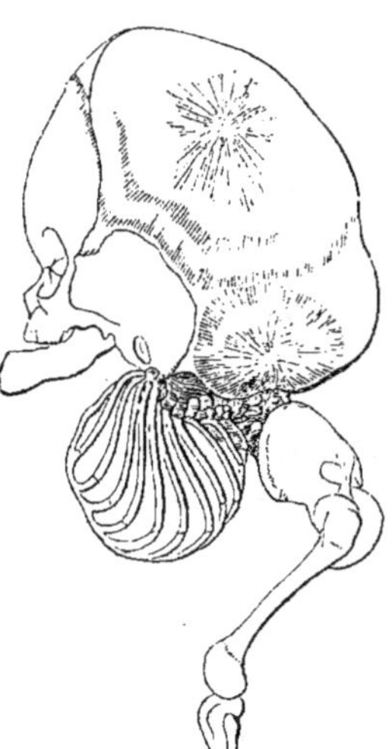

Fig. 23.

obliquement de haut en bas et d'avant en arrière, formant avec le segment de colonne placé au-dessus un angle de 130 degrés environ. Le sommet du coccyx est de nouveau légèrement relevé en arrière. De cette façon la colonne n'ajoute absolument rien à la hauteur de la taille, et la tête est comme implantée sur le bassin. Aussi le sujet a-t-il été considéré d'abord, ainsi que nous l'avons dit, comme offrant une absence de colonne vertébrale.

La portion cervicale de la colonne est rudimentaire. Toutes les vertèbres qui la constituent sont soudées entre elles, aplaties de haut en bas et comme écrasées les unes contre les autres. Les arcs de ces vertèbres sont également atrophiés et se présentent sous forme de deux pièces osseuses résultant de la soudure des lames entre elles.

La longueur de la colonne cervicale est de 7 millimètres. La colonne dorsale offre, comme nous l'avons dit, une direction horizontale d'avant en arrière ; l'inflexion a lieu au niveau de la deuxième et de la troisième vertèbre de cette région. Les corps des vertèbres dorsales sont eux-mêmes très peu développés en hauteur. La colonne dorsale tout entière n'a que 22 millimètres de long. Les lames de ces vertèbres renversées en dehors sont toutes soudées entre elles et avec celles des deux dernières vertèbres cervicales. Elles forment par leur ensemble une pyramide osseuse à trois faces, à sommet cartilagineux. La face supérieure de cette pyramide comprend les masses apophysaires des deux dernières cervicales et des deux premières dorsales ; la face antérieure, celles des troisième et septième dorsales, et la face inférieure, celles des autres vertèbres dorsales. Le sommet cartilagineux de cette pyramide représente les demi-apophyses épineuses correspondantes. En arrière, la base de cette pyramide est fixée au crâne au moyen d'une membrane fibreuse, confondue avec le périoste. La colonne lombaire est moins atrophiée que les deux précédentes ; cependant les vertèbres qui les constituent ont subi une réduction de hauteur assez considérable, sa longueur totale n'étant que de 25 millimètres. Les corps vertébraux sont du reste bien distincts, les apophyses transverses assez bien formées, ainsi que les lames vertébrales qui sont renversées sur le côté. Chacune de ces lames se termine par une extrémité cartilagineuse qui se continue en haut et en bas au moyen d'un ligament avec les parties homologues des vertèbres voisines. Ces petits cartilages et les ligaments qui les unissent entre eux représentent les demi-apophyses épineuses et les ligaments interépineux. Les ligaments et les cartilages sont étroitement unis au tissu fibreux, qui constitue en ce point la paroi crânienne.

Dans le canal vertébral se trouve une anomalie que nous n'avons jamais rencontrée : c'est une cloison osseuse, existant dans une partie de son étendue et partageant le canal en deux moitiés latérales. Ces deux divisions du canal osseux *livrent chacune passage à la moitié correspondante de la moelle* régulièrement enveloppée de ses membranes. Au-dessous de la cloison, le canal devient unique et les deux moitiés de la moelle se réunissent de nouveau.

La cloison ostéo-cartilagineuse du canal vertébral se présente en haut sous forme d'élévation en dos d'âne, analogue pour la forme aux protubérances vermiculaires du cervelet. Cette protubérance est constituée au niveau des régions cervicale et dorsale supérieure de la colonne par la saillie en arrière des corps vertébraux. Elle est peu marquée d'abord, puis augmente graduellement, à mesure que l'on descend ; une surélévation brusque se remarque vers la septième vertèbre dorsale. Celle-ci est évidemment formée par des pièces surajoutées et soudées aux corps vertébraux. L'absence de la partie postéro-supérieure médiane de l'occipital permet de croire que cette pièce s'est soudée avec un certain nombre de corps vertébraux déjà fort proéminents dans l'intérieur du canal ; cette soudure se fait avec la face postérieure des corps des cinq dernières vertèbres dorsales et des trois premières lombaires. La pièce surajoutée se continue ensuite en bas par un prolongement jusqu'au niveau du sacrum. Ce prolongement quitte les corps des vertèbres, se relève en arrière, s'élargit dans le sens transversal et s'aplatit dans le sens antéro-postérieur, se bifurque et vient joindre de chaque côté les demi-apophyses épineuses des deux dernières lombaires, de manière à constituer en ce point une paroi postérieure, osseuse, du canal vertébral.

Les branches de la bifurcation de cette pièce forment ainsi deux voûtes, ou, si l'on veut, la paroi postérieure des deux canaux qui livrent passage à la portion correspondante de la moelle. Ces canaux sont circonscrits de la manière suivante : leur paroi interne est formée par la cloison ou pièce osseuse soudée aux corps vertébraux ; leurs parois postérieures par le prolongement de cette pièce ou les voûtes dont nous venons de parler ; leurs parois externes par les lames vertébrales et les demi-apophyses épineuses soudées avec le prolongement de la pièce surajoutée ; enfin leur paroi antérieure interne est formée par les corps vertébraux saillants dans l'intérieur du canal.

Le cloisonnement absolu du canal n'existe que dans l'étendue des deux dernières vertèbres lombaires ; au-dessus de ce niveau, le canal est ouvert dans le crâne, il est néanmoins divisé en deux par l'arête formée par la base de la cloison et la protubérance des corps vertébraux. De chaque côté de cette arête se trouve une gouttière profonde, où se remarque la série des trous de conjugaison dans lesquels sont logés les ganglions spinaux, tandis que les racines nerveuses flottent dans l'intérieur des gouttières au milieu d'une masse de matière médullaire ramollie, et les débris de l'arachnoïde et de la gaîne propre de la moelle. La série de trous de conjugaison de ganglions et de racines nerveuses se voit de chaque côté depuis le haut jusqu'en bas, et se continue au niveau de la cloison, dans chaque division du canal. Au-dessous de la cloison le canal, devenu simple, offre, sauf la division des apophyses épineuses et l'élargissement qui en résulte, une disposition normale.

Le canal rachidien offre à son extrémité inférieure un prolongement membraneux, petit canal d'un millimètre environ de diamètre, formé par les méninges spinales, ce canal règne tout le long de la face postérieure du coccyx et se termine vers le sommet de cet os par un renflement de 3 millimètres de diamètre sur 18 millimètres de longueur. Toute cette région ayant été disséquée avant de nous être remise, cette petite poche hydrorachique a été ouverte. M. Giral-dès n'a remarqué à l'extérieur aucune trace d'ouverture ni de cica-trice et même le petit canal n'avait nullement frappé son attention. La surface interne de la poche et du petit canal est de nature séreuse et communique librement avec la cavité de l'arachnoïde.

La cavité crânienne est presque vide. Elle présente çà et là sur ses parois internes des détritus de matière cérébrale, car le cerveau est absent ainsi que la majeure partie du cervelet et de la moelle allon-gée. Ces deux dernières parties sont représentées par un peu de dé-tritus de matière nerveuse, logée dans les fosses occipitales infé-rieures. Le défaut de renseignements précis sur l'état du fœtus au moment de sa naissance, ne nous permet de hasarder aucune con-jecture au sujet de la cause et du mécanisme de cette absence. Quoi qu'il en soit, on retrouve à l'intérieur du crâne les origines de tous les nerfs crâniens ; à l'exception des nerfs olfactifs dont la pulpe a été détruite, les autres existent, mais ils sont tous d'un très petit volume, des deux tiers environ du volume normal. Ces racines nerveuses flottent librement à la surface interne, excepté dans quel-ques points où elles sont retenues par des débris de l'arachnoïde. Enfin, on remarque çà et là des débris de matière cérébrale à la surface interne de la dure-mère.

Méninges cérébrales. —La dure-mère présente — outre la rupture que nous avons déjà indiquée au niveau de la grande fontanelle et l'espèce d'éraillure ou distension herniaire au niveau de la fonta-nelle postérieure — une absence complète de la grande faux cérébrale, de celle du cervelet, ainsi que de la majeure partie de la tente du cervelet. Cette dernière est représentée par deux replis latéraux peu saillants, qui commencent aux apophyses clinoïdes et se terminent aux pièces postéro-latérales de l'occipital, en sorte que les fosses occi-pitales inférieures semblent ne faire qu'un avec le reste de la cavité crânienne. Du reste, la dure-mère n'offre point de trace d'altération de tissu, si ce n'est au niveau de sa déchirure.

L'arachnoïde est détruite ainsi que la pie-mère ; on en trouve des débris à la surface interne de la dure-mère, surtout au-dessous de la tente du cervelet. Ces débris sont entremêlés avec les racines ner-veuses.

III. Centres nerveux.— La *moelle épinière*, raccourcie, déformée, à moitié détruite, s'étend dans le canal jusqu'au milieu du sacrum. Dans ce trajet elle subit les diverses inflexions du canal rachidien et présente dans ses deux tiers supérieurs une *bifidité plus ou moins complète*. Ainsi, à son origine, elle est appliquée contre la paroi antérieure du canal, qui, ainsi qu'on l'a vu, présente une saillie en dos d'âne, formée par les corps vertébraux. Cette disposition détermine une profonde gouttière à la face antérieure de la moelle, celle-ci est très large en ce point (18 millimètres), mais très aplatie dans le sens antéro-postérieur. Un peu plus bas, vers la septième dorsale (à la face postérieure des corps vertébraux, la distance du sommet de la colonne à la septième dorsale n'est que de 15 millimètres), la bifidité de la moelle devient complète, quoique ses deux moitiés soient encore logées dans la même cavité osseuse. Au niveau du cloisonnement complet du canal, c'est-à-dire des troisième et quatrième lombaires, la moelle est partagée en deux cordons entièrement séparés, chacun enveloppé de ses membranes, et ne fournissant chacun que des nerfs de son côté. Enfin, vers la cinquième lombaire, les deux faisceaux se réunissent de nouveau et forment un seul cordon cylindrique d'abord, et puis se terminant en pointe au niveau de la partie moyenne du sacrum. Il n'est pas rare de voir la moelle descendre aussi bas et même beaucoup plus bas dans le cas de *spina bifida*. Chez un fœtus qui présentait cette affection avec poche hydrorachique au périnée, nous l'avons vue dépasser le sommet du coccyx et les racines nerveuses se porter de *bas* en *haut* pour gagner les trous de conjugaison.

Le tissu de la moelle est en bouillie, mais comme le sujet a été assez longtemps conservé dans de l'alcool plus ou moins altéré, il est impossible de décider si le ramollissement tient à cette circonstance ou s'il a été le produit d'une maladie.

Les méninges rachidiennes offrent des altérations de forme tout aussi remarquables. De plus elles ne laissent plus voir les traces d'anciennes ruptures ou perforations qu'elles ont dû subir.

Ainsi la dure-mère ne forme point de canal complet au-dessus de la troisième lombaire. Elle est largement ouverte en arrière, et sa cavité fait partie de la cavité crânienne. Sur les côtés, elle se continue avec la dure-mère encéphalique, sans trace apparente de cicatrice. A partir de la septième dorsale jusqu'à la troisième lombaire, c'est-à-dire dans toute la région où la moelle est divisée en deux faisceaux latéraux, mais où ces faisceaux ne sont pas encore logés dans des canaux osseux distincts, la dure-mère n'est pas fendue en avant, mais se continue par-dessus l'arête osseuse qui règne le long de la partie antérieure du canal, sans offrir en ce point de trace de la division qu'elle a dû subir. Enfin au niveau du canal osseux double, la dure-mère forme de chaque côté un tube complet, sans trace de réunion, et inférieurement, dans le point où ces deux canaux se réunissent en un seul, la réunion membraneuse s'opère également sans trace d'ancienne désorganisation.

L'arachnoïde spinale et la membrane propre de la moelle sont trop confondues avec la pulpe nerveuse et trop désorganisées pour pouvoir être convenablement décrites. Cependant nous en avons trouvé partout des traces assez distinctes, surtout en bas, au niveau de la division du canal osseux et au-dessous, pour pouvoir établir qu'elles existaient dans ces points.

Les nerfs spinaux supérieurs, surtout les paires cervicale et dorsale, jusque vers la septième de cette région, présentent une diminution de volume encore plus marquée que dans les nerfs crâniens. Ces paires nerveuses sont extrêmement rapprochées, surtout dans la région cervicale inférieure et dorsale supérieure. Cette diminution de volume près des extrémités centrales est d'autant plus remarquable que les nerfs des membres supérieurs sont assez fortement développés.

Dans la région dorsale inférieure, les racines nerveuses et les ganglions spinaux augmentent graduellement de volume à mesure que l'on descend ; et, dans le canal sacré, elles offrent un volume normal. Le nombre de faisceaux et de ganglions spinaux est de vingt-sept de chaque côté ; dans les régions cervicale et dorsale supérieures, ils sont tellement rapprochés que quelques-uns ont pu se confondre.

IV. Rétraction musculaire. — Nous réunissons sous cette rubrique, non seulement l'examen de tous les muscles rétractés, mais celui de la *hernie diaphragmatique*, de l'*imminence d'éventration* et *d'exomphale*, attendu que ces vices de conformation font en quelque façon partie des muscles ou appareils musculaires qui en sont à la fois le théâtre et les agents.

Nous allons donc parcourir la succession des divisions du système en commençant par la peau.

a. *Muscles de la peau*. — Les muscles du système cutané de la face et du cou sont remarquables par leur développement et leur état de rétraction. Les peauciers contribuent puissamment par leur tension à brider la tête en avant et à appliquer le menton contre le sternum. La bouche est largement ouverte par suite de la solution de continuité de l'orbiculaire des lèvres. Les orbiculaires des paupières, très développés, sont raccourcis et les paupières constamment fermées. Les muscles du nez, les zygomatiques et le canin sont fondus en une seule masse absolument inextricable. Il en est de même des muscles de la lèvre inférieure.

b. *Muscles du tronc*. — Les muscles du tronc et de la tête offrent des changements de forme, de dimension, de direction, de texture et *d'insertion* même, changements que nous rappellerons à l'occasion de chacun d'eux en particulier.

Ici nous croyons devoir déroger un peu à l'habitude de nous borner au rôle de simple historien dans le cours d'une observation particu-

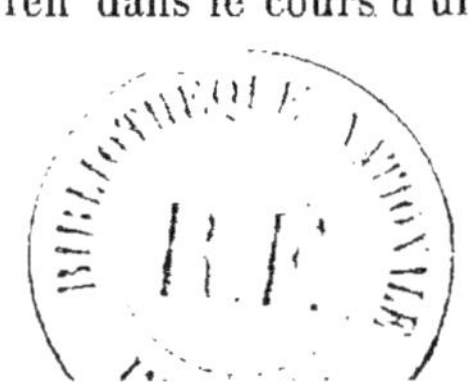

lière. Pour rendre compréhensible un fait aussi étrange que a transposition d'insertions musculaires, il nous a paru indispensable d'entrer préalablement dans quelques détails sur la manière dont on peut envisager le mécanisme de production de cette anomalie.

La cause essentielle de la monstruosité qui nous occupe, la maladie des centres nerveux, a présidé de deux manières différentes au profond bouleversement des muscles du tronc : d'une part, en les frappant de contracture, elle a provoqué les courbures de la colonne et a changé les angles d'insertion des muscles, et, partant, leur direction relative; de l'autre, l'extension de la contracture aux petits muscles spinaux et de la maladie aux méninges, ayant déterminé l'ampliation extrême des cavités de ces dernières, a donné lieu à un *spina bifida* complet, au renversement des arcs vertébraux de chaque côté, et à l'adhérence consécutive des méninges avec le système fibreux qui donne insertion aux muscles des couches superficielle et moyenne du dos. Il est probable que, par suite de la rupture de l'hydrocéphale ou de toute autre cause de déplacement du liquide du canal rachidien, les méninges sont revenues sur elles-mêmes, se sont rétractées, et ont détaché des couches profondes et entraîné de bas en haut le tissu fibreux auquel s'implantent le *trapèze*, le *grand dorsal*, le *rhomboïde*, etc., en même temps qu'elles ont attiré le crâne de haut en bas jusqu'au niveau de la cinquième vertèbre lombaire. De là vient cette insertion au crâne de toutes les parties du trapèze, d'une portion du grand dorsal et du rhomboïde. D'un autre côté, l'atrophie par écrasement des vertèbres cervicales, le renversement, la soudure et l'atrophie partielle des arcs vertébraux, ont entraîné d'autres anomalies musculaires, telles que le déplacement des insertions inférieures des muscles postérieurs profonds du cou, des réunions anormales, l'atrophie ou même la disparition de plusieurs d'entre eux. Enfin, l'écartement des pièces de l'occipital a également contribué à augmenter la confusion de ces muscles et à rendre difficile, sinon impossible, la détermination exacte de ceux qui existent.

c. *Muscles du dos.* — *Trapèze.* — Il est représenté par trois petits faisceaux musculaires distincts, reconnaissables seulement par leurs attaches à l'épaule. Il est logé dans la gouttière qui sépare le tronc de la tête. Les attaches internes, devenues un peu supérieures, se font toutes à la membrane qui recouvre l'occipital et la nuque, un peu plus en avant et en dehors que de coutume. Toutes ses fibres, presque parallèles entre elles, sont dirigées obliquement d'arrière en avant, de dedans en dehors et un peu de haut en bas, et vont se rendre par trois faisceaux distincts aux points d'insertion normaux de l'épine de l'omoplate, de l'acromion et de la clavicule. Les fibres claviculaires forment le plus gros des trois faisceaux et recouvrent à leur extrémité externe les fibres acromiales. En remontant, elles viennent recouvrir les fibres insérées à l'épine de l'omoplate, et se terminent à l'occipital, entre le faisceau formé par ces dernières et celui qui forme les fibres acromiales. Ce dernier s'attache un peu plus haut et plus en avant que les deux autres.

Longueur des fibres inférieures, 24 millimètres; des fibres claviculaires, 29 millimètres; des fibres acromiales, 32 millimètres. Largeur du muscle près de son extrémité interne, 12 millimètres; dans sa partie moyenne, 9 millimètres; à son extrémité externe, 9 millimètres.

Grand dorsal. — Ce muscle occupe toute la face latérale du tronc. Dans toute la moitié inférieure de son bord antérieur, il est entièrement confondu avec le grand oblique de l'abdomen, au point que toutes les fibres provenant de la moitié externe de l'arcade crurale vont se rendre au tendon de ce muscle. Les fibres supérieures arrivent jusqu'au niveau de l'occipital et se perdent dans la membrane épaisse qui s'y trouve. Sa forme générale est celle d'un éventail, avec cette particularité que le bord supérieur décrit une courbe à concavité tournée en haut et en avant, qui contourne l'angle inférieur de l'omoplate. Les fibres inférieures sont obliques de bas en haut et d'arrière en avant, un peu moins verticales qu'à l'état normal. Toutes ces fibres vont s'insérer, les supérieures à la *membrane*, les moyennes à la crête iliaque, et les inférieures dans toute l'étendue de la moitié externe de l'arcade crurale. Fibres supérieures suivies dans leur courbe, 42 millimètres; fibres moyennes, 49 millimètres; fibres inférieures, 74 millimètres.

Grand rhomboïde. — Entièrement à découvert sous la peau, il est situé immédiatement au-dessous de la gouttière, au milieu du bord supérieur de la partie latérale du tronc. Dirigé d'arrière en avant et un peu de haut en bas. Forme quadrilatère allongée. Inséré d'une part à la cicatrice fibreuse et de l'autre au tiers inférieur du bord spinal de l'omoplate. Longueur, 9 millimètres; largeur, 5 millimètres.

Petit rhomboïde. — Séparé du grand rhomboïde par un espace de 5 millimètres à leur attache scapulaire et de 13 millimètres à l'autre extrémité, et situé à la partie latérale et supérieure du tronc. Il est recouvert en partie par le trapèze. Forme cylindrique, un peu plus gros en haut qu'en bas où il se termine par un tendon. Direction presque verticale, légèrement oblique de haut en bas et d'arrière en avant. Inséré en haut à l'occipital, où il est un peu recouvert par le sterno-mastoïdien, et en bas au tiers supérieur du bord spinal de l'omoplate. Longueur, 12 millimètres; largeur, 3 millimètres.

Grand dentelé. — Représenté par une lamelle excessivement mince, presque entièrement celluleuse et tout à fait recouverte par l'omoplate. Offre, du reste, les insertions normales aux six premières côtes. Aucun faisceau ne se rend aux côtes plus inférieures, impossible de prendre des dimensions.

Angulaire de l'omoplate. — Très fort comparativement aux muscles voisins. Situé à la partie antéro-latérale du cou, composé de trois faisceaux distincts et dont la direction varie. Le supérieur ou plus superficiel, qui est le plus mince, se dirige verticalement et croise en X le faisceau moyen qui est le plus gros, se dirige obliquement de haut en bas, d'arrière en avant et de dedans en dehors. Le faisceau inférieur se porte horizontalement de dehors en dedans. Le premier s'attache en haut à la base du crâne au niveau de l'apophyse mastoïde où il se trouve recouvert par le sterno-mastoïdien, et en bas à l'omoplate sur le milieu de la ligne d'insertion du muscle en avant du faisceau moyen. Celui-ci s'attache en haut par quatre digitations aux vertèbres cervicales, et en bas occupe toute la longueur de la ligne d'insertion placée entre les deux faisceaux. Enfin, le faisceau inférieur se divise également en plusieurs digitations insérées aux vertèbres cervicales inférieures, et en bas vers l'extrémité antérieure de la ligne d'insertion. Faisceau supérieur : longueur, 7 millimètres ; largeur dans toute son étendue, 2 millimètres. Faisceau moyen : longueur, 16 millimètres, largeur à son insertion scapulaire, 15 millimètres ; largeur à sa partie moyenne, 9 millimètres. Faisceau inférieur : longueur, 7 millimètres ; largeur à la base, 6 millimètres ; à la partie moyenne, 4 millimètres.

Nous n'avons trouvé aucune trace des *petits dentelés*.

Le *splénius* est atrophié, ratatiné, placé transversalement sous la base du crâne où il se confond avec le bord inférieur du muscle occipital. Point de traces d'un *splenius cervicis*.

Les muscles *grand* et *petit complexus* et *cervical descendant* sont confondus en une seule masse, absolument inextricable, courte et très forte, dont les différents faisceaux ne se reconnaissent qu'à leur insertion inférieure. Cette masse a la forme d'une lame assez épaisse, triangulaire, dont le sommet correspond à l'insertion crânienne. Cette insertion a glissé de dedans en dehors et se trouve recouverte par le sterno-mastoïdien. De là la masse musculaire se dirige d'arrière en avant et un peu de haut en bas, et s'insère par des digitations aux apophyses transverses et articulaires des quatre dernières cervicales et des six dernières dorsales, et aux côtes correspondantes.

<pre>
Longueur des fibres supérieures..... 20 millimètres.
        —   —   moyennes....... 18   —
        —   —   inférieures...... 22   —
Largeur à l'insertion crânienne.......   7   —
        —   —   inférieure....... 19   —
</pre>

Sous cette masse, et un peu plus en dedans, se trouve un petit muscle, facile à isoler des précédents, qui paraît remplacer la portion appelée *digastrique de la nuque*, du moins les fibres spinales de ce chef. Ce muscle a la forme d'un éventail, dirigé presque horizontalement d'arrière en avant et un peu de haut en bas. Inférieurement, il se fixe par un petit tendon au sommet de l'éminence que forment par leur convergence les moitiés d'apophyses épineuses des neuf premières dorsales.

La longueur de ce muscle est de...   8 millimètres.
Largeur à sa base (au crâne)......   6   —
Au sommet.....................   25   —

Son tissu est très dense, à moitié fibreux.

Point de traces des petits rotateurs de la tête.

Muscles sacro-lombaire et long dorsal. — Ces deux muscles, entièrement confondus à droite, ont pu être séparés à gauche, mais le long dorsal est recouvert, dans une grande partie de son étendue, par le sacro-lombaire. Des deux côtés les faisceaux spinaux du long dorsal sont entièrement séparés de ce muscle et confondus avec les transversaires épineux d'une manière inextricable.

Le sacro-lombaire décrit une légère courbe dans la région lombo-sacrée. La concavité de cette courbe regarde en avant et en bas, la partie inférieure se trouvant enroulée autour de la crête iliaque. Les faisceaux du muscle se rendent en éventail aux neuf dernières côtes, qu'elles tiennent abaissées et rapprochées. Je n'y ai pu distinguer ce que l'on appelle *faisceaux descendants*. Le long dorsal, séparé, comme on l'a déjà vu, des faisceaux spinaux, est recouvert par le précédent à gauche, et confondu avec lui à droite. Sa direction est rectiligne. Il forme la corde de l'excurvation lombaire. Ses huit faisceaux inférieurs sont très forts et très tendus; ses faisceaux de renforcement sont excessivement grêles et à peine distincts du tissu cellulaire ambiant.

Transversaires épineux et faisceaux spéciaux du long dorsal réunis. — Tous ces faisceaux sont confondus au point qu'il est matériellement impossible de les séparer. Ils se présentent sous forme d'une masse unique, insérée à la fois aux apophyses transverses, aux demi-apophyses épineuses, aux lames vertébrales, au crâne, qui recouvre et ferme en arrière la majeure partie de la colonne, au sacrum et jusqu'au coccyx. Les fibres sont entremêlées de manière qu'on n'y distingue plus aucune direction, si ce n'est dans les faisceaux les plus inférieurs qui remontent du sacrum presque parallèlement à la direction de la colonne et s'attachent à la pièce latérale de l'occipital.

Les faisceaux lombaires retiennent les apophyses épineuses renversées et s'opposent à leur redressement. Les faisceaux dorsaux sont disposés en éventail, dont la base correspond aux apophyses transverses des vertèbres de cette région, et le sommet à une pointe cartilagineuse résultant du rapprochement et de la soudure de toutes les demi-apophyses épineuses dorsales de chaque côté. Dans la région cervicale, les transversaires épineux paraissent totalement atrophiés.

Les muscles de la poitrine, autres que ceux indiqués, n'offrent point d'anomalies autres que celles résultant d'un changement de direction des parties osseuses.

Muscles de l'abdomen. — L'insufflation de l'abdomen a fait voir un développement extrêmement prononcé de cette cavité, avec imminence de hernie ombilicale. En avant et en bas de l'abdomen se remarque une proéminence presque aiguë, de la forme et du volume d'un œuf de pigeon, dont le petit bout correspondrait à l'insertion du cordon, et dont le gros bout se continuerait avec les parois abdominales. Cette tumeur fait partie d'une sphère à rayon plus petit que le reste de l'abdomen et constitue un commencement de hernie ombilicale sans étranglement à sa base. Les parois de l'abdomen sont très dilatées dans le sens horizontal, et raccourcies dans le sens vertical. En avant, au niveau de la hernie, il y a écartement des muscles droits et dilatation avec amincissement des aponévroses sans traces d'éraillure.

Les muscles droits sont très minces, pâles et très écartés l'un de l'autre. Ils laissent entre eux un long espace elliptique, dont la plus grande largeur correspond à la hernie ombilicale, mais qui se continue au-dessus et au-dessous de cette tumeur.

Les *muscles grands* et *petits obliques* et *transverses* sont peu distincts les uns des autres surtout en arrière. Ils sont amincis, distendus. Leurs fibres charnues sont tendues aussi bien que leurs aponévroses. Leur texture n'offre rien de particulier.

Les *carrés lombaires* sont très larges, mais aussi très courts. Leur volume est considérable en comparaison des muscles avoisinants. Ils brident les vertèbres lombaires et paraissent être les agents principaux de la courbure en arrière de cette partie de la colonne. L'inflexion de la colonne en avant, par l'action des carrés lombaires, ne paraît guère possible au premier abord ; mais le renversement des arcs vertébraux, ayant transporté les insertions supérieures de ces muscles dans un plan antérieur à celui des corps vertébraux, fait que leur action simultanée doit nécessairement produire une courbure de l'épine à convexité postérieure, et cette action a été telle dans ce cas-ci, qu'elle l'a même emporté sur celle des muscles postérieurs de l'épine, si fortement rétractés.

Longueur au niveau du bord antéro-externe....	10 millimètres.
— — du bord postéro-antér.....	16 —
Largeur.................................	12 —

Leur tissu est sain.

Les *psoas* offrent également un volume assez considérable et concourent avec les précédents à entretenir l'excurvation lombaire et la déformation du bassin, dont il sera question plus loin. Ces muscles n'offrent d'ailleurs aucune particularité.

Le *diaphragme* est de tous les muscles antérieurs le plus compromis. Il est extrêmement distendu et présente à gauche une immense ouverture, à travers laquelle une partie des viscères de l'abdomen pénètrent dans le thorax et en remplissent toute la moitié gauche, après avoir refoulé à droite le cœur, le poumon gauche ainsi que le thymus. L'éraillure paraît avoir commencé au niveau du ligament cintré gauche et s'être dilatée successivement en arrachant de leurs insertions périphériques toutes les fibres qui s'attachent aux deux dernières côtes, et en distendant outre mesure celles qui viennent des dixième, neuvième et huitième côtes. De cette manière, l'abdomen communique avec la poitrine au moyen d'une ouverture ovalaire, dont le pourtour antérieur et interne est formé par le diaphragme, l'externe par les côtes et le postérieur par les corps vertébraux. L'examen le plus attentif n'a pu nous faire découvrir aucune trace des insertions diaphragmatiques sur les deux dernières côtes. Le corps du muscle est refoulé en dedans, et il ne paraît pas y avoir perte de substance.

La forme du diaphragme représente assez bien celle d'un éventail. Sa direction générale est à peu près horizontale, les piliers sont dans le même plan que les autres parties du muscle et leur direction est *perpendiculaire* à la colonne. La moitié droite du muscle est légèrement convexe en haut. Sa partie gauche, refoulée en bas par les intestins logés dans la poitrine, offre une légère convexité du côté de l'abdomen.

En bas et à droite, vers le ligament cintré, existe une lacune triangulaire, de 15 millimètres de côté, fermée par une membrane fibrocellulaire mince, facile à rompre, et qui aurait pu, comme du côté opposé, permettre aux viscères de s'échapper dans la poitrine, si elle n'eût été bouchée par le foie et le rein. Le trou pour la veine cave existe au milieu du centre phrénique ; il est large, mais ne présente d'ailleurs rien de particulier. Entre les insertions vertébrales des deux piliers se trouve une autre ouverture, large et béante, qui livrait à la fois passage à l'aorte et à l'œsophage.

Le muscle est généralement mince, ses piliers surtout ; leurs fibres sont comme attirées en avant et étalées en membrane. La partie membraneuse elle-même est mince, et ne ferme que les deux tiers environ de l'espace qui sépare la poitrine de l'abdomen. La portion du muscle qui forme le rebord de l'ouverture herniaire est plus épaisse, plus dense que les autres parties, ce qui résulte évidemment d'une espèce de tassement des fibres rétractées.

Hernie diaphragmatique. — L'éraillure du diaphragme laisse une ouverture de forme ovoïde dont le grand diamètre est antéro-postérieur et dont la grosse extrémité correspond en avant et la petite en arrière. Cette ouverture, comme nous l'avons indiqué, est circonscrite en dedans et en avant par le rebord du diaphragme, en dehors par les côtes, et en arrière par la colonne vertébrale.

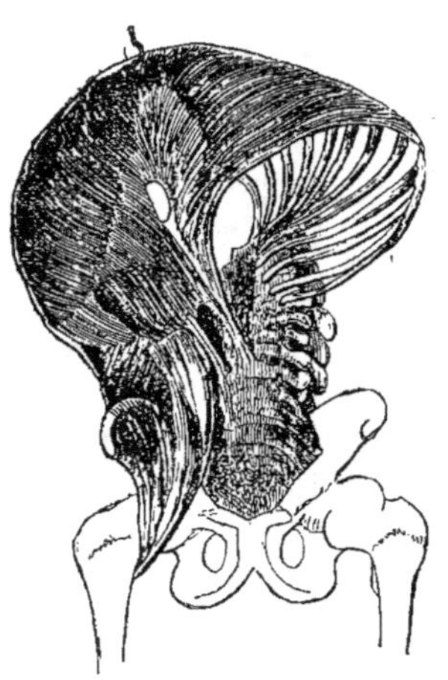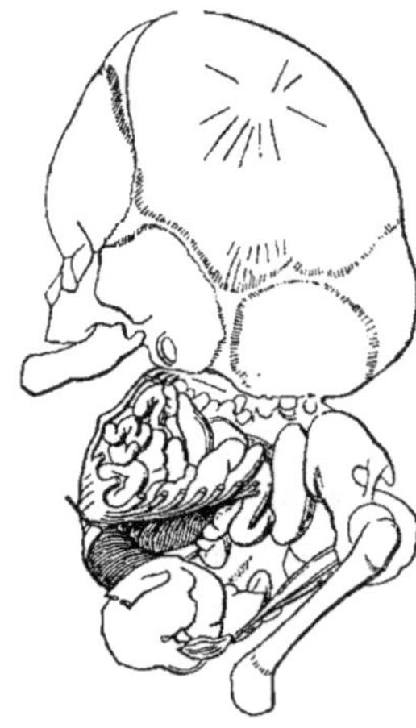

Fig. 24.   Fig. 25.

L'ouverture est, à peu de chose près, aussi large que la cavité gauche du thorax, en sorte qu'il n'y a presque point de collet herniaire. Dans la poitrine se trouvent une assez grande portion de l'intestin grêle, le côlon transverse et l'estomac. Le foie, qui est petit et très déformé, arrive en regard de l'ouverture, mais sans y pénétrer, sans la boucher. Le rein est resté en place. L'intestin grêle arrive jusqu'au sommet de la cavité. Le côlon est placé en bas et en dehors, l'estomac en bas et en dedans et repose sur la face supérieure du diaphragme. L'œsophage s'est allongé au-dessous du diaphragme pour se prêter à ce déplacement de l'estomac.

Tous les viscères thoraciques sont refoulés dans la cavité droite. Les poumons sont très petits, aplatis, et se présentent sous forme de deux petites glandes. Le thymus placé entre les deux ne s'en distingue que par une coloration un peu plus foncée. Le cœur, également refoulé à droite, offre d'ailleurs une conformation et un volume normaux.

Il n'existe aucune trace de maladie dans le tissu osseux. Le tissu des viscères paraît également sain.

Si les trois observations précédentes pouvaient avoir laissé quelque obscurité sur le mécanisme des difformités musculaires liées à la monstruosité, l'observation que l'on vient de lire nous paraît propre à dissiper toute espèce de doute. Elle renferme à elle seule, en effet, tous les éléments complémentaires des faits mis en lumière par notre premier monstre anencéphale, et elle peut satisfaire à toutes les questions soulevées à cette occasion, et continuées avec les observations suivantes.

Et d'abord ce quatrième monstre nous fait assister à l'évolution plus apparente de la maladie destructive du cerveau et de l'anencéphalie, qui en est la première conséquence.

L'hydrocéphalie amène la rupture des parois crâniennes, puis la hernie partielle du cerveau, puis l'altération profonde du cerveau et de ses enveloppes, puis le retentissement considérable, énorme, de la maladie sur tout le système musculaire, celui-ci réalisant des difformités à un degré inconnu jusqu'alors. Il ne s'agit plus ici d'analogies, de présomptions, de déductions, mais de preuves directes.

La colonne vertébrale est courbée au point que la tête touche au sacrum ; et cette exagération, sans exemple, de la rétraction musculaire est telle, qu'elle a vaincu toutes les résistances, tous les moyens d'union de la tige rachidienne, et qu'elle les a vaincus sans rupture ou au moins sans disjonction complète de leurs parties. On voit concurremment les deux systèmes musculaires du dos, le système *ascendant* et le système *descendant*, convulsés, raccourcis de presque toute leur longueur, et néanmoins extrêmement tendus entre les extrémités, rapprochées et presque confondues, de la colonne.

En présence d'effets aussi considérables quoique toujours concordants avec leur cause, on est obligé de reconnaître cependant que cette *pliure extrême* de la colonne, sans fractures, sans arrachement des corps vertébraux, ne saurait être l'effet exclusif et instantané d'une contracture violente, à quelque degré d'intensité qu'on la suppose. Il faut donc admettre que cette action, s'exerçant dès les premiers temps de la vie embryonnaire, se sera complétée lentement et graduellement sous l'empire d'une causalité d'un autre ordre, et en vertu d'un mécanisme qu'il serait illogique de méconnaître ; or, cette causalité et ce mécanisme sont les suivants :

Dans l'analyse que nous avons donnée des différents éléments qui composent la formule de la rétraction musculaire, nous avons indiqué, comme complément étiologique de son action, une sorte d'*arrêt de développement* dont les muscles rétractés sont frappés.

En vertu de cet arrêt de développement consécutif à la rétraction, les muscles ne suivent plus l'accroissement progressif des os auxquels ils s'insèrent, c'est-à-dire que lorsque les os, par exemple, s'allongent tous les jours d'une certaine quantité, les muscles ne s'allongent que d'une quantité moindre. Il en résulte qu'après quelque temps, la différence se fait sentir par l'accroissement de la difformité ; et les progrès de celle-ci, effectués sans violence, graduellement et par quantités minimes, mais continues, réalisent des formes souvent considérables, mais sans offrir la moindre trace d'une action traumatique. C'est surtout chez l'embryon des premiers temps que ce mécanisme se manifeste le plus complètement, parce qu'il y rencontre les conditions les plus avantageuses de son développement : à savoir, extrême malléabilité du système osseux, et la possibilité d'un très haut degré de la maladie avec la plus grande facilité d'y résister.

En signalant cet élément étiologique accessoire, mais complémentaire de la rétraction musculaire, à l'occasion des courbures extrêmes et si exceptionnelles de la colonne, nous devons cependant en faire apercevoir immédiatement les autres applications à toutes les anomalies de la même origine. Les *luxations* et les *subluxations*, les *pieds bots*, le *spina bifida*, l'*exomphale*, etc., s'accroissent consécutivement, au même titre que les courbures de l'épine.

Seconde considération :

Nous trouvons déjà chez notre quatrième monstre un degré plus avancé de l'exomphale lié à un degré plus prononcé de la rétraction des parois abdominales, dans le sens vertical principalement. On remarquera que la tumeur herniaire n'offre aucune trace d'étranglement, et qu'un écartement des muscles droits et une dilatation avec amincissement des aponévroses sans trace d'éraillure, ont facilité la formation de la tumeur herniaire.

Mais ce qui ajoute singulièrement à la valeur de ces premières considérations en faveur de l'origine des hernies ombilicales, c'est la hernie diaphragmatique considérable dont notre sujet offrait un si bel exemple. Aucun muscle n'était autant compromis que le diaphragme. Il présentait une immense ouverture au niveau du ligament cintré gauche; ses insertions aux deux dernières côtes n'existaient pas; enfin la direction à peu près horizontale des piliers situés dans le même plan que les autres parties du muscle, atteste une réduction de longueur de ses fibres, et cette réduction est due à une rétraction musculaire considérable. La hernie diaphragmatique et l'exomphale ne constituaient donc chez ce sujet qu'une modification ou variété de siège et de distribution de la rétraction.

L'existence du *bec-de-lièvre* chez le même sujet nous fournit également l'occasion d'aborder le mécanisme de ce vice de conformation. L'absence des *os incisifs* est un premier indice de sa véritable origine. Ces deux anomalies qui se touchent et qui se complètent si souvent, chez le même individu, de la division de la voûte palatine, ne constituent qu'un seul et même fait, témoignage de leur commune origine. Or, cette origine c'est la solution de continuité des parties par leur insuffisance ou arrêt de développement. Il ne serait pas téméraire d'ajouter, pour certains cas de bec-de-lièvre, le concours plus direct de la rétraction de certains muscles, de l'orbiculaire des lèvres en particulier.

Faisons remarquer, en terminant, que tous les tissus étaient parfaitement sains et n'offraient en conséquence aucun prétexte à l'hypothèse d'une constitution morbide quelconque.

OBSERVATION·V

MONSTRE SANS ANALOGIES DANS LA SCIENCE. — AFFECTION CÉRÉBRALE AVEC DÉFORMATION DU CRANE; TENSION EXTRÊME DES NERFS ET RÉTRACTION MUSCULAIRE AYANT PRODUIT LA FRACTURE DE TOUS LES MEMBRES.

SOMMAIRE. — **Déformation du crâne.** — Déformation et ramollissement du cerveau, et peut-être aussi lésion de la moelle (celle-ci n'a pas été examinée), les deux moitiés du crâne ont été portées en sens inverse l'une de l'autre. — Déviation de l'épine. — Fractures de plusieurs côtes. — Brièveté et déformation des quatre membres; fractures consolidées des os du bras, des avant-bras, des cuisses et des jambes. — Pronation des mains. — Pieds bots. — Rétraction extrême de tous les muscles des membres réduits à la moitié de leur longueur. — Le sujet a vécu deux jours.

Le 28 août 1838 est né à Paris, rue de Laborde, 27, un enfant monstre du sexe masculin, offrant des difformités très remarquables de la tête, de la colonne vertébrale et des quatre membres. Son père, le sieur Girardin, marchand des quatre saisons, âgé d'environ trente-quatre ans, est un homme d'une taille élancée, très pâle et maigre; d'un tempérament nerveux et irritable; sa mère est une femme robuste, bien colorée, âgée d'environ trente ans et d'un tempérament sanguin. Elle avait eu trois enfants venus à terme et bien conformés; une fille âgée de six ans vit encore et se porte bien.

La plupart des symptômes de la grossesse ne se sont manifestés à la mère que vers le cinquième mois. Aucun phénomène autre que la suppression des règles n'était survenu avant cette époque. Elle l'attribuait à toute autre cause, lorsque les mouvements du fœtus vinrent lui révéler son état. Ces mouvements étaient peu prononcés en comparaison de ceux qu'elle avait ressentis dans les précédentes grossesses. L'accouchement a été facile et la sage-femme nous a affirmé que la quantité des eaux avait été beaucoup plus grande que de coutume. Les membranes s'étaient rompues quatre jours avant la délivrance, et pendant tout ce temps les eaux avaient continué de couler.

Nous n'avons vu l'enfant que le lendemain de sa mort, arrivée le 5 septembre; cette mort n'avait été précédée d'aucun phénomène particulier. Le cadavre présente les particularités suivantes:

1° *Asymétrie et chevauchement des deux moitiés latérales de la boîte crânienne et de la face; os vormiens formant la moitié environ.*

2° *Déformation et ramollissement du cerveau avec développement exagéré de tout le système vasculaire encéphalique et injection pro-*

fonde de tout le tissu cérébral; raccourcissement et tension extrême des nerfs.

3° *Déviation latérale de l'épine à droite,* accompagnée d'incurvation.

4° *Fractures récentes de plusieurs côtes* et nodosités de la plupart d'entre elles.

5° *Brièveté et distorsions remarquables des membres supérieurs, avec fractures consolidées et déformations des os des bras et des avant-bras,* produisant des difformités qui se répètent exactement à droite et à gauche, et qui consistent en une flexion anguleuse de l'humérus dans sa continuité, avec pronation extrême et subluxation de l'avant-bras sur le bras.

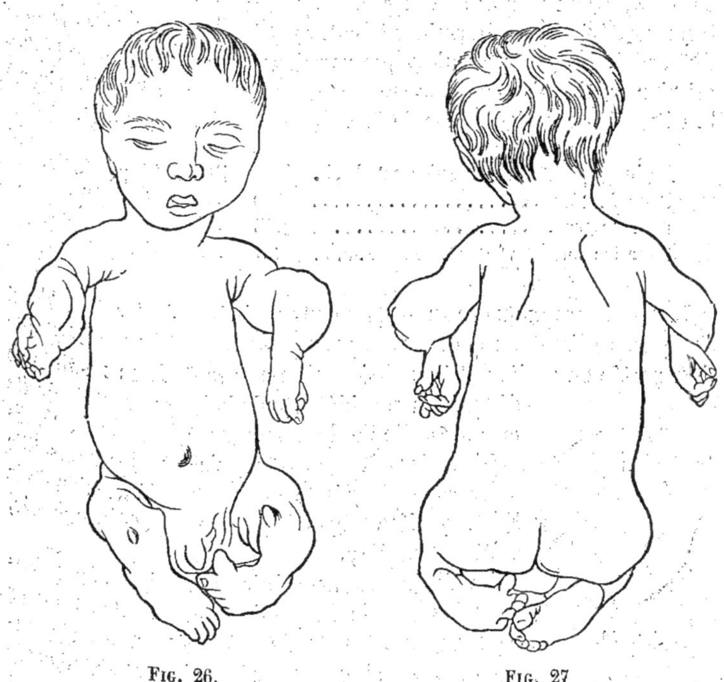

FIG. 26.   FIG. 27.

6° *Déformation considérable et distorsion des membres inférieurs* se répétant exactement à droite et à gauche et offrant : *a.* une courbure anguleuse des fémurs; *b.* une flexion permanente avec adduction des jambes sur les cuisses et fracture consolidée avec saillie anguleuse des os des jambes; *c.* pieds bots *varus équins* portés à un degré considérable.

7° *Rétraction extrême* de tous les muscles des membres et de quelques-uns de la colonne.

8° *Déformation du cerveau* avec développement exagéré de tout le système *vasculaire encéphalique* et *injection* profonde de tout le tissu cérébral.

L'aspect général du sujet, considéré sous le rapport des difformités, est remarquable par un ensemble de caractères appartenant à la fois aux difformités articulaires et à celles des os longs dans leur continuité, caractères qui se répètent exactement à droite et à gauche. Toutes ces difformités ont lieu dans les mêmes points; toutes offrent les mêmes directions; toutes offrent les mêmes particularités anatomiques; toutes sont empreintes d'une communauté d'origine, et trahissent l'influence d'un même ordre de causes. On pourrait, sans recourir à la dissection, et par la seule inspection des formes extérieures, déterminer la nature et le siège précis de chaque difformité. Toutefois, ce n'est que par l'analyse anatomique et la description particulière de chaque anomalie qu'il est possible d'arriver à la détermination rigoureuse de leur mode de développement.

La longueur totale du sujet est de... 390 millim., 14 p. 5 lig.
Pour la tête...................... 130 — 4 — 10 —
Pour le tronc..................... 225 — 8 — 7 —
Pour les muscles inférieurs........ 35 — 1 — 3 —

I. Déformation du crane. — Les deux moitiés latérales du crâne et de la face offrent un chevauchement remarquable. La moitié droite s'est portée en arrière et la moitié gauche en avant. Il en résulte une

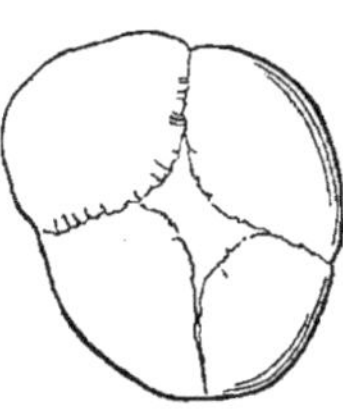

Fig. 28.

dépression considérable de la bosse frontale droite et une saillie de la bosse frontale gauche, tandis qu'une disposition inverse, c'est-à-dire une saillie de la bosse pariétale droite avec dépression de la bosse pariétale gauche, encore plus prononcée, existe en arrière.

La différence de saillie entre les deux bosses frontales est de 12 millimètres et entre les deux bosses pariétales de 22 millimètres. Ce chevauchement ne s'est pas opéré directement dans le sens antéro-postérieur. Les deux moitiés ont subi, mais en sens inverse l'une de l'autre, une sorte de rotation autour d'un axe transversal. Cette rotation a produit un abaissement de la moitié antérieure du côté droit avec élévation de sa moitié postérieure, tandis qu'à gauche la moitié antérieure est abaissée. Il résulte de cette disposition une obliquité assez prononcée des deux moitiés de la face. Les deux yeux ne sont pas sur la même ligne : celui du côté droit est plus abaissé et déprimé; le nez lui-même est déformé : la narine gauche étant tirée en haut et la narine droite en bas, le bout du nez se trouve déprimé. La bouche est très oblique de haut en bas et de gauche à droite. Enfin le maxillaire inférieur fait avec l'horizon un angle de 25 degrés ouvert à gauche.

Périmètre horizontal du crâne.	350	millim.,	12	p.	9	lig.
Moitié droite.	180	—		6	— 7	—
Moitié gauche.	170	—		6	— 2	—
Demi-périmètre vertical de la bosse nasale à la bosse occipitale.	210	—		7	— 9	—
Demi-périmètre vertical d'un conduit auditif à l'autre.	245	—		9	— »	—
Moitié droite.	125	—		4	— 8	—
Moitié gauche.	120	—		4	— 5	—

Les os du crâne répètent exactement la difformité ou chevauchement que nous avons signalés en parlant des formes extérieures. Il est même plus marqué, plus abrupt. La grande fontanelle a la forme d'un losange. Des dépressions assez profondes existent au niveau des sutures. La moitié environ de la boîte crânienne est constituée par des fragments osseux ou os normiens, qui semblent s'être détachés du noyau central de l'os correspondant. L'occiput tout entier, à l'exception du noyau central de l'occipital, est formé de ces fragments dont l'agencement est très irrégulier, qui chevauchent les uns sur les autres et qui forment dans la fosse occipitale supérieure une *crête longue* de 2 centimètres et élevée de 5 à 6 millimètres, saillante dans l'intérieur et comprimant le lobe postérieur du cerveau. D'autres crêtes anormales, moins saillantes, existent dans d'autres parties de la cavité crânienne. Nous en distinguerons deux surtout qui règnent dans toute l'étendue des sutures temporo-pariétales. Les parois osseuses du crâne sont minces. La dure-mère est épaisse et comme rétractée en différents points.

II. Déformation et ramollissement du cerveau, raccourcissement et tension extrême des nerfs. — Le cerveau présente la même asymétrie que le crâne. Le lobe antérieur du côté droit est fortement déprimé, tandis que celui du côté gauche est très saillant ; une disposition inverse se remarque en arrière. Le système vasculaire de l'intérieur du crâne est extraordinairement développé. Les veines, du volume d'une petite plume d'oie ou d'une plume de corbeau, sillonnent en tous sens la surface extérieure du cerveau. Les vaisseaux de la pie-mère sont excessivement nombreux et plus volumineux qu'à l'ordinaire, ce qui donne à cette membrane une couleur rouge foncé presque uniforme. La substance corticale est plus pâle que la substance médullaire, laquelle est partout d'une couleur rosée assez vive. La cavité des ventricules latéraux est *plus vaste de moitié* qu'elle ne l'est à l'état normal ; mais leurs parois sont rapprochées au point de ne contenir chacune qu'une cuillerée environ de sérosité incolore. La substance cérébrale est *généralement molle, presque diffluente*, même celle de la moelle allongée, dont la consistance, quoique plus ferme, est *ramollie*, si on la compare à celle d'individus normaux.

Le canal vertébral n'ayant pas été ouvert, la moelle épinière n'a pu être examinée.

Les nerfs sont généralement *gros*, bien développés, *très raccourcis*, formant des cordes aux arcs des courbures articulaires, et s'opposant avec énergie au redressement de ces courbures. Dans les membres les *filets nerveux forment des cordes aussi saillantes* et même quelquefois plus saillantes que les tendons des muscles. Cette particularité se remarque surtout aux doigts où les tendons des fléchisseurs, renfermés dans des gaînes aponévrotiques, suivent la courbure des os, tandis que les nerfs collatéraux se portant en ligne droite aux extrémités des doigts, forment la corde de la courbure phalangienne en soulevant fortement la peau des deux côtés de chaque doigt. Au reste, la texture des cordons nerveux n'a rien présenté de particulier.

III. Déviation latérale de l'épine. — Le tronc, au premier aspect, paraît bien conformé, surtout vu par sa face antérieure, où il paraît avoir la longueur et la largeur ordinaires ; vu en arrière, il présente les apparences très caractérisées d'une difformité de la colonne.

L'épine, vue par la face postérieure, offre une déviation latérale à droite, dorsale moyenne, trois courbures, dont la moyenne seule appréciable par la direction des apophyses épineuses, les autres ne se manifestant que par les caractères de la torsion. La courbure moyenne est accompagnée d'une incurvation assez forte.

La courbure supérieure, à gauche, est limitée à la région cervico-dorsale, elle se manifeste à l'extérieur par la prédominance de la moitié gauche de cette région. La courbure moyenne à droite s'étend de la deuxième à la dixième dorsale. Sa flèche est de 11 millimètres, la flèche de l'incurvation, 2 centimètres. La courbure inférieure s'étend de la onzième dorsale au sacrum, elle est reconnaissable par une prédominance assez marquée du flanc gauche.

La colonne vertébrale, vue par sa face antérieure, offre une déviation latérale dorsale moyenne, à droite, trois courbures, la courbure moyenne est accompagnée d'une incurvation assez prononcée.

La courbure supérieure comprend les quatre dernières cervicales et la première dorsale ; sa flèche est de 5 millimètres.

La courbure moyenne s'étend de la troisième à la douzième dorsale ; elle est accompagnée d'une assez forte incurvation ; sa flèche, au niveau de la septième dorsale, est de 7 millimètres; la flèche de l'incurvation, 10 millimètres.

La courbure inférieure comprend toute la région lombaire; sa flèche, au niveau de la troisième lombaire, est de 5 millimètres.

Longueur totale de la colonne, suivie dans ses contours :

En avant......................... 190 millim.

Corde de l'atlas au sacrum................. 175   —
Flèche de la déviation.................... 22   —

En arrière :

Longueur totale de la colonne.............. 175 millim.
Corde.................................... 165   —
Flèche.................................... 11   —

IV. FRACTURES RÉCENTES ET NODOSITÉS DE PLUSIEURS CÔTES. — Les côtes sont généralement raccourcies, grosses, noueuses à leurs extrémités; elles offrent dans leur trajet des fractures récentes ou des nodosités plus ou moins bien soudées, annonçant des fractures anciennes. L'extrémité antérieure de chaque côte est surtout remarquable par un renflement du tissu osseux et qui a la plus grande analogie de forme avec celle d'une côte rachitique. D'autres renflements existent au niveau des angles de plusieurs d'entre elles; en ce point la côte subit une inflexion brusque, angulaire. Au centre de quelques-unes de ces nodosités on aperçoit encore la trace de la soudure.

Enfin, un grand nombre de côtes offrent des fractures récentes. Comme ce sujet est mort en ville, que son corps a été remis entre mes mains par les parents et qu'il n'a été chez moi sujet à aucune violence extérieure, il me paraît constant que ces fractures ont leur point de départ dans la grande friabilité du tissu osseux, qu'elles se soient produites par action musculaire ou qu'elles soient le résultat de violences quelconques, mais légères, et qui n'ont point laissé de traces sur les parties molles. Les côtes n'ont pas la longueur normale : celles du côté droit sont larges, aplaties, tandis que les gauches ont une forme cylindrique. Tous les diamètres du thorax ont subi des réductions, surtout les diamètres horizontaux.

Les formes du thorax ne présentent point de modifications bien importantes; la réduction de ses diamètres est le résultat de la déviation latérale et de l'incurvation de l'épine, et des nodosités et des courbures anormales que présentent les côtes au niveau de leurs angles.

L'omoplate droite ainsi que l'épaule du même côté sont beaucoup

J. GUÉRIN.   I. — 8

plus élevées et plus saillantes à la partie moyenne du dos que les mêmes parties à gauche. La différence de hauteur entre les deux omoplates est de 22 millimètres. Après l'enlèvement des muscles du dos, les deux omoplates sont presque de niveau.

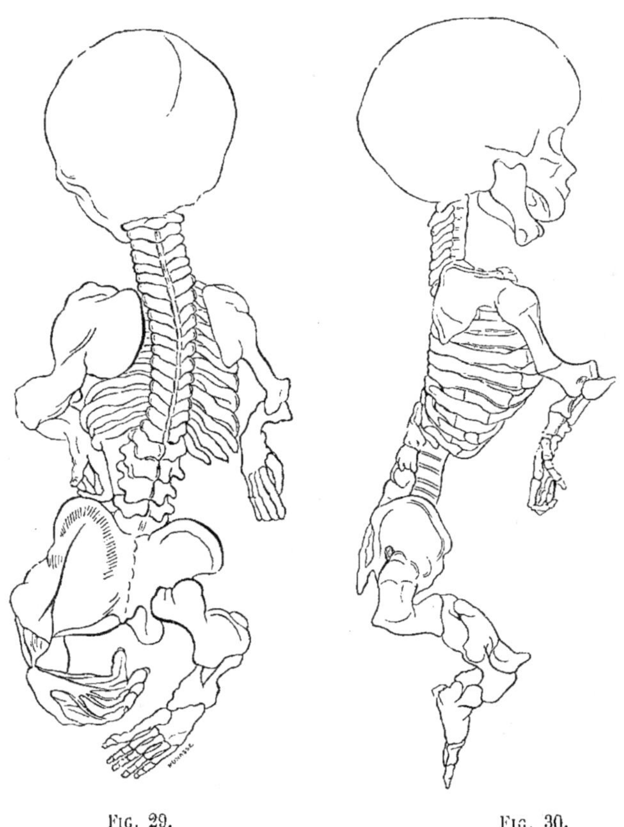

FIG. 29.   FIG. 30.

V. Brièveté et distorsions des membres supérieurs et inférieurs avec fractures consolidées et déformation des os. —
Les quatre membres sont remarquables par leur brièveté et par
leurs distorsions; mais ils ne sont pas moins remarquables par
la ressemblance exacte qu'ils offrent des deux côtés dans leurs
anomalies pourtant extraordinaires. On peut voir ou sentir à
travers la peau des courbures anguleuses formées par les os longs.
Toutes les articulations sont raides et les mouvements presque
impossibles, à cause de la tension des muscles, que l'on peut sentir

tendus comme des cordes à travers les téguments. Comme les difformités sont les mêmes à droite et à gauche, nous nous contenterons de la description d'un seul côté.

1° *Membres supérieurs.* — Le bras est dirigé presque horizontalement en dehors; cependant il est facile de sentir que la moitié supérieure de l'humérus se dirige presque verticalement, et que c'est à la moitié inférieure qu'ils doivent leur apparence de direction horizontale.

L'humérus est moins compromis que les autres os longs des membres; cependant il offre au-dessous de sa partie moyenne une courbure à angle de 110 degrés, dont la convexité répond au bord interne et la concavité au bord externe de l'os. Les trois cinquièmes supérieurs de l'os sont dirigés de haut en bas et un peu d'arrière en avant, longeant le côté correspondant de la poitrine; tandis que les deux cinquièmes inférieurs sont dirigés horizontalement d'arrière en avant et de dehors en dedans. Le corps de cet os, au lieu d'être prismatique et triangulaire, est aplati de dehors en dedans et élargi d'arrière en avant, de manière à ne présenter que deux faces : l'une interne, comprenant le bord antérieur et les faces externe et interne d'un humérus normal; l'autre externe, représentant la face postérieure et deux bords, dont l'un, antérieur concave, répond au bord externe de l'os normal; l'autre, postérieur, convexe, répond à son bord interne.

L'avant-bras est maintenu dans un état de pronation forcée, telle que la face postérieure regarde en avant et en dedans. La courbure principale du cubitus se fait près de son extrémité supérieure. Elle est disposée de telle façon que l'avant-bras ne peut exécuter que des mouvements de rotation. Cet os ainsi que le radius décrivent un tour de spirale dont la concavité suit leur face antérieure. Ils sont dirigés d'abord obliquement de haut en bas et d'arrière en avant, puis de dehors en dedans, et enfin de dedans en dehors et d'avant en arrière, de telle sorte que leur face antérieure regarde d'abord en avant, puis en arrière, puis en dehors et redevient enfin de nouveau antérieure. L'articulation radio-carpienne a une disposition à peu près normale; mais les doigts sont dans un état de flexion permanente, surtout les deux dernières phalanges.

Dans les os de l'avant-bras, les anomalies sont si grandes qu'il est difficile d'en donner une idée exacte à l'aide d'une simple description; cependant nous allons l'essayer.

L'avant-bras est fléchi à angle droit sur le bras, sans que l'articulation huméro-cubitale participe à cette flexion, le cubitus présentant une courbure rectangulaire au niveau de l'insertion de l'olécrâne sur le corps de l'os. Le radius présente également une courbure près de son extrémité supérieure, mais beaucoup moins prononcée, et pour sa part la flexion sur le bras se passe en majeure partie dans l'articulation radio-humérale. Cette première courbure des os de l'avant-bras est accompagnée d'une torsion sur leur axe longitudinal, en vertu de laquelle leurs extrémités inférieures, au lieu de se porter en dedans et en haut, se dirigent en dedans et en bas, et leur face postérieure devient antérieure; puis ils continuent leur trajet, se dirigeant insensiblement en bas et en arrière, puis en bas et en dehors, et tendent enfin de nouveau à se diriger en avant. De cette manière ils décrivent un tour de spire presque complet, offrant dans tout ce trajet la convexité de leurs courbures du côté de la face dorsale. Les courbures qu'ils présentent près de leurs extrémités inférieures sont anguleuses, tandis que dans le reste des diaphyses elles sont insensibles et n'offrent qu'une simple exagération de la courbure normale, accompagnée de torsion.

Les os de la main ne présentent rien de remarquable. Les flexions des doigts se passent en entier dans les articulations.

La réduction en longueur des membres supérieurs est de plus d'un tiers. Les courbures des os sont moins prononcées que dans les membres inférieurs, mais les difformités offrent le même type.

Le bassin est étroit, sans présenter de difformité bien apparente, si ce n'est que les os qui entrent dans sa composition sont gonflés, et c'est principalement à cette cause qu'est due l'étroitesse de ses diamètres. Les axes du bassin n'ont pas changé d'une manière notable.

2° Membres inférieurs. — Les cuisses sont ramassées à tel point que les genoux touchent presque au bassin. Elles sont dans l'abduction et fléchies sur le bassin. On sent à travers les téguments et les muscles tendus, raccourcis, des saillies osseuses qu'il est impossible de déterminer d'une manière exacte. La rotule, cachée dans les parties molles de la cuisse, ne peut être reconnue que par le toucher.

La courbure du fémur est anguleuse et occupe le milieu de l'os; elle se fait suivant son bord externe qui en occupe la convexité, tandis que le bord interne en occupe la concavité. Le bord externe regarde en arrière et le bord interne en avant. La courbure est tellement prononcée que le condyle interne arrive presque à la hauteur de la tête de l'os, et que le condyle externe est placé au-dessous et en arrière du précédent. La face antérieure du fémur regarde directement en dehors, et son bord postérieur, qui est converti en une large surface, presque plane, regarde en dedans. Les surfaces réciproques du fémur et du tibia, au lieu d'être horizontales, sont verticales : les mouvements de cette articulation peuvent jusqu'à un certain point être assimilés à ceux d'un ginglyme latéral, ne pouvant exécuter que des mouvements de rotation.

Les os de la jambe offrent également une courbure anguleuse un peu au-dessous de leur partie moyenne. Cette courbure se fait suivant le bord antérieur des os. Ces courbures déterminent des saillies anguleuses tellement prononcées qu'elles ont en quelque sorte perforé les téguments comme des ergots pointus, n'étant recouverts au voisinage de leur sommet que par une membrane épidermoïde. Enfin le pied présente la difformité *varus équin*, c'est-à-dire soulèvement du talon, renversement en dehors, augmentation de la concavité de son bord interne et de la convexité de son bord externe et rotation en dedans. Comme toutes ces difformités coïncident avec une disposition particulière des muscles, on en verra plus loin les rapports réciproques.

DÉSIGNATION DES OS.	LONGUEUR.		LONGUEUR DES MAINS, os à l'état normal.		DIFFÉRENCE dans L'ÉTAT NORMAL.	
	mill.	p. lig.	millim.	p. lig.	millim.	p. lig.
Membres supérieurs. Longueur ⎰contours.	170	6 3	190	7 »	20	» 9
du membre entier. ⎱ corde ...	175	4 3	170	6.3	55	2 »
Humérus. ⎰ contours.......	70	2 7	80	3 »	10	» 5
⎱ corde.........	65	2 5			15	» 7
Radius.. ⎰ contours.......	40	1 6	60	2 3	20	» 9
⎱ corde.........	30	1 2			30	1 1
Cubitus.. ⎰ contours.......	50	1 10	70	5 »	25	» 11
⎱ corde.	32	1 2			43	1 7
Main.... ⎰ contours.......	65	2 5	65	2 5	»	» »
⎱ corde.........	27	1 »			38	1 5
Membres inférieurs. Fémur... ⎰ contours......	75	2 9	110	4 1	35	1 4
⎱ corde.........	45	1 8			65	2 5
Tibia ... ⎰ longueur	60	2 3	100	3 9	40	1 6
⎱ corde.........	40	1 6			60	2 3
Péroné.. ⎰ longueur.......	45	1 8	100	3 9	55	2 1
⎱ corde.........	30	1 1			70	2 8

Les membres inférieurs sont tellement raccourcis que leur longueur totale, depuis le sommet du grand trochanter jusqu'en bas, n'est que de 35 millimètres ; la distance du talon à la fesse de 1 centimètre.

Mais pour donner une idée plus générale des dimensions si extraordinairement réduites des os des membres, nous les avons résumées dans le tableau ci-dessus, mises en regard des dimensions des mêmes os à l'état normal, chez les individus du même âge.

VI. RÉTRACTION MUSCULAIRE.— Jamais dans aucun des nombreux cas de rétraction musculaire qu'il m'a été donné d'examiner jusqu'ici, je n'ai vu cette affection portée à un aussi haut degré. Les muscles de la tête et du tronc se trouvent presque à l'état normal, mais ceux des membres offrent quelquefois une diminution des deux tiers de leur longueur. En même temps ces muscles, si violemment rétractés, sont d'une couleur pâle jaunâtre, tirant un peu sur le nacré, tandis que ceux du cou, par exemple, sont d'une belle couleur rouge. Leur consistance, généralement augmentée, est *presque fibreuse* dans les muscles jumeaux et soléaires et dans quelques autres. Tous les muscles des membres sont remarquables par leur relief et leur forme globuleuse. Le couturier, le droit interne sont tous fusiformes.

Nous passons sous silence l'histoire des muscles de la tête et du cou qui n'offrent rien d'anormal. Parmi ceux du tronc, les uns présentent la conformation normale, ce sont les muscles de l'abdomen et le diaphragme ; les autres, et c'est le plus grand nombre, offrent un certain degré de rétraction. Ce sont, en avant, les grands et petits pectoraux, les grands dentelés en arrière, les trapèzes, les rhomboïdes et les grands dorsaux. L'action combinée de ces muscles étreint jusqu'à un certain point la cage thoracique et paraît avoir joué un rôle important dans la production des fractures des côtes. Les muscles intercostaux sont étroits, mais n'offrent d'ailleurs rien de particulier.

Muscles des gouttières vertébrales. — Les muscles des gouttières vertébrales présentent tous un certain degré de raccourcissement, aussi bien à droite qu'à gauche. Cependant la rétraction est plus prononcée dans ce dernier sens, surtout pour les faisceaux dorsaux des muscles sacro-lombaire et long dorsal. Tous ces muscles s'opposent au redressement de la déviation latérale et surtout de l'incurvation de l'épine (1).

a. *Muscles des membres supérieurs.* —Comme toutes les courbures des membres se font dans le sens de l'action des muscles principale-

(1) Pour éviter une confusion dans les termes, nous croyons devoir rappeler ici le sens que nous attribuons aux mots *courbure, incurvation, excurvation, déviation,* par rapport à la colonne vertébrale. La *courbure* c'est l'arc permanent décrit par une portion de la colonne ; l'*incurvation,* l'arc antérieur à concavité postérieure ; l'*excurvation,* l'arc postérieur à concavité antérieure ; la *déviation,* le déplacement latéral de totalité de la colonne et du tronc.

ment rétractés, il convient, avant d'entamer la description de chacun de ces muscles en particulier, de rappeler en peu de mots la disposition qu'offrent les leviers osseux.

L'humérus est dans la rotation en dedans ou pronation; son bord interne regarde en arrière et son bord externe en avant; de plus, ses trois cinquièmes supérieurs sont rapprochés des côtes et parallèles à l'axe du tronc, tandis que les deux cinquièmes inférieurs se dirigent en avant et en dehors. Il présente, un peu au-dessous de sa partie moyenne, une courbure anguleuse dont la convexité répond au bord interne et la concavité au bord externe. Les os de l'avant-bras sont fléchis à angle droit sur l'humérus. Ils présentent, un peu au-dessus de leur partie moyenne, une courbure à angle droit, dont la convexité, quoique tournée en avant, occupe néanmoins leur face postérieure. Cette courbure est accompagnée d'une torsion des os sur leur axe, torsion qui imprime à la main une pronation permanente exagérée.

Nous avons déjà vu que les muscles trapèze, grand dorsal, grand et petit pectoral, sont rétractés. Cette rétraction se lie à la flexion de l'articulation scapulo-humérale et au rapprochement de l'humérus des côtes.

Le *deltoïde* est mince en comparaison de la plupart des autres muscles. Sa longueur est normale.

Il en est de même des muscles *sus-* et *sous-épineux*.

Le *petit rond* est un peu plus développé et plus court, cependant sa rétraction n'est que peu appréciable.

Le *grand rond* est très développé et offre une assez forte rétraction.

Le sous-scapulaire est très dur, d'une consistance presque fibreuse et fortement rétracté. Les dispositions de ces muscles, mises en regard de l'humérus, rendent compte de la rotation de cet os en dedans et du rapprochement de sa partie supérieure des côtes.

Le *biceps brachial* forme avec le *triceps* la corde de l'arc représenté par la courbure de l'humérus. Il est assez gros, d'une consistance au-dessus de la normale, fortement tendu; il a subi un raccourcissement considérable.

Le *coraco-huméral* au contraire est d'un volume assez faible, pâle, presque fibreux et entremêlé de graisse.

Le *brachial antérieur* est mince, large et fortement rétracté. Il s'oppose, conjointement avec le biceps, à l'extension de l'avant-bras.

Le *triceps brachial*, quoique assez gros et fortement tendu, n'offre pas un raccourcissement aussi prononcé que les muscles antérieurs. Ses insertions supérieures se font au-dessus de la courbure de l'humérus, et ses fibres se dirigent de haut en bas en ligne droite, en sorte qu'elles ont toutes une tendance à se constituer cordes de la courbure et à se porter vers le bord externe (concave) de l'os. L'action combinée de ce muscle et du biceps, comme l'humérus, est l'agent de la courbure résultante de leur action.

Les muscles de l'avant-bras offrent des particularités plus remarquables encore. Le *long supinateur*, attaché supérieurement au bord externe du quart inférieur de l'humérus, décrit une courbe semi-lunaire embrassant l'extrémité inférieure du biceps. Sans cette courbe il n'aurait à parcourir qu'un trajet de 22 millimères. Les *radiaux*

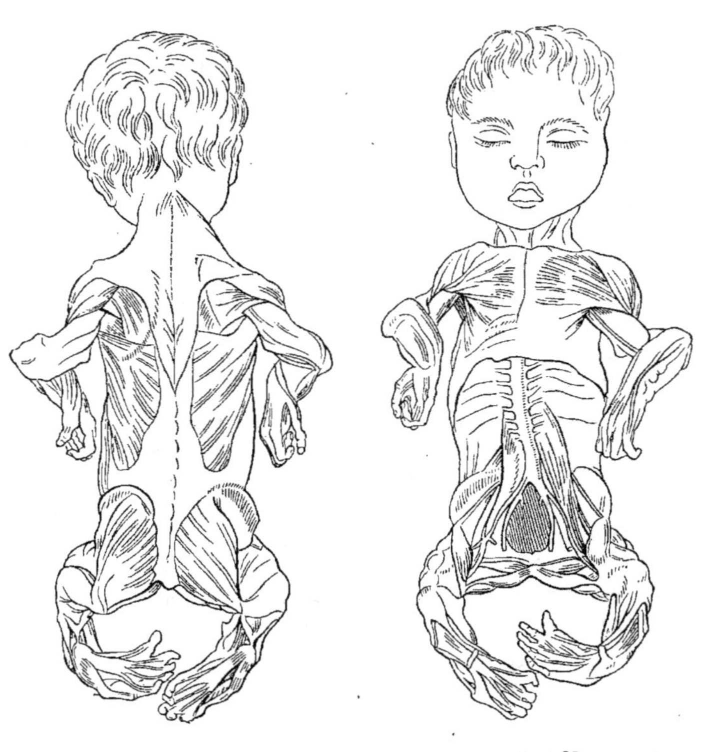

Fig. 31.   Fig. 32.

externes sont très petits et entièrement cachés par le précédent et par les extenseurs des orteils. D'ailleurs ils ont subi un raccourcissement considérable, ils forment la corde de l'arc représenté par les os de l'avant-bras.

L'*anconé* n'offre rien de remarquable. L'*extenseur commun* des doigts et l'*extenseur propre* du petit doigt descendent en ligne droite de l'épicondyle de l'humérus au ligament postérieur du carpe. Ils se portent sur la face externe du radius, dont la courbure regarde en arrière et en dedans, et forment la corde de l'arc représenté par cette courbure.

Le *cubital postérieur* est logé dans l'étroite gouttière qui représente l'espace interosseux. Ce muscle est réduit en une lame fibro-celluleuse très mince.

Les autres muscles postérieurs de l'avant-bras ne présentent rien de particulier, si ce n'est le *petit supinateur* qui est dans le même état que le cubital postérieur, et le *grand abducteur du pouce* qui est rétracté et fait corde à la courbure des os de l'avant-bras.

Les muscles antérieurs de l'avant-bras offrent tous des rétractions encore plus prononcées que les postérieurs. Ils s'étendent tous en ligne droite d'une insertion à l'autre, et maintiennent invariablement les os dans leurs positions vicieuses. Le *rond pronateur* n'a que 10 à 12 millimètres de longueur. Le *carré pronateur* est raccourci dans la même proportion. Le raccourcissement extrême de ces muscles est la cause de la pronation permanente et forcée. Le *grand* et le *petit palmaire*, et le *fléchisseur sublime*, sont tellement raccourcis et confondus dans la concavité de la courbure du radius et du cubitus, qu'il est presque impossible de les démêler. Le *cubital antérieur* se présente sous forme d'une membrane triangulaire dont l'un des angles répond au sommet de la courbure du cubitus. Son raccourcissement est également très prononcé.

Les muscles de la main n'offrent rien de particulier.

b. *Muscles des membres inférieurs.* — Le *psoas* offre une rétraction assez forte ; malgré le défaut de cambrure des lombes, ce muscle n'a que les trois quarts de sa longueur normale. Cette rétraction n'a point suffi pour produire la cambrure des lombes, mais a contribué à déterminer la déformation du col du fémur et le rapprochement du petit trochanter de l'épine iliaque antéro-inférieure.

Par suite de l'élévation du petit trochanter et du tendon du psoas, les fibres du muscle *iliaque*, surtout les plus inférieures, se dirigent obliquement de dehors en dedans et de bas en haut, et tendent par conséquent à neutraliser l'action du psoas sur la cuisse.

Les muscles *fessiers* sont moins forts en proportion que les autres muscles des membres. Ils n'offrent point de raccourcissement bien sensible ; ils seraient sans doute allongés si le fémur eût conservé sa forme et sa consistance normales. Cependant le grand fessier paraît avoir été, par sa résistance, une des causes de la fracture du fémur, cette fracture ayant lieu au niveau de l'insertion inférieure de ce muscle ; implanté sur le fragment supérieur, ce muscle a tiré ce fragment en arrière, tandis que les muscles *droit antérieur, couturier, grand adducteur* et *droit interne*, implantés médiatement ou immédiatement sur le fragment inférieur, ont tiré sur l'extrémité de ce fragment en sens inverse, d'où est résultée la fracture ou la pliure de l'os dans sa partie moyenne.

Les deux autres muscles *fessiers*, ainsi que les *jumeaux*, les *obturateurs*, le *pyramidal* et le *carré crural*, n'offrent d'autre particularité qu'un certain degré de raccourcissement.

Le muscle *pectiné* est peu développé ; son tissu est entremêlé de graisse ; et, quoiqu'il soit raccourci de plus de moitié, son raccourcissement ne paraît pas avoir contribué d'une manière active ou au moins directe à la difformité. Il en est de même du *petit adducteur*.

Quant aux muscles *long et grand adducteurs*, ils sont très développés, fusiformes, durs et considérablement raccourcis.

Le *couturier* est réduit au tiers de sa longueur normale. D'ailleurs il est remarquable, comme les deux précédents, par sa grosseur, sa densité et son aspect fusiforme. Il est saillant sous la peau et se dirige en ligne droite entre ses deux points d'insertion. Au lieu de contourner le condyle interne du fémur, il passe au-devant de ce condyle, et de fléchisseur de la jambe il devient par conséquent extenseur et adducteur.

Le *droit interne* a également subi un raccourcissement de près des deux tiers. Il est très fort, presque fusiforme, et tendu comme une corde sous les téguments.

Le *droit antérieur* est de tous les muscles celui qui offre au plus haut degré la rétraction avec arrêt de développement. Il est réduit au quart de sa longueur normale. Sa consistance est très forte et sa texture *presque entièrement fibreuse*.

Le *triceps crural* est diminué de moitié. Ses fibres se portent en ligne droite des insertions supérieures aux inférieures, de manière à représenter la corde de l'arc formé par la courbure du fémur. Elles sont tendues fortement et s'opposent au redressement de cette courbure.

Le *long chef du biceps* est très développé. Ses fibres se portent en ligne droite de l'ischion au péroné, en glissant sur la face interne de la courbure que présente le fémur à la partie moyenne de la cuisse ; il contribue à former la corde de l'arc représenté par la courbure de cet os. Le court chef s'insère au fragment inférieur du fémur, jusqu'au niveau du sommet de l'angle, de manière à contribuer, ainsi que le grand fessier, à la production de la fracture ou de la pliure.

Le *demi-tendineux* et le *demi-membraneux* n'offrent de remarquable que leur rétraction ; ils sont réduits de la moitié environ de leur longueur ordinaire.

Le *tenseur* du *fascia lata* se distingue par son raccourcissement et sa forme presque globuleuse. Il est très dur et forme une saillie arrondie, très prononcée.

Les *jumeaux* et *soléaire* ont diminué des deux tiers. Ils forment la corde de l'arc représenté par la courbure des os de la jambe. Le volume de ces muscles n'est point du tout en rapport avec l'âge et le développement du sujet. Ils sont très petits, tendus comme des cordes, de forme ovoïde, de consistance fibreuse, et entièrement décolorés. Ils s'opposent avec efficacité au redressement des os de la jambe, à l'abaissement du talon et à l'extension du genou.

Le jambier *postérieur* et les *fléchisseurs des orteils* ont également subi des raccourcissements considérables, mais ne sont point transformés en tissu fibreux. Du reste, ils tendent à former la corde de l'arc représenté par la courbure des os de la jambe.

Dans les muscles antérieurs de la jambe le raccourcissement est beaucoup moins prononcé. Vers le milieu de la jambe ils s'enfoncent profondément dans l'espace interosseux et tendent à faire corde à la courbure du tibia et du péroné. Au reste, ces muscles sont peu développés, surtout l'*extenseur commun des orteils* et le *péronier antérieur*. L'extenseur propre du gros orteil forme une corde saillante tout le long du bord interne du pied. Il contribue à l'adduction très prononcée du gros orteil.

La portion jambière des *péroniers latéraux* a subi un raccourcissement extrême; mais leur portion pédieuse offre la longueur normale.

Parmi les muscles du pied nous n'avons à citer que le *plantaire externe* ou *abducteur du petit orteil*, qui est un peu allongé et qui contourne le bord externe et convexe du pied, et le *jambier interne*, ou adducteur du gros orteil, qui offre au contraire un raccourcissement considérable et qui forme sous le bord interne du pied une corde saillante étendue en ligne droite entre le calcanéum et la base du gros orteil.

VII. Déformation du système osseux d'apparence rachitique. — Les lésions que présente le squelette de ce sujet sont ou idiopathiques ou symptomatiques. Il y a une grande friabilité du tissu osseux, friabilité telle, que, sans violence extérieure appréciable, presque toutes les côtes présentent des fractures récentes ou consolidées; que tous les os longs des membres offrent des courbures anguleuses, traces de fractures consolidées; que les épiphyses se détachent avec facilité, et que presque tous les os du crâne sont réduits en petits fragments.

Les côtes et les os longs des membres sont noueux, raccourcis, arrêtés dans leur développement et offrent dans leur continuité des courbures anormales généralement anguleuses. Outre ces déformations, ils sont élargis dans le sens de leurs courbures, et amincis dans le sens contraire, offrant les formes extérieures des os rachitiques, mais sans présenter les modifications de texture propres au rachitisme.

Les flexions anormales et permanentes des os, qu'elles aient lieu dans leur continuité ou dans les articulations, sont toutes liées à des rétractions musculaires.

Le *système vasculaire* n'offre rien de particulier. Le cœur est tout à fait normal et n'a subi aucun déplacement. Les gros vaisseaux et les artères du second ordre n'offrent rien d'anormal dans leur disposition et leur distribution. Les artères des membres sont fort petites et plus courtes qu'elles ne devraient l'être si les membres étaient redressés ; elles ne sont point flexueuses et ne suivent pas exactement les courbures des membres. Les veines présentent les mêmes dispositions que les artères. C'est en parlant du système nerveux que nous avons indiqué la vascularité extraordinaire de l'encéphale.

Les téguments offrent une teinte jaune comme chez la vieille femme. Cette coloration coïncide avec l'existence d'un foie et d'une rate offrant à peine la moitié du volume normal.

Les viscères thoraciques et abdominaux ne présentent d'autre particularité qu'une diminution de volume du foie et de la rate, sans que leur tissu soit le siège d'aucune lésion appréciable.

Les intestins ne contiennent que des gaz et une petite quantité de mucus grisâtre.

Les testicules sont encore arrêtés dans les canaux inguinaux.

Cette cinquième observation fournit les éléments de trois solutions qu'on pourra considérer désormais comme définitives, quoique l'on ne renonce pas à les faire profiter encore des données qui seront fournies ultérieurement par d'autres faits destinés à éclairer d'autres questions.

Chez ce cinquième monstre, la maladie initiale aurait pu être reconstituée, comme chez nos quatre premiers monstres, par les effets considérables qu'elle a produits lors d'une première et très ancienne atteinte. Mais la maladie s'est renouvelée à une autre période peu éloignée de la mort du sujet, et a fourni le double avantage de faire reconnaître, à l'autopsie, les altérations propres à ces deux atteintes.

Quoique la description que nous avons donnée des moindres particularités de l'histoire de cet intéressant sujet parle comme d'elle-même, pour assurer notre conclusion, nous ne croyons pas inutile de résumer de nouveau quelques-uns des détails qui se rapportent à la seconde atteinte de la maladie, avant d'insister sur ceux qui appartiennent non moins évidemment à la première.

L'enfant avait vécu huit jours. Le système vasculaire de l'intérieur du crâne était *extrémement développé*. Les veines, du volume d'une petite plume d'oie, sillonnaient en tous sens la surface extérieure du cerveau. Les vaisseaux de la pie-mère, *excessivement* nombreux et plus *volumineux* qu'à l'ordinaire, donnaient à cette membrane une *couleur rouge foncée*. La cavité des ventricules latéraux était plus vaste de moitié qu'à l'état normal. Enfin la substance cérébrale était *généralement molle*, presque *diffluente*, et la moelle allongée elle-même avait participé en partie à cette altération. Mais ce qui était surtout digne de remarque, c'est que cet état si caractérisé d'une affection grave des centres nerveux, n'avait donné lieu, pendant les derniers jours du sujet, à aucune manifestation symptomatique extraordinaire. C'était donc une affection *persistante*, mais à l'état chronique.

Passant aux caractères rétrospectifs de la première atteinte de la maladie, il faut rappeler d'abord la déformation du crâne en parfaite concordance avec la déformation du cerveau. Mais cette double déformation extérieure trouve elle-même, dans certaines particularités, d'autres témoignages d'une ancienne et précédente affection, associés à ceux de l'affection plus récente.

Le cerveau était asymétrique : le lobe antérieur droit était fortement déprimé tandis que le gauche était très saillant ; une disposition inverse se montrait en arrière. La cavité des ventricules latéraux, avons-nous dit, était plus vaste de moitié qu'elle ne l'est à l'état normal, mais leurs parois étaient rapprochées au point de ne contenir chacune *qu'une cuillerée de sérosité incolore*. Ces circonstances où il est impossible de séparer absolument les deux ordres d'effets relatifs aux deux périodes de la maladie, ne laissent cependant plus de place au moindre doute sur l'existence matérielle de l'affection cérébro-spinale comme origine des vices de conformation et des difformités chez les monstres. Mais les preuves qui établissent ce point de départ dans l'observation actuelle ne sont rien auprès de la rétraction musculaire si caractérisée, et des difformités si considérables qu'elle a produites. En effet le raccourcissement de tous les muscles était tel, qu'il a dépassé en moyenne plus du tiers de la longueur du muscle; et, dans quelques cas, il l'a réduite à la moitié. Ajoutons que leur partie charnue et leur partie tendineuse se caractérisaient d'une façon toute spéciale : non seulement la partie charnue était très courte, très ramassée et comme isolée de la partie tendineuse, mais cette dernière était allongée, plus consistante, plus homogène et affectait la forme de cordes plus uniformément cylindriques.

En ce qui concerne le rapport de chaque difformité avec la rétraction de chaque groupe de muscles, il est impossible de trouver un exemple plus démonstratif de cette parfaite concordance. Elle peut s'y lire en toutes lettres, comme dans une préparation physiologique destinée à mettre en évidence les fonctions de chaque appareil musculaire. Les extenseurs, les fléchisseurs, les pronateurs, les supinateurs s'y associent pour une réalisation exagérée, sans doute, des formes les plus normales, mais de formes dont les complexités inusitées n'empêchent pas d'y reconnaître la véritable expression de leur action physiologique collective, comme de celle de chaque muscle en particulier.

Le troisième fait qui caractérise d'une façon toute spéciale ce cinquième monstre, ce sont les *fractures générales* et si *uniformes* que présentent les os longs de ses membres. Ce sont des fractures antées sur des courbures, fractures dès longtemps consoudées et caractérisées par des saillies aux points de jonction des fragments réunis et consolidés. Ce sont des fractures mécaniques, parfaitement en rapport, par leur siège et leur direction, avec l'action musculaire qui les a produites. Elles constituent un nouveau témoignage en faveur de la théorie qui repose sur cette action.

Mais comment expliquer l'existence de ces fractures chez un fœtus dont les os sont à peine formés, alors que, dans le plus grand nombre des cas, ce sont des courbures, des déplacements articulaires seulement que produit la rétraction musculaire. Eh bien, dans ces cas en apparence exceptionnels et contraires à la doctrine, la coexistence des fractures et des courbures ne fait que donner satisfaction aux différents modes d'action de la rétraction musculaire, aidés du concours des *arrêts de développement* dont nous avons défini et caractérisé l'action dans nos réflexions sur le monstre de l'observation précédente.

Mettons d'abord hors de cause l'hypothèse d'une intervention quelconque du rachitisme. Les os, doués plutôt d'une fragilité exceptionnelle qu'atteints de ramollissement, n'offraient ni les caractères de l'altération rachitique, ni ceux des fractures qui s'observent quelquefois dans le cours de cette maladie. On peut se borner, pour le moment, à cette double affirmation. Mais comment se rendre compte des deux ordres de difformités simultanées, les *courbures* et les *fractures*, qui semblent s'exclure, au point de vue même du mécanisme invoqué séparément pour chacune d'elles. Rien de plus simple et de plus conforme cependant aux exigences de ce mécanisme.

La consolidation des fractures avec la saillie de leurs fragments témoigne qu'elles ont eu lieu à une époque assez peu avancée de l'ostéogénie. A une époque moins avancée, la contracture musculaire n'eût pas rencontré la même résistance ; elle aurait courbé ou plié les os. Quelques fractures plus récentes des côtes non encore consolidées viennent à l'appui de cette interprétation. Quant aux courbures coexistantes, elles expriment précisément l'un des deux effets simultanés de la même cause.

En effet, les fractures étant réalisées par la violence instantanée de la contracture, celle-ci s'est d'abord opposée à la consolidation des fragments en ligne droite : elle a été cause de la consolidation anguleuse. Mais, à mesure que cette consolidation s'effectuait, les os subissaient, pendant leur croissance, les effet de l'arrêt de développement des muscles rétractés : ils s'allongeaient plus vite et plus que les muscles ; cette cause complémentaire, agissant simultanément sur les os et sur les fractures, leur a imprimé sa double influence sous la forme de la courbure générale des diaphyses et de la courbure anguleuse de la portion fracturée.

OBSERVATION VI

MONSTRE AGÉNOSOME. — DÉVELOPPEMENT EXAGÉRÉ DU CRANE. — HYDROCÉPHALE. — SPINA BIFIDA. — VICES DE CONFORMATION ET DIFFORMITÉS.

SOMMAIRE. — Développement exagéré du crâne. — Caractères d'un ancien hydrocéphale. — Spina bifida du sacrum. — Poche hydro-rachidienne. — Exomphale, issue de presque tous les organes abdominaux. — Anus anormal. —Exstrophie de la vessie. —· Très forte déviation latérale de l'épine. — Luxation complète des deux fémurs. — Pieds bots varus équins et valgus.— Étranglement circulaire de la cuisse. — Rétraction de presque tous les muscles du tronc et des membres inférieurs.

Le fœtus qui fait l'objet de cette observation nous a encore été offert par M. Isidore Geoffroy Saint-Hilaire ; notre illustre confrère s'en était servi pour établir ses classifications méthodiques. Malgré toute son obligeance, il n'a pu nous donner aucun renseignement certain sur la provenance de ce monstre ; il est du sexe féminin et paraît âgé de sept mois environ.

Voici l'indication sommaire des vices de conformation et des difformités qu'il présente :

1° *Développement exagéré du crâne* avec les caractères d'un ancien hydrocéphale.

2° *Spina bifida du sacrum*, avec altération de la partie inférieure de la moelle et poche hydro-rachidienne.

3° *Déviation latérale* considérable de l'épine.

4° *Exomphale énorme*, avec issue du foie, de la rate, de l'estomac et de presque tout le canal intestinal.

5° *Absence de l'anus normal*, du côlon et du rectum.

6° *Anus anormal* à travers la paroi postérieure de la vessie (anus cæco-vésical).

7° *Absence des organes génitaux externes.*

8° *Ouverture de la trompe utérine* gauche dans la paroi postérieure de la vessie.

9° *Exstrophie de la vessie*, avec absence de la paroi antérieure de cet organe.

10° *Diastase des os du bassin*, absence des pubis et déplacement latéral des deux os iliaques.

11° *Luxations complètes* des deux fémurs.

12° *Flexion permanente des genoux et fracture consolidée du tibia droit*, avec développement incomplet du péroné du même côté.

13° *Pieds bots varus équin et valgus.*

14° *Rétraction* de presque tous les muscles du tronc et des membres inférieurs.

L'ensemble de ce monstre et ses formes extérieures, malgré le nombre considérable des vices de conformation qu'il présente, n'offrent presque plus les apparences de la monstruosité. Il faut examiner les parties de plus près, et surtout les anatomiser, pour y reconnaître tous les caractères d'une anomalie monstrueuse des plus compliquées.

C'est ce que fait voir l'examen anatomique des parties.

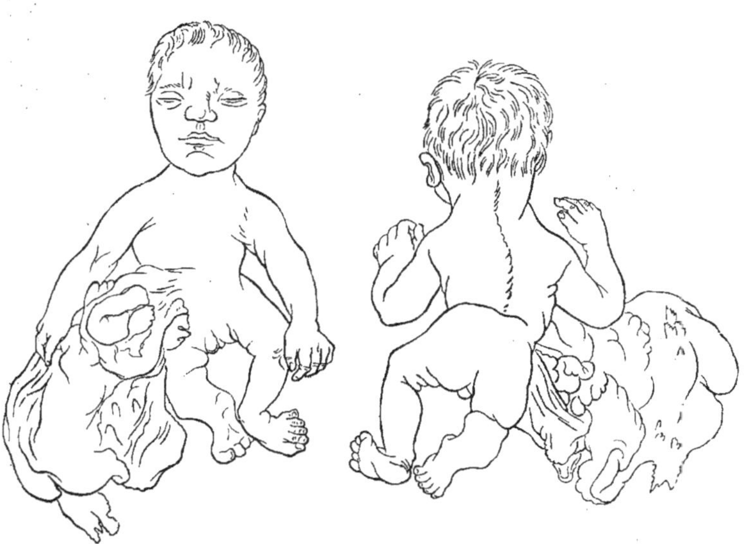

Fig. 33.   Fig. 34.

I. Volume exagéré du crane, caractères de l'hydrocéphale. — Le crâne n'est point déformé, mais son volume est très disproportionné avec les autres parties du corps; il n'offre aucune ouverture ni disjonction des os qui le composent.

Les méninges crâniennes n'ont rien offert de particulier : il convient de remarquer que le sujet est conservé depuis longtemps dans l'esprit-de-vin, en sorte que les lésions de texture, si elles ont existé, ne laissent plus de trace; seulement il y a une disproportion énorme entre la capacité du crâne et le cerveau, lequel n'en remplit que la moitié environ. Sa surface extérieure s'est assez bien conservée. On voit toutes les circonvolutions ainsi que l'arachnoïde et la pie-mère. La dure-mère est restée attachée aux parois osseuses. Le vide qui existe entre les parois osseuses et le cerveau occupe la cavité de l'arachnoïde.

Les ventricules sont vides. La substance cérébrale n'offre rien de particulier.

II. Spina bifida. — Le sacrum présente dans toute son étendue une large fente de ses arcs postérieurs. La moitié droite de ces arcs est restée en place, tandis que la moitié gauche s'est fortement soulevée, comme si elle eût été attirée par la masse commune et par le grand fessier; elle est venue former sous la peau de la hanche gauche une saillie osseuse.

Les méninges rachidiennes s'étendent jusque dans la poche qui fait saillie sous le périnée, c'est-à-dire qu'elles dépassent de beaucoup le sommet du coccyx. La poche périnéale ayant été ouverte, il s'en écoula du liquide mêlé à un peu de détritus de matière nerveuse. Une autre poche existe au niveau de l'écartement des arcs postérieurs du sacrum : elle est séparée de la précédente par un étranglement qui sert de pédicule à cette dernière. Les cornes du sacrum sont unies ensemble par une bande de substance ligamenteuse; c'est sous cette bande fibreuse que passe le pédicule de la poche inférieure.

La moelle épinière se trouve dans l'état suivant : Elle est comme flétrie, ne remplissant plus exactement sa tunique propre, et la matière nerveuse s'est écoulée en grande partie. On trouve une quantité notable de cette matière dans la poche hydro-rachidienne qui existe au niveau du sacrum et même dans la poche qui fait saillie au périnée. Le pédicule qui supporte cette dernière en est tout rempli.

Les deux moitiés de ce qui reste de la moelle sont égales; elles ont suivi exactement les mouvements de torsion de la colonne. Dans la région dorsale supérieure, la moitié gauche regarde en avant et la moitié droite en arrière, tandis que dans la région dorsale inférieure et lombaire l'inverse a lieu. Mais elle n'a pas aussi exactement suivi les courbures. Celles qu'elle décrit sont moins prononcées que celles de la colonne, de sorte que dans les points où le canal vertébral lui présente une convexité, elle est appliquée contre ses parois, tandis que du côté opposé elle est séparée du canal osseux par un intervalle d'environ 5 millimètres, intervalle rempli par du tissu cellulaire.

III. Déviation latérale de l'épine. — La *colonne* vue par sa face antérieure présente un très bel exemple de déviation latérale, dorsale inférieure à droite, trois courbures, cervico-dorsale, dorso-lombaire et lombo-sacrée. La première, à gauche, est très peu prononcée, elle comprend les quatre dernières cervicales et les trois premières dorsales. Sa corde est de 28 millimètres, sa flèche de 2 millimètres. La courbure moyenne, principale, dirigée à gauche, s'étend de la quatrième dorsale à la cinquième lombaire. Sa corde est de 4 centimètres, sa flèche de 13 millimètres. La courbure inférieure, entraînée par la courbure moyenne, n'est bien sensible que par la torsion des vertèbres.

La dépression latérale des corps vertébraux est généralement très peu sensible. Ce n'est que vers le centre de la courbure moyenne que la hauteur latérale du côté convexe l'emporte d'un millimètre environ sur celle du côté opposé. La torsion, au contraire, est très marquée, surtout dans la courbure moyenne. Elle est si considérable en ce point, que la face latérale droite des corps vertébraux regarde directement en arrière et la face antérieure à droite, tandis que la face gauche est tournée en avant.

Vue par sa *face postérieure*, la colonne vertébrale présente une déviation qui occupe la région dorsale inférieure et la moitié de la région lombaire. Cette déviation, qui diffère notablement de l'antérieure, se compose de trois courbures moins sensibles à la direction des apophyses épineuses. La supérieure est peu marquée ; elle occupe la région cervicale et les trois ou quatre premières dorsales. Elle est accompagnée d'un très faible mouvement de torsion des vertèbres correspondantes : la courbure moyenne et principale, à droite, occupe les sept dernières dorsales et s'étend jusqu'à la troisième lombaire. Elle est beaucoup plus marquée que la précédente et accompagnée d'un mouvement de torsion très considérable, caractérisé par le soulèvement des côtes et des masses musculaires correspondantes. Sa flèche peut être évaluée à 7 à 8 millimètres.

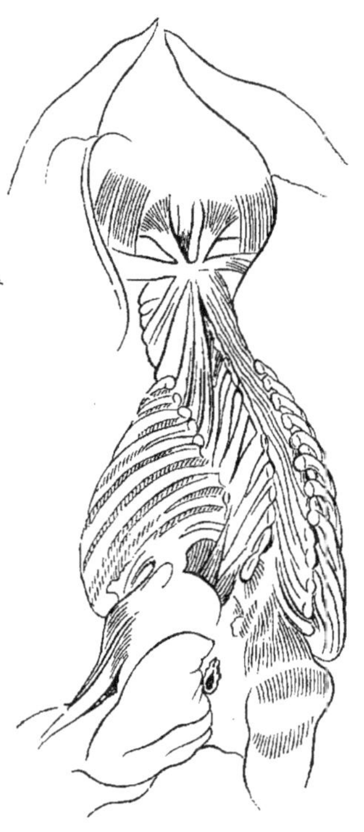

Fig. 35.

La troisième courbure occupe le reste de la colonne et le sacrum ; elle est très peu prononcée et cachée en grande partie par l'élévation et la saillie de la hanche gauche. La surface du dos offre donc, dans son ensemble, tous les caractères d'une déviation latérale à trois courbures au troisième degré, comme celles qu'on observe chez les adultes.

Le *thorax* présente ici la même disposition que dans les déviations anciennes portées à un haut degré. Il a subi des déformations consécutives à celle de la colonne. La cavité thoracique est rétrécie, mais non au point où elle le serait si les viscères de l'abdomen ne s'étaient échappés à travers l'anneau ombilical. Elle est surtout rétrécie dans le sens transversal. La gouttière pulmonaire droite est presque entièrement oblitérée par suite du rapprochement des côtes et 'de la colonne vertébrale. Les insertions vertébrales de ces côtes sont transportées en arrière, tandis que celles des côtes gauches, surtout des côtes moyennes et inférieures, sont refoulées en avant.

Les *côtes gauches* sont beaucoup moins courbées que celles du côté opposé. Elles s'implantent presque perpendiculairement sur la colonne et n'offrent qu'une seule courbure régulière, décrivant un arc de cercle qui appartient à un seul et même rayon, tandis qu'à droite les côtes s'implantent sur les vertèbres presque parallèlement à la direction de la colonne et forment, par leur ensemble au niveau de leurs angles, une forte gibbosité qui règne tout le long du dos. Les côtes de ce côté sont larges, aplaties de dehors en dedans, tandis que celles du côté gauche sont plus étroites, aplaties de haut en bas et saillantes comme des lames à l'intérieur du thorax. Au bas de la paroi antérieure gauche se trouve une autre gibbosité formée par la saillie des cartilages costaux et des extrémités antérieures des côtes.

IV, V, VI. Exomphale, absence de l'anus, anus anormal. — L'anneau ombilical se trouve considérablement élargi, son diamètre est de 3 centimètres. Les membranes du cordon se sont également dilatées, surtout vers l'insertion du placenta, où leur diamètre est de plus de 5 centimètres. Cette vaste poche formée par les membranes du cordon renferme, outre les vaisseaux ombilicaux, le foie, la rate, l'estomac et l'intestin.

L'éventration s'est faite à travers l'anneau ombilical. Cet anneau est constitué par une membrane fibreuse qui est un épanouissement de l'aponévrose du grand oblique de l'abdomen. Les muscles droits sont très peu développés, ils s'écartent considérablement au niveau de l'anneau ombilical. Les autres muscles de l'abdomen sont plus forts et considérablement rétractés.

Les viscères thoraciques offrent une conformation et des rapports normaux. Le thorax est assez vaste pour les contenir.

L'abdomen au contraire est *excessivement réduit;* par suite du retrait des muscles abdominaux, les côtes sont arrivées au contact avec les crêtes iliaques. Il n'y a entre les parois antérieures et postérieures de la cavité qu'un intervalle de 8 à 10 millimètres. Le *diaphragme* s'est abaissé au point que sa concavité se trouve anéantie. L'excavation pelvienne est comblée par le coccyx et la moitié inférieure du sacrum refoulée en avant et en haut.

Les viscères abdominaux sont en partie logés dans l'abdomen et en partie en dehors de cette cavité; commençons par la description des derniers.

Le *foie* est d'un assez petit volume. Sa forme n'offre aucune analogie avec celle d'un foie normal. Il y a absence du ligament suspenseur, de sorte qu'à la face convexe il n'y a point de ligne de démarcation entre les deux lobes. A la face concave ils sont plus distincts à cause de la distribution des vaisseaux. Le lobule de Spiegel paraît sous forme d'une membrane mince, dont le tissu n'a pas les vrais caractères des tissus glanduleux.

La *rate* n'offre rien de particulier; elle est accolée au grand cul-de-sac de l'estomac.

L'*estomac* n'a subi d'autre anomalie que celle de son déplacement. Il occupe le point de l'exomphale le plus rapproché de l'ombilic, retenu qu'il est par l'œsophage. Le *duodénum*, également sorti de l'abdomen, a été attiré par le foie et a attiré à son tour le *pancréas* également compris dans l'éventration. L'*intestin grêle* tout entier s'est échappé à travers l'anneau ombilical. Malgré ces déplacements, l'estomac ni l'intestin grêle n'offrent de notable anomalie. Il n'en est pas de même du *gros intestin;* à 12 millimètres au-dessous de la valvule iléo-cæcale, le *cæcum* a contracté une adhérence intime avec la paroi postérieure de la vessie. Il est perforé en ce point ainsi que la paroi de la vessie, de manière à établir un passage facile du cæcum à la vessie, véritable anus contre nature. Immédiatement au-dessous de sa perforation, le gros intestin se rétrécit au point d'offrir à peine le calibre d'une plume de corbeau; après ce rétrécissement qui est long d'environ 15 millimètres, il se dilate de nouveau, acquiert un volume aussi considérable que celui de l'estomac et se termine en cul-de-sac. Toute la partie du gros intestin comprise au-dessous de l'anus anormal, flotte librement, sans mésentère. L'appendice vermiculaire est au-dessus de cet anus. Toutes les parties du canal intestinal sont remplies de méconium. La poche située au-dessous de l'anus anormal en contient également. Du reste, aucune trace d'anus au périnée, ni de rectum dans le petit bassin.

VII, VIII, IX. ECTOPIE DE LA VESSIE, ABSENCE DES ORGANES GÉNITAUX, OUVERTURE DE LA TROMPE UTÉRINE GAUCHE DANS LA PAROI POSTÉRIEURE DE LA VESSIE. — Il n'y avait qu'un seul *rein* et une seule capsule surrénale; ils sont placés à gauche. Le rein donne naissance à un uretère dont la capacité égale celle de l'intestin grêle. Cet uretère vient s'implanter sur la corne droite de l'utérus où il se termine en cul-de-sac. Cependant il donne naissance en ce point à trois petits canaux dont le diamètre n'excède pas celui des points lacrymaux. Ces canaux s'ouvrent dans un tissu caverneux qui occupe l'épaisseur du corps charnu de la matrice, et qui lui-même communique avec la vessie par un étroit orifice, percé dans la paroi postérieure droite de cette poche, immédiatement au-dessus de son col.

La *vessie urinaire* est réduite à sa paroi postérieure, excepté tout à fait en bas, vers son col, où sa paroi antérieure est encore conservée. La membrane interne de la vessie est à nu dans presque toute son étendue, elle se continue latéralement avec la tunique externe du cordon ombilical, sans aucune trace de cicatrice. Elle offre, comme cette dernière, tous les caractères anatomiques des membranes séreuses. Dans son milieu s'élève un mamelon charnu, d'une texture essentiellement spongieuse, recouvert d'une membrane muqueuse et perforé à son centre. Ce mamelon est formé par la trompe gauche de l'utérus, dont l'extrémité s'ouvre dans la vessie, et dont la cavité, d'ailleurs très large, communique ainsi librement avec l'extérieur. Un peu au-dessus et à droite de ce mamelon se trouve un autre orifice de 5 à 6 millimètres de diamètre. Sa forme est arrondie et ses bords inégaux et froncés. C'est l'anus anormal, qui, comme nous l'avons déjà dit, communique avec le cæcum. Enfin au-dessous et à droite du mamelon se trouve une ouverture ayant à peine 1/2 millimètre de diamètre, cette ouverture, dont nous avons déjà parlé, est celle de l'uretère, avec lequel elle communique d'une manière médiate, à travers un tissu caverneux occupant le corps de la matrice.

Il n'y a point de canal de l'urèthre. La paroi antérieure de la vessie étant absente dans les cinq sixièmes supérieurs de cet organe, les urines pouvaient s'écouler librement au dehors. Le col de la vessie existe intégralement; mais il se termine en cul-de-sac, sans qu'il y ait aucune trace d'urèthre même imperforé, ni de vulve ni de corps caverneux. Je n'ai trouvé aucune trace d'ovaires ni de vaisseaux séminaux. Le seul organe qui m'ait permis de reconnaître le sexe de l'individu est une matrice très développée, dont les cornes offrent jusqu'à 7 millimètres de diamètre près de leur insertion au corps. Celui-ci est beaucoup moins développé en proportion, surtout inférieurement où il se présente sous forme d'une membrane aplatie d'arrière en avant. Il est imperforé, n'a point de col et n'offre de cavité intérieure qu'en haut, près de l'origine des trompes. Celles-ci sont creuses; leur cavité a 3 millimètres de diamètre au niveau de leur insertion. A partir de ce point elles vont se rétrécissant jusqu'à leur terminaison. Celle du côté droit, longue de 3 centimètres, se termine par un pavillon membraneux, flottant librement dans l'abdomen; la gauche n'a que 2 centimètres de long et communique au dehors par un mamelon spongieux qui s'ouvre dans le milieu de la paroi postérieure de la vessie.

Il n'y a point de vagin.

X. Absence des pubis et diastase des os du bassin. — Les os iliaques ne sont formés chacun que de deux pièces élémentaires. Les pubis manquent, à leur place se trouve une petite bandelette fibreuse, continuation du ligament de Fallope, qui passe transversalement au-devant des ischions. Les muscles *pectiné, premier adducteur* et les *obturateurs* manquent. Le second *adducteur* et le *droit interne* s'attachent à l'ischion.

L'articulation sacro-iliaque du côté droit est luxée et même consolidée dans sa position vicieuse. L'os iliaque a subi un mouvement de bascule en vertu duquel toutes les parties de l'os offrent des rapports anormaux. Ainsi les épines iliaques antérieures regardent directement en arrière et les postérieures en avant. La fosse iliaque interne est devenue directement latérale externe, tandis que la fosse iliaque externe regarde en arrière et en dedans. La surface articulaire de cet os avec le sacrum a glissé vers la face antérieure de ce dernier et s'y est consolidée. Au reste, même à part l'absence du pubis, l'*ischium* et l'*ilium* sont manifestement arrêtés dans leur développement.

A gauche le même déplacement existe, mais à un degré moindre ; l'arrêt de développement y est également moins prononcé.

Du déplacement et surtout du changement de direction des os du bassin est résulté une oblitération presque complète des cavités du grand et du petit bassin. En effet, le *sacrum* et le *coccyx* sont aussi saillants et même plus saillants en avant que les os iliaques. Le coccyx remplit la totalité de l'excavation pelvienne, cette circonstance est favorisée par l'absence des pubis.

La *hanche gauche* est saillante dans son tiers postérieur et offre au toucher la sensation d'un fragment osseux détaché. Le reste de la hanche est élevé dans toute son étendue et rapproché des côtes. Il est impossible d'obtenir entre ces dernières et la crête iliaque un espace de plus de 2 millimètres. La surface externe de la fesse gauche est saillante, arrondie, par opposition à celle du côté opposé, qui est déprimée et comme excavée dans sa partie moyenne.

Au milieu du périnée se trouve une *petite poche* saillante sous la peau, ayant le volume d'une noisette. Cette poche est en communication directe avec le canal de la moelle.

Le *membre inférieur droit* offre une conformation difficile à déterminer au premier abord. Il a éprouvé un mouvement de torsion sur son axe qui a porté la pointe du pied en arrière et le talon en haut et en avant. On aperçoit au niveau du tiers inférieur de la cuisse une dépression circulaire qui semblerait résulter d'une pression produite par une ligature. Plus bas le même membre offre en dehors et en arrière une saillie anguleuse résistante, correspondant au

niveau du tiers supérieur de la jambe. Le talon est considérablement
relevé. L'espace qui le sépare de la dépression circulaire n'est que de
6 millimètres environ. Tout le membre est d'ailleurs très raccourci. Le dos du pied regarde directement en arrière et la pointe en
bas. Il est impossible de ramener le pied à l'angle normal.

A part la luxation présumée de la hanche, le *membre inférieur
gauche* est régulièrement conformé jusqu'au pied. Celui-ci offre un
exemple de *pied bot valgus* très prononcé, c'est-à-dire renversement
du pied en dedans, avec abduction et élévation légère de l'avant-pied,
la région plantaire regardant en dehors et un peu en arrière. Lorsque
l'on veut ramener le pied à sa direction normale, on éprouve des
résistances assez fortes, et l'on voit paraître sous la peau de la partie
externe et un peu antérieure, au niveau de l'articulation tibio-
tarsienne, une saillie formée par le soulèvement des tendons de
l'extenseur commun des orteils et des péroniers latéraux.

XI. LUXATIONS COXO-FÉMORALES. — La luxation à droite a lieu en
avant, en haut et en dedans. Les parties molles ayant été enlevées
jusqu'à la capsule, ou aperçoit, entre les deux épines iliaques antérieures, une saillie globuleuse formée par la tête du fémur. Celle-ci
dépasse le bord de l'os iliaque de presque toute son étendue, de manière à faire correspondre l'épine iliaque supérieure au col du fémur.
Les mouvements de la tête sont libres dans tous les sens. Cependant,

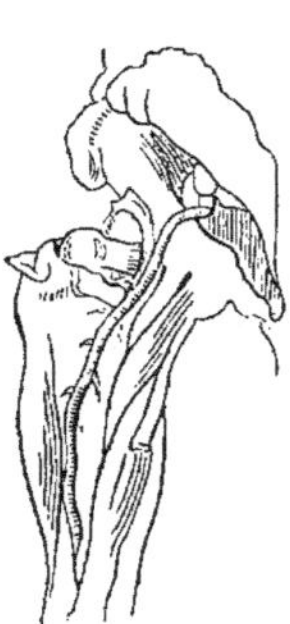

la position habituelle du membre est une forte
rotation en dehors, laquelle rend compte de la disposition du pied dont la pointe regarde en arrière,
accompagnée d'une légère abduction. L'artère crurale s'applique sur le côté interne de la tête du fémur, elle est flexueuse dans toute son étendue.

· La *capsule* ayant été ouverte, on voit :

1° Un *aplatissement* remarquable du sommet de
la tête fémorale, au point où elle est appliquée contre
l'os iliaque ;

2° Une *diminution* notable de la cavité cotyloïde,
qui est déprimée, aplatie et réduite à son arrière-
cavité. Le reste de la cavité est rempli par une ma-
tière osseuse qui est de niveau avec le point le plus saillant du rebord
cotyloïdien. Cette oblitération de la cavité est due en majeure partie
à l'absence du pubis. Un peu au-devant et au-dessus de la cavité
cotyloïde, la surface de l'os iliaque présente une facette plane lisse,
encroûtée de cartilage et sur laquelle glisse la tête du fémur.

Le *ligament interarticulaire* est conservé. Il se présente sous
forme d'une bandelette fibreuse assez forte, et qui a subi un allongement notable.

FIG. 36.

Du *côté gauche* la luxation a lieu en haut en arrière. La tête du fémur fait une saillie prononcée sous la capsule articulaire considérablement distendue. Elle correspond à une ligne en dedans et au-dessus de l'échancrure ischiatique, laquelle, par suite du chevauchement des surfaces sacro-iliaques et du soulèvement de la paroi postérieure gauche du canal sacré, est portée un peu en haut et en dehors.

La *capsule orbiculaire* est intacte et n'a contracté aucune adhérence avec les parties environnantes. Elle refoule en arrière le grand nerf sciatique. Le membre est dans la rotation en dedans. Les mouvements sont libres dans tous les sens, mais bornés.

La capsule ayant été ouverte, son intérieur se montre dans la plus parfaite intégrité. La tête du fémur est entièrement sortie de la cavité cotyloïde et dépasse le sourcil cotyloïdien de plus de 2 millimètres. Le ligament rond est allongé, aplati et n'a point subi d'autre altération. La cavité cotyloïde est en grande partie recouverte par les muscles psoas et iliaque, sa profondeur est un peu diminuée par suite de l'absence du pubis. Il existe une large communication entre cette cavité et l'espace actuellement occupé par la tête du fémur; celle-ci n'a subi aucune déformation.

XII. Flexion permanente des genoux. — Les deux genoux sont dans un état de flexion permanente à angle de 110 degrés environ. Cette flexion est accompagnée d'une rétraction considérable des muscles fléchisseurs, comme nous le verrons plus loin. Les surfaces articulaires, qui paraissent depuis quelque temps fixées invariablement dans cette position, se sont aplaties dans les points qui se trouvent en contact. Ainsi la face postérieure des condyles du fémur est plane et parfaitement adaptée à la forme de la face supérieure du tibia. Les ligaments qui entourent l'articulation s'y sont également adaptés.

XIII. Pieds bots. — Le membre inférieur droit offre un exemple remarquable de pied *varus équin*, coexistant avec un raccourcissement très prononcé de la jambe. Comme ces deux difformités se lient évidemment à la même cause, la rétraction musculaire, nous les décrirons ici ensemble, nous réservant de traiter plus loin des agents qui nous paraissent être la cause mécanique de l'une et de l'autre.

Le *tibia* ainsi que le *péroné* sont très raccourcis. La longueur du tibia n'est que de 25 millimètres (tandis que le tibia gauche a une longueur de 5 centimètres). Cet os est en outre très large, aplati transversalement. Il présente, sur la partie moyenne de son bord antérieur (devenu externe), une épine très saillante, dont la base s'implante sur toute l'étendue du bord antérieur de l'os. Cette épine fait que le bord antérieur de l'os, au lieu d'être à peu près rectiligne, décrit un angle droit, dont le sommet correspond à la partie moyenne du tibia. Le bord postérieur est rectiligne, il n'y a point de bord latéral; l'os étant très aplati sur les côtés, présente la forme d'une lame mince et triangulaire.

Le *péroné*, très peu développé, raccourci, ne présente point de courbure anormale. La rotation du membre en dehors fait que cet os est placé directement en arrière du tibia.

Le *pied droit* affecte les positions suivantes :

L'axe du pied, au lieu d'être perpendiculaire à celui de la jambe, se continue en ligne droite avec ce dernier. Le bord interne du pied est soulevé, le bord externe abaissé; la face plantaire, au lieu d'être horizontale, est devenue verticale et regarde directement en dedans, tandis que la face dorsale regarde en dehors.

La concavité du bord interne du pied se trouve augmentée ainsi que la convexité du bord externe.

Le premier mouvement, l'abaissement de l'avant-pied et le soulèvement du talon se passent à la fois dans l'articulation tibio-tarsienne et dans celle de la première rangée du tarse avec la seconde; en sorte que, malgré le parallélisme apparent de l'axe de la jambe avec celui du pied, l'axe du calcanéum et celui du tibia se croisent à angle de 30 degrés ouvert en arrière et en haut, tandis que la rangée antérieure du tarse s'articule avec la postérieure sous un angle de 150 degrés ouvert en bas. Ce double mouvement de flexion du pied sur la jambe et du pied sur lui-même coïncide avec une rétraction extrême des *jumeaux* et *soléaire* et des muscles *jambier postérieur* et *fléchisseur des orteils*. Une rétraction non moins remarquable du *jambier antérieur* et de l'*extenseur propre du gros orteil* coïncide avec le renversement du pied. Enfin une rétraction également très prononcée de l'*adducteur du gros orteil* coïncide avec la courbure du pied suivant son bord interne.

Le pied gauche offre un exemple de *valgus* porté à un très haut degré.

Il y a : 1° soulèvement du bord externe du pied; 2° soulèvement léger du calcanéum et soulèvement simultané de l'avant pied; 3° concavité du bord externe du pied avec convexité très prononcée du bord interne.

Le soulèvement du bord externe n'est pas le même dans toute l'étendue du pied. Il est très prononcé en avant et presque nul en arrière, au niveau du calcanéum. Antérieurement, la plante du pied, au lieu d'être horizontale, fait avec le sol un angle de 80 degrés, ouvert en dehors. Dans le milieu, cet angle n'est plus que de 45 degrés, et en arrière, au niveau du calcanéum, il est à peine de 20 degrés. Cette circonstance tient à ce que le pied a éprouvé dans les articulations de la première avec la deuxième rangée du tarse un mouvement de *torsion* ou d'*enroulement*, en sens inverse de l'enroulement qui existe dans le *varus*. Ces déformations coïncident avec une rétraction des muscles péroniers *latéraux* et *antérieurs* et extenseurs communs des orteils. La face plantaire du pied est convexe et sa face dorsale légèrement concave. Cette convexité de la face plantaire était bien plus prononcée alors que le membre était encore recouvert par les téguments. Elle coïncide avec une rétraction simultanée des *jumeaux* et du *tendon d'Achille*. Le bord interne du pied offre une convexité très considérable, tandis que le bord externe est très concave. Cette disposition est accompagnée d'une diastase avec subluxation des articulations astragalo- et cunéo-scaphoïdiennes et un tassement du cuboïde. Elle coïncide d'ailleurs avec une rétraction très prononcée du muscle abducteur du petit orteil.

XIV. RÉTRACTION MUSCULAIRE. — Les téguments ayant été enlevés de la surface dorsale et des membres inférieurs, nous avons pu étudier les caractères généraux du système musculaire et les dispositions spéciales des muscles correspondant aux différentes difformités indiquées plus haut.

Au premier aspect, il est impossible de ne pas reconnaître un raccourcissement extrême et une tension d'un assez grand nombre de muscles.

Les *trapèzes* ont la forme et les dimensions normales. Les *grands dorsaux* présentent des différences remarquables : celui du côté gauche offre à peine le tiers de l'étendue de son congénère, il est ramassé, de forme triangulaire, arrondi dans son tiers supérieur et offre les traces évidentes d'un retrait de ses fibres ; celui du côté opposé est normal.

Immédiatement au-dessous du bord inférieur et externe du grand dorsal gauche, on aperçoit *trois orifices de canaux* dont il sera question plus bas.

La masse des *muscles obliques* qui correspondent au flanc gauche est réduite à un espace de 7 à 8 millimètres. On n'y peut méconnaître un retrait très considérable des fibres musculaires, produit par une rétraction active. Au niveau du tiers moyen de la crête iliaque, il existe à peine 2 millimètres d'étendue de fibres musculaires entre les dernières côtes et cette crête.

Toute la paroi abdominale gauche est réduite à une bande à bords irréguliers dont la plus grande largeur ne dépasse pas 1 centimètre. La paroi droite, au contraire, a à peu près ses dimensions normales, à l'exception de son tiers inférieur qui est sensiblement épaissi et comme revenu sur lui-même.

La première couche des muscles du dos étant enlevée, on distingue des changements très importants dans la disposition des muscles *sacro-lombaires* et *longs dorsaux*. La masse commune de ces muscles du côté gauche se présente sous la forme de faisceaux dirigés verticalement en ligne droite, et formant la corde de la déviation. Cette disposition est en opposition manifeste avec celle des muscles correspondants du côté droit, lesquels suivent la direction de la con-

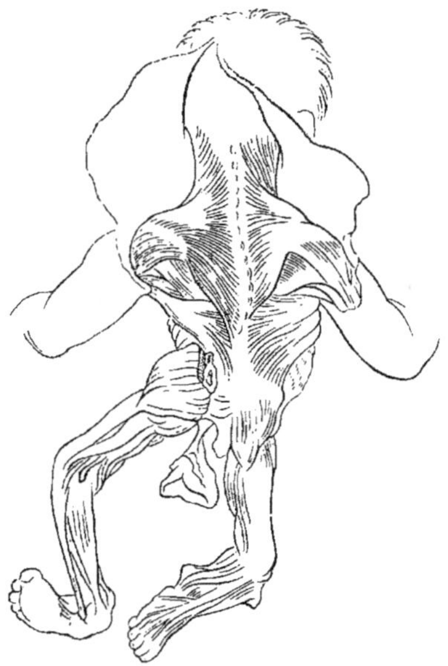

Fig. 37.

vexité de la déviation, et forment des arcs concentriques à cette dernière. Lorsque l'on tire la colonne par ses deux extrémités, on éprouve une résistance très grande au redressement, accusée par une tension extrême des faisceaux du long dorsal et du sacro-lombaire gauches, laquelle tension contraste avec un relâchement des muscles du côté opposé, relâchement caractérisé par des plissures transversales. Le redressement de la colonne est impossible.

La seconde couche des muscles du dos enlevée pour mettre à nu les *transversaires épineux*, ceux-ci présentent des dispositions analogues à celle des sacro-lombaires et longs dorsaux. A partir de l'extrémité inférieure de la courbure principale, c'est-à-dire de la troisième vertèbre lombaire jusqu'à l'extrémité supérieure de la même courbure (quatrième dorsale), les transversaires épineux gauches de la couche superficielle se montrent tendus, raccourcis et dirigés en ligne droite entre leurs deux points d'insertion. Ceux du côté opposé sont plus longs, moins tendus, et décrivent dans leur trajet de légères courbes à concavités correspondant à la convexité de la colonne. L'extension de cette dernière ne peut opérer le redressement de la déviation, auquel s'opposent pour une bonne part les muscles transversaires épineux du côté gauche. Leur tension pendant les efforts de redressement est manifeste, tandis que ceux du côté opposé accusent, comme ceux de la couche précédente, un relâchement complet par des plissures transversales correspondant à leur partie moyenne. Les faisceaux profonds de l'extrémité inférieure de la masse commune gauche ont éprouvé un retrait si considérable, qu'ils ont, de commun avec le grand fessier, soulevé et entraîné en haut la demi-paroi postérieure du sacrum correspondante formant le spina bifida précédemment décrit.

Les muscles de la hanche offrent des particularités plus remarquables encore. A droite, les *muscles fessiers* sont tellement raccourcis qu'ils sont réduits *au tiers de leur longueur normale*. Divisés transversalement, ils offrent une épaisseur qui compense ce raccourcissement, et montrent qu'ils ont attiré le trochanter vers la crête iliaque de manière à ne laisser que 7 millimètres au plus entre ces deux points. Dans cette disposition, l'os iliaque forme avec le sacrum un angle aigu à sommet antérieur. Après avoir enlevé les fessiers, on aperçoit les muscles pelvi-trochantériens qui brident et collent le trochanter contre l'ischion et déterminent ainsi une rotation exagérée du membre en dehors. En avant et en dedans, les trois adducteurs et le pectiné participent au raccourcissement extrême des muscles précédents, de telle sorte que ceux-ci étant coupés, il est toujours impossible d'abaisser le fémur d'une ligne. Par suite de ces rétractions combinées, la tête du fémur a été portée en haut et en avant et a subi la luxation que nous avons décrite plus haut, et l'os de la hanche la diastase déjà indiquée.

A gauche, les fessiers offrent des modifications analogues à celles du côté opposé, mais avec des résultats différents. Tout le muscle grand fessier forme une masse raccourcie, épaisse, réduite aux deux tiers de sa longueur. Ses portions sacrée et coccygienne ont surtout subi une rétraction considérable et ont soulevé et entraîné en haut, par leur rapprochement des insertions iliaques, la paroi postérieure gauche du canal sacré, lequel, après la section des fibres musculaires, s'offre sous l'apparence d'une corne incomplètement ossifiée, directement saillante en arrière. Les moyen et petit fessiers présentent les mêmes dispositions que le précédent; ils sont tendus, raccourcis et laissent apercevoir la saillie globuleuse de la tête du fémur luxée en haut et en arrière. Ces muscles, coupés perpendiculairement, offrent une tranche large, épaisse et à fibres denses. Cependant, après la division complète de leurs fibres, la tête du fémur ne peut être abaissée. De nouveaux obstacles à cet abaissement proviennent du couturier et du droit antérieur, lesquels présentent une tension et un raccourcissement remarquables; on ne peut même pas ramener la cuisse dans l'adduction sans augmenter le déplacement de la tête du fémur en haut.

Les adducteurs de ce côté sont relâchés, mais cette circonstance paraît tenir à l'absence du pubis correspondant.

Muscles des jambes. — Les muscles de la jambe droite s'offrent sous un aspect de rétraction considérable et très irrégulière. Il est difficile de les distinguer complètement. Tous les muscles du mollet sont réduits à 8 ou 9 millimètres de longueur. Tous forment la corde de l'arc irrégulier résultant d'une courbure anguleuse de la partie moyenne du tibia.

Les muscles latéraux et antérieurs ont abandonné la concavité de cette courbure et se dirigent en ligne droite entre leurs deux points d'insertion. On distingue en avant le jambier antérieur qui soulève le bord interne du pied et rend la face plantaire presque perpendiculaire à l'horizon.

Les muscles de la jambe gauche offrent également des signes de rétractions dans les points correspondant aux difformités.

Lorsque l'on cherche à opérer le redressement du pied, on éprouve des résistances de la part de l'extenseur commun des orteils et des deux péroniers latéraux. Ces trois muscles soulèvent fortement les ligaments annulaires qui les retiennent, et les deux péroniers latéraux ont quitté la gouttière qu'ils occupent d'ordinaire à la partie postérieure de la malléole externe, pour se porter au-devant de cette malléole.

Les muscles du mollet paraissent être dans un relâchement complet et leur action semble être paralysée, à en juger, du moins, par l'abaissement du talon. Il en est de même du jambier antérieur qui ne s'est point opposé au renversement du pied en dedans.

Les muscles de la plante du pied paraissent relâchés.

Système osseux. — Le tissu osseux n'offre dans sa structure rien de particulier; aucune lésion appréciable ne s'y remarque. Les portions du squelette offrant des lésions de forme ou autres, comme le tibia, les os du bassin, etc., ne présentent aucune trace d'un travail morbide.

Système vasculaire. — Le cœur est assez volumineux, situé dans la moitié gauche du thorax. Il a subi un mouvement de rotation de gauche à droite, en sorte que le ventricule aortique est placé à droite du ventricule pulmonaire. Il y a de larges communications entre les quatre cavités du cœur et notamment entre les deux ventricules. Les grosses artères et les grosses veines du thorax n'offrent aucune anomalie.

Dans l'abdomen on remarque les particularités suivantes : la longueur de l'aorte abdominale n'est que de 7 millimètres, tandis que celle de l'aorte thoracique est de plus de 3 centimètres. Les piliers du diaphragme accompagnent l'aorte juqu'à la hauteur du sacrum. C'est à ce niveau seulement que l'aorte en sort : ils ne l'accompagnent aussi loin que parce que, à partir de leur insertion aux vertèbres, ils se dirigent de haut en bas au lieu d'aller de bas en haut. L'aorte abdominale ne fournit et la veine cave ne reçoit de vaisseaux rénaux gauches ; tous les autres vaisseaux abdominaux existent. Les vaisseaux mésentériques se sont allongés pour se rendre aux viscères éventrés. L'aorte se termine en bas par une seule branche qui est une ombilicale unique. Cette artère fournit, peu après son origine, deux petites branches latérales qui constituent les iliaques. Celles-ci ne donnent point de branches hypogastriques, mais continuent leur trajet pour former les crurales.

L'artère ombilicale fournit des fessières, et plus tard, en remontant vers l'ombilic, elle donne à l'utérus et à la vessie des rameaux presque imperceptibles.

Avec ce sixième monstre, nous entrons de plain-pied dans le domaine des plus grandes complications de la monstruosité. C'est le cas de tracer une ligne de démarcation définitive entre ce qu'on est convenu d'appeler *monstruosité, vice de conformation* et *difformité*. Quoique ces coupes soient un peu arbitraires, on peut néanmoins chercher à les définir dans leurs caractères les plus généraux, et à les séparer par leurs différences les plus absolues.

La *monstruosité*, maintenant que nous avons montré, par les observations qui précèdent, ses nombreuses appartenances, pourrait se définir : une altération *générale* et *profonde* du type régulier, accompagnée d'une réunion de vices de conformation et de difformités dépendant d'une même origine, c'est-à-dire d'une même cause.

Le *vice de conformation* ne serait qu'un élément de la monstruosité. Il consisterait dans l'absence congénitale, totale ou partielle, d'un organe.

La *difformité*, dans l'altération de la forme des parties, résulterait de leur changement de figure, de dimension ou de direction, avec persistance de leur intégralité.

Mais pour assurer à ces définitions une base plus certaine encore par leur raison d'être, rappelons, avant d'aller plus loin, que, cherchant à étendre jusqu'où il va le domaine de l'influence embryogénique du système nerveux altéré, nous lui avons reconnu la faculté, non seulement de bouleverser les rapports des parties par l'intermédiaire de la rétraction musculaire, mais d'empêcher, de retarder, de supprimer même, leur développement par le manque d'influence nerveuse, qui en est le promoteur et le régulateur. Nous pouvons compléter ainsi nos définitions précédentes en disant qu'aux trois termes de : *monstruosité, vice de conformation* et *difformité* correspondent ces trois facteurs : 1° *maladie centrale* du système nerveux; 2° *altération, suppression* ou *paralysie locale* de son action comme génératrice des organes; 3° *rétraction musculaire*, comme agent de perturbation de leurs formes et de leurs rapports.

. Eh bien, le sixième monstre chez lequel nous allons faire l'application de ces définitions en offre un exemple des mieux caractérisés et des plus complets, appliquées à la monstruosité d'abord, aux vices de conformation ensuite, et aux difformités les plus accentuées, le tout dépendant de l'altération du système nerveux central et périphérique, et de la rétraction d'un grand nombre de muscles.

Constatons d'abord que le crâne, par son développement exagéré et la disproportion de sa cavité avec le volume du cerveau, continue la série des observations précédentes, présentant les traces et les différents degrés de l'hydrocéphale. Le reflet de cet ensemble dissipe les obscurités des cas où la maladie est moins manifeste, comme chez le monstre dont nous nous occupons; chez celui-ci, en effet, les apparences extérieures seules ne suffiraient pas pour le ranger d'emblée dans la catégorie des monstres encéphaliens; mais, à la faveur des observations qui précèdent et d'un examen plus approfondi des parties, nous ne pouvons pas hésiter à déclarer qu'il avait été atteint d'hydrocéphale.

Le *spina bifida* en est un premier témoignage, et ce témoignage sert tout à la fois à confirmer sa propre origine et l'origine des vices de conformation et des difformités de son voisinage. Tels sont : l'*exomphale* ou l'*éventration* qui a déterminé la sortie de presque tous les organes abdominaux ; l'*absence du côlon*, du *rectum* et de l'*anus* ; l'*absence de l'anus normal* suppléé par un anus anormal à travers la paroi postérieure de la vessie ; l'*absence des organes génitaux externes* ; l'*exstrophie* de la vessie et toutes les *difformités musculaires* dont l'observation fait mention et dont nous déterminerons rapidement le mécanisme.

L'histoire du monstre précédent nous avait offert l'ébauche d'une exomphale liée à un faible degré de rétraction des parois abdominales : ce n'était encore qu'une sorte de préparation à la hernie ; chez notre sixième monstre, la rétraction des obliques va jusqu'à réduire ses dimensions à quelques millimètres, et la hernie devient une énorme éventration. La sortie des viscères n'est plus, à son tour, que le simple effet de cette rétraction, qui a ouvert largement la cavité dans laquelle ils étaient contenus, et qui les en a chassés par la réduction et la compression du reste des parois de cette cavité.

Mais, sous l'empire des grandes altérations du système nerveux, les arrêts et troubles de développement marchent presque toujours de pair avec les effets de la rétraction musculaire initiale, et il arrive souvent que les vices de conformation et les difformités participent à la fois des deux influences. Ainsi l'absence du côlon, du rectum et de l'anus normal, l'ectopie de la vessie dépouillée de sa paroi antérieure, sont le résultat de ces deux facteurs combinés : d'une part, l'élément musculaire de ces organes a subi les effets de la rétraction jusqu'à la suppression des canaux que cet élément circonscrivait ; et, de l'autre, l'arrêt de développement a supprimé tout ou partie de certains organes compris dans la même sphère d'action pathologique. On ne saurait comprendre autrement la suppression partielle du côlon, du rectum, et surtout la disparition d'une paroi de la vessie. Ce n'est pas une vessie

J. GUÉRIN.   I. — 10

qui manque, mais, comme à l'éventration, une de ses parois qui disparaît sous l'empire combiné de la rétraction et de l'action perversive et abortive du système nerveux.

Une fois l'indication étiologique donnée de toutes ces aberrations embryogéniques, leur énoncé seul suffit pour faire comprendre l'association presque constante de leurs deux facteurs principaux. Arrêtons-nous cependant quelques instants encore sur le fait si curieux et si instructif de la double luxation coxale que présentait notre sujet; d'autant plus qu'il s'agit là d'une de ces difformités qui ont occupé les plus grandes autorités de la science, comme Dupuytren et Paletta, et que les erreurs qu'ils ont implantées dans la science sont d'autant plus difficiles à déraciner.

On a vu d'abord qu'autour de ces deux luxations, qui siégeaient elles-mêmes au foyer de la maladie spinale, il y avait d'autres vices de conformation et difformités participant de la même origine. Indépendamment du *spina bifida* sacré et de la *tumeur hydrorachique* qui en trahissait l'origine, il y avait un *double renversement* en arrière des os iliaques; ce renversement, ou plutôt cette luxation, favorisée par l'absence du pubis et déterminée par la rétraction des muscles obliques et grands fessiers réduits au tiers de leur longueur (la hanche gauche avait été attirée en haut jusqu'au contact de son bord supérieur avec les côtes), est comme une sorte d'indication préparatoire du mécanisme de la double luxation coxale. En effet, tous les fessiers, grand, moyen et petit, n'étaient pas seulement tendus et raccourcis, mais, après la division complète de leurs fibres, la tête du fémur ne pouvait être abaissée, retenue qu'elle était par la tension du couturier et du droit antérieur. On remarquera que la section transversale de tous ces muscles offrait une tranche large, épaisse, à fibres denses et ramassées, c'est-à-dire offrant tous les caractères d'une forte rétraction. Les deux luxations fémorales, au milieu de cet entourage de muscles rétractés, placées entre les difformités du ventre et celles des extrémités du même membre, — *flexion des genoux* et *pieds bots*, — peuvent-elles être autre chose, après tout, qu'une sorte de cas particulier du système, une lettre du mot qui a révélé la commune origine de toutes ces difformités?

L'histoire si curieuse, si complexe de notre sixième monstre, prêterait à bien d'autres considérations; les observations qui vont suivre nous fourniront l'occasion d'y revenir et de les utiliser d'une façon plus directe.

OBSERVATION VII

MONSTRE CÉLOSOMIEN AGÉNOSOME. — SPINA BIFIDA AVEC POCHE HYDRO-RACHIQUE. — LÉSION PARTIELLE DE LA MOELLE. — VICES DE CONFOR-MATION ET DIFFORMITÉS.

SOMMAIRE. — **Lésion partielle de la moelle, hydrorachis. — Spina bifida du sacrum, avec poche hydrorachique. — Exomphale. — Absence du rectum et de l'anus. — Anus anormal cæco-vésical. — Exstrophie de la vessie, avec absence de la paroi antérieure. — Flexion permanente, abduction et rotation en dehors des cuisses et des jambes. — Deux pieds bots varus équins. — Rétraction des principaux muscles du tronc et des membres inférieurs.**

Nous devons encore ce fœtus à l'obligeance désintéressée de notre illustre ami M. Isidore Geoffroy Saint-Hilaire. Comme le précédent, il l'avait employé à sa détermination du genre *Agénosome* de la tribu des *Célosomiens*. Il nous a laissé le soin d'en étudier les dispositions particulières, et de le faire servir à nos études plus immédiates.

Ce fœtus, sur l'origine duquel nous n'avons pu obtenir aucun renseignement, a beaucoup d'analogie avec le précédent. Ses apparences extérieures, ses formes zoologiques avaient suffi à M. Isidore Geoffroy pour lui assigner une place déterminée dans son classement méthodique; mais ne l'ayant soumis à aucune dissection, il n'avait pu y voir les altérations profondes, les vices de conformation et les difformités qui lui donnent un autre caractère. C'est ce qui va ressortir des descriptions suivantes.

Ce monstre, du sexe masculin, paraît, comme le précédent, être âgé d'environ sept mois. Il offre une réunion de vices de conformation et de difformités considérables, mais dont l'aspect général est loin de donner l'idée d'un monstre. Cependant la simple indication des anomalies composant cet ensemble permet de lui conserver légitimement cette appellation. Il offre à considérer :

1° *Un spina bifida* de la région sacrée avec poche hydrorachique.

2° *Exomphale* avec issue du foie, de la rate, et de la majeure partie du tube digestif.

3° *Anus anormal cæco-vésical, absence de l'anus normal.*

4° *Exstrophie de la vessie* avec absence de sa paroi antérieure.

5° *Absence des organes génitaux externes.*

6° *Déviation latérale de la colonne vertébrale.*

7° *Difformités complexes* des articulations fémorales.

8° *Deux pieds bots varus équins.*

9° *Rétraction de la plupart des muscles du tronc et des membres inférieurs.*

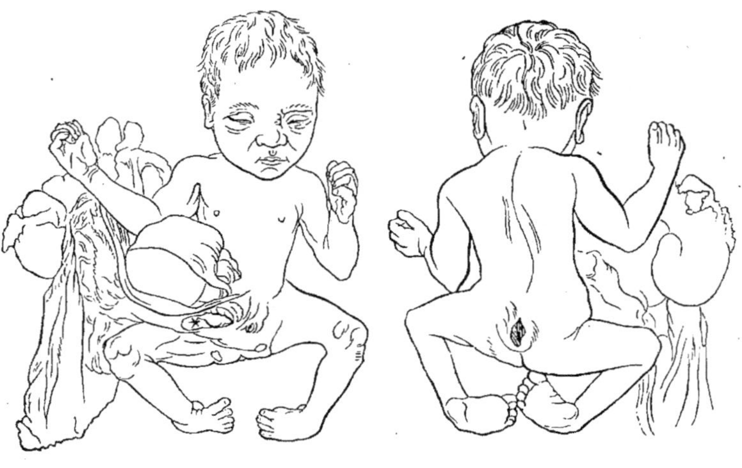

FIG. 38.   FIG. 39.

Quoique la tête et le cou ne présentent aucune anomalie caractérisée, on remarque cependant une légère inclinaison permanente de la tête, en avant et à gauche. La face est tournée à droite. C'est comme un faible degré de torticolis.

I. Spina bifida de la région sacrée, poche hydrorachique. — À la partie postérieure et inférieure du tronc, au niveau du sacrum et du coccyx, les téguments sont soulevés par une poche aplatie, ayant 4 centimètres de longueur sur 25 millimètres de largeur et 18 millimètres de diamètre antéro-postérieur. La surface interne de cette poche est tapissée par une membrane séreuse; elle contient des grumeaux de matière molle qui paraissent être des débris de pulpe nerveuse. Le sujet était depuis longtemps conservé dans l'alcool. La poche ne renferme plus de sérosité. Sa cavité se continue avec celle de l'arachnoïde spinale à travers l'écartement du sacrum. L'extrémité inférieure de la moelle se prolonge jusque dans le milieu de la poche, c'est-à-dire jusqu'au milieu de la hauteur du coccyx. Il n'y a point de queue de cheval à proprement parler. Les cordons nerveux qui naissent de l'extrémité inférieure de la moelle sont obligés de remonter dans le canal sacré pour gagner les trous de conjugaison. Les arcs postérieurs du sacrum sont très écartés, renversés sur les côtés et comme attirés par les muscles grands fessiers. C'est dans l'écartement des arcs postérieurs du sacrum qu'est logée la poche hydrorachique dont nous venons de parler. Les arcs postérieurs des vertèbres sont réunis dans toute l'étendue de la colonne.

II. Exomphale. — L'abdomen est excessivement réduit ; ses parois très tendues ne présentent aucun pli. Le cordon ombilical, long de 7 centimètres à peine, offre une grosseur remarquable. Dans sa partie moyenne 5l a 6 centimètres de diamètre ; celui de l'anneau ombilical n'est que de 4 centimètres en tous sens. Les viscères abdominaux se sont échappés à travers une véritable dilatation de l'anneau ombilical sans trace d'éraillure latérale ; car des deux côtés se trouvent les muscles droits de l'abdomen, renfermés dans la gaîne fibreuse formée par les tendons des muscles larges de l'abdomen. Ces muscles sont intacts, mais fortement rétractés.

Dans la région sous-ombilicale ils ne se réunissent point sur la ligne médiane ; l'intervalle qui les sépare et qui est de 15 à 20 millimètres, est occupé par la paroi postérieure de la vessie, à nu. Ils ne se réunissent pas même au-devant du pubis (car ces os sont écartés d'environ 12 millimètres et ne tiennent l'un à l'autre que par une bandelette fibreuse, provenant, comme il paraît, d'une distension du ligament de la symphyse). Les muscles droits de l'abdomen sont larges supérieurement ; au niveau de l'anneau ombilical ils s'amincissent et se rétrécissent considérablement, de manière à se présenter sous la forme de bandelettes demi-circulaires, courbées suivant leur bord. Leur texture, franchement musculaire supérieurement, devient presque fibreuse au pourtour de l'anneau ombilical. La gaîne fibreuse qui les enveloppe est très distincte et parfaitement isolée des muscles, excepté au niveau des intersections aponévrotiques. Leur insertion inférieure est très écartée de la ligne moyenne à cause de la diastase du pubis.

Le grand oblique du côté gauche est le siège d'une rétraction considérable. La longueur de ses fibres postérieures n'est que de 7 millimètres. Le rebord costal gauche s'enfonce dans la fosse iliaque et descend à 5 millimètres au-dessous du niveau de la crête iliaque, tandis qu'à droite les côtes sont reportées plus en arrière et n'atteignent pas la crête iliaque dont elles restent séparées par une distance de

9 millimètres. Toutes ces causes combinées ont donné lieu à une diminution trop grande de la cavité abdominale pour que tous les viscères pussent y être contenus, et aucun effort ne suffirait pour y faire rentrer ceux qui sont logés dans le cordon. Ces viscères sont : 1° le *foie*, dont l'ectopie est la plus prononcée ; 2° ensuite l'*estomac*, la *rate* et les *intestins grêles*. Le *pancréas* et les organes génito-urinaires sont restés renfermés dans l'abdomen. L'*œsophage* et le *duodénum* se sont allongés pour venir au-devant de l'estomac. Le foie et la rate ont subi des changements remarquables dans leur forme extérieure, et, n'étaient leurs rapports et leur structure, on ne les reconnaîtrait pas.

L'estomac et les intestins n'ont point changé de forme.

III. ANUS ANORMAL. — Les *intestins grêles* ne présentent d'autre anomalie que leur déplacement. Ils sont assez gros, mais d'un calibre à peu près uniforme. Le *cæcum* et tout le reste du gros intestin se présentent dans la fosse iliaque droite sous forme d'un peloton irrégulier, dont toutes les parties adhèrent entre elles par leur surface externe, et qui offre d'espace en espace des rétrécissements et des dilatations alternatifs. L'*appendice vermiforme* est collé dans toute son étendue à l'extrémité libre du cæcum. Ce dernier adhère en outre à la face postérieure de la vessie. Immédiatement au-dessous de l'appendice cæcal se trouve, au niveau de l'adhérence cæco-vésicale, une *ouverture* du diamètre d'environ 6 millimètres.

Cette ouverture, à bords froncés et saillants dans l'intérieur de la vessie, constitue l'anus anormal. Au-dessous de cette ouverture, le gros intestin subit un rétrécissement considérable, puis se dilate de nouveau, se rétrécit encore et se termine enfin par un renflement imperforé flottant librement. Toutes ces parties du gros intestin sont adhérentes entre elles, comme pelotonnées et sont logées dans la fosse iliaque droite.

Absence de l'anus normal. — Nous avons vainement cherché au périnée quelque ouverture ou cicatrice représentant l'anus normal. L'incision des téguments et la dissection du périnée ne nous ont pas fait découvrir la moindre trace des muscles *sphincters* ni d'aucun autre vestige du *rectum*.

IV. EXSTROPHIE DE LA VESSIE. — La vessie offre en avant une large ouverture résultant de l'absence de la paroi antérieure de son corps et de la disjonction de la partie correspondante des parois abdominales. Elle se présente donc sous la forme d'une dépression tapissée par une membrane muqueuse très lisse et luisante, laquelle se continue latéralement avec les téguments de l'abdomen et en haut avec la tunique extérieure du cordon ombilical sans trace de cicatrice. La paroi antérieure de la vessie n'est absente que dans les trois quarts supérieurs : inférieurement vers le col, elle existe, et en cet endroit la vessie présente un enfoncement infundibuliforme qui se termine par un canal borgne très étroit, creusé dans un petit tubercule placé au-devant des pubis. Ce petit canal et le tubercule où il se termine ne sont autre chose que l'urèthre et le pénis rudimentaires. Dans la paroi postérieure de la vessie viennent s'ouvrir inférieurement de chaque côté les uretères, et, en haut, à droite, l'anus anormal.

V. Organes génitaux. — Les organes génitaux internes présentent la conformation normale. Les testicules sont arrêtés au-dessus de l'anneau inguinal interne.

Les organes externes sont très imparfaits. Un petit tubercule imperforé de la grosseur d'un pois, d'une texture essentiellement spongieuse et recouvert par un prépuce, mais sans trace de scrotum, représente la verge. Nous avons déjà vu que ce tubercule renfermait un canal sans ouverture extérieure qui est le vestige de l'urèthre.

VI. Déviation latérale de l'épine. — L'épine vue par sa face postérieure offre une déviation dorso-lombaire à droite, très forte, accompagnée d'une torsion encore plus prononcée. Cette déviation se compose de deux courbures, dont la supérieure, à gauche, comprend toute la région cervicale et les quatre premières dorsales. Cette courbure, dans la position habituelle du sujet, est très prononcée ; mais la grande mobilité de la région cervicale permet de l'effacer presque complètement, de sorte qu'on n'en peut donner de mesures bien rigoureuses.

La courbure inférieure s'étend de la cinquième vertèbre dorsale au coccyx. Sa corde est de 9 centimètres ; flèche postérieure, au niveau de la deuxième lombaire, 1 centimètre.

La torsion dans cette courbure inférieure est telle, que les sommets des apophyses articulaires droites sont de niveau avec ceux des apophyses épineuses, et que les lames vertébrales du même côté regardent directement en arrière. Les angles des côtes droites, comprises dans la courbure inférieure, forment par leur ensemble une gibbosité anguleuse verticale, plus saillante que la série des apophyses épineuses, tandis que les côtes gauches sont refoulées en avant. Les côtes droites sont toutes dirigées très obliquement d'arrière en avant et de haut en bas, tandis que les gauches sont presque horizontales. Les parties postanguleuses des côtes droites forment par leur ensemble une surface plane transversalement, légèrement convexe de haut en bas. Cette surface s'unit à angle aigu, au niveau des angles costaux, avec une autre surface également plane formée par les corps des côtes. A gauche, les angles des côtes sont à peine sensibles, ces os formant des courbes presque régulières d'arrière en avant.

VII. — DIFFORMITÉS DES MEMBRES. — Les membres supérieurs ne sont le siège d'aucune difformité. Les flexions qu'ils présentent ne sont ni permanentes ni résistantes. Les membres inférieurs, au contraire, sont extraordinairement *contournés ;* ils gardent d'une manière permanente la position suivante : les deux cuisses sont dirigées

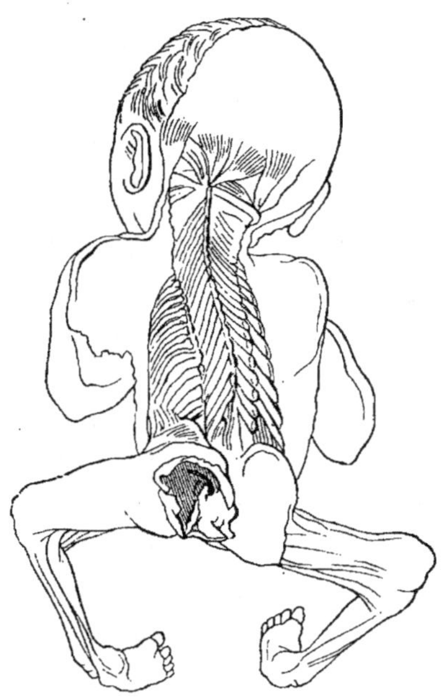

FIG. 40.

horizontalement en dehors ; les jambes sont *fléchies sur les cuisses,* au point qu'elles les touchent dans toute leur étendue. Les deux pieds présentent à un très haut degré *deux pieds bots varus équin.* L'abduction des cuisses est accompagnée d'une forte rotation en dehors, de sorte que les rotules regardent presque directement en dehors.

1° *Articulations coxo-fémorales.* — Ces articulations présentent à l'extérieur une conformation insolite et des mouvements anormaux. Les trochanters sont plus saillants que de coutume ; les fesses paraissent plus globuleuses que chez les fœtus bien conformés. Les mouvements normaux de la cuisse sont à peu près impossibles ; mais en exerçant sur le fémur des tractions parallèles à son axe (qui est dans une flexion complète et dans l'abduction), on peut imprimer à la tête du fémur des mouvements de va-et-vient qui n'existent pas dans les cas normaux.

Le fémur étant maintenu dans une flexion permanente sur le bassin et les muscles pelvi-cruraux considérablement rétractés, la tête du fémur est fortement appliquée contre la partie postéro-inférieure du rebord cotyloïdien : elle a déprimé ce rebord, distendu en ce point le bourrelet cotyloïdien, et présente le premier degré d'une *luxation*. La seule puissance qui la retienne en place est le ligament inter-articulaire.

Si la luxation avait lieu, la tête du fémur se porterait dans l'échancrure ischiatique. Les surfaces articulaires sont dans l'état normal. Je n'ai examiné que l'articulation coxo-fémorale gauche ; mais comme les dispositions et les formes extérieures étaient absolument les mêmes des deux côtés, il est à présumer qu'à droite la même chose a lieu, et je n'ai conservé cette dernière intacte que pour, au besoin, faire vérifier l'observation qui précède.

Les muscles qui entourent l'articulation sont dans un état de tension, de rétraction et d'épaississement remarquable. Le *grand fessier* s'est raccourci de la somme du rapprochement de ses points d'insertion, rapprochement opéré d'un côté par l'écartement des arcs postérieurs du sacrum et le soulèvement et le décollement du coccyx de la membrane qui bouche l'orifice inférieur du canal sacré, et d'un autre côté par l'attraction du fémur et sa subluxation.

Le *moyen* et le *petit fessier* sont beaucoup moins rétractés que le grand fessier. Ils n'ont pas attiré le fémur dans le sens de leur action ; mais ils n'en sont pas moins fortement tendus.

Les *psoas* n'offrent pas des deux côtés le même degré de rétraction ; à gauche, elle est bien plus prononcée, et a déterminé une élévation considérable du bassin.

Enfin, tous les muscles de la cuisse sont le siège d'une rétraction prononcée. Les *droits antérieurs* et les *troi svastes* ont déterminé un allongement du *ligament rotulien*, de sorte que, malgré l'extrême flexion du genou, leurs fibres musculaires n'ont point subi d'allongement. Les *adducteurs* sont également raccourcis, malgré l'abduction permanente des cuisses. La diastase des pubis rend raison de cette circonstance.

2° Flexions des genoux. — La jambe est fléchie sur la cuisse à angle de 20 degrés ; cette flexion est permanente. Les muscles qui s'opposent le plus efficacement au redressement de la jambe sont le *couturier*, le *droit interne* et le *biceps*. Le *demi-tendineux*, le *demi-membraneux* et les *jumeaux* s'y opposent également, mais à un degré moindre ; enfin les *poplités* ont eux-mêmes éprouvé un raccourcissement considérable.

Les surfaces articulaires ne sont plus dans leurs rapports normaux. Les condyles du tibia sont en contact avec l'extrémité postéro-supérieure des condyles du fémur. Ceux-ci présentent en ce point un aplatissement. Leurs faces inférieure et antérieure sont lisses, arrondies, comme dans l'état normal. Ceux du tibia sont fortement déprimés en arrière. Tous les ligaments de l'articulation se sont adaptés à cette position vicieuse. J'ai déjà indiqué l'allongement du ligament rotulien. La *capsule fibreuse* a éprouvé en avant une élongation semblable, tandis qu'en arrière elle est raccourcie. Les *ligaments latéraux* se sont déplacés en arrière en se portant en ligne droite de leur insertion supérieure à l'inférieure. Le *ligament muqueux* s'est allongé considérablement ainsi que la partie antérieure des *ligaments croisés*, tandis que leur partie postérieure s'est raccourcie. En somme, toutes les parties avoisinant l'articulation concourent au maintien définitif du déplacement.

VIII. Pieds bots varus équins. — Les deux pieds sont atteints de la même forme de pieds bots *varus équins*. Vu cette répétition aux deux pieds, nous nous bornons à décrire le côté gauche.

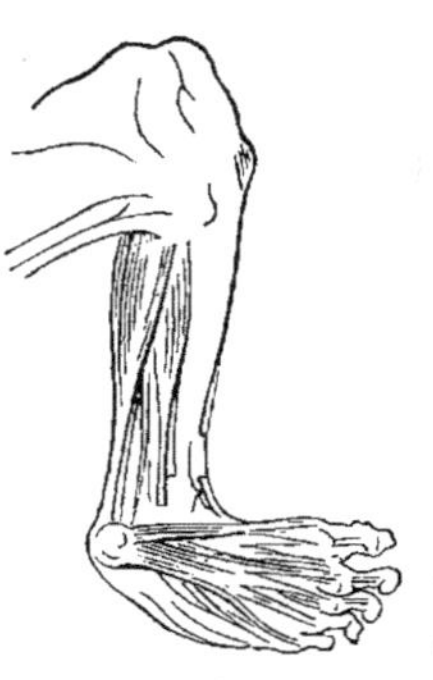

Le *talon* est fortement soulevé, la face dorsale du pied renversée en dehors et la pointe tournée en dedans. La courbure suivant le bord interne n'existe qu'à un faible degré. Les articulations métatarso-phalangiennes sont dans une extension forcée, et les articulations des phalanges entre elles fléchies.

Le soulèvement postérieur du *calcanéum* est tel, que l'axe de cet os, au lieu d'être perpendiculaire à celui de la jambe, fait avec ce dernier un angle de 45 degrés.

Fig. 41.

L'*astragale* a suivi les mouvements du calcanéum, de sorte que les rapports entre ces deux os n'ont pas changé d'une manière sensible.

Le *renversement* du pied est tel, que le bord externe est devenu inférieur, le bord interne supérieur, et que la plante du pied, au lieu d'être parallèle au sol, fait au contraire avec l'horizon un angle droit. Ce mouvement du pied s'est passé principalement dans les articulations de la première rangée du tarse avec la seconde. L'astragale et le calcanéum n'y contribuent que faiblement. Un autre mouvement du pied, l'*adduction* de l'extrémité antérieure, se passe également en majeure partie dans l'articulation de la première avec la deuxième rangée du tarse. Cette déviation de la pointe du pied en dedans coïncide avec une dépression du premier cunéiforme et du scaphoïde, et avec une légère diastase et tiraillement des ligaments des articulations calcanéo-cuboïdienne et métatarso-cuboïdienne.

Les *jumeaux* et le *soléaire* présentent une rétraction considérable. Les muscles *longs fléchisseurs propre du gros orteil* et *commun des orteils* sont faiblement rétractés, tandis que le *jambier postérieur* l'est à un haut degré. Les *péroniers latéraux* sont au contraire allongés et tiraillés. Le *jambier antérieur* est très fort et le siège d'une rétraction considérable. Il en est de même des *extenseurs* et surtout de l'*extenseur propre du gros orteil*. Au niveau du cou-de-pied ces trois muscles se sont portés en dedans en soulevant les ligaments annulaires; ils offrent ainsi une tendance à se diriger en ligne droite entre leurs deux extrémités. Tous ces muscles ainsi que les jumeaux et jambiers postérieurs sont en rapport direct avec les formes anormales du pied, et lorsqu'on veut obtenir le redressement de ce dernier, ils manifestent une résistance telle, qu'il est impossible d'y méconnaître les agents essentiels de la difformité.

Les muscles du pied n'offrent point de fortes rétractions, si toutefois nous exceptons l'*adducteur du gros orteil*. Celui-ci est visiblement tendu et sa direction en ligne droite efface en grande partie la courbure du bord interne du pied. Tous les autres paraissent dans l'état normal. L'*adducteur du petit orteil* et le *pédieux* paraissent avoir subi un certain degré d'allongement.

IX. Rétraction musculaire. — Les indications données sur l'état des muscles à l'occasion de chaque vice de conformation et difformité, dispensent d'une description nouvelle de chacun d'eux. Ils répètent dans leur ensemble les dispositions signalées dans l'histoire du monstre précédent : c'est le même raccourcissement, la même résistance, la même rigidité du côté des muscles qui ont produit les directions vicieuses persistantes. Au contraire, ils sont relâchés, peu résistants du côté opposé à ces directions. L'état des muscles de l'abdomen mérite une mention à part. Or la réduction de la cavité abdominale, la tension de ses parois, leur appropriation à la réduction de cette cavité, permettent de considérer les muscles qui la constituent comme ayant participé à la rétraction des muscles des membres inférieurs.

Les systèmes nerveux, vasculaire et osseux, considérés d'une manière générale, n'ont présenté aucune particularité digne de remarque. Le développement de chacun de ces systèmes ne paraissait avoir subi aucune influence de l'état anormal du sujet.

Si l'on avait rêvé un duplicata du monstre précédent, mais amoindri dans toutes ses parties, on n'aurait pas un spécimen plus curieux que ce second agénosome. Disons, en passant, que ces reproductions des mêmes types ont été des rencontres favorables à la création des classes, genres et autres divisions de la méthode naturelle appliquée à la tératologie. Pour nous, au contraire, ce ne sont que des occasions de rapprochements destinés à montrer une identité de leur cause plus ou moins diversifiée dans ses effets sous l'influence de ses modalités et degrés d'action, mais ne permettant nullement de rompre la chaîne qui les relie sous le prétexte de leurs apparences extérieures différentes.

Montrons maintenant comment, sous l'influence d'un degré moindre de la maladie localisée dans une partie seulement de la moelle, les vices de conformation et les difformités concomitantes ont diminué de nombre et d'intensité, et se sont surtout confinés dans les régions avoisinant la lésion médullaire.

Le *spina bifida* sacré, avec sa poche hydrorachique renfermant des débris de pulpe nerveuse, ouvre la série et marque le point de départ des autres anomalies. Il faut noter, en passant, que cette délimitation du *spina bifida* au sacrum a quelquefois été attribuée à la présence de la poche hydrorachique résultant de l'accumulation, en ce point, du liquide hydrorachidien ; et c'est de cette façon qu'on a expliqué la formation de tous les *spina bifida*. Mais tous les faits de *spina bifida* observés chez les monstres précédents répondent victorieusement à cette explication superficielle et erronée. D'une part, les *spina bifida* cervicaux, comme celui de l'observation III, et, d'autre part, les *spina bifida* occupant tout le canal vertébral et accompagnés d'un renversement complet des arcs vertébraux, comme les deux précédents (obs. I et II), ne sauraient se concilier avec le seul fait du *spina bifida* sacré ; restituons donc à cette variété, comme à toutes les variétés de *spina bifida*, l'étiologie et le mécanisme qui se rattachent à l'ensemble des vices de conformation au milieu desquels elles se trouvent.

L'exomphale observée chez notre septième monstre semble se présenter à point nommé comme un intermédiaire obligé entre la hernie ombilicale à peine accusée du monstre n° 5 et l'éventration énorme du n° 6. En effet, chez le n° 7 l'abdomen n'est pas ouvert, mais les muscles de la paroi sont considérablement rétractés ; et, en réduisant d'autant la cavité abdominale, ils ont forcé les viscères à franchir l'anneau ombilical en l'élargissant en proportion de leur volume. C'est, comme on le voit, un terme important de la série qui commence à la simple hernie et qui finit à l'éventration complète.

Les dispositions offertes par le cæcum et le reste du gros intestin présentent des particularités absolument analogues. Chez le monstre précédent, l'organe était converti en un cordon sans cavité ; chez celui-ci, l'oblitération n'est que partielle : tout le gros intestin se présente sous la forme d'un peloton irrégulier « dont toutes les parties adhèrent entre elles par leur surface » externe, et qui offre d'*espace* en *espace* des *rétrécissements* et » des *dilatations* alternatifs », c'est-à-dire, n'est-ce pas, des rétractions *partielles*, alors que chez le monstre précédent la rétraction des parois musculaires du gros intestin tout entier avait fait de cet intestin un canal entièrement oblitéré, en avait fait un cordon.

Les mêmes amoindrissements s'observent dans les vices de conformation des organes génitaux et urinaires, l'*absence de l'anus normal*, l'*anus anormal*, l'*exstrophie de la vessie*, l'*imperfection des organes génitaux externes*, avec *conformation régulière des internes*, apportent tous par l'uniformité de leurs réductions et altérations un appoint à la série des effets de leur cause commune.

OBSERVATION VIII

FŒTUS MONSTRE DE DEUX MOIS ET DEMI A TROIS MOIS AVEC DIFFORMITÉS.

SOMMAIRE. — Fœtus d'environ deux mois et demi à trois mois, atteint d'une série de difformités liées à des rétractions musculaires. — Développement considérable du crâne. — Très forte élévation de l'épaule droite. — Luxation des deux articulations scapulo-claviculaire et luxation sterno-claviculaire à gauche. — Flexion permanente des coudes. — Mains botes. — Flexion permanente des genoux. — Subluxation du genou gauche. — Pieds bots talus à droite, équin à gauche.

Le fœtus qui fait le sujet de cette intéressante observation m'a été fourni par M. Guérin, préparateur naturaliste. Je n'ai pu me procurer aucun renseignement sur ses antécédents. Toutefois, les difformités qu'il présente sont trop nombreuses et trop bien caractérisées pour en méconnaître la nature. Il est du sexe masculin et paraît âgé de deux mois et demi à trois mois. Sa longueur totale est de 135 millimètres, sa peau est très lisse, comme séreuse. Les paupières du côté gauche sont collées ensemble. Au reste, on peut voir à travers la peau toutes les difformités que nous allons énumérer.

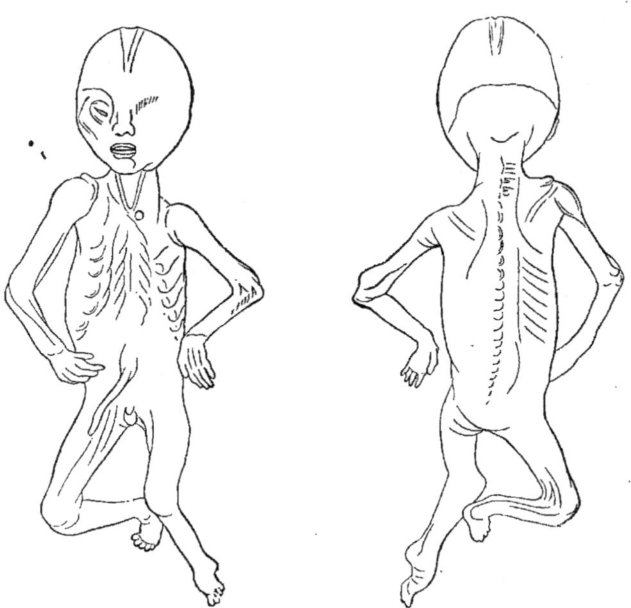

Fig. 42.   Fig. 43.

1° *Développement notable du crâne*, qui, malgré l'âge peu avancé du fœtus, est d'un volume exagéré par rapport au reste du corps.

2° *Élévation anormale considérable de l'épaule droite.*

3° *Luxations des clavicules.*

4° *Poitrine carrée.*

5° *Flexion permanente des coudes.*

6° *Mains botes.*

7° *Flexion permanente des genoux avec subluxation du genou gauche.*

8° *Double pied bot talus* à droite et *équin* à gauche.

9° *Rétraction des muscles dans les sens des difformités.*

I. Tête. — Les parois crâniennes se sont affaissées par suite de la conservation du sujet dans l'alcool. Par l'insufflation, le volume du crâne augmente de moitié, ce qui peut faire supposer qu'à l'état frais il devait y avoir eu un liquide épanché dans la cavité crânienne. L'encéphale est réduit en bouillie; son volume est beaucoup moins considérable que la capacité du crâne ne le comporterait.

II. Élévation de l'épaule. — L'épaule droite est beaucoup plus élevée que l'épaule gauche qui se trouve dans la position normale. La différence de hauteur entre les deux est de 8 millimètres. Cette position est permanente, elle coïncide avec un raccourcissement de la portion claviculaire du trapèze et celui de l'angulaire de l'omoplate.

III. Luxation des clavicules. — Les articulations acromio-claviculaires droite et gauche sont luxées en arrière et en haut. Les extrémités externes des clavicules dépassent les facettes acromiales de plus de 2 millimètres: elles viennent saillir sous les téguments au-dessus des fosses sus-épineuses. En avant, l'articulation sterno-claviculaire droite est normale; celle du côté gauche est luxée. La clavicule passe au-devant du sternum et fait également une saillie assez forte sous la peau.
La clavicule gauche est presque horizontale, la droite est très oblique de bas en haut et de dedans en dehors.

IV. Poitrine carrée. — Le sternum est déprimé ainsi que les cartilages costaux. Les côtes elles-mêmes sont déprimées latéralement, saillantes au niveau de leurs extrémités antérieures. L'ensemble de ces dispositions constitue ce que nous appelons *poitrine carrée.*

V. Flexion permanente des coudes. — Les épaules ne présentent point d'autres difformités, mais les articulations huméro-cubitales, surtout celle du côté gauche, sont le siège d'une flexion permanente, à angles de 135 degrés à droite et de 85 degrés à gauche. Les ligaments et les muscles qui environnent ces articulations sont adaptés à la flexion qu'elles présentent, de manière à n'en permettre qu'une très légère diminution.

VI. Mains botes. — L'articulation radio-carpienne droite se trouve dans la position suivante : le carpe est dans un état de flexion permanente sur le radius; il a glissé vers le bord antérieur de la facette inférieure de cet os, de manière à se trouver dans un état de sub-luxation. Le métacarpe, au contraire, s'est porté vers le bord posté-rieur des facettes inférieures du carpe : de telle sorte que la face dorsale de ce dernier se trouve déprimée, tandis que sa face palmaire fait saillie en avant. Cette position est également permanente; elle coïncide avec la rétraction simultanée des radiaux externes et extenseurs des doigts, et du cubital antérieur.

La main gauche présente une difformité d'un autre genre, et également permanente. Elle est dans un état de flexion et d'adduction assez prononcées. Cet état coïncide avec l'existence d'une corde tendineuse fortement tendue et saillante sous la peau formée par le tendon du cubital antérieur. Les articulations métacarpo-phalangiennes des quatre derniers doigts sont dans une extension forcée, tandis que celles des premières phalanges avec les secondes sont fléchies.

VII. Membres inférieurs. — Les articulations coxo-fémorales ne présentent qu'une très légère flexion des cuisses sur le bassin accompagnée d'un retrait des muscles fléchisseurs et notamment des couturiers et des droits antérieurs.

La jambe droite est fixée dans une flexion à angle de 50 degrés, et la jambe gauche dans une flexion de 140 degrés. Cette dernière, outre la flexion, présente une luxation incomplète du tibia en dedans et un peu en arrière, de sorte que le condyle interne du tibia et le condyle externe du fémur sont libres et que toute l'articulation se borne au rapport du condyle externe du tibia avec le condyle interne du fémur. Les muscles qui environnent cette articulation et les ligaments qui les consolident sont exactement adaptés aux dispositions vicieuses des genoux.

VIII. Pieds bots. — Les pieds ont éprouvé les déformations suivantes : A droite il y a un très fort soulèvement de l'avant-pied avec abaissement du talon (*pied talus* des auteurs). Le pied se trouve dans un état de flexion considérable et permanente sur la jambe. Le talon est abaissé et l'avant-pied fortement soulevé. La surface plantaire est convexe et la surface dorsale concave. Les épiphyses inférieures des os de la jambe présentent, à leur insertion sur la partie ossifiée, une courbure dont la concavité regarde en avant, ce qui contribue à augmenter la difformité. Cette forme particulière de pied bot coïncide avec une forte rétraction de tous les muscles antérieurs de la jambe et avec un relâchement du tendon d'Achille, favorisé encore par la grande flexion du genou.

A gauche existe une difformité qui est tout juste l'inverse de celle du côté droit. Il y a pied bot équin avec augmentation de la voussure naturelle du pied. L'axe de la jambe est à peu près parallèle à celui du pied, tandis qu'à droite ces deux axes se coupent à angle aigu, ouvert en haut et en avant. Les orteils des deux pieds sont dans un état d'extension permanente exagérée.

IX. — SYSTÈME MUSCULAIRE. — Des rétractions évidentes, accompagnées de tous les caractères distinctifs de cette affection, se remarquent dans la plupart des muscles des membres. On en trouve aussi dans quelques muscles du tronc, comme les *pectoraux* des deux côtés, le *trapèze* et l'*angulaire* du côté droit. Les autres paraissent dans l'état naturel. Partout où ces rétractions existent, les leviers sur lesquels les membres rétractés agissent se sont déplacés dans le sens de l'action de ces muscles.

Les *grands pectoraux* sont très développés en comparaison des autres muscles du tronc. Ils sont raccourcis et concourent, avec les trapèzes, à la dépression des parois thoraciques.

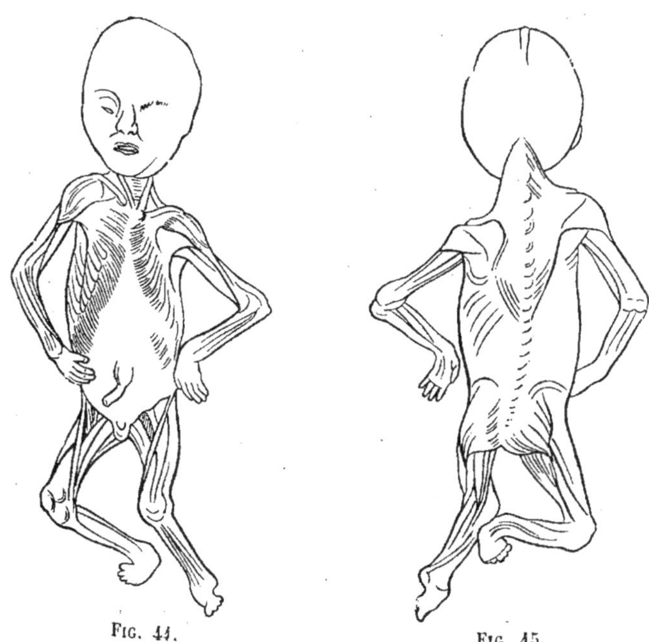

FIG. 44.FIG. 45.

Les autres muscles des parois thoraciques et ceux des parois abdominales sont normaux.

Les *deux trapèzes* offrent aussi un certain degré de rétraction, surtout la portion claviculaire de celui du côté droit qui forme une corde saillante sous la peau et qui paraît être l'agent principal de l'élévation de l'épaule de ce côté.

L'*angulaire droit* offre également un certain degré de raccourcissement; celui du côté opposé, ainsi que les deux rhomboïdes, sont à l'état normal.

Les muscles de l'épine ne présentent rien de particulier. Les muscles des épaules et ceux des bras sont également dans les conditions normales ; ceux des avant-bras offrent généralement un certain degré de raccourcissement. A droite, nous avons à signaler spécialement le *long supinateur*, les *radiaux externes* et le *cubital antérieur*, dont la rétraction simultanée coïncide avec la flexion permanente de l'avant-bras et les subluxations radio-carpiennes et carpo-métacarpiennes dont nous avons parlé. Les autres muscles de l'avant-bras ne paraissent pas avoir contribué activement à ces difformités. A gauche, le *long supinateur* offre une rétraction considérable. Ses fibres charnues s'étendent en haut jusqu'au niveau de l'extrémité inférieure du *deltoïde*.

Les *radiaux externes* et les muscles postérieurs de l'avant-bras sont dans l'état normal, tandis que les muscles antérieurs sont généralement rétractés, et notamment le *cubital antérieur*, dont le tendon forme une corde saillante sous les téguments.

Les muscles des membres inférieurs sont généralement atteints de rétraction plus considérable que ceux des membres supérieurs. Aux cuisses, nous signalerons principalement les *couturiers*, *droits internes*, *demi-tendineux*, *demi-membraneux*, et *biceps*, dont le raccourcissement est extrême, surtout à droite. Les *fessiers* et les *adducteurs* ne sont pas sensiblement affectés.

Aux jambes, les dispositions des muscles varient à droite et à gauche. A droite, les muscles postérieurs, et notamment les *jumeaux* et *soléaires* ainsi que les *péroniers latéraux*, sont allongés, tiraillés, tandis que les muscles antérieurs, le *jambier antérieur* et les *extenseurs des orteils* sont très fortement rétractés. Cette rétraction se lie à la forme particulière qu'affecte le pied droit, que l'on désigne sous le nom de *talus*.

A gauche, il y a rétraction très prononcée des muscles postérieurs de la jambe et notamment des *jumeaux* et *soléaires*, tandis qu'il y a allongement et tiraillement des muscles antérieurs.

X. Tissu osseux. — La texture des os est normale pour l'âge de l'individu. Partout où l'ossification est faite, on ne remarque aucune déformation. Toutes les courbures de continuité des os se font au niveau des cartilages épiphysaires. Les os du crâne sont plus larges, par suite de l'expansion de la cavité crânienne.

XI. Système nerveux. — Il est impossible, vu l'âge peu avancé du sujet et sa conservation dans l'alcool, de constater les lésions qu'ont dû offrir le cerveau ou les méninges. La pulpe cérébrale est réduite en bouillie grumeleuse, peu abondante pour la capacité du crâne. Le canal vertébral ne présentant rien de particulier n'a pas été ouvert.

Les nerfs sont assez bien formés. Leur volume est en rapport avec celui du sujet. Du reste, ils ne présentent absolument rien à noter.

Cette huitième observation diffère assez des précédentes pour prêter à des considérations nouvelles.

L'âge du fœtus, deux mois et demi, apporte un élément nouveau à la discussion étiologique. Par cet élément, on constate que l'embryon est susceptible, comme le fœtus, d'éprouver la maladie que nous considérons comme le point de départ de la monstruosité, et qu'à cet âge la rétraction musculaire peut commencer à exercer son action d'une manière aussi évidente qu'à des époques plus avancées de la vie fœtale. Ces deux points qui, pour nous, n'auraient besoin d'autre démonstration que la simple vue des faits, exigent — pour être admis sans réserve et considérés comme les points de départ de toutes les particularités réunies chez le sujet — quelques développements complémentaires.

Constatons d'abord que le crâne, plus développé que ne le comportait l'âge du sujet, se trouve en outre en disproportion avec le volume du cerveau. Cette exagération relative de la capacité crânienne, déjà observée chez plusieurs de nos autres monstres, implique la présence d'un liquide occupant l'espace résultant de cette différence. Or, qu'est-ce que le liquide crânien surabondant, si ce n'est le produit d'une hydrocéphale? Certes, si cet exemple était le seul, l'induction pourrait paraître un peu forcée. Mais ce fait vient après beaucoup d'autres où tous les degrés de la même maladie sont représentés, et dans lesquels les difformités offrent la répétition de celles observées chez notre jeune monstre. Il n'est donc pas téméraire de conclure à l'existence de leur cause commune par la présence de leurs effets communs; et, réciproquement, à la signification des mêmes effets par la présence de la même cause. Le simple énoncé des difformités constatées achèvera de justifier ce double rapprochement.

Il devient superflu de citer les *mains botes* et les *pieds bots*, les *flexions* et *subluxations* des *coudes* et des *genoux*, comme des produits de la rétraction musculaire, et d'y chercher de nouvelles preuves d'une corrélation constante entre les formes particulières de ces difformités et l'action spéciale des muscles rétractés. Cet ordre de preuves peut être considéré désormais comme épuisé. Il n'en est pas de même d'une difformité plus rare et qui ne s'est pas présentée jusqu'ici à notre observation. Je veux parler de l'*élévation anormale isolée* et *considérable* de l'épaule droite, causée et entretenue par la rétraction de la portion claviculaire du *trapèze* et par la rétraction de l'*angulaire* ; or ce fait, quoique plus rare, n'est pas plus douteux que les précédents.

Notre conclusion est donc que, chez ce fœtus de deux mois environ, la maladie du cerveau a produit la rétraction d'un grand nombre de muscles, et celle-ci la répétition des difformités ordinairement dues à l'affection cérébrale, en y comprenant l'*élévation du scapulum* rarement observée, mais continuant le rapport établi par les autres difformités.

L'observation qui va suivre, d'un caractère plus circonscrit et d'une signification plus accentuée, vient au secours des insuffisances de celle que nous venons d'analyser.

OBSERVATION IX

MONSTRE UNITAIRE SIMPLE, NÉ VIVANT, MORT AU TREIZIÈME JOUR. — SPINA BIFIDA. — AFFECTION CÉRÉBRO-SPINALE CONVULSIVE SE RÉPÉTANT APRÈS LA NAISSANCE. — DESTRUCTION PARTIELLE DU CERVEAU ET DE LA MOELLE.

SOMMAIRE. — Spina bifida sacré avec poche hydrorachique chez un enfant nouveau-né. — Pieds bots talus simple à droite et talo-valgus à gauche. — Inflammation de la poche. — Convulsions générales pendant huit jours. — Contractures des quatre membres et mouvements convulsifs de la face ; plus tard, paralysie complète des membres inférieurs et diminution notable de la difformité des pieds, surtout à gauche. — Mort au treizième jour de la maladie. — Autopsie. — Céphalématome. — Violente inflammation, suppuration et même gangrène partielle de la poche hydrorachique et des parties qu'elle renferme. — Fusée du pus tout le long de la moelle épinière et sur toute la périphérie du cerveau, entre l'arachnoïde et la pie-mère. — Absence de liquide dans la cavité de l'arachnoïde cérébrale et spinale, coïncidant avec une infiltration abondante du tissu cellulaire sous-cutané. — Destruction d'une grande partie de la portion centrale du cerveau, avec foyers suppuratifs dans l'intérieur des ventricules.

Le 16 décembre 1838 est né à Passy (avenue Charles X) un enfant du sexe féminin, affecté d'un *spina bifida* et de *pieds bots congénitaux*.

Ses parents sont bien portants, sa mère est blanchisseuse de fin, d'une forte constitution, tempérament sanguin. C'est son cinquième enfant. Les autres sont tous bien conformés. Toutes ses grossesses se sont bien passées. Vers le milieu de cette dernière grossesse elle a été attaquée et renversée par un gros chien : cet accident n'eut pas

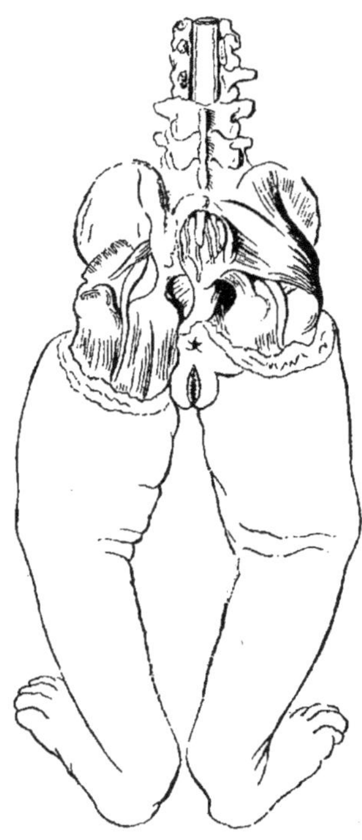

Fig. 46.

d'autre suite. L'accouchement est venu à terme et s'est bien effectué. L'enfant est venu au monde parfaitement portant. Il est d'une très forte constitution, d'un rouge vif et ne paraît nullement souffrant.

Il présente :

1° *Un spina bifida lombo-sacré* avec poche *hydro-rachidienne;*

2° *Un double pied bot talus.*

I. Spina bifida. — La région postérieure du tronc offre au niveau du sacrum une saillie sous forme d'un gros champignon de la largeur d'une pièce de 5 francs, plus prononcée sur ses bords, où elle a de 8 à 10 millimètres d'épaisseur, qu'à son centre, où elle n'en a que

5 à 6. Au niveau de son insertion, la tumeur offre un léger étranglement. Un prolongement de la peau recouvre les bords rentrés de la tumeur; son centre, déprimé, est recouvert par une membrane mince, grisâtre, d'apparence séro-muqueuse. Cette membrane centrale se gonfle, par suite des cris ou des efforts de l'enfant, ou par la position déclive de la tumeur. Alors elle s'élève au-dessus du niveau de ses bords sous forme d'un cône irrégulier. Un liquide est contenu dans l'intérieur de cette poche conique. Dans l'état habituel de l'enfant ce liquide rentre et les parois de la poche sont flétries. La membrane séro-muqueuse qui la constitue laisse suinter une humeur tachant le linge comme le liquide blennorrhagique. En examinant de près cette membrane, on voit que sa circonférence est unie à la peau par *cicatrice*. Le bord supérieur de la tumeur est recouvert par un prolongement de la peau formant une espèce de presqu'île.

II. PIEDS BOTS. — Les membres supérieurs sont bien conformés. Les membres inférieurs offrent des pieds bots *talus* très prononcés, surtout à gauche. Ce dernier se trouve en outre dévié en dehors, et son bord externe tend à devenir supérieur, de sorte que si la flexion exagérée du pied se trouvait vaincue, l'enfant appuierait sur le bord interne, tandis que la plante formerait avec le sol un angle de 45 degrés ouvert en dehors.

Les talons sont dirigés en bas et les avant-pieds en haut. Les surfaces plantaires regardent en avant et un peu en bas, de manière à former avec l'horizon un angle d'environ 70 degrés. Un léger effort avec la main suffit pour mettre la face dorsale du pied en contact avec la face antérieure de la jambe; mais on ne peut, sans déterminer de la douleur, porter le pied dans une direction opposée. On sent au cou-de-pied des cordes formées par les tendons des muscles jambiers et péroniers antérieurs et extenseurs des orteils. Ces muscles jouissent encore de leur contractilité. Quand l'enfant est dans le repos on obtient un redressement du pied plus considérable que quand il crie. Les cordes tendineuses sont moins saillantes; mais dès qu'on réveille la douleur, aussitôt les contractures de ces muscles augmentent la difformité, jusqu'au contact de l'avant-pied avec la face antérieure de la jambe.

Les tendons d'Achille sont aplatis, déprimés, allongés et appliqués immédiatement sur les muscles des couches profondes; il est difficile de les sentir à travers les téguments. Les mollets sont très maigres et les jumeaux paraissent atrophiés. L'extrémité postérieure du calcanéum regarde en bas et se trouve dans le même plan postérieur que les malléoles.

Quatrième jour. — La tumeur a pris de l'accroissement depuis hier.

Les bords sont tuméfiés, rouges. La poche centrale est plus saillante qu'hier et plus tendue. Au moindre attouchement de la tumeur, l'enfant accuse de la douleur. La compression de la poche centrale détermine une contracture violente des muscles antérieurs de la jambe. Pour prévenir toute compression forte de la tumeur ou toute irritation extérieure, je place des bourrelets tout autour fixés par une compresse médiocrement serrée, et je recommande de coucher l'enfant sur le côté.

Cinquième jour. — L'irritation de la tumeur a disparu, la poche centrale s'est de nouveau flétrie. Je cherche à soutenir et maintenir les

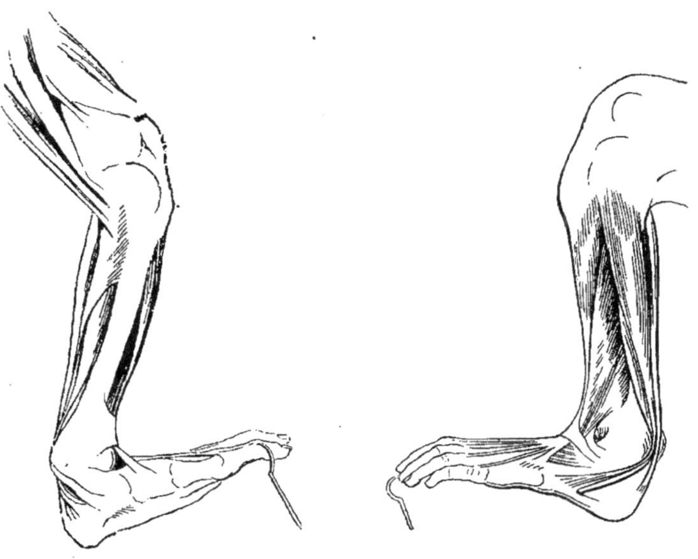

FIG. 47.   FIG. 48.

bords de la tumeur à l'aide de bandelettes de diachylum, qui exercent en même temps une légère compression.

Sixième et septième jour. — L'enfant se porte à merveille, les bandelettes restent en place.

Huitième jour. — Cette nuit il a été pris d'un accès de suffocation. Appelé auprès de lui dans l'après-midi, je le trouve pâle, froid, respirant à peine et refusant le sein depuis dix-huit heures. Il y a dévoiement considérable, l'enfant rend en abondance des matières muqueuses, claires, mousseuses. L'anus reste béant, son pourtour est rouge, tuméfié. Les grandes lèvres sont également rouges et infiltrées. La tumeur hydrorachique a augmenté de moitié, elle est rouge, très tendue, et la poche très saillante. J'enlève les bandelettes et je fais cesser toute compression. Dans la nuit l'enfant a de nouveau accepté le sein. Le lendemain il était un peu moins malade, sans être toutefois hors de danger. Depuis qu'il est si malade on remarque de temps en temps des mouvements convulsifs, apparents surtout dans les membres.

Onzième jour. — Les convulsions sont permanentes. La tête est fortement portée en arrière, il y a *strabisme* et *mouvements convulsifs* de la *mâchoire* et des *membres*. L'enfant ne prend plus le sein; il est pâle, froid et a de fréquents vomissements. Il crie très rarement et d'une voix faible.

Douzième jour. — Alternatives de convulsions et de coma. *La difformité des membres inférieurs s'est modifiée.* Les jambes et les cuisses se sont étendues. La difformité du pied gauche, naguère la plus forte, est moins prononcée que celle du pied droit; celle-ci, au contraire, a subi une légère augmentation. Au reste, ces membres, et surtout le gauche, ne présentent plus de mouvements sensibles et très peu de contracture. Les membres supérieurs, bien conformés à la naissance, sont plus *raides* et *contournés;* les mains sont dans une *pronation permanente.* Les yeux sont entr'ouverts et *agités* de mouvements *convulsifs,* la tête *renversée en arrière.* La respiration est lente, difficile; les lèvres sont livides.

Treizième jour. — La paralysie des membres inférieurs paraît complète. Dans les membres supérieurs on remarque encore quelques mouvements convulsifs ainsi que dans les yeux. Tout le corps est froid, surtout les extrémités inférieures. La *difformité du pied droit* a également *diminué.* L'enfant meurt à quatre heures du soir, le 28 décembre 1838.

Autopsie, vingt-deux heures après la mort. — Point de raideur cadavérique; le corps était, à la vérité, placé dans une pièce bien chauffée, mais il n'y a encore aucune trace de décomposition. A l'examen extérieur il présente les particularités suivantes : La peau, généralement pâle, offre çà et là des marbrures violacées. Le tissu cellulaire sous-cutané est fortement infiltré, surtout aux membres inférieurs. Un peu au devant et en dedans de la bosse pariétale droite existe une tumeur molle, fluctuante, du volume d'une noix aplatie; en explorant le pourtour de l'insertion de la tumeur sur le crâne, on croit sentir un rebord osseux, comme si la tumeur provenait de l'intérieur et qu'elle eût perforé l'os pariétal. Mais un examen plus approfondi fait bientôt reconnaître l'erreur. L'os présente, à la vérité, une légère dépression au niveau de la tumeur, mais il n'est nullement perforé. En comprimant la tumeur sur ses bords avec un peu plus de force, on arrive sur l'os déprimé. Cette tumeur est formée par du sang caillé, extravasé entre le péricrâne et l'os. Vers les bords de la tumeur le caillot s'est déjà organisé, il est formé de filaments très distincts que l'on voit se continuer manifestement avec les petites pointes osseuses rayonnées qui constituent le pariétal. Dans le centre et vers la superficie de la tumeur, le sang a la consistance et la couleur de la gelée de groseille ou est même entièrement liquide. En un mot, c'est un céphalématome externe. Au reste, le *volume du crâne est considérable*, et les *sutures sont très écartées*. La tumeur hydrorachidienne est déprimée et ne contient plus de liquide.

Les membres *supérieurs* n'offrent plus aucune *trace de difformité*. Dans les membres inférieurs les *pieds bots seuls ont persisté*, quoique à un *degré moindre* que pendant la vie.

Tous les tissus sous-cutanés sont plus ou moins injectés. Les viscères thoraciques et abdominaux n'offrent d'autre lésion que cette injection veineuse qu'on observe chez les individus morts asphyxiés.

Des lésions beaucoup plus graves existent dans les centres nerveux. La tumeur hydrorachique est maintenant enfoncée, déprimée à son centre. La membrane à surface séro-muqueuse qui la recouvre en ce point est desséchée, gangrenée. Cette membrane est une continuation de la dure-mère qui est à nu en ce point; nous y reviendrons en faisant l'histoire de la tumeur en particulier. Le tissu cellulaire qui unit la dure-mère rachidienne au canal vertébral offre une injection bien plus prononcée encore que les viscères thoraciques ou abdominaux. Il est en outre infiltré d'une matière gélatiniforme, gluante, remplissant tout l'espace compris entre la dure-mère et le canal osseux. Les sinus de la dure-mère sont gorgés de caillots fibrineux. Dans la cavité de l'arachnoïde cérébrale on ne remarque aucune trace d'injection. Le tissu cellulaire sous-arachnoïdien est décoloré. Les vaisseaux de la dure-mère, tant cérébrale que rachidienne, sont presque tous vides ; mais sur toute la surface du cerveau et de la moelle, depuis le haut jusqu'en bas, existe une *couche de matière purulente* : c'est du pus concret, de couleur d'un blanc jaunâtre qui infiltre tout le tissu cellulaire sous-arachnoïdien. Dans certains points on voit que l'arachnoïde est ramollie et sa surface rugueuse, granulée, légèrement adhérente. Dans ces mêmes points on voit aussi la couche la plus superficielle de la substance grise du cerveau légèrement ulcérée, déprimée. D'ailleurs, la cavité de l'arachnoïde extérieure ne contient aucun liquide, de même que le tissu cellulaire sous-arachnoïdien.

Les ventricules latéraux et le troisième ventricule forment une large poche unique par suite de la destruction de la lame transparente et de la majeure partie de la voûte à trois piliers. Cette poche contient environ 250 grammes de sérosité jaune, un peu trouble. Dans son intérieur il est impossible de reconnaître les différentes parties. C'est une large excavation à parois très inégales, dans l'intérieur de laquelle flottent des franges vasculaires, comme si la matière cérébrale s'était fondue en liquide, et que les vaisseaux seuls eussent résisté à la dissolution. Les vaisseaux qui forment ces franges sont très déliés, excessivement nombreux et injectés de sang. La longueur de leur portion libre et flottante est d'environ 9 à 10 millimètres. On ne reconnaît plus ni les couches optiques, ni les corps striés, ni même le centre ovale. A leur place se trouve une matière floconneuse, albumineuse, transparente, liant légèrement ces vaisseaux entre eux. Plusieurs traces de foyers suppuratifs existent dans l'intérieur de ce cloaque. Ce sont des plaques arrondies, de l'étendue environ d'une pièce de 1 fr. d'une couleur gris verdâtre. Au niveau de ces plaques, il n'y a pas de franges. Vers la circonférence de la poche, la matière albumineuse qui lie entre eux les vaisseaux flottants, acquiert de plus en plus de consistance et d'opacité jusqu'au point d'offrir de nouveau tous les caractères du tissu cérébral. Une couche purulente, de même nature que celle qui existait sur toute la surface cérébrale, se retrouve encore à la surface de la moelle, entre l'arachnoïde spinale et la tunique propre. Toute la moelle en est recouverte depuis le haut jusqu'en bas, ce qui donne à ce cordon un aspect jaune terne. Les méninges rachidiennes ne présentent rien d'anormal depuis l'atlas jusqu'au niveau du sacrum : en ce point elles forment tout d'un coup un renflement du volume d'une grosse noix faisant hernie à travers la partie inférieure du canal sacré, dont la paroi postérieure est bifide. Cette partie herniée du sac contient l'origine de la queue de cheval et l'extrémité inférieure de la moelle qui descend jusqu'au sacrum. L'intérieur de la poche offre tous les caractères d'une vive inflammation. La partie qui n'était pas recouverte par la peau est déjà tombée en gangrène ; les autres parties sont gonflées, très rouges et ramollies. Les cordons nerveux qu'elle renferme et l'extrémité inférieure de l'arachnoïde sont également très enflammés. Elle contient une assez grande quantité de pus verdâtre, fétide, quoique bien lié. Le pus fourni par ce foyer paraît avoir fusé tout le long de la moelle jusque dans le crâne, car la couche purulente qui existe à l'entour du cerveau et de la moelle, n'a pas d'autre foyer apparent. La poche herniaire est formée par l'extrémité inférieure de la dure-mère qui se termine en ampoule. Dans son intérieur elle renferme plusieurs cordons, qui, partant de la queue de cheval, comme les racines des nerfs, viennent se fixer par leur autre extrémité aux parois de la poche, sans la perforer. L'inflammation est tellement vive dans ces cordons, que leur tissu est devenu méconnaissable : il est impossible d'en déterminer la nature. L'un d'eux cependant, plus gros que les autres, est creux dans son intérieur et est une continuation de l'arachnoïde viscérale. Il se fixe inférieurement au sommet de la poche hydrorachique. Ce cordon est plein de pus dans son intérieur ; sa cavité est une continuation de la cavité sous-arachnoïdienne, et c'est par là que le pus paraît avoir passé pour remonter tout le long de la moelle et s'introduire dans le tissu cellulaire sous-arachnoïdien du cerveau. Cette manière de voir nous a été suggérée par l'absence de toute trace d'inflammation àutour du cerveau et de la moelle, et par le défaut de communication du foyer central du cerveau avec l'extérieur. D'ailleurs la tension de la tumeur hydrorachique au sixième jour de la vie était bien assez forte pour forcer le pus à remonter contre son propre poids et à s'infiltrer comme il l'a fait.

Membres inférieurs. — Ces membres, recouverts de la peau, paraissent beaucoup plus gros qu'ils ne l'avaient été pendant la vie. Les jambes surtout paraissent assez bien nourries. Cette bouffissure tient à ce que le tissu cellulaire sous-cutané est le siège d'une infiltration séreuse très abondante. Les *difformités* que ces membres offraient pendant les premiers jours de la vie *sont maintenant beaucoup moins prononcées;* cependant elles sont encore assez sensibles. Les jambes sont fléchies sur les cuisses à angle de 60 degrés environ. Il y a *double pied bot talus,* avec un peu de tendance au *valgus* à droite. Le talon est abaissé au point d'être encore débordé en arrière par les saillies des malléoles. L'avant-pied est soulevé de manière à former avec la jambe un angle de 70 degrés ouvert en avant. Les orteils sont *rebroussés,* leurs articulations métatarso-phalangiennes sont dans une *extension exagérée,* tandis que les articulations des phalanges entre elles sont *fortement fléchies.*

Le pied droit est un peu dévié en dehors, son bord externe légèrement soulevé et son bord interne abaissé. La face plantaire, au lieu d'être parallèle à l'horizon, forme avec celui-ci un angle d'environ 20 degrés ouvert en dehors. Les pieds ne sont pas courbés suivant leurs bords, et leurs axes antéro-postérieurs ont une direction normale. Il n'y a point non plus augmentation ni diminution de la concavité de la face plantaire ou de la convexité de la face dorsale.

Ces difformités coïncident avec une élongation et un amincissement des jumeaux et soléaire, et une rétraction des muscles antérieurs de la jambe et des péroniers du côté droit.

Muscles. — Les muscles postérieurs des cuisses, les *biceps, demi-tendineux* et *demi-membraneux,* ainsi que les *couturiers* et les *droits internes,* sont fortement rétractés, et retiennent les jambes dans l'état de flexion que j'ai signalé. La structure de ces muscles ainsi que celle des muscles extenseurs ne présentent aucune particularité. Aux jambes, où les rétractions musculaires paraissent exister depuis plus longtemps, les muscles offrent déjà de notables altérations. Les jumeaux sont réduits en lames minces, sans aucun relief; leurs fibres sont entièrement décolorées. Le *soléaire* participe, mais à un degré moindre, à la pâleur et à la minceur des jumeaux. Ces muscles ont subi une élongation d'environ 15 à 18 millimètres. Le tendon d'Achille n'offre pas d'élongation, il est court en proportion de la longueur des fibres musculaires. Les muscles de la couche postérieure profonde n'offrent rien de particulier, si ce n'est une légère élongation.

Les muscles *antérieurs* offrent un développement qui contraste avec la gracilité des muscles postérieurs; mais ils sont raccourcis considérablement. Leur couleur est d'un rouge foncé et leurs fibres nettement dessinées.

Le sujet de cette neuvième observation n'est pas, à proprement parler, un monstre, puisque, d'une part, il pouvait vivre et qu'il a vécu ; et, d'autre part, qu'il n'offrait pas l'ensemble des altérations que nous avons assignées à la monstruosité caractérisée. Mais, quoique d'un type réduit et incomplet, il nous a fourni l'occasion d'assister à une sorte de représentation de son mécanisme par la répétition de la maladie qui l'avait produit antérieurement.

Il n'est pas douteux d'abord que, chez ce sujet, l'affection cérébro-spinale ne se soit produite et reproduite à deux époques éloignées de son existence.

Le *spina bifida*, la *poche hydrorachidienne*, et surtout la *destruction* d'une grande partie de la portion centrale du cerveau et l'*altération matérielle* de la partie inférieure de la moelle, sont des témoignages posthumes de la première période morbide; ajoutons-y l'existence de *deux pieds bots*.

La seconde période morbide est moins douteuse encore que la première, puisqu'elle s'est développée sous nos yeux quelques jours après la naissance. Mais cela n'est encore que le point de départ de faits beaucoup plus intéressants et beaucoup plus concluants.

Il y avait, avant la seconde phase de la maladie convulsive, deux pieds bots caractérisés. Les convulsions récentes ont d'abord réveillé la contracture des muscles des jambes; puis cette contracture s'est étendue aux muscles des membres supérieurs ; puis enfin, à la contracture des premiers, a succédé leur paralysie, en même temps que la contracture persistait dans les muscles des membres supérieurs, avec la persistance des difformités qu'elle y avait produites. Inutile d'insister ici sur la série des symptômes observés pendant la vie et des altérations matérielles constatées à l'autopsie; ces deux ordres de faits ne peuvent laisser aucun doute sur l'existence et la nature de l'affection qui n'a été que la reproduction de celle beaucoup plus ancienne de la vie fœtale. Mais ce qui nous intéresse davantage, c'est : 1° la reproduction de la contracture des muscles des membres inférieurs et son extension simultanée aux muscles des membres supérieurs ; 2° l'augmentation momentanée des difformités préexistantes aux pieds et le développement simultané des difformités analogues aux membres supérieurs ; 3° la résolution paralytique ou paralysie complète des muscles des jambes, simplement contracturés d'abord, témoignage irrécusable de l'identité de nature et d'origine des deux états ; 4° enfin la continuation du rapport étiologique existant entre les formes des difformités et les modes et degrés de la contracture qui les a déterminées.

Après ces faits si concluants, il semblerait inutile d'en apporter d'autres, si la pathogénie des monstres, par la multiplicité inépuisable de ses produits, ne présentait incessamment de nouveaux problèmes à résoudre. C'est ce qu'on va voir par les faits qui suivent.

OBSERVATION X

VEAU MONSTRE HYDROCÉPHALE APPARTENANT AU GENRE PLEURO-SOME (G. SAINT-HILAIRE), RÉUNISSANT LA PLUPART DES VICES DE CONFORMATION ET DIFFORMITÉS INTERNES ET EXTERNES, AVEC RÉTRACTION MUSCULAIRE GÉNÉRALE EXTRÊME.

SOMMAIRE. — **Hydrocéphale considérable.** — **Destruction partielle du cerveau.** — **Atrophie du plexus brachial gauche et altérations nombreuses des nerfs.** — **Double fente de la voûte palatine.** — **Commencement de torticolis.** — **Bifi-dité complète du sternum.** — **Renversement des côtes des deux côtés.** — **Large éventration.** — **Ectopie complète du foie, de la rate, des estomacs, des intes-tins grêles, et incomplète du cœur.** — **Transposition des viscères.** — **Bride formée aux dépens des parois antérieures du thorax et de l'abdomen portées en arrière.** — **Difformité du bassin.** — **Absence presque complète du membre antérieur gauche et difformité du membre antérieur droit.** — **Difformités des membres postérieurs.** — **Altérations du système vasculaire.** — **Rétraction musculaire générale extrême.**

Ce fœtus monstre, exceptionnellement intéressant sous tous les rapports, m'a été offert par l'illustre Geoffroy Saint-Hilaire père (1). Il avait servi, comme ceux de trois précédentes observations, aux déterminations du savant auteur du *Traité de tératologie*, Isidore Geoffroy Saint-Hilaire fils, qui l'avait rapporté au genre *Pleurosome*.

(1) Le grand naturaliste m'a donné, à cette occasion, une double preuve de l'élé-vation de son caractère et de son amour du progrès. C'est un devoir pour moi de rappeler les circonstances qui m'ont valu ce témoignage d'une affection presque pa-ternelle, affection qui ne s'est jamais démentie.

Il venait d'y avoir à l'Académie de médecine une discussion très approfondie sur l'origine du pied bot. N'étant pas encore membre de cette compagnie, je n'avais fait que rendre compte, dans la *Gazette médicale*, des opinions exprimées par chacun des membres, et j'avais opposé, aux théories rappelées ou proposées dans la discus-sion, les faits et les idées qui m'étaient propres, et qui me paraissaient devoir rem-placer un jour les théories en faveur. Frappé de mes observations, Geoffroy Saint-Hilaire, qui avait émis précédemment d'autres idées, d'autres théories (les *brides*, les *adhérences* et les *arrêts de développement*), vint me voir et demanda à visiter mes collections. Après une heure passée en tête à tête avec cet homme illustre, il m'an-nonça qu'il m'enverrait, comme témoignage de sa satisfaction, le veau monstre qui fait l'objet de cette observation, et me déclara *qu'il abandonnait ses idées pour adopter les miennes*. Cette déclaration toute spontanée, il la répéta quatre ans plus tard (1840) à l'Académie des sciences, où je venais de lire mon mémoire : *Essai d'une théorie générale des difformités articulaires chez les monstres, le fœtus et l'enfant.* Aussitôt ma lecture terminée, il vint me trouver à mon banc et me dit à haute voix : *J'avais tort et vous avez raison.* Les personnes présentes, au nombre desquelles se trouvait le professeur Sauvage alors directeur de l'École de médecine de Caen, ne surent ce qu'elles devaient admirer le plus, ou de la modestie de ce grand esprit, ou de la loyauté exceptionnelle de son caractère.

Ce fœtus du sexe féminin paraît être arrivé au sixième mois de la vie intra-utérine. Il présente :

1° Une *hydrocéphale* considérable.

2° Une *destruction partielle du cerveau* et de la moelle.

3° *Atrophie du plexus brachial* gauche et des altérations d'un grand nombre de nerfs.

4° Une *double fente* de la voûte palatine.

5° Un *torticolis* commençant.

6° Une *bifidité* complète et compliquée du sternum avec renversement des côtes des deux côtés.

7° Une *large éventration* avec ectopie complète du foie, de la rate, des estomacs, des intestins grêles et une *ectopie incomplète du cœur*.

8° Une *transposition* des viscères.

9° Une *bride* formée par les débris de l'éventration aux dépens des portions déplacées du thorax et de l'abdomen.

10° *Difformité considérable de l'épine.*

11° *Difformité du bassin.*

12° *Absence presque complète* du membre antérieur gauche et *difformité considérable* du membre antérieur droit et des deux membres postérieurs.

13° *Altérations du système vasculaire.*

14° *Rétraction musculaire générale extrême.*

15° *Intégrité du système osseux.*

Le seul énoncé de ces nombreuses et si diverses anomalies suffit pour en caractériser l'ensemble. Le déplacement des organes, leurs divisions, leurs mutilations, leurs changements de volume, de forme, de dimension, de direction, leurs changements de rapports, constituent un tout tellement anormal et tellement compliqué, qu'il serait impossible de s'en faire une simple idée sans l'avoir sous les yeux. On peut le considérer comme une réunion tout à fait exceptionnelle des altérations qui caractérisent la monstruosité. Presque toutes les parties existent, mais toutes sont défectueuses et déplacées. Mais plus ces anomalies sont nombreuses et considérables, plus elles témoignent d'une causalité puissante et profonde, laquelle impose la plus grande exactitude des faits et la plus minutieuse précision des détails. C'est ce que nous avons cherché à faire dans les descriptions qui vont suivre.

Pour éviter toute méprise et toute confusion, nous emploierons les désignations consacrées pour l'anatomie humaine, qui nous est plus familière. Ainsi le sens antéro-postérieur de l'animal sera pour nous supéro-inférieur, etc.

I. HYDROCÉPHALE. — La tête, à l'exception du museau, a le volume de la tête d'un enfant de deux ans; sa forme est globuleuse.

Les bosses frontales sont très élevées, et l'angle facial aussi caractérisé que chez l'homme ; les sutures sont écartées comme chez les hydrocéphales, et les fontanelles déprimées.

Les cavités orbitaires communiquent largement avec l'intérieur du

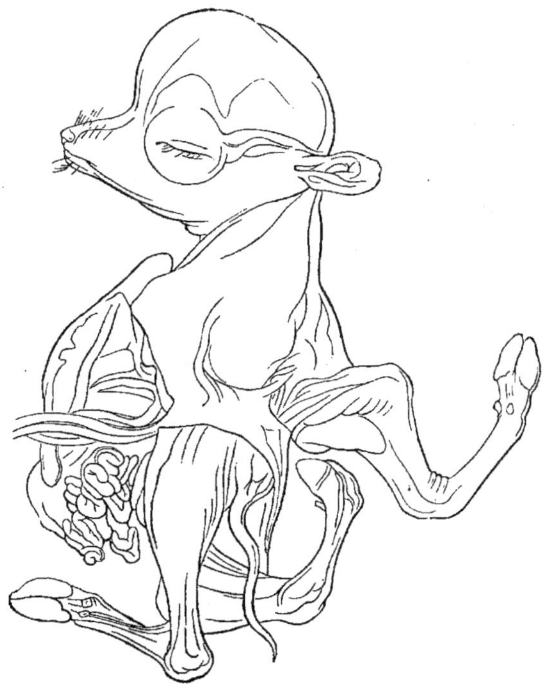

FIG. 49.

crâne ; les yeux, très enfoncés, sont devenus très saillants à la suite de l'insufflation de la cavité crânienne.

Voici les principales mesures des parties :

Diamètre antéro-postérieur de la tête (du bout du museau à l'occiput)...................... 170 millimètres.
Diamètre des bosses frontales à l'occiput........ 140 —
Diamètre d'un œil à l'autre.................... 130 —
Périmètre horizontal du crâne................. 465 —
Demi-périmètre antéro-postérieur à la racine du museau en passant sur le vertex.............. 240 —
Demi-périmètre transversal d'une arcade orbitaire à l'autre en passant sur le vertex.............. 225 —

II. Destruction partielle du cerveau et de la moelle. — Le cerveau ayant été conservé pendant longtemps dans l'esprit-de-vin, ne permet pas d'en indiquer les altérations d'une manière bien précise. Il n'occupait pas à beaucoup près toute la capacité du crâne ; une bonne partie était en bouillie ; mais la conservation des parties restantes permet de considérer celles qui avaient perdu toute consistance normale comme des résultats de la maladie. Il en est de même de la moelle dont certaines parties présentaient la même différence de consistance avec d'autres en apparence plus normales.

III. Absence complète de certaines parties du plexus brachial gauche. — Le plexus brachial gauche offrait des altérations moins douteuses. Les différentes branches qui le composent sont plus ou moins atrophiées ; quelques-unes manquent totalement ; le nerf axillaire seul était bien développé ; le reste des plexus, réduit à trois ou quatre filaments presque invisibles à l'œil nu, ne saurait être déterminé d'une manière exacte. Quelques-uns même n'étaient plus formés que par le névrilème.

IV. Double fente de la voute palatine. — La voûte palatine offre, de chaque côté du vomer, une fente longitudinale, commençant à 6 millimètres du rebord antérieur du maxillaire et s'étendant à toute la moitié antérieure de la voûte. Chacune de ces fentes établit une large communication avec les fosses nasales ; en arrière il n'y a qu'une simple dépression de la membrane palatine sans perforation.

V. Commencement de torticolis. — La tête est inclinée vers l'épaule gauche et la face tournée de ce côté. Cette double position est permanente et coïncide avec une disposition toute particulière des muscles de l'appareil sous-hyoïdien, qui ont une direction très oblique de haut en bas et de droite à gauche, à cause du déplacement de la partie du sternum qui leur donne insertion.

VI. Bifidité complète et compliquée du sternum. — La paroi thoracique présente quatre anomalies très distinctes : il y a *bifidité complète* d'abord, puis *changement de direction des parois thoraciques, soudure des côtes droites, de la troisième à la huitième*, formant une seule lame osseuse, enfin un *arrêt de développement* plus ou moins prononcé des parois thoraciques.

a. *Bifidité*. — A chaque moitié latérale de paroi thoracique se trouve attachée la moitié correspondante du sternum. Cependant la division de cet os ne paraît pas s'être faite exactement suivant la ligne médiane, mais suivant une ligne oblique de haut en bas et de droite à gauche. Ainsi le *membrum sterni* paraît être resté fixé en majeure partie aux côtes gauches, ce que, du moins, les attaches musculaires tendent à prouver. Les sterno-hyoïdiens et sterno-tyroïdiens droits sont attachés à cette portion, tandis que la portion gauche du sternum ne donne attache à aucun des muscles élévateurs du thorax.

b. *Changements de direction des parois thoraciques.* — Chacune des moitiés du sternum est renversée de manière que la face superficielle devienne profonde, et *vice versa ;* mais avec cette diffé-

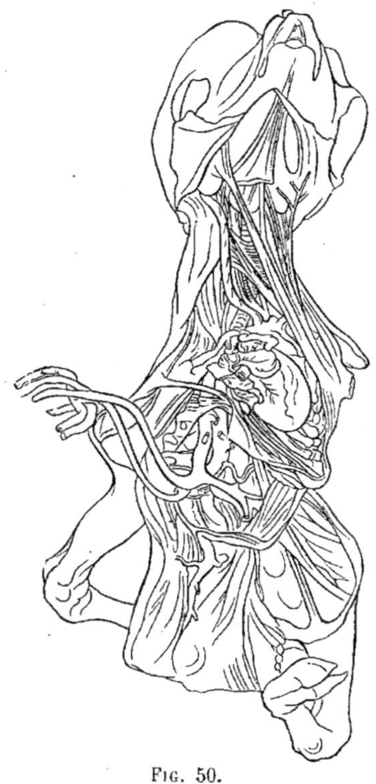

Fig. 50.

rence que la moitié gauche est renversée en dehors et la moitié droite en dedans. Ce renversement ne se passe point dans les articulations chondro-sternales ; les cartilages des vraies côtes offrent dans leur continuité des courbes assez fortes pour le favoriser.

Les cartilages costaux sont généralement très courts et présentent des courbures très prononcées. A droite ces courbures sont saillantes en dehors et forment par leur ensemble une gouttière étroite, qui est occupée par un peu de graisse et par quelques fibres musculaires paraissant venir des intercostaux. A gauche, les cartilages sont encore plus courts et recourbés en dehors, de manière à présenter une convexité à leur face intérieure, qui est devenue antérieure par suite du renversement. Leur ensemble intercepte également une gouttière, mais située en dehors de la cavité thoracique. Cette gouttière est occupée par les vestiges des muscles grand et petit pectoraux et droits de l'abdomen.

Enfin, les cartilages des cinq dernières côtes droites sont beaucoup plus minces, en proportion, que les autres qui, à partir des côtes, se portent d'avant en arrière, de droite à gauche et de dehors en dedans, et forment un des éléments constituants de la bride dorsale que nous décrirons plus loin.

Les côtes sont beaucoup plus petites et plus courtes que ne le ferait supposer le développement des autres parties, surtout de la colonne vertébrale. Leur longueur moyenne est de 6 centimètres. La première côte de chaque côté à 5 centimètres, la plus longue 7 centimètres. En outre, les déplacements et les changements de forme et de direction qu'elles ont éprouvés, et l'énorme courbure de l'épine au niveau de la région dorsale moyenne, réduisent les diamètres du thorax à une somme tout à fait disproportionnée. Toute la cavité thoracique est représentée par l'enfoncement que laissent entre elles les deux branches de la courbure dorsale de l'épine. Les côtes offrent toutes des directions vicieuses. Examinons-les dans leurs rapports avec la colonne vertébrale et dans leurs rapports entre elles.

Les côtes droites forment par leur réunion en une lame osseuse, une gouttière dans laquelle est reçu le sommet de la courbure lombaire de l'épine. Comme leurs insertions vertébrales sont pour la plupart comprises dans la concavité de la courbure dorsale et que cette courbure est extrême, il s'ensuit que les côtes sont très rapprochées en cet endroit. De là elles se dirigent en éventail. Les six premières, implantées sur la branche supérieure de la courbure, se dirigent, par rapport à cette portion de la colonne, obliquement de haut en bas et de dedans en dehors. Les sept côtes inférieures, implantées sur la branche inférieure de la courbure, sont dirigées, par rapport à cette portion de la colonne, directement de bas en haut et d'avant en arrière, presque parallèlement à sa direction. Enfin, les cinq dernières se dirigent en arrière, passant par-dessus les apophyses épineuses, et se terminent dans le flanc gauche.

Les côtes gauches sont toutes courbées en sens inverse de leur courbure normale, c'est-à-dire que la concavité de leur courbure correspond à leur face externe. Cette courbure est moins marquée dans les quatre premières côtes. Mais toutes celles qui viennent après sont courbées à un tel point que leur ensemble forme une éminence arrondie, saillante, à l'intérieur de la poitrine.

Pour bien se rendre compte de ces dispositions si complexes et si variables dans des parties qui se touchent, il faut séparer avec soin ce qui tient aux alternances des courbures, à la torsion des vertèbres qui change avec chacune d'elles et entraîne en avant ou en arrière les côtes qui correspondent à leur concavité ou à leur convexité. Mais ces dispositions toutes mécaniques doivent être dégagées de celles qui tiennent au fait plus général de la monstruosité, c'est-à-dire à sa cause efficiente.

c. *Soudure des côtes.* — Les deux premières côtes droites sont libres ; les troisième jusqu'à la huitième sont réunies en une seule lame osseuse, concave en dedans, convexe en dehors, et dont le sommet répond à leurs insertions vertébrales et la base aux extrémités opposées. Cette lame, concave en dedans, convexe en dehors, avons-nous dit, est marquée sur ses deux surfaces de nervures qui lui donnent beaucoup de ressemblance avec certaines coquilles. Les neuvième à onzième sont également soudées en une seule lame osseuse, dont l'extrémité vertébrale se continue avec la précédente lame. Enfin les douzième et treizième côtes sont soudées ensemble sans avoir de communication directe avec les précédentes. Les cinq dernières côtes ainsi que leurs cartilages sont beaucoup plus minces que les précédentes ; elles se portent directement en arrière où elles se trouvent logées dans la bride dorsale.

d. *Arrêt de développement.* — Nous mentionnons pour mémoire la brièveté relative des côtes, mais qu'il faut distinguer sous le triple rapport de la *brièveté primitive*, de la brièveté *tenant aux concavités des courbures*, et enfin de la *brièveté inhérente au fait de la difformité*. Le raccourcissement dont il s'agit dans la circonstance, considéré comme le résultat d'un arrêt de développement, ne saurait être contesté parce qu'il est général et s'observe indistinctement dans les côtes appartenant aux deux côtés des courbures.

VII. Éventration. — Les membranes du fœtus et les enveloppes du cordon ombilical manquent, de sorte qu'il est impossible d'indiquer les rapports des enveloppes du cordon avec les viscères échappés des cavités splanchniques. Nous nous bornerons à rappeler sommairement leurs formes générales et les rapports qu'ils affectent entre eux.

Le thorax étant largement ouvert en avant et sa cavité réduite presque à rien, les viscères thoraciques sont à découvert : les plus superficiels sont ceux de l'appareil respiratoire. Les poumons, encore rudimentaires, apparaissent sous forme de petits corps glanduleux que l'on pourrait prendre au premier abord pour le thymus ; mais leurs rapports avec la trachée-artère et les bronches (placées au devant du cœur et des gros vaisseaux) les font bientôt reconnaître. Derrière les poumons et les canaux aérifères se trouvent l'œsophage, le cœur, les gros vaisseaux, et enfin le thymus qui occupe le fond de la petite excavation que présente le thorax. Les poumons et la pointe du cœur seuls dépassent le niveau des parois thoraciques.

Les principaux viscères abdominaux, outre leur transposition de droite à gauche, sont considérablement éloignés des lieux qu'ils occupent dans l'état normal. Le foie, entièrement en dehors de l'abdomen, est séparé du diaphragme par un intervalle de plus de 10 centimètres.

Un peu au-dessous, et à droite du foie, se trouvent les trois estomacs, également sortis de l'abdomen. Leur éloignement du diaphragme a été favorisé par un allongement remarquable de la portion sous-diaphragmatique de l'œsophage.

La rate est suspendue à droite de la panse, elle est un peu plus rapprochée de l'abdomen. Le pancréas n'est déplacé qu'en partie, l'autre partie étant restée adhérente à la colonne vertébrale.

VIII. **Transposition des viscères.** — Il y a transposition complète des viscères thoraciques et abdominaux comme si ces organes eussent été retournés, de manière à tourner leur face postérieure en avant et la face droite à gauche. Ainsi la racine des poumons est placée au devant du cœur et la trachée-artère passe au devant de la crosse de l'aorte.

Cependant l'œsophage est placé derrière la trachée, mais il la dépasse à droite au lieu de la dépasser à gauche, et c'est le nerf pneumogastrique droit qui dans le thorax passe sur la face antérieure de l'œsophage, tandis que, comme on le sait, dans l'état normal c'est le nerf du côté gauche qui passe sur la face antérieure. Le thymus est très gros et logé dans le fond de l'excavation qui existe entre la colonne vertébrale et les côtes gauches, derrière le cœur et les gros vaisseaux. Enfin l'aorte, dans tout son trajet, est placée à la droite de la veine cave.

Dans l'abdomen les mêmes transpositions ont lieu. Les estomacs sont placés à la droite du foie, la rate à droite des estomacs et le cæcum occupe la fosse iliaque gauche.

Les changements de forme des viscères ne sont pas moins remarquables que leurs changements de rapports et de direction.

Viscères thoraciques. — Les poumons sont extrêmement petits et flottent librement au dehors, placés au devant du cœur. Ils ne sont retenus que par les vaisseaux pulmonaires, très peu développés. La trachée-artère est en rapport avec le volume du fœtus et beaucoup plus développée en proportion que les poumons. Le thymus est très gros, d'une couleur lactescente. Il est placé derrière le cœur et les gros vaisseaux, et remplit à lui seul toute l'excavation que laissent entre elles les deux branches de la courbure dorsale de l'épine et les côtes gauches.

Comme on l'a déjà vu, l'appareil circulatoire présente les transpositions des autres viscères; cependant le cœur est placé dans la partie gauche de la poitrine. Cette position, en apparence normale, paraît être ici le résultat d'un véritable déplacement occasionné par la grande déformation du thorax. Toute la moitié droite de cette cavité se trouvant oblitérée, le cœur ne pouvait se loger que dans la moitié gauche.

Viscères abdominaux. — Le foie ne ressemble plus à un foie normal, du moins quant aux formes, car son tissu n'a subi aucune transformation, et son volume ne me paraît pas avoir augmenté ni diminué. La rate est assez ferme, sa forme est celle d'une rate ordinaire, ses rapports avec les estomacs sont conservés. Les estomacs et les intestins n'ont subi d'autre changement que leur double déplacement à droite du foie et en dehors de la cavité abdominale.

Les reins sont assez volumineux et lobulés; celui du côté gauche est considérablement abaissé; le gauche au contraire est remonté.

IX. BRIDE FORMÉE PAR LES DÉBRIS DE L'ÉVENTRATION. — Une bride charnue, passant transversalement derrière le dos, se présente sous la forme d'une bande aplatie, libre dans son trajet, adhérente seulement par les deux extrémités qui se continuent avec les bords libres résultant de la division médiane des parois thoraco-abdominales. La longueur de cette bride est de 70 millimètres à son bord supérieur, et de 85 millimètres à son bord inférieur. Sa largeur dans sa partie moyenne est de 35 millimètres; à son extrémité droite, 60 millimètres; à son extrémité gauche 40 millimètres.

Les éléments constituants de la bride sont :

1° *La peau*, qui lui forme une gaîne complète, se continue, au niveau des insertions latérales de la bride, avec la peau du reste du corps, sans trace manifeste de cicatrice. Cependant elle offre, à la face profonde de la bride, des points où elle est plus mince et intimement adhérente aux parties qu'elle recouvre ou enveloppe.

2° *Les quatre dernières côtes droites.* — Ces côtes, à partir de leurs insertions spinales, se dirigent obliquement de haut en bas, de dedans en dehors et d'avant en arrière, sous l'aisselle droite, pour venir gagner l'épine dorsale. La première de ces quatre côtes est assez bien développée; mais les trois dernières sont visiblement atrophiées. Ces os atteignent jusqu'au tiers de la longueur de la bride.

3° *Cartilages costaux correspondants.* — Ces cartilages sont également au nombre de quatre. Ils sont très grêles, mais fort longs. Ils prennent naissance aux côtes au moment du passage de celles-ci sous l'aisselle. Aussitôt après leur origine, ils se portent directement en arrière, puis en dedans, en passant par-dessus l'épine, se replient à droite et viennent se fixer au sternum et aux cartilages costaux gauches au moyen de muscles ou de ligamens fibro-celluleux.

4° *Deux faisceaux fibreux*, très forts, allant l'un de droite à gauche, l'autre de gauche à droite, s'attachent chacun par une de ses extrémités à la partie inférieure de chaque moitié du sternum et aux cartilages des dernières vraies côtes, et se perdent par l'autre extrémité, qui est libre et terminée en pointe, dans les tissus ambiants. Ils occupent toute la longueur de la bride et paraissent être les vestiges de la ligne blanche.

5° *Panicule charnu.* — Le panicule charnu ne présente rien de remarquable si ce n'est au dos. Des fibres musculaires provenant du dos, de l'épaule gauche d'une part et de la fesse gauche d'autre part, se rassemblent en un faisceau large d'environ 11 millimètres, épais de 2 millimètres, presque entièrement fibreux, qui pénètre dans la partie gauche de la bride où il s'entre-croise avec d'autres muscles contenus dans cet appendice. D'autres faisceaux, moins considérables, y pénètrent à droite. Ils proviennent de l'épaule et du membre postérieur du même côté. Ces faisceaux sont extrêmement tendus et raccourcis. La longueur du faisceau gauche n'est que de 45 millimètres, elle serait de plus de 100 millimètres si les parties étaient redressées.

Les *muscles abdominaux* qui entrent dans la composition de la bride sont, à gauche : 1° une portion du *diaphragme*, entraînée par le renversement des cartilages costaux ; 2° la *partie supérieure du muscle droit* entièrement méconnaissable ; et 3° quelques *fibres du transverse* de l'abdomen. Les fibres de ces trois muscles s'entre-croisent avec le faisceau correspondant du panicule charnu et forment un lacis inextricable.

A droite, le *diaphragme* ne fournit rien à la bride ; mais les muscles abdominaux, grand et petit obliques et transverse s'y retrouvent. Ils sont enroulés, comme tordus l'un sur l'autre, réduits de volume ; leur forme est tellement changée, qu'on ne les reconnaît que par leurs insertions aux côtes et aux vertèbres. En outre, ils sont tous retournés de manière que leur face profonde est devenue superficielle et par conséquent le muscle transverse le plus extérieur.

Le point de départ de cette bride est donc le système musculaire des parois thoraciques et abdominales, dont les bords transportés en arrière par leur rétraction extrême se sont réunis au moyen d'adhérences et de greffes de leurs extrémités. La rétraction générale de tous les muscles du tronc et des membres achèvera de mettre en lumière tous les éléments de ce curieux et si anormal phénomène.

X. Difformité de l'épine. — La colonne vertébrale offre une difformité composée : 1° d'une déviation latérale très considérable de la région dorsale à gauche ; 2° d'une excurvation arrondie de la région dorsale moyenne, avec incurvation des régions cervico-dorsale et dorso-lombo-sacrée.

La déviation latérale comprend trois courbures, cervico-dorsale, dorsale moyenne et dorso-lombo-sacrée. Il y a une torsion très forte.

La première courbure est à droite, elle est peu prononcée en

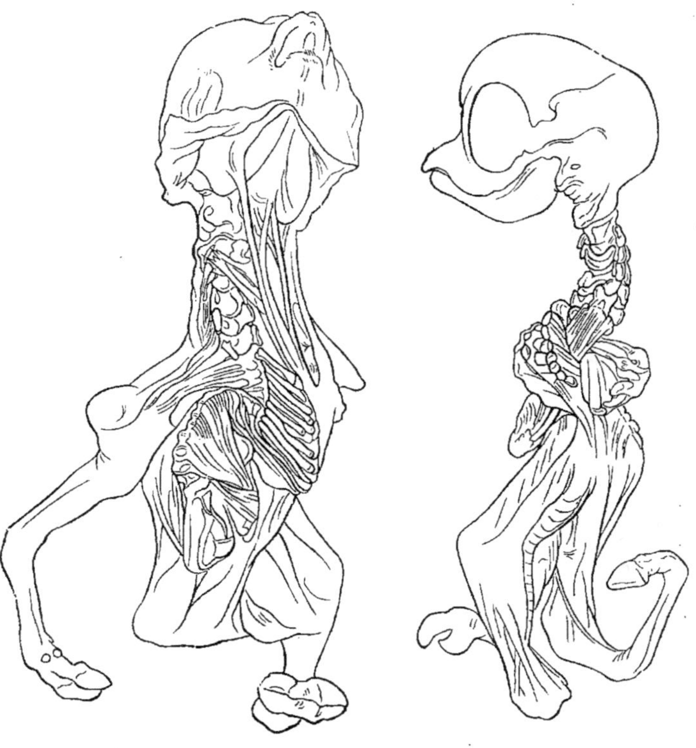

FIG. 51.   FIG. 52.

comparaison des deux autres. Toute la région cervicale y contribue ainsi que la première vertèbre dorsale.

La seconde courbure, principale, est à gauche ; elle s'étend de la deuxième à la onzième dorsale. Elle est très prononcée, sa corde est de 15 millimètres, sa flèche, au niveau de la sixième dorsale, de 3 centimètres.

La troisième courbure, à droite, s'étend de la douzième dorsale au sommet du sacrum, sa corde est de 9 centimètres, et sa flèche, au niveau de la quatrième lombaire, de 5 centimètres.

Ces courbures, accompagnées d'une torsion considérable, ne se font pas directement dans le sens latéral, mais à la fois dans ce sens et dans le sens antéro-postérieur. Une excurvation considérable accompagne la courbure moyenne, tandis que les courbures supérieure et inférieure sont accompagnées d'incurvations. L'incurvation lombaire est portée à un très haut degré.

XI. Difformité du bassin. — Le bassin est tellement déprimé sur les côtés que le diamètre transversal de l'excavation pelvienne est effacé dans le milieu et n'offre qu'un très petit espace en avant pour le passage de l'urèthre et du vagin, et en arrière pour le passage du rectum. Les os coxaux se sont infléchis au niveau des cavités cotyloïdes, c'est-à-dire au point de jonction de l'iléum, de l'ischium et du pubis.

Le diamètre antéro-postérieur de l'excavation pelvienne est de....................	40	millimètres.
— transversal dans le milieu...............	00	—
— transversal en arrière pour loger le rectum...........................	5	—
— transversal en avant pour loger l'urèthre et le vagin......................	5	—
D'une épine iliaque antéro-supérieure à l'autre......	70	—

XII. Difformités des membres. — Les os des membres n'offrent généralement d'autres difformités que celles résultant du déplacement des surfaces articulaires. Cependant nous avons à signaler différentes particularités qu'ils présentent : Le membre antérieur gauche n'existe qu'en partie. Les trois quarts inférieurs de l'humérus, l'avant-bras et la fin du membre manquent. Le scapulum existe en entier ; il est aussi fort que celui du côté opposé. La tête de l'humérus existe également ainsi que la partie supérieure du corps de cet os, représentée par une petite pointe osseuse à laquelle vient s'insérer le muscle deltoïde. Les os des autres membres ne présentent d'autre particularité qu'un léger aplatissement des surfaces articulaires dans les points où celles-ci sont en contact permanent par suite des rétractions musculaires.

XIII. Altérations de l'appareil circulatoire. — L'appareil circulatoire présente les transpositions des autres viscères ; cependant le cœur est placé, comme nous l'avons indiqué, dans la partie gauche de la cavité thoracique. Nous avons déjà vu que la moitié gauche de cette cavité était entièrement oblitérée ; que les côtes se trouvaient, par leurs connexions avec la bride dorsale, attirées en bas et en arrière, et que tout ce qui restait de cavité thoracique se trouvait à gauche de la colonne vertébrale. Le cœur, ne trouvant point à se loger à droite, s'est porté à gauche, mais il a subi un véritable renversement en vertu duquel les cavités aortiques sont devenues directement postérieures et se trouvent à droite des cavités pulmonaires.

L'artère-aorte, après son origine, se porte de droite à gauche et un peu d'arrière en avant, puis de haut en bas et d'avant en arrière, de manière à décrire une courbe qui est tout juste l'inverse de la courbe normale ; puis elle se place à droite de la veine cave, traverse avec elle l'orifice que laissent entre eux les piliers du diaphragme, arrive dans l'abdomen, où elle est toujours placée à droite de la veine cave et s'y termine comme nous le verrons plus tard.

Voici maintenant comment se comportent les branches qui en émanent :

Le canal artériel existe très développé. Les deux carotides sont d'un petit volume. Les sous-clavières ne sont guère plus développées, surtout celle du côté gauche dont le volume ne dépasse pas la moitié de la sous-clavière droite. La vertébrale est sa branche principale. Après avoir fourni cette branche elle devient méconnaissable.

Les intercostales sont très petites, surtout à droite. Leur direction et leurs origines de l'aorte ne sont point les mêmes qu'à l'état normal. D'ailleurs, celles du côté gauche sont plus longues que les droites, à cause de la situation de l'aorte à gauche.

Les branches abdominales de l'aorte suivent les déplacements des organes où elles se distribuent. A cet effet, plusieurs d'entre elles, celles du tronc cœliaque, les mésentériques, etc., se sont allongées considérablement, à cause du déplacement du foie, de la rate, de l'estomac et d'une grande partie des intestins.

Les branches de terminaison de l'aorte sont au nombre de trois : les deux ombilicales et l'iliaque gauche (la droite est fournie par l'ombilicale du même côté). Le volume des ombilicales, surtout de la gauche, dépasse de beaucoup celui des iliaques primitives. Il n'y a point d'artère sacrée moyenne. Les artères hypogastriques, à peine visibles, sont fournies par les ombilicales. L'extrémité inférieure de l'aorte et les branches qui en émanent, sont placées au-devant des veines.

La veine ombilicale accompagne les artères ombilicales dans toute l'étendue du cordon. Arrivée au niveau des parois abdominales, elle quitte les artères, remonte contre sa direction primitive pour gagner le foie. Elle envoie quelques branches dans l'intérieur de ce viscère ; mais la principale se porte directement au cœur en y pénétrant par la face antérieure de cet organe.

Le reste du système veineux n'offre plus rien de particulier, si ce n'est la transposition, dont il a déjà été question en parlant des artères.

XIV. RÉTRACTION MUSCULAIRE GÉNÉRALE. — Le rôle extrêmement important de l'action musculaire à l'endroit des bouleversements et déplacements observés chez ce fœtus monstre, commandait l'examen le plus minutieux du système considéré aussi bien dans sa généralité que dans chaque muscle en particulier.

En tant qu'action générale il a été impossible de méconnaître, dans le raccourcissement considérable de la plupart des muscles du tronc et des membres, et dans la corrélation intime de ces raccourcissements avec les formes et les directions vicieuses des parties, tous les caractères d'une rétraction musculaire primitive de presque tout le système, portée au plus haut degré.

Mais cet état est encore bien plus accusé dans chacun des muscles qui ont participé à cette action ; tels sont en particulier, pour ne rappeler qu'un exemple, les principaux muscles abdominaux des deux côtés, dont l'action énergique a suffi pour réaliser la bifidité complète des parois thoraciques et ventrales, et pour entraîner en arrière leurs moitiés séparées.

N'anticipons pas, et reprenons l'examen de chaque appareil et de chaque muscle.

A. *Muscles antérieurs.* — Les muscles de la région *sous-hyoïdienne* ont tous une direction très oblique d'avant en arrière et de droite à gauche. Ces muscles sont forts, mais rétractés, et contribuent à maintenir la tête inclinée à gauche. Ils forment la corde de l'arc représenté par la colonne cervicale.

Les faisceaux *sterno-* et *cléido-mastoïdiens* gauches présentent la même disposition. Ils sont encore plus raccourcis que les sous-hyoïdiens. Les *sterno-* et *cléido-mastoïdiens* droits n'ont plus que leurs attaches supérieures ; inférieurement, ils se perdent dans le tissu cellulaire de la partie moyenne du col.

Les muscles *antérieurs de la colonne, long du cou* et *droit antérieur de la tête*, ne présentent rien de particulier.

Les *scalènes* du côté droit sont presque perpendiculaires à la direction de la colonne, tandis que du côté opposé ils sont presque parallèles à cette dernière.

Diaphragme. — Ce muscle est tellement déformé qu'on a peine à le suivre. Les piliers sont atrophiés et réduits à un peu de tissu fibro-celluleux. La portion horizontale du muscle est composée de fibres transversales presque toutes attirées à gauche par les côtes renversées.

Les *muscles abdominaux* gauches, le *grand* et le *petit obliques*, le *transverse* et le *droit antérieur* sont renversés en dehors, de manière que leur face profonde est devenue superficielle. Les deux premiers (petit oblique et transverse) sont réduits à deux faisceaux de fibres, irréguliers, étendus de la crête iliaque aux fausses côtes; de telle façon que la première insertion se trouve être plus élevée que l'insertion costale, et que les muscles, au lieu de descendre des côtes pour gagner la crête iliaque, sont obligés de remonter.

Le *grand oblique* existe intégralement; mais il est peu développé. Son étendue costo-pubienne n'est que de 40 millimètres, tandis qu'elle serait au moins de 8 à 9 centimètres si la conformation était normale.

Le muscle *droit* se présente sous forme d'une large bandelette, dirigée très obliquement de haut en bas et de dehors en dedans, à cause du déplacement de son insertion supérieure. Son raccourcissement est proportionné à celui du grand oblique.

Les *psoas* sont très forts. Celui du côté gauche est plus court que le droit; sa longueur est de 95 millimètres, tandis que le droit a une longueur de 135 millimètres.

B. *Muscles postérieurs du tronc.* — Les muscles superficiels de la nuque, ainsi que le ligament cervical postérieur du côté droit, ont passé au côté gauche des apophyses épineuses et tendent à augmenter la courbure de la colonne; mais ils sont peu tendus et ne s'opposent point au redressement du cou.

Les *trapèzes* sont peu musculaires dans la région dorsale; tandis que leurs fibres cervicales sont bien développées, surtout à gauche. Les *rhomboïdes* sont assez forts. Les fibres de celui du côté gauche ont de 20 à 30 millimètres de longueur. A droite, le scapulum est tellement rapproché de l'épine que la largeur du muscle n'est plus que de 6 à 7 millimètres.

Le *grand dorsal* à droite est formé de fibres plus courtes que celui du côté gauche. Ses fibres inférieures, venant de la crête iliaque, sont entièrement fibreuses. Il présente en arrière, dans la région dorso-lombaire, une courbure dont la concavité regarde en haut.

Le *grand dorsal gauche* est plus mince que le précédent, et à fibres plus longues du double; il est presque entièrement fibreux.

Les *masses communes* des muscles *sacro-lombaires* et *longs dorsaux* sont bien différentes à droite et à gauche.

La gauche est beaucoup plus forte, très saillante au fond de l'incurvation; elle oppose un obstacle insurmontable au redressement de la colonne. Sa texture est *presque entièrement fibreuse.* Sa longueur, depuis son origine jusqu'au point de sa division, n'est que de 22 millimètres; elle serait de près de 70 si la colonne était redressée.

Celle du côté droit est atrophiée, son raccourcissement est moindre que celui de la gauche; elle a 30 millimètres.

Les muscles *sacro-lombaire* et *long dorsal du côté droit* sont allongés, tiraillés, amincis et occupent une étendue en largeur beaucoup plus considérable qu'à gauche.

Ceux-ci formant au contraire un faisceau dense, saillant, raccourci, leur longueur n'est que de 3 centimètres jusqu'à la première côte, tandis que ceux du côté droit ont 7 centimètres. Ceux du côté gauche s'opposent efficacement au redressement et même à la détorsion de la courbure dorsale.

Les *transversaires épineux*, à gauche, offrent une direction presque parallèle à celle de la colonne, quoique situés dans la concavité de la courbure ; ceci tient en grande partie au rapprochement des apophyses épineuses et des apophyses transverses du même côté. Ces muscles sont également raccourcis, tendus et presque fibreux. Ceux du côté droit sont au contraire allongés et plus rapprochés de la direction perpendiculaire à l'axe de l'épine ; lorsque l'on fait effort pour redresser la colonne, ces muscles sont fortement tendus et s'opposent entièrement à ce redressement.

C. *Muscles des membres.* — Les muscles des membres offrent les mêmes rétractions que ceux du tronc ; mais l'arrêt de développement est en général moindre, si toutefois nous en exceptons quelques-uns du moignon du membre antérieur gauche, lesquels n'existent qu'à l'*état rudimentaire*, ainsi que les muscles pectoraux du côté droit.

Commençons par les premiers qui méritent une description spéciale :

a. *Muscles des membres antérieurs.* — Les muscles *sus-* et *sous-épineux*, *petit rond* et *sous-scapulaire*, sont bien développés et n'offrent rien de particulier. Le *deltoïde* est très petit ; il est formé par une lame mince, triangulaire, de fibres descendant de l'extrémité antérieure de l'épine de l'omoplate pour s'insérer à la pointe du moignon représentant l'humérus. Une autre partie, pouvant être considérée comme formant la partie acromiale et claviculaire du muscle deltoïde, est représentée par l'extrémité inférieure du *cléido-mastoïdien*.

Le *grand pectoral* n'est point inséré à l'humérus, parce que le point de cet os, qui lui donne insertion, manque. C'est pourquoi les fibres de ce muscle forment une courbe irrégulière, presque méconnaissable au niveau de ses insertions costales, sans qu'il soit possible de démêler leur direction. Le *petit pectoral* existe, quoique peu développé ; toutes ses insertions se font normalement.

Le *grand dentelé*, très fort, mais composé de fibres fort courtes, est considérablement rétracté. Il paraît avoir contribué en grande partie à imprimer aux côtes une direction opposée à leur direction normale.

Le *grand rond* est peu développé, en comparaison des autres muscles du scapulum. Son extrémité humérale se perd, avec celle du grand dorsal, dans le tissu cellulaire de l'aisselle.

Le membre antérieur présente, en outre, le *long chef du muscle triceps*, parfaitement reconnaissable à son insertion scapulaire. Inférieurement, les fibres de ce muscle se perdent dans un lacis celluleux avec les muscles grand dorsal et le grand rond.

L'épaule droite a subi un mouvement de bascule en vertu duquel son bord spinal est devenu antérieur. (supérieur relativement à l'homme) et la cavité glénoïde regarde directement en bas. L'humérus étant fléchi à angle droit sur l'épaule, regarde directement en arrière, et l'avant-bras à angle droit sur le bras, regarde directement en bas. Enfin, l'extrémité inférieure du membre étant fléchie sur l'avant-bras revient de nouveau en haut (toujours relativement à l'homme). Tous ces mouvements sont déterminés par la rétraction de certains muscles que nous allons examiner successivement.

Il a déjà été question, à l'occasion de la bride transversale du dos, d'un faisceau du panicule charnu provenant de ce membre. Il nous suffira de rappeler ici que ce faisceau, très fort, attaché à la face interne du bras, est le principal agent du mouvement de bascule subi par l'épaule.

Tous les muscles de l'omoplate sont forts, bien développés, à l'exception du *deltoïde*, qui est atrophié comme celui du côté opposé. Le *grand dentelé* est encore plus rétracté et paraît plus gros que celui du côté opposé; mais il n'a point déterminé une courbure des côtes en sens inverse de leur courbure normale. Les muscles grand et petit pectoraux sont minces, et n'offrent rien de remarquable, si ce n'est que le premier à son attache sternale se réfléchit en dedans par suite du renversement de la moitié correspondante du sternum dans le même sens. Les muscles du bras, le *biceps*, le *coraco-huméral*, le *brachial antérieur*, ainsi que le *triceps*, sont très forts, et tous rétractés de manière à maintenir les flexions alternatives du bras sur l'épaule et de l'avant-bras sur le bras. Le long chef du triceps paraît en être le point de départ. L'insertion supérieure de ce muscle se fait dans toute l'étendue de la côte de l'omoplate. La largeur de son insertion supérieure est de 55 millimètres, tandis que sa longueur n'est que de 6 centimètres. L'articulation scapulo-humérale est subluxée en haut, à la suite de la rétraction de ce muscle et du défaut de résistance du deltoïde.

Le *coraco-huméral* contribue également à maintenir la flexion du bras sur l'épaule. A la suite de l'échappement de l'humérus, en haut, il fait corde à l'arc formé par la rencontre de l'humérus et du scapulum.

Le *biceps*, moins rétracté, beaucoup moins gros que le long chef du triceps, contourne en haut la tête de l'humérus ; mais l'élongation qu'il a dû subir, par suite du déplacement de cet os en haut, se trouve compensée par la flexion de l'avant-bras. Toutefois, lorsqu'on cherche à détruire la flexion de l'avant-bras sur le bras, la tension du biceps devient plus évidente et s'oppose au redressement.

Le *brachial antérieur* est fortement rétracté, les muscles de l'avant-bras sont tous rétractés. Les extenseurs du carpe, représentant les radiaux externes, font la corde de la courbure formée par la rencontre de l'avant-bras avec le bras ; mais le carpe étant fléchi sur l'avant-bras, le tendon commun de ces muscles contourne la convexité de cette courbure pour gagner l'os métacarpien et leur fait décrire un mouvement de torsion.

Les *extenseurs des doigts* contournent également le carpe, arrêtés près de son bord cubital (externe) par des gaînes fibreuses qui les empêchent de se porter en ligne droite de haut en bas et de former la corde de l'arc ; mais leurs tractions contribuent à produire un mouvement de rotation en dehors de l'extrémité inférieure du membre. L'action combinée des muscles cubitaux interne et externe, fortement rétractés, contribue beaucoup à cette rotation.

Les muscles fléchisseurs sont raccourcis de manière à ne pouvoir permettre l'extension radio-carpienne au delà de l'angle droit.

b. *Muscles des membres inférieurs.* — Les rétractions musculaires sont encore plus prononcées aux membres inférieurs. Presque toutes les articulations sont déformées, plus ou moins subluxées. Les muscles postérieurs des cuisses et des fesses offrent les rétractions les plus prononcées. Les cuisses sont dans une extension telle, qu'elles forment avec l'axe du corps un angle ouvert en arrière, en même temps qu'elles sont dans la rotation en dehors, de telle sorte que les rotules regardent directement en dehors. Les fibres du panicule charnu, attirées par la bride dorsale, contribuent pour la plus grande part à cette extension exagérée des membres inférieurs et à leur rotation en dehors. Les muscles *fessiers*, et surtout le *grand fessier*, qui se confond avec le *biceps crural*, les *demi-tendineux*, *demi-membraneux* et grand *adducteur* y contribuent également. Tous ces muscles, très volumineux et fortement rétractés, maintiennent le membre dans la même position. Les muscles antérieurs sont moins développés et moins rétractés que les postérieurs. Les *couturiers* paraissent avoir été déchirés. A droite, un faisceau musculaire très fort, implanté à l'épine iliaque antéro-supérieure, vient se confondre vers le quart supérieur de la cuisse avec le droit antérieur ; à gauche, la partie inférieure du muscle, bien distincte, se perd dans le tissu cellulaire au voisinage de l'aine.

Les *deux droits antérieurs*, quoique assez forts, sont plutôt tiraillés que rétractés, à cause de la prédominance des muscles postérieurs. Ceci s'observe surtout à droite, où le genou est fléchi à angle droit. Les *triceps* se trouvent dans le même cas que les *droits antérieurs*. Le *droit interne* n'existe point à gauche ; à droite il se présente sous la forme d'une bandelette mince, étendue en droite ligne du pubis au tibia, et formant corde à l'arc représenté par la flexion du genou. Les *adducteurs* sont forts, raccourcis. Le retrait de ces muscles, contrebalancé par celui des muscles postérieurs, a donné lieu à une résultante en vertu de laquelle la cuisse est étendue sur le bassin et la jambe fléchie sur la cuisse.

Les muscles des jambes sont comme desséchés. Les antérieurs sont tiraillés, atrophiés. Les postérieurs, confondus en haut avec les postérieurs de la cuisse et réunis en un seul tendon, font la corde de l'arc (*en sens inverse de la flexion normale*) formé par la rencontre de la jambe avec le tarse et le métatarse ; cette corde est très saillante sous la peau. Le tendon qui s'attache de chaque côté à la phalange interne, plus fortement rétracté que celui de la phalange externe, attire le sabot interne et produit en même temps un renversement de l'extrémité digitale, de sorte que les membres inférieurs présentent en substance les mêmes dispositions que le pied bot équin varus chez l'homme.

XV. Tissu osseux. — Il n'existe aucune trace de maladie dans le tissu osseux. On a vu que ce tissu présente dans quelques parties du squelette des déformations qui sont le résultat pour ainsi dire mécanique des altérations des autres tissus. Ainsi la dilatation de la boîte crânienne, la bifidité du sternum, les courbures anormales et la direction vicieuse des côtes, les déformations des vertèbres dans les courbures de la colonne et celles des surfaces articulaires, toutes ces modifications, dis-je, sont la conséquence des positions ou des directions vicieuses imprimées par des agents étrangers à ce système.

La soudure des côtes droites est la seule lésion propre au tissu osseux. Cependant si l'on prend en considération le tassement extrême de ces côtes comprises dans les courbures de l'épine, lequel tassement est opéré pendant les premiers temps de la vie embryonnaire, on peut affirmer que cette cause purement mécanique est la seule qui a produit consécutivement la soudure ou greffe des parties du squelette ainsi tassées et rapprochées, et que sans cette cause, les côtes seraient restées séparées.

La simple description de ce monstre et les figures qui le représentent suffisent à en montrer l'importance. C'est la réunion presque complète de tous les vices de conformation, de toutes les difformités, observés chez tous les sujets précédents, avec cette particularité significative en plus, que, chez celui-ci, le cerveau et la moelle, par leur présence, attestent la commune origine de ces vices de conformation et difformités avec l'*anencéphalie*, compliquée ou non de *spina bifida*, où le cerveau et la moelle ont disparu. Or, jusqu'ici la science ne possédait aucun moyen direct d'établir sûrement la communauté d'origine de ces deux ordres de faits. Lorsque, à la place d'un crâne et d'un canal rachidien réguliers, on trouve, d'une part, un aplatissement de la boîte osseuse et la disparition du cerveau, et, de l'autre, la disparition de la moelle avec l'effacement du canal rachidien, on comprend que la plupart des théories aient méconnu l'identité d'origine de ces cas extrêmes avec les hydrocéphales munies d'un crâne et d'un canal vertébral complets. Mais la simultanéité, dans ces deux ordres de faits, des mêmes vices de conformation et des mêmes difformités causés par la rétraction musculaire, est venue dissiper tous les doutes sur l'identité de cause qui les relie.

Ce monstre abonde en données des plus instructives, bien capables d'aider à la solution d'autres questions non moins importantes et non moins controversées.

Les esprits les plus sympathiques à nos idées et qui ne font plus aucune difficulté de reconnaître, comme parfaitement démontré, le fait de la rétraction musculaire comme cause des difformités et de certains vices de conformation chez les monstres, ne comprennent pas qu'on puisse légitimement rapporter à cette seule cause bon nombre d'autres vices de conformation comme il s'en rencontre chez notre veau. De ce nombre sont l'absence d'un membre presque tout entier, celle d'une partie de l'humérus, la réduction et déformation extrêmes de certains organes comme les poumons, le déplacement et la transposition de certains viscères, enfin la soudure de cinq côtes ne formant plus qu'une lame osseuse continue et homogène. Certes, ces faits méritent la plus sérieuse attention, et leur présence parmi ceux qui ressortent directement de l'action et de la rétraction musculaires n'implique pas à nos yeux, ni la nécessité de les englober dans cette théorie, ni la nécessité de les en distraire. Nous allons donc les examiner successivement à ces deux points de vue.

Rappelons d'abord que le fait de la rétraction musculaire n'est à nos yeux ni le fait initial de la maladie ni le facteur principal de la monstruosité. La rétraction musculaire, nous le répétons, n'est qu'une conséquence de l'affection cérébro-spinale; celle-ci précède et domine celle-là; et, quoique toutes deux s'enchaînent et se confondent en quelque façon, la première comprend, dans sa sphère d'action, d'autres éléments; elle produit d'autres effets qui constituent à leur tour, et au même titre que la rétraction musculaire, un second ordre d'agents ou éléments de causalité de la monstruosité. Nous ne saurions trop insister sur cette considération et sur la filiation des faits qu'elle vise à coordonner et régulariser.

La rétraction musculaire n'est donc qu'un effet de l'affection cérébro-spinale. Celle-ci frappe d'abord le système musculaire, le convulsionne et produit la rétraction musculaire. Mais, en même temps qu'elle produit ce premier effet, elle en produit un autre. Comme agent général et générateur de l'organisme, le système nerveux troublé, altéré par la maladie, imprime à la genèse des organes, un trouble qui se traduit par trois ordres d'effets, également évidents : il *pervertit*, il *arrête* ou *empêche* toute action formatrice. De ce second ordre de faits résulte un nouvel ordre d'agents étiologiques de la monstruosité, lequel vient s'ajouter à la rétraction musculaire et complète son action. Laissons donc à cette cause évidente, comme cause mécanique prochaine, tout ce qu'elle produit, tout ce qui lui appartient légitimement, sans éprouver la nécessité de lui attribuer ce qui ne lui appartient pas. Elle ne réclame que les effets qui sont marqués de son empreinte, et n'impose à d'autres causes possibles que la même condition de se légitimer par une égale évidence de corrélation étiologique avec les effets qu'on prétend ou qu'on croit pouvoir leur attribuer.

Appliquons aux faits précédemment indiqués comme pouvant déborder la sphère d'action de la rétraction musculaire les principes que nous venons de rappeler.

Premièrement, on a vu que chez notre monstre le membre antérieur gauche n'existait qu'en partie; l'avant-bras et la fin du membre faisaient défaut, ainsi que les trois quarts inférieurs de l'humérus; mais, par contre, la tête de cet os, le scapulum et l'articulation scapulo-humérale persistaient. Ajoutons encore que la partie de l'humérus restante, sa partie supérieure, se terminait et était représentée par une *petite pointe osseuse* à laquelle s'insérait le muscle deltoïde. Qu'est-ce que cette succession de faits, sinon les éléments mêmes de la cause qui les a produits, sinon la démonstration même de la nature et du mode d'action de cette cause? Y a-t-il le moindre prétexte à la théorie des arrêts de développement telle que l'entendent les zoologistes? Y a-t-il là la représentation d'un animal quelconque de la série, ou une phase quelconque du développement embryonnaire? Qu'est-ce donc alors, si ce n'est, comme nous l'avons dit, la traduction naturelle d'un trouble, d'un empêchement, d'un arrêt apporté, par la perversion de l'action générale du système nerveux, à la genèse de ces organes? Ce seul fait est un spécimen des différents modes d'influence et d'actions de ce trouble. La dernière partie du membre n'existe pas, les trois premiers quarts de l'humérus font défaut, et le quart restant porte l'empreinte, par la terminaison en pointe de son extrémité, il porte l'empreinte, dis-je, de la cause qui en a troublé et paralysé le développement. Complétons cette analyse en rappelant que les poumons, extrêmement réduits, en quelque façon rudimentaires, apparaissaient seulement sous la forme de petits corps glanduleux, au point de pouvoir être confondus avec le thymus. Cette réduction coïncidait avec un déplacement, une transposition, de tous les viscères thoraciques et abdominaux; cette transposition, avec la bifidité complète du sternum, et finalement tous ces troubles, avec une large éventration et l'ectopie de tous les viscères. Est-il possible de séparer tous ces faits et de les attribuer à des causes différentes sous le prétexte que les unes sont difficilement explicables par la cause qui explique les autres? Il est de toute évidence que la rétraction musculaire, agent de l'éventration, agent de la déviation extrême de l'épine, agent du déplacement des parois thoraciques, agent de la hernie diaphragmatique, ne saurait être considérée comme agent unique de tous les désordres observés, comme ayant produit la déformation du foie, la réduction des poumons, le déplacement du cœur et le bouleversement de tous les organes. Mais, nous le répétons une dernière fois, le trouble nerveux qui a produit cette rétraction, c'est-à-dire cette convulsion générale du système musculaire, n'a pas dû s'arrêter à ce système ; il a étendu son action à la désharmonie de tout le reste ; et cette désharmonie s'est affirmée par les trois caractères que nous lui avons assignés, la *perversion*, l'*arrêt de développement* et la *suppression* des parties. La foudre qui frappe un édifice ne traduit pas son action autrement : à côté des parties qu'elle renverse et détruit, sont des parties qu'elle déplace, des chapiteaux qu'elle démolit, des colonnes qu'elle mutile ; et la diversité de ses effets n'empêche pas et ne contredit pas l'unité de son action. Les grandes convulsions du système nerveux pendant la vie fœtale réalisent des troubles du même ordre, et leur extrême violence, qui ne serait pas compatible avec la vie extra-utérine, peut aller jusqu'à la destruction complète de la vie propre des sujets qu'elles atteignent, pour ne leur laisser que la vie de nutrition d'origine maternelle.

Mais abordons le second ordre de difficultés à résoudre chez notre monstre.

On a vu que cinq côtes droites étaient complètement soudées entre elles, ne formant plus qu'une seule lame osseuse. Ce n'est point là un effet, ni direct ni éloigné, de la maladie du cerveau ou de la moelle, et encore moins de la rétraction musculaire. C'est, comme nous l'avions dit en terminant notre relation, le résultat du tassement extrême de ces cinq côtes comprises dans la concavité de la courbure dorsale d'un très petit rayon, lequel tassement, maintenant les surfaces osseuses constamment appliquées l'une contre l'autre, les a soudées et converties en une seule lame. Cette greffe des parties maintenues en contact est on ne peut plus facile à une époque où le périoste et la peau ne sont pas encore revêtus de leur couche séparatrice ; cette condition joue un rôle considérable dans la formation de certains monstres : les *syméliens* par exemple. Mais n'anticipons pas, et bornons-nous à faire remarquer que ce fait de la greffe des parties, tout à fait étranger en apparence à l'action directe de la maladie cérébro-spinale, peut s'ajouter à cette action sans se confondre avec elle, sans la contredire et surtout sans rien lui enlever de son action plus directe et plus générale sur les autres éléments de la monstruosité.

Mais si, pour éviter toute apparence d'induction et de généralisation forcées, nous avons entièrement écarté du fait de la soudure de ces côtes l'influence de la maladie cérébrale et de la rétraction musculaire, nous pouvons légitimement faire quelque réserve à l'endroit de la rétraction des muscles surcostaux et intercostaux, comme ayant pu favoriser et maintenir le contact des surfaces costales soudées. Cette réserve nous la faisons très explicitement; car on verra plus tard que, dans des faits plus évidents et plus concluants, la rétraction musculaire ne reste pas tout à fait étrangère au rapprochement et à l'agglutination des parties soudées entre elles.

L'histoire de notre dixième monstre prêterait à bien d'autres considérations : nous aurons occasion de les présenter à l'occasion d'autres faits reproduisant les mêmes éléments ; bornons-nous donc à résumer celles qui nous ont été fournies par le dernier monstre simple de l'ordre des monstres *encéphaliens*.

1° Il y avait chez ce monstre tous les éléments, tous les signes, toutes les altérations matérielles de l'hydrocéphalie et de l'affection cérébro-spinale dont elle n'est qu'une manifestation.

2° La rétraction musculaire, portée au plus haut degré, a produit, chez ce monstre, un nombre considérable de vices de conformation et de difformités, directement liés à l'action des muscles spasmodiquement raccourcis.

3° La coïncidence, avec ces deux faits, de l'absence de l'avant-bras gauche, de la destruction partielle de l'humérus, de la réduction extrême des poumons, de la transposition des viscères, ne peut être considérée que comme une manifestation collective, sous une forme et à des degrés différents, d'une même cause, c'est-à-dire de l'action perturbatrice et destructive du système nerveux agissant comme élément générateur et régulateur des organes.

4° Finalement, la soudure de cinq côtes converties en une

seule lame osseuse est le résultat du tassement et de la soudure des surfaces, maintenues en contact, à une époque peu avancée de la vie embryonnaire, contact peut-être provoqué et favorisé par la rétraction des muscles intercostaux.

OBSERVATION XI

MONSTRE DOUBLE PARASITAIRE. — ARRIÈRE-TRAIN SUPPLÉMENTAIRE —
VICES DE CONFORMATION ET DIFFORMITÉS.

SOMMAIRE. — **Deux sujets dont un rudimentaire, réunis. — Sujet principal irrégulier. — Arrière-train supplémentaire. — Portion de bassin, une cuisse, deux jambes. — Absence des rotules et d'une portion d'un tibia. — Deux pieds bots varus équins. — Mouvements subordonnés de la partie supplémentaire. — Cette partie réfractaire à une maladie éruptive du sujet principal.**

Évrard (Gustave), âgé de neuf ans et demi (1), est né à Paris le 4 juillet 1830, rue de Vaugirard, 88, de parents bien conformés et bien portants. Il a deux frères qui sont également bien conformés et jouissent d'une bonne santé. Une sœur venue après lui est morte de la petite vérole à l'âge de onze mois.

Sa mère rapporte que vers la sixième semaine de la grossesse elle s'est donné un violent coup sur le bas-ventre en se heurtant contre le coin d'une commode. Quelques jours après l'accident elle a rendu du sang par le vagin. L'écoulement, peu abondant, a duré quatre jours. Cette grossesse a été plus pénible que les autres, mais l'accouchement a été très facile.

Le sujet lui-même n'avait jamais fait de maladie grave. La dentition s'était passée sans accident notable ; lorsque, il y a trois semaines, il fut pris d'une éruption pustuleuse à la tête, qui de là s'est propagée à presque toute la surface du corps. Cette éruption paraît n'avoir été annoncée par aucun prodrome ; et, aujourd'hui même, elle ne donne lieu à aucune incommodité autre qu'un peu de cuisson et d'endolo-

(1) Le sujet de cette observation avait déjà été observé et décrit par Étienne Geoffroy Saint-Hilaire en 1831 ; il avait à cette époque (5 août 1831) un an et un mois. Retrouvé par nous huit ans et cinq mois plus tard, nous l'avons observé et décrit sans connaître la description antérieure du grand naturaliste. Nous sommes heureux de nous être rencontré avec l'illustre observateur, quant à sa description générale et extérieure du sujet ; mais le naturaliste avait laissé à l'anatomiste et au pathologiste des faits plus immédiats à constater. La description de l'un n'est donc que la confirmation et le complément de l'autre. Nous indiquerons les particularités de ce complément.

rissement au voisinage des plus grosses pustules. L'enfant d'ailleurs est d'une bonne constitution, d'un tempérament nerveux. Les yeux, de couleur grise, sont volumineux, saillants et offrent un léger strabisme. La peau est blanche, un peu rugueuse. L'éruption qui s'étend à toutes les parties normales du corps, n'offre *aucun vestige sur les membres supplémentaires*. La peau de ces derniers est lisse et d'une coloration rouge bleuâtre, tandis que sur les parties normales elle est rugueuse et d'un blanc terne, sans injection veineuse.

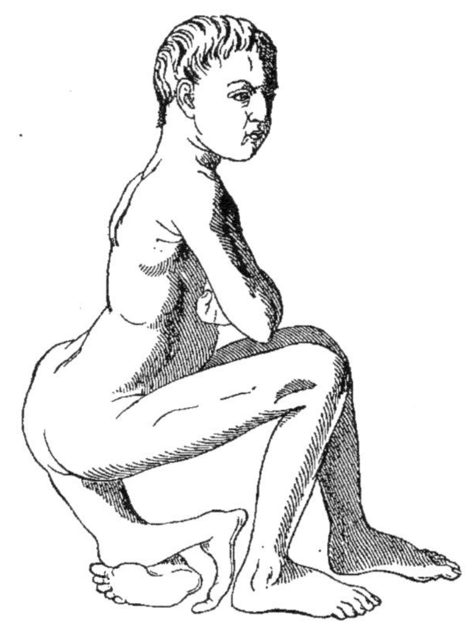

Fig. 53.

Gustave Évrard est né avec un arrière-train supplémentaire, véritable *greffe animale* composée d'une portion de bassin et d'une cuisse unique, donnant insertion à deux jambes terminées par deux pieds. Toutes ces parties sont rudimentaires. La jambe et le pied gauches sont imparfaits, très difformes. La jambe et le pied droits, également très difformes, paraissent offrir les éléments de toutes les parties normales.

Le bassin rudimentaire est implanté sur la fesse normale du côté gauche. Il n'y a point de mobilité appréciable entre ces deux parties. Il est impossible de déterminer par le toucher la forme exacte de ce bassin rudimentaire et les parties qui le constituent.

Indépendamment de cette anomalie partielle, les parties normales du corps présentent une remarquable inégalité de développement à droite et à gauche. Toute la moitié gauche est restée plus petite que la droite. Cette différence est surtout appréciable dans les deux moitiés de la tête et dans les membres inférieurs.

La tête est remarquable, au premier abord, par le développement des parties postéro-supérieures, la dépression de la région occipitale et le peu d'étendue des diamètres transversaux. La moitié gauche du front est déprimée et moins développée en tous sens que la droite. Les différents diamètres de cette dernière sont d'un tiers plus étendus que ceux de la moitié gauche. En arrière, la différence est moins sensible, mais elle est encore à l'avantage de la moitié droite. Le demi-périmètre horizontal droit a 3 centimètres de plus que le gauche. Les deux moitiés de la face présentent également de la différence dans leur développement. La hauteur verticale de la moitié gauche a 1 centimètre de moins qu'à droite. Les deux moitiés du tronc sont symétriques. Il en est à peu près de même des membres supérieurs, car celui du côté droit (mesuré depuis l'acromion jusqu'à l'extrémité du doigt médius) n'a que 15 millimètres environ de plus que le gauche. C'est dans les membres inférieurs que l'on observe la plus grande inégalité. Celui du côté droit est à la fois plus long, plus gros et mieux musclé que le gauche. Dans les deux membres, les genoux sont légèrement déviés en dedans. A gauche, cette déviation est un peu plus sensible.

Longueur du membre inférieur droit, du grand trochanter au sommet de la malléole externe.	625	millimètres.
— au sommet de la malléole gauche.	600	—
Circonférence de la cuisse droite............	370	—
— de la cuisse gauche...........	350	—
Circonférence de la jambe droite...........	260	—
— de la jambe gauche.........	220	—
Longueur du pied droit.................	230	—
— du pied gauche................	210	—

Le bassin normal a éprouvé : 1° une forte inclinaison en avant, qui rend le plan de l'ouverture du détroit supérieur presque vertical, et qui a donné lieu à une forte cambrure des lombes; 2° un mouvement d'inclinaison à gauche et de rotation autour de son axe vertical, mouvement en vertu duquel l'épine iliaque antéro-supérieure gauche déborde, en avant, de 2 centimètres, celle du côté droit, en même temps qu'elle est plus basse d'environ 3 centimètres.

En arrière on remarque, abstraction faite des parties supplémentaires, une dépression de la fosse iliaque gauche plus grande que ne le ferait supposer la rotation du bassin, ce qui fait voir que la moitié gauche est moins développée que la moitié droite.

La fesse normale du côté gauche est presque entièrement recouverte par le bassin et la cuisse supplémentaire. Ce n'est qu'en enfonçant les doigts sous les parties anormales que l'on peut sentir les contractions des muscles fessiers normaux. Si la fesse gauche paraît plus grosse que la droite et beaucoup plus longue, elle le doit aux parties surajoutées. Le bassin supplémentaire forme sur la fosse iliaque gauche une tumeur qui a quelque analogie de configuration

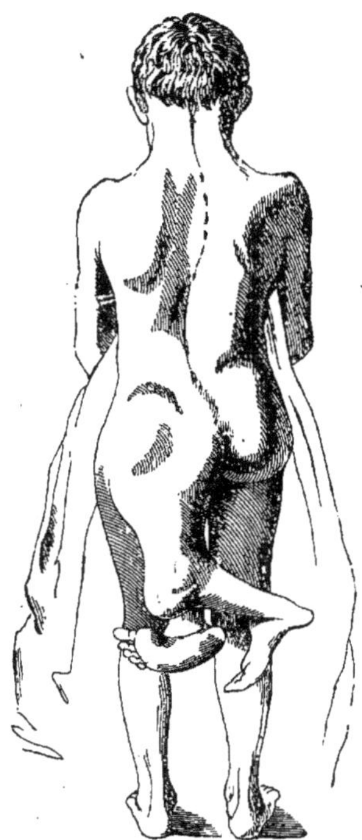

Fig. 54.

extérieure avec celles formées par le fémur quand il est luxé dans la fosse iliaque. Une très forte cambrure des lombes ajoute encore à cette analogie; mais le moindre examen fait reconnaître que la tête du fémur normal est dans sa cavité. C'est donc de l'arrière-train supplémentaire que résulte le volume si considérable de la fesse gauche. Celle-ci est dirigée obliquement de haut en bas et de gauche à droite. De cette disposition résulte une obliquité, dans le même sens, du pli des fesses.

L'examen de chacune des parties de l'arrière-train supplémentaire nous a présenté les particularités suivantes:

Bassin. — C'est une masse osseuse, irrégulière ; il est impossible de déterminer par le toucher la forme exacte et la nature des parties qui entrent dans sa composition. Il est entouré de parties molles également difficiles à déterminer. La peau qui le recouvre présente sur le point le plus saillant une espèce de raphé longitudinal, long d'environ 4 centimètres, reposant immédiatement, sans y adhérer, sur une crête osseuse qui a beaucoup d'analogie avec une crête iliaque irrégulière. Ce qui tend à le faire croire, c'est qu'immédiatement en dedans et au-dessous on sent une saillie formée par l'extrémité supérieure du fémur et qu'on pourrait prendre pour le grand trochanter. La rotation extrême en dehors et en arrière de la cuisse supplémentaire, dont le genou regarde tout à fait en arrière, paraît ajouter un nouveau degré de probabilité à cette détermination.

Longueur de la cuisse.................... 280 millimètres.
Circonférence........................... 245   —

Cette cuisse ne peut exécuter sur le bassin anormal que de légers mouvements de glissement et point de rotation. Elle est dirigée de façon que sa face antérieure regarde en arrière, relativement à l'individu normal, et les jambes se fléchissent en avant. Le grand trochanter n'est pas appréciable par le toucher. Le fémur est unique, et il n'y a pas apparence de soudure de deux os. Il se termine inférieurement par un léger renflement, qui est loin d'égaler en diamètre les condyles d'un fémur normal ; la rotule n'existe pas. Les condyles du fémur s'articulent inférieurement et un peu en arrière, avec une portion de tibia appartenant à la jambe droite supplémentaire, tandis que, par leurs parties latérales, ils donnent insertion aux péronés des deux jambes.

Le tibia de la jambe droite n'existe que dans sa moitié supérieure ; toute la partie inférieure manque. La portion existante se termine par une extrémité arrondie qui s'enfonce dans l'angle rentrant que forme avec la jambe le pied renversé.

Le péroné droit présente une forte courbure dirigée en arrière et en dehors. La longueur de l'os est de 16 centimètres ; la flèche de sa courbure, de 15 millimètres. Cette courbure a son sommet au niveau du tiers inférieur de l'os, c'est-à-dire au point où le tibia cesse de lui fournir un appui. Son volume est proportionnellement plus considérable que l'état de la jambe ne le ferait supposer ; en haut, il a abandonné le tibia, a glissé en dehors du condyle du fémur ; et, entre les deux extrémités de ces deux os, se sont établis des moyens d'union solides quoique lâches. La jambe est dans un état de demi-flexion permanente sur la cuisse. Cette flexion paraît due à la fois aux muscles et aux ligaments.

Le pied droit offre les caractères généraux du *varus équin*. Il y a élévation du talon, renversement du pied sur son bord externe, et courbure suivant ses bords. Toutes ces dispositions coïncident avec la rétraction des muscles présidant à ces diverses déformations. Le tendon d'Achille forme une corde peu saillante, mais totalement inextensible. Les jambiers antérieur et postérieur et l'extenseur propre du gros orteil forment des cordes d'autant plus sensibles que la partie inférieure du tibia n'existe pas. L'extenseur commun et le fléchisseur des orteils même se font sentir à la partie interne du pied.

La jambe gauche ne présente qu'un seul os, le péroné, qui est assez gros, droit et long de 20 centimètres. Il s'articule avec le condyle correspondant du fémur, d'une manière encore plus lâche que celui du côté opposé. Cependant il se trouve en rapport avec les muscles de la cuisse, tandis que celui du côté opposé n'est en rapport qu'avec le fémur. Il n'y a point de tibia de ce côté.

Le pied gauche est également incomplet. Il n'est formé que par une pièce tarsienne unique, — représentant en arrière le calcanéum, en avant le cuboïde, soudés ensemble, — et par les deux derniers métatarsiens qui se terminent par deux orteils très développés, surtout le premier lequel ressemble presque à un doigt de la main. Les articulations tarso-métatarsiennes, métatarso-phalangiennes et celles des phalanges entre elles sont mobiles; ces dernières cependant ne jouissent que d'une mobilité obscure, ne pouvant exécuter aucun mouvement volontaire. Du reste, le pied, abstraction faite de l'absence de certaines parties, offre la direction d'un *varus équin* très prononcé, avec renversement complet sur sa face dorsale. Le sommet de la malléole le déborde en bas de plus de 2 centimètres.

Il est absolument impossible de déterminer les muscles du bassin ou de la fesse rudimentaire; s'ils existent, ils sont paralysés. Il en est à peu près de même de ceux de la cuisse unique; la plupart sont également paralysés. En outre, il y a une telle confusion dans toutes ces parties, qu'il est impossible de s'y reconnaître. Ainsi les muscles de la cuisse ne se contractent que dans les mouvements de la jambe gauche, qui ne paraît qu'un appendice, tandis que dans les mouvements de la jambe droite, aucun des muscles de la cuisse ne se contracte, quoique celle-ci en soit la continuation directe.

Les muscles extenseurs des jambes sont totalement atrophiés et paralysés; nous avons déjà signalé l'absence de la rotule.

Les muscles postérieurs présentent quelque contractilité, mais il est impossible de les distinguer à cause de leurs adhérences anormales et du déplacement de leurs insertions. Cependant, nous avons cru constater deux biceps allant aux bords postérieurs des deux têtes péronières. Il y a probablement aussi les éléments des demi-tendineux, demi-membraneux, droit interne et des adducteurs. Mais au milieu de la face postérieure de la cuisse tous ces muscles se confondent en une masse qui se continue avec les jumeaux et soléaire de la jambe gauche. Cette masse présente des contractions légères qui réagissent à la fois sur la jambe gauche et sur la cuisse, et déterminent les mouvements de celle-ci sur le bassin.

Il est impossible de reconnaître l'insertion fémorale des jumeaux gauches; ils se confondent entièrement avec la masse signalée plus haut. Le soléaire s'attache au péroné; ce muscle est peu développé et paraît transformé en tissu fibreux. Le tendon d'Achille est mince, profondément situé, toujours tendu. Il paraît être à la fois l'aboutissant de plusieurs muscles de la cuisse et de ceux du mollet. A la jambe il y a un autre muscle encore contractile. Ce muscle s'attache inférieurement à la partie moyenne et plantaire du bord interne du tarse, au niveau de l'insertion du jambier postérieur à l'état normal; mais en haut ce muscle s'attache au péroné. Les péroniers latéraux et antérieur, le pédieux et les muscles plantaires s'ils existent, sont atrophiés et paralysés. Les autres muscles de la jambe manquent. A droite, nous n'avons pu remarquer d'autres connexions musculaires de la jambe avec la cuisse que le biceps et peut-être les jumeaux. Cependant ceux-ci paraissent se confondre avec une masse fibro-celluleuse transversale qui unit les deux jambes à leur extrémité supérieure.

Tous les muscles de la jambe droite existent, à l'exception des péroniers latéraux; ils se sont tous portés vers la face interne de la jambe de manière à former obstacle au redressement du pied. Tous sont raccourcis à un degré considérable, mais tous présentent encore de très légères contractions.

Les mouvements de la cuisse sont très bornés. Ils se réduisent à de légères oscillations d'avant en arrière. Pour ne pas donner lieu à confusion, je crois utile de rappeler que la soudure primitive des deux individus s'est faite dos à dos : de cette manière la face antérieure de l'individu anormal regarde dans le même sens que le dos du sujet normal. Comme ma description ne se rapporte qu'à l'individu anormal, je fais abstraction du sujet normal; si donc je dis en avant, c'est pas rapport non pas à ce dernier, mais par rapport à l'individu surajouté. Les mouvements en arrière, c'est-à-dire l'*extension* de la cuisse sur le bassin, sont actifs, ceux en avant sont occasionnés par le poids du membre qui retombe.

La jambe droite est dans l'impossibilité de se mouvoir sur la cuisse, quoique l'articulation soit parfaitement mobile. Le pied jouit de légers mouvements de totalité, il a même la faculté de mouvoir différentes parties isolément : ainsi les orteils peuvent se fléchir ou s'étendre, quoique à un degré presque imperceptible. Chose singulière, aucun des mouvements de cette jambe droite ne peut s'exécuter sans un mouvement correspondant dans la jambe normale du côté gauche.

La jambe supplémentaire gauche présente des mouvements assez étendus de flexion sur la cuisse. Elle ne peut guère s'étendre au delà du point où elle forme un angle droit avec le fémur. Dans les mouvements de flexion on peut s'assurer de la contraction simultanée de presque tous les muscles de la cuisse anormale. Les deux muscles que nous avons constatés dans la jambe ne présentent que de légères oscillations.

L'intervention de la contraction d'un des membres normaux n'est pas nécessaire pour que les mouvements de cette jambe puissent s'exécuter. Les péroniers latéraux, s'ils existent, sont totalement paralysés. Il n'y a point de muscle appréciable dans le pied, qui ne jouit d'aucun mouvement sur lui-même.

Avec ce monstre nous entrons dans un nouvel ordre de faits. Chez tous ceux qui précèdent, la monstruosité était accompagnée de vices de conformation et de difformités résultant d'une même cause, et cette cause était celle-là même qui avait produit la monstruosité, c'est-à-dire l'affection des centres nerveux. La monstruosité n'était donc que la réunion de tous les vices de conformation et de toutes les difformités résultant d'une cause commune ; celle-ci attestée non seulement par les vestiges matériels de la maladie, mais par les produits de la rétraction musculaire qui en est le reflet primordial et principal.

Chez les monstres dont nous venons de rapporter un spécimen, c'est-à-dire les monstres doubles, il n'est pas rare de rencontrer les mêmes vices de conformation, les mêmes difformités que chez les monstres simples. Quelle est la signification, quelle est la portée de cet accompagnement ? En d'autres termes, ces vices de conformation et ces difformités sont-elles, comme chez les monstres simples, le produit de la rétraction musculaire, et celle-ci est-elle, chez les monstres doubles comme chez les monstres simples, le témoignage d'une affection des centres nerveux ? Finalement, cette affection des centres nerveux, à supposer qu'elle existe, et lorsqu'elle existe, a-t-elle la même signification et la même portée que chez les monstres simples?

Ces questions, posées à l'occasion du cas particulier dont nous venons de rapporter l'histoire, ne sauraient être circonscrites à ce cas; on est obligé de l'étendre à tous les cas de la même catégorie, c'est-à-dire à tous les monstres doubles accompagnés des mêmes vices de conformation et des mêmes difformités, sous peine d'être arrêté par chacun d'eux, et d'être obligé de chercher, pour chacun d'eux, une cause particulière si ce n'est différente. Mais il n'est pas difficile de généraliser cet examen, ni la solution qu'il est susceptible de produire. Il suffit pour cela de ramener à un type commun tous les cas de monstre double, chez lesquels on observe les vices de conformation et les difformités que nous avons rencontrés chez les monstres simples, et de chercher jusqu'à quel point on peut étendre à cette seconde catégorie de monstres la signification donnée à la première et établie par elle.

En fait, d'abord il est d'observation certaine qu'il existe un grand nombre de monstres doubles accompagnés de vices de conformation et de difformités que l'on rencontre chez les monstres simples. Eh bien ! chez les premiers comme chez les seconds, il est également certain que ces vices de conformation et difformités sont produits par la même cause : la *rétraction musculaire*, et que, chez les uns comme chez les autres, cette rétraction n'est et ne peut être que le reflet d'une affection convulsive. Partant de cette proposition qui ne saurait être contestée, on est conduit à se demander s'il existe des catégories de monstres doubles offrant, et des catégories n'offrant pas les vices de conformation et les difformités produits par la rétraction musculaire, et à quelles conditions les unes et les autres doivent cette différence? La solution de cette première question nous paraît aussi facile que certaine.

Partant de cette proposition suffisamment établie que les difformités et vices de conformation produits par la rétraction musculaire ne peuvent exister qu'à la condition d'une lésion préalable des centres nerveux, on peut établir immédiatement deux catégories de monstruosités doubles : celles chez lesquelles le système cérébro-spinal a été matériellement atteint, et celles chez lesquelles ce système n'a reçu aucune atteinte. Or, ces deux catégories existent en réalité ; et c'est à l'aide des caractères qui nous ont servi à établir l'origine des monstruosités produites par l'affection des centres nerveux que nous pouvons établir l'existence des monstres doubles chez lesquels la même affection a eu ou n'a pas eu une part quelconque dans la production de la monstruosité. Ces caractères, les voici :

Toutes les fois que l'un des sujets ou tous les deux ont subi une mutilation quelconque du système cérébro-spinal, et qu'ils portent avec eux le témoignage direct et indirect de cette lésion, soit par ses vestiges locaux, soit par la rétraction musculaire qui en est le reflet, il ne reste plus qu'à se demander dans quelles conditions ce double fait se rencontre, et à rechercher la part qu'il a dans la genèse de la monstruosité. Or, ces conditions qui décident de l'intervention d'une affection cérébro-spinale dans la formation des monstres doubles, résultent de leur mode de jonction.

Lorsque les deux sujets sont simplement réunis par la peau, sans fusion totale ou partielle des organes centraux, ils peuvent conserver et ils conservent généralement la régularité de leurs formes et de leurs membres. C'est ainsi que, chez tous les monstres doubles soudés par leurs téguments, il n'y a ni pieds bots, ni mains botes, ni déviations de l'épine, ni luxations des membres. Ils sont réguliers, à part la greffe cutanée qui les maintient accolés l'un à l'autre. Par contre, la plupart des monstres doubles chez lesquels les crânes, les colonnes vertébrales, les grandes cavités sont fusionnées, sont accompagnés de vices de conformation et difformités par rétraction musculaire. En dehors de ces deux grandes catégories, il peut en exister une troisième : celle où l'un des deux participants offre seul les traces d'une mutilation cérébro-spinale, l'autre complètement exempt de toute mutilation de ce genre. Eh bien ! chez les monstres de cette catégorie on peut rencontrer des vices de conformation et des difformités limités au siège et subordonnés au degré de la lésion nerveuse, à côté d'une intégrité parfaite des parties placées sous la dépendance du système nerveux non atteint. C'est ainsi que, chez les monstres doubles, le témoignage complet ou restreint de la maladie marque à son tour la limite de leur participation à la production des difformités.

En parcourant l'histoire des monstres doubles, on peut aisément s'assurer de l'exactitude des propositions qui précèdent. On y verra, en effet, que les différentes catégories de monstres parasitaires, de monstres par fusion, de tous ceux où deux sujets sont plus ou moins profondément soudés, et ont fourni en une plus ou moins grande partie de leurs corps, l'existence des vices de conformation et difformités musculaires est généralement limitée et subordonnée au siège et au degré de compromission du système nerveux. C'est ce que nos observations ultérieures ne manqueront pas de montrer. Nous nous en tiendrons pour le moment au monstre qui nous a fourni l'occasion de poser ces principes.

Que voit-on dans ce monstre ? les débris d'un sujet mutilé accolés et soudés à un sujet entier. Mais on y voit, en plus, que les portions détruites du parasitaire n'ont pu être enlevées qu'en altérant profondément le système cérébro-spinal. Le témoignage de cette mutilation existe dans la rétraction musculaire qui a produit les difformités de la jambe et du pied. Cette altération est en outre caractérisée par les vices de conformation qui accompagnent les difformités proprement dites. L'absence d'une partie du bassin, d'une cuisse, des rotules et d'une portion d'un tibia sont des témoignages de la plus profonde perversion du système nerveux. La rétraction musculaire qui les accompagne ne permet pas de leur donner une autre origine : c'est toujours la clef des énigmes, le mot des hiéroglyphes tératologiques.

Voilà donc un premier fait de la catégorie des monstres doubles où les difformités et les vices de conformation de la même origine montrent tout à la fois : 1° l'existence d'une affection destructive des centres nerveux, comme partie active dans la production de cette monstruosité, et, 2° la limite de cette action. On peut faire néanmoins des réserves à l'endroit de l'origine première de la monstruosité que nous analysons, car le sujet, réputé sain et normal, présente quelques particularités qui ne sont pas tout à fait étrangères à cet ordre de causes. Mais, quelles que soient la légitimité et la portée de cette réserve, elle laisse à l'affection destructive du système cérébro-spinal la part que l'existence des difformités par rétraction musculaire lui assure.

Nous négligeons à dessein les considérations secondaires auxquelles prêteraient les particularités physiologiques offertes par les relations du sujet complet avec les restes du sujet mutilé. Ces considérations trouveront leur place ailleurs; et nous passons immédiatement à un second cas de monstre double, également compliqué de difformités.

OBSERVATION XII

MONSTRE DOUBLE, ISCHIOPAGE DE PRUNAY SOUS-ABLY. — DOUBLE SPINA BIFIDA SACRÉ. — DIFFORMITÉS DES MEMBRES INFÉRIEURS.

SOMMAIRE. — Ischiopagie. — Spina bifida double. — Flexion permanente des genoux. — Pieds bots doubles varus équins chez chaque individu. — Rétraction des muscles correspondants.

Beaucoup de personnes se rappelleront les principales circonstances de l'histoire de cette curieuse difformité, observée en 1838 par Geoffroy Saint-Hilaire père. Elle a fait l'objet d'une série de communications à l'Académie des sciences par le grand naturaliste. Ces communications, toutes empreintes du génie de l'observateur philosophe, ont roulé principalement sur les classifications tératologiques et sur la théorie de l'*attraction de soi pour soi*, considérée comme agent de l'association symétrique des parties réunies. Notre rôle, plus modeste, a été de compléter, par des observations anatomiques et physiologiques, les considérations du maître, et de chercher à établir une liaison entre la pathogénie des vices de conformation et des difformités chez les monstres simples, et les mêmes vices de conformation et difformités chez les monstres doubles. C'est grâce à l'obligeance de notre illustre maître et ami le professeur Serres qu'il nous a été donné de faire nos observations sur ce monstre, que l'anatomiste philosophe étudiait de son côté à un autre point de vue.

Cette monstruosité consiste dans la réunion de deux individus du sexe féminin par les points homologues des deux extrémités du tronc, d'où le nom d'*ischiopage*. Indépendamment des observations dont il va être l'objet, j'ai fait représenter les deux sujets soudés ensemble et les difformités qui s'y rencontrent, principalement *les pieds bots*.

J. GUÉRIN.

Voici d'abord quelques détails sur les rapports des principaux organes des deux individus et sur leur mode de réunion :

I. Formes extérieures. — Les deux sujets sont du sexe féminin. L'une s'appelle Marie-Louise, l'autre Hortense-Honorine. Elles sont réunies bout à bout par l'extrémité inférieure du tronc. Au premier aspect on peut déjà déterminer les membres appartenant à chaque individu. Qu'on suppose, d'une part, une division sur la ligne mé-

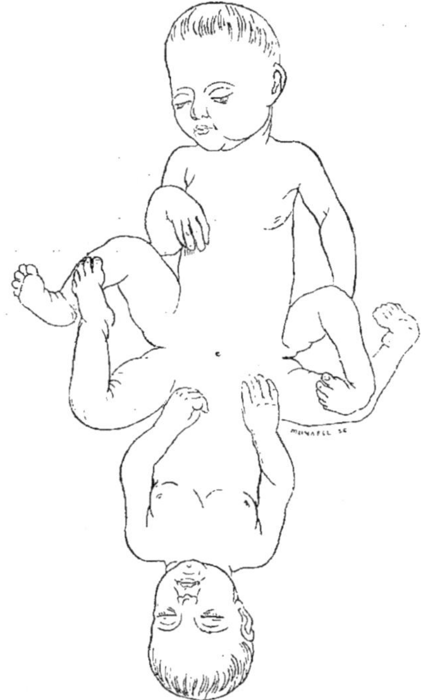

FIG. 55.

diane de chacun des deux sujets, division s'étendant en arrière jusqu'au sacrum, en avant jusqu'à l'ombilic et comprenant le périnée, es organes génito-urinaires et le rectum ; qu'on suppose, d'une autre part, un écartement considérable des cuisses et de toutes les parties divisées de chaque individu, en sorte que, de chaque côté se trouve une moitié de périnée, de rectum, de vulve, de vagin, d'utérus, d'urèthre et de vessie ; que l'on suppose enfin une coaptation exacte des parties homologues fournies par chacun des individus, et l'on aura une idée générale de leur assemblage. Ainsi, de chaque côté se trouvent deux membres inférieurs, l'un appartenant à Marie-Louise, l'autre à Hortense, en sorte que le membre droit de l'une se trouve en rapport avec le membre gauche de l'autre, et *vice versa*; et les deux membres se regardent par leur face interne, absolument comme s'ils appartenaient à un même individu. Leur direction, au lieu d'être parallèle à l'axe du tronc, est perpendiculaire à cette ligne. Entre les deux membres de chaque côté, se trouvent un périnée, une vulve, un anus, etc., dont chaque sujet a fourni la moitié.

D'un côté seulement (celui qui correspond au côté gauche de Marie-Louise et au côté droit d'Hortense), ces différentes parties offrent un développement complet, tandis que du côté opposé elles sont rudimentaires, la *vulve*, l'*urèthre* et l'*anus* étant moins développés et imperforés, et les canaux qui leur font suite étant remplacés par de petits cordons fibro-celluleux.

Le *sacrum*, dans sa partie inférieure (les *coccyx* également bifides et accolés), ne présentait de ce côté qu'un développement rudimentaire. Les points d'ossification des deux sacrum sont moins nombreux et plus petits que du côté opposé. Les moitiés correspondantes des coccyx sont représentées par une bandelette fibreuse, dans laquelle se trouve un seul point d'ossification, tandis que du côté opposé on voit une série de points osseux, partant de chaque individu, se rapprocher, s'accoler et former un coccyx très bien développé. Un fait digne de remarque, c'est que *le côté correspondant à toutes ces atrophies est précisément celui où les pieds bots sont le plus prononcés.*

L'ombilic est commun aux deux sujets : il se trouve situé exactement sur la ligne de démarcation des deux individus, par conséquent, sur le trajet d'une ligne qui passerait à travers les deux vulves. La partie postérieure des deux sujets n'offre, au niveau de leur réunion, aucune trace de jonction. La peau, dans ces points, comme à la partie antérieure, semble se continuer d'un être à l'autre sans aucune ligne de démarcation.

II. Couches musculaires. — La peau ayant été enlevée, nous avons examiné la disposition des muscles.

Les parois de l'abdomen ne sont pas continues, comme on aurait pu le croire d'après l'inspection extérieure. Elles ressemblent, sous ce rapport, à ce que Duverney avait observé sur un pareil monstre : les muscles droits antérieurs se sont écartés inférieurement, en obéissant au déplacement de leurs insertions pubiennes; en sorte que leur réunion laisse, au niveau de l'ombilic, un espace quadrangulaire, formé de quatre arcs de cercle égaux, se regardant par leur convexité. Les autres muscles de l'abdomen ont obéi à ce déplacement.

III. Difformités. — 1° *Flexion des genoux.* — Chez les deux sujets, les membres inférieurs offrent une *flexion des genoux* très prononcée, permanente, par suite de la rétraction des fléchisseurs des jambes; elle est telle, que les jambes ne peuvent guère être étendues au delà du point où elles forment un angle droit avec les cuisses. Les jambes et surtout celles du côté où la difformité des pieds est la plus prononcée, sont amaigries et les *mollets remontent* jusqu'au jarret.

2° *Pieds bots.* — Dans les pieds de Marie-Louise, l'équinisme, c'est-à-dire la flexion des pieds, prédomine sur le renversement; dans ceux d'Hortense, au contraire, la flexion est nulle à droite et peu prononcée à gauche, tandis que le renversement est très prononcé.

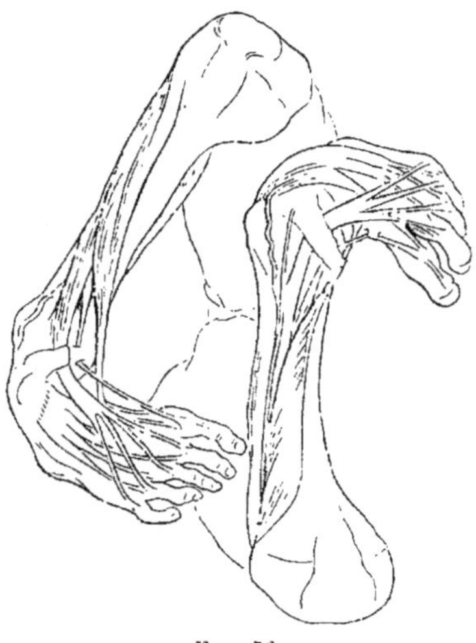

Fig. 56.

A. *Pieds de Marie-Louise.* — Le pied droit présente la difformité que j'ai décrite sous le nom d'*équin varus* au troisième degré commençant, offrant les particularités suivantes : L'extension du pied est telle, que le tarse, au lieu de s'articuler avec la jambe à angle droit, est presque parallèle à celle-ci. Il n'offre point de renversement sensible ni de rotation anormale en dedans. L'avant-pied, au contraire, offre une assez forte déviation en dedans accompagnée d'un renversement tel, que si le pied posait sur le sol il appuierait sur son bord externe, tandis que le bord interne regarderait en haut, et la face plantaire en dedans en arrière et en bas, de manière qu'elle formerait avec le sol un angle de 60 degrés environ. Le centre du déplacement de l'avant-pied sur le pied répond aux articulations de la première avec la seconde rangée du tarse et aux articulations tarso-métatarsiennes. Les orteils de ce pied sont rebroussés, c'est-à-dire que les articulations métatarso-phalangiennes sont dans une forte extension et celles des phalanges entre elles sont fléchies.

Les téguments étant enlevés et les muscles de la jambe et du pied préparés, on remarque les particularités suivantes : Les *muscles jumeaux* et *soléaire* sont très fortement rétractés. Leur volume est peu prononcé, et leur tissu plus sec et plus dur qu'à l'état normal. Les muscles de la couche postérieure profonde de la jambe offrent aussi un certain retrait; mais leur tissu ne présente rien d'anormal. Le *jambier postérieur* est assez volumineux et offre un retrait assez prononcé. Il s'oppose par là au retour du pied en dehors. Les *longs extenseurs des orteils* sont également un peu trop courts. Leurs tendons s'étendent en droite ligne du ligament annulaire aux orteils, et comme le pied décrit une courbe dont la convexité regarde en dehors, ces tendons tirant sur les deux extrémités de la courbe dont ils forment la corde, tendent à augmenter la difformité.

Les *péroniers latéraux* sont allongés, amincis et d'une teinte plus pâle que les muscles antérieurs. Le *pédieux* se trouve dans le même état. Le muscle *court fléchisseur* commun des orteils et le *plantaire interne* offrent une rétraction considérable. Ils s'étendent en ligne droite entre leurs deux extrémités; et, comme le pied offre une courbe très prononcée suivant son bord interne et suivant sa face plantaire, ces muscles forment la corde de cette double courbure. Le *plantaire* et les *muscles de la couche plantaire* profonde n'offrent rien de particulier.

Le pied gauche de ce sujet présente un exemple de pied *équin simple* au premier degré, accompagné seulement de rétraction des *jumeaux* et *soléaire*.

B. *Pieds d'Hortense-Honorine.* — Le pied droit offre un exemple assez rare de *varus simple*, sans complication d'enroulement ni d'élévation du talon. Les muscles *jambier antérieur* et *postérieur* seuls, mais le premier surtout, offrent une rétraction manifeste et assez prononcée. Les autres muscles de la jambe et du pied sont dans l'état naturel. Les *péroniers latéraux* eux-mêmes ne paraissent avoir rien perdu de leur force.

Le pied gauche offre un *varus équin* très prononcé au deuxième degré. S'il posait sur le sol, il appuierait sur son bord externe et un peu sur la face dorsale du tarse, tandis que la plante regarderait en arrière et en dedans, et le bord interne en haut. L'avant-pied est tourné en dedans. La concavité du bord interne et de la face plantaire est beaucoup plus prononcée que dans l'état normal.

En examinant l'état des muscles de la jambe, nous avons trouvé une rétraction assez prononcée des *jumeaux* et *soléaire* et une *rétraction* plus prononcée encore du *jambier postérieur*. Ce muscle a perdu près du quart de sa longueur normale. C'est lui qui est l'agent primitif et principal de la rotation du pied en dedans; du moins c'est lui qui s'oppose le plus au replacement du pied dans la position normale. Les autres muscles postérieurs de la jambe offrent également un retrait assez prononcé.

Le *jambier antérieur* est rétracté à un point tel que son insertion au premier cunéiforme n'est distante que de 7 millimètres du bord inférieur du ligament annulaire du tarse.

Le *long extenseur propre du gros orteil* forme la corde d'une courbe représentée par le bord interne du pied; il contribue à augmenter cette courbe, qui est la résultante de la rétraction simultanée de ce muscle et du *plantaire interne*. L'*extenseur commun des orteils* offre aussi un certain degré de raccourcissement. Les tendons de ce muscle se portent en ligne droite du ligament annulaire aux orteils qui leur correspondent; mais comme le pied offre une très forte courbure suivant ses bords, il en résulte que la direction de ces chefs tendineux, au lieu d'être presque parallèle à celle des métatarsiens, tend à devenir perpendiculaire à cette dernière, et à augmenter ainsi la concavité du bord interne du pied. Ces deux derniers muscles sont en proportion moins développés que les jambiers antérieur et postérieur.

Le *long péronier latéral* est bien développé. Il ne paraît pas avoir subi d'allongement par suite du renversement du pied. L'action de ce muscle, combinée avec celle des jumeaux, des jambiers antérieur et postérieur et du tenseur propre du gros orteil, a contribué à courber davantage le bord interne du pied en tirant de dedans en dehors sur l'extrémité postérieure du premier métatarsien, et en rapprochant ainsi cet os des autres os du métatarse.

Tels sont les vices de conformation et les difformités qui accompagnaient et compliquaient ce cas curieux d'ischiopagie. Il est à remarquer que, dans les relations données par les grands observateurs, Geoffroy Saint-Hilaire et Serres, il n'est aucunement question ni de la détermination de ces complications ni de leurs rapports avec la monstruosité. C'est, du reste, pour cette monstruosité comme pour toutes celles qui précèdent, le trait caractéristique marquant le point où s'était arrêtée la science, et celui où nous l'avons prise.

Si nous n'avions qu'à confirmer nos précédentes considérations sur les conditions qui décident de l'existence des difform-
mités chez les monstres doubles, nous nous bornerions à invo -
quer le *double spina bifida* constaté chez cet ischiopage. En
effet, que ce vice de conformation soit double ou simple, c'est-à-
dire qu'il ait lieu chez un individu ou chez deux individus à la
fois, il conserve la même signification ; c'est toujours le témoignage d'une affection de la moelle épinière, d'un hydrorachis
localisé vers la partie inférieure de la colonne. Cela suffit à l'étiologie des quatre pieds bots et de la rétraction musculaire qui les
a produits.

Mais on reconnaît sans difficulté que là n'est pas toute la
monstruosité. Il n'est donc pas sans intérêt de rechercher et de
fixer la part que peuvent avoir eue dans la réalisation du monstre,
l'affection de la moelle et la rétraction musculaire qui en a été la
conséquence.

Les deux sujets se sont réunis bout à bout par leurs extrémités pelviennes et ils se sont réunis de la façon la plus régulière et
la plus symétrique. C'est là un double fait qu'il importe de concilier avec la maladie médullaire et les difformités qu'elle a provoquées. Le premier de ces deux faits, celui de la jonction
symétrique par les points homologues, témoigne à coup sûr
en faveur de la théorie *de soi pour soi* proposée par Geoffroy
Saint-Hilaire ; mais il manquait à cette théorie les conditions
préalables de cette jonction. S'il suffisait en effet du simple
rapprochement des parties pareilles pour en obtenir la soudure,
il n'y aurait jamais de jumeaux réguliers. Eh bien ! la condition préalable de cette jonction est précisément la double maladie spinale : c'est elle qui a préparé les parties, qui a amené
l'écartement des deux extrémités vertébrales, qui a produit
le travail plastique de leurs surfaces ; c'est elle enfin qui a
fourni à l'attraction *de soi pour soi* la condition indispensable
de leur jonction. N'avons-nous pas le droit d'ajouter que c'est
par la constatation des *pieds bots*, que l'on a pu remonter
à la maladie spinale ; que c'est par cette maladie qu'on est
arrivé à saisir les conditions plastiques de la jonction des surfaces, enfin, que c'est par la théorie *du soi pour soi* qu'on a pu

se rendre raison de la coalescence régulière des points homologues. Voilà comment et jusqu'où ces trois ordres de faits s'enchaînent pour éclairer, plus complètement qu'on ne l'avait fait jusqu'ici, le mécanisme de l'ischiopagie et des difformités qui l'accompagnent.

Mais il est un autre fait que, ni la maladie spinale, ni la rétraction musculaire, ni la théorie *de soi pour soi* ne sauraient expliquer. Ce fait, je suis obligé de le reconnaître, est quelque peu contraire, ou plutôt il échappe à la théorie de Geoffroy Saint-Hilaire. Je veux parler du mode d'association et de fusion des parties. Ce n'est pas une fusion par rapprochement des deux êtres dont chacun a fourni sa moitié et la conserve. C'est au contraire une combinaison telle, que chacun des sujets a fourni sa moitié pour former un appareil sexuel mixte de chaque côté. Il résulte de cette association non pas une simple jonction des parties de l'un avec les parties de l'autre ; mais la combinaison d'une moitié d'appareil de l'un avec une moitié d'appareil de l'autre. Cette combinaison place, ainsi que l'a fait remarquer Isidore Geoffroy, chaque appareil sexuel entre deux membres abdominaux appartenant à deux sujets différents ; d'où il résulte que l'*ischiopage* se compose de quatre demi-appareils sexuels, de quatre demi-bassins, de quatre demi-appareils urinaires, associés et réunis de façon que chaque sujet fournit la moitié de chaque appareil complet, résultant de la fusion de leurs surfaces homologues. Ce fait, parfaitement établi par l'examen anatomique de tous les cas d'ischiopagie connus, échappe tout à la fois aux doctrines précédemment énoncées, pour replonger et maintenir la science dans l'inconnu. On peut tout au plus hasarder quelques conjectures sur la dualité primitive de chaque organe et du travail embryogénique surpris à l'époque où les deux moitiés de chaque organe ne sont encore qu'à l'état rudimentaire. Mais cette impossibilité de rendre compte de l'ischiopagie dans sa totalité ne l'empêche pas d'être, par le mécanisme des difformités qui l'accompagnent, tributaire de la théorie de la rétraction musculaire.

RÉSUMÉ DE LA PREMIÈRE SÉRIE D'OBSERVATIONS.

Les douze cas de monstruosités qui précèdent, et qui sont le résultat de notre observation personnelle, sont destinés à établir l'existence des difformités *multiples* et d'*une même origine* chez une série de monstres appartenant à diverses catégories de la classification dite *naturelle* d'Isidore Geoffroy Saint-Hilaire : les *anencéphaliens*, les *dérencéphaliens*, les *célosomiens*, les *parasitaires*, les *ischiopages*. Faisons remarquer, en outre, que les trois sujets des observations IV, V et VII, quoiqu'ils aient la même signification étiologique que les précédents, échappent, par leur conformation et leur complication insolites, aux divisions établies par le savant tératologue. Cette double constatation, à laquelle nous nous bornons pour le moment, suffit pour établir :

1° Que ce sont les mêmes difformités qui accompagnent toutes ces monstruosités ;

2° Que toutes ces *difformités*, et la *rétraction musculaire* qui les produit constituent un seul et même fait dont le mécanisme et la généralité attestent, de la façon la plus évidente, leur commune origine, l'*affection convulsive des centres nerveux* ;

3° Que la relation intime qui existe entre toutes ces difformités et les vices de conformation qui les accompagnent, ne permet plus de considérer ces deux ordres de faits séparément, ni autrement que comme des parties intégrantes d'un même fait, c'est-à-dire de la monstruosité où elles se rencontrent ;

4° Que ces trois termes : *difformités, vices de conformation* et *monstruosité*, réunis chez le même sujet, comme expressions d'une ancienne affection cérébro-spinale, avec ou sans les débris matériels de cette affection, doivent former désormais la pierre de touche à l'aide de laquelle tous les cas de monstruosité passés, présents et à venir, devront être contrôlés, en vue de savoir *jusqu'où* ils pourront être rapportés à une *affection des centres nerveux* ; et, dans *quelles conditions déterminées* ils devront être attribués à des *causes différentes*.

Cette réserve, bien explicitement articulée au profit d'autres *vraies causes* possibles, nous met à l'aise vis-à-vis de tous les faits, de toutes les théories qui composent le domaine de la tératologie et des difformités qui s'y rattachent; nous imposons ainsi à toutes ces théories, comme nous le faisons à celle que nous cherchons à établir, la *double obligation :*

1° De se démontrer par la relation immédiate de *leur cause prochaine* avec les *effets* qu'on leur attribue ou qu'on leur attribuera;

2° De se *renfermer dans le cercle des faits*, où cette relation sera formellement établie.

C'est à la lumière de ce principe, appliqué à tous les faits fournis par nos prédécesseurs, que nous allons en examiner la signification et la valeur; restreignant, bien entendu, notre examen à ceux qui, par leur caractère scientifique et le mérite de leurs auteurs, sont dignes d'être pris en considération. Cet examen rétrospectif aura, en outre, pour but et pour résultat de contrôler et de compléter nos propres observations.

Rappelons, avant d'entreprendre ce travail complémentaire, que nos observations, bornées jusqu'ici aux difformités congénitales chez les *monstres*, ne constituent que la première partie de nos recherches. Nous faisons donc toutes réserves au profit du contrôle et du complément qui seront fournis par la suite de nos observations chez le *fœtus* et l'*enfant*.

§ 2. — Observations historiques.

Les observations de monstruosités accompagnées de difformités que nous allons emprunter à la science antérieure doivent être considérées au double point de vue *des faits* qu'elles renferment et des *idées théoriques* qui les ont accompagnées. Il n'est pas sans intérêt de suivre les développements de ces deux ordres d'éléments, parallèlement aux époques où ils ont été produits.

Mêlant et confondant quelque peu l'ordre chronologique avec l'ordre scientifique, le savant auteur du *Traité de tératologie* a divisé l'histoire de cette science en trois *périodes :* la première à laquelle il a donné le nom de *fabuleuse ;* la seconde qu'il a appelée *positive*, et la troisième qu'il a qualifiée de *philosophique*. La première période comprendrait l'antiquité, le moyen âge et la première moitié du dix-huitième siècle ; la deuxième comprendrait la seconde moitié du dix-huitième siècle jusqu'au commencement du dix-neuvième ; la troisième enfin aurait commencé avec le dix-neuvième siècle et se continuerait jusqu'à nos jours.

Sans repousser entièrement cette classification, elle nous paraît pouvoir être simplifiée par la substitution des deux périodes suivantes : la *période fantastique* ou *mystique* et la *période scientifique*.

Il est hors de notre sujet de nous appesantir sur cette question. Bornons-nous, pour le moment, à faire remarquer que les aberrations superstitieuses de la première époque ne sont utiles à rappeler que pour constater l'absence complète de documents susceptibles d'éclairer les abords, même les plus éloignés, de la période scientifique. Quant à la période scientifique elle-même, il n'est pas possible de la diviser en deux époques aussi tranchées que l'a fait Isidore Geoffroy Saint-Hilaire. Dans tous les temps, il y a eu des observateurs qui se sont bornés à constater les faits, à les décrire, et des esprits d'un ordre plus élevé qui en ont cherché la signification générale (1). Aristote, Hippocrate, Galien, Pline et Cicéron, parmi les anciens, ont parlé des monstres en philosophes, alors que les croyances vulgaires n'y voyaient que des prodiges, des maléfices ou des présages funestes. Il est donc nécessaire de réserver, à l'histoire des monstres depuis son origine, comme à l'histoire générale des connaissances humaines, cet éternel contraste entre les égarements de la crédulité populaire et les inspirations prophétiques des premiers initiateurs de la science. Le caractère et l'époque philosophiques d'une science se définissent bien moins d'ailleurs par les points de vue où se placent certains esprits, même supérieurs, que par les résultats

(1) Nous nous plaisons à reconnaître que le savant auteur du *Traité de tératologie* a reconnu lui-même la justesse de cette observation, quoiqu'il y eût volontairement dérogé. « J'ai cru, dit-il, devoir distinguer trois grandes périodes marquées par une tendance particulière des esprits... Cependant ces périodes ne sont pas toujours parfaitement distinctes... A toutes les époques il a existé des hommes qui ont fait mieux ou plus mal que leurs contemporains. » (Isid. Geoffroy-Saint-Hilaire, *Introduction*, p 26.)

généraux obtenus par le concours de tous et de toutes les époques. On aura plus d'une occasion de montrer, dans l'histoire des idées afférentes à notre objet, que telle idée philosophique qui a eu la prétention d'être un progrès par rapport à celle qu'elle a cru renverser, n'a été parfois que la substitution d'une erreur à une vérité incomplètement définie. Réservons néanmoins à l'initiative individuelle toute sa portée possible : les esprits d'élite sont comme des phares placés sur la voie scientifique; la lumière qu'ils projettent éclaire tout à la fois le passé, le présent et l'avenir; mais le temps seul accomplit l'œuvre définitive qu'ils ont préparée. C'est ainsi que nous envisagerons la participation de tous ceux qui ont concouru à la réalisation de la tératologie scientifique.

Quoique l'histoire des difformités chez les monstres doive former désormais un chapitre de leur histoire générale, on verra bientôt que ce chapitre a été une pousse extrêmement tardive de la souche commune. On peut en déterminer la date d'une façon presque certaine, car les difformités, comme perdues d'abord dans l'ensemble des éléments de la monstruosité, n'y ont été aperçues que fort tard, même par les auteurs les plus sérieux. Mais, chose non moins remarquable, tandis que quelques-uns commençaient à les indiquer sous leurs formes élémentaires, sans les désigner encore par une appellation spéciale, le plus grand nombre les passaient tout à fait sous silence. Cette omission pourrait faire croire que les monstres dont ils ont rapporté l'histoire ne les présentaient pas. Il n'en est rien cependant. La raison de cette omission s'aperçoit à mesure qu'on avance dans la période scientifique de la tératologie. Outre la raison générale, qui consiste en ce que l'observation ne s'étend jamais du premier coup à toutes les particularités d'un fait, on voit chaque auteur, à l'origine, s'attacher exclusivement à l'étude d'une partie, d'un vice de conformation, s'absorber dans la contemplation de ce fait, à l'exclusion de tous les autres. C'est ainsi que des observations très bien faites, pour leur époque, se circonscrivent dans l'examen séparé de l'*anencéphalie*, du *spina bifida*, de l'*éventration*, sans se préoccuper des autres éléments anormaux qui les accompagnent, et surtout sans avoir l'idée de leur commune origine avec la monstruosité. C'est, du reste, ce qui se voit à toutes les époques, et aujourd'hui même, à l'occasion des diverses localisations d'une même cause morbide. Je ne citerai comme exemple que les nombreuses localisations de la tuberculose ou de l'intoxication puerpérale, dont chacune a été l'objet de recherches isolées ; comme si les autres localisations concomitantes n'avaient pas existé alors comme elles existent aujourd'hui. Ce fait ne s'est répété nulle part d'une façon plus évidente que dans l'histoire des vices de conformation et des difformités chez les monstres, surtout chez ceux qui résultent d'une affection cérébro-spinale, où la rétraction musculaire se localise dans un si grand nombre de parties chez le même individu.

Les observations que nous allons rapporter seront une continuelle démonstration de ce fait ; et les figures qui les accompagneront le montreront, à leur tour, par leur insuffisance primitive et leur perfectionnement graduel, au double point de vue du nombre des parties représentées, et de l'exactitude de la représentation de chacune d'elles.

Ainsi que nous l'avons dit, les premières observations correspondent à la seconde moitié du dix-septième siècle, date antérieure d'un siècle à celle assignée par Isidore Geoffroy au commencement de la période scientifique de la tératologie. Nous les diviserons et classerons :

1° D'après l'ordre chronologique et d'après les auteurs qui ont exercé une certaine influence sur leur époque ;

2° D'après les faits nouveaux que ces observateurs auront ajoutés aux faits précédemment observés ;

3° D'après les méthodes de classement et d'après les théories qui ont occupé la tératologie depuis son origine.

PREMIER GROUPE : DE 1664 A 1700.

HEILAND — VAMHORN — ZACHIAS — KERKRING — SAMPSON — ELSHOLT JACOB — KUHN — KUNERIVOLF — HARTMANN — VALLISNERI — GŒLLER

Nous avons réuni la plupart des observations publiées entre ces deux dates. Seize nous ont paru mériter d'être reproduites ou mentionnées. Elles peuvent être considérées comme une sorte de préliminaire de la période scientifique. Elles ne sont, en réalité, que les premiers rudiments de cette période. Parmi les meilleurs essais de cette époque, nous avons distingué un travail de Mich. HEILAND, relatif à un monstre double accompagné de *pieds bots* caractérisés, et de plusieurs *vices de conformation* de la même nature. La description fort détaillée et les réflexions judicieuses de l'auteur sur les théories et les principaux écrivains qui l'avaient précédé, marquent véritablement le point de départ de la période scientifique de la tératologie. Aussi reproduisons-nous textuellement son observation.

OBSERVATION I

MONSTRE DOUBLE (SYCÉPHALIEN, GENRE INIOPE, G. SAINT-HILAIRE) (1)

SOMMAIRE. — **Fusion des deux têtes.** — **Face rudimentaire opposée à la face principale.** — **Rachis et thorax doubles.** — **Exomphale.** — **Diastase des pubis.** — **Hydrorachis et spina bifida.** — **Mutilation partielle des intestins et des organes génitaux et urinaires.** — **Quatre pieds bots varus équins caractérisés.**

Die 15 Martii 1664, nascitur in pago *Ulff* prope *Niddam* in *Wedde-ravia* sito Patre *Johanne Eysern* viginti quinque circiter annorum, ejusque uxore primipara ejusdem fere ætatis ob paucitatem sanguinis, aliaque signa relata ad frigidum et siccum tendente temperamento, octavo post factam conceptionem mense infans magnitudinis ulnæ dimidiæ, uno capite, unico trunco, sed quatuor brachiis totidemque cruribus præditus. Caput in calva, capillis atris, digiti articulum circiter longis hirsutum, mole insigne, prominentiis in utroque latere conspicue protuberantibus. Facies anterior glabra, quoad suas partes sic satis concinna, nisi quod aures externæ antrorsum versus essent nonnihil depressæ. Huic faciei quæ opponebatur Capitis regio, et ipsa quoque ad planitiem aliqualem subsidens, capillis non ita spissis ornabatur, circa flexuram priori jugulo e diametro oppositam binas exhibens auriculas sibi mutuo oppositas, ita ut helices quidem exteriora, tragi vero interiora respicerent, missis deorsum lobis utrisque. Ad latitudinem digiti transversi superiora versus observabatur oculus, cum sua palpebra dextra et sinistra. Dextra inquam et sinistra. Efformabant enim ambæ, cætera debite efformatæ, rimam in lon-

(1) HEILAND (Mich.), *Historia infantis monstrosi. comm. de monstro Hassiaco.* Giess. Lug. Batav. et Amstenov., 1664.

gitudinem protensam, ita ut alter angulorum, major videlicet, deorsum vergeret, alter vero sursum spectaret. Huic supereminebat exigua distantia exilis quædam verruca pensilis. Inter hanc quasi faciem et oppositam veram interjecta duo occipitia, quibus substratæ diversæ duæ spinæ dorsi, quarum quævis terminabat ad suum os sacrum clunibus hinc inde stipatum. Porro et quælibet facies subjecto suo gaudebat pectore, nec non hoc subsequente abdomine. Atque sic truncus hic ex duobus quasi coagmentatus, unica eaque continua tegebatur cute, *nisi quod infra cartilaginem ensiformem utramque retrocedens, cum musculis abdominis admodum exilibus cutis versus dorsum, nudum ostenderet peritonæum,* ad cujus superficiem repebant vasa

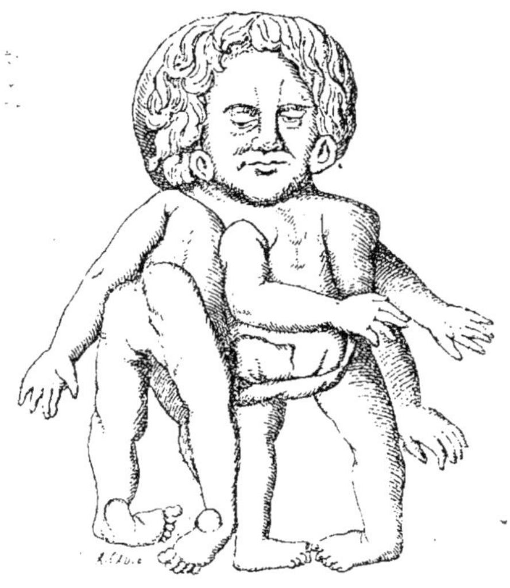

FIG. 57.

umbilicalia, a minus curiosa obstetrice, vel ruptura, vel sectione profundius a corpore divisa. Nullum in abdomine evidens signum differentis sexus, sed ad utramque saltim pubis regionem, leviusculæ aliquæ protuberantiæ externa uteri labia ruditer exprimebant; in altero præterea perinæo foramen quoddam, stylum mediocrem admittens, cunnum quodammodo repræsentabat. *Clunes inter, instar cicatricum aliquarum vestigia quædam foraminibus destituta,* podices exprimebant. Extra truncum suo quilibet loco propendebant artus, *bene formati, exceptis pedibus qui circa malleolos interiora versus distorquebantur.* Brachia vero ad summum humerum nigris pilis aliquo modo vestita. Ungues ubivis perfecti.

Peritonæo aperto, mox in conspectum sese offerebant viscera; epata nimirum bina, totidemque Lienes. Epati singulo inserta erat sua Vena umbilicalis loco debito; quemadmodum et arteriarum Umbilicalium insertio in iliacas erat consuetæ similis. Quodlibet Epar sua gaudebat Cysti fellea, familiari humore referta. *Locus in Hypochondriis naturalis, ob magnitudinem tamen, locique angustiam umbilicalem simul regionem occupabant.* Magnitudo diversa et Jecinorum et Lienum, ita ut majori Epati qui appositus erat Lien minor esset altero qui minori Epati ad latus sinistrum adstabat. Quaterna hæc viscera vasis suis debite donata, medium complectebantur Ventriculum unicum, cumque augustiorem, cui substratum pancreas itidem unicum aliudque satis exile, affixum tenuissima membrana fundo ventriculi subnexa, Omentum mentiente. Continua ventriculo Intestina, excrementis fere destituta, brevissima, utpote quæ ne quidem longitudinem corpusculi exæquabant; unico anfractu ad inferiora ducebantur ad pelvim alteram, ubi *sine nexu cum partibus vicinis hiabant.* In ipsa vero pelvi intestinorum conglomerati gyri, *vix tamen longitudinem digiti æquántium hærebant,* sine *perceptibili itidem connexione* cum superioribus.

Crassorum et tenuium differentia minus conspicua. Nexus eorum cum mesenteriolo tenuissimo. Renes in altero quidem corpore bini, loco naturali siti, succenturiatis suis renibus substrati, secundum leges naturæ rite efformati, deorsum ad pelvim mittentes ureteres, *desinentes in substantiam quandam carnosa membrana constantem, magnitudine pisi oblongati,* mucilaginem aliquam candicantem in sua cavitate continentem, quam aperta eructabat : *Vesicæ urinariæ respondere eam diceres, cum et ad* illius fundum urachi vestigium *appositum observaretur.* In altero vero corpore unicus saltem ren, isque dexter cum suo succenturiato quoad omnia perfectus, itidem emittens ureterem inferiora versus, qui prope pelvim quadantenus in aliquam cavitatem ichorem serosum continentem, expandebatur, atque *desinebat in corpus exangue ad instar alicujus verrucæ, manifesta cavitate destitutum.* Sinister Ren deficiebat, ejusque locum occupaverat succenturiatus justo nonnihil major, vasis ex utroque trunco gaudens. Vasorum spermaticorum nullum vestigium, hinc neque reliquæ partes Generationi inservientes conspiciebantur, nisi quod in altero corpore caruncula quædam ad modum verrucæ pensilis, circa regionem pubis deprehenderetur, ad quam terminabat foramen, ad Perinæum alterum superius descriptum, atque sic uterum aliquem mentiri videbatur. Diaphragmate unum quidem corpus cingebatur, alterum vero eodem destituebatur.

Thorax cavitate unica, duobus sternis, duobus dorsis diametraliter sibi oppositis, atque his ipsis interjectis quatuor costarum seriebus efformatus, duplex continebat Cor, majus alterum, alterum minus; Quodlibet suam accipiens Venam cavam a sibi substrato epate; Quodlibet propria gaudens Arteria aorta, quarum trunci ascendentes seorsum, nulla intercedente combinatione collum petebant utrumque. Descendentes utriusque aortæ trunci, postquam sese mutuo excepissent, in duos dispescebantur ramos, inferioribus partibus sanguinem a cordibus deferentes Reliqua utriusque cordis structura naturali examussim conformis. Quin et quodlibet cor propriis circumvallatum erat Pulmonibus in duas partes more solito divisis, quarum quælibet

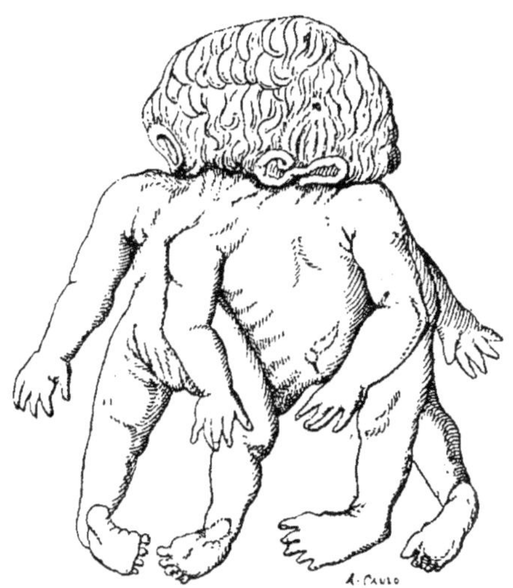

Fɪɢ. 58.

in tres destincta erat lobos, atque de cætero rite erant illi efformati, nisi quod majus qui cingebant Cor lobis essent oblongioribus, iisq; manifesto et profundius divisis.

Larynges duos duplici Arteriæ asperæ superpositos, glandulosa Thymi corpora duo, eaque non contemnendæ quantitatis stipabant, ad jugulum sita, suaque mole thoracis cavitatem occupantia, desinentia vero ad latera faucium. Iisdem laryngibus imminebat utrinque uvula ab extremo palato propendens. Inter ambos larynges ferebatur œsophagus, cui iidem ad latus dextrum atque sinistrum erant appositi.

Ad regionem auricularum posteriorum incisione facta, retro fauces exigua quædam cavitas occurrebat, in quam meatus auricularum dictarum in principio quidem divisi, mox tamen in unum coeuntes desiisse videbantur. Continebat illa Linguam substantia alteri similem, magnitudine vero et figura admodum differentem; pisum enim majus ea exprimebat; cui tamen os Hyoides proportione quantitati linguæ respondens substernebatur. Oculi ad unum omnes una cum palpebris rite efformati, nisi quod posterioris musculis nulla observato digna pinguedo interjecta. Sed et ejusdem nervus opticus ad latus dextrum deorsum versus vergebat.

Cerebri conformationem deprehendere non licuit, ob summam ejus flacciditatem, et jam incipientem corruptionem, nisi quod duplex observaretur glandula pituitaria, foramen occupans, quod a binis ossibus Cuneiformibus, osseque Cribriformi constituebatur, faucibus fere imminens. Duplex nervorum principium fuisse ex duplicitate spinalis medullæ facile colligitur. Num vero et Cerebellum duplex fuerit, non potuit observari.

Ossea compages, nonnullas quoque exhibuit singulares observationes præsertim circa caput, ubi latera apposita, Bregmatis ossa, naturali modo se habebant, nisi quod protenderent magis ad utrumque latus extrorsum, ibique dextrorsum pariter et sinistrorsum, ad fundum cranii cum duobus ossibus Occipitis nectebantur, versus anteriora vero cum Temporum ossibus, quæ et ipsa ad anteriora nonnihil deorsum declinabant. A Bregmate porro eadem Syncipitis ossa, recto tramite in utroque latere ad angulum usq; superiorem utriusque futuræ Lambdoideæ jungebantur, cum aliis itidem Syncipitis ossibus, ad posteriora spectantibus, quæ et ipsa nectebantur iisdem ossibus Occipitis, ab altero latere inferius, superius vero atque e diametro fere ossium frontalium suscipiebant unicum os, ad bregmatis regionem pollicem transversum latum, ast inferiora versus nonnihil angustatum. Tribus hisce ossibus nonnihil depressis, subjectum erat aliud os, ossi petroso forsan respondens, figura ad triangularem accedens, cujus longius latus superiora spectabat, coarctando sese inferiora versus ad meatus usque auricularum appositarum, quæ utut membranaceæ inferiorem angulum quasi dissecabant. Idem os in medio fere sui exhibebat processum exilem styliformem, sursum versus tendentem : Huic ossi una cum duobus syncipitis et uno frontis osse, insculpta erat oculi posterioris orbita, a supernis deorsum ad interiora vergens. Ossa duo Cuneiformia ad interiora porrecta, cum osse Cribriformi foramen rotundum ad magnitudinem pisi minoris constituebant, vertici diametraliter oppositum. Cuneiformium ossium alterum quidem processibus Pterygoidibus gaudebat, alterum iisdem destituebatur. Os Cribriforme unum, quemadmodum et utriusque Maxillæ ossa singula. Reliqua vero ossa substrata Capiti ad unum omnia duplicia, spina dorsi duplex sibi opposita. *Utriusque porro spinæ Vertebra prima destituebatur portione sui corporis, quod a tuberculo sinuato occiput suscipiente, hinc quidem sinistro,* illinc vero dextro ad posteriora dirigitur; atque sic neutra integrum constituebat circulum. Thoracis vertebræ in altero quidem corpore numerabantur undecim, in altero duodecim. *Lumbalium vertebrarum ultima insigni foramine patebat, ipsius processu spinoso dehiscente.* Quemadmodum et iidem *ossis Sacri processus ample distabant,* ita ut medulla spinalis huc terminans, *desinebat in abscessum aliquem sanguine ichoroso perfusum.* Ossa pubis et ipsa in utroque sceleto *ad latitudinem digiti minimi transversi hiabant.* Costarum prima et secunda dextra unius corporis in medio sui *per coalitum junctæ,* utrisque tamen extremitatibus separatis, et hinc quidem vertebris suis, illinc vero Sterno nexis. Costæ trium serierum undenæ : Quarta vero lateris sinistri duodenæ. Sternum utrumque cartilagineum, excepto unico ossiculo prope jugulum, quod in altero quidem lentis, in altero vero sesami seminis magnitudinem exæquabat.

Nous avons cru devoir reproduire en entier, et dans la langue où elle a été publiée, cette observation modèle ; parce que, indépendamment de son vrai mérite, elle marque, comme nous l'avons dit, une date précise dans l'histoire scientifique de la tératologie et des difformités chez les monstres.

Esprit positif et pénétrant, l'auteur n'a rien omis de ce qui a pu frapper son attention et ses yeux. Il a parfaitement décrit tout ce qu'il a vu, et sa description, comme une sorte de photographie, caractérise de deux façons l'état de la science et le langage scientifique à cette époque. La précision des détails permet de reconnaître, comme faisant partie de la monstruosité, certaines difformités et certains vices de conformation que l'on connaît aujourd'hui, mais qui n'avaient pas encore été jusque-là ni déterminés dans leur existence particulière et leur caractère propre, ni munis d'une appellation distincte. Ainsi aucun auteur n'avait encore décrit ni dénommé l'*exomphale,* la *diastase des pubis,* le *spina bifida* et le *pied bot.* Heiland indique parfaitement les principales particularités matérielles de ces quatre anomalies, mais il ne les détermine pas isolément ni ne leur donne un nom. Ainsi, à l'égard de l'*exomphale,* il en signale bien quelques dispositions anatomiques : la *dénudation* du péritoine, le *retrait des muscles* abdominaux vers le dos, et l'*agglomération,* dans un même point de la cavité abdominale, des viscères ; particularités qui ne laissent aucun doute sur l'existence du fait; mais le fait propre, collectif, il le méconnaît dans son véritable caractère, dans son existence déterminée, puisqu'il en attribue une particularité, la *dénudation du péritoine* et le *retrait des muscles*, à une *sage-femme maladroite* ou à une rupture accidentelle du cordon ombilical. Quant à la *diastase des pubis*, quant à l'*hydrorachis* suivi du *spina bifida*, et quant aux *pieds bots*, il ne fait qu'en retracer certaines dispositions matérielles. Pour le pied bot par exemple : « extra truncum suo quilibet loco propendebant artus, *bene formati, exceptis pedibus qui circa malleolos interiora versus distorquebantur.* » Cette simple indication des faits par quelqu'une de leurs dispositions anormales, il la reproduit presque dans les mêmes termes à l'occasion de la recherche de leurs causes possibles : « *Ad quam classem lege contrarietatis referenda musculorum abdominis, ossium pubis ut et sacrorum dehiscentia; pedes ad malleolos distorti, et ad interiora incurvati, morbos figuræ vitiosæ presto fuisse edocent.* » Ainsi pour chaque particularité anormale. Donc, jusque-là, ni détermination caractéristique des vices de conformation et difformités, ni appellations propres à chacune d'elles.

Quant aux causes de l'ensemble de la monstruosité, après avoir passé en revue toutes celles qu'on avait pu imaginer depuis Empédocles, et cela avec une grande richesse d'érudition, il les résume dans les deux passages qui suivent : « Hæ fere sunt causæ » monstrorum, aut si forsan præter has aliæ occurrunt, haud » difficulter ad eas revocari poterunt. Quæ vero earum ob nostri » Monstri productionem inculpandæ veniant, nunc porro inves- » tigabimus. Et ut ordine retrogrado progrediamur, Uterum » inæqualitate substantiæ laborasse, a priori equidem non con- » stat. Neque etiam a posteriori certi aliquid colligere datur, nisi » quid pedum distorsionem hinc ortam credat, quod fundi ute- » rini illa pars quæ orificio interno propius adstat, a nonnullis » cervix appellata, ad quam pedes embryonum ordinarie con- » tingunt, fœtuum pedibus incrementum capientibus non sic » prompte cesserit; quemadmodum videmus stirpes incurvari, » si spatium crescentibus denegetur, curvatura accidente fere in » ea parte quæ obstaculum proxime attingit. Idem esto judicium

» de Uteri morbosa constitutione, de qua etiam, quod certo et
» asseveranter asseramus, nihil habemus. Probabiliore nonnihil
» ratione de Uteri Angustia suspicandum erit. » Ce passage est
le rappel des causes supposées; le passage suivant résume
l'opinion de l'auteur : « Quœ ut in summam breviter contra-
» amus dicimus ex antecedentibus manare Morbos numeri defi-
» cientis partim Materiæ, partim caloris et spirituum defec-
» tum; Morbos imminutæ Magnitudinis easdem causas, nec non
» locum angustiorem; eundem hunc et Figuram vitiatam causas
» agnoscere. Situs Morbos potissimum à Facultate debili ortos;
» quam respicere quoque videtur dehiscentia præter naturalis;
» Connexionis denique Morbos tum angustiam uteri, tum For-
» matricis errorem à phantasia seducta ortum causas sibi ven-
» dicare. » (P. 28.) Faisons remarquer que les influences générales invoquées par Heiland représentent à son esprit les causes
de la monstruosité envisagée dans son ensemble; comme l'étroitesse de la matrice, jointe à l'erreur de la puissance formatrice,
représente la cause de ses vices de forme.

Avec ce point de départ net et précis, nous pouvons passer
rapidement à travers l'espace compris entre 1664 et 1700. Nous
ferons remarquer d'ailleurs qu'il ne s'agit pas directement pour
nous de l'histoire de la tératologie, mais de l'histoire des difformités congénitales chez les monstres. Or les 16 observations que
nous avons triées d'un bien plus grand nombre suffiront pour
nous conduire sans solution de continuité jusqu'au commencement du dix-huitième siècle.

En 1665 (1), Vamhorn publie l'histoire d'un monstre chez lequel « le menton était si près de la poitrine, qu'il ne paraissait
» pas qu'il y eût de col; la partie du crâne au-dessus des yeux
» n'était point convexe, mais absolument plate;... l'épine n'avait
» point d'apophyses épineuses; mais, depuis les épaules jus-
» qu'aux lombes, il y avait de chaque côté des apophyses trans-
» verses où s'articulaient les côtes; et, entre ces apophyses un
» espace de deux doigts où il n'y avait ni peau ni chair, mais une
» simple membrane qui, quoique très mince, était très forte ».
C'est, comme on le voit, l'*anencéphalie*, le *spina bifida*, l'*incur-*

(1) PLANQUE, *Bibliot. chois.*, t. VIII, p. 305.

vation extrême de la colonne cervicale, accompagnée de la *destruction complète du cerveau* et de la *moelle ;* mais sans la détermination des faits et sans leur dénomination : c'est-à-dire la répétition de ce que nous avons signalé à propos de l'observation d'Ileiland.

L'année suivante, c'est-à-dire en 1666, Zachias (1) publie un troisième cas de monstruosité avec « *absence* du *cou,* du *front,* » des *aisselles, bifurcation* de l'épine, *croisement* des *bras* sur » les pieds, *recroisement* des pieds sur le ventre ».

En 1670, Kerckringius (2) donne l'histoire d'un *anencéphale* et d'un *exencéphale.* Le premier : « Caput certe quod ex sceleti » figura apparet, nihil habebat quod hominem referret, *facies* » *scimio,* eique deformi simillima. Cranium nec cerebrum nec » cavitatem ullam habebat quæ cerebrum reciperet, neque in » orbem erat efformatum, sed os quoddam planum varie tamen » protuberans superne depressum solum, cerebri et cranii cere- » brum continentes supplebat locum. Deprimebatur tota capitis » moles in partem anteriorem, et reliquo trunco vix exigua sui » parte adherebat; superius *cornua quædam qualia pictores* » *geniis malis* penicillo sæpe affingunt et *mater sibi imaginando* » sæpe depingerat, conspiciebantur... »

Ce passage est à lui seul un tableau complet de la science à cette époque : l'auteur continue à indiquer vaguement les apparences matérielles des faits, sans se soustraire encore aux idées et aux théories du vulgaire ; ce que confirme la seconde observation : « Tandem hunc partum mortuum enixa est, *manibus,* » *pedibus* que *informem* pectus uno, venter *alio tumore* assur- » gebat; caput quod referret, nemo facile dixerit, tam longe ab » humana capitis forma recesseret. »

Ces deux observations sont tirées d'un recueil de cent cas analogues : *Spicilegium anatomicum continens observationum anatomicarum centuriam unam.* C'était pourtant un anatomiste réputé de l'époque, ami du célèbre Fred. Ruysch, dont il invoque le témoignage.

---

(1) Planque, *Bibliot. chois.*, t. VII, p. 505.

(2) Theod. Kerckringh *Spicilegium anatomicum continens observationum anatomicarum rariorum centuriam unam.* Amstelodami, 1670. Obs. 23 et 52, p. 56 et 100

Sampson, 1672 (1); Elsholt, 1373 (1 *bis*); Jacobæus, 1674-1675 (2); Khonius, 1678 (3); Kunerivolf, 1690 (4); Hartmann, 1691 (5); Vallisneri, 1694 (6) et Gœller, 1698 (7), dont les observations ne sont pas sans valeur, achèvent le siècle sans rien ajouter ni à la détermination ni à la nomenclature des vices de conformation et des difformités qui accompagnaient les monstres qu'ils ont décrits.

Sampson dit qu'il n'y avait « chez son monstre ni *organes* » *sexuels* distincts, ni *issue* pour les excréments et l'urine ; il y » avait, du côté droit, une *grande ouverture* d'où pendait un » *petit sac membraneux et transparent*, contenant les viscères de » la poitrine et du ventre, un *seul os* qui tenait lieu de *toutes les* » *côtes*. Une membrane mince remplaçait le crâne, à travers » laquelle on distinguait le cerveau ; du côté droit était une *protu-* » *bérance* charnue couverte de cheveux ;... le bras de ce côté avait » plusieurs *courbures* comme s'il eût été cassé ;... depuis les ver- » tèbres lombaires jusqu'aux genoux, il n'y avait qu'un os qui se » *partageait en deux* en cet endroit, pour former les jambes ». C'est-à-dire que l'observation renferme la plupart des *apparences* de l'*ectopie* du cerveau, du *spina bifida*, de l'*exomphale*, de l'*ectopie* des viscères thoraciques et abdominaux, de l'*absence* d'ouverture anale et vésicale, de la *fusion* des deux cuisses ; mais ni une description complète et spéciale, ni une dénomination quelconque.

Le sujet de l'observation d'Elsholt offrait, outre une éventration avec ectopie des viscères abdominaux, flexion permanente de la cuisse gauche, et vices de conformation des pieds, une *double queue* dont l'une, garnie de poils, était située à l'extrémité du coccyx (*qualem caudulam breviorem et pilosam in solita coccygis extremitate*) l'autre, glabre, partant du fémur et se rendant à la malléole interne

Les trois observations de Jacobæus sont encore plus incom-

<hr>

(1) Berryat, t. III, p. 158, obs. 169. — (1 *bis*) *Joan.* sig. Elsholtii, *de conceptione tubaria ; item que de puell. monstrosa*, p. 67. — (2) Thom. Bartolini *Acta medica*, obs. 59, p. 97. — (3) Berryat, *Coll. acad.*, p. 369, et *Eph., cur. nat.*, obs. 23. — (4) *Eph. cur. nat.*, dec. II, obs. 98, p. 170. — (5) *Misc. cur. Dei* II, obs. 132. — (6) Vallisneri *Opere mediche*, t. II, p. 57. — (7) Gölleri *Abortus humani monstr. hist.*, ob 143, p. 311.

plètes; mais à propos des membres difformes qu'il se borne à qualifier de *crura inversa*, il raconte que la mère, pendant qu'elle était enceinte, avait regardé tous les jours un chien à jambes torses » *cruribus inversis saltantem contemplatur*, ejusque tripudio » oculos fere quotidie pascit, fœtum tandem enititur *cruribus* » *similiter intortis*, monstrosum ». Et l'auteur d'ajouter que de tels exemples ne sont pas rares.

Khonius (*Kuhn*), trois ans plus tard, confirmait, par son observation propre, celle de Jacobæus (*Jacob*); et, à propos des difformités dont était atteint le monstre qu'il décrit, il se borne à dire : « *Cutis in dorso erat aperta... manus et pedes valde erant distorti* », rien de plus.

Les observations de Vallisneri et de Gœller peuvent seules rappeler celle d'Heiland.

Le monstre décrit en langue italienne par Vallisneri est un veau presque en tout semblable à celui qui a fait le sujet de notre dixième observation : seulement le monstre de l'auteur italien est un *anencéphale* incomplet; il ajoute ainsi un nouvel intérêt et un nouvel élément à notre observation de *veau hydrocéphale* (1), en ce que les vices de conformation et difformités, identiques dans les deux cas, mais résultant de deux degrés différents de la maladie, complètent la démonstration de leur commune origine, c'est-à-dire d'une même affection destructive des centres nerveux. Mais, en ajoutant à nos observations et à nos idées cet élément confirmatif, la description de Vallisneri n'en est pas moins restée à l'état d'*ébauche* de *détermination* et de *nomenclature*, continuant à caractériser ainsi l'observation scientifique de 1664 à 1700.

Nous en extrayons cependant un passage très explicite au sujet de l'*éventration* que présentait ce veau, et dont l'auteur italien a donné une description anatomique des mieux caractérisées : « L'abdomen est arrondi et assez proéminent à son centre; » il est muni des vaisseaux ombilicaux, et recouvert simplement » d'une membrane résistante, mais sans muscles ni poils. La peau » de l'abdomen était comme fendue dans le milieu ; les lambeaux » étaient *retirés de chaque côté vers les flancs, et s'en allaient* » *en se rapprochant.* » L'observation renferme encore un pas-

(1) Observ, X, p. 174.

sage très curieux relatif à la forme et à la direction de la langue. « La langue, singulièrement ressortie, *renversée* et déformée, » vient se rattacher au menton qui est déformé lui-même et » replié en dessous : *La lingua stranamente sporta e rovesciata* » *all' infuori e strattamente al nozzo mento applicata, questo* » *anch'esso deforme, ed all' ingiri rivolto.* » Nous aurons plus tard l'occasion de rappeler ce passage, et de lui donner sa signification.

GŒLLER, avons-nous dit, termine heureusement le premier groupe de nos observations historiques. Quoiqu'il laisse la science des difformités chez les monstres au point où l'avait portée Heiland, son observation détaillée et précise, comme celle de ce dernier, rédigée avec le même soin, écrite avec la même élégance, nous a paru mériter d'être reproduite en entier. Elle a un autre mérite assez singulier, c'est que par son côté défectueux elle apporte à l'histoire des difformités chez les monstres un document que nous avions fait pressentir (1), à savoir, que le silence des tératologues à l'endroit des difformités chez certains monstres observés et décrits par eux, ne doit pas être considéré comme une preuve de l'absence de ces difformités, mais de l'inadvertance des observateurs. Or, le monstre décrit par Gœller, en raison de son origine et des vices de conformation indiqués par lui, permettait d'induire de cette origine l'existence de la rétraction musculaire généralisée ; et, comme conséquence, celle de certaines difformités de l'épine et des membres. Cependant le texte de Gœller ne parle que de la courbure d'un des avant-bras ; mais les figures jointes à l'observation suppléent à son silence. On y voit en effet, de la manière la plus évidente, une *déviation* de l'épine, une *flexion* considérable des genoux et, surtout, *deux pieds bots équins varus* avec imperfection des orteils. Voici, du reste, l'observation.

(1) Page 220 de cette livraison

OBSERVATION II

FŒTUS MONSTRE PAR DESTRUCTION PARTIELLE DU CERVEAU, DIFFORMITÉS MULTIPLES.

SOMMAIRE. — **Absence presque complète d'yeux, de nez, d'oreilles. — Langue adhérente au palais. — Courbures de l'avant-bras. — Brièveté du radius. — Le pouce seul existe. — Déviation de l'épine. — Direction anormale des membres inférieurs. — Absence du péroné. — Le gros orteil seul existe. — Imperforation de l'anus. — Ouverture des parois abdominales. — Absence et anomalies de plusieurs viscères thoraciques et abdominaux (1).**

Nimirum, postquam uxor civis cujusdam urbis nostræ, per septimestre spatium utero gessisset, et per id tempus sæpius de dolore conquesta esset, emortuo fœtu monstroso, maturiorem partum accelerante, mater trium natarum facta est. Atque primo quidem puellam decentis et perelegantis formæ feliciter enixa est. Hanc infausto conatu insequebatur monstrosa, quam hic lustrabimus. Tertia denique corporis forma et magnitudine primæ vix cedebat. Veluti autem natu majorem et minorem secundinæ facile sequebantur : ita mediam, monstrosam nempe, non excepere; totum siquidem corpus iisdem obvolvebatur, ac si integumentis communibus cinctum videres : quod innumeræ venarum atque arteriarum propagines, et infinitæ glandulæ miliares hinc inde per eas dispersæ, uti et substantia grumosum et fibrosum sanguinem repræsentans, digitumque crassitie sua adæquans, facile demonstrabant. Hineque corpus deformius redditum a secundinis, veram cutem mentientibus, quam ipsa ossea et carnosa mole. Detractis enim hisce a toto corpore, omnes musculi seorsim dividi, et facili negotio distingui potuerant, ut quod monstrum antea, nil postea ab humano fœtu alienum fere cernebatur : nisi quod dictæ cutis pars reclinatum caput cuculli aut mitræ ad instar pendula contegebat. Oculorum tantum aderant vestigia ; naresque lineolis modo distinguebantur. Ore hiante et patulo superior gingiva divisa prominebat, dentesque æmulabatur. Lingua latiori ligamento palato firmata et labiis coextensa videbatur. Aurium rudimenta ad latera deprehensa. Facies et collum ejusdem cum thorace latitudinis vix distinguebatur, unde vulgus faciem in pectore locatam sibi persuadebat. Duo brachia corpore propendebant, quorum tamen dextrum longius crassiusque; utriusque cubitus recurvus protendebatur; unicusque digitus pollex nempe, ungue distinctus radio breviori affigebatur; utrique enim ulna plane decrat. Sic etiam crura decussatim

(1) Goeller, *Miscell. curiosa, sive ephemeridum medico-physicarum germanicarum Academiæ naturæ curiosorum*, dec. II, obs. 143, historiæ anatom., p. 311. Norinbergæ, 1698.

sibi imposita, in parvo pede unicum tantum alebant pollicem tibiæ annexum, fibula neutri præsente. Et, velut natura dextrum brachium grandius sinistro ; ita e contra crus sinistrum majus dextro formabat, ut damnum utriusque resarcire visa sit. Vasa umbilicalia quatuor tantum digitos transversos longa, fœtuique annexa abscedebant. Pudenda sat ampla erant ; anus autem imperforatus.

Hæc naturæ in exteriori contextu insolentia ad interiorem viscerum lustrationem me commovit. Et ecce abdomen primo apertum tantum vesica quadam, id omne replente, lymphaque viscida scatente, dis-

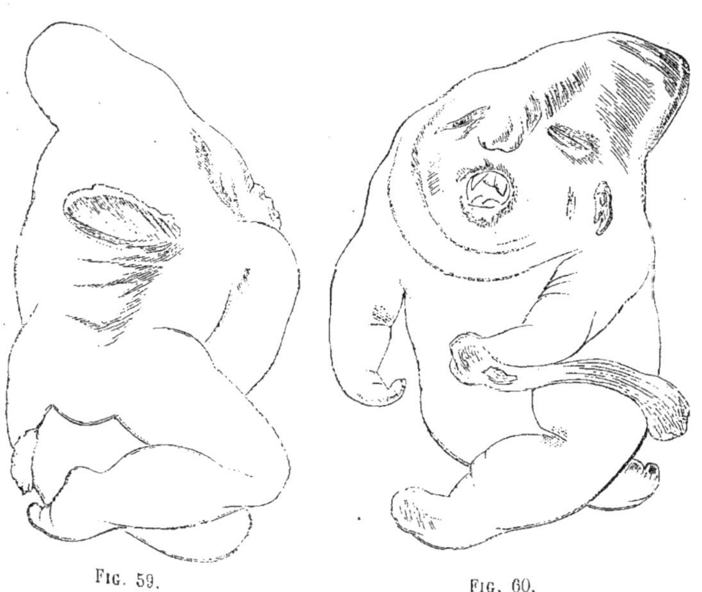

Fig. 59.

Fig. 60.

tendebatur, ut peritonæum haud incongrue crediderim. Prope umbilici autem exortum quædam intestinula extra peritonæum contorta, ac mesenteriolo quasi firmata interius decurrebant, et in intestinum cæcum desinebant. Hepatis et lienis ne vestigium quidem deprehendebatur : uti nec ventriculus observabatur : nisi peritonæum ventriculum ita extensum, mucoque illinitum dicere mavis. In Hypochondrio dextro vena cava, ubi alias hepati se insinuat, hic propter ejus absentiam paulo amplior, ramos ad dictum mesenteriolum dimittebat, plexumque, pro vena-portæ habendum formabat. Superius ascendens ramulo quodam aortæ se inserebat, et in subclavias divisa, jugulares constituebat venas. Descendente autem trunco suo emulgentes ad renes dimittebat et dein iliacos ramos dispergebat. Renes cum incumbentibus glandulis venalibus exterius oblongæ pressulæque rotunditatis; interius vero sinuosæ cavitatis conspiciebantur. Uterus majoris molis, duriusculus, canini ad instar bicornis pelvim explebat: cui tenuis membrana incumbens procul dubio vesicam constituebat, quam tamen accurate observare non licuit. Abdomen pectusque diaphragma certo limite dirimebat, expansaque superiori sua, quam pleuræ debet, membrana, sub claviculis ulterius extensum, sibique rursus coadunatum, duplicatum quasi extabat, limitibusque suis per totum thoracis ambitum effusum, spiritum continebat : ut velut peritonæum liquore viscido repletum totum abdomen occupabat; ita et hoc spiritu turgens, tanquam vesica eundem in thorace concludebat; gulæ venæque cavæ non erat pervium; ea namque penitus abfuit; hæc vero sub tendinosa ejus portione descendebat. Arteria aorta juxta diaphragmatis duplicaturam in sinistro thoracis latere exorta ei cohærebat, versusque superiora pergens in ramos divisa, subclavias et ab his enatas carotides protrudebat; inferius in iliacas excurrebat.

Pulmones plane deerant; uti et, quod mirum, penetrale cordis. Aspera tamen arteria linguæ affixa, in descensu ultra primam costam non protensa, in parvam quamdam membranaceam cavitatem, aere turgidulam, desinebat. Caput, licet sphæricæ figuræ nota a collo et thorace non distinguebatur, quoniam cutis totum corpus ambiens crassior collum expleverat, caputque in se quasi cogeret et quodammodo reclinaret; resecta tamen cute ista ; collum gracilius probe id distinguebat, terminisque suis circumscribebat. Dum vero cutis per capitis superiora pergebat, supra cranium minus sibi coadunata aut adnata longius protendebatur, ut a capite pendula cucullos monachorum fere imitata fuerit. Os bregmatis dextrum tantum aderat, sinistrum vero membrana albicante duriori, natura adæquabat. Vertex, uti in omni fœtu tenui tantum membrana inducitur; ita hic patulus plane fluidiori cerebro effluenti ansam dedit : nam quamvis cerebrum variis mæandris et gyris in ambitu adhuc exornatum erat fluidius tamen et putredini jamjam propinquius sui contrectationem non ferebat; ut proin partes ejus distinguere et curiosius scrutari licuerit. Osteogeniæ limites alias natura in hoc fœtu non excedebat, sed compagem ossium decoro ordine et numero cohærebat, nisi quod in cubito, uti dictum, unicum tantum os, radium nempe produxerit, eique pollicem variis suis ossiculis distinctum annexuerit. Simili modo cruri tibiam tantum addebat, eique pollicem solum quodammodo recurvum conjungebat. Hæcque sunt, quæ curiosior dissectio aperuit nobis et detexit.

Telle est l'observation qui termine nos emprunts au dix-septième siècle. Elle résume, ainsi que nous l'avons dit, les mérites et les défauts de la manière d'observer à cette époque. Elle fait voir ensuite que les difformités proprement dites étaient restées jusque-là presque une lettre morte.

Dans les considérations qui précèdent son observation, l'auteur éloigne l'idée que les monstruosités soient des présages de malheurs : on en parlait encore, on n'en parlera plus désormais. Les monstres, suivant Gœller, indiquent seulement « un obstacle au perfectionnement de la conformation ». Son étiologie est aussi en progrès. Comme causes, il indique : les émotions de la mère, les pressions utérines, l'exubérance ou la pénurie des sucs nutritifs, leur partage inégal entre plusieurs fœtus contenus dans l'utérus, etc. Dans le cas présent, « trois ovules étaient descendus dans l'utérus ; le suc nutritif, également partagé d'abord entre les trois, s'était ensuite irrégulièrement distribué, sous l'influence de la frayeur éprouvée par la mère ». A ces causes l'auteur ajoute : « l'étroitesse de la matrice et la pression exercée sur le fœtus placé entre les deux autres, comme l'a prouvé, dit-il, l'ordre des trois parturitions. » Tout cela n'est pas bien sérieux encore ; mais l'auteur a rompu définitivement avec les causes fantaisistes, et il est entré dans un ordre de causes dont la science ne sortira plus désormais.

Passons au dix-huitième siècle.

DEUXIÈME GROUPE : DE 1700 A 1800

LITTRE — MÉRY — DU VERNEY — WINSLOW — LÉMERY — PETIT — VOGLI — KUNDMANN — HALLER — MORGAGNI ·· MORAND — SANDIFORT — DUFOUR — PLAZANET — HENCKEL — MONRO — SŒMMERING — FRIED.

A cette époque correspondent des auteurs et des observations marquant le début de la période qu'Isidore Geoffroy Saint-Hilaire a appelée la période *positive* ; mais qui n'est à nos yeux, et pour les raisons précédemment exposées, que la continuation, même quelquefois amoindrie, de l'état de la science au siècle précédent. Les noms de Littre, de Méry, de du Verney, de Lemery, de Winslow, tout en motivant l'appréciation du savant auteur du *Traité de tératologie*, ne justifient pas moins les restrictions que nous avons cru pouvoir y apporter.

Avant de citer ou d'analyser les faits de tératologie qui marquent le début de cette période, il n'est pas sans intérêt de connaître l'esprit général de la science à cette époque, à l'endroit de la signification des monstres. Voici quelques lignes remarquables à ce point de vue, que nous empruntons à l'*Histoire de l'Académie des sciences pour l'année* 1703 :

« On regarde communément les monstres comme des jeux de
» la nature ; mais les philosophes sont très persuadés que la na-
» ture ne se joue point, qu'elle suit toujours invariablement les
» mêmes règles, et que tous ses ouvrages sont, pour ainsi dire,
» également sérieux. Il peut y en avoir d'extraordinaires, mais
» non pas d'irréguliers ; et ce sont même souvent les plus extraor-
» dinaires qui donnent le plus d'ouverture pour découvrir les
» règles générales où ils sont compris (1). »

Ces paroles, philosophiques s'il en fut, placées en tête d'une observation de veau monstrueux, justifient tout à la fois ce que nous avons dit de la période philosophique de la tératologie, et assignent au début de cette période une date antérieure d'un siècle à celle fixée par Isidore Geoffroy Saint-Hilaire.

Mais l'observation particulière des faits ne répond pas toujours aux vues générales que nous venons de rappeler.

Désirant être aussi complet que possible, mais ne voulant pas surcharger ce travail d'une érudition inutile, nous avons continué pour le dix-huitième siècle de rechercher les meilleures observations afférentes à notre sujet. C'est surtout à l'*Histoire* et aux *Mémoires de l'Académie des sciences*, correspondants à cette période, que nous avons eu recours ; sans négliger toutefois d'autres sources, telles que les recueils scientifiques du temps lorsqu'ils renfermaient des documents se rapportant à notre sujet.

Littre, savant anatomiste de l'époque, ouvre la série par une observation communiquée à l'Académie des sciences en 1700. Il s'agit d'un monstre qu'Isidore Geoffroy cite et classe parmi les *thlipsencéphales*. Mais autant les paroles que nous avons reproduites plus haut sont remarquables par leur profondeur, autant l'observation de Littre est en arrière des observations

---

(1) Hist. de l'Académie des sciences, ann. 1703, p 28.

que nous avons empruntées aux auteurs du siècle précédent :
« Ce fœtus humain monstrueux avait au derrière de la tête une
» espèce de bonnet comme les petits laquais qu'on appele dra-
» gons. Il n'avait que la *base du crâne*. Les sept vertèbres
» du col qui doivent être fermées et faire un canal, *étaient ou-*
» *vertes*, et la grandeur de l'ouverture *diminuait* toujours du
» haut en bas. Le petit capuchon qui était conique diminuait
» aussi dans le même sens, s'appliquant sur ces ouvertures
» et, par sa figure proportionnée à la leur, les fermant assez
» exactement (1). »

Cette laconique et étrange description suffit pour faire comprendre que ce monstre appartenait à la *thlipsencéphalie*
d'Isidore Geoffroy Saint-Hilaire, c'est-à-dire à un monstre par
destruction du cerveau avec conservation des méninges, celles-ci
réunies en arrière dans une espèce de poche ; qu'il y avait en
outre un *spina bifida* avec *tumeur hydrorachidienne*, vices de
conformation dont Littre n'avait pas encore une idée nette.
Inutile de relever cette comparaison avec le bonnet des petits
laquais, si ce n'est pour constater une dernière fois ces trois
caractères de l'observation scientifique à cette époque : absence
de détermination spéciale des faits, absence de dénomination, et
tendance à chercher des ressemblances dans les choses les plus
étranges si ce n'est les plus grotesques. Aux époques précédentes
et même peu éloignées, les *têtes de grenouille*, les *figures de
singe*, les *pattes torses de chien*, se glissaient encore dans des
observations anatomiques de quelque valeur ; le bonnet de petits
laquais de Littre n'est qu'une pièce effacée de cette monnaie
qui va cesser d'avoir cours.

Le même auteur a adressé à l'Académie des sciences en 1701
et en 1709 deux autres observations de monstruosités (2).

La première est relative à un cas *d'anencéphalie* avec *spina
bifida* complet, à propos duquel il discute la question de savoir si
l'absence du cerveau ne rendrait pas suspect l'usage qu'on donne
à cet organe de « séparer les esprits animaux du sang » ; et il

(1) HIST. DE L'ACAD. DES SCIENCES, avril 1700, p. 45.
(2) MÉM. DE L'ACAD. DES SCIENCES, avril 1701, et HIST. DE L'ACAD. DES SCIENCES,
au. 1709.

conclut que « de pareilles observations ne prouvent pas suffisam-
» ment que les esprits animaux n'existent pas et qu'ils sont
inutiles ».

La seconde observation, plus importante et plus détaillée, est
relative à un cas de *spina bifida* avec *tumeur hydrorachique* et
autres vices de conformation toujours incomplètement déterminés. Après avoir indiqué quelques dispositions vicieuses de la
vessie, des uretères, des organes génitaux et urinaires et autres
particularités, Littre insiste sur les suivantes d'un intérêt tout
particulier; je le laisse parler :

« L'os sacrum, le coccyx et les os innominés contre l'ordinaire
» *étaient caves en dehors* et *convexes en dedans*. La partie posté-
» rieure de l'os sacrum était ouverte d'un bout à l'autre par son milieu,
» de la longueur de quatre lignes. Les deux os pubis, au lieu d'être
» joints ensemble, *étaient séparés* l'un de l'autre par un intervalle de
» deux pouces et demi. Enfin les cuisses, par leur partie supérieure
» principalement, étaient tournées *en dehors* et fort *écartées* l'une de
» l'autre. Cependant le fémur de chaque cuisse avait sa figure natu-
» relle. Ainsi le grand écartement des cuisses était causé par celui des
» os pubis, et peut-être ce même écartement des os pubis était-il aussi
» la cause des mauvaises conformations que j'ai remarquées dans la
» partie inférieure de ce fœtus.
» Il y avait sur la partie postérieure de l'os sacrum *un sac mem-*
» *braneux* de la grosseur et de la figure d'un œuf de pigeon attaché
» et intimement uni, par un pédicule creux de cinq lignes de lon-
» gueur et d'une demi-ligne de largeur, au second nerf sacré du
» côté gauche; ce sac était plein d'une liqueur fort claire, beau-
» coup plus légère que de l'eau commune et d'une saveur un peu
» âcre (1). »

Ce passage de la deuxième observation de Littre a pour nous
une grande importance. Outre l'indication qu'il donne d'un
spina bifida avec *poche hydrorachique*, il signale une disposition que nous avons notée précédemment chez le monstre de
notre observation VI, à savoir : la *luxation* ou plutôt le *ren-*
versement en arrière des os iliaques sur le sacrum, avec *diastase*
des pubis (2). Cette difformité, on ne peut plus curieuse, et dont

(1) Mémoires de l'Acad. des sc., 1709, p. 15.
(2) Page 128 de ces recherches.

nous aurons à exposer plus loin le mécanisme, se rencontrera assez souvent dans les observations des auteurs, sans qu'ils y aient fait grande attention.

L'HISTOIRE DE L'ACADÉMIE DES SCIENCES POUR 1700, page 42, donne l'extrait d'une observation de Méry relative à un monstre *anencéphale* très compliqué (*Célosome*, Is. Geoffroy Saint-Hilaire), où, malgré le laconisme confus de l'auteur, on peut supposer sinon reconnaître une disposition analogue à celle que nous venons de rappeler. « Les trois capacités de la tête, » de la poitrine et du ventre étant toutes ouvertes, la voûte » du crâne manquait à la tête, le sternum et le cartilage du » cou à la poitrine, et aussi tous les muscles et le péritoine..... » l'épine du dos était contournée de telle sorte, que la *face*, la » *poitrine* et le *ventre étant vus par devant*, les *parties exté-* » *rieures de la génération*, les *genoux* et les *pieds se trou-* » *vaient placés au derrière du corps* (1) . »

HALLER, dans son chapitre VIII, *Fabrica aliena*, avait déjà signalé cette observation de Méry : « corpus universum contor- » tum, ut eorum, quæ solent esse *posteriora* magna pars *anterior* » esset (2). »

Les observations et les remarques qui précèdent suffisent pour caractériser l'état de la science des difformités chez les monstres au début du dix-huitième siècle.

Nous touchons à l'époque où Isidore Geoffroy Saint-Hilaire fait commencer la période *positive* de la tératologie, c'est-à-dire à la fameuse discussion intervenue entre Lémery et Winslow. Cette discussion, que notre savant ami a considérée avec raison comme mémorable par rapport à la science des monstres, n'a rien changé au point de vue spécial de la science des difformités : les deux célèbres champions ont laissé cette science dans l'état où ils l'avaient trouvée, c'est-à-dire à l'état d'*ébauche empirique*.

De 1709 à 1724, date du premier mémoire de Lémery, aucun fait nouveau ne s'était produit. Parmi les communications

<hr>

(1) MÉMOIRES DE L'ACADÉMIE DES SCIENCES, année 1706, p. 42.
(2) HALLER, *De monstris*, anno 1768, p. 17.

J. GUÉRIN.

que l'historien de l'Académie a jugées dignes d'être rappelées, durant cette période nous ne trouvons qu'un mémoire de Petit et une note de Méry sur trois cas d'éventration.

Le mémoire de Petit est relatif à un fœtus monstre (ASPALASOME d'Isid. Geoffroy) chez lequel « le bas-ventre manquait de peau » et des muscles depuis le cartilage xiphoïde jusqu'aux os du » pubis, et depuis une région lombaire jusqu'à l'autre ; les vis- » cères n'étaient contenus que par le péritoine ». Après quelques détails sur les accessoires de l'éventration, l'auteur ajoute : « La cuisse, la jambe et le pied gauches sont beaucoup plus gros » de ce côté que de l'autre ; toutes ces parties sont comme dis- » loquées, particulièrement le pied qui, *quoique bien formé* » d'ailleurs, laisse sentir à *travers la peau*, la *partie de l'astra-* » *gale* qui devait appuyer les os de la jambe (1). » Comme on le voit, Petit ne connaissait encore ni l'*exomphale* ni le *pied bot*.

 La communication de Méry, relative à deux autres cas d'éventration, a donné à Mairan, l'historien de l'Académie, l'occasion de dénommer, d'après Méry (2), l'*exomphale*, qu'aucun auteur jusque-là n'avait définie autrement que par quelques-unes de ses dispositions anatomiques. « Quand l'ombilic ou » nombril, dit Mairan, s'ouvre et laisse sortir quelques-unes des » parties qui doivent naturellement être renfermées dans le ven- » tre, le sac où elles sont contenues en dehors s'appelle *exom-* » *phale*. » Ce qui n'empêche pas Mairan de faire remarquer, quelques lignes plus loin, à propos d'un des deux cas d'exomphale présentés par Méry, que « l'ouverture de l'ombilic, par où tous » les viscères (le foie, la rate, l'estomac et tous les intestins) » auraient dû passer, s'ils étaient réellement sortis du ventre, » n'avait que 15 lignes de diamètre ; et le foie seul était si gros en » comparaison (il avait 7 pouces de diamètre), qu'il n'eût pu lui » donner passage... Il n'y avait eu donc nulle force capable de » pousser ces viscères hors du ventre, par conséquent cette » exomphale était *un vice de conformation :* ce qui est à remar- » quer pour le système général de la génération des animaux ».
Pour bien comprendre cette opposition entre les deux ma-

(1) MÉMOIRES DE L'ACAD. DES SCIENCES, 1716, p. 89.
(2) HISTOIRE DE L'ACADÉMIE. 1716, p. 17.

nières de considérer le mécanisme et la composition anatomique de la poche exomphalienne, il faut savoir qu'elle servait, cette opposition, tout à la fois, à contredire Petit, — qui avait décrit l'exomphale comme le résultat d'une dilatation du péritoine poussé par les viscères sortis du ventre, — et à favoriser la doctrine des *germes monstrueux* de Winslow, contre celle des *monstres par accidents* professée par Lémery. En effet, Méry n'avait pas seulement malmené Petit pour n'avoir pas admis avec lui que l'exomphale résulte toujours de l'*épanouissement des membranes du cordon* et non de la *hernie du péritoine*; mais il avait encore établi, comme il suit, l'origine primitive de ce même cas d'exomphale considéré *par lui* comme *vice de conformation*, c'est-à-dire comme préexistant dans le germe. « Marie Boyenval (l'accouchée du monstre en ques-
» tion) interrogée par Mme Langlois, maîtresse sage-femme
» de l'Hôtel-Dieu, lui a répondu qu'il ne lui était arrivé
» aucun accident pendant tout le cours de sa grossesse, mais
» qu'elle avait vu seulement *tirer les entrailles du ventre*
» *d'un bœuf*, ce qui lui avait frappé vivement l'imagination. » Et, pour donner plus de force à cette démonstration, Méry ajoute :
« On ne peut donc pas rapporter cette exomphale extraordinaire
» à aucune cause extérieure (système de Lémery) qui ait pu faire
» sur le ventre de cette femme, ni sur celui de son enfant, une
» impression assez forte pour forcer le foie, la rate, le ventri-
» cule (l'estomac) et les intestins à sortir de la cavité abdomi-
» nale par l'ombilic de cette jeune fille (1). »

Les deux observations sommaires qui suivent, de Vogli et de Kundmann (1720-1722), sont curieuses à reproduire parce qu'elles se rapportent à deux variétés d'*acéphalies*, toutes deux accompagnées de pieds bots représentés dans les figures jointes au texte original, mais dont les auteurs ont à peine fait mention.

Voici la première, celle de Vogli :

(1) Mémoires de l'Acad. des sc., ann. 1716, p. 143.

OBSERVATION III

MONSTRE ACÉPHALE AVEC DIFFORMITÉS.

SOMMAIRE.—**Destruction totale du cerveau.** — **Moelle très développée.**—**Absence de la tête, des poumons, du cœur, du diaphragme, du foie, de la rate.** — **Trois doigts à chaque pied.** — **Renversement du pied droit, varus équin** (1).

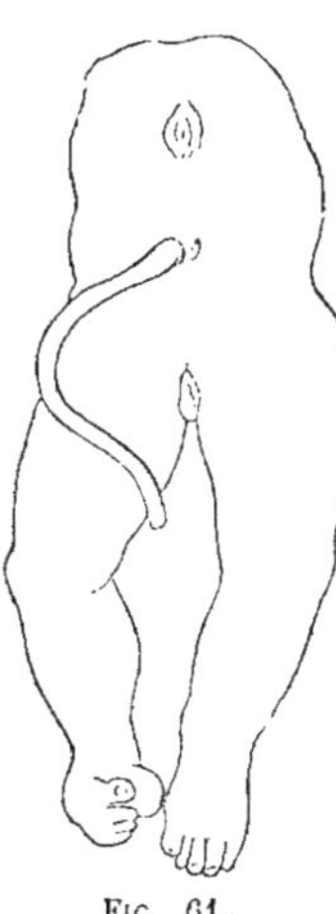

FIG. 61.

Quarto nonas aprilis hora meridiana anni 1720 Bononiæ nata est, et paululum mota, ut referunt, monstrosa puellula non cerebro tantum, sed et capite, et brachiis, et pulmonibus, corde, diaphragmate, hepate, liene, renibus succenturiatis destituta, spinali autem medulla ampla, venibus permagnis, rudi ventriculo, parum evoluto, intestinis, vesica urinaria, utero cum annexis tubis, et testibus bene musculosa, et pinguis gaudebat, pedibus tamen tribus tantum digitis instructis, prioribus quidem digitis in quorum altero simul presse junctis, in altero vero belle divisis, distinctisque, sexuque adeo distincto, ut nunquam melius. Enixa est eam mater post partum alius puellæ vivæ, et completæ, et utraque peculiari suo funiculo umbilicali, placenta vero communi instructa erat. Bianchi et Valsalva in sectione aderant.

Ainsi que nous l'avons fait remarquer à l'occasion de nos observations personnelles XI et XII, la présence d'un *pied bot* accompagnant l'acéphalie est un témoignage direct de la maladie qui a amené la destruction des parties supérieures du tronc. La question générale de ce rapport de la difformité avec la monstruosité est réservée pour la partie générale de ces recherches. Le fait qui précède, et celui qui suit, sont des éléments qui seront utiles à cette discussion.

Voici l'observation de Kundmann.

(1) Vogli, *fluidi nervei historia, Bononiæ*, 1720, p. 38.

OBSERVATION IV

MONSTRE ACÉPHALE. — DESTRUCTION DU CERVEAU ET D'UNE PARTIE
DE LA MOELLE. — DIFFORMITÉS.

SOMMAIRE. — Destruction totale du cerveau et partielle de la moelle. — Absence
de tête, de thorax, de bras. — Pas de traces de viscères thoraciques. — Déformation de presque tous les viscères abdominaux. — Intestins ouverts dans
le cordon ombilical. — Trois doigts à chaque pied. — Deux pieds bots varus.
(Observation de Kundmann, 1722) (1).

Die 29 M. Junii A. 1822, mulier quædam peperit primo puerum,
deinde hoc monstrum, postea puellam sanam. Deerant caput, pectus,
brachiaque; aderant tantum abdomen cum protuberantia umbilici-
formi atque funiculo umbilicali; natibus, femore, pedibus atque
pene. Caro erat spongiosa atque in margine superiori durior, soli-
diorque, protuberantia cicatrici umbilicali adultorum similis, paulo

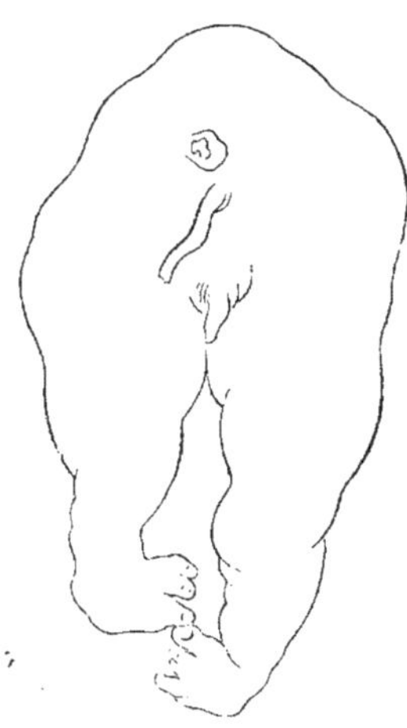

FIG. 62.

vero inferius verus erat funiculus umbilicalis, pennæ scriptoriæ magnitudine.

Duoerant pedes *normales* quorum dexter interne erat *curvatus cum
planta vara*. Ambabus in partibus tres vidimus digitos atque in sinistra perspicuum erat, digitum medium ex duobus constare digitis
concretis minoribus quorum unicuique suus erat unguis.

(1) ELBEN, *Diss. cit.*, p. 11. — *Seltenheiten der Natur und Kunst von J. C. Kundmann*, Breslau und Leipzig, 1737, p. 810.

In cavis thoracis atque abdominis plurimum occupavit locum tela quædam carnosa. Viscerum pectoris ne ullum quidem aderat vestigium. In visceribus abdominis renes erant deformati intestina ulnæ erant unius atque dimidiæ. Anus pervius erat, ut in rectum, ita in funiculum umbilicalem, qui intestini videbatur essa continuatio. Hic processus et ipsa intestina meconii erant plena; omentum aderat nullum nec mesenterium perspicuum. Præterea aberant lien, venter, reliqua præter vesicam corporaque globosa ambabus in partibus, hepar forsan atque lienem referentibus. In sceleto adherat os sacrum cum osse coccygis 5—6 vertebræ lumborum, ossa ilii, ischii et pubis, ossa femorum tibiæ et fibulæ, pedis atque digitorum. Suum habuit in partu funiculum umbilicalem hoc monstrum, placenta vero illi tertio cum partu erat communis. Cerebrum ideo et cor deerant.

Cette observation est le modèle du genre. C'est une *énumération* des parties manquantes, mais une simple énumération, avec absence de toute indication descriptive des parties restantes. Le sujet offrait aussi deux *pieds bots* caractérisés, que la figure jointe au texte nous a conservés, mais l'observation n'en dit qu'un mot.

Quant à l'interprétation à donner de la coexistence des pieds bots avec la monstruosité, elle est plus claire encore que dans l'observation précédente. Le moment n'est pas venu d'y insister.

Nous arrivons à l'année 1724, où Lémery affirme pour la première fois la doctrine des *monstres* par *accidents* (1). En formulant nettement cette doctrine en face de la théorie des monstres *primitifs*, Lémery a ouvert une nouvelle voie à la tératogénie, voie beaucoup plus féconde que ne l'a soupçonné son auteur. En traitant plus tard cette grande question d'étiologie nous serons heureux de montrer la parenté qui existe entre la doctrine de l'adversaire de Winslow et celle à laquelle nous avons été conduit. Nous n'avons, pour le moment, qu'à rechercher jusqu'où la discussion, si remarquable d'ailleurs, entre ces deux illustres anatomistes, a éclairé l'histoire des difformités chez les monstres. Or, nous devons le reconnaître immédiatement, aucun des 14 mémoires des deux

----

(1) MÉMOIRES DE L'ACADÉMIE DES SCIENCES, année 1724, p. 44.

adversaires (5 pour Lémery, 9 pour Winslow) n'a produit le moindre éclaircissement sur cette question.

Dans sa première réponse à Lémery (1) Winslow acceptant, sans réticence ni réserve, la lutte offerte par Lémery, a résumé d'une façon exacte et lumineuse toutes les publications antérieures de quelque valeur. Remontant jusqu'à 1550, et même jusqu'à 1505, il a déclaré vouloir en extraire « tous les faits de » structure extraordinaire, par *addition*, par *défaut*, par *diffor-* » *mité*, par *transposition*, par *confusion* de certaines parties, » soit dans *un seul sujet*, soit dans *deux* ou *plusieurs sujets* » *réunis ensemble* ». On aurait pu croire, par cet énoncé, que la catégorie *difformité* eût produit quelques renseignements. Or, ni un fait, ni un mot, pas même une particularité, n'ont été signalés par l'auteur, qui cependant n'a négligé aucune observation. C'est qu'en effet Winslow, pas plus que ses prédécesseurs, n'avait donné la moindre attention à cet ordre de faits.

Lémery n'est pas moins laconique dans sa première réplique (2). Refusant de voir dans les accidents de la monstruosité les preuves de « l'action prévoyante et intelligente du Créateur », il écrit : « un enfant sans bras ou qui n'en a qu'un, un autre sans » tête, ou avec une tête qui ne contient point de cerveau, un » autre dont les *membres sont monstrueusement contournés*, » sont par là incapables de servir comme il faut aux usages qui » leur étaient destinés ; enfin, une infinité d'autres de cette » espèce ne sont-ils des ouvrages bien dignes de sortir immé- » diatement en cet état des mains du Créateur (3). » Lémery avait parfaitement raison ; et comme il l'eût eu davantage encore s'il eût connu la véritable origine des membres *vicieusement contournés*. Comme Winslow, il s'est borné à constater, par un simple énoncé général, l'existence de difformités dont il ne connaissait ni ne soupçonnait la valeur. Mais cet énoncé suffit pour établir que ces difformités existaient, quoique les deux adversaires ne les indiquassent ni ne les décrivissent ; et quoique les figures des monstres où elles existaient, figures plutôt *chématiques* que

(1) Mémoires de l'Académie des sciences, année 1733-1734, p. 366 et 455.
(2) Mémoires de l'Académie des sciences, année 1738, p. 318.
(3) Mémoires de l'Académie des sciences, année 1738, p. 328.

réelles, ne les représentassent pas toujours, ou ne les représentassent que très artificiellement, c'est-à-dire inexactement. Mais du moment que ni Lémery, ni Winslow, n'ont indiqué les difformités, dont ils admettaient l'existence, et qu'ils n'en ont tiré aucun parti, c'est que, ni eux, ni personne de leur temps ne les connaissaient et n'en soupçonnaient la valeur comme caractères tératologiques. Cela est si vrai, que le peu qu'on en savait servait tour à tour aux deux doctrines.

Ainsi, dans son mémoire de 1740, relatif à un monstre des plus compliqués, Winslow réplique : « Après l'accouchement » d'un enfant mâle bien conformé il en vint un autre du même » sexe, mais sans tête, sans poitrine, sans bras, n'ayant que le » bas-ventre, les lombes, les hanches, les cuisses, les jambes et » les pieds, et en un mot n'ayant qu'environ la moitié inférieure » d'un corps ordinaire... Les *jambes restaient pliées* de manière » que les *plantes des pieds étaient tournées l'une vers l'autre,* » *les talons en haut et les orteils en bas* (1). » C'était un double pied bot, un double *pied équin varus.* Or cette difformité des pieds, confondue avec tout le reste du monstre, ne devait provenir, aux yeux de Winslow, comme l'ensemble de la monstruosité, que d'un germe primitivement monstrueux. Pour cette doctrine, en un mot, la partie était, comme le tout, l'œuvre primitive, prévue, et fatale du Créateur. Winslow ne s'était pas borné à cet exemple. On lit dans l'extrait d'une observation qu'il avait reçue de Strasbourg : « Les avant-bras ne sortaient point du » corps, la main droite avait seulement quatre doigts et la gau- » che trois. Les cuisses étaient plus grosses qu'à l'ordinaire, *les* » *extrémités inférieures étaient, vers le tarse ou cou-de-pied,* » *courbées en dedans, la gauche plus que la droite.* » Ce cas faisait encore partie de ceux que Winslow opposait à Lémery comme témoignages et dépendances de germes monstrueux. Et Lémery de se servir des mêmes faits ou de faits analogues pour établir la doctrine des monstres par accidents.

---

(1) WINSLOW, Observations anatomiques sur un enfant né *sans tête, sans col, sans poitrine, sans cœur, sans poumons, sans estomac, sans foie, sans rate, sans pancréas sans une partie des premiers intestins; avec réflexions sur cette conformation extraordinaire.* (MÉMOIRES DE L'ACADÉMIE DES SCIENCES, année 1740, p. 580.)

On est donc bien obligé de le reconnaître : à cette époque la notion du pied bot n'était pas plus avancée à Strasbourg qu'à Paris, et il en était de même des autres difformités. On ne les citait que d'après leurs apparences les plus extérieures. On peut donc le répéter sans exagération aucune : les indications fournies par Winslow, par Lémery et leurs contemporains, à l'endroit des difformités chez les monstres, sont restées ce qu'elles étaient à la fin du dix-septième siècle.

Il ne faudrait pas conclure de ce jugement tout spécial, que ces deux savants, si distingués d'ailleurs, n'ont rendu aucun service à la tératologie. Leur discussion a nettement formulé les deux systèmes qui embrassaient à cette époque toute la science tératologique. Ils en ont mieux fait voir la différence, mieux marqué la délimitation respective ; ils ont surtout signalé, chacun de son côté, dans certains faits, les particularités qui empêchaient de les soumettre arbitrairement à l'une ou à l'autre des deux doctrines. Il faut, à cet égard, rendre plus justice à Winslow qu'on ne l'a fait. Anatomiste consommé, plus rigoureux et moins exclusif que son adversaire, il a souvent signalé des difficultés matérielles qui s'opposaient au système de Lémery ; et, mis en présence des faits absolument contraires à la théorie des germes primitivement monstrueux, il n'a pas hésité à reconnaître, à la fin de la discussion, que, dans bou nombre de cas, le système des monstres par accidents est parfaitement fondé : « Je conviens, dit-il, qu'on peut,
» avec assurance, attribuer aux accidents les conformations
» extraordinaires des fœtus, quand on sait certainement que pen-
» dant la grossesse il y a eu des accidents capables de les occa-
» sionner : comme chutes, coups, mouvements extraordinaires,
» attitude gênante, pressée, serrement des corps à baleines,
» certaines maladies, etc., et quand on peut désigner réellement
» quelques traces ou vestiges du changement de l'organisation
» qui aurait préexisté à l'extraordinaire survenu (1). »

Cette déclaration si explicite, si loyale, Winslow l'a reproduite dans son dernier mémoire en 1743, après la mort de Lémery (2).

(1) MÉMOIRES DE L'ACADÉMIE DES SCIENCES, année 1740, p. 605.
(2) MÉMOIRES DE L'ACADÉMIE DES SCIENCES, année 1743, p. 335.

Contrairement à l'opinion si autorisée de notre éminent ami Isidore Geoffroy, nous ne pouvons donc voir dans cette sorte d'amende honorable de Winslow, commandée par l'évidence de certains faits, mais limitée par eux, autre chose qu'un témoignage de la rectitude de son esprit et de la loyauté de son caractère. L'avenir tiendra compte, dans de justes limites, des réserves de Winslow, au moins comme appels à des restrictions et rectifications de la théorie de Lémery et comme complément de cette théorie.

L'impulsion donnée à l'étude des monstres, par la discussion académique, s'est beaucoup ralentie pendant les années suivantes. Depuis 1743, année de la mort de Lémery, jusqu'à la fin du siècle, de rares communications ont été faites à l'Académie, et aucune théorie nouvelle n'a surgi. Les travaux qui ont paru en dehors de cette enceinte se rapportent à des faits observés sans préoccupation de doctrine. Nous allons indiquer les principaux.

Haller qui avait pris une certaine part à la discussion entre Lémery et Winslow, avec une préférence marquée d'abord pour la théorie des germes, avait fini par concilier, dans son esprit plus mûr et plus réfléchi, les deux doctrines (1). Mais, plus observateur que doctrinal, Haller s'arrête de préférence à la description des faits considérés dans leurs caractères les plus immédiats. Témoin le fait suivant qu'il publiait dans son programme de 1745, et qui s'offre comme le type des travaux de l'époque. Voici cette observation :

---

(1) Voici dans quels termes il en a fait la déclaration. « Ego quidem primum
» anno 1735, cum partum bicipitem unicorporeum incidissem, tum plusculis in
» libellis eamdem sententiam sum initus. Nunc, ut a sene expectes, eo animo ad
» hanc curam redeo, ut omnino obliviscar, quid olim de hac lite senserim, neque
» inter rationes de causa decisuras meum consensum reputem. Sollicite etiam per
» singulas monstrificorum partuum classes ire visum est : ut de singulis definiatur,
» num ex morbo nasci potuerint, num in primis staminibus aliena fabrica jam præsto
» fuerit. » (De monstris, liv. II, Physiologicus, p. 134.)

OBSERVATION V

MONSTRE ANENCÉPHALE. — EXEMPLUM DEFICIENTIUM OSSIUM
CRANII. — HALLER, 1745 (1).

SOMMAIRE. — Destruction totale du cerveau. — La corruption du cadavre empêche d'examiner la moelle.— Cinq vertèbres au cou. — Spina bifida limitéà la cinquième vertèbre.

Anno 1743, fœtus monstrificus Osteroda ad me missus est, quem gravissimo miliari morbo impeditus, demum post aliquot menses incidere potui. Fœtus erat septimestris, feminei sexus, satis perfectus neque unguibus destitutus. Facies justo brevior erat, oculi valde prominuli : frons nulla : cutis supra oculos cum dura cerebri meninge continuata. Deficiebat tota illa ossea compages, quæ a superciliis ad crucem occipitis, convexa, ovi dimidium refert, et capitis fornicem efficit ; ejus loco una continua planities caput superne finiebat.

Incisis velamentis et duriori meninge, nullum adfuit cerebrum. Ipsa quidem dura membrana justo magis carnea erat, et glandulosa aliqua corpuscula, non dissimilia glandularum lymphaticarum, cerebri locum tenebant.

Nudavi, quam caute poteram, ossa. Quod petrosum dicitur, id elatissimum, nudum, caput utrinque terminabat. Foramina solita vasorum et nervorum, et truncos arteriarum carotidum, et jugulares fossas suo loco reperi, et in suis viis nervorum funiculos. Sella equina aderat, solitique processus clinoidei. Deerat perpendicularis illa lamina ossis frontis, quæ de orbitis erigitur : quæ vero horizonti parallela orbitas superne perficit, ea justo brevior erat : ita oculi indecore protrusi, antrorsum a depresso osse propulsi prominebant. Os squamosum utrinque inclinatum, reflexum in planitiem horizonti parallelam, in cranium introrsum cedebat, neque de ea lamina ossis temporalis vestigium supererat, quæ versus verticem se effert. De sincipitis osse nihil supererat. Os occipitis super magnum foramen parum adscendebat, eaque tota parte mutilum erat, quæ posteriorem capitis rotunditatem perficit.

Vertebræ colli quinque, non plures erant, earumque quinta amplo hiatu patebat. Ita factum erat, ut caput, ingrato spectaculo, scapulis insidere videretur. Costæ et reliquæ vertebræ perfectæ : circa spinalem vero medullam plurimum rubri gelatinosi humoris, ut tamen recte se haberet, et arachnoidea membrana, atque pia, et dura denique matre obvolveretur. Neque tamen, ut omnia corrupta erant, potui eam medullam supra secundam colli vertebram producere.

(1) HALLER, *Progr.* anni 1745, et *De monstris*, p. 13.

Rien qu'au titre donné à l'observation : *exemplum deficien-tium ossium cranii*, on peut voir dans quel esprit elle est présentée, et comment l'auteur considérait ce cas d'*anencéphalie*. En effet, ce n'est pas comme cas d'anencéphalie qu'il la donne, mais comme un exemple de monstre dépourvu des os du crâne. Il en fait l'objet du chapitre VI de son traité, et il le place entre le chapitre V, *Situs mutatus*, et le chapitre VII, *Porro de mutato situ*. C'est un des éléments objectifs de la monstruosité, au même titre que tous ceux qu'il a partiellement et séparément indiqués. Nous nous bornons provisoirement à cette remarque, en y ajoutant les lignes qui suivent, empruntées à la partie physiologique de son traité : « Sic fœtuum male formata ossa, expres- » sione, Cl. Viri interpretantur, et fœtum fronte destitutum a » pressione capitis contra molam, vitiose cum eo subnascentem, » cum eo vitio editum fuisse certum est. » Cette opinion, qu'il cite d'après ROEDERER et DENYS, il l'adopte et la confirme dans les termes qui suivent : « Neque de ejus modi pressione dubitare » possum, postquam elisum a fraterculo fœtum pene chartæ » tenuitate vidi (1). »

Une dernière remarque sur cette observation d'anencéphalie. On a vu que Haller n'a dit mot des autres parties du monstre. Comment étaient les membres, étaient-ils réguliers ou difformes? il ne s'en occupait pas, il ne voulait que décrire — et il l'a fait d'une façon admirable — le crâne déprimé, mutilé, le cerveau absent et les nerfs présents : le contenant et le contenu : tel était son but. Peut-être le sujet était-il difforme, ce qui est assez probable : je dirai même certain, d'après cette phrase : « ita factum erat, ut caput, ingrato spectaculo, *scapulis insidere videretur.* » C'est là l'effet, et l'effet non douteux d'une *incurvation cervicale.* Mais Haller n'avait pas pour le moment à s'en occuper; cela sortait de son cadre; il s'en occupera ailleurs, et alors il n'oubliera pas dans le chapitre : *Fabrica aliena*, de parler de toutes ces choses, et d'en parler avec quelque détail. Nous l'y suivrons en temps opportun.

Mais vient un auteur, à son tour anatomiste et physiologiste

_____

(1) HALLER, *De monstris*, V et VI, p. 136-137.

comme Haller, mais autrement pathologiste, et qui, sous la forme d'observations diffuses, infiniment moins précises et moins correctes que celles de Haller, sème au vent les premiers germes d'une doctrine destinée à féconder plus tard une grande partie du domaine de la tératologie et des difformités congénitales. Est-il besoin de nommer Morgagni.

Voici quatre observations extraites du célèbre traité : *De Sedibus et causis morborum*, qui sont destinées à montrer tout à la fois quelles étaient à cette époque les opinions de l'auteur sur le sujet, et à servir de point de départ aux idées qu'il a exprimées plus tard, ou qu'on lui a attribuées sur l'origine de certains monstres.

Nous croyons bien faire en publiant ces observations intégralement :

OBSERVATION VI.

FŒTUS MONSTRE ANENCÉPHALE AVEC DIFFORMITÉS. — 1746, MORGAGNI,

D'APRÈS VALSALVA (1).

SOMMAIRE. — Absence complète d'encéphale et de moelle. — Absence de cou. — Membres supérieurs unis au sternum, on ne pouvait les étendre. — Trois gibbosités. — Éventration ectopie de tous les viscères abdominaux, l'auteur ne parle pas de l'absence, mais du relâchement des parois abdominales.

48. La mère d'un monstre qui paraissait au vulgaire semblable à un crapaud, avait mis au monde, fort souvent auparavant, des enfants des deux sexes, tantôt des garçons, tantôt des filles ; tous les premiers étaient parfaitement sains, mais les secondes, qui étaient au nombre de deux, dont l'une avait alors treize ans, tandis que l'autre n'avait vécu que peu d'années, étaient *sourdes toutes les deux* et par suite *muettes*. Enfin, comme elle avait conçu environ huit mois auparavant, qu'elle avait toujours été triste pendant tout le temps de cette grossesse, qu'elle avait pleuré fort souvent de chagrin, et qu'elle avait remarqué que les mouvements du fœtus étaient si languissants, com-

---

(1) MORGAGNI, *De sedibus et causis morborum*. Recherches traduites du latin par M. A. Desormeaux, professeur de la Faculté de médecine de Paris, etc., etc., et J. P. Destouet, docteur de la Faculté de médecine de Paris, etc., etc., t. VII. — 48ᵉ *Lettre anatomico-médicale : De la fausse grossesse, de l'avortement, de l'accouchement malheureux*, p. 340. (Art. 48, p. 477.)

parativement à ceux des autres enfants dont elle était accouchée auparavant, que parfois elle le croyait presque mort, elle mit au monde, à l'époque que j'ai indiquée, un fœtus du sexe féminin, dont les secondines étaient bien dans l'état naturel, mais qui était si monstrueux à la vue qu'il paraissait plutôt semblable à un crapaud qu'à une petite fille, excepté par ses membres inférieurs, et par la partie inférieure du ventre.

Examen du cadavre. — D'abord il était petit, de sorte qu'il n'égalait pas un palme en longueur, et qu'il était plus court que cette mesure d'un travers de doigt. Ensuite le cou lui manquait entièrement, de manière que le menton touchait le milieu de la poitrine, et était même à peine distant d'un petit doigt du cartilage xiphoïde. Du reste ses yeux étaient bien conformés; mais ses petites oreilles, placées beaucoup plus bas qu'à l'ordinaire, touchaient le haut des épaules; la bouche était ouverte; le nez n'était point entier vers la partie supérieure, car sa racine manquait, ainsi que tout le front. De plus, l'abdomen était saillant, et formait une espèce de bourse pendante, au milieu de laquelle s'insérait le cordon ombilical qui était dans l'état naturel. *Enfin les membres supérieurs étaient unis au sternum, de telle sorte qu'on ne pouvait pas les étendre. D'un autre côté, on remarquait à la face postérieure du corps que l'épine était divisée en trois espèces de bosses, dont la supérieure répondait à la tête, la moyenne à la poitrine, et l'inférieure au ventre.* Voilà pour l'extérieur.

Mais il fut évident, par la dissection de l'abdomen, que la bourse que le ventre formait était due au relâchement non seulement de ses téguments, mais encore de ses muscles, et que le foie, la rate, l'estomac et tous les intestins y étaient placés comme dans un sac; du reste, ces viscères, de même que ceux qui étaient contenus dans la poitrine, étaient conformés comme dans l'état naturel. Dès qu'on fut arrivé à la tête, on rencontra un assemblage confus de parties. Car on ne trouvait pas les os qui forment ordinairement la voûte du crâne, ni la cavité de celui-ci, mais on voyait seulement des os d'une forme irrégulière, les uns petits, les autres un peu plus gros, unis entre eux par des muscles d'une manière inextricable. Pour le cerveau, on n'en trouva pas la moindre trace, si ce n'est qu'on rencontra des corps qui ressemblaient très bien aux *nates* et *testes* de ce viscère, mais quant à la forme seulement; car, extérieurement, ils étaient assujettis de toutes parts par des attaches membraneuses; et, à l'intérieur, ils n'étaient nullement semblables à la substance du cerveau, mais plutôt à un corps particulier d'une nature moyenne entre la substance glanduleuse et la substance spongieuse. Quand même le cerveau n'aurait pas manqué, et que cette petite fille eût pu vivre, cependant elle aurait nécessairement été sourde comme ses sœurs, parce que les deux trous à travers lesquels les nerfs passent du cerveau aux oreilles étaient bouchés par une membrane très ferme ; de telle sorte qu'il ne restait aucun passage, même pour un filet de nerf ténu. Mais on ne put pas trouver davantage la moelle épinière, ou quelque partie qui donnât naissance aux nerfs, lesquels, du reste, se portaient naturellement dans le ventre, la poitrine et les membres. En effet, en poursuivant même les plus gros, par exemple les cruraux, on voyait, du moment qu'on approchait de l'épine, qu'ils *devenaient insensiblement plus petits*, et qu'ils se fixaient bien à l'épine, mais que dans toute la longueur de celle-ci il n'y avait point de moelle épinière, ni même aucune cavité par laquelle la moelle pût être embrassée.

49. Quoique Valsalva ait omis d'écrire si ce fœtus naquit mort ou vivant, et dans quel état étaient les reins, la vessie, l'utérus et les nerfs qui parcourent la tête, etc.

Les précédents de ce monstre, deux enfants sourds-muets, et l'état moral de la mère pendant la grossesse, sont des renseignements à conserver pour l'étude de l'étiologie générale des monstres et même des difformités qui les accompagnent. Tous ces faits s'enchaînent et s'éclairent les uns par les autres.

Comme les auteurs précédents, comme Haller, Morgagni ne voit encore que quelques particularités mal déterminées des vices de conformation et des difformités qu'il indique ; mais il les voit. L'*anencéphalie*, le *spina bifida* et l'*éventration* y sont suffisamment indiqués, mais toujours incomplètement définis.

Une particularité bonne à noter : l'amoindrissement des nerfs rachidiens à mesure qu'ils s'approchent de l'épine.

L'observation suivante est plus complète.

OBSERVATION VII

MONSTRE ANENCÉPHALE ET SPINA BIFIDA, FŒTUS AVEC DIFFORMITÉS. — 1746, MORGAGNI (1).

SOMMAIRE. — Destruction de l'encéphale et de la moelle. — Absence du cou. — Langue étroite et longue. — Mâchoire inférieure se prolongeant en avant très au delà de la supérieure.—Vertèbres du cou réduites à quatre, qui étaient très serrées et confondues. — Deux gibbosités : onze côtes à droite, douze à gauche. — Spida bifida dans toute la longueur de la colonne, os longs, plus longs et plus grêles qu'ils ne sont chez les fœtus de cette taille.

50. Un monstre (car c'est ainsi qu'on l'appelait) qui était né ici trois ou quatre jours auparavant, me fut présenté par un chirurgien, au mois de février de l'an 1746.

Examen du cadavre. — Aussitôt que je le vis, je dis qu'il était sans cerveau. C'est pourquoi il l'apporta chez moi, pour que je confirmasse par la dissection ce que j'avais annoncé; et il raconta que la femme avait mis heureusement au monde jusqu'alors d'autres enfants, et que cette dernière grossesse avait également été heureuse; mais que, comme elle croyait être déjà arrivée à son terme, ou n'en être pas éloignée, elle avait eu un accouchement difficile contre toute attente, et avait mis au monde cette enfant morte, que l'accoucheuse avait tirée par les pieds. Cependant je vis que la petite fille était réellement beaucoup plus petite qu'elle n'aurait dû l'être (car elle n'avait pas la longueur d'un fœtus de sept mois), et *Valsalva* avait également trouvé la sienne petite, comme je l'ai dit (n° 48); ce qui peut se comprendre sans peine, comme je vous l'ai écrit ailleurs (*Epist.* 12, n° 7), si nous concevons que *la tête était distendue et agrandie auparavant par l'eau qu'elle renfermait.* Du reste, ce petit corps, qui était très bien nourri, qui ne répandait aucune mauvaise odeur, et sur lequel l'épiderme ne s'abcédait pas encore, aurait été beau (car la plupart des autres parties étaient bien conformées), s'il n'eût présenté les difformités suivantes : on ne voyait point de cou; au-dessus des yeux il y avait à peine quelque peu de front, et à partir de cet endroit il existait, à la place des téguments communs du corps, une membrane rouge, qui en couvrant le dessus de la tête, laquelle n'était point saillante à cet endroit, et se trouvait même déclive vers la partie postérieure, s'étendait par le milieu du dos jusqu'auprès de la partie inférieure de la poitrine, et diminuait de largeur, à proportion qu'elle descendait. Au-dessous de cette partie postérieure de la membrane s'élevaient deux protubérances qui paraissaient osseuses; nées chacune d'un

(1) MORGAGNI, 48e *Lettre anatomico-médicale : De la fausse grossesse, de l'avorte-ment,* etc. (Art. 50, p. 482.)

côté de la tête, et se trouvant d'autant moins larges et d'autant plus rapprochées, qu'elles descendaient davantage ; elles indiquaient qu'il existait un spina bifida. Sur les côtés de cette membrane il y avait ces téguments communs, qui couvraient de part et d'autre, ainsi que tout le reste du corps, le bas de la tête, où se trouvaient non seulement les petites oreilles qui touchaient les épaules, mais encore des cheveux, comme si la peau voisine ayant été arrachée du sommet de la tête et déchirée, la partie du cuir chevelu qui était restée se fût contractée en bas. Voilà ce qu'on voyait à l'extérieur.

Mais en incisant l'abdomen, il se présenta d'abord à la vue beaucoup de graisse, qui était également en grande quantité çà et là au-dessous de la peau, partout où celle-ci existait ; et ensuite, après que le reste des parois eut été mis de côté, tous les viscères du ventre s'offrirent dans un très bon état, ainsi que ceux de la poitrine, qui furent examinés bientôt après. Enfin, passant à la tête, après avoir incisé cette membrane rouge, qui était mince, je ne vis au-dessous d'elle rien que je pusse peut-être regarder comme les restes du cerveau, du cervelet et de la moelle allongée, si ce n'est deux espèces de petites cornes épaisses, molles et d'un rouge brun, qui proéminaient à la partie antérieure de la base du crâne, une de chaque côté ; car à la dissection elles laissèrent voir, outre du sang concrété, une matière muqueuse. Au-dessous de ces petites cornes était cette partie de l'os du front qui forme la voûte postérieure de l'orbite. Car la partie antérieure manquait, ainsi que les os du sinciput, et toute la portion de l'os occipital qui ne se trouve pas devant le grand trou, lequel, par conséquent, n'existait point ici. Au reste, les os des tempes existaient bien, mais ils s'étendaient sur les côtés, en bas et en arrière. Je cherchai inutilement les commencements des nerfs auditifs dans les trous de ces os par lesquels ils entrent, de même que les origines des autres nerfs à la base du crâne. D'après cela, je fus moins étonné quand, en examinant bientôt après les yeux, qui étaient bien conformés avec leurs paupières, je remarquai que les nerfs optiques étaient plus grêles que dans l'état naturel, et se terminaient en dedans des orbites, à ce qu'il me parut. Je vis ensuite la langue qui était très longue, et non point assez large pour sa longueur. Elle répondait à la mâchoire inférieure qui était si longue, qu'elle s'étendait en avant au delà de la supérieure, quoique cette dernière se prolongeât ici considérablement en avant en descendant ; et néanmoins ses parties droite et gauche ne s'éloignaient pas l'une de l'autre, comme à l'ordinaire, à proportion qu'elles s'écartaient du menton. C'est pourquoi l'intervalle qui séparait ces parties était plus long sans doute, mais aussi beaucoup plus étroit qu'il n'a coutume de l'être, et il était encore rétréci par une épaisseur singulière de l'une et de l'autre.

J. GUÉRIN.

Mais à la partie inférieure du menton, elles étaient réunies en un seul os, sans qu'aucune ligne les séparât, comme cela a lieu sur les enfants.

Maintenant, pour parler de l'épine, toutes les vertèbres du cou ne manquaient réellement pas ; il y en avait seulement trois de moins, et toutes les autres étaient serrées les unes contre les autres, de manière que certaines parties de quelques-unes étaient confondues avec des parties des vertèbres voisines. Ceci se voyait également sur deux ou trois des vertèbres supérieures du dos, dont les corps eux-mêmes étaient réunis en un. A partir de ces dernières, *l'épine commençait à se porter en arrière, et à se courber* en même temps vers le côté gauche ; et dès que cette courbure était parvenue près des vertèbres des lombes, elle *se changeait en une courbure opposée*, et elle se continuait ainsi à travers l'os sacrum. Mais la première courbure était beaucoup plus grande que la seconde ; aussi, tandis que celle-ci *soulevait* un peu *l'os des îles* du côté gauche, celle-là soulevait *considérablement l'épaule droite*, et faisait que toutes les *côtes étaient autrement saillantes* dans ce côté que dans le côté opposé. Or, les côtes étaient au nombre de onze à droite et de douze à gauche, tandis qu'il y avait en tout onze vertèbres dorsales et six lombaires. Mais ce qu'il y avait de plus remarquable, c'est que l'épine était réellement *bifurquée (spina bifida).* En effet, la vertèbre supérieure du cou, et toutes les autres qui viennent ensuite, excepté celles qui se trouvent au-dessous de la pénultième des lombes, étaient telles, que toute la partie osseuse réunie à leur corps pour former le canal destiné à renfermer la moelle épinière s'inclinait de part et d'autre vers les côtés, et s'élargissait de manière à former ces deux protubérances extérieures dont il a été parlé plus haut. Ainsi, ici comme dans une célèbre observation de *Littre* (Mém. de l'Acad. roy. des sc., 1701), il n'y avait ni canal, ni moelle épinière. Si un jour vous venez à Padoue, vous verrez tout le squelette qui a été préparé avec soin par *Médiavia,* et qui offre très clairement tout ce que j'ai décrit sur les os. Mais il serait beaucoup plus beau à voir, si les os eussent pu être blanchis sur lui, comme sur tous les autres squelettes de fœtus que j'ai en grand nombre. Bien que ces os soient durs, et que *Médiavia* n'ait négligé aucun soin pour les préparer, cependant il est une circonstance que j'ai cru ne pas devoir omettre pour le complément de cette observation, c'est qu'une couleur brune et noirâtre ne put pas être entièrement enlevée, surtout de quelques-uns d'entre eux, et nommément de la plupart des os longs des membres. Relativement à ces os longs des membres, je ne dois pas non plus passer sous silence qu'ils sont moins gros qu'ils n'ont coutume de l'être sur les fœtus de la même hauteur que celui-ci, mais qu'ils sont plus longs.

Cette observation marque le commencement d'une description sérieuse des difformités de l'épine. La double courbure des vertèbres dorsales, l'élévation de la hanche d'un côté et la saillie des côtes du côté opposé, sont les premiers linéaments de la notion anatomique de cette difformité. Mais rien encore des muscles, de leur état, et encore moins de la relation de l'hydrocéphale avec les difformités.

OBSERVATION VIII

MONSTRE ANENCÉPHALE ET SPINA BIFIDA AVEC DIFFORMITÉS. — 1746.

MORGAGNI (1).

SOMMAIRE. — Destruction de l'encéphale et probablement de la moelle. — Absence de tête et de cou. — Base du crâne inclinée à droite. — Spina bifida. — Éventration. — Main droite renversée en haut.

51. La même année 1746, comme je passais par hasard le mois de septembre dans mon pays, *Ph. Baroni*, arrière-petit-fils de ce *Baroni* qui a écrit sur la pleuropneumonie, autrefois mon disciple reconnaissant, et alors médecin très exercé à *Meldela*, qui l'a perdu prématurément, m'envoya avec des dessins une observation qu'il avait recueillie lui-même ces jours-là, et qui, étant parfaitement semblable à plus d'un point à celle de Valsalva qui a été rapportée un peu plus haut (n° 48), ne sera point omise à cet endroit.

52. Une femme âgée de trente-six ans, mais décolorée, maigre et affaiblie considérablement et pendant longtemps par des travaux qui étaient au-dessus de ses forces, et par de mauvais aliments, était accouchée d'une petite fille monstrueuse, *au cinquième mois déjà passé de sa grossesse.* Outre qu'elle n'était pas d'une forte santé, elle se trouvait encore mariée à un homme qui n'était pas robuste et qui était même languissant; et elle affirmait que dans les derniers mois qui précédèrent cet avortement, elle avait été *effrayée, dans des rêves, par une figure parfaitement semblable à celle de la petite fille,* que voici : point de front ni de tête au delà des sourcils, nez déprimé, bouche ouverte, petites oreilles touchant les épaules et celle du côté droit considérablement inclinée en bas; point de cou, point de menton, car la face se terminait brusquement à la poitrine, au-

(1) MORGAGNI, 48ᵉ *Lettre anatomico-médicale : De la fausse grossesse, de l'avortement, etc.* (Art. 51, p. 487, et art. 52, p. 488.)

dessous des petites oreilles et de la bouche, en sorte que, comme la partie supérieure de la face manquait, sa partie inférieure manquait aussi. Les *muscles de l'abdomen*, et les *téguments communs* du corps placés sur eux, ne *couvraient pas la partie du ventre qui était de beaucoup la plus considérable ;* mais cette partie était couverte par une membrane lâche et étendue, en forme d'une très grande bourse, en laquelle les muscles et ces téguments semblaient se changer à la fin, après s'être amincis peu à peu et d'une manière insensible. En dedans de cette membrane, qui était transparente à cause de sa ténuité, on voyait le foie et les intestins qui étaient suspendus en dehors.

Le pouce manquait à la main droite, laquelle était *renversée en haut*, de manière à former avec le bras un angle presque droit. Voilà ce qu'on remarquait par devant. Mais par derrière on voyait la région du dos qui était garnie de cheveux ; et l'on apercevait à la partie supérieure de cette région, au milieu des épaules, une fente large et profonde, ouverte comme une autre bouche, et formée par les vertèbres qui étaient *divisées en cet endroit.* Un peu au-dessus de cette fente, il naissait de l'occipital, par une large base, une espèce de muscle d'une surface plane, qui était libre dans le reste, et qui, si on l'étendait en avant, couvrait en partie les yeux et le nez, et qui, si au contraire on l'inclinait vers la partie postérieure, couvrait le dos jusqu'aux lombes. Du reste, il était parfaitement semblable à la langue d'un homme adulte par sa forme et par sa grosseur. D'après cela vous pourrez vous faire facilement une idée de la petitesse de cette fille.

Quoiqu'il manque quelques objets dans cette description, et surtout ce que l'on aurait dû chercher par la dissection, si cela eût été possible, cependant il me semble comprendre suffisamment, d'après l'absence du front et du reste de la voûte du crâne (ce que je conclus d'après les dessins qui sont joints à la description), ainsi que d'après le trou, ou, si vous l'aimez mieux, la fente formée par la séparation des vertèbres supérieures, que le cerveau ne manquait pas moins sur ce fœtus que sur celui de Forli (voy. *Épist. anat.* 20, n. 56 et seq.), avec lequel vous le comparerez.

Cette troisème observation offre cette particularité à considérer : la réunion de l'*anencéphalie*, du *spina bifida*, de l'*éventration* et des *difformités* de la main, *main bote*, avec quelques vices de conformation de moindre importance. C'est un progrès sur les observations antérieures. Mais faisons remarquer un second fait : Morgagni ne dit mot de la relation de ces faits les uns avec les autres, et encore moins du mécanisme qui les effectue et les relie. Cette remarque aura son importance lorsqu'il s'agira de la discussion étiologique, et de la part à attribuer à chaque agent dans le mécanisme des causes des monstres et des difformités réunis. Notons, en terminant, cette remarque de l'auteur sur la mère du monstre, qui avait été *effrayée dans des rêves* par une *figure parfaitement semblable* à celle de la petite fille. Morgagni en reproduisant cette opinion de la mère n'a dit ni oui ni non. Il est encore bien loin de l'émancipation complète de l'esprit scientifique à l'endroit de cette sorte d'influence étiologique.

OBSERVATION IX

FŒTUS MONSTRE AVEC DIFFORMITÉS. — 1746. MORGAGNI (1).

SOMMAIRE. — **Absence partielle probable de l'encéphale et l'intégrité de la moelle (on ne l'a pas disséquée). — Absence du nez. — Rapprochement des deux yeux. — Absence des muscles palpébraux. — Éventration. — Division de la peau aux lombes. — Pas de spina bifida. — Contorsion des bras et des mains. — Jambe gauche plus tordue, fracture. — Pieds tordus.**

53. Une dame âgée de quarante et un ans, assez bien portante, du moins mère de plusieurs enfants qu'elle avait portés heureusement, et qu'elle avait mis au monde tous très bien conformés, accoucha d'un enfant monstrueux. Ses règles n'étaient pas venues au mois d'octobre dernier, ni dans les mois suivants jusqu'au 21 juin, et ensuite son ventre s'était gonflé au temps convenable, ainsi que ses mamelles, et avec un bon teint elle avait eu une assez bonne santé. Cependant elle ne se croyait point enceinte, parce que plusieurs indices de ses autres grossesses manquaient, surtout la tuméfaction du ventre comparativement à ce qu'elle avait coutume d'être, et les mouvements de l'enfant, qui avaient été très grands et continuels les autres fois, et qui maintenant étaient nuls. A cela il s'était joint, dans les derniers mois, une tumeur dure et circonscrite à l'hypogastre, qui était comme une vessie oblongue et distendue, qu'on sentait le plus souvent, et qui semblait disparaître tout à coup bientôt après. Comme les choses étaient dans cet état, qu'il s'était manifesté en

(1) MORGAGNI, 48ᵉ *Lettre anatomico-médicale : De la fausse grossesse, de l'avortement*, etc. (Art. 53, p. 490.)

outre, la dernière semaine avant le jour précité, une nécessité extraordinaire de rendre l'urine fort souvent, et un sentiment de pesanteur vers les parties naturelles, que bientôt après les mamelles s'étaient un peu désenflées, et cela depuis trois jours, et qu'enfin il s'était écoulé la veille par la vulve quelques gouttes d'une humeur brune et épaisse, qui était devenue sanguinolente le matin du jour suivant, les douleurs de l'accouchement se déclarèrent après le dîner, et elle expulsa très facilement, et sans le secours d'aucune accoucheuse, la membrane amnios qui était encore entière (car le chorion était refoulé en haut) avec le placenta annexe. La mère, qui avait été tourmentée les autres fois par les douleurs de l'accouchement, qui avaient été longues le plus souvent, et par la sortie difficile et tardive du placenta, s'étonnait d'autant plus d'avoir eu cette fois tant de facilité, que comme elle était accoutumée à rendre beaucoup de sang à l'époque des menstrues et de l'accouchement, ce liquide sortait maintenant en petite quantité, comme il sortit les jours suivants, excepté un. Et pour tout dire actuellement sur elle, elle se leva pour les affaires ordinaires de son ménage, non pas, comme après les autres accouchements le trentième jour, mais le troisième ou le quatrième, et elle sortit même bientôt après ; or il n'en résulta aucun accident pour une femme, qui du reste n'était pas robuste ; elle se porta même aussi bien que jamais, et elle devint ensuite grosse de nouveau, et mit au monde un fœtus vivant et bien conformé. Mais je vais décrire comme celui dont elle était accouchée alors, était au contraire difforme. Les suites, autant que je pus en juger, ne s'éloignèrent pas de l'état naturel, si ce n'est que le placenta me parut un peu trop petit pour le volume entier de l'amnios, tel qu'on me l'indique ; car son diamètre était de trois travers de doigt et demi. L'enfant, qui était mort dans l'amnios au milieu d'une eau jaunâtre et trouble, mais non fétide, ne me parut pas moins long que ne le sont le plus souvent ceux qui naissent entre le cinquième et le sixième mois. Il avait la face très longue, et un *petit globe qui paraissait charnu, s'élevait du milieu de la partie inférieure de son front.* Au-dessous de ce petit globe étaient les yeux, qui se *touchaient entre eux* (car le nez n'existait pas), et qui étaient couverts, non point par des paupières, mais par une membrane transparente à travers laquelle on les voyait. La bouche, qui se trouvait à sa place, était ouverte et laissait voir les petites dents incisives. L'abdomen *était ouvert au milieu,* et les intestins s'étaient échappés par cet endroit. Les téguments communs du corps étaient également ouverts aux lombes, mais l'ouverture ne descendait pas plus profondément qu'eux. Tous les *membres étaient aussi en très mauvais état :* les supérieurs l'étaient du coude en bas ; car les bras étaient très courts, *contournés,* et les *mains étaient également contournées*. Quant aux membres inférieurs, ils se terminaient par des *pieds tordus*, et la jambe gauche avait été *fracturée*, ou bien avait été *plus tordue* que les autres parties, *par le cordon ombilical qui s'était roulé* étroitement autour d'elle.

———

Cette observation est une des plus précieuses de celles que nous avons reproduites. Comme dans les précédentes, c'est toujours l'état du cerveau, c'est-à-dire son altération, qui prime tous les phénomènes de la monstruosité et les difformités. Ici l'encéphale n'est pas complètement détruit ; il est simplement altéré et fait hernie à travers le frontal. Puis, viennent par ordre anatomique, le *rapprochement des yeux :* acheminement à la *cyclopie ;* puis l'*éventration*, puis les *difformités* des membres supérieurs et inférieurs : tout cela suffisamment indiqué, mais vaguement décrit.

Mais le fait le plus important à signaler, c'est l'explication particulière que donne Morgagni de la fracture d'une des deux jambes par le cordon ombilical qui s'était *roulé étroitement autour* d'elle. Voilà l'étiologie de l'éminent auteur du traité *De sedibus et causis morborum*. Morgagni donne ici un témoignage irrécusable de cette tendance à circonscrire l'action des causes dans un effet local et particulier, au milieu et à côté d'autres effets d'une même cause plus générale. Ainsi, chez ce monstre, il y avait tout à la fois le cerveau altéré, les vices de conformation de la face, l'éventration, et les *contorsions* des quatre membres, y compris celui qui était en même temps fracturé et qui était encore *plus contourné* que les autres ; et Morgagni oublie cet ensemble ; il invoque, pour attribuer à la compression du cordon ombilical enroulé, une action qui ne pouvait s'adapter ni à la contorsion du même membre, et encore moins à la contorsion des trois autres ; je n'ajoute pas : à l'ensemble des autres vices de conformation.

Cette remarque sur le cas particulier dont il s'agit aura son importance quand il sera question de faire la part de Morgagni dans la constitution de l'étiologie générale des monstres et des difformités causées par l'affection des centres nerveux.

Voici, parmi les observations publiées par d'autres auteurs, de 1746 à 1799, celles qui renferment quelques particularités dignes d'être retenues.

L'année 1746, Morand faisait voir à l'Académie un fœtus humain femelle sans tête : « au lieu du bras droit il y avait quel- » que chose », dit l'historien de l'Académie, « qui ressemblait » *au bout de l'aile d'un petit oiseau* »; on y distinguait, au tra- vers des téguments, un petit os qui représentait l'humérus, et au bout de celui-ci un seul os de l'avant-bras, à l'extrémité duquel était une espèce de doigt à trois phalanges. Le bras gauche était enveloppé en partie par la peau du tronc (1).

Comme correctif à sa comparaison avec le *bout de l'aile d'un petit oiseau*, reflet lointain des théories des siècles derniers, il convient de citer ces paroles sensées du même auteur : « La » nature a, jusque dans ses écarts, une certaine régularité, qu'il » importe extrêmement de connaître si l'on ne veut pas risquer » troubler ses opérations en croyant les aider. Le premier pas à » faire dans cette recherche a été de bien constater les faits ; on » sait combien les hommes sont amis du merveilleux, et que dès » qu'il s'agit de faits extraordinaires, l'histoire dégénère aisé- » ment en fable (2). »

N'est-ce pas le bon sens de la science qui commence à poindre à côté des traditions du merveilleux.

Mais comment faut-il que ce même bon sens de Morand ne l'ait pas tenu en garde contre son imagination, dans une autre circonstance peu éloignée de celle où il écrivait ces paroles. Ainsi, à l'occasion d'un cochon monstrueux il disait : « Les » extrémités postérieures étaient bien conformées, mais entre » le sternum et les côtes du côté droit, on voyait sortir le bout » d'un tronc qui donnait naissance à deux autres extrémités sur- » numéraires faites comme *celles d'un cerf* et couvertes d'un poil » différent de celui du cochon. Un peu au-dessus de cette partie » on en voyait une autre assez semblable à *une main humaine*, » avec cette différence que les doigts étaient presque entière- » ment recouverts d'une peau commune, qu'il y avait trois doigts

____

(1) Histoire de l'Académie des sciences, 1746, p. 40.
(2) Histoire de l'Académie des sciences, 1748, p. 53.

» presque égaux en longueur et un petit à chaque côté. » Il ne manquait à ces comparaisons grotesques, pour lesquelles le sensé Morand avait conservé quelques dispositions, que d'y joindre un peu des théories, renouvelées de la Fable, sur le commerce de l'homme avec la brute.

Par compensation, le même Morand communique, le même jour, un cas curieux d'*imperforation de l'anus*, observé sur un enfant mâle mulâtre, lequel, à sa naissance, rendait par la verge une partie du méconium. A l'ouverture du corps, M. Boirie, chirurgien au Cap français, avait trouvé l'extrémité du rectum s'ouvrant dans la vessie. Cette ouverture, très petite, n'avait laissé passer que la partie la plus liquide du méconium, en sorte que le rectum, où s'était amassé le surplus, avait acquis *trois fois le volume* de sa capacité ordinaire (1). Ce fait, des plus intéressants pour la physiologie du fœtus, est un document précieux pour la question de savoir si une sorte de défécation n'existe pas chez le fœtus avant la naissance.

Nous trouvons, pour l'année 1756, un mémoire d'Eller très développé et très étudié sur un monstre cyclope produit par une destruction *partielle* du cerveau ; destruction qui paraît s'être faite par le centre, car la substance grise était étendue en lames sur la substance blanche, avec absence ou anomalies de la plupart des nerfs cérébraux. La monstruosité consistait dans une *cyclopie*. L'œil était surmonté d'un appendice cutané ayant la forme d'*un pénis* avec apparence de gland et d'ouverture de l'urèthre. La monstruosité était limitée à la tête et surtout à la face. L'importance de ce fait, parfaitement et minutieusement décrit, consiste dans la relation bien établie entre l'affection destructive de l'encéphale et les anomalies de la face, et en particulier de la *cyclopie* (2).

Nous citons, en passant, l'histoire d'un monstre de sept mois, indiqué par Isidore Goffroy Saint-Hilaire comme un cas de NOSEN-CÉPHALIE : débris du cerveau réunis dans un sac pendant hors du crâne. Il y avait en plus un *spina bifida* et une déviation considérable de l'épine : l'incurvation supérieure était telle, que

(1) HISTOIRE DE L'ACADÉMIE DES SCIENCES, année 1753, p. 50.

(2) ELLER, *Histoire de l'Académie royale des sciences de Berlin*, 1755.

les vertèbres cervicales faisaient saillie sous le sternum, et que le menton s'appuyait sur l'extrémité supérieure de ce dernier (1).

Les ACTA HELVETICA pour l'année 1772 publient en latin une observation de SANDIFORT, relative à un cas d'éventration considérable avec ectopie de presque tous les viscères abdominaux, et une déviation considérable de l'épine et un torticolis (2). La coexistence d'une éventration avec les deux difformités simultanées de l'épine ne permet plus de doute sur l'origine de la monstruosité; mais l'auteur ne dit mot de cette relation.

Nous rappelons encore du même auteur, un cas d'hydrocéphale avec destruction *partielle* du cerveau et de la moelle épinière et *spida bifida*. Ce fait, comme le précédent, porte avec lui le cachet de son origine, mais aussi celui de l'imperfection de l'observation à cette époque; car les auteurs semblent n'avoir pas regardé ce qui existait autour des parties qu'ils décrivaient.

Nous rencontrons encore pour 1771 une intéressante observation de DUFOUR, relative à un cas *d'absence complète du cerveau et de la moelle*, avec *convulsions* du fœtus senties et accusées par la mère. Lors de l'accouchement on avait constaté la *fétidité des eaux de l'amnios* (3). L'auteur a accompagné son observation de quelques réflexions sur le mécanisme de l'acéphalie, qui nous ont paru mériter d'être prises en considération.

L'auteur pense que peu de temps après la conception est survenue une hydrocéphale; qu'au cinquième mois, les parties contenantes ont laissé échapper la plus grande partie de l'eau contenue dans le crâne; que cette eau étant tombée dans l'amnios, a produit le changement de conformation du ventre de la mère; que le fœtus est mort à sept mois et demi dans les convulsions; que, pendant le mois suivant, les parties contenantes du cerveau ont été macérées et dissoutes, ainsi que le cerveau lui-même et

(1) NOLLESON, *Ancien journal de médecine, de chir. et de pharmacie,* tome XXIX, p. 514.

(2) *Acta, Helv. phy. mathe.*, 1772, p. 56.

(3) DUFOUR, *Journal de médecine, de chirurgie et de pharmacie*, etc., avril 1771, t. XXXV, p. 325 et suiv.

ses prolongements; et que ces parties corrompues étant dissoutes par les eaux de l'amnios ont passé par absorption dans le torrent de la circulation de la mère, ce qui a occasionné la mauvaise haleine remarquée chez celle-ci.

L'auteur pense que, si l'on a vu des acéphales venir au monde vivant, ou vivre quelques jours après, c'est qu'ils avaient encore le cervelet, la moelle allongée et la moelle épinière.

Il explique comment la sortie des eaux du crâne et leur épanchement dans la cavité de l'amnios n'ont pas entraîné immédiatement la mort du fœtus, en disant que probablement ces eaux ne se sont épanchées, à travers les pores ou une déchirure des parties contenantes, que d'une quantité suffisante pour conserver avec les eaux de l'amnios une égalité de pression; que la pression restante du liquide crânien sur le cerveau a suffi pour empêcher l'affaissement de celui-ci sur lui-même, pendant le reste du temps que le fœtus a vécu dans le sein de la mère depuis la rupture des membranes encéphaliques.

Enfin, suivant l'auteur, l'hydrocéphale a eu lieu entre la pie-mère et le cerveau et s'est étendue sur le cervelet, la moelle allongée et la moelle épinière; car la dure-mère et la pie-mère manquent dans cette étendue; et si ces membranes sont conservées à la base du crâne, c'est que cette dernière a fourni un point d'appui, et qu'ainsi elles n'ont pu être distendues et amincies par le liquide hydrocéphalique.

Nous signalerons encore :

1° Une très curieuse observation de Plazanet (1772) (1) : destruction complète de l'encéphale et de la moelle avec difformité de l'oreille interne, absence du cou et des vertèbres cervicales, courbure latérale de la colonne vertébrale et incurvation avec signes de torsion des vertèbres et soudure des trois premières vraies côtes.

2° Deux observations de Henckel (1772) (2), la première : destruction complète du cerveau et partielle de la moelle avec absence presque complète des membres supérieurs et deux pieds

---

(1) *Journal de médecine*, année 1772, p. 498.
(2) HISTOIRE DE L'ACADÉMIE DES SCIENCES, 1772, 1re partie.

bots. L'auteur s'exprime comme il suit : « Les extrémités infé-
» rieures étaient dans l'*état normal*, à cela près que les pieds
» étaient *retournés en haut* (1). » La seconde observation de
Fréd. Henckel (est-ce le même) (1773) concerne un cas de destruction du cerveau avec adhérence des enveloppes du fœtus aux
enveloppes d'un autre fœtus; absence de placenta, extrémité du
cordon flottant, vestige d'une main gauche.

3° Une observation de Monro relative à un monstre *acéphale*
avec destruction partielle de la moelle; absence de tous les
viscères thoraciques et de presque tous les viscères abdominaux, mais avec *difformités des membres* abdominaux (2).

4° Sœmmering a trouvé chez un enfant qui venait de naître,
une destruction des lobes antérieurs du cerveau, le nez fort petit
et creusé d'une seule narine. Le lobe antérieur était déformé
au point qu'il ne fut pas possible de trouver un nerf olfactif; au
lieu de ceux des naseaux, on n'a trouvé qu'un seul croquis de
forme intercalaire (3).

Ces diverses observations suffisent pour appeler l'attention
sur tous les effets possibles de l'affection destructive du système
cérébro-spinal. Mais ce ne sont toujours que des pierres d'attente d'une construction à venir, dont nous ne préparons pour le
moment que les assises.

Nous terminons cette série d'indications par une observation
d'une grande importance. Cette observation consiste dans un
travail universitaire sur un cas fort curieux d'*éventration*, accompagné de *rétraction musculaire* des membres, rétraction indiquée par l'auteur dans ses caractères objectifs, mais non
encore comprise dans sa nature et dans ses effets spéciaux.

---

(1) *Nov. act. Acad. sc. natur. curiosorum*, 1773, t. V, p. 169.
(2) Alex. Monro, *Transactions de la Société royale d'Edimbourg*, 1774, vol. III,
p. 215.
(3) Sœmmering, Figure descriptive de G. Moring, Mayenne, 1791, p 26, tab. IX.

OBSERVATION X

MONSTRE CÉLOSOMIEN (ISID. GEOFFROY SAINT-HILAIRE) AVEC DIFFORMITÉS (1).

SOMMAIRE. — Sortie d'une grande partie des viscères abdominaux par une ouverture de la ligne blanche et une perforation arrondie du péritoine. — Intestins à nu et enflammés. — Extension permanente des bras et des doigts; du côté gauche, l'extension est portée au delà des limites physiologiques. — Main droite adhérente à la fesse droite. — Absence des muscles fléchisseurs du bras; brièveté et tension des extenseurs et des ligaments. — Flexion forcée et permanente des cuisses sur le bassin, et flexion des jambes sur les cuisses, raccourcissement extrême des fléchisseurs et des ligaments. — Déviation des pieds.

HISTORIA PARTUS. — Catharina, nomine Meyer, Frauenfelde, prope Scaphusium in Helvetia, octodecim ante annos nata filia, ab initio mensis Maji 1758, concubitu illicito gravida facta, pœnæ metu, sub finem mensis Julii, patriam cum Alsatia commutans, multis hujus provinciæ locis pervagatis, tandem in pago, haud procul ab urbe hac sito, Schiltigheim dicto, substitit. Hic die 8 mensis Decembris, media nocte, doloribus partum præsagientibus, nulla causa manifesta præcedente, correpta, die sequente, tempore matutino, urbem hanc intrans, glaciei lubricæ minus firmiter insistens, graviter ad terram supina concidens, de fortibus hinc partus doloribus statim conquesta, in Gynæceum Nosocomii hujus civitatis deportata fuit. Ego præsens, parturientem, more obstetricantibus consueto, nullo præsente ad partum dolore, tactu exploravi, et inveni orificium ejus uteri, magnitudine thaleri minoris apertum, labia ejus adhucdum crassa, membranas fœtus, liquoremque amnii continentes, nondum ruptas, in latere parturientis dextro, corpus quoddam duriusculum, nec mole parvum sed ratione duritiei et circumferentiæ, capiti fœtus valde dissimile : supra hoc corpus, parva quædam membra incumbebant, quæ ob membranas illas nondum ruptas, utrum digiti pedis, an manus essent? Dignoscere non potui. In latere parturientis sinistro, transversim has membranas, nil nisi corpus quoddam molliusculum, placentæ haud absimile, sed nulla hæmorrhagia stipatum, tetigi. Supervenientibus postea veris ad partum doloribus, membranæ dictæ, aqua, ut fieri solet, plenæ, hinc renitentes, duarum spatio horarum, extra corpus parturientis propulsæ, vi ultimi doloris ruptæ, hinc aquæ effluxum permittentes, occasionem mihi præbuerunt, situm fœtus accurate explorandi : Inveni autem clunem fœtus dextram in exitu vaginæ

(1) FRIED, Dissertatio inauguralis qua *Fœtum intestinis plane nudis extra abdomen propendentibus natum* solemni eruditorum examini submittit Georg. Albertus FRIED argentensis, die Augusti, anni 1760. Argentorati, Typis Henrici Hertzii univ. Typ.

positam, cujus clunis parti exteriori, manus fœtus dextra firmiter impacta, clunis vero sinistra in curvatura ossis sacri adhucdum posita erat. Sine mora itaque digitum meum indicem inguini clunis dextræ, unci instar incurvatum immisi, et leni facta attractione, cum, eo ipso momento, parturiens forti correpta fuerit dolore, non solum dextra, sed et simul sinistra, fœtus clunes, in lucem prodierunt, imo fœtus sponte in abdomen suum circumvolvit. Postea coxas utrasque linteo sicco apprehendi, et unico, sed firmo tractu, abdomen, pectus, brachia, caputque fœtus eduxi. Placenta sponte prodiit. Infans masculus, vivus quidem, sed non vitalis, hinc statim baptizatus, pependit libras tres, uncias quinque, et drachmas duas, ponderis civilis. Longitudo ejus, a capite ad clunes, unius pedis, a clunibus ad calcaneum, quinque pollicum erat. Vixit per decem et septem horas, et per alvum, ope injectionum aquæ tepidæ reiteratarum, mæconium ex flavo viride excrevit. Mater puerperium feliciter transegit.

DESCRIPTIO ANATOMICA. — Immediate infra funiculum ejus umbilicalem, in medio lineæ albæ, abdomen hiabat, foramine, magnitudinis circiter nucis moscatæ minoris, per quod intestina omnia, a duodeno ad rectum usque, cum portione aliqua omenti, nullis membranis tecta, nuda propendebant : foramen hocce annulus erat quasi tendinens, a cute reflexa formatus, per quem portio peritonæi prodiens, in tota hujus annuli circumferentia inferiore non solum, sed et intestinis, facie annulo obversa, annata fuit.

Intestina ipsa, et valde inflata, et inflammata erant.

Musculi recti, reclinatis abdominis integumentis, in eo saltem a naturali situ recedebant, quod, non immediate infra funiculum umbilicalem, sed infra annulum illum, ad cujus latera uterque descendebat, ad se invicem accederent.

Peritonæum, immediate infra funiculum umbilicalem, non inæqualiter, nec longitudinaliter, dilaceratum erat, sed foramine, fere rotundo, ita hiabat, ut ejusdem productio, sub integumentis, annulum istum quasi tendineum formantibus, connata, iterum veri annuli figuram, intestinis arcte accreti, representaret.

Omenti maxima pars, juxta longitudinem magnæ curvaturæ ventriculi adhærens, per annulum dictum exiens, concavitati magnæ curvaturæ coli annexa, substantiæ fungosæ haud dissimilis fuit.

Viscera abdominalia pleraque, contra statum naturalem, sinistrorsum magis *pressa erant*.

Hepar mole valde magnum, ad hypochondrium sinistrum usque inclinans, ventriculum ibi, magna ex parte, non solum obtegens, sed et usque ad regionem epigastricam, nec non hypochondrium dextrum, imo ad cristam ossis ilei usque extensum erat.

Ventriculus, ex regione hypogastrica sinistra in regionem umbilicalem usque vergens, mediante curvatura sua magna, reni sinistro incumbebat, qui ren, in regione iliaca sinistra, situm transversum tenebat.

Vesica urinaria naturaliter erat sita.

Arteriæ umbilicales, et medius inter has assurgens urachus, prope dicti annuli partem inferiorem arcte ad se invicem accedentes, sinistrorsum circa annulum eundem ascendentes, funiculum umbilicalem ingressæ sunt.

Ren dexter, æque ac lien, naturales erant.

Intestinum duodenum, ad marginem scindentem anteriorem, et dextram hepatis, gyrum formavit, per quem intestinum jejunum, retro tractum transversum coli, in latere dextro per nominatum annulum, et cum colo omnia intestina, tam tenuia, quam crassa, recto excepto exierunt : Ileon, formatis variis gyris, in intestino cæco cessabat, cui colon ita continuum esse videbatur, ut hæc tria intestina valde difficile distinguenda invicem fuissent, nisi processus vermiformis, illis adnatus, apparuisset : Colon, ex cæco exiens, recto quasi itinere, ad dictum usque annulum, in latere dextro ascendens, et ibi, formata magna curvatura, seu tractu transverso, ad latus intestini jejuni, annulum istum sinistrorsum intrans, formato duplici flexu, qui *S* Romanum inversum repræsentat, in intestinum rectum abiit.

Mesenterii nulla plana vestigia apparuerunt, quoniam intestinorum tam tenuium, quam crassorum gyri, fere ubique connati erant.

Infantis extremitates, brachia nimirum atque pedes, sequenti modo constitutæ erant.

Brachia, utraque extensa, ad clunes descendebant.

Manus dextra, cluni dextræ, digitis secundum longitudinem extensis, inhærebat : Manus autem sinistra, locum, intra cristam ossis ilei, et ultimam costam spuriam, digitis, extrorsum versus dorsum flexis, tenebat.

Digiti manuum ita complanati, et compressi erant, ut in partibus, quibus incumbebant, notabiles foveas impresserint.

Extremitates superiores, quoad articulationem cum scapulo, flexiles, et quoad *flexuram cubiti, immobiles fuere.*

Musculi, os summi humeri ad truncum moventes, in latere sinistro, omnes, *subclavio* excepto, aderant, in latere dextro vero *defuit* quoque *latissimus* dorsi.

Musculi pectoralis majoris tota portio clavicularis, in *sinistro latere abfuit,* et portio ejus thoracica, tres formavit ansulas, quarum prima incepit in media parte cartilaginis quartæ costæ veræ, secunda in cartilagine costæ quintæ veræ, tertia denique ansula communicationis cum musculo obliquo externo, a sexta costa vera abiit : in latere dextro portio thoracica (portio clavicularis enim quoque abfuit), duabus solummodo ansulis gaudebat, quarum prior incepit magis antrorsum versus sternum, in cartilagine costæ quintæ veræ, posterior in initio cartilaginis sextæ costæ veræ orta, ad septimam et ultimam costam veram, semi-circulum quasi describens, descendit, ibique cum obliquo externo hujus lateris communicavit.

Musculi, os humeri ad scapulam moventes, omnes in latere sinistro, pectorali majore, latissimo dorsi, et anconeo majore, in latere dextro autem pectorali et anconeo, majore exceptis, decrant.

Musculi, ossa brachii anterioris ad os humeri moventes, in utroque latere omnes, quatuor anconeis, *admodum brevibus*, ac *tensis*, exceptis, abfuerint.

In latere sinistro, musculorum, radium ad os cubiti, carpum ad brachium anterius, et digitos manus, moventium, præter membranam quamdam rubicundam, in nullos musculos distinctos separabilem nullum vestigium aderat : in latere vero dextro omnes, ne unico quidem excepto, adfuerunt.

Ex his patet flexores defuisse, *extensores nimis breves, ac tensos,* ut et ligamenta nimis *quoque tensa*, ortaque inde ligamenta capsularia nimis augustata fuisse

Infantis extremitatum inferiorum pars anterior, *introrsum versus abdomen reflexa, et in longitudinem, ad claviculam usque, pedibus autem extrorsum flexis, extensa fuit.* Ilæ, ubi inguina flectuntur, vix *ab abdominem removeri flectique potuerunt,* sibique relictæ, statim resiliebant, et *pristinum recuperabant situm.* Æque inflexibiles fuerunt in poplitum flexura.

Musculorum harum extremitatum nullus deerat.

Flexores vero omnes admodum breves, extensores autem, præcipue glutæi et triceps, valde longi.

Ligamenta omnia, in primis fascia lata, et illa, quæ *rotulam annectunt, valde brevia, et tensa erant.*

Nous avons réservé, pour la fin de cette période, l'observation qu'on vient de lire. Elle nous a paru réunir toutes les conditions propres à faire apprécier l'état de la science à cette époque, au double point de vue de la tératologie et des difformités chez les monstres.

L'auteur a intitulé son travail : *Une dissertation inaugurale.* C'est donc, sous la forme d'une thèse à discuter, un exposé de ce qu'on savait et enseignait alors sur un point particulier, mais considérable de la tératologie. Rien n'y manque : une notice bibliographique très étendue, placée à la fin de la monographie, rappelle, en les classant méthodiquement, tous les travaux publiés sur l'*éventration chez les monstres*. On connaît d'ailleurs la solennité qui accompagnait autrefois, dans les universités, le soutenement des thèses. L'argumentation était publique et libre. Chacun était admis à combattre les opinions du candidat, et ses opinions pouvaient être considérées comme un reflet des idées les plus répandues et les plus avancées sur la matière.

La première chose qui frappe dans cette observation, c'est une application de la méthode d'observation systématisée par Haller. Le grand physiologue avait morcelé tous les faits pour en étudier chaque partie séparément. Il suffit de rappeler les titres des principaux chapitres de son traité *De monstris* pour se représenter cette méthode : *Vitia cutanea, magnitudo aucta, situs mutatus, caput cranio imperfecto, spina bifida, viscera inversa, partes superfluæ, partes deficientes*, etc., avec des exemples à l'appui. C'est le système que nous avons particularisé au début de ces recherches, et que nous avons dit se répéter dans toutes les spécialités de la science, à une certaine époque de leur évolution, le *morcellement de l'observation* (1).

Fried a choisi l'*éventration* et il en a fait l'objet de son étude spéciale. Son premier regard est pour l'état de l'abdomen : *immediate infra funiculum ejus umbilicalem, in medio lineæ albæ, abdomen hiabat*. Puis il décrit minutieusement l'ouverture : *annulus quasi tendinosus, per quem, portio peritonæi prodiens*, ce qui aurait contrarié la description anatomique de Méry, que Winslow opposait à la doctrine de Lémery ; puis les *intestins*, le *foie*, l'*estomac*, les *reins*, la *vessie*, les *vaisseaux ombilicaux* : en un mot, tout le département de l'éventration, et les moindres particularités qui s'y rapportent. Il y joint quelques détails sur les muscles de l'abdomen et sur ceux des membres ; détails précieux, en ce que, sans avoir la moindre idée de la rétraction musculaire, ni de son action comme cause des difformités, il la représente dans sa généralité et dans ses apparences

<hr>

(1) Pages 220 et 221 de ces recherches.

J. GUÉRIN.

objectives les plus accentuées. Il est, à cet égard, en très grand progrès sur ses prédécesseurs, sur Haller lui-même, qui, dans aucune de ses observations, dans aucune de ses remarques, n'a jamais fourni la moindre indication à cet égard. Fried, au contraire, en très peu de mots, indique chez son fœtus les effets les plus accentués de la rétraction musculaire : celle des extenseurs de l'avant-bras sur le bras, celle des fléchisseurs des jambes sur les cuisses : « les cuisses sont fléchies sur le bassin, dit-il, à un degré tel, qu'elles sont appliquées, dans toute leur longueur, contre l'abdomen jusqu'aux clavicules (*introrsum abdomen, et in longitudinem ad claviculam usque*). Leur situation était tellement fixe que, lorsqu'on les soumettait à quelque effort de redressement, elles reprenaient immédiatement leur position (*et viæ ab abdomine removeri flectique potuerunt sibique relicta, statim resiliebant, et pristinum recuperabant situm*). Cette disposition, si énergiquement accusée, et si parfaitement décrite, mérite d'autant plus qu'on la mette en relief, qu'elle répète en grande partie celles du monstre de notre première observation (1). Rappelons encore cette extension forcée et permanente de l'articulation cubito-humérale (*extremitales superiores, quoad articulationem cum scapulo flexiles, et quoad flexuram cubiti immobiles fuere*). Il serait superflu d'insister sur les autres effets de la rétraction musculaire de la jambe sur la cuisse.

On conçoit difficilement qu'avec cette précision de l'observation tournée vers un seul ordre de faits, l'auteur n'ait pas eu la pensée d'examiner l'état du système cérébro-spinal. Or il n'en dit mot. Il n'est question, dans son observation, ni du cerveau, ni de la moelle, ni des nerfs. On est donc obligé de voir, dans cette lacune considérable, l'ignorance d'abord du fait principal, puis l'effet d'une sorte de parti pris systématique qui s'opposait à voir toutes les parties de l'ensemble, et l'ensemble après les parties. Il est évident que la moindre notion du rapport étiologique existant entre les faits observés et décrits par l'auteur l'eût conduit à combler d'une manière quelconque cette lacune. Mais nulle notion, nul soupçon même de ce qui n'existait pas jusque

______

(1) Obs. I, p. 42 à 46.

là dans la science ; et Haller, qui la personnifiait à cette époque, n'y avait jamais songé.

C'est le moment de résumer, avec ce grand observateur, ce qui avait été fait avant lui, et d'indiquer le point précis où s'est arrêtée la science avec lui, tant sous le rapport des monstres que sous celui des difformités. Nous ne séparerons plus désormais ces deux termes de la question, quoique jusqu'ici nous ayons été obligés de les disjoindre. L'époque qui va suivre, en effet, les ayant plus ou moins explicitement réunis par les systèmes qui se sont emparés de la science, va commencer une phase scientifique nouvelle, celle qu'Isidore Geoffroy a qualifiée de *philosophique*.

Jusqu'à Haller, la monstruosité, envisagée dans sa totalité, avait d'abord frappé l'imagination comme une sorte d'événement extraordinaire dont le caractère s'était empreint de l'état des esprits, c'est-à-dire des superstitions du temps. Il ne faudrait pas croire que ce ne fût qu'un reflet des croyances des masses. Sans remonter jusqu'aux premières époques de la science, on peut affirmer que, même à la fin du dix-septième siècle, la tératologie ne s'était pas encore dégagée de cette croyance au merveilleux, dont la théorie des germes monstrueux peut être considérée comme le dernier mot. On a vu, en effet, des hommes comme du Verney, Méry et Winslow, continuer à laisser à l'interprétation théologique la solution ultime et souveraine des difficultés qu'ils considéraient encore comme insolubles par la science seule (1). Avec de pareilles dispositions, l'esprit, toujours dominé par l'effet mysté-rieux de l'ensemble et le besoin de causes occultes, devait se

(1) Voici comment le célèbre anatomiste du Verney terminait son mémoire *sur deux enfants joints ensemble:* « Depuis les enveloppes jusqu'au plus profond des » entrailles tout y est d'un dessein conduit par une intelligence libre dans sa fin, » toute-puissante dans l'exécution, et toujours sage et arrangée dans les moïens » qu'elle emploie..... elle a voulu conduire par un seul canal les excréments solides » jusques dans un réceptacle commun où ils se mélassent avec les liquides, afin que » chacun de ces jumeaux pût ensuite les rendre par la verge. On ne peut se dispen-» ser de supposer cette volonté, puisqu'on en voit si clairement l'exécution. *Je* » *laisse aux théologiens à en chercher les raisons;* mais cette volonté étant supposée, » je dis que l'inspection de ce monstre fait voir la richesse de la mécanique du » créateur, au moins autant que les productions les plus réglées... » C'est le cas de rappeler les fameuses paroles de Montaigne : « les monstres ne le sont pas à Dieu. » Il est à présumer que le philosophe chrétien du seizième siècle ne pensait pas autrement que celui du dix-septième, et non comme tous ceux du dix-neuvième l'ont fait penser.

tenir éloigné de l'observation particulière des faits réels et des causes immédiates. A quelques exceptions près, toutes les histoires de monstruosités rapportées par les auteurs jusqu'à Lémery n'ont été que des énumérations de choses extraordinaires, plutôt que des études anatomiques de faits accidentels : on énumérait les parties défectueuses, on indiquait les organes absents, déplacés ou mutilés, toujours en vue de multiplier les témoignages de l'extraordinaire plutôt que de rechercher leurs rapports avec les lois de l'ordinaire. De telles préoccupations étaient peu propres à conduire l'observation à l'analyse matérielle de faits, et moins encore à la recherche de leur subordination commune à des faits généraux, c'est-à-dire à leur causalité réelle. Ce motif principal du retard dans l'examen sérieux des parties les plus apparentes de la monstruosité rend bien compte de l'absence presque complète de toute étude des difformités. C'est ainsi qu'on a constaté, durant la période qui s'est écoulée depuis la seconde moitié du dix-septième siècle jusqu'à la fin du dix-huitième, qu'aucun auteur n'a ni déterminé ni dénommé aucune difformité, et que le plus grand nombre les ont complètement passées sous silence, alors même que les figures jointes au texte témoignaient de leur présence.

Cependant deux hommes ont préparé, chacun de son côté et par des voies différentes, l'établissement de la période anatomique et de la période étiologique de la tératologie. Ces deux hommes, ai-je besoin de les nommer, sont Haller et Lémery. Avec le premier, commence l'observation positive, c'est-à-dire, l'énumération, la description et un certain rapprochement des parties; avec le second, l'abandon des causes occultes et la recherche des causes réelles.

TROISIÈME GROUPE : DE 1800 A 1880.

L'étude de clinique historique que nous poursuivons, par les faits mêmes, en vue de montrer jusqu'où la tératologie a tenu compte, dans l'observation des monstres, des difformités qui les accompagnent, va prendre, dans cette troisième et dernière période, un caractère de généralité qu'il n'est pas inutile de préciser à son début.

L'étude des monstres, après Haller et Lémery, s'est continuée à quatre points de vue différents :

1° Au point de vue *empirique*, c'est-à-dire sans autre préoccupation que de faire connaître la structure extérieure et intérieure des monstres, d'en donner une représentation en quelque façon *photographique*;

2° Au point de vue *systématique*, c'est-à-dire de la théorie des *arrêts de développement* et autres systèmes, qui ont cherché à faire concorder les formes anatomiques de la monstruosité avec la série des formes embryonnaires et fœtales de l'homme et des animaux ;

3° Au point de vue *zoologique*, c'est-à-dire des caractères de la monstruosité, comme base d'une classification méthodique des monstres ;

4° Enfin, au point de vue *étiologique*, c'est-à-dire des causes éloignées et des causes prochaines qui les déterminent.

En ramenant à ces quatre catégories les idées qui ont occupé le domaine de la tératologie, depuis le commencement de ce siècle, nous ne voulons que signaler d'avance et provisoirement les doctrines sous l'empire desquelles les faits ont été observés et décrits. La signification et la valeur relative de ces doctrines feront l'objet d'une étude générale, lorsque tous les faits propres à éclairer cette étude auront été produits.

Nous reprenons donc l'analyse des observations publiées de 1800 à 1880.

Ces observations, du moins celles qui méritent d'être prises en considération, sont au nombre de 87.

1° DE 1800 A 1812.

SIMMONS — CAM — MALACARNE — PRATO LONGO — PROCHASKA — WALTER

Les premières années du siècle n'ont rien produit qui différât notablement des travaux de la fin du siècle précédent. Nous avons limité cette première période à l'année 1812, parce que, jusqu'à cette époque, l'observation *empirique* ou *objective* a pour ainsi dire été exclusivement employée, et que c'est à partir de 1812 seulement, que la théorie des arrêts de développement a fait sa première apparition.

Voici le résumé de deux observations empruntées à l'Angleterre.

La première, du docteur Simmons (de Manchester) est relative à un cas d'*acéphalie* et de *spina bifida*, avec absence complète du cerveau et de la moelle, *bec-de-lièvre, courbures de l'épine, soudures des vertèbres, pieds bots*, le tout sans indication d'un fait nouveau, d'une particularité nouvelle.

En présence de cette catégorie de monstres qui continuent à se développer sans cerveau et sans moelle, l'auteur s'est demandé si le cerveau, la moelle épinière et les nerfs sont indispensables à la vie fœtale, et s'ils fonctionnent pendant le cours de cette existence. Déjà Monro avait agité la même question. Le docteur Simmons la reproduit, mais il l'a circonscrit spécialement au système nerveux de la vie animale et à la faculté de sentir. La mère avait bien senti le fœtus remuer comme dans ses grossesses précédentes; mais le docteur Barlow, dont Simmons rapporte le témoignage, affirme avoir provoqué à plusieurs reprises le fœtus au passage, sans en obtenir de mouvements.

Mais les mouvements accusés par la mère, et le fait de la rétraction musculaire qui a produit les difformités, témoignent sûrement, chez ce monstre dépourvu de cerveau et de moelle, de l'existence, pendant un certain temps de la vie fœtale, d'une fonctionnalité nerveuse quelconque. On peut tout au plus conclure que cette fonctionnalité était limitée à la vie organique, mais non à l'inactivité, et encore moins à la complète inutilité du système nerveux chez l'embryon et le fœtus. Pour le docteur Simmons, l'accroissement du fœtus dépendrait uniquement du système circulatoire. Suivant ce physiologiste, la sensation du fœtus ne commencerait qu'avec sa respiration (1).

Le même journal publie une seconde observation d'*anencéphalie* et de *spina bifida* avec *éventration, déviation de l'épine, torsion de la colonne et pied bot*, par Cam (2). Cette énumération

(1) Simmons, *London medical and physical Journal*, vol. IV, sept. 1800.

(2) Cam, *London medical and physical Journal*, vol. VII, mai 1802.

des éléments du fait prouve que l'observation commençait à voir *plus* qu'on ne voyait précédemment ; mais le vague et l'incertitude des descriptions prouvent aussi qu'on n'observait pas encore *mieux*.

Voici comment l'auteur rend compte du fait : « Les os du » crâne manquaient : il n'y avait pas de cerveau, ni la moindre » trace de moelle allongée ; une poche membraneuse ouverte et » toute déchirée, venant du péricrâne, pendait sur le dos..... les » yeux paraissaient être situés sur le front par suite de l'absence » du crâne. Une portion de la partie membraneuse du placenta » était attachée au péricrâne au-dessus de l'œil gauche.

» Le cordon n'avait que trois pouces.... Il n'y avait du côté » gauche ni clavicule ni épaule, ni humérus, ni autre portion du » bras. Les vertèbres dorsales étaient très tordues ; il n'y avait » pas de tunique péritonéale des régions épigastrique et abdomi- » nale ; les intestins grêles étaient portés en avant de la cavité » du côté gauche, et le gros intestin distendu par le méconium. » Le pied droit était tourné en dedans. » — A cette époque on commençait donc à observer *plus*, mais non encore *mieux*.

Ce progrès, quelque minime qu'il fût, tendait à se généraliser dans les autres pays. Témoins trois observations publiées vers la même époque par Malacarne, professeur à l'Université de Padoue, concernant trois cas d'*acéphalie* avec *difformités de l'épine* et *pieds bots* caractérisés, etc. (1). Ces faits, intéressants au point de vue des lumières qu'ils jettent sur l'origine patholo- gique de l'acéphalie, le sont encore à un autre point de vue. L'histoire en a été traduite de l'italien en latin, par Elben, pour sa *dissertation sur l'acéphalie ;* mais le traducteur allemand n'a pas reproduit avec l'exactitude et la précision de l'auteur italien, les indications relatives aux difformités. Comme nous allons reproduire la traduction d'Elben, très claire et très précise d'ail- leurs, nous indiquerons les suppressions qu'il a faites au texte italien.

Voici les deux observations de Malacarne d'après la traduction d'Elben :

(1) MALACARNE, *De' mostri humani, Lezione academica terza*, 1811. — ELBEN, *De acephalis, sive monstris corde carentibus*, in-4°, Berlin. 1821.

OBSERVATION XI

MONSTRE ACÉPHALE AVEC DIFFORMITÉS.

SOMMAIRE. — Destruction totale du cerveau et partielle de la moelle. — Absence de la tête, du cou et du membre supérieur gauche. — Absence des os de l'avant-bras droit, du pouce de la main droite, de deux orteils du pied droit et d'un orteil du pied gauche. — Déviation latérale de la colonne à gauche. — Déviation des genoux; pieds bots varus équin prononcés (1).

Monstrum hoc Paduense acephalum unibrachium pollices est VI longum, caput collumque plane absunt, truncus ipse ita ad sinistrum flectitur latus, ut dextra in parte gibbus prostet ab apice ad pærineum pollices III, lineas 1 1/2 in humeris pollices II latus. Sulcus linea profundior totam decurrit per superficiem anteriorem, partemque superiorem in duas dividit partes æquales. Annulus umbilicalis a pube decem distans lineas lenticularis est. Vulva aperta est, nymphis evidenter instructa, videturque ad partem pertinere dextram. Manus adest sinistra ab humero tenuissima dependens in cute amplissima quasi, in manica occulta est, in longitudinem

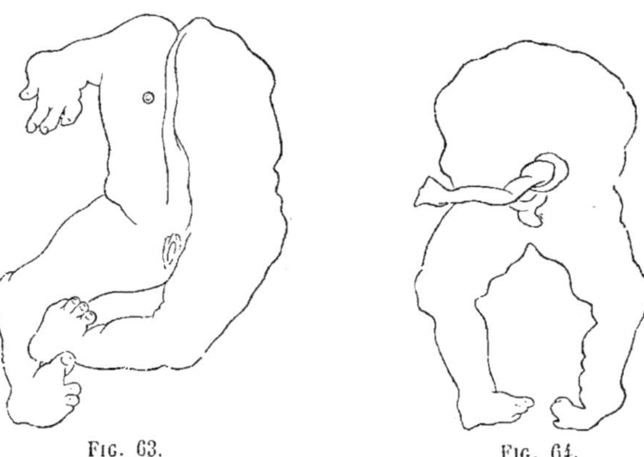

FIG. 63.   FIG. 64.

patens lin. VII. Absunt ulna radiusque, adest vero carpus cum manu subtili quatuor digitorum lin. IX longus.

Pedum dexter tres habet digitos minores a pollice distantes. Pes etiam sinister quatuor habet digitos; pollex hujus unum est os minimum, tres vero insequentes unguibus gaudent a pollice remoti sineque ossibus. Adsunt in cavitatibus thoracis atque abdominis renes duo magni parenchymatosi pollicem unum lineasque II longi, latique

(1) MALACARNE, *op. cit.*, p. 9.

lin. VIII, a membrana quadam sunt divisi diaphragmati simili. Infra hanc tubus adest intestinalis sine ventriculo et reliquis.

Urachus reperiebatur a vesica urinaria excurrens usque ad pubis partes superiores. Uterus tubœque in pelvi hac angusta ligamenta habebant larga quæ ovaria ferebant. Erant vero hæc omnia perexygua.

Elben a supprimé les passages suivants de l'observation originale : « le coscie *incrociate*, la *destra sulla sinistra*, sono lunghe » poll. 1 1/2 : le rotelle amenduc sul lato affatto esteriore de' » ginocchi *mal formati*, appartengono a tibie lunghe pollici 1, » lin. 4.

» Piedi *stranamente incurvati* indentro son molto *corti*. »

Sans cette restitution, l'observation de Malacarne manquerait de son principal intérèt. Il y avait donc, chez cet acéphale, *déviation de l'épine, déviation des genoux, luxation des deux rotules, et pieds bots prononcés*. Cette fois le texte original et les figures qui l'accompagnent sont parfaitement d'accord, et les faits qu'ils expriment sont, comme on le verra plus tard, d'une grande importance.

OBSERVATION XII

MONSTRE ACÉPHALE AVEC DIFFORMITÉS.

SOMMAIRE. — Destruction totale du cerveau et probablement partielle de la moelle.— Absence de tête, de cou, de thorax, des membres supérieurs.— Gibbosité. — Difformités multiples des deux membres inférieurs. — Varus (1).

Figura hujus acephali (fig. 64) priorem plane retulit, præter umbilicum longiorem, pedes longos maximeque *varos*. Monstrum totum poll. V, lin. IX, longum erat, quorum tres pollices extremitates efficiunt inferiores. Pedis dextri digitus pollex atque index inter se confunduntur cum unguibus duobus parvis distinctis, reliqui plane desunt. In pede sinistro pollex est distinctus, distatque ab indice brevissimo ; digitus tertius in pedis est dorso inter indicem et auricularem, quartus igitur abest. Columna vertebralis priori plane similis. Ren dexter lin. est X, sinister XI longus lineasque VI lati a membrana sunt divisi, in quam vena incurrit umbilicalis. Intestina ac vesica urinaria penis scrotumque perinde se habent.

(1) MALACARNE, *id. ib.*, p. 11.

Cette seconde observation ne fait que compléter la signification de la précédente. Elben y a tenu compte partiellement
des difformités : « pedes longos *maxime varos;* et columna
» vertebralis *priori plane similis.* » Mais il passe encore sous
silence l'état des côtes, du sternum, de l'intestin surtout « tra
» questa (vena ombelicale) et le arterie dello stesso nome, e la
» vesica orinaria è nascosto un picciol viluppo d'intestini voti,
» brevi, con l'estremità lor superiore cieca, unita alla detta
» membrana : l'estremità inferiore ne discende verso l'ano
» aperto, fra i due picciolissimi testicoli schiacciati, appogiati su
» i muscoli psoi. » Cet exemple montre à quel point les rensei-
guements sur les difformités sont toujours peu sûrs, et combien
peu d'intérêt cet ordre de faits avait inspiré jusque-là.

Malacarne a encore publié deux autres observations, dont on
pourrait, sans lui faire tort, effacer la dernière. Il s'agit
d'un crâne d'anencéphale humain dont la forme insolite a ramené l'auteur aux comparaisons les plus fantastiques : « la testa
» rappresenta una *sella da cavallo...,* et plus loin : « se conside-
» riamo la faccia... la troviamo... quasi a foggia della *faccia di*
» *certe scimmie* (1) » ; l'auteur emploie dix pages à décrire
et à mesurer toutes les parties de ce crâne ; et il en est si émer-
veillé, qu'il en place la figure en exergue à la première page de
son principal ouvrage.

Comme correctif, nous mentionnerons cependant sa description d'un crâne hydrocéphalique, à la suite de ces observations ;
description qui a conduit l'auteur à considérer les sacs herniaires
pendant hors du crâne chez certains anencéphales, comme des
suites de l'hydropisie cérébrale. C'est un aperçu, très lointain encore, mais exact, de la pathogénie des monstres de cette catégorie.

Voici, avant de quitter l'Italie, une observation de Prochaska (2),
l'auteur de la découverte du premier fait qui a conduit à la
théorie des mouvements réflexes de la moelle ; théorie, à nos
yeux, moins sérieuse et moins méritante que le fait qui en a été
le point de départ.

(1) MALACARNE, *Descrizione del mostro di Spilienbergo* (*Mem. dell. Societa Ital.*
dell. sc., t. XII, p. 165, 1805).
(2) G. PROCHASKA, *Disq. anatomica physiol.,* p. 148. — Elben, *Diss. cit.,* p. 59.

OBSERVATION XIII

MONSTRE ACÉPHALE AVEC DIFFORMITÉS.

SOMMAIRE. — **Destruction totale du cerveau et partielle de la moelle.** — **Absence de la tête, du cou, des bras. Pénis volumineux, déformé, bifide.** — **Poumons carnifiés.** — **Absence de foie, de rate, de l'estomac, des reins.** — **Gonflement extrême des membres pelviens avec étranglements circulaires multiples.** — **Deux pieds bots varus équins.**

Fœtus circiter septem mensium, perfectus acephalus, undecim pollices longus, duas libras et unam unciam ponderans, valde torosi et pinguis habitus, cute plurimis et minimis rugis tota inæquali reddita, a Cel. Prochaska in spiritu vini asservatur.

Caput et collum integrum deest, in quorum loco parvum tuberculum oblongum in parte superiore et anteriore trunci, supra mammas prominet. Truncus extremitatibus superioribus destitutus, in parte sua anteriore brevior, quam in posteriore est, funiculus umbilicalis mox infra mammas solito altius inseritur; in cujus sectione transversa distincte vena umbilicalis et duæ arteriæ apparebant. Infra tumidum hypogastrium penis justo major ac deformis, sine præputio et sine glande prominet, cujus urethra in parte sua inferiore tota usque ad perinæum fissa est, ubi specillum haud ultra trium linearum longitudinem immitti potuit, anus quoque apertus externe, interne clausus est, scrotum nullum, *pedes valgi* cum *digitis tribus deformibus* et unguibus destitutis.

Inter tegumenta communia textus cellulosus, cuti substratus, in pluribus locis ad pollicem crassus, densus ac coriaceus, olei nihil continens, musculos ubique consuetos tegebat, quos tam in abdomine, quam in dorso ac clunibus Prochaska omnes distinguere poterat. Abdomine et pectore in parte anteriore ad longitudinem aperto, duæ cavitates propriis membranis investitæ et septo transverso, diaphragma referente, divisæ, inveniebantur.

Cavitas superior septo longitudinali mediastinum simulante in dextram et sinistram separabantur, quarum quæque viscus notabile oblongum continebat, et propria membrana investitum, undique liberum, tantum parte sua interna et media ad mediastinum adhærens. Hæc duo viscera non procul a pelvi dissita, primo intuitu pro reninbus haberi poterant, nisi illorum in cavitate superiore, per mediastinum divisa, situs liber magis pulmones esse suaderet, quanquam nulla trachea ad illos accedens aderat.

In mediastini parte dextra parva et mollis appendicula observabatur, ex qua vas sursum adscendere et rursus deorsum incurvatum descendere visum est, quod, cum injectionem non sustineret, ultra

persequi non licuit. Cavitas inferior sub diaphragmate proprio peritonæo cincta canalem intestinalem complicatum continebat, qui sub
diaphragmate cœco principio exortus, per plures anfractus proce-
dendo, tandem ad anum clausus terminabatur. Hic canalis parum
amplus, præter paucum mucositatis, nullum meconium continebat.
Ad latus dextrum prope intestinalis glomus canalis testiculus dexter peritonæo adhærens inventus fuit : ceterum nullum hepar, nullus

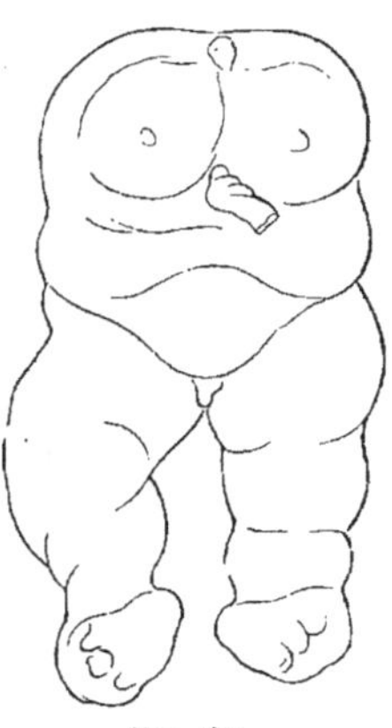

Fig. 65.

lien, nullus ventriculus, imo et nulli renes, quamquam retro peritonæum in consueto loco ad lumbos sollicite ille quæsiverat, reperie-
bantur.

Aperta theca vertebrarum, in conspectum venit medulla spinalis,
media tenuior, superius et inferius crassior; superior ejus extremitas
in angustum finem extenuata prope ante dictum tuberculum desiit;
inferior cum sua cauda equina usque ad os sacrum protendebatur.

Nervorum radices ex medulla spinali per paria procedebant, superiores dorsales tamen, non ut solent oblique descendendo, sed oblique
adscendendo progrediebantur. Nervus intercostalis reperiri non
poterat, sed lumbares usque ad cruralem, et sacrales per ischiati-
cum usque ad poplitæos prosequebatur qui normali modo se habebant.

———

Nous avons reproduit intégralement l'observation de Prochaska, un peu à cause du nom de l'auteur, mais encore comme
un nouvel exemple de difformités par rétraction musculaire
avec l'acéphalie. Les pieds bots y sont des plus caractérisés; et,

quoique l'auteur n'ait pas semblé y attacher grande importance, ils sont suffisamment indiqués dans l'observation et dans la figure, pour servir plus tard à la discussion sur la pathogénie des monstres acéphales. Prochaska a donné au contraire la plus grande attention aux autres vices de conformation qui accompagnent cet acéphale : vices de conformation dont nous aurons à tenir compte plus tard, lorsque nous aurons à traiter de leurs rapports avec les difformités par rétraction musculaire, et avec l'affection destructive du cerveau et de la moelle.

Avant de passer à l'Allemagne, nous rencontrons, pour l'année 1809, dans les *Mémoires de l'Académie impériale de Genève*, un travail très intéressant et très développé du professeur Prato Longo, à l'occasion de deux *monstres acéphales* compliqués de difformités, *sur l'indépendance d'existence et d'action des nerfs par rapport au système nerveux central* (1). L'auteur, partageant l'opinion, déjà rappelée, de Monro et de Simmons conclut, avec les physiologistes anglais, à cette indépendance. Nous aurons occasion de revenir sur cette intéressante question en traitant des rapports de la mère avec le fœtus, et spécialement de leur participation commune au travail du développement des organes.

Les monstres décrits par le professeur Prato Longo n'étaient pas des *acéphales*, comme il les appelle, mais des *anencéphales* : ils manquaient du cerveau et d'une partie de la moelle, mais non de la tête, ni d'aucune partie de la colonne vertébrale. L'auteur, exclusivement occupé de la thèse qu'il s'est proposée, n'a donné aucune attention aux difformités que présentaient ou pouvaient présenter ses deux anencéphales. Il n'y a donc aucune opinion à se faire, d'après le travail du professeur Prato Longo, sur l'état des connaissances à cette époque, dans les universités suisses, à l'endroit des difformités chez les monstres.

Nous arrivons à l'Allemagne, et nous y trouvons, au contraire, un document du plus haut intérêt, et qui réunit, à lui seul, tous

____

(1) PRATO LONGO, *Descrizione anatomica di due acefali, ed alcune osservazioni sull'azione dei nervi* (Acad. imp. di Genov., vol. II, 1809, p. 27).

les renseignements que ne nous a pas fournis le représentant des universités suisses. Ce document, c'est le *Museum anatomicum* de J. G. WALTER (1). Ce monument, car c'en est un, est le résumé de plus de huit mille autopsies pratiquées par l'auteur lui-même, ou par ses élèves, sous ses yeux et sous sa direction. Il ne faut pas chercher, dans ce précieux document, autre chose qu'un catalogue méthodique et suffisamment détaillé de toutes les pièces que Walter a recueillies et classées. L'auteur n'a eu en vue de résoudre aucune question, ni de favoriser aucune théorie. C'est le simple exposé de faits matériels ; et, pour ce qui est des monstres, c'est une série d'indications sommaires purement objectives, destinées à montrer où en était l'observation en Allemagne à cette époque ; c'est en outre un riche réservoir où chacun pourra puiser, et, comme Walter l'a dit, où chacun pourra faire des découvertes.

C'est un chapitre entier qu'il faudrait consacrer aux faits enregistrés par le savant anatomiste. Tels qu'ils sont consignés dans son *Museum anatomicum*, ils constituent une série de procès-verbaux de dissection supérieurs aux observations les plus détaillées que nous ayons eu à analyser jusqu'ici. A l'encontre de ces observations, produit d'une préoccupation quelconque, les procès-verbaux de Walter indiquent succinctement, mais exactement, tout ce qu'on avait remarqué jusque-là chez les monstres. S'il y a parfois omission de quelques détails dans un fait, le fait suivant y supplée ; de façon que la richesse de l'ensemble supplée à l'insuffisance exceptionnelle du cas particulier.

Nous avons extrait du Muséum de Walter dix-huit observations, toutes relatives à des monstres composés.

L'auteur les a divisées et rangées lui-même suivant un ordre auquel il n'y a presque rien à changer ; et, par une sorte d'intuition inconsciente, il les a disposées de façon à servir l'idée que les développements ultérieurs de la science en tireront et en ont déjà tirée. Voici les quelques lignes qui précèdent son énumération :

(1) MUSEUM ANATOMICUM. *Decem, et quod excurrit, lustra maximo studio congestum, indefessoque labore perfectum,* a Johanne Gottlieb WALTER a concilicis intimis regis borussorum, medicinæ doctore, physices et anat. professore. Berolini, 1805.

« In omnibus monstris quæ a Germanis plerumque *Hasen* vel
» *Katzenköpfe* vocantur, cutis cranii, dura mater, superior pars
» ossis frontis, et ossis occipitis, ossa bregmatis, et pars squa-
» mosa ossis temporum deficiunt; hinc quoque jam major, jam
» minor cerebri, cerebelli portio, et non raro medulla oblongata
» deest, atque ossa cum portione cerebri nuda esse solent. Hæc
» est mihi prima horum monstrorum species.

» Secunda rarior esse solet. In his enim ossa modo dicta
» quoque deficiunt; at cutis cranii, ossa obtegens, et dura mater
» efformant saccum, modo majorem, modo minorem, pro re
» nata, vel non nisi portionem cerebri, cerebelli et medullæ
» oblongatæ, vel integrum cerebrum, in sensu latiore sumptum,
» continentem. Hujus modi monstra in arte obstetricia notatu
» sunt dignissima.

» Hinc ergo in monstris hujus naturæ sequentibus est series
» quædam observanda, h. e. compages ossium cranii decrescit,
» ita ut tandem integrum caput deficiat; hæc monstra itaque
» sic ordinata sunt, ut decrescentem capitis magnitudinis
» seriem, usque ad perfectam ejusdem evanescentiam obser-
» vare liceat (1). »

Voici donc deux catégories de monstres :

1° Celle où les enveloppes cutanées, osseuses et membraneuses
du cerveau, font plus ou moins défaut, avec absence d'une
partie plus ou moins considérable du cerveau, du cervelet et de
la moelle allongée;

2° Celle où les os du crâne font également défaut, mais où ses
enveloppes extérieures ainsi que la dure-mère forment un sac
renfermant tantôt une portion, tantôt la totalité du cerveau, du
cervelet et de la moelle allongée.

Mais, pour qu'on ne fasse pas dire à Walter, suivant la coutume des historiens inintelligents ou malfaisants, plus qu'il n'a
voulu dire, et surtout penser plus qu'il n'a pensé au détriment
de ceux qui ont vu plus et mieux que lui, il a soin d'ajouter ce
commentaire significatif et restrictif : « Hujusmodi monstra
» (ceux de la seconde catégorie) in arte obstetricia notatu sunt

____

(1) Walter, *Museum anatomicum,* p. 117.

» dignissima. » Il ne voit pas au delà de cette utilité obstétricale.

Cependant, pour lui conserver tout le mérite, même inconscient, de son exposition méthodique, exposition qui témoigne au moins d'un véritable esprit d'ordre, n'omettons pas de faire remarquer que : « hæc monstra itaque sic ordinata sunt, ut » decrescentem capitis magnitudinis seriem, usque ad perfectam ejusdem evanescentiam observare liceat. » On verra plus tard comment l'œil de l'esprit, ainsi que le disait Buffon, sait profiter de ce qu'on montre aux yeux du corps.

Pour tirer tout le parti de la collection indicative des monstres rassemblés et catégorisés, comme il vient d'être dit, par Walter, il faudrait reproduire ici toute la partie de son ouvrage qu'il y a consacrée. Contentons-nous de faire remarquer trois choses également indispensables pour la vérité et l'impartialité historique, à savoir :

1º Que, dans les dix-huit cas de monstruosité que nous avons extraits de son *Museum*, l'affection matériellement caractérisée du cerveau et de la moelle est toujours accompagnée de difformités et de vices de conformation qui répètent et confirment matériellement nos observations originales;

2º Que, dans aucun cas, l'auteur n'a cherché à rattacher ces deux ordres de faits l'un à l'autre;

3º Et surtout que, dans aucune circonstance, il n'a eu la moindre idée de distinguer et de relier entre eux, comme effets d'une même cause, l'absence de certaines parties, le développement partiel ou la mutilation des parties présentes, et les déformations et difformités des parties complètes, le tout subordonné au fait principal qu'il avait sous les yeux : l'*affection destructive du système cérébro-spinal.*

Sous ces réserves il faut donc reconnaître à Walter et à son œuvre si magnifiquement utile, d'avoir le premier mis sous les yeux de l'observateur presque toutes les difformités et vices de conformation qui accompagnent les monstres et en complètent la formule.

A ce titre on peut le considérer comme le véritable représentant de la période empirique de la tératologie au dix-neuvième siècle.

Pour donner une idée de l'importance des observations de Walter et de la manière dont elles sont présentées nous en reproduisons trois.

La première appartient à la première catégorie de l'auteur.

OBSERVATION XIV

ANENCÉPHALIE INCOMPLÈTE AVEC DIFFORMITÉS

SOMMAIRE. — Destruction partielle du cerveau, absence de la lèvre supérieure et de l'œil gauche. — Déformation du thorax. — Éventration. — Ectopie du cœur et des viscères abdominaux. — Difformités des quatre membres (1).

Embryo septem mensium monstrosus sexus potioris secundæ speciei. *Pars frontalis ossis frontis, pars superior ossis* occipitis et *fere integra* ossa bregmatis deficiunt; clausa sunt hæc ossa durâ matre et integumentis externis; *cerebri portio* hoc cavum implens *deesse* videtur. Oculus sinister deficit, labium superius deficit; hinc os hiat, infra oculum dextrum apertura rotunda canalis est, ad fauces ducens. Thorax *contractus ac deformatus*; cor viam sibi per ossa et integumenta paravit externa, libere pendet atque hepati insistit. Abdomen *nulla habet integumenta*, apertum est, hinc omnia viscera libere pendent. *Manus dextra quatuor habet digitos, manus sinistræ omnes digiti inter se concreverunt, uterque pes recurvatus.* Monstrum quidem adspectu horrendum, verum propter situm cordis atque fabricam, rarissimum.

On ne peut pas dire plus en moins de mots : tout y est, le fait initial, les vices de conformation et les difformités. Ce ne sont pas des descriptions à proprement parler, telles qu'on les ferait aujourd'hui ; mais ce sont des indications suffisantes comme constatation des éléments entrant dans la formule de la monstruosité, et susceptibles de servir à l'édification de notre doctrine et à la démonstration de nos idées.

L'observation suivante appartient à la seconde catégorie de l'auteur.

(1) MUSEUM ANATOMICUM. Pars I. Sectio II. Tomus I. Ex Hominibus. Non Naturalia, p. 120.

OBSERVATION XV

SOMMAIRE. — Destruction partielle du cerveau. — Tumeur herniaire frontale. — Déformation des yeux, du nez. — Ouverture permanente de la bouche. — Difformité de la main droite (1).

Monstrum femineum, secundæ specici, quinque mensium. Oculi deformati, præprimis dexter difficulter distinguendus. Inter oculum dextrum atque os frontis, extrorsum saccus, duos pollices longus atque latus, partem aliquam cerebri continens, propendet. Nasus compressior et deformatus, ita ut vix nasus habeatur; os apertum atque admodum magnum; aures parvæ. Manus dextra quinque quidem digitos habet, sed ossa metacarpi sunt compressa, ita ut tota manus valde sit deformis.

Plus curieuse encore que la précédente, cette observation accuse des vices de conformation placés entre les restes de l'affection cérébrale et de véritables difformités. C'est, en quelque façon, un spécimen de la série.

Parmi les difformités indiquées dans cette observation, il en est une : « *os apertum atque ad modum magnum* », que nous avions déjà signalée et décrite dans notre observation IV, page 89; nous l'avons retrouvée, chemin faisant, chez plusieurs autres monstres dont nous avons reproduit l'histoire. Nous la mettons de nouveau en relief comme une difformité à laquelle aucun auteur n'avait fait attention, ce qui est un des plus curieux produits de la rétraction musculaire : nous y reviendrons.

Si l'on voulait parcourir la gamme entière des variétés accumulées dans le même chapitre, il faudrait le transcrire tout entier. Nous aurons occasion de nous en servir dans notre description générale.

Nous terminons cet emprunt au Muséum de Walter par l'observation suivante d'un monstre double également atteint de difformités.

(1) MUSEUM ANATOMICUM. Pars I. Sectio II. Tomus I. Ex Hominibus. Non Naturalia, p. 119.

OBSERVATION XVI

MONSTRE DOUBLE AVEC DIFFORMITÉS

SOMMAIRE. — **Deux fœtus réunis d'environ huit mois, précédés, quelques heures auparavant, d'un autre fœtus bien conformé. — Vices de conformation du cou. — Absence du front, du visage. — Vices de conformation et difformités multiples** (1).

Monstrum bicorporeum sexus virilis, octo circiter mensium. Collo insidet caput, at *singularis conformationis.* Caput nempe refert figuram globiformem, ubique pilis longis brunnis ornatam. Facies est nulla, immo *neque vestigia frontis, oculorum, nasi nec oris existunt.* Oblique antrorsum, in hoc sic dicto capite, ad latus collum versus, duæ aures singularis figuræ pendent ; quælibet auris nempe ex duabus portionibus est conflata, per sulcum intermedium cohærentibus ; quælibet portio constat ex helice, antihelice, trago, antitrago, lobulo auris, cavitate scaphoidea innominata atque concha, et fine cæco terminatur ; hinc nullus existit meatus auditorius. E pectore surgit secundus embryo sexus virilis, *absque capite et collo.* Caput et collum in pectore latere videntur. *Anus est nullus. E lateribus supremæ partis dorsi, duæ extremitates superiores absque scapulis pendent, breves et contortæ ; in manu dextra duo, in sinistra tres numerantur digiti.* Pars inferior dorsi, lumbi et extremitates inferiores quidem bene conformatæ, at *in pede sinistro secundus et tertius digitus sunt concreti, atque ante abdomen prioris embryonis deorsum pendent.* Annotari adhuc meretur, matrem, præter hoc monstrum bicorporeum virile, adhuc paucas horas ante partum ejusdem, fœtum femininum bene conformatum, peperisse.

Ce monstre double porte avec lui les stigmates d'une affection destructive des centres nerveux. Les difformités nombreuses qui l'accompagnent rappellent les conditions auxquelles nous avons subordonné l'évolution des difformités chez les monstres doubles (2) ; le moment n'est pas venu de nous y arrêter de nouveau. Faisons remarquer une dernière fois que Walter raconte

(1) MUSEUM ANATOMICUM. Pars 1. Sectio II. Tomus I. Ex Hominibus. Non Naturalia, p. 126.
(2) Observations originales XI et XII, pages 198 et 225.

les faits, indique leurs éléments, mais ne se permet aucun raisonnement.

Nous sommes au seuil d'une nouvelle période de la tératologie et d'une seconde catégorie d'observations historiques.

2° DE 1812 A 1830.

BONNET — WOLF — MECKEL — CERUTTI — RATHKE — ETIENNE GEOFFROY SAINT-HILAIRE — ELBEN-SERRES — BRESCHET — CRUVEILHIER — MORGAGNI — CHAUSSIER — BÉCLARD.

La période comprise entre ces deux dates a été remarquable par l'apparition des idées et des systèmes qui se sont emparés de la science et qui la dominent encore aujourd'hui. Le moment n'est pas venu de soumettre ces théories à une discussion approfondie qui doit les faire juger; mais il est impossible de ne pas les mentionner tout d'abord, pour qu'on puisse apprécier, chemin faisant, l'influence qu'elles ont exercée sur l'observation même, laquelle n'a pas cessé de fonctionner sous et malgré leur empire.

Ces doctrines sont au nombre de quatre : la première, celle de Bonnet, ou de l'évolution *graduelle des germes;* la seconde, celle de Wolf, ou du développement *successif des organes;* la troisième, celle de Meckel, ou des *arrêts de développement,* et finalement celles d'Étienne Geoffroy Saint-Hilaire, d'Elben, de Serres, de Breschet, de Cruveilhier, de Morgagni, Chaussier, Béclard, etc., ou des *lésions anatomiques,* des *actions mécaniques* et des *affections pathologiques* (1).

Chacune de ces doctrines, en réunissant à son point de vue un certain nombre de cas particuliers de monstruosité, a contribué à donner à l'étude des monstres un caractère de généralité philosophique, d'où est née la tératologie proprement dite. Mais cette généralisation prématurée et exagérée a eu aussi l'inconvénient de détourner les esprits de l'observation impartiale,

(1) En résumant, et personnifiant dans leurs représentants les plus autorisés, les principales théories de la monstruosité, nous n'entendons pas faire l'histoire de la tératologie, mais simplement l'histoire clinique des difformités chez les monstres. Lorsque nous nous occuperons de la partie générale de ce travail, nous nous efforcerons de retrouver les origines de chaque ordre d'idées et de rapporter à chacun de ceux qui ont concouru à les mettre en lumière la part qui lui appartient.

agrandie par Haller et Walter, pour y substituer des aperçus d'ensemble, peu propres à favoriser et à approfondir la vue réelle des objets. C'est ce qu'on aura maintes fois l'occasion de constater dans l'étude de clinique historique que nous allons continuer.

Bonnet (1) et Wolf (2), antérieurs à cette époque, ont plutôt raisonné sur les faits précédemment observés qu'ils n'en ont observé de nouveaux. Disons seulement que le premier, en conservant au travail d'évolution de l'organisme une impulsion d'ensemble à laquelle Blumenbach avait donné le nom de *nisus formativus* (3), a rendu le développement de chaque partie solidaire du développement de l'ensemble. C'est de cette manière qu'il a considéré la monstruosité. Dans cette doctrine, la difformité est absorbée par la monstruosité, comme toute partie de l'organisme normal l'est dans l'ensemble de l'organisme.

La doctrine de Wolf, en vertu du développement successif des organes et en partant du système nerveux médullaire (4), permettait, au contraire, de considérer à part le développement de chaque élément de la monstruosité, et par conséquent de chaque vice de conformation et de chaque difformité. Conséquence inductive de ses études et de ses expériences physiologiques sur le développement particulier des intestins, sa doctrine tératologique attendait de l'avenir une justification expérimentale qui n'est pas venue.

Il en a été à peu près de même de la doctrine des arrêts de développement représentée par Meckel, mais instituée antérieurement par Blumenbach (5). Cependant, à l'encontre de ses prédécesseurs, ce célèbre anatomiste a commencé par l'observation des faits. On peut dire même que durant la première période, de 1812

(1) BONNET, *Considérations sur les corps organisés.* Œuvres, t. III.

(2) WOLF, *De ortu monstrorum,* 1772, novi com. ac. sc. Petropol., t. XVII, p. 560.

(3) BLUMENBACH, *Nuperæ observationes de nisu formativo et generationis mysterio.* Gœtting., 1787, in-4.

(4) WOLF, *De formatione intestinorum... aliisque partibus embryonis gallinœcei nondum visis.* « *Primum medullare systema producitur,* » etc. Acad. scient., Petrop, 1768, t. XII, p. 472.

(5) Méckel lui-même reconnaît, comme il suit, les titres de Blumenbach à cette création. « C'est principalement le célèbre Blumenbach qui a signalé l'analogie des » vices de conformation dans certaines espèces animales avec les formes normales » dans des espèces appartenant à d'autres classes. Moi-même j'ai cherché, dans

à 1826, il a préludé lentement et graduellement à sa théorie, ainsi qu'en témoignent les faits particuliers qu'il a publiés durant cette période. Nous allons le suivre pas à pas, depuis son *Traité d'anatomie pathologique* (1812) (1), à travers ses *Archives* de 1812 à 1826 (2), jusqu'à son principal ouvrage *Descriptio monstrorum nonnullorum* (1826) (3), dans chacun desquels se trouvent des observations propres à montrer sa manière d'observer les faits, et des commentaires suffisamment explicites pour faire comprendre et apprécier ses idées.

Voici une première observation empruntée à son *Manuel d'anatomie pathologique* (4).

OBSERVATION XVII

MONSTRE ANENCÉPHALE AVEC DIFFORMITÉS ; MECKEL, 1812.

SOMMAIRE. — Destruction complète du cerveau réduit à un magma rougeâtre. — Destruction partielle de la moelle, réduite dans toute sa longueur à une lame. — Incurvation considérable de la région cervicale, renversement extrême de la tête en arrière. — Courbures multiples de l'épine.

Le fœtus qui fait l'objet de cette observation est âgé de sept à huit mois. Il appartient au sexe féminin.

La face, au lieu de regarder en avant, est tournée en haut et la base du crâne en arrière, se continuant dans le même plan que la colonne vertébrale. Les oreilles sont situées immédiatement au-dessus des humérus, et le menton est placé entre les extrémités supérieures de ces deux os. Il n'y a pas la moindre trace d'un étranglement indiquant le cou. La base du crâne, dans sa moitié postérieure, qui est de beaucoup la plus grande, est exclusivement recouverte par le périoste, et par conséquent on y voit les nerfs crâniens parcourir librement leur trajet avant de percer cette membrane. Mais

» quelques publications spéciales, et surtout dans mon *Anatomie pathologique*, à » établir le parallélisme le plus complet possible entre tous les vices de conforma- » tion chez l'homme et certaines formes normales de certains animaux. » (MECKEL, *Arch. für anatomie und physiologie*, 1826, t. I, p. 303 et suiv.).

(1) MECKEL, *Handbuch der pathologischen anatomie*. Manuel d'anatomie patholo- gique, par Jean-Fred. Meckel, prof. d'anatomie à l'Université de Halle. Leipzig, 1812. — (2) MECKEL, *Archif anatomie und physiologie*, 1812 à 1828. — (3) MECKEL, *Descriptio monstrorum nonnullorum cum corollariis anatomico-physiologicis ; acce- dunt tabulæ æneæ VI. Lipsiæ*, 1826. — (4) T. I, p. 196.

en avant existe une masse rougeâtre composée de tissu cellulaire et de membranes difficiles à démêler. Cette masse s'implante sur la portion orbitaire du coronal par une base large de deux pouces, mais qui est très étroite d'arrière en avant. Tous les nerfs crâniens se rendent de bas en haut dans cette masse et s'y perdent. En avant elle se perd dans la peau, dont elle est cependant séparée par un étroit sillon.

En même temps toutes les vertèbres sont bifides jusqu'au sacrum, et la peau manque dans toute cette étendue. La peau qui borde le *spina-bifida* est couverte de poils, comme de *cheveux*, jusque vers la région sacrée. Là où la peau se termine, on voit commencer une membrane mince, s'étendant à la base du crâne aussi bien qu'aux vertèbres dorsales et qui recouvre ces parties. Manifestement distincte du périoste, elle n'est que lâchement unie aux os, qu'elle recouvre en entier. Un examen plus attentif fait voir que c'est la dure-mère cérébrale et rachidienne ; car à partir du sacrum la peau, réunie des deux côtés, se continue sur la ligne médiane ; à cet endroit les arcs postérieurs des vertèbres se complètent au moyen d'une substance fibreuse ; la queue de cheval est renfermée dans un canal formé par cette même membrane, laquelle, immédiatement au-dessus du sacrum, se divise, comme le canal vertébral, s'épanouit en une seule lame membraneuse qui recouvre la face postérieure des vertèbres, et se continue de chaque côté avec les téguments. La masse membraneuse indiquée plus haut, et qui est implantée sur la portion orbitaire du coronal, offre à la vérité une longueur de près de trois pouces, et descend, en s'amincissant graduellement jusqu'aux premières vertèbres lombaires, mais n'adhère qu'en avant, comme nous l'avons dit, et ne communique ainsi nullement avec la moelle épinière, qui commence à paraître à partir de la région occipitale. La moelle ne se présente en cet endroit que sous forme d'une lame membraneuse, dans laquelle viennent s'insérer des deux côtés les nerfs spinaux. Les vertèbres lombaires ont leur épaisseur normale, et par conséquent les racines des nerfs se trouvent à une distance convenable ; mais tous les nerfs cervicaux et dorsaux ont leurs racines très rapprochées les unes des autres, étant toutes entassées dans un espace qui n'a pas tout à fait la longueur d'un demi-pouce.

L'occiput, ouvert en arrière, descend jusqu'au niveau de la première vertèbre lombaire, mais se trouve recouvert par la peau. L'omoplate est abaissée jusqu'au même niveau. Il s'ensuit nécessairement que tous les muscles qui se rendent de la colonne vertébrale, de l'épaule ou de la clavicule, sont en partie ou *trop courts* ou offrent *une direction toute différente* ou bien présentent les deux à la fois. Sont *trop courts* tous les muscles qui se rendent de bas en haut à l'extrémité supérieure ; sont changés dans leur direction ceux qui, au lieu de se rendre verticalement de l'occiput à la clavicule, parcourent un trajet horizontal. Ceux qui présentent la réunion des deux condi-, tions sont les muscles qui se rendent de haut en bas de l'occipital à la colonne vertébrale.

La disposition des os est très incomplète. Au crâne manquent totalement la portion postérieure de l'occipital et la portion frontale du coronal. Les pariétaux manquent aussi presque en totalité ainsi qu'une partie de la portion écailleuse du temporal. La considération des formes de la tête en général et des os en particulier donnera une idée du développement plus ou moins parfait de chacun de ces derniers.

La tête en totalité du menton à l'occiput représente un arc dont la partie la plus culminante est formée par les frontaux et dont la moitié antérieure est formée par la face, dont la direction est presque horizontale ou du moins très peu oblique, tandis que sa partie posté-

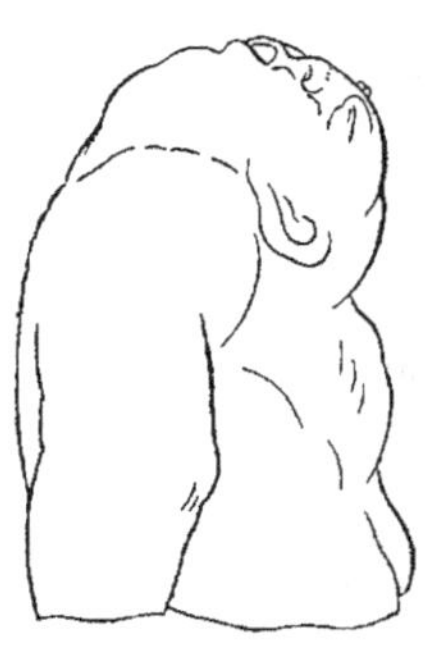

FIG. 66.

rieure est formée par la base du crâne, qui est dirigée verticalement en bas. A partir de la mâchoire inférieure, qui dépasse de beaucoup en avant la supérieure, la face se dirige sans interruption en haut et en arrière. Le plan de la base de l'orbite n'est pas vertical, comme de coutume, mais horizontal, parce que la partie existante du coronal, au lieu d'avoir une direction verticale et de se trouver juste au-dessus du bord inférieur de l'ouverture orbitaire formée par le maxillaire supérieur et le malaire, est couchée horizontalement et se trouve à un demi-pouce trop bas et trop en arrière. Les os du nez sont également horizontaux. Par contre, la portion orbitaire du coronal offre une direction perpendiculaire et n'a que tout au plus trois lignes de long ; tandis que, dans l'état normal, chez les individus du même âge, cette longueur est de 8 lignes à 1 pouce. L'orbite, qui devrait avoir près d'un pouce de profondeur, n'a que 4 lignes, d'où résulte chez cet individu, et ordinairement chez ceux qui se trouvent dans les mêmes conditions, la saillie caractéristique des yeux. Un os lisse, long d'un demi-pouce, large de 2 à 3 lignes, offrant à peine une demi-ligne d'épaisseur, est uni à l'extrémité externe du coronal à gauche ; à droite il y en a deux. L'un d'eux, long de 3 lignes, large d'environ 2 lignes, s'unit par suture au coronal, et à l'endroit où ils s'articulent, se trouve en dehors une petite pièce osseuse, lisse, arrondie d'un peu plus d'une ligne de diamètre. Ces pièces sont les représentants des pariétaux qui, dans les têtes normales du même âge, ont plus de 2 pouces de longueur et de largeur. Au-dessous d'elles et un peu plus en arrière se trouvent les portions écailleuses des temporaux, qui n'ont pas tout à fait un demi-pouce de long, sur 4 lignes de hauteur en avant et 2 lignes en arrière, et qui présentent ainsi environ la moitié des dimensions normales. Ces deux os s'articulent en arrière par suture avec l'extrémité antérieure de la portion postérieure de l'occipital terminée en pointe, et qui diffère de l'état normal presque autant qu'aucun des os décrits jusqu'à présent. La portion posté-rieure de cet os, qui, au moins chez les fœtus à terme, est réunie en une seule pièce, est ici divisée en deux parties, distantes de près de 2 pouces, et qui sont tellement déjetées en arrière et en dehors, que leur face interne est devenue externe. La portion gauche a 1 pouce de long ; celle du côté droit est un peu plus longue, peut-être à cause du développement moindre du pariétal de ce côté. En arrière, où elles sont le plus larges, elles ont un demi-pouce ; en avant elles se termi-nent par une épine mince, longue de 5 lignes, qui s'unit au pariétal. Entre ces deux pièces se trouvent les portions latérales de l'os, qui se dirigent, non pas d'avant en arrière et un peu en haut, mais de dedans en dehors et de haut en bas, et qui sont beaucoup plus lon-gues que d'habitude. La partie inférieure moyenne est normale, seu-lement un peu trop large. Le sphénoïde de même n'offre pas d'ano-malie notable ; mais les rochers offrent une direction exactement transversale, et sont par conséquent situés dans la même ligne, tandis qu'à l'état normal ils convergent d'arrière en avant et de dehors en dedans.

On peut voir, d'après cette description, que le crâne tout entier est comme tiré des deux côtés en dehors, et qu'il est devenu beaucoup plus large, mais qu'il a perdu en longueur ce qu'il a gagné en largeur.

La disposition de la colonne vertébrale est remarquable. Chez un enfant normal du même âge les régions cervicale et dorsale de la colonne vertébrale ont 3 pouces et demi de long ; chez celui-ci, les mêmes régions mesurées en ligne droite, n'ont que 1 pouce 2 lignes. La cause de cette diminution est une *courbure extraordi-naire des vertèbres cervicales et dorsales*. Les premières ont une direction entièrement horizontale, la face antérieure du corps tournée en haut, et par conséquent l'atlas presque entièrement en arrière. Au-dessus d'elles repose la partie postérieure du crâne, qui recouvre immédiatement leur face antérieure. Leur longueur totale est de trois quarts de pouce, et par conséquent sa longueur totale est de 1 demi-pouce moindre qu'à l'état normal. Les parties latérales des cinq dernières cervicales se sont fondues de chaque côté en une masse osseuse triangulaire, dont le sommet est dirigé en dehors et dont la base s'implante sur les corps des vertèbres correspondantes. Ces masses sont dirigées transversalement en dehors. L'écartement des sommets de ces masses latérales, qui devraient arriver presque en contact, est de plus d'un pouce.

La région dorsale de l'épine s'unit sous un angle très aigu avec la région cervicale. Cette région n'est formée que de huit vertèbres, avec un égal nombre de côtes ; elle est la plus raccourcie, car elle devrait avoir environ 2 pouces 4 lignes, tandis qu'elle n'a que 1 pouce 2 lignes. Les parties latérales sont également fondues en une masse osseuse, qui de chaque côté offre la longueur de la région, mais qui ne se présente pas sous une forme triangulaire, qui est tout autant dirigée en dehors que dans la région cervicale, et qui pour cela donne aussi aux vertèbres plus d'un pouce de largeur. Les côtes droites sont normales ; à gauche les quatrième, cinquième, sixième et septième sont soudées dans une petite étendue près de leurs extrémités postérieures. En outre, la sixième et la septième forment, dans leur partie moyenne, dans l'étendue d'un demi-pouce, un seul et même corps.

La longueur des vertèbres lombaires est, comme dans l'état normal au même âge, de 1 pouce 4 lignes. Leurs parties latérales sont écartées comme dans les régions cervicale et dorsale, ce qui leur donne également une largeur de plus d'un pouce ; mais ces parties ne sont point soudées entre elles. Le sacrum est normal.

D'autres organes, quoique non immédiatement intéressés, présentent aussi quelques anomalies. Chez un fœtus petit et plus jeune, les ovaires ont plus d'un demi-pouce de long, tandis que chez celui-ci ils n'ont pas même 5 lignes. Dans un fœtus normal, les capsules surrénales ont trois quarts de pouce de long et de large, tandis que chez celui-ci ces corps n'ont que 4 lignes dans un sens et 2 dans l'autre. Les reins du fœtus normal ont un demi-pouce de long, tandis que chez celui-ci ils n'ont que trois quarts de pouce, et leur largeur est moindre dans la même proportion.

Cette première observation de Meckel prouve surabondamment qu'il n'avait pas encore, au moins d'une manière réfléchie, l'idée de la doctrine qui l'a conduit plus tard à chercher dans les dispositions de chaque monstre la représentation des dispositions embryogéniques arrêtées dans leur développement. Il a décrit avec minutie les particularités caractéristiques de la *forme anormale* du monstre, ne se préoccupant encore, comme il l'a dit, que de la *forme des parties*, qui avait à ses yeux une grande signification.

On fera remarquer en outre que Meckel n'avait jusque-là aucune idée du rapport réel des déviations de l'épine avec la monstruosité, et encore moins de l'extrême brièveté des muscles spinaux avec l'incurvation cervico-dorsale et avec la soudure des corps vertébraux du sujet monstrueux.

Le silence de l'auteur à l'endroit de l'état des membres supérieurs et inférieurs, ne doit rien faire préjuger sur l'absence ou la présence de difformités dans ces membres, celles-ci n'étant pas nécessairement liées, à ses yeux, à l'organisation de la monstruosité.

Voici maintenant comment Meckel envisageait en 1812 l'ensemble objectif de la monstruosité et des anomalies qui la composent, dans leurs rapports avec l'époque embryonnaire où elles avaient pu se développer (1).

« La *forme* des organes est d'une signification plus importante et plus générale que leur texture, parce que tous les organes, même ceux qui plus tard présenteront les différences les plus frappantes, apparaissent d'abord sous la même forme et sont la répétition du même type. Le corps de l'animal, tout entier, présente d'abord le type primordial. Aussi la forme est-elle le premier fait qui attire l'attention de l'anatomiste. Ajoutons que les déviations de la forme normale sont les premières à se manifester, et que plusieurs d'entre elles ne peuvent avoir lieu que dans les premières périodes de la vie embryonnaire, tandis que les changements de texture ne se manifestent de préférence que dans les périodes ultérieures de la vie. En outre, ces dernières sont des états plus complexes que les premières, et plus éloignés de l'état normal. Ceux-ci atteignent toujours une partie *intégrante* de l'organisme, existant dans l'état normal, quel que soit son degré de déformation, tandis que les altérations de texture sont ordinairement constituées par des parties de formation nouvelle, occupant la place d'organes primitivement normaux, chassés, refoulés, remplacés par la substance nouvelle. Enfin, les déformations sont en même temps des états anormaux plus simples, parce que les conditions déterminantes de la forme sont seules affectées, tandis que les

____

(1) MECKEL, *Manuel d'anat. pathol.*, t. I, livre I. Leipzig, 1812.

dégénérescences de tissus n'affectent pas seulement la texture, mais en général aussi la forme des organes.

» C'est par ces motifs que je commencerai par l'histoire des déviations de la forme. A cette classe appartiennent toutes les conditions anormales considérées sous le point de vue du nombre, de la dimension, de la situation, de la division de parties normalement réunies et de la soudure de parties qui doivent être divisées, etc.

» Les causes éloignées de ces conditions anormales sont très différentes, quoique le résultat de ces causes, c'est-à-dire l'état des organes déformés. soit exactement le même pour l'exécution des fonctions.

» Il s'agit donc de savoir s'il ne serait pas plus méthodique de considérer ces conditions comme le point essentiel, et le mode de développement de ces difformités comme accessoire ou *vice versa?* En général, il n'y a aucun doute qu'il ne faille répondre par l'affirmative à la première question, et la plupart des auteurs de nosologie aussi bien que d'anatomie pathologique procèdent d'après ces principes. Cependant les vices de conformation originels diffèrent trop de tous les autres pour qu'on ne soit pas obligé, du moins en anatomie pathologique, de faire deux grandes sous-divisions, dont la première comprend les vices de conformation congénitaux et la seconde ceux qui surviennent après la naissance. La nature des deux ordres est, il est vrai, comme je l'ai déjà indiqué, la même pour la forme et les fonctions ; mais la cause immédiate de cette forme est tout à fait différente, en ce que la difformité congénitale est le résultat d'une direction anormale de la *force formative*, tandis que la difformité postérieure à la naissance résulte, ou bien d'une influence toute mécanique, ou est au moins le produit d'un *tout autre travail*.

» Il n'est pas, à la vérité, toujours facile de déterminer dans un cas donné de difformité, si elle est congénitale ou si elle est survenue plus tard, d'une manière mécanique ou dynamique, et les considérations générales sur les difformités natives feront voir que plusieurs auteurs admettent qu'il n'y a pas, à proprement parler, de difformités congénitales, mais que toutes les difformités ne diffèrent que parce qu'elles se sont montrées à des époques différentes ; mais comme j'ai l'espoir de prouver le contraire, j'ai cru devoir adopter la division de cette première classe de difformités.

» Mais quelles sont les anomalies de forme que l'on peut compter parmi les congénitales et lesquelles parmi les acquises ? La vie de tout organisme complet se divise en deux périodes, la première, comprenant la période qui s'écoule depuis sa première origine jusqu'à la naissance, époque où il est mis en rapport immédiat avec le monde extérieur et où il ne se nourrit plus aux dépens des sucs nourriciers fournis par la mère ; la seconde, qui s'étend depuis la naissance jusqu'à la fin de son existence. Les anomalies de forme qui affectent l'organisme dès la naissance sont désignées sous le nom de *vices de formation* (MISSBILDUNGEN), et cette dénomination implique l'idée que l'organisme ou l'organe déformé s'est développé comme tel (1).

» Mais faut-il borner l'origine des vices de conformation à la période fœtale ? Au premier abord il paraît que l'on doive répondre en tout par l'affirmation ; mais un examen plus attentif y apportera nécessairement plusieurs restrictions à cette manière de voir.

» Quoique, par exemple, la plupart des anomalies pures, produites par une activité spéciale de l'organisme, remontent à la période embryonnaire, on ne peut cependant assigner avec une grande exactitude cette période à une grande classe d'anomalies, celles qui consistent en une hypertrophie simple. A chaque espèce, aussi bien qu'à chaque âge, appartient une certaine mesure de développement pour le corps en général, aussi bien que pour chaque organe en particulier. A cette mesure correspond un certain degré d'énergie vitale, degré qui se manifeste par la qualité et la quantité de ses fonctions. Mais il arrive assez souvent que le corps tout entier ou un organe isolé, ou tout un système d'organes, se développent subitement à un degré tel que les limites de l'*âge* ou de l'*espèce* sont de beaucoup dépassées, quoique non seulement jusqu'à la naissance, mais encore dans toute la période précédente de la vie intra-utérine, les proportions fussent normales. A cette catégorie appartiennent les cas de maturité précoce, de naissance prématurée, de taille colossale, d'excès de développement de certains organes isolément. Ces cas sont évidemment des *vices de formation*, parce que leur principe consistant en une augmentation irrégulière des forces végétatives, est évidemment le même, qu'il se manifeste avant ou après la naissance. Peut-on leur donner le nom de maladies ? Mais ce ne sont pas des maladies : ce ne sont que des produits d'une maladie qui réside précisément dans cette augmentation de la force végétative. Tous les vices de conformation, de même que toutes les dégénérations et toutes les déviations quelconques se rattachent ainsi à une même origine, à une direction anormale de la force végétative (2).

» Même dans les déformations qui sont ordinairement occasionnées par influence mécanique du dehors, et dans la production desquelles l'organe déplacé est seul plus ou moins affecté, on voit quelquefois encore l'influence de la force végétative, comme on le verra, par exemple, dans le chapitre des Hernies. Il est vrai que celles-ci se développent en général sous les influences mécaniques; mais il n'est

(1) Doctrine des germes anormaux ; distinction faite par Méry et Winslow, à l'occasion de la première définition de l'*exomphale* ; voy. p. 242.
(2) C'est un dernier reflet de la doctrine de Blumenbach, du *nisus formativus.*

pas rare de voir certains organes se déplacer par suite d'un mouvement spontané qui les conduit en dehors de leur cavité.

» Quelles sont par conséquent les aberrations de forme que l'on peut ranger dans la classe des vices de conformation originels ou vices de développement, et quelles sont celles qui ne peuvent y être classées ?

» L'espèce d'anomalie paraît seule déterminer la place qu'elle doit occuper. Il y en a quelques-unes qui ne peuvent se développer qu'à l'époque où l'organisme est encore à sa première phase de formation, où chaque organe prend une forme déterminée, et où par conséquent il peut prendre toutes sortes de formes. Une fois qu'il a pris une forme déterminée, il peut encore augmenter, diminuer et subir différentes modifications sous l'influence d'impressions mécaniques; mais ce qu'il y a de caractéristique dans la forme qu'il a prise dans le principe, ne peut plus être enlevé par aucun agent, quel qu'il puisse être, parce qu'il est impossible qu'il se rétablisse une nouvelle formation primitive (*Bildungs-Process*) à l'aide de laquelle une partie absente puisse être remplacée, une forme vicieuse rétablie, une situation anormale changée en situation normale. C'est cette classe d'aberrations de forme qui constitue les vices de formation originels ou les défauts de formation primitive.

» Par contre, il y en a d'autres qui peuvent survenir à toutes les périodes de la vie, leur origine ne se trouvant pas liée avec le mode de développement de l'organe. A cette catégorie appartiennent notamment les changements de la masse de certains organes ou du corps entier. Elles établissent une chaîne non interrompue avec celles qui surviennent presque toujours après la naissance, et qui doivent ce développement tardif à ce qu'avant la naissance les conditions médiates ou immédiates de leur production manquent. Ces anomalies consistent spécialement dans des changements de rapport, de situation des organes, et des rapports des différentes parties d'un système entre elles et avec les parties voisines.

» Par conséquent toutes les formes qui sont si étroitement liées à la première période de développement de l'embryon qu'elles ne peuvent avoir été produites que dans la première période de formation de l'embryon, ou du moins avant le parcours complet de toutes les phases de développement des organes respectifs, seront examinées par moi dans ce premier volume et dans la première partie du deuxième sous le nom de vices de développement. C'est pourquoi je m'en vais commencer par aborder l'exposition des conditions générales les plus remarquables. »

Ce passage important est une date. Il prouve, comme nous l'avons dit plus haut, que l'auteur n'était pas encore arrivé à la conception générale de sa théorie. Cependant il n'est pas sans intérêt de faire ressortir son insistance sur la signification qu'il attribue à la *forme*, comme élément caractéristique de l'origine et de la nature des vices de conformation et des difformités congénitales. C'est une sorte d'acheminement à travers les idées de Blumenbach et celles de du Verney et de Winslow, à la doctrine où la forme deviendra pour lui la représentation caractéristique permanente d'une certaine disposition embryogénique extérieure correspondante.

Une seconde observation de monstruosité, d'une date postérieure, va montrer tout à la fois comment il considérait les difformités chez les monstres à cette époque, et jusqu'où sa doctrine commençait à se réfléter sur sa manière d'observer et de décrire les faits.

OBSERVATION XVIII

MONSTRE ANENCÉPHALE AVEC DIFFORMITÉS (1).

SOMMAIRE. — Destruction totale de l'encéphale et de la moelle spina bifida. — Absence du cou. — Pliure de la colonne lombaire; hernie ombilicale. — Brièveté de l'avant-bras droit. — Flexion permanente de la main. — Absence du pouce; flexion du cinquième doigt. — Pronation du bras gauche; flexion de la main. — Absence du pouce. — Flexion des doigts qui adhèrent entre eux vers la base de la phalange moyenne. — Valgus à gauche. — Varus à droite.

Fœtus, masculus, quarto graviditatis mense abortu fuit extrusus. Vitia quibus deturpatur externa hæc sunt.

Cranium nonnisi sextam totius capitis partem sistit, maxima ipsius parte, laterali sc. et superiore, omnino deficiente. Frons brevissima, fere plana. Oculi quam maxime prominent ; collum, quoad externa, nullum. Aures extremitatis superioris initio insident. Cervix et dorsum recta descendunt. Lumbi subito, angulo fere recto, ita retrorsum flectuntur, ut horizonti parallela decurrat hæc trunci portio, subito in os sacrum, itidem ad perpendiculum positum denuo angulo recto transeat.

Cranii basis omnino nuda, nec nisi periosteo tecta apparet. Cerebri nullum omnino adest vestigium.

(1) MECKEL, *Descr. monstrorum nonnullorum*, § 7, p. 28.

Ex margine plagæ, basis calvariæ quam sistit, anteriore cutis tenuioris frustulum ad duas lineas latum, retrorsum pendet, a lateribus membrana tenuissima, arachnoideæ piæque matri similis emergit, cuti continua.

Spina dorsi per totam longitudinem omnino hiat, cute omnino deficiente et arcubus vertebrarum omnium extrorsum versis.

Sic ab ossis frontalis margine posteriore ad finem sacri fit spatium oblongum sensim angustatum.

Truncus, quatenus ad systematis nervosi centrum pertinet, ita

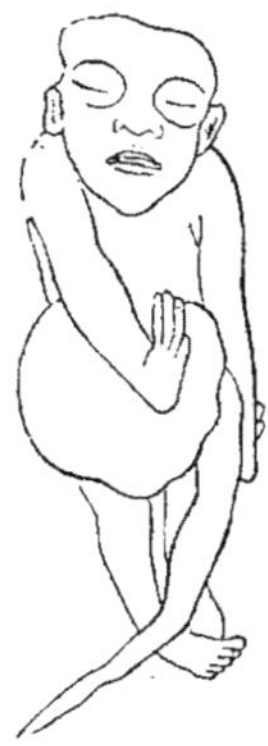

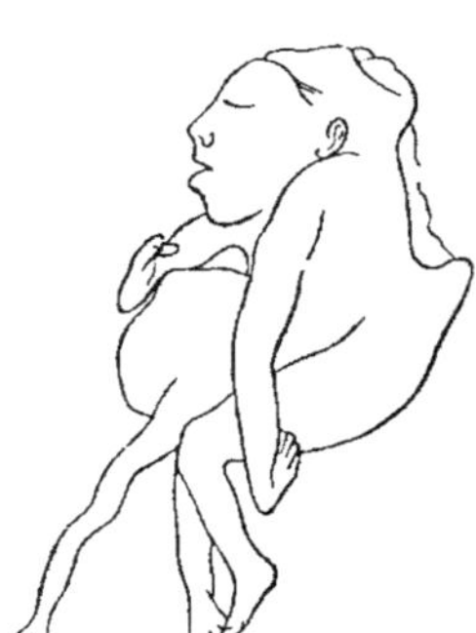

FIG. 67.   FIG. 68.

tamen cranio perfectior est, quod, quamvis deficiente cute, tubus tamen inde a cranii fine incipiens, adest latus, a medullæ spinali involucris formatus.

Componitur, solito modo, tribus canalibus, quorum alter alterum tegit. Extimus, tenuissimus, duræ medullæ spinalis mater, circuitu externo in cutem transit. Sequitur tenuior, arachnoidea. Tertius, longe minor, piæ matri respondere videtur, medullam tamen nullam continet. Per externos ad hunc usque decurrunt nervi, quorum anteriores adscendentes, cranii foramina intrantes, cerebrales, reliqui descendentes, spinales referunt.

In facie trunci anteriore hernia adest umbilicalis maxima, decem lineas ab altero ad alterum latus et ab anterioribus ad posteriora metiens, septem alta. Diameter pedunculi, cui tumor hic insidet, annulo umbilicali formati vix quatuor lineas æquat. Ex latere herniæ umbilicalis sinistro funiculus exit umbilicalis per sex ad octo lineas ad tres lineas crassus, dein subito ad unius diametrum decrescens.

Neque extremitates secundum typum normalem formatæ inveniuntur.

Mitto, propter trunci brevitatem scapulas fere ad ossa ilium descendere, costas ultimas ad femur pertingere, cum hæc vitia a figura trunci abnormi pendeant.

Præcipue extremitas dextra a norma recedit. Primo immobilis fere a parte·superiore antrorsum, deorsum et sinistrorsum descendit, ut herniæ umbilicalis tumorem a parte superiore tegat. Dein proportionibus peccat, antibrachio brevissimo, vix duas tertias humeri partes metiente. Cum antibrachium fere unam cum humero servet directionem, manus subito et angulo acutissimo ita ab antibrachii directione deflectit, ut longe ipsius faciem internam recta mentum versus adscendat.

Neque hic finitur abnormitatum hujusce partis numerus, deficit enim in manu pollex ita, ut ne minimum quidem ipsius appareat indicium et digitus quintus incurvatur et in palmam flectitur.

Brachium sinistrum omnino rectum descendit, et ita circa axin versum apparet, ut olecranon antrorsum, sinus articuli humero-cubitalis retrorsum spectet. Antibrachium nonnihil longius dextro, manus autem modo simillimo angulo acutissimo subito sursum flectitur, ut faciem hic internam antibrachii tegens, dorso introrsum, palma extrorsum, margine radiali retrorsum, cubitali antrorsum vertatur. Margo manus cubitalis ad metacarpi finem anteriorem usque cum antibrachio cutis productione angusta unitur.

Pollicis et in manu sinistra nullum vestigium adest. Digiti porro, dextris breviores et plus minusve incurvati, ad phalangis mediæ basin membrana junguntur.

Minus a norma recedunt extremitates inferiores. Sinistra præcipue typum regularem servat, nisi quod pes sinistrorsum sit depulsus. Hoc tamen a dextræ vitio pendere videtur, cujus talipes, apice omnino sinistrorsum et introrsum versus, hanc ipsi impressit directionem.

Continebantur in hernia umbilicali, revera totum fere abdomen, saltem quatenus peritoneo includitur, protrusum referente, organa omnia digestionis, in hoc cavo contenta. Maximam, solito more, sistebat hepar, partem ipsius dextram atque superiorem implens. Situ ideo a norma recedebat, quod minus sinistrorsum protendebatur. Hujus mutationis ratio in eo quærenda, quod ita circa axin versum inveniebatur, ut facies superior hic dextrorsum, inferior sinistrorsum omnino poneretur.

Lobus sinister solito minor, atque deorsum infra dextrum pulsus est. In facie superiore inter ipsum atque dextrum sulcus valde profundus, primo transversus, dein a posterioribus antrorsum decurrit, venam umbilicalem includens, quæ faciem superiorem intrat.

Vesicula fellea solito more adest.

Ventriculus portione cardiaca et fundo annulum umbilicalem S.

herniæ basin explet, ad hepar sueto modo positus, sed solito multo magis a sinistris dextrorsum protensus est.

Arcu ipsius profunde descendente, lien symphyseos ossium pubis marginem superiorem tangit.

Duodenum a pyloro primo retrorsum ad annulum umbilicalem usque descendit, dein acuto angulo antrorsum adscendit.

Intestina angustissimis brevissimisque gyris herniæ partem sinistram atque inferiorem explent.

Versus tenuis finem inferiorem, duas cum una linea a coli initio distantia angulo acuto ab intestini tubo abit diverticulum ejusdem cum intestino diametri, arcum describens sursum convexum, deorsum concavum, hic mesenteriolo canalis intestinalis parieti affixum, versus apicem, nonnihil reliqua parte latiorem in quatuor tubercula rotunduscula expansum.

Jacebat hoc diverticulum in bascos funiculi umbilicalis foveola, quam exacte implebat.

Intestina crassa ad latus tenuium sinistrum et infra eadem ponebantur.

Cæcum et appendicula vermiformis, non, ut solent, a dextris, sed omnino sinistrorsum posita extremum intestini crassi superius efficiunt.

Crassum inde a cæco flexubus quinque acutissimis ad anum descendit.

Renes solitum locum tenent. Solito numero et magnitudine adsunt, sed secundum longitudinem plicati, sine dubio ob validam, quam passi fuere, pressionem.

Neque glandulæ suprarenales magnitudine et forma a norma recedunt; eamdem autem sine dubio ob rationem, quæ renum formam mutavit, situm suetum ita reliquere, ut ante renes, versus extremum eorum inferius, ponantur.

Vesica et organa generationis normalia, nisi quod testes forma magis rotunda gaudent.

In funiculo umbilicali præter venam nonnisi una arteria, eaque sinistra.

In thorace cor et pulmones quoad formam externam situmque haud anorma recedunt, aperto autem corde in ventriculorum septo fere ad ipsam basin et faciei inferiori insidens, foramen occurrit rotundusculum, marginibus lævissimis cinctum, quo liberrima inter utrumque ventriculum patet communicatio.

Ventriculus dexter sinistro paululum tenuior, sed longe capacior. Arteriæ normales. Pulmonalis aorta longe capacior, ut aorta descendens potius illius quam hujus continuatio sit.

Quoique d'une date éloignée déjà de l'époque où a été publiée cette seconde observation, la première appartient encore à la méthode purement descriptive de l'auteur. En effet, le soin minutieux avec lequel il a continué à décrire toutes les particularités extérieures de ce monstre est une application de sa manière d'envisager la *forme*, et de l'importance qu'il accordait à cet élément. En effet, il semble n'avoir pas voulu regarder sous la peau dans quel état étaient les muscles. C'est, à ce point de vue, une sorte de pas en arrière de ce qu'était l'observation avant lui ; mais aussi un pas en avant vers la doctrine où la *forme* des parties devait bientôt prévaloir sur leur texture. Ainsi considérée, la forme reste un élément purement *empirique* de diversité qui aura ultérieurement sa grande part à l'édification de la doctrine.

Il faut reconnaître cependant que, quelle que fût la préoccupation théorique de Meckel, elle ne l'a pas empêché d'observer et de signaler les nombreuses et intéressantes particularités de ce second fait. Or, le seul énoncé de ces particularités suffit pour montrer que l'auteur, comme observateur, était en progrès manifeste sur ses prédécesseurs. Son observation était en effet, pour l'époque, très complète. Mais aussi plus elle était complète plus elle contredisait la doctrine de l'observateur.

Cependant cette doctrine allait être arrêtée dans son esprit ; car à l'occasion d'un travail sur les *monstruosités par soudure*, inséré à la même époque dans ses *Archives* (1), il a explicitement formulé les propositions suivantes :

1° Tous ces monstres sont formés d'après un type général ; ils forment en outre une série complète ;

2° Les monstruosités de cette espèce, ainsi que la plupart des difformités congénitales, sont le résultat d'un *nisus formativus* anormal ;

3° Il existe une analogie entre les vices de conformation de certaines espèces animales et les formes normales d'autres espèces ;

4° Tout accroissement de *vitalité* d'une partie, quand il procède d'une manière un peu énergique, ne peut avoir lieu qu'aux dépens d'une autre partie.

(1) Meckel, *Arch. für anat. and physiol*, t. I, 1826, p. 303.

Ces propositions, on le remarquera, ne constituent que la moitié de la théorie de Meckel. Cette théorie, en effet, invoque non seulement l'existence d'un certain rapport entre les monstruosités et vices de conformation et certaines formes de la série animale, mais elle affirme encore le même rapport avec la série des phases embryogéniques chez l'homme. Mais ni l'une ni l'autre de ces analogies ne trouve raisonnablement son application dans l'observation qu'on vient de lire. Ni l'absence du crâne, ni le déplacement des os, ni la disparition du cerveau et de la moelle, ni le spina bifida ni la hernie ombilicale extrême, *ombilicalis maxima*, ni le renversement de la tête, ni les difformités de la colonne vertébrale, ni la flexion permanente et forcée de la main, ni enfin les deux pieds bots ne se retrouvent à aucune période de la vie embryonnaire, ni à aucun degré de la série animale. Ainsi que nous le montrerons plus tard, toute cette doctrine ne repose donc que sur des analogies très superficielles de *forme*. Témoin le passage suivant sur le *pied bot*, dont la présence presque constante chez les monstres devait gêner beaucoup Meckel.

« ..... Enfin les membres se dévient encore de la forme normale d'une autre manière, qui est basée sur un arrêt de développement de la dernière période de formation. Cette déformation est le *pied bot*, où le pied conserve essentiellement la direction qu'il avait encore à l'époque même où tous les orteils ont déjà paru. Le dos du pied est tourné en dehors, la plante en dedans, le bord interne en haut et l'externe en bas. Nécessairement dans ces cas l'astragale est principalement affecté et après lui le calcanéum. Dans un cas que j'ai sous les yeux la face interne de l'astragale a presque entièrement disparu; elle est beaucoup trop courte, trop basse, de sorte que l'une des apophyses du calcanéum arrive presque en contact avec la malléole interne. En dehors, au contraire, l'astragale est trop élevé et fortement bombé. De même le calcanéum est fortement courbé et surtout extraordinairement élevé. En même temps le pied tout entier est trop petit et surtout beaucoup trop léger. Les descriptions de Clossius (1), Jeorg (2), Wentzel (3), s'accordent pour le fond avec ce que je viens de dire (4). »

(1) *Maladies des os*, p. 271.
(2) *Sur le pied bot*, p, 17.
(3) *Sur le pied bot*.
(4) MECKEL, *Sur le pied bot. Manuel d'anatomie pathologique*, t. I, p. 757.

Pour ceux qui connaissent la véritable constitution du pied bot, un mot suffit pour faire juger la valeur de ce rapprochement : il y a plusieurs variétés et formes de pieds bots, et le sujet de l'observation précédente en présentait deux différentes : ce qui arrive presque toujours.

Mais la grande autorité de Meckel et la non moins grande influence qu'a exercée et qu'exerce encore sa doctrine, ne nous permettent pas d'en rester là. Voici deux nouvelles observations qui auront au moins l'avantage de justifier la réputation de l'observateur et de l'écrivain, tout en offrant une preuve de plus de la défaillance de sa théorie.

OBSERVATION XIX

MONSTRE ANENCÉPHALE INCOMPLET, SPINA BIFIDA. — DESTRUCTION PARTIELLE DU SYSTÈME CÉRÉBRO-SPINAL. — VICES DE CONFORMATION ET DIFFORMITÉS (1).

SOMMAIRE. — Ectopie et destruction partielle et simultanée du cerveau, du cervelet et de la moelle. — Absence ou déplacement de la plus grande partie des os du crâne. — Renversement de la tête en arrière. — Saillie des vertèbres cervicales en avant. — Bouche ouverte. — Chute de la langue. — Projection de la mâchoire inférieure en avant. — Spina bifida depuis la dernière cervicale jusqu'à la huitième dorsale. — Incurvation cervico-dorsale. — Excurvation dorso-lombaire. — Dépression et déformation des vertèbres. — Rapprochement et redressement des côtes. — Déplacement des omoplates. — Exomphale. — Anomalie des viscères abdominaux. — Absence et anomalie de quelques muscles vertébraux.

Et hic fœtus masculus est. Quoad ætatem, fere maturitatem attigit. Optime nutriti præter hemicephaliam, spinæ diffissionem atque curvaturam insignem, adspectus externus nihil insoliti exhibet. In capitis parte posteriore, dorsi superiore plaga adest rubicunda, mollis, cute haud tecta, duos pollices lata, in parte anteriore latior quam in posteriore, versus mediam tamen longitudinem paululum dilatata, hic pollicem unum et novem lineas metiens.

Spatium inter ipsius marginem anteriorem atque palpebræ superiorem et posteriorem sex ad septem lineas æquat. Dimidium ante-

---

(1) MECKEL, *Descrip. monstr. nonnull.*, § 5, p. 13.

rius a latere et parte anteriore capillis satis longis et frequentibus circumdatur.

Triens ipsius anterior formatur substantia molliuscula, pollicem unum cum dimidio lata, in medio, ubi longissima est, decem lineas longa, ad quatuor lineas alta. Componitur primo membrana crassiuscula lævi, in cutem atque membranam, posterius plagæ dimidium tegentem continuo transeunte. Hac sublata sequitur substantia mollis, cerebriformis, in dextro dimidio ad duas, in sinistro haud unam lineam crassa, cavum cingens, totam massam quod explet, in medio angustatum, sine dubio ventriculus cerebri.

A facie hujus cavi inferiore in utroque latere massæ rotunduscula formæ irregularis surgunt, ab invicem omnino separatæ, solo, cui insident, firmiter annexæ atque ipsius productiones. In dextro latere tres invenis, anteriorem, longitudinalem, majorem, posteriores, minores, externam atque internam, in sinistro nonnisi duas, anteriorem rotundusculam, posteriorem longitudinalem, transversam.

Hanc massam, ni fallor, cerebri hemisphæras quæ refert, sequitur lamina transversa, minus lata, in hac directione nonnisi decem lineas metiens, tres tantum lineas crassa et longa. Margine anteriore in massam primo loco descriptam, extremis duobus lateralibus in membranam tenuem, cuti continuam transit, margine posteriore libero gaudet.

Hanc laminam ut cerebellum salutem et hujus organi evolutionis modus et utriusque situs suadent.

Tegit hæc pars excavationem, antrorsum ad septem lineas usque inter basin cranii et cervicem descendentem, nonnisi membrana tenui formatam.

Membrana tenui dimidium plagæ totius posterius, vertebris dorsi superioribus septem respondens tegitur. In hujus medio decurrit eminentia plana, duas circiter lineas lata, vix dimidiam crassa, sursum dilatata, facie posteriore libera, anteriore membranæ affixa. Membrana illa tenuis in septima vertebra dorsi in canalem, duram matrem, contra tænia modo descripta in alium canalem, hac inclusum, mutatur.

Canalis hic, revera medulla spinalis, usque ad vertebram lumbalem secundam pertinens, ad vertebram dorsalem duodecimam usque omnino vacuus nec nisi in parte inferiore substantia medullari repletus, ceterum quoad magnitudinem et formam normalis est et nervis solitis unitur.

Omnis hæc plaga omnino recta descendit. A fine ipsius anteriore frons, nonnisi dimidium pollicem lata, non descendit, sed oblique antrorsum adscendit, ut oculi nasusque summam capitis partem teneant, cœlum omnino spectantes.

Oculi prominent, nasus maxime depressus vix inter ipsos eminet.

Labium superius omnino horizonti parallelum ponitur.

Os summopere hiat, protusa lingua. Ab utroque oris angulo sulcus profundus, ad pollicem longus versus aurem decurrit, forsan pressionis effectus, forsan magnitudinis oris primævæ vestigium.

Labium inferius et mentum recta descendunt.

Colli vice limbus transversus ante et infra mentum prominet.

Aures bene formatæ, sed secundum longitudinem plicatæ, recta, infra oculos in humerorum extremo superiore ponuntur.

Fabrica regionum, præcipue quoad habitum externum modo descriptarum, hæc est.

Cranium loco figuræ globosæ planis duobus constituitur, anteriore et laterali, horizontali, semilunari, posteriore et interno, recta descendente.

Ossa cranii omnia adsunt, sed valde a sueta forma aberrant.

Præcipue os basilare a norma recedit.

Facies alias superior, interna, concava, hic inferior, externa et convexa est, margo posterior, hic anterior, nec concavus sed convexus et asperrimus.

Partis ipsius occipitalis pars basilaris, sc. corpus, non, sueto more, retrorsum leni obliquitate descendit, sed, modo omnino opposito, antrorsum et deorsum vergit.

Partes condyloideæ non retrorsum et introrsum, sed directione transversa extrorsum tendunt, ut omnino divergant atque margines, quibus squamæ obvertuntur, ab invicem remotissimi sint.

Huic margini in utroque latere insidet os quinque laterum, extremum laterale et posterius cranii sistens, squamæ ossis occipitis rudimentum minimum, cum nonnisi sex lineas longum, quatuor altum sit. Margines horum ossiculorum, quibus utrumque squamæ dimidium in statu normali in linea mediana unitur, hic octodecim linearum spatio distant.

Ossis sphenoidis partes jam omnes concrevere.

Alæ magnæ solito longe minores et crassiores, nonnihil ante corpus pulsæ. Præcipue facies interna cerebralis omnino deficit, externa solito longe minore.

Alæ minores forsan ex omnibus ossibus maxime a typo aberrant, cum non transversæ extrorsum, sed omnino antrorsum, inter se parallelæ, imo convergentes, decurrant. Pars media, in longitudinem compressa, cristam refert longitudinalem, satis altam. Corporis ossis sphenoidis pars posterior nonnihil dextrorsum descendit, eadem ossis occipitalis parte nonnihil sinistrorsum vergente.

Ossa temporum deformitates offerunt, significationem nonnullarum partium dijudicatu difficillimam reddentes. Ex tribus in utroque latere partibus constant. Squama solito crassior et depressior, processus zygomaticus et crassior et longior. Pars petrosa non antrorsum cum opposita convergit, sed omnino transversa ponitur. Annulus membranæ tympani jam concrevit et cum ea et crure anteriore cum squama, ut igitur tres hæ partes ex parte jam in unam ope annuli coierint. Contra a reliquis omnino separata est alia pars satis magna, triangularis, infra squamam ante partem petrosam posita. Hæc retrorsum concava, partem tympani format et forsan pro parte mastoidea habenda est, a reliqua petrosa separata et antrorsum pulsa.

Hæc situs mutatio eo videtur effecta, quod pars cranii baseos postrema, vertebris cervicalibus insidens, pressione summa in hanc regionem agens partem hanc antrorsum pepulit. Hoc ex eo quoque patere videtur, quod in utraque aure ossicula auditus ex parte in hoc osse inveniuntur, situ ita mutata ut stapes ante incudem, hic ante malleum ponatur, simulque omnino secundum longitudinem inversa sint. Præterea malleus disruptus est, manubrio a reliquo osse separato. Et stapes in frustula dividitur complura. Incus solito fere duplo major est.

Hæc sententia quamvis veritatis specie gaudeat, tamen forsan rectius, quia simplicius, hæc pars pro anteriore et inferiore pyramidis habebitur segmento, compressione vehementi atque continua a reliqua disjuncta. Suadet hoc, cum ipsius situs inter os sphenoides et pyramidem, tum hujus forma. Incompleta enim, et tenuem tantum referens laminam perpendicularem, accedente illo osse, si non omnino, quodammodo tamen suetam adipiscitur formam.

In ossibus temporum major etiam quam in basilari observatur asymmetria.

Dextra pars petrosa sinistra longe major est, præsertim altior, tumore rotundo in parvum cranii cavum ita assurgens, ut ossis frontis dextri lateris marginem posticum fere tangat, sinistro spatio quadruplo majore ab eadem ossis frontis sinistri parte remoto.

Perlustratis hisce ossibus, ossicula duo alia oblonga describenda veniunt in summo cranio posita, decem lineas longitudine, quatuor latitudine metientia, antrorsum convergentia, faciei externe maxima parte sursum, interna deorsum versa, a facie superiore partium ossis occipitis condyloidearum nonnisi duabus lineis distantia. Sursum convexa, deorsum concava, margini squamæ occipitalis et temporalis superiori superposita, margine anteriore dimidium tantum externum marginis posterioris ossis frontis tangentia, intercedente hoc et squama temporali ab ala magna sphenoidali omnino separantur. Ubi squamæ temporali imponuntur, ad longitudinem in processum externum et internum dehiscunt, ut margo squamæ occipitalis superior omnino liber promineat.

Margo horum ossium internus concavus et lævis nullum unionis, cum cognomine oppositi lateris indicium alit. In media ipsius longitudine spatium utrique ossi interjectum pollicem unum cum novem lineis æquat.

De horum ossium vi dubitari potest, cum facile, et parietalibus et squamæ occipitalis dimidio superiori eadem conferri posse, pateat.

Rectius tamen huic, ni fallor, comparantur, cum sæpissime melius perfecta ossis occipitalis totiusque cranii evolutione in hoc loco deficiant, contra squamæ occipitali parti inferiori insideant laminæ, in linea mediana aut unita aut levi fissura sejunctæ.

Os frontis, solito more in dimidia duo lateralia divisum, haud minus reliquis a recto tramite deflectit.

Vitium præcipuum parvitas hujus ossis est, in maxima diametro, a basi squamæ ad apicem nonnisi novem lineas metientis. Summa latitudo nonnisi sedecim lineas æquat.

Aliud vitium haud minus memorabile parvitas partis ipsius frontalis est, in statu normali ad orbitalem ut 6 : 1, hic vix ut 3 : 1 sese habentis.

Præterea ejus forma omnino a solita aberrat. Squama fere omnino plana est et valde crassa. Pars ejus posterior quadrangularis est et latitudo longitudinem duplo superat, hac quatuor, illa octo lineas metiente. Pars anterior et inferior, valde angusta, in longitudinem protracta processum reliqui ossis refert. Pars orbitalis maxima ex parte non laminam tenuem, sed limbum crassum format. Margo supra orbitalis cristam valde eminentem sistit.

Quoad situm pars frontalis horizonti parallela, imo retrorsum descendit, orbitalis ad perpendiculum ponitur.

Quoad junctionem cum ossibus vicinis haud mirum est, dimidium marginis squamæ posterioris internum haud uniri ossi modo descripto, quamvis parietale sistat, cum etiam in fœtu maturo magna horum ossium pars fonticulo majore separetur; præterea autem notandum est, spatium quoque os frontis atque alam ossis sphenoidis minorem, necnon os jugale intercedere.

Os ethmoides fere normale est.

Ex faciei ossibus maxilla superior solito magis in longitudinem producta est. Pars alveolaris non recta descendit, sed valde obliqua antrorsum decurrit, ut quatuor linearum spatio ante navium ossa promineat. Utrumque in linea media in unum os concrevit. Processus adscendens retrorsum flectitur, ut margo ipsius cum ossibus nasi junctus non ad perpendiculum decurrat, sed omnino horizonti parallelus ponatur. Processus palatinus quavis directione minimus. Foramen incisivum maximum. Corpus nimis oblique descendit.

De dentibus notandum, loco duorum incisorum internorum unum

tantum reperivi, solito tamen haud majorem, magis ad sinistra positum, quod cum coalitu utriusque ossis in linea mediana ex eadem causa pendere videtur.

Os jugale satis ad normam accedit, imo quoad magnitudinem excedit. Processus tamen temporalis desideratur.

Ossa nasi omnino horizontalia ponuntur. Dein solito nonnihil longiora et duplo angustiora sunt. Extrema superiora per duarum linearum spatium omnino concreta, fine obtuso terminantur, nec omnino ad os frontis pertingente.

Os unguis depressum, triquetrum.

Maxilla inferior multifariam a sueta forma abludit. Primo dimidium utrumque in medio omnino concrevit. Dein margo inferior et spina externa summopere prominent. Præterea nimis recta, decurrit, pars adscendens, præcipue processus coronoideus vix ad mediam condyloidei altitudinem adscendens, solito minor est. Totum os ratione longitudinis nimis altum, in parte externa ita circa axim volutum, ut facies externa nonnihil sursum, interna deorsum spectet.

Reliqua ossa solitum typum haud deserunt.

Columna vertebralis summas aberrationes ostendit.

Spina bifida eam defigurari, jam supra monuimus. Extenditur hoc vitium a suprema colli vertebra usque ad octavam dorsalem. Dein summa adest curvatura. Pars cervicalis valde oblique retrorsum descendit, partis thoracicæ dimidium superius, majus, primo adscendit, dein descendit, arcum sic formans sursum convexum, deorsum concavum, extremo anteriore in cervicalem partem angulo angustissimo transeuntem.

Tertio summa brevitate peccat hæc columnæ vertebralis pars. Cum enim in fœtu maturo, recte constituto, ad minimum tres cum dimidio pollices metiatur, hic non omnino duos habet.

Hoc autem non tantum a curvatura, sed parvitate quoque ossium, præsertim portionis cervicalis, pendet, cujus longitudo in fœtu normali quindecim lineas, hic quamvis non incurvetur, quinque habet.

Exactior horum ossium perscrutatio alia memorabilia offert.

Vertebrarum cervicalium omnium arcus in utroque latere in unam confluxere massam, excepta nonnisi suprema in latere sinistro, hic omnino libera et a reliquis separata. Utraque hæc massa triangulum format, basi introrsum, apice extrorsum consum. Versus basin in latere sinistro quatuor, in dextro sex adsunt foramina intervertebralia a facie anteriore ad posteriorem decurrentia, nervos cervicales isthuc quartum, quintum, sextum et septimum, hic et tertium et secundum transmittentia.

Foramen pro nervo secundo in dextro latere extrorsum a tertio, non supra ipsum ponitur. In regione cervicali sex adsunt nuclei ossei sex vertebris inferioribus et primæ dorsali respondentes. Dentis epistrophei nullum vestigium.

Forma omnium harum vertebrarum ideo maxime a typo normali deflectit, quod arcuum dimidia minime retrorsum convergunt, sed omnia transversa extrorsum decurrunt, ut facies earum interna hic posterior, externa anterior sit, et apices maxime ab invicem distent.

Vertebrarum dorsalium suprema in ipso angulo, portionis cervicalis atque thoracicæ unione formato ponitur. Hinc brevissima ipsius arcus dimidia sunt, quamvis cum reliquis haud concreta. Arcus secundæ et tertiæ dimidium dextrum in unam massam coiere, foramine tantum pro nervo dorsali secundo perforatam. In latere sinistro arcus hi separati, sed tertius cum quarto unam massam formant. Reliqui separantur et ad sextam usque, ut cervicalium arcus, transversi ponuntur. Sextæ vertebræ arcus dimidia deorsum et nonnihil introrsum flectuntur. Hoc longe magis etiam in septima obtinet, ubi apices jam ita convergunt, ut, duas tantum lineas ab invicem distantes, massa fibrosa uniantur. Inde ab octava omnia normalia.

Et costæ non omnino habitum normalem offerunt. Omnes, præsertim septem superiores, arctissime sibi incumbunt et nimis recte decurrunt. Præterea in dextro latere prima et secunda in unam concrevere solito, præcipue in extremo postico, nonnihil latiorem, hic tantum foramine pro nervo dorsali primo perforatam.

In sinistro alia facies. Prima, omnino recta, solito brevior et longe tenuior, sine antico acuto terminatur, a manubrio sterni fere pollicem distans, neque cum costa sequente ullo modo unita. Contra secunda et tertia per totum decursum uniuntur, nonnisi parva ab extremo posteriore distantia per quatuor linearum spatium foramine longitudinali discretæ.

Memorabile, in hoc latere accedere costulam valde parvam, decimam tertiam, vertebræ lumbali primæ affixam, ut, quod in extremo superiore prava primæ costæ evolutione secundæque cum tertia concretione per defectum peccatum fuit, hic excessu compensari videatur.

Sternum in evolutione maxime impeditum est, cum nonnisi manubrium contineat ossiculum rotundum, quavis diametro lineam vix excedens.

Neque extremitatum, saltem superiorum, ossa omnino labe carent. Hoc tamen nonnisi in scapulam et claviculam cadit. Harum illa solito latior et minus alta est. Cum enim in fœtu maturo altitudo ipsius fere duos pollices, latitudo a cavo glenoide ad basin maxima unum cum duabus ad tres lineis æquet, hic longitudo nonnisi ad unum pollicem cum quatuor lineis, latitudo ad unum cum tribus adscendit. Hoc præcipue a fabrica partis supraspinatæ pendet. Hæc fere omnino non modice adscendit, sed horizonti parallela decurrit, angulum rectum cum infraspinata formans. Præterea dimidium ipsius posterius atque internum cum spinæ parte omnino deficit, ut incisura profundissima hic adsit.

Fabrica hæc omnino a curvatura atque diffissione spinæ pendet, in lacunam modo dictam exacte intrante quartæ vertebræ dorsalis parte spinosa extrema.

Clavicula solitam longitudinem offert, minorem autem flexionem; solito quoque minus cylindrica, valdopere a superioribus deorsum compressa et complanata.

Et hæc forma a reliqui corporis statu, præcipue capitis situ depresso, pendet cum maxilla inferior claviculam exacte tangat.

Ex systemate nervoso jam supra partes, quas pro cerebri rudimentis habemus, descripsimus, eodem loco membranam indicantes, spatium columnæ vertebralis, a septem superioribus vertebris thoracicis formatum quæ tegit et fabricam medullæ spinalis. Superest ut de nervis nonnulla addamus. Neque nervi cerebrales, neque, quatenus columna vertebralis patet, spinales, cum partibus, pro cerebro et medulla verosimiliter habendis, uniuntur, sed liberi incipiunt. Præterea nec quoad magnitudinem, nec quoad numerum et decursum insoliti quid observare potuimus.

Ex nervis vertebralibus primus, secundus et tertius solitarii, intumescentiis gangliosis incipiunt. Quartus et quintus, sextus et septimus etiam intumescentiis gangliosis oriuntur, sed in unam pro utroque pari confluentibus. Inde ab octavo cervicali nervi omnes solitarii gangliis incipiunt, præter inferiores, in cavo lumbali contentos.

Nervus trisplanchnicus duplo solito major apparet.

Memoratis, in systemate nervorum, ossiumque gravissima quæ occurrunt, alia adjiciuntur, in organis thoracis atque abdominis vitia, eaque ex parte haud minoris momenti. Horum primum est liberrima communicatio præternormalis utriusque cordis ventriculi ope foraminis rotundi, trium ad quatuor linearum diametro gaudentis, margine lævissimo cincti, in ipsa ventriculorum basi infra vasorum magnorum truncos positi. Hæc autem abnormitas cum fere ad communiores pertineat, longe variorem ortus arteriarum offert, ita omnino mutatus, ut arteria aorta e ventriculo dextro, pulmonalis e sinistro oriatur, venis cavis pulmonalibusque solitis locis insertis.

Tertio arteriæ pulmonalis extremum, ventriculo sinistro respondens, omnino clausum est, aperto solito more, quamvis angustiores sint, et canali arterioso, et trunco ramisque pulmonalibus.

Necessario igitur hic sanguis venis cavis pulmonalibusque reductus ex ventriculo dextro statim, ex sinistro per foramen septi in aortam, ex hac ope canalis arteriosi in arteriam pulmonalem ejusque ramos ferebatur, et quoad functionem arteria pulmonalis ad Batrachiorum typum revera nonnisi aortæ ramus erat.

Larynx, aspera arteria, glandula thyroidea et thymus omnino nihil insoliti exhibent.

Contra abdominis viscera haud uno modo a recto tramite deflectunt.

Organa quidem digestionis omnino recte se habent, viscera autem uropoetica et generationi dicata maxime deviant.

Ex illis renes primo in unum confluxere, dein sinister vix sexta normalis magnitudinis gaudet parte. Dexter, omni respectu normalis, hunc, nonnisi quoad partem inferiorem formatum, quasi appendicem in spina dorsi et psoæ magni capite sitam, gerit. Ren, hoc modo unus, ut in hac monstrositate fieri solet, duobus tamen instructus est ureteribus magnitudine æqualibus, quorum dexter solito modo ex rene cognomine, sinister itidem ex facie anteriore reniculi sui procedit, vesicam urinariam omnino separati intrantes. Glandulæ superrenales omnino deficiunt.

Ex vasis emulgentibus arteria dextra solito loco ex aorta abdominali ad renem dextrum tendit, sinistri renis ramus contra ex iliaca communi dextra ortus massam communem a tergo in loco unionis ipso intrat.

Venæ dantur tres, omnes ex cava provenientes. Duæ superiores reni dextro solito loco et modo, inferior loco unionis cum arteria inferiore inseruntur.

In systemate generationis nonnisi testiculus sinister a norma deviabat, tam alte in cavo abdominis positus, ut extremum ipsius superius nonnisi tribus a rene sinistro lineis distaret, dextro jam in imo scroto posito. Præterea in abdomine totalis arteriæ umbilicalis dextræ defectus est notandus. Dividitur aorta solito loco in duos ramos, sed quorum dexter, arteriam solam iliacam primitivam referens, sinistro quater minor est. Hic, pollices circiter distantia denuo bifariam in iliacam externam et internam eamque longe majorem dirimitur. Ex hac solito more arteria umbilicalis oritur. Hæc et in abdomine et in fune umbilicali solitam non excedit diametrum, neque in funiculi, brevissimæ quidem, abdomini adhuc quæ adhæret parti, vestigium dextræ invenio.

Inter dorsi musculos cucullaris notabili modo aberrat, nec omnino in utroque latere ad eundem typum formatus est. Deficit omnis ea ipsius pars, quæ ab inferioribus dorsi vertebris oritur, nec ulla fibra scapulæ spinæ inseritur. Quatenus adest, ab extremo claviculæ scapulari oritur, in duos statim ventres divisus. Horum inferior, et posterior, tenuis, valde oblongus, arcus extremo libero vertebræ dorsalis quartæ inseritur, superior, latior, triangularis, basi sursum, apice deorsum versus dorsi vertebris superioribus tribus et squamæ occipitali infigitur.

Neque in dextro latere pars inferior adest. Musculus hic quoque in ventres duos, posteriorem tenuiorem, anteriorem latiorem dividitur, quorum hic ex claviculæ parte scapulari, libero tamen extremo oritur, squamæ tantum occipitali insertus, ille ex initio spinæ scapulæ triangulari ortus, longissime igitur a priori distans, infra ipsum, decussato cursu ad processum mastoideum tendit, ipsique inscritur.

Infra cucullarem solito more levator scapulæ adest, fasciculo supremo in squamam temporalem insertus.

Reliqui musculi cervicales adsunt, sed compressi, extrorsum pulsi, atque in parte superiore propter summam spinæ curvaturam commixti.

Plus encore que la précédente, cette observation est un démenti complet donné à la doctrine des arrêts de développement. Le sommaire seul des nombreux vices de conformation et difformités réunis chez ce sujet rend toute discussion inutile. Mais on ne peut s'empêcher de rendre de nouveau justice à l'observateur et à l'écrivain. Si on aperçoit incessamment dans les faits qu'il signale un reflet du systématique, on y retrouve néanmoins l'exactitude de l'anatomiste. Ajoutons cependant que, fidèle à sa doctrine de la forme, Meckel s'attache bien plus à décrire ce qui apparaît qu'à voir ce qui est : il est plus frappé du nombre, de l'étendue et du volume des objets que de leur composition. C'est ce que nous aurons occasion de montrer dans la discussion générale de sa doctrine. Faisons remarquer, avant de passer à une autre observation, que chez ce dernier monstre comme chez plusieurs autres, les yeux étaient *très saillants*, la bouche *très ouverte*, et la langue *pendante*. Ces trois particularités diront leur mot dans l'ensemble des révélations étiologiques de la monstruosité.

OBSERVATION XX

MONSTRE ANENCÉPHALE INCOMPLET. — SPINA BIFIDA. — DESTRUCTION
PARTIELLE DU CERVEAU ET DE LA MOELLE. — VICES DE CONFORMATION
ET DIFFORMITÉS (1).

SOMMAIRE. — Aplatissement et déformation extrême du crâne. — Renversement complet de la tête en arrière. — Base du crâne appuyée contre la
colonne. — Saillie considérable des yeux. — Bouche ouverte, proéminence
de la langue. — Spina bifida complet. — Difformité composée de la colonne :
cyphose et scoliose. — Exomphale. — Anomalie des viscères thoraciques et
abdominaux. — Silence de l'auteur sur l'état des membres.

Monstrum fœmininum, jam describendum, similibus omnino ac
antecedens laborat vitiis, acephalia sc. spuria, spina bifida, summa
trunci brevitate atque curvatura, et maxima hernia umbilicali.

Faciei pars superior omnino sursum vertitur, ut oculi, prominen-
tissimi, cœlum spectent. Labium superius deorsum et antrorsum
prospicit. Lingua ex ore hiante prominet. Labium inferius, mentum
et plica, colli faciem anteriorem referens, fere recta linea descendunt. Aures, humeris incidentes, parvæ, situm ita mutarunt ut pars
suprema retrorsum, auricula antrorsum spectet, præterea secundum
longitudinem plicatæ.

Basis cranii eadem cum columna vertebrali directione recta
descendit.

Loco calvariæ plaga hic occurrit, antrorsum convexa, retrorsum
concava, hic, ubi latissima est, duos pollices lata, diametro antero-
posteriori unum pollicem cum tribus lineis metiens. Tota, excepto
margine posteriore, ordine sex lineas lato pilorum circumdatur. Tegitur massa molli, spongiosa ejusdem formæ in parte anteriore tres
lineas alta, retrorsum sensim evanescente, ipsam antrorsum, ut frons
fere omnino tegatur, supraeminente. Massa ipsa sulco longitudinali
levissimo in duo dimidia dividitur. Vestitur membrana tenui, lævi,
quacum plus minusve arcte cohæret. Cava est, et spiritus, in quolibet
loco inflatus, totam distendit, ut igitur nulla divisis in dextrum atque
sinistrum adsit cavum. Continet substantiam cerebriformem maxima
ex parte cum membrana, saccum vestiente, arcte connexam, parietes,
ratione cavi nonnisi tenues, formantem.

Nervi cerebrales cum ipsius basi satis arcte cohærent.

Hæc cranii plaga continuo in triangularem abit, per duo dorsi
dimidia superiore descendentem, sensim contractam, duos fere cum

(1) MECKEL, ib., § 8, p. 32.

dimidio pollices longam, initio, ubi latissima, non omnino duos latam. Tegitur ubique membrana tenui, lævi, marginibus in cutem transeunte.

In ipsius summitate media corpus ex massa spongiosa conflatum, rotundusculum, medio depressum, octo lineas latum, quatuor altum, tres crassum ponitur, cum membrana vestiente arctissime cohærens, ipsi incidens, et in cerebrum continuo, quamvis maxime attenuatum abiens.

Substantia hæc, ad truncum pertinens, medullæ spinalis ejusque velamentorum residuis componitur. Corpusculum modo dictum medullæ initium est, quæ per totum illum tractum forma laminæ planæ in medio secundum longitudinem sulcatæ gaudens, revera nil nisi pia mater, nuda decurrit. In lateribus maxime attenuata, cuti unitur arctissime. Ab ipsa nervi spinales duplici radice ita abeunt, ut anteriores in internas, posteriores in externas mutatæ sint.

Medulla, facie dorsali libera, versus corpora vertebrarum tegitur membrana arachnoidea et fibrosa. Ilæ, arcte inter se concretæ, ante ipsam, vertebras versus, semicanales formant, marginibus externis in telam subcutaneam transeuntes.

In thorace angustissimo cor et pulmones, præcipue dexter, solito minores ponuntur. Pulmonum forma ita mutata est, ut fissuræ, lobos dividentes, omnino secundum longitudinem descendant.

Ex aortæ arcu quatuor oriuntur rami, vertebrali sinistra inter carotidem atque subclaviam ejusdem lateris sita. In abdomine hernia umbilicalis maxima, ita visceribus protrusis, ut omne spatium inter mentum atque pubem obvium hepate et intestinis expleatur.

Hæc ex parte sacco in apertura umbilicali orificio angustiore incipiente circumdantur.

Componebatur hoc velamentum initio vaginæ umbilicalis, valde dilatato, et in medio secundum longitudinem disrupto. Linea divisionis lævis, cicatricem referens. Hinc hepatis lobus dexter, nec non omnia fere intestina, libere propendebant, contra hepatis lobus sinister tegebatur et ex parte in facie superiore concreverat cum herniæ accos.

Hepar, solito minus, præcipue lobus dexter, haud sextam suetæ magnitudinis metiens partem, ponebatur ita ut facies superior maxima ex parte ad dextra, inferior ad sinistra verteretur. Lobus quadratus omnino deficit, vel in laminam tenuissimam mutatus adest, ut vena umbilicalis vesiculam felleam fere tangat.

Epiploi gastrocolici rudimentum cum sacci facie interna concrevit, in funem mutatum, pontemve a ventriculo ad peritoneum procedentem.

Ventriculus, contractus, in herniæ baseos parte suprema, sinistra collocatur, infra ipsum lien.

Inferiorem et maximam partem tenent intestina, præter rectum, omnia. Rectum ad summitatem cavi abdominalis pone herniam adscendit. Colon ab ipso subito flexu in saccum egreditur, primo duos gyros vicinissimos efficiens, dein longo tractu recta descendens, mesocolo cum mesenterio unam eamdemque plicam formante, nullibi annexum. Cæcum totius massæ infimum locum tenet.

Tractus intestinalis præterea normalis, nullum diverticuli indicium.

Renes solito more extra peritoneum positi, omnino sus deque versi sunt, ut extremum superius inferiorem, inferius superiorem teneat locum, margo externus antrorsum, facies posterior introrsum, anterior extrorsum, hilus retrorsum spectet. Ceterum ipsi et vesica normales. Glandulæ suprarenales infra renes ad basin sacci herniosi ponuntur, minimæ, cum longitudo haud quinque, summa latitudo vix quatuor æquat lineas.

Genitalia normalia, nisi quod ovaria minora.

Cranium, certe nonnulla quoad momenta, ex omnibus, quæ hic describimus, maxime a statu normali abit.

Hoc præcipue de ossis basilaris fabrica valet.

Corpus occipitalis quidem reliquis ideo magis ad normam accedit, quod minus ad perpendiculum, sed leni obliquitate retrorsum descendat, sed nimia longitudine et, in parte anteriore præsertim, angustia, graviter peccat. Dein partes jugulares nihil omnino ad formandum annulum excavantur, sed omnino recto transversæ extrorsum decurrunt, sursum convexæ, deorsum concavæ. Similiter squamæ occipitalis, in medio secundum longitudinem discissæ dimidium utriusque margini externo, in statu normali, qui posticus et supremus est, insidens, omnino extrorsum ponitur, margine alias interno hic omnino retrorsum converso. Cum satis magna sit, cranium hic valde largescit.

Ossis spheroidei corpus solito more angulo fere recto cum corpore ossis occipitalis unitur, angustum, in facie superiore vix excavatum, longe pone alas magnas ponitur. Alæ minores in medio in processum acutum coeunt, margine externo fere medio laminulam tamen emittentes, extrorsum vergentem atque particulam incisuræ spheroidalis superioris formantem. Alæ magnæ suetam in hisce monstris exhibent formam, differunt tamen a reliquis firma cum parte petrosa unione.

In osse temporum pars petrosa sursum convexa, deorsum concava, summitatem cranii format.

Squama compressa, crassa cum ipsa et ala magna ex parte concrevit. Membrana tympani horizonti parallela; annulo latissimo cum reliquo osse non concreto cingitur. Ossicula auditus normalia, nisi quod stapetis collum longius sit, crura tenuissima minus distent et basis omnino desideretur.

J. GUÉRIN.

Ossa parietalia, laminæ planæ, oblongæ, tenues, a squamæ occipitalis extremo anteriore, longe retrorsum, antrorsum atque introrsum ad squamæ temporalis finem tendunt, neque ad os frontis, neque ad alam magnam usque protensæ.

Ossis ethmoidis crista maxima prominens, os planum in parte anteriore divisum.

Maxilla superior sueto more aberrat, a reliquis tamen ideo distinguitur, quod pars palatina, satis angusta, semicanalem in utroque latere format, cujus paries internus margine interno, valde prominente formatur. Sic in statu integro duo semicanales satis profundi et angusti in palato osseo decurrentes suspicionem rictus lupini primo intuitu movent.

Ossa palatina ex omnibus maxime ad lineam horizontalem accedunt, processu adscendente tam oblique retrorsum decurrentia ut extremum ipsius totiusque ossis postremum sex lineis a margine processus palatini anteriore distet, cum eadem distantia in fœtu adulto, ubi omnia longe majora sunt, vix quatuor æqual.

Maxilla inferior longa, angusta, depressa, quatuor lineis ante superiorem prominet.

Reliqua ossa haud multum a norma recedunt.

In cavo oris uvula in apice secundum latitudinem extensa et nonnihil fissa est.

Ad truncum procedentes, primo loco spinam bifidam offendimus enormem, cujus faciem externam jam supra descripsimus.

Hæc et quoad ossium, quæ comprehendit numerum, et quoad modum gradumque singulorum ossium vitii omnino totalis est, cum ab atlante ad ossis sacri apicem decurrat et arcum dimidia ubique omnino extrorsum vertantur, nec in ulla vertebra convergant. Simul columnæ vertebralis curvatura insigni summopere solito brevior est, ab atlante ad ossis sacri finem nonnisi pollices duos cum dimidio metiens. Vertebræ cervicales antrorsum descendunt et cum dorsalibus angulo **acuto**, antrorsum prominente, uniuntur. Sic lordosis fit enormis, cum vertebræ dorsales fere ad horizontem ponantur.

Vertebræ lumbales et os sacrum contra cyphosi laborant.

Præterea scoliosis adest, cum tota columna vertebrarum dextrorsum protuberet, sinistrorsum excavetur.

Nec numerus vertebrarum cum norma convenit. Adsunt quidem septem cervicales, sed numerus dorsalium atque lumbalium imperfectus est.

Nec fabrica cervicalium præterea, quæ jam descripsimus, normalis est.

In dextro latere arcus atlantis et epistrophæi, nec non quartæ et quintæ vertebræ minimi sunt, tertiæ, sextæ et septimæ magni. Quartus et quintus inter tertiam et sextam ita intrusi sunt, ut hic longe minus extrorsum extendantur, et margo nonnisi a vertebris infimis et supremis formetur.

Simul sexta et septima in parte maxima externa in unum os concrevere.

In latere dextro arcus atlantis maximus, etiam epistrophæi dextro major, sed cum tertio concretus. Eodem modo quartus et quintus, nec non sextus cum septimo concrevere. Quartus et quintus, ut in latere dextro, vicinis reconditi sunt.

Dorsalium adspectus et numerus in utroque latere haud idem est. In dextro adsunt arcuum duodecim dimidia magna ex parte compressa et apicibus substantia cartilaginea unita, in latere sinistro, concavo, nonnisi novem. Corpora inveniuntur duodecim, sed infima corporibus vertebrarum lumbalium a latere dextro imponuntur.

Vertebrarum lumbalium quinque in latere dextro adsunt arcus, in sinistro nonnisi tres, quorum infimus cum sacro confluxit. Corpora superiorum trium unam massam, contra duarum inferiorum nucleos laterales duos continent.

Os sacrum nonnihil solito minus.

Costæ in latere dextro duodecim, in sinistro nonnisi novem adsunt. Ex illis secunda ad nonam usque in unam massam sequenti modo coiere. Cervices et partes postremæ corporum omnino unitæ sunt. Secunda, tertia et quarta præterea omnino separatæ decurrunt, quinta et sexta post breve spatium denuo confluunt, maxima ex parte anteriore omnino disjunctæ. Octavæ et nonæ pars postica ab antica omnino separata est, contra in maxima parte anteriore inter se et cum septima uniuntur, nonnisi extremis anticis liberis.

Tres inferiores omnino disjunctæ sunt. In latere sinistro costæ quinque superiores omnino separantur, quatuor inferiores autem ita conjunguntur, ut anteriore parte atque posteriore liberæ sint, media confluant. In sterno puncta tria, sed solito minora.

Après les observations personnelles de Meckel, il ne sera pas sans intérêt de lire encore deux observations insérées dans ses *Archives* et commentées par lui ; d'autant plus que chacune d'elles apporte un nouvel élément à la série des faits qui doivent servir à l'édification de la véritable théorie des difformités chez les monstres.

La première de ces observations est du professeur Rathke,

l'autre du professeur Cerutti, qui se sont fait tous les deux une place dans l'histoire anatomique des monstres.

Voici l'observation de Rathke, la première en date.

OBSERVATION XXI

MONSTRE HYDROCÉPHALE AVEC ECTOPIE DU CERVELET. CONSERVATION DE CET ORGANE ET DU CERVEAU. DIFFORMITÉS GÉNÉRALES (1).

SOMMAIRE. — **Hydrocéphale.** — **Ectopie du cervelet.** — **Tête de crapaud; plis longitudinaux à la poche encéphalique.** — **Absence de l'avant-bras gauche; la main gauche relevée le long de la face interne du bras.** — **Le pouce droit, ne tient à la main que par une bandelette cutanée.** — **Varus du pied droit, valgus du gauche.** — **Aplatissement transversal du thorax.** — **Eventration; poche péritonéale contenant le foie, l'estomac, l'intestin grêle, la rate, une partie du gros intestin.**

Le 28 février 1820, je reçus un monstre très curieux, appartenant au sexe féminin, premier enfant d'un père et d'une mère bien portants. Il était né la veille. M. le docteur J..., qui avait assisté à l'accouchement, a trouvé le cordon très mince et le placenta presque en bouillie, de telle sorte qu'il ne l'a pu faire sortir que par lambeaux.

Le monstre avait, comme on dit vulgairement, une tête de crapaud, offrant en arrière une surface plane, oblique de haut en bas et d'arrière en avant. A cette surface plane s'insérait une poche, dont le volume dépassait presque celui de toute la tête et qui avait la forme d'une grosse poire. Il présentait son plus petit diamètre à son point d'insertion à la tête ; des plis longitudinaux sillonnaient sa surface. Un cercle de peau recouvert de cheveux, de la largeur d'un doigt, l'entourait près de son insertion.

En l'ouvrant, j'y reconnus le cervelet dont le volume était très considérable, et de plus une grande quantité de liquide. Le crâne ne renfermait que le cerveau. Ces deux parties de l'encéphale étaient réunies, mais je ne saurais dire comment ni par quel moyen, parce que l'enfant était réclamé pour l'enterrement.

L'omoplate gauche avait, autant que je pus m'en assurer par le toucher à travers les téguments, une forme carrée. L'humérus s'articulait avec son angle antérieur et supérieur. Le bras gauche était beau-

<hr>

(1) *Deutsches Archiv. für die physiologie*, von J. F. Meckel, t. VII, 1821. — G. Saint-Hilaire, note 1, p. 297, 3ᵉ citat., genre I, *Notencéphalie*.

coup plus court que le droit, qui était normal. L'avant-bras manquait totalement et une espèce de carpe long s'insérait immédiatement à l'humérus, mais ne permettait presque point de mouvement. La face interne de la main, qui n'avait que deux doigts, était en contact avec la face interne du bras(1), de manière que les extrémités des deux doigts étaient logées dans le creux de l'aisselle. Le membre supérieur droit était normal, à l'exception du pouce qui ne tenait à la main que

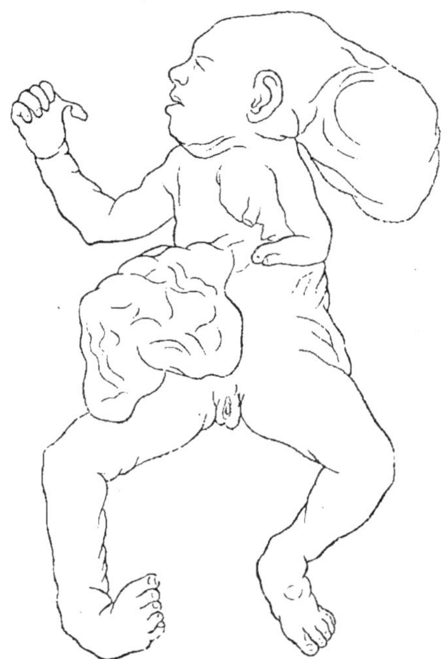

Fig. 69.

par une bande aplatie, longue de deux lignes et demie et épaisse d'une demi-ligne.

Les membres inférieurs *étaient normaux* à *l'exception* du pied droit qui était *pied bot*.

La poitrine était aplatie et les dernières côtes gauches étaient beaucoup moins bombées que les côtes droites. Il en est résulté que leurs extrémités antérieures étaient beaucoup plus saillantes, et que les cartilages s'articulaient avec elles presque à angle droit.

(1) La figure représente la main gauche abaissée à dessein, pour donner une idée plus claire de l'ensemble de ses formes.

Les viscères abdominaux étaient renfermés dans une large poche située au niveau de la région ombilicale. Cette poche avait à son origine le diamètre d'une pièce de deux sous et sa circonférence était constituée par un anneau formé par les parois abdominales. Sur cet anneau venait s'insérer une membrane analogue à celle qui recouvrait le cordon ombilical, d'une consistance faible, presque gélatineuse et transparente (un prolongement du péritoine). A droite, cette membrane avait une épaisseur d'une demi-ligne; à gauche et en haut elle était plus mince. En bas et un peu en dehors se trouvait sur la paroi interne de la poche une masse gélatineuse, semi-fluide, qui formait en ce point une cavité de la capacité d'un œuf de poule.

Le cordon ombilical proprement dit longeait la face antérieure de la poche, un peu à gauche de la ligne médiane. Il n'était formé que par *une seule veine* et *une seule artère*, une rupture de la poche de la longueur d'un demi-pouce environ partant de l'ombilic se dirigeait à droite. Il est probable que cette déchirure était accidentelle.

Le foie, dont la surface convexe était tournée en dehors, occupait tout le côté droit de la poche. Le bord gauche du foie regardait en haut (le fœtus supposé debout), le bord droit en bas et le bord inférieur logeant la vésicule du fiel, en avant. Le paquet de l'intestin grêle était situé à droite du foie et arrivait jusqu'au contact avec la vésicule biliaire. L'orifice cardiaque de l'estomac occupait le commencement de la poche, et l'œsophage était étranglé dans l'ouverture qui séparait la cavité de la poche d'avec celle de l'abdomen. L'estomac avait une direction verticale, et son bord concave était en contact avec la face gauche (inférieure) du foie. L'intestin grêle, partant du bord inférieur de l'estomac, se portait directement en bas, puis en haut et en arrière et arrivait dans ces deux inflexions en contact avec le foie. Au bord convexe de l'estomac se trouvait la rate qui répondait au milieu de la face supérieure du sac. Le grand épiploon, dépourvu de graisse, avait contracté adhérence avec la face antérieure du sac, avec laquelle il se confondait.

L'appendice vermiculaire était placé immédiatement au-dessous de la rate et d'un autre côté touchait le pylore (1). De là le gros intestin se portait tout droit en arrière et en haut, jusqu'au collet du sac, puis se recourbait de droite à gauche, subissant une nouvelle inflexion pour descendre à droite et remonter enfin vers le collet du sac et entrer dans l'abdomen, placé au-dessous de l'œsophage.

(1) L'éditeur de ce journal (*Meckel*) considère comme disposition ordinaire la situation du cœcum et de l'appendice vermiculaire à gauche. (Voy. son *Anatomie pathologique*, t. I, p. 131.)

Toute laconique qu'elle est, cette observation offre un grand intérêt. C'est d'abord un des faits qui doivent servir à la constitution de la série étiologique de la grande classe des monstres par affection des centres nerveux. Cette poche hydrocéphalique faisant hernie hors du crâne, cette abondance de liquide et ce volume exagéré du cervelet sont autant d'éléments qui, pris isolément, ne permettraient pas de conclure rigoureusement à une origine pathologique. Mais mis à leur place dans la série, chacun de ces éléments reçoit de ceux qui l'entourent un supplément d'évidence comme il leur rend la part de signification qui lui est propre.

On remarquera que l'auteur, pour rester dans la détermination du pied bot précédemment donnée par Meckel, ne mentionne que le *pied bot varus* dont était atteint le membre droit; le membre gauche présentait un *valgus* prononcé; mais le varus seul ayant quelque rapport avec la position normale du fœtus, telle que l'avait spécifiée Meckel, pouvait seul témoigner d'un arrêt de développement. Le dessinateur est venu heureusement redresser le diagnostic de l'observateur, et montrer une fois de plus la contradiction du fait avec la théorie.

L'observation suivante de Cerutti nous fournit l'occasion de compléter ce que nous aurions eu à ajouter à celle de Rathke.

OBSERVATION XXII

MONSTRE ANENCÉPHALE, DESTRUCTION PARTIELLE DES CENTRES NERVEUX.
VICES DE CONFORMATION ET DIFFORMITÉS (1).

SOMMAIRE. — Destruction totale de l'encéphale (le peu qui en reste est converti en matière gélatiniforme renfermée dans une poche hydro-céphalienne). — Moelle incomplète. — Grande ouverture et déformation de la bouche : langue déviée. — Déplacement des viscères; pied bot; description incomplète sous le point de vue des difformités des membres, lesquelles sont indiquées dans la figuré.

Dans le musée anatomique de notre Université, qui vient d'être récemment augmenté de la collection de feu M. le professeur Ludwig, se trouvent plusieurs monstruosités rares. Il y en a une entre autres

---

(1) *Description d'une monstruosité rare se trouvant dans le théâtre anatomique de Leipzig*, par le docteur L. Cerutti, professeur d'anatomie pathologique (*Archiv. de Meckel*, t. II, 1828, p. 192). — G. Saint-Hilaire, note 2, p. 307, 3ᵉ citat., genre IV, *Hypérencéphalie*.

qui se distingue par la situation et la forme particulière du cœur placé en dehors de la cavité thoracique, et qui, à cause de sa rareté, mérite à tous égards une description spéciale. Les ectopies du cœur ne sont pas si rares à la vérité ; mais tous mes efforts pour en trouver une semblable dans les auteurs, sont restés sans résultat, ce qui me détermina à en faire la description la plus complète possible.

La cavité abdominale est extraordinairement ample : les viscères ne la remplissent pas en entier ; ce qui fait que les parois abdominales offrent des plissures longitudinales.

Le cordon ombilical s'insère très haut, à deux pouces un quart au-dessus de la symphyse des pubis.

L'ensemble des organes de la digestion est situé en haut entièrement caché par les côtes, de manière que la moitié inférieure de la cavité abdominale est presque vide.

Le foie est grand et ne présente d'autre anomalie que trois lobules séparés par des scissures profondes et occupant la face inférieure du lobe droit. Le lobule situé le plus en arrière a beaucoup d'analogie avec le lobule de Spiegel. Le tube digestif ne présente d'autre anomalie qu'un peu de *brièveté* des intestins.

La matrice, les trompes et les ovaires flottent dans la cavité abdominale, placés entièrement au-dessus du petit bassin.

Le cœur, très allongé, exactement enveloppé par le péricarde, se présente en quelque sorte sous la forme d'un cordon épais, sortant immédiatement au-dessus de l'ombilic ; il se porte en haut et à gauche, et vient se fixer à la tête immédiatement au dessus de l'oreille gauche.

Le péricarde, qui prend naissance profondément dans la cavité thoracique autour des gros vaisseaux, auxquels il forme une large gaîne, soit au niveau de l'appendice xiphoïde (qui manque), se confond avec la peau, et recouvre le cœur sous forme d'une membrane cutanée, immédiatement attachée à cet organe pour venir s'insérer au-dessus de l'oreille gauche, laquelle est déprimée.

Le cœur, légèrement aplati, a une longueur de deux pouces (8 lignes seulement de cette longueur appartiennent à l'oreillette unique), sur 9 lignes de largeur et 5 lignes d'épaisseur. La pointe du cœur est tournée en haut, elle a contracté une adhérence tellement intime avec l'os pariétal, qu'elle n'a pu en être séparée sans une perte de substance. Sa base se terminant par deux cornes charnues, ce qui lui donne un aspect bifide, est tournée en bas. Les deux cornes s'abouchent à deux troncs vasculaires : un tronc veineux et un tronc artériel, dont le premier est situé en dedans, l'autre en dehors. Ces deux troncs renfermés dans la gaîne que nous avons indiquée ci-dessus (le péricarde), se portent obliquement de dehors en dedans et de bas en haut dans l'intérieur de la cavité thoracique. Le déplacement du cœur est tel, que la partie correspondante à la moitié droite se trouve à gauche, et réciproquement.

L'oreillette unique présente antérieurement une auricule bien distincte. Elle s'abouche à la corne externe, laquelle forme en quelque sorte un tronc vasculaire, allongé, cylindrique, musculeux, jusqu'au point où il reçoit les veines pulmonaires. Il a 1 pouce 3 lignes de long sur 2 lignes de diamètre et doit être considéré comme un prolongement de l'oreillette, laquelle s'étend jusqu'à la bifurcation de la trachée artère, où elle reçoit un tronc veineux court (veine pulmonaire commune) dans lequel viennent se rendre de chaque poumon deux branches veineuses.

Les poumons ne présentent rien de particulier, ainsi que le thymus.

La cavité thoracique est un peu raccourcie, mais elle est proportionnellement très large et très ample, et bien loin d'être remplie en totalité par les poumons et les parties contenues dans le médiastin.

Le diaphragme est normal quant à sa structure et à ses insertions, à l'exception de la partie antérieure qui, au lieu de s'attacher à l'appendice xiphoïde, se continue avec la peau.

A la tête, la voûte crânienne manque totalement (hémicéphale). Sa surface supérieure, très inégale, peut se diviser en moitié droite et en moitié gauche. La moitié droite, dont le diamètre est d'un pouce, se comporte absolument comme chez les monstres désignés sous les noms de têtes de lièvre ou têtes de chat, c'est-à-dire qu'une peau fine recouverte de cheveux est étendue par-dessus la base du crâne et se continue en arrière avec celle de la nuque. En avant se trouve un œil placé à la même hauteur que la base du crâne ; au-dessous de cet œil et un peu en devant s'élève une éminence qui a de l'analogie avec la moitié d'un nez, laquelle est perforée à sa base d'un trou ayant également de l'analogie avec une narine. L'oreille de ce côté ne présente rien de particulier. *La bouche paraît très grande, largement ouverte, la langue tirée en dehors.* Les lèvres sont minces, leur moitié droite seulement a quelque analogie avec les lèvres normales. *La mâchoire inférieure est refoulée à droite.*

La moitié gauche de la tête est encore plus irrégulière : elle est comme comprimée de haut en bas. *Une tumeur molle, arrondie, de la grosseur d'un œuf de poule, la surmonte.* Cette tumeur présente antérieurement un appendice ; vers sa circonférence postérieure où elle se continue avec la peau de la nuque, elle avait contracté adhérence avec le chorion. Elle est formée : 1° par une membrane résistante, analogue à la dure-mère, laquelle membrane se continue vers la base de la tumeur avec la peau, et d'un autre côté avec le chorion qui y adhère intimement ; 2° par une arachnoïde très apparente et facile à séparer ; 3° par une membrane tout à fait semblable à la pie-mère qui est plissée, contournée et qui présente à sa surface interne des prolongements irréguliers, plus ou moins grands, occupant tout l'intérieur de la tumeur. Dans les espaces que laissent entre eux ces prolongements, se trouve *une manière molle, gélatineuse, peu abondante en proportion du volume de la tumeur, offrant quelque anologie avec la matière cérébrale* et qui, après l'immersion dans l'alcool, prit un aspect grumeleux et une teinte jaunâtre.

La moelle épinière ainsi que la moelle allongée et la glande pituitaire, *sont incomplétement développées*. Les trois premières paires de nerfs sont membraneuses et semblent fournies par la membrane elle-même : d'ailleurs elles se portent comme les paires suivantes vers les trous de la base du crâne.

En avant, au-dessous de la tumeur dont il vient d'être question, se trouve une fente étroite, analogue à celle des paupières, sans qu'il y ait un globe oculaire visible. Les paupières et les cils sont attirés en dedans vers un orbite étroit, de telle sorte que le sourcil se trouve placé immédiatement au-dessus de la fente. Derrière cette fente se trouve la paupière, très étroite, remplie par de la graisse et par les muscles de l'œil, lesquels entourent un globe oculaire rudimentaire de la grosseur d'un grain de blé. Le rudiment du globe oculaire offre la couleur et la consistance de la sclérotique. Sur sa partie antérieure il présente un point noir, irrégulier, qui, examiné à la loupe, a la forme d'un iris non perforé. L'extrémité postérieure de ce rudiment donne attache à un fil mince, membraneux, représentant le nerf optique.

Un peu plus en dehors et en bas, au-dessous du point d'adhérence de la pointe du cœur, se trouve l'oreille gauche.

La moitié gauche de la bouche, qui est *largement ouverte*, est généralement très irrégulière, la fente buccale étant formée en haut par la tumeur et en bas par quelques prolongements cutanés. Dans la cavité buccale on remarque de ce côté trois éminences allongées ou subdivisions, dont la supérieure est formée par la moitié gauche de l'ethmoïde, la moyenne par le cornet inférieur et l'inférieure par la gencive très saillante. Derrière l'éminence inférieure on remarque un prolongement membraneux qui a de l'analogie avec la moitié gauche du voile du palais, séparée régulièrement de l'autre moitié comme avec un instrument tranchant. Un faisceau charnu, très court, représentant un pilier antérieur, descend de la moitié gauche vers la base de la langue... La moitié droite offre la conformation normale, mais se trouve en contact parfait en arrière avec la base du crâne, de manière à ne point offrir d'arrière-narine.

A gauche, au lieu de palais, on trouve une paroi mince, unie, convexé, formée par le vomer, qui offre inférieurement une direction horizontale, et par le cartilage de la cloison.

Sur le squelette de ce fœtus, la tête présente la plus grande irrégularité. La voûte du crâne manque totalement. La mâchoire supérieure est fendue ainsi que le sphénoïde. Il n'existe du frontal que les deux parties orbitaires complètement séparées dans le milieu et ne formant qu'une voûte orbitaire incomplète.

Les pariétaux manquent, à l'exception de deux noyaux rudimentaires existant à gauche, auxquels adhérait la pointe du cœur. La majeure partie de la portion postérieure de l'occipital manque également. Il n'en existe que deux petits noyaux latéraux, unis par du cartilage. La portion écailleuse du temporal est petite. Le conduit auditif interne est tourné en haut. Il est large, peu profond, mais fermé par la dure-mère. Le sphénoïde est en général un peu proéminent ; la selle turcique est peu excavée et les apophyses clinoïdes manquent. Les grandes ailes sont planes, dirigées en dehors, et les apophyses ptérygoïdes peu saillantes. L'ethmoïde ne présente d'ossification que dans sa moitié gauche. La partie droite, très irrégulière, est cartilagineuse.

L'orbite droite est un peu plus grande que la gauche. Les parois supérieures des deux orbites sont incomplètes en avant, vu qu'elles se terminent par un bord tranchant. Les maxillaires supérieurs et les os palatins sont très bas. Les derniers sont surtout dirigés très obliquement en arrière. Ils sont très rapprochés de la base du crâne et par là ne laissent point d'espace pour les arrière-narines. Le vomer dirigé horizontalement est adhérent à la moitié droite du palais. Les os du nez manquent. La mâchoire inférieure est dirigée obliquement à droite.

Les deux premières vertèbres cervicales sont séparées, mais réunies par des faisceaux fibreux.

Le sternum, encore cartilagineux, manque d'appendice xiphoïde. La douzième côte manque à gauche ; à droite elle est rudimentaire.

Outre cela, il y a *pied bot* à droite.

REMARQUES DE MECKEL SUR LES ANOMALIES DE CE FŒTUS.

« Les principales difformités qu'il présente sont une cavité abdominale très longue et très ample ; insertion du cordon très élevée. Foie gros, divisé par des scissures profondes en lobes anormaux, épiploon épaissi et représentant un sac. Cœur sorti de la poitrine, très allongé et adhérent par sa pointe au côté gauche du crâne, offrant en outre vers sa base une division en deux cornes avec une seule oreillette, plus un ventricule pulmonaire très vaste et un ventricule aortique très étroit, les deux ventricules communiquant par une large ouverture. — Déversement des deux jugulaires communes dans les veines pulmonaires, et de la veine cave inférieure dans l'oreillette très allongée, donnant naissance à l'une des cornes. Continuation immédiate de l'autre corne du cœur, ou du ventricule aortique, avec l'aorte, à laquelle l'artère pulmonaire est adhérente sans communiquer avec elle, de manière que le sang arrivait dans les poumons à travers le trou de Botal. — Une cavité thoracique large mais peu élevée. —Une *tête monstrueuse, plus difforme à gauche qu'à droite.* A gauche un petit œil imparfait et une éminence ressemblant à la moitié correspondante du nez. — Une bouche *largement ouverte* avec la langue saillante, les lèvres irrégulières et la *mâchoire inférieure refoulée à* droite. — Tumeur arrondie, molle, de la grosseur d'un œuf de poule, surmontant la moitié gauche de la tête, et *contenant les méninges plissées et une matière analogue à la substance cérébrale.* — Réduction de la première et de la troisième paire de nerfs cérébraux en tissu fibreux. — Œil gauche incomplet. — Absence de la moitié gauche du palais et de l'arrière-narine.

» Sur le squelette : absence totale de la voûte crânienne, *bifidité de la mâchoire supérieure, de la voûte palatine, de l'ethmoïde et du sphénoïde.*— Cavités orbitaires buccale et nasale incomplètes. Absence de la partie frontale et nasale du coronal. Présence seulement à gauche de deux noyaux rudimentaires du pariétal. Absence de toute la partie postéro-supérieure de l'occipital et bifidité du reste de l'os. Sphénoïde rabougri, déprimé avec absence de ses saillies normales. — Direction transversale du vomer. — Absence des os du nez. —Bifidité des deux premières vertèbres cervicales. — Absence de l'appendice xiphoïde du sternum et de la douzième côte gauche. Enfin pied bot.

» On pourrait se demander si l'absence de l'appendice xiphoïde et de la douzième côte a entraîné l'ectopie et la déformation du cœur, ainsi que les autres anomalies et notamment l'absence de la voûte crânienne, etc. »

On remarquera d'abord que cette observation est extraite du journal de Meckel, commentée par lui, à l'époque où il avait publié sa théorie ; elle mérite donc la plus sérieuse attention.

Quoique très incomplète au point de vue des éléments objectifs de la monstruosité, elle offre néanmoins une réunion de dispositions si contraires à la théorie du réformateur, qu'il n'a même pas cherché à les y adapter.

Indiquons d'abord les particularités omises par Cerutti, mais indiquées par la figure annexée au texte.

Outre les déplacements nombreux mentionnés par Cerutti, ce monstre offrait un bel exemple de torticolis latéral dont il n'a pas parlé. Nous avons également souligné quelques dispositions anormales de la *bouche*, de la *langue*, de l'*intestin*, qui méritent un attention particulière et dont nous aurons à nous occuper ultérieurement. Les membres inférieurs ne se terminaient pas seulement par des pieds-bots, mais toutes les articulations des mêmes membres étaient le siège de difformités considérables : abductions et rotations forcées des cuisses ; flexions et rotations des jambes, etc. — L'auteur, et Meckel après lui, n'ont mentionné que le pied bot.

Toutes ces dispositions sont telles qu'il n'eût pu venir à l'esprit de personne d'y voir un arrêt de développement, c'est-à-dire la moindre analogie avec une période de la vie embryonnaire ou avec une phase quelconque de l'animalité. Cette disparition partielle du cerveau et du crâne, cette tumeur herniaire, cette inclinaison extrême de la tête, ce déplacement et cette déformation du cœur, finalement ce bouleversement général de toutes les parties de la face, yeux, nez, bouche, mâchoires, ne sont-ils pas autant de faits incompatibles avec la doctrine des arrêts de développement, et ne sont-ils pas, au contraire, des éléments confirmatifs de la pathogénie cérébro-spinale ?

Avant de passer aux successeurs de Meckel, résumons en quelques mots ses doctrines et la manière dont il les a appliquées aux difformités congénitales.

Pour Meckel, les difformités *congénitales* diffèrent des difformités *consécutives* en ce que les premières « sont le résultat » d'une direction anormale de la force formatrice (*nisùs formativus*), tandis que les difformités postérieures à la naissance » résultent, ou bien d'une influence toute mécanique, ou sont » le produit d'un tout autre travail (1). » Cette différenciation (on ne peut plus arbitraire), l'auteur l'applique à toutes les malformations primitives, et il l'accentue davantage encore lorsqu'il s'agit des vices de conformation, c'est-à-dire de la monstruosité elle-même. D'où il résulte que les difformités chez les monstres sont une partie intégrante de la monstruosité, et toujours,

(1) Meckel, Extrait *sur la forme*, ci-contre, p. 300.

comme elle, le produit d'une impulsion vicieuse de la force formatrice. A ce titre, les difformités, comme tous les vices de conformation, devraient représenter, ou des formes correspondantes aux différentes périodes de l'évolution embryogénique, ou des degrés d'organisation représentant les différentes phases de la série animale. Or, ni l'une ni l'autre de ces deux conditions n'est jamais réalisée, par la double raison qu'aucune des phases de l'évolution embryogénique ou de l'animalité ne représente les difformités congénitales, pas plus que les difformités congénitales ne représentent ces phases, même le véritable pied bot. Cette proposition, qui résume la doctrine de Meckel, si contraire à toute observation sérieuse, sera ultérieurement examinée dans les différentes preuves et raisons alléguées par l'auteur (1).

Quoique ne reposant que sur des constructions artificielles, la théorie de Meckel, en donnant un corps aux nombreux cas de monstruosités et vices de conformation restés jusque-là sans lien, a imprimé un grand mouvement à l'étude des monstres.

Le premier émule en date et en importance est l'illustre Étienne Geoffroy Saint-Hilaire. Adoptant en apparence la doctrine des arrêts de développement, il lui a donné une nouvelle vie en lui donnant un nouveau point de départ. Meckel avait fondu dans sa doctrine celle de du Verney, de Winslow, de Blumenbach et de Bonnet, n'y ajoutant pour ainsi dire qu'une systématisation plus complète et surtout un rare talent d'observateur et d'écrivain. Le grand naturaliste français, brisant avec les traditions antérieures, et ajoutant à la doctrine de Lemery des causes nouvelles, prépara, par une étude plus méthodique des

____

(1) Nous tenons compte d'une distinction un peu subtile introduite par Meckel dans une discussion avec un des esprits distingués du temps. Celui-ci lui objectait l'impossibilité de concilier la théorie des altérations de la forme avec celle des arrêts de développement. Meckel lui répondit que le mot allemand *Bildung* s'employait indistinctement pour dire *formation* et *forme* : les *altérations* de *formation* pouvant signifier des arrêts de formation ou de développement. Mais l'ambiguïté du langage ne sauve pas la difficulté du fait : dans la théorie de Meckel, il est impossible de concilier le fait indéniable de l'altération de la forme avec le vice de développement sans admettre en même temps ou une altération primitive du germe, ou une altération consécutive de la forme, celle-ci comme effet d'une cause, autre que le *nisus formativus*, réalisant l'arrêt de développement. On a lieu de croire que le critique illustre (*vir clarissimus*), ainsi que le désigne Meckel, était Geoffroy Saint-Hilaire (*Descrip. monstr.*, p. 84).

formes, la classification de son glorieux fils. Étienne Geoffroy a encore eu un autre mérite. Plus qu'aucun de ses devanciers il a fait rentrer l'organisation des monstres sous les lois de l'organisation générale des animaux. Pour lui, la monstruosité n'a presque plus été une construction anormale, irrégulière, mais un autre être, un être prenant sa place dans la série générale des êtres. Cette vue supérieure, vraie jusqu'à un certain point, dans sa grande généralité, cesse de l'être lorsqu'elle est appliquée aux faits particuliers. En effet, considérer un monstre de cette façon, c'est toujours supposer, comme l'ont fait du Verney, Winslow, Meckel, que c'est un ensemble dont toutes les parties sont une expression collective et solidaire d'une même cause, et, par conséquent, c'est exclure de leur origine toute action passagère, partielle, limitée à une série d'organes, ou à un département de l'organisme.

Cependant, comme expression de sa conception générale, Étienne Geoffroy a cru pouvoir faire à un certain nombre de monstres une application de sa fameuse loi de *balancement des organes*. Il croyait pouvoir expliquer de cette façon la disparition ou la réduction de certaines parties, comme Meckel avait de son côté admis qu'un surcroît d'activité de son *nisus formativus* produisait en trop, par une sorte de balancement dynamique, ce qu'il y avait en moins sous l'empire d'une réduction d'action de la même impulsion. Mais, pas plus pour Meckel que pour Étienne Geoffroy, les faits ne s'accommodent à ces vues ingénieuses. A côté d'un radius absent ou d'un doigt de moins, le cubitus et les autres doigts n'héritent pas, ni de la force impulsive défaillante de l'un, ni de l'organe ou partie d'organe faisant défaut chez l'autre. On est donc bien obligé de laisser à Étienne Geoffroy tout le mérite de la loi de balancement dans sa grande conception de l'unité de composition des animaux, et à Meckel son idée, pour ce qu'elle vaut, des compensations dynamiques du *nisus formativus;* idée qui n'est d'ailleurs qu'un complément et une application de la loi de balancement organique d'Étienne Geoffroy.

Mais Étienne Geoffroy n'a pas tardé à rompre lui-même avec la trop grande généralité de sa conception. Tout en continuant à

rechercher, chez les monstres produits par des causes accidentelles ou partielles, la représentation modifiée des arrêts de développement de Blumenbach et de Meckel, il a d'abord circonscrit le champ d'action des causes perturbatrices à la période
embryonnaire, puis il a introduit, dans la formule tératogénique,
comme causes éloignées, les violences exercées sur le fœtus pendant la vie utérine, et comme causes prochaines, des adhérences,
des brides résultant de greffes du placenta, des membranes de
l'œuf, de l'intestin et autres. Mais, avant de juger la portée de
ces deux ordres de causes, il faut toujours se demander avec
Montaigne : « Le faict est-il? » C'est ce que montreront les observations apportées par l'illustre naturaliste. En voici quelques-
unes parmi les plus intéressantes :

OBSERVATION XXIII

MONSTRE ANENCÉPHALE. DESTRUCTION TOTALE DU CERVEAU. PAS DE DIFFORMITÉS INDIQUÉES (1).

SOMMAIRE. — **Anencéphalie complète.** — Forme de crapaud. — **Renversement**
de la tête en arrière. — Apparence d'absence du cou. — **Ouverture et saillie**
considérable des yeux. — **Mort dès sa sortie,** après quelques mouvements.
— **N'a pu vivre suivant l'auteur hors d'un milieu aquatique.** — Frayeur
subite et extrême de la mère vers la fin de la troisieme semaine de sa grossesse.

L'accouchement eut lieu à dix heures du soir. Le toucher avait
fait croire à quelque chose d'extraordinaire; ce qui n'empêcha pas
que l'accouchement ne fût facile, prompt et naturel. Mais on va voir
qu'on était loin de s'y attendre. Les douleurs étaient fortes, le travail
avançait, et les eaux avaient percé d'elles-mêmes. L'élève sage-
femme de service, encore peu expérimentée, déclara cependant que
le toucher lui avait révélé quelque chose d'inaccoutumé; elle en fit

(1) ETIENNE GEOFFROY SAINT-HILAIRE. *D'un nouvel anencéphale humain sous le nom
d'anencéphale de Patare,* confirmant par l'autorité de ses faits la nouvelle théorie
sur la formation des monstres, et fournissant de nouveaux éléments aux caractères
du genre anencéphale. Lu à l'Académie royale de médecine, le 12 octobre 1824, par
M. GEOFFROY SAINT-HILAIRE, membre de l'Académie royale des sciences (Institut
de France). (*Journal universel des sciences médicales.* Neuvième année. — T. XXXVI.
Paris, 1824.)

son rapport à Mme Legrand, qui survint, faisant sa visite du soir. Mme Legrand prit elle-même connaissance de la position de l'enfant qui lui présenta l'épaule ; une autre élève, peu après, rencontra le siège, et Mlle Landru, chef de clinique, deux fortes protubérances osseuses, les *deux rochers, je suppose.*

Les eaux, épanchées depuis un quart d'heure, étaient dans une telle abondance qu'on les estima au triple de la quantité ordinaire ; on s'attendit à un accouchement laborieux, et, pour avoir à y procéder avec plus de facilité, on fit prendre à la malade une position particulière sur le bord du lit.

Cependant on se dispose : une élève approche une lampe du lieu de la scène, quand tout à coup le fœtus prend de lui-même son départ. Son mouvement est rapide : il est lancé, il saute, m'a-t-on rapporté, sur la lampe qu'il éteint ; mais il fait mieux, car il arrive avec d'amples bagages, il est suivi de son placenta, que la sage-femme, qui est à ce moment dans l'obscurité, reçoit dans son autre main, sans trop savoir ce que signifie cette nouvelle évacuation. L'embarras de la sage-femme augmente encore par l'épanchement de nouvelles eaux ; car tout échappe à la fois du sein maternel ; tout arrive sur elle, ses deux mains soutenant chacune ce double produit de l'enfantement.

Mais voilà bien d'autres sujets de surprise. Du moment qu'elle eut remis son principal dépôt dans une autre partie de la salle éclairée et préparée pour recevoir l'enfant, cet être, qui vient de faire une si brusque entrée dans le monde, regarde fixement les assistants. C'est un monstre à traits hideux ; *sa tête est enfoncée dans les épaules et renversée en arrière ;* ses yeux sont *saillants* et *ouverts ;* le crâne est *déprimé,* rompu et concave, le museau avancé, le *cou manque,* et le dos est *large* et pelé ; enfin, son attitude, toute sa physionomie ne rappellent et ne donnent l'idée que d'*un crapaud.* On ne se défendit pas d'un peu d'effroi, et l'on ne se rassura que lorsque la réflexion eut ramené à l'idée d'un bien moins grand désordre. Quelqu'un s'écria : *c'est un singe, une manière de singe.*

Mais, l'esprit revenu de tant de surprises, on connut que c'était une *fille* mal conformée dans toutes les parties postérieures du tronc et de la tête, une fille *anencéphale.* Ses voies aériennes étaient obstruées, et elle termina, dans le milieu atmosphérique, après deux ou trois mouvements spasmodiques, sa vie passée dans l'utérus, n'ayant ainsi reçu au commencement de toutes choses pour elle qu'une viabilité *semblable à celle des poissons, des conditions organiques, pour exister seulement dans un milieu aquatique.*

Afin de placer de suite ici tous les faits qui m'ont été communiqués, et dont je suis allé recevoir quelques-uns de la bouche même

J. GUÉRIN.

de l'accouchée, je continue de consigner ces dernières informations.

C'est le premier enfant que la femme Patare ait mis au monde. Ses occupations ne l'astreignaient à rien de pénible : elle allait en journée comme couturière; sa complexion était faible, sans être valétudinaire; enfin, elle prenait vingt-quatre ans, lorsque, ignorant qu'elle était enceinte, *elle fut saisie d'une frayeur extrême*. Deux de ses compagnes, à titre d'amusement, lui causèrent cette frayeur, en arrivant inopinément et brusquement sur elle, comme elle passait sans lumière d'une chambre dans une autre. Cet événement, dont on a calculé l'époque, si toutefois on peut faire grand fond sur les souvenirs vagues qui ont servi d'élément à ce calcul, aurait surpris l'accouchée *vers trois semaines* de sa grossesse. Cependant elle se rassura bientôt, et elle se mit à rire la première de sa frayeur, mais ce ne fut pas sans être avertie d'un changement dans sa santé; car elle fut incontinent affectée d'*un peu de froid* qu'elle ressentit, durant *six semaines, aux pieds et à la partie inférieure du dos*.

Depuis, et étant fort avancée dans sa grossesse, il lui prenait l'envie de repousser l'idée qu'elle était enceinte, en s'apercevant que son fruit ne se conduisait pas en elle, comme elle croyait savoir que cela se passait chez les autres femmes.

Elle sentait un corps rond et dur, qui ne se renversait ni ne culbutait jamais sur lui-même. Ainsi, au lieu de remuer comme à l'ordinaire, il lui semblait que ce corps glissait de haut en bas, et que, par un contre-mouvement semblable, il reprenait bientôt sa place; ou bien, il lui semblait encore que ce corps dur tendait à se détacher de gauche à droite, ou de droite à gauche.

Cette histoire, un peu fantaisiste, n'a ni la forme d'une observation sévère, ni le cachet d'une étude anatomique approfondie. L'auteur, se plaçant à un point de vue différent, mais qui attestait pour l'époque une grande indépendance d'esprit, a substitué aux idées traditionnelles, deux vues également fécondes : à savoir, l'action des causes perturbatrices sur le travail embryogénique et le rapport de cette action avec l'âge de l'embryon et du fœtus. A la distance où nous sommes de l'époque où ces idées étaient produites, on n'en saurait apprécier toute l'originalité et la portée; mais lorsque l'on considère qu'elles venaient immédiatement après la théorie des germes monstrueux, après celle du *nisus formativus* et même des arrêts de développement comme les avaient entendus Meckel, on comprend mieux le service rendu à la tératologie par le grand naturaliste.

Il n'en est pas de même au point de vue des difformités chez les monstres. L'illustre auteur de l'*Anatomie philosophique* ne paraît même pas avoir songé à leur existence comme dépendances de la monstruosité. Il ne les a remarquées, chez le sujet de son observation, que comme un homme étranger à la science, et d'après leurs apparences les plus superficielles, les plus vulgaires. Cependant les principaux caractères de l'affection destructive du cerveau et de la moelle étaient patents, et les effets de la rétraction musculaire n'étaient pas moins évidents. La prétendue absence du cou, l'enfoncement de la tête entre les épaules, l'application du menton et de la mâchoire inférieure sur le sternum, la brièveté du tronc, la saillie de la colonne vertébrale, étaient autant d'indices de difformités causées par la rétraction des muscles postérieurs du tronc.

———

OBSERVATION XXIV

MONSTRE AGÉNOSOME AVEC DIFFORMITÉS (1).

SOMMAIRE. — L'état du système nerveux n'est pas indiqué. — Éventration attribuée par l'auteur à l'adhérence des intestins aux membranes de l'œuf. — Agénosomie. — Absence du cæcum.

Monstre agène. — M. Geoffroy Saint-Hilaire lit une note sur un monstre humain né à Paris en septembre dernier, présentant une éventration ou hernie des organes abdominaux, et qu'il appelle *agène*, parce que son caractère principal est le manque des organes génitaux. En examinant le paquet viscéral qui est placé en dehors de l'abdomen, on voit que les téguments qui servent de poche adhèrent par des brides, en dedans au paquet viscéral, et en dehors aux parois des membranes placentaires. Ce sont ces brides qui ont été la cause de tout le désordre; par suite de la traction exercée par elles, il est arrivé que des cinq compartiments dont se compose le sac de l'embryon, le quatrième ou avant-dernier, a été engagé par des adhé-

(1) *Archives générales de médecine*, 4° année, tome XII, 1826, variétés, p. 632. — GEOFFROY SAINT-HILAIRE. Note (1), p. 273, citation première, genre II, *Agénosome*.

rences dans le cordon ombilical, et s'est trouvé hors de ligne; le tronc en a été raccourci d'autant. La traction ayant porté plus sur le bas de l'abdomen que sur le haut, la poitrine est restée intacte; mais il y eu gêne et compression du bassin, d'où il est arrivé que les organes urinaires et le canal intestinal n'ont pu trouver place pour leurs bouches terminales dans cette cavité, et que le système sexuel y a été en entier sacrifié. Le foie a gagné en hauteur, et est situé plus perpendiculairement; l'estomac est sous la partie moyenne de cet organe; la rate est extérieure à l'estomac, et fusiforme; le pancréas est petit et situé comme à l'ordinaire entre les deux circonvolutions; l'intestin offre déjà deux calibres, les deux premiers septièmes de sa longueur sont l'intestin grêle, et les cinq derniers le gros intestin; le cæcum manque. A la région inférieure de l'abdomen est une large ouverture entourée d'un bourrelet épais, au dedans de laquelle se voit la vessie en état de rétroversion; cette ouverture, selon M. Geoffroy, est, ou un urèthe élargi, un méat urinaire largement fendu, ou les bords d'une sorte de cloaque. Au milieu d'elle est un corps cylindrique qui simule un pénis, et qui, selon M. Geoffroy, est la fin d'un canal intestinal, le bout du rectum débouchant au dehors avec son ouverture anale. La vessie urinaire est fort grande, elle a dû remplir son office dans les premiers temps de la vie fœtale, mais elle avait cessé de le faire depuis quelque temps, les uretères ne s'y ouvrent pas et ont la dimension d'un long et large intestin. M. Geoffroy remet à une autre séance à décrire le système médullaire et son étui vertébral. Il termine en disant que toutes les particularités de la monstruosité des fœtus agènes dépendent d'une seule cause, l'adhérence des viscères abdominaux aux membranes de l'œuf, les viscères étant en germe ou déjà produits, et le sujet existant encore à l'état d'embryon. Il en résulte un empêchement qui soustrait l'ensemble des viscères à leur connexion générale, mais qui ne s'oppose pas au développement particulier de chacun d'eux; seulement chacun d'eux est modifié dans ses formes et dans sa grandeur proportionnelle, selon l'espace qui lui est laissé; ceux qui sont très à l'aise se développent trop, ceux qui sont étranglés s'atrophient tout à fait, et c'est ce qui est arrivé de l'appareil sexuel de l'individu dont il est question ici.

Tout le mérite de cette observation gît dans le fait des adhérences des intestins comme fait anatomique ayant une portée quelconque, mais n'ayant ni la signification ni l'influence que leur a données l'auteur. Expliquer l'éventration et l'ectopie des viscères par la traction incessante des brides intestinales, c'est méconnaître d'abord la discordance des deux ordres de faits ; c'est ensuite n'avoir pas présent à l'esprit l'accompagnement le plus ordinaire de ce vice de conformation : la destruction du cerveau et de la moelle, le *spina bifida* et les difformités. Meckel, à qui un célèbre critique opposait ce même ensemble de faits divers attribués par lui à une cause locale, espérait se débarrasser de la difficulté en disant que plusieurs causes différentes pouvaient avoir agi simultanément. Mais ces sortes d'expédients ne résistent pas à l'observation incessamment répétée — qui est presque une loi — de la simultanéité des vices de conformation et des difformités avec l'éventration.

OBSERVATION XXV

MONSTRE ANENCÉPHALE. DESTRUCTION DU CERVEAU. — VIOLENCE EXTÉRIEURE AU TROISIÈME ET AU QUATRIÈME MOIS (1).

SOMMAIRE. — **Anencéphale.** — **Conservation des os qui sont seulement déplacés.** — **Caractères zoologiques.** — **Violences extérieures au troisième ou au quatrième mois.**

Le 26 avril dernier est né à Paris, rue du Faubourg-Saint-Martin d'une femme primipare âgée de vingt-quatre ans, un enfant à terme et de grande taille. On le mesura : en s'arrêtant à la saillie des yeux, sa longueur, sans y comprendre la région supérieure du crâne, qui manquait, fut trouvée de vingt pouces. Mme Frémeaux, sage-femme, et le docteur Bréan, lui rendirent des soins durant le travail de l'enfantement. Le monstre nouveau-né est principalement caractérisé par des déviations qui affectent seulement la partie supérieure de la tête : il n'y a ni boîte crânienne, ni cerveau. Toutefois les os crâniens ne manquent pas entièrement, ils ne sont que plus petits et distribués circulairement. Or, ces os plus petits et rejetés sur le flanc fournissent dans l'état actuel de la science, les conditions et les nouveaux arrangements des cinq genres de monstruosités que nous allons rappeler :

(1) *Accouchement monstrueux et théorie des monstruosités humaines;* par M. Geoffroy Saint-Hilaire.—*Sur un nouveau produit de l'espèce humaine, frappé de monstruosité à quatre mois de vie intra-utérine, et sur le concours des circonstances qui l'ont causé, en entravant et troublant une formation jusqu'alors régulière.* — *Revue médicale française et étrangère*, etc., etc., 1829. Tome II, Institut royal, séance du 25 mai.

1° Les *anencéphales*, 2° les *dénencéphales*, 3° les *notencéphales*, 4°les *podencéphales*, 5° les *thlipsencéphales*. Cet habile académicien a donné ce nom à d'autres monstres qui sont accidentellement frappés de monstruosités seulement vers le tiers de leur vie intra-utérine, et dont l'organisation, jusqu'à cette époque, se développait avec régularité. Un choc imprimé du dehors sur le sein maternel peut être la cause de ce bouleversement. Alors une influence morbide lance le cerveau et ses enveloppes dans des voies rétrogrades : la boîte cérébrale, coiffant déjà d'une calotte solide un encéphale tout formé, se fend au vertex sur la ligne médiane, jusques et y compris l'arc supérieur du trou occipital. Quand cette impulsion vicieuse cesse, l'organisation ne se réajuste qu'en restant soumise à un développement ultérieur, relatif aux proportions réciproques de volume et de capacité que présentent alors les organes contenant et contenus. D'ailleurs, toutes les irradiations vasculaires retombent les unes sur les autres, se greffent par une production de tissu cellulaire, et sont bientôt transformées en un tissu de filets entrelacés, homogènes, mollasses, d'un rouge de sang et d'une matière fibreuse particulière.

La monstruosité qui a été remise à M. Geoffroy Saint-Hilaire par le docteur Bréan paraissait rentrer dans l'une de ces conditions organiques, il n'y avait de lésion qu'à l'arrière-crâne. L'encéphale n'existait point, mais se trouvait remplacé par une masse fibreuse, rouge, posée sur la lame interne de la base crânienne, et entourée des os du vertex ; de plus, on n'apercevait aucune trace de déformation sur tout le reste du corps. Ce n'était pas seulement, d'ailleurs, un sujet conformé selon la règle ; il y avait mieux, c'était un garçon d'une beauté parfaite. Or, par toutes ces particularités, principalement par cette dernière, le monstre nouveau-né se trouvait ramené dans la cinquième et dernière forme que ce zoologiste a nommée *thlipsencéphale;* il était cependant plus développé, beaucoup plus fort et d'un cinquième plus grand.

D'après la théorie de M. Geoffroy, la mère devait avoir été frappée d'un coup violent ; aussi n'hésita-t-il point à avancer et à soutenir qu'elle devait avoir reçu probablement un violent coup de pied vers le troisième ou quatrième mois de sa grossesse, et que l'enfant avait été ainsi atteint d'une lésion organique, qui avait produit cette monstruosité, en donnant lieu aux phénomènes que nous avons exposés. Le docteur Bréan, voulant vérifier cette opinion, se rendit auprès de l'accouchée, et, par sa déclaration, demeura convaincu qu'ainsi que l'avait prédit M. Geoffroy Saint-Hilaire, cette femme avait été brutalement frappée, et décidément blessée par un fort coup de pied qui l'atteignit au côté droit de la région utérine. Cette désignation de lieu est importante : un coup porté de face, et qui tombe d'aplomb sur le milieu de la région sexuelle, écrase et fait périr le fœtus; mais donné de côté, il l'effleure et l'endommage cependant assez pour que ses développements organiques en soient troublés et viciés. L'auteur de ce délit était un ancien ami que le mariage de cette femme avait vivement contrarié. La plainte en fut portée devant l'autorité, mais l'affaire s'arrangea. (D'après le relevé de la plainte, pris par le docteur Bréan, et d'autres communications.)

La conception aurait eu lieu le 19 juin 1828; la lésion serait survenue le 17 novembre 1828; l'accouchement le 26 avril 1829; durée totale de la grossesse 282 jours.

Jusqu'au douloureux événement du 17 novembre, c'est-à-dire pendant les quatre premiers mois de grossesse, cette femme fut bien portante; mais depuis cette époque jusqu'à celle de l'accouchement, elle ne cessa d'éprouver dans le bas-ventre et dans toute la région du bassin, des douleurs plus ou moins vives, qu'elle disait provenir de la brutalité dont elle avait été victime.

Cette troisième observation mérite les mêmes reproches que les précédentes. C'est toujours le même défaut de précision, la même absence de détails anatomiques; c'est presque l'homme du monde qui observe et raconte. Malgré toutes ces insuffisances, on ne peut qu'admirer cette sorte de divination de l'auteur, qui l'a fait affirmer d'une façon si convaincue la violence dont la mère avait été victime et consécutivement le fœtus. Néanmoins tout cela n'a pas le caractère d'une démonstration sérieuse; c'est plutôt l'affirmation anticipée d'une vérité probable, que la preuve d'une vérité réelle.

L'illustre auteur de l'*Anatomie philosophique* a eu deux autres genres de mérite, qui, pour ne pas le maintenir au rang des observateurs sévères à côté de Haller et de Meckel, ne le font pas moins considérer comme ayant puissamment contribué à l'avènement de la tératologie scientifique. Le premier de ces mérites est d'avoir été l'initiateur de la classification méthodique des monstres, réalisée par son digne continuateur, Isidore Geoffroy; le second, d'avoir créé la tératologie expérimentale. Le moment n'est pas venu de discuter la signification et la valeur de ces deux créations. Nous les marquons provisoirement comme des pierres d'attente échelonnant la marche de la tératologie. Mais nous ajouterons que la science des difformités congénitales — celles-ci considérées en elles-mêmes ou comme dépendances de la monstruosité — est restée entre les mains du grand zoologiste comme une véritable lettre morte.

Deux hommes, d'une valeur scientifique très différente, ont continué, l'un en Allemagne, l'autre en France, l'impulsion donnée à l'étude des monstres par Meckel et Étienne Geoffroy Saint-Hilaire.

Le premier, auteur d'un ouvrage dont le titre seul indique la pensée et le but, *de Acéphalis, sive monstris corde carentibus*, plus préoccupé d'établir son système que de rapporter et de décrire scrupuleusement des observations personnelles, n'a pas même toujours conservé à celles qu'il a empruntées à ses devanciers, toutes les particularités de fait qu'elles renfermaient, mais qu'il jugeait étrangères à ses idées. Déjà, nous avons eu, à l'occasion des observations de Malacarne (1), à rétablir des passages qu'il avait supprimés, lesquels se rapportaient précisément aux difformités accompagnant la monstruosité. Elben n'a pas été plus scrupuleux à l'occasion d'autres faits et d'autres auteurs, sans doute parce qu'il n'avait pas bien compris l'importance et la signification des difformités chez les monstres : ou bien il les supprime entièrement, ou il ne fait que les indiquer incomplètement.

Walter, par exemple, avait décrit comme il suit, et avec son énergique concision, le monstre acéphale n° 814 de son muséum : « Fœtus masculus novem mensium sine capite et collo. Loco » dextri brachii brevem apendiculam sine digitis habet ; sinistrum » brachium quidem adest, multo tamen brevius et magis contor- » tum, quam in statu naturali esse solit ; pes uterque valde » recurvatus, ac contortus. » Voici la transcription d'Elben : « Extremitas superior dextra altera jam multo erat deformior;... » extremitates inferiores præter quod valgæ erant atque cru- » ciatæ, plane normam sequebantur (p. 77). » Et cependant il avait obtenu, par permission exceptionnelle de son protecteur Rudolphi,

(1) Page 281.

l'autorisation de disséquer ce monstre : « Contigit mihi permit-
» tente ac moderante M. Rudolphio (1). »

Walter, n° 812, page 12, avait encore dit : « Extremitas sinis-
» tra inferior quidem adest, sed valde deformis atque contorta. »
Elben traduit : « Extremitatum inferiorum dextra singulari modo
» est defformis. » (Elben, p. 78, obs. LXIX.)

Cependant il résume comme il suit son observation générale,
au sujet des difformités chez les acéphales. « Omnibus in acepha-
» lis extremitates invenimus valde deformes, manus, pedesque
» emissaria quasi, majores fœtis evolutionis vires hic jam indi-
» cant deficientes, inter quas extremitates præsertim superiores
» non solum deformes artubus singulis privatæ, sed etiam sæpius
» omnino absunt, nullaque plane nec ipsa sub cute involuta sui
» reliquere vestigia, quæ etiam in animalibus magis imperfectis
» hoc illove modo hac illave sub forma tamen invenire solemus.
» Sunt his magis constantes extremitates inferiores, minus defor-
» mes atque ipsæ si deficere videntur, sub cute saltem latent ; in
» digitorum tantum numero, formaque articulationisque, in toto
» pedes directione a normali decedendo. Sunt vero pedes his
» monstris plerisque nisi omnibus dicere licet, *vari valgive*,
» sunt illis digiti concreti quorum plures sæpius desideran-
» tur (2). »

Ce passage dit tout ce qu'avait observé l'auteur, en fait de
difformités chez les acéphales. Quelque incomplète, quelque systématique qu'elle ait été, son observation suffit néanmoins
comme témoignage de la fréquence extrême des difformités, et
surtout des pieds bots chez cette classe de monstres. On y voit
aussi tout entière la signification que l'auteur attribuait à cet
ordre de faits.

C'étaient des preuves en faveur de la théorie des arrêts de développement. Toutes ces anomalies, toutes ces imperfections,
« quæ etiam in animalibus imperfectis hoc illove modo hac illave
» sub forma tamen invenire solemus. » On sait maintenant si les
animaux présentent, dans la série, des pieds valgus, des luxations, des crânes déformés, des déviations de l'épine, etc.

(1) ELBEN, *loc. cit.*, p. 76.
(2) ELBEN, *op. cit.*, p. 86 et 87.

Pour ce qui est du fond de la théorie d'Elben, c'est-à-dire du rôle qu'il fait jouer à l'absence du cœur chez les acéphales comme cause principale de cet ordre de monstruosités, le moment n'est pas venu de l'examiner. Bornons-nous simplement à rappeler qu'il existe un assez grand nombre d'observations sérieuses d'acéphales avec présence du cœur ou avec des cœurs déformés, ce qui n'enlève rien au rôle principal que joue l'absence de cet organe, dans la pathogénie tératologique en général, et chez les acéphales en particulier.

Contentons-nous de reproduire deux observations particulières d'*acéphalie* citées par Elben, et qui sont propres à montrer que les pieds bots accompagnent indistinctement toutes les variétés de cette monstruosité.

OBSERVATION XXVI

MONSTRE ACÉPHALE AVEC DIFFORMITÉS (1)

SOMMAIRE. — **Destruction totale du cerveau et partielle de la moelle.** — Absence de tête, de thorax, de bras, d'estomac, de duodénum, de jéjunum, de pancréas de foie, de rate. — **Diverses anomalies des organes qui existent.** — Trois doigts au pied droit. — **Quatre doigts au pied gauche qui est varus** (Obs. de p. 153).

Anno 1794 in suburbana vocatus est ad mulierem triginta ferme annorum ad partus secundinos in utero restantes solvendos, filia jam nata vivente.

Ceterum narravit hujus mulieris maritus, hoc puerperium sextum jam esse, atque in quoque eorum multa suam tulisse conjugem, et in partu hunc antecedente ab obstetrice infantem esse productum viventem postquam fructus immaturus prodierit.

Placentam in utero invenit solito majorem, maximam ad partem in pariete anteriore partis inferioris uteri affixam, funiculo umbilicali exigua vi abrupto.

Placentam invenit gemellam concretam. Funiculi umbilicales in unum ferme punctum prope marginem placentæ erant infixi, quatuor,

---

(1) J. D. BUSCH, *Beschreibung zweier merwürditgen menschlichen Miss-Geburten,* etc. Marburg, 1803. — PROSCASKA, *Disq. anat. phys.,* etc., p. 153. — ELBEN, *Diss. cit.,* p. 42.

ferme digitorum latitudine invicem sese complectentes, unoquoque suum servante finem.

· Quod ad infantem pertinet immaturum, singulare plane videbatur monstrum. Invenit tantum pedes cum natibus atque funiculum umbilicalem in parte superiori infixum quem mulier obstetrix prius arcessita ad longitudinem solitam absciderat atque subligarat.

In sectione, quam instituit celeberrimus Brühl, hæc sunt reperta. Tota massa dimidium refert inferius infantis abdominis partem

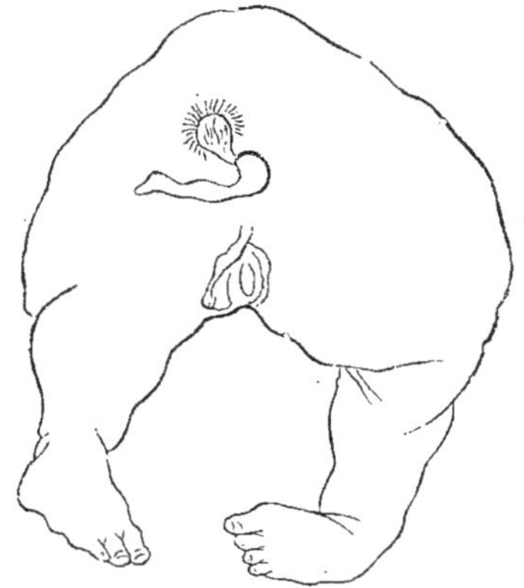

Fig. 70.

maximam extremitatesque ambas inferiores; pedes sunt variformes, in pede dextro digiti 3 exteriores atque in sinistro duo invicem sunt conjuncti. Quatuor habet abdomen aditus. Sunt : *a.* umbilicus; *b.* anus; *c.* vaginæ ostium; *d.* apertura abnormis supra umbilicum.

Totius monstri apex nonnullis crinibus est obsitus. Parva super umbilicum apertura, primo aspectu plicæ cutaneæ similis, deducit in utrem unum pollicem longum oblique superne atque retrorsum situm, qui in tela cellulosa laxa latet. In pariete superiore ejusdem duas videmus plicas callosas palpebrarum tarso similes; a pariete inferiori debili modo rugata atque fossiculis mucosis instructa, plica mollis retrorsum utrem in duos dividit partes æquales. Hic uter vasis sanguineis gaudet majoribus. Peritonæum saccum refert oblongum arctumque, continendo ibi finem, cæcum cum majori processu vermiformi, perfectum colon atque rectum una cum mesenteriis. Fibræ circulares ligamentaque coli, eodem modo perspicue apparebant, exhibebanturque etiam plures appendiculæ omentales coli.

Omnia intestina vacua erant, præter mucum crassiorem ex atro viri
dem, superficiem internam eorum vestientem.

Ventriculus, duodenum, jejunum, pancreas, hepar atque lien
plane aberant.

Renes in parte posteriori sub pelvis aditu propinqui sibi sunt atque
magnitudine, forma et structura solita. Glandulæ renales absunt.
Urachus pene usque ad umbilicum cavus filiformis in hoc desinit,
vasa inter umbilicalia vesicula urinavia vacua oblongaque urethra ad
riinæ modum post hymenem in vaginam suam habet aperturam. Partes genitales exteriores sunt normales, vagina cavum refert breve,
ovale, læve. In pariete anteriore ossium continet rimale magnum
colli vesicalis, in fundo duo adsunt sacculi profundi, ex quorum
unoquoque canalis exoritur parvus in remoto collo uteri cæce desi-
nens, vagina ideo initio simplex, in processu ad uterum duplex repe-
ritur. Difficile erat, ipsum invenire uterum, qui inferius in tela
cellulosa densa quasi infusus erat, superiori autem parte cum pariete
posteriori vesiculæ urinariæ ita erat concretus, ut unum idemque corpus cum hac efficere videretur. Ex finibus cæcis duorum canalium
vaginalium duo perducunt tubuli coarctati ad os uteri exterius, hoc
vero ad canalem colli uteri normalem atque ad cavitatem planam
corporis ejusdem. Ostia duo tubarum ex cavitate uteri in duas indu-
cunt tubulos arctos ad unum conjunctos, in quorum fine in sacco, qui
aperte jacet peritonæi soliti illi adsunt morsus diaboli.

Corpus ovale tenax cinereum cum initio colli uteri atque cum
superficie posteriori corporis uteri conjunctum, a peritonæo tectum,
pro ovario potest haberi.

Funiculus umbilicalis unam continet arteriam duasque venas.
Horum ramificatio vasorum hoc fit modo. Arteria umbilicalis divergit
in iliacam dextram (postquam intestinalem seu colicam atque sperma-
ticam editit) brevissimam atque in iliacam sinistram longissimam. Ex
iliaca dextra cruralis procurrit atque hypogastrica reliqua, et ex
iliaca sinistra renalis dextro prima, renalis dextra secunda, renalis
sinistra atque abdominalis superior ad columnam vertebralem atque
ad sacculum cæcum supra umbilicum proficiscentes. Hos postquam
dedit ramos in cruralem dividitur atque hypogastricam. Divisio venæ
umbilicalis hæc est. Postquam venas abdominales anteriores et superiores inde a sacculo cæco supra umbilicum intestinalem atque sper-
maticam edidit, dividebatur in venam iliacam dextram atque sinistram.

Nullum aderat vestigium partis abdominalis aortæ, omnis vasorum
instructio in arteriam umbilicalem simplicem atque in venam umbilicalem erat definita. Contra nusquam vena reperiebatur cava atque
aorta; duæ adeo aderant arteriæ umbilicales tenues soliti cursus

atque situs, quæ juxta vesiculam urinariam convergentes ad umbilicum ascendebant. Ubi in ultimam excurrere ramificationem, medulla dorsalis extendebatur usque ad secundam vertebram sacralem, media ejus pars superne fortior atque inferne latior erat.

Cette observation, au point de vue des difformités qui accompagnent l'*acéphalie*, confirme les précédentes, et ce qu'Elben a reconnu lui-même en général. Mais, comme caractère de tel ou tel genre, de telle ou telle espèce, il y aurait à fixer les conditions anatomiques dans lesquelles l'acéphalie est accompagnée de pieds bots ou d'autres vices de conformation de la même origine. Cet examen qui viendra en son lieu et place n'a rien qui doive nous arrêter pour le moment. Contentons-nous de constater l'accord qui existe entre les partisans des différentes théories sur l'existance, fréquente si ce n'est constante, des pieds bots chez les acéphales. Nous indiquerons plus tard les circonstances qui peuvent faire déroger certains cas particuliers à cette loi presque absolue. Voici, en attendant cette discussion, un dernier cas d'acéphalie, également cité par Elben, où les deux pieds bots compliqués d'absence de plusieurs orteils et d'adhérences de quelques-unes entre elles, montrent la liaison intime qui existe entre ces deux ordres de malformations, et leur communauté d'origine.

OBSERVATION XXVII

MONSTRE AVEC DIFFORMITÉS.

SOMMAIRE. — Destruction totale du cerveau et probablement partielle de la moelle (on n'en parle pas). — Absence de tête, de thorax, de bras, de cœur, de poumons, de foie, de rate.— Côté droit du bassin amplifié et contenant les viscères abdominaux.— Deux doigts à chaque pied qui sont contournés. [Obs. de Giel) (1).

Monstrosus hic partus in lucem prodidit d quarto m. Julii an. 1773, Monacchii in Bavaria, edita una hora prius a matre puella

(1) J. G. GIEL, *Baldingers neues Magazin für Ærzte*, XX. Band 5-tes Stüct, S. 441. — ELBEN, *Diss. cit.*, p. 21. — BUSCH. *Beschreibung zweier merkwürdigen menschlichen Miss-Geburten*. Marburg, 1803.

9 mensium incolumi : figura erat, quam icon exhibet, 10 poll. gallicos longa, lata 8.

Sectio anatomica detexit omnia ossa pelvis et pedum, exceptis in utroque geminis digitis. Cavitas pelvis dextra major et amplior sinistra, continebat in se omnia intestina tenuia et crassa, de renibus dex-

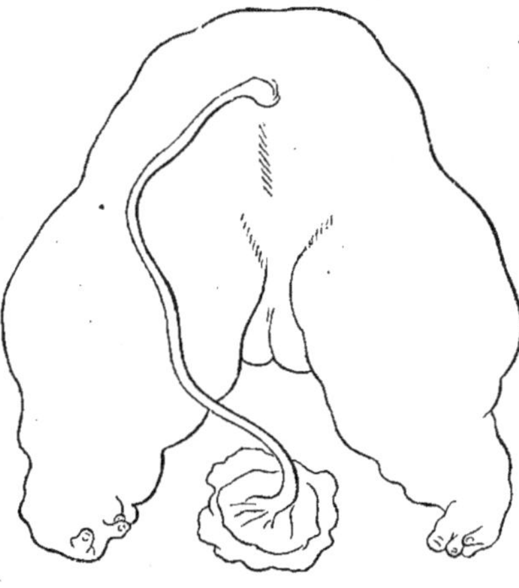

FIG. 71.

ter aderat, sicut et ureter cum vesica, ac genitalibus sexus fœminini, cum congruis arteriis venis et nervis. De corde, pulmonibus, hepate et splene, sicut et de *capite, thorace, brachiis nullum vestigium.*

Secuit Jacobus Giel, Stat. Prov. et Metropol. Chirg. et obstetr.

L'importance des travaux tératologiques de Serres ne peut se juger par des observations particulières. Considérant toujours les choses par leurs côtés les plus élevés, le savant auteur des *lois de l'ostéogénie* doit être apprécié plus par la grandeur de ses conceptions que par le nombre de l'exactitude des faits sur lesquels il s'est appuyé. Elben avait cru voir dans l'absence du cœur, la cause de l'acéphalie ; Serres avait cru trouver d'abord dans l'absence des artères le point de départ du plus grand nombre des anomalies. Mais, doué d'un esprit juste, quoique plus enclin à généraliser qu'à observer, Serres n'a pas tardé à reconnaître lui-même qu'il avait attribué à l'élément vasculaire une importance autre que celle qu'il a réellement. Ainsi que le dit son intelligent et bienveillant commentateur, Isidore Geoffroy Saint-Hilaire, cette prééminence et cette primordialité des vaisseaux dans la formation ou déformation des organes ne pouvaient se concilier avec le système de la *formation centripède* (1). Mais quelle que soit la restriction à apporter aux vues transcendantes de l'illustre anatomiste, on devra toujours le considérer comme un de ceux qui ont conduit l'observateur à regarder de plus près les éléments de formation et de déformation des organes. Il y aura lieu d'ailleurs de tenir un très grand compte, dans la détermination générale du mécanisme étiologique des vices de conformation, de l'influence des altérations du système vasculaire, dont les unes conserveront la prépondérance que leur a accordée Serres, et les autres, réduites à un rôle secondaire, resteront, comme l'absence du cœur par exemple dans l'acéphalie, pour rendre compte des faits secondaires qui leur seront directement subordonnés. Tout s'enchaîne dans l'embryogénie des monstres comme dans l'embryogénie physiologique, et chacun des anneaux de la série trouve presque toujours une partie de sa raison d'être dans l'anneau qui le précède.

Un auteur qui vient immédiatement après Meckel, Etienne Geoffroy et Elben, et qui les continue à certains points de vue, c'est Breschet. Cet anatomiste distingué a occupé un instant le monde savant de ses recherches sur les monstres et en particulier sur l'*ectopie du cœur*. On aurait pu croire que, contemporain des auteurs qui se sont les premiers emparés du domaine de l'ortopédie, Breschet aurait cherché à relier les faits dont il s'occupait avec ceux qui commençaient à prendre de l'importance autour de lui. Les difformités chez les monstres qu'il désignait et décrivait pouvaient s'éclairer des lumières projetées par l'étude des difformités chez l'homme vivant, comme celles-ci pouvaient recevoir des difformités qui accompagnent les monstres, et l'ectopie du cœur en particulier, un supplément de renseignements étiologiques. Il n'en a rien été cependant. Mais ce que n'ont point fait les observateurs, les observations qu'ils ont rapportées l'ont

____

(1) Isidore Geoffroy Saint-Hilaire, *Tératologie*, t. III, p. 526.

.ail à leur insu. Et pour nous en tenir provisoirement à Breschet, nous allons reproduire quelques-unes des observations renfermées dans ses différents mémoires ; elles seront tout à la fois des documents utiles à la détermination générale des difformités chez les monstres, et des témoignages directs contre les doctrines qu'il a continuées ou cherché à perfectionner.

OBSERVATION XXVIII

MONSTRE HYDROCÉPHALIQUE. — ÉVENTRATION, ECTOPIE DES VISCÈRES. — VICES DE CONFORMATION ET DIFFORMITÉS (1).

SOMMAIRE. — Hydrocéphale probable. — Éventration. — Ectopie des viscères abdominaux, et pliure énorme du rachis.—Éventration et ectopie particulièrement du cœur. — Absence du bras droit. — Difformités de l'épine et des membres.

Un enfant du sexe féminin vint au monde très heureusement à la fin du huitième mois d'une première grossesse. Il donna à sa naissance quelques signes de vie. Le placenta, qui ne paraissait avoir aucune connexion avec l'enfant, se détacha très facilement. Cette petite fille, *extrêmement difforme*, pesait à peu près 33 onces. La teinte du visage était celle des mulâtres ; la peau était très ridée. Le diamètre transverse de la tête était de deux pouces cinq lignes, le longitudinal de trois pouces six lignes, et le diamètre oblique de quatre pouces. Elle avait les cheveux noirs et assez longs. Les fontanelles et l'*écartement des os*, sur les points correspondants aux sutures, *étaient très larges*. Les pavillons des oreilles, plats, mous, sans cartilages ; les ongles à peine visibles.

L'enfant était bien conformée jusqu'à la base de la poitrine ; mais, dans cette région, les téguments communs cessaient tout à coup comme s'ils avaient été coupés, de sorte que tous les *viscères abdominaux étaient à nu ou couverts seulement par le péritoine*. Le *membre gauche manquait*, et le toucher ne pouvait faire reconnaître les os du bassin que sur le côté droit.

Le *rachis était fléchi à droite*, à la hauteur de la première vertèbre lombaire, sous un *angle tellement aigu que le grand trochanter droit se trouvait placé sous l'aisselle*, et que les côtes correspon-

(1) BRESCHET, *Mémoire sur l'ectopie de l'appareil de circulation, et particulièrement sur celle du cœur*, chap. 1er, second genre. *Ectopie abdominale du cœur* (*Ectopia cordis ventralis*. Weese), § 27, p. 21.

dantes étaient très déprimées. L'enfant n'avait que six pouces et demi de longueur. Par un effet de cette flexion de la partie inférieure de la colonne vertébrale et du bassin, *l'anus venait correspondre au-dessus des organes de la génération*, et l'entrée du vagin était supérieure au clitoris. Les grandes lèvres étaient très saillantes.

Tous les viscères abdominaux, le foie, l'estomac, la rate et la masse intestinale, pendaient librement hors du ventre, revêtus seulement par le péritoine, dont la circonférence semblait s'unir par cicatrisation avec la peau, dans le lieu où nous avons dit que les téguments disparaissaient brusquement.

Le cœur lui-même, couvert par le péritoine, s'avançait en très grande partie hors de la cavité abdominale ; le diaphragme était cependant très distinct, adhérait au foie par son bord supérieur, et l'on pouvait aisément apercevoir son ligament suspenseur. Ce viscère, très volumineux, ovalaire, échancré vers son milieu, remplissait presque tout l'abdomen. On pouvait suivre de l'œil tout le trajet de l'intestin grêle. Le jéjunum et le cæcum formaient la partie inférieure de l'enfant, et n'étaient retenus que par le même feuillet péritonéal. Les autres viscères abdominaux, déplacés et saillants hors du ventre, n'offraient aucune particularité remarquable. Toutes les recherches de Klein n'ont pas pu lui faire découvrir les traces de l'entrée du cordon ombilical ni des vaisseaux ombilicaux. Il faut faire remarquer qu'il n'a pu voir et décrire que l'extérieur du sujet ; la dissection n'ayant pas été permise, l'histoire de cette monstruosité se trouve fort incomplète.

Klein, à qui nous devons la connaissance de ce fait (1), dit qu'on ne pouvait pas douter de la présence du diaphragme, ce qui doit faire penser que le cœur sortait par une ouverture des parois du thorax.

Cette première observation de Breschet montre tous les inconvénients de cette manière de morceler les faits. Il ne voulait s'occuper que de l'ectopie du cœur, considérée au point de vue de l'anatomie, et de la classification de ce vice de conformation ; et du premier coup, il néglige l'état du crâne, de l'éventration où il ne voit que le déplacement du cœur ; il ne s'occupe ni de l'absence d'un membre, ni de l'énorme déviation de l'épine, ni

(1) MECKEL's *deutsches Archiv für die Physiol.*, etc., III Band, III Heft, p. 391, tab. VI.

enfin du déplacement du membre inférieur dont le grand trochanter se trouvait situé sous l'aisselle. Il se place exclusivement au point de vue morphologique, et ne considère que la place occupée par l'organe, pour en faire le type d'un second genre, *l'ectopie abdominale du cœur*. Breschet ne se demande pas pourquoi et comment le diaphragme a livré passage au cœur. Pourtant, chacun de ces faits tient à son voisin, et tous s'unissent pour proclamer leur commune origine. Cette origine, les faits suivants vont la faire toucher du doigt.

OBSERVATION XXIX

MONSTRE HYDROCÉPHALE, AVEC DIVERSES ECTOPIES ET DIFFORMITÉS.

SOMMAIRE. — **Hydrocéphalie. — Ouverture du diaphragme et des parois abdominales. — Une partie des viscères abdominaux et thoraciques tombés dans les enveloppes du cordon à sa base. — Deux pieds bots varus équin.**

Dans le mois d'août de l'année 1812, on apporta à la maison d'accouchement un fœtus né la veille, et mort quelques heures après sa naissance. Ce fœtus, envoyé à la Faculté de médecine, nous fut remis par Béclard pour en faire la dissection et la préparation. C'est d'après cet examen que nous en donnons ici la description abrégée, en y joignant la figure. *La base du cordon ombilical, très ample, contenait la plupart des organes abdominaux et quelques-uns de ceux du thorax.* La face antérieure de la poitrine et du cou étaient libres, mais le cordon ombilical avait des adhérences avec les parties latérales et le sommet de la tête, disposées de telle sorte, que le front et la face se trouvaient renfermés dans la gaine membraneuse des vaisseaux ombilicaux, et qu'elle aurait été hors de la cavité de l'amnios, si la gaine membraneuse du cordon n'avait été interrompue au devant du cou et de la poitrine : il résultait de cette dernière disposition, que l'eau de l'amnios baignait non seulement la surface du corps, mais encore qu'en pénétrant par cette ouverture dans la gaine ombilicale, elle baignait la face, tous les viscères compris avec elle, et parvenait jusque dans les cavités thoracique et abdominale.

Une hernie hydrencéphalique très volumineuse et divisée en deux

(1) Breschet, *Mém. cité*, chap. Iᵉʳ, troisième genre. *Ectopie céphalique du cœur* (Ectopia cordis cephalica.) Quatrième observation, § 34, p. 25.

parties à l'extérieur par l'adhérence de la gaîne du cordon ombilical au sommet de la tête, occupait le côté droit du crâne et s'étendait jusqu'à la partie supérieure de la face. Cette hernie paraissait s'être formée *à une époque à laquelle les os du crâne étaient encore très peu développés ;* elle les avait *tellement déformés,* que les os *frontaux* et *pariétaux* avaient perdu tout à fait leur *situation,* leur *forme,* et qu'on pouvait à peine les reconnaître dans la place qu'ils occupaient

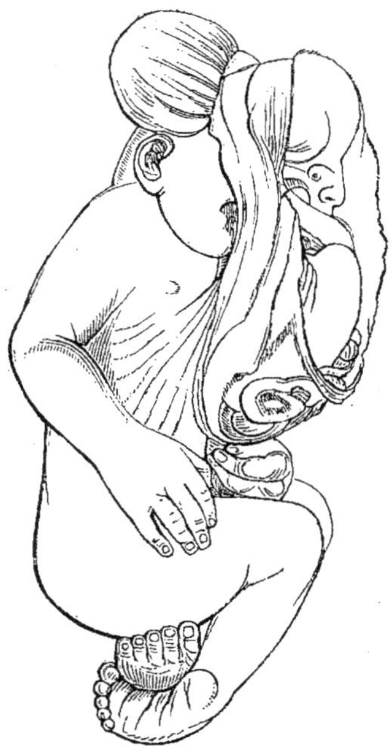

Fig. 72.

et avec la forme qu'ils avaient acquise. Il y avait au crâne six pièces qui représentaient les pariétaux et les frontaux. On remarquait *un trou au corps de l'os sphénoïde.* L'œil droit, entièrement caché par la saillie antérieure de la hernie, était atrophié, déjeté, ainsi que l'orbite, en arrière, au-dessous de la base du nez. La *mollesse excessive du cerveau et des nerfs* ne permit pas de suivre les nerfs oculaires jusqu'à leur origine. Les membres, assez bien conformés, *offraient seulement le renversement des pieds en dedans.*

La bouche était totalement déformée par la *tension* et l'*inégalité des deux mâchoires ;* les poumons, bien conformés, étaient renfermés de poumon plongées dans l'eau restèrent à la surface du liquide. Le *centre du diaphragme présentait une ouverture* par laquelle le cœur sortait de la poitrine, ainsi que de l'abdomen, pour arriver dans la gaîne du cordon, où, contenu dans son entier, il était renversé de manière que sa pointe dirigée en haut adhérait au palais, et sa base tournée en bas ne tenait que par les troncs vasculaires qui en sortaient. Les vaisseaux ombilicaux, au nombre de deux seulement, la veine et l'artère du côté droit étaient placés l'un et l'autre dans l'épaisseur de la gaîne du cordon. L'estomac, la rate, le foie, l'intestin grêle et le commencement du gros intestin étaient hors de l'abdomen et contenus avec le cœur dans la base du cordon; les organes génitaux, bien conformés, appartenaient à une fille.

Ainsi que nous l'avons intitulé, ce monstre n'offre pas seulement un cas curieux d'ectopie du cœur : c'est un monstre complet résultant d'une hydrocéphale avec éventration et difformités. En le réduisant au seul accident du déplacement du cœur, Breschet à complètement dénaturé le fait. Or, les trois éléments qui s'enchaînent, l'*affection cérébrale*, l'*éventration* et les *pieds bots*, sont les trois points capitaux autour desquels se groupent comme accessoire ce déplacement du cordon ombilical divisant en deux parties le crâne et le cerveau. On ne pourrait rattacher à ce déplacement le trou existant au corps de l'os sphénoïde. Si l'auteur avait eu connaissance de tous les faits précédemment rapportés, et surtout s'il avait mieux compris leur enchaînement, il n'aurait pas traité avec cette sorte d'indifférence les deux pieds bots varus équin caractérisés, qui complètent la signification et les effets de l'affection hydrocéphalique.

En ce qui concerne la classification des ectopies rien que d'après la situation et la direction du cœur, c'est l'exagération ou plutôt le travestissement du système inauguré par les deux Geoffroy. Ces deux grands zoologistes, pénétrés des difficultés de ramener la classification des monstres à la méthode naturelle, se seraient bien gardés de morceler les cas où l'ectopie du cœur n'est tout au plus qu'un accident de la monstruosité. Il l'auraient prise comme caractère différentiel. On verra plus tard que c'est précisément ce qu'ils ont fait.

OBSERVATION XXX

MONSTRE HYDROCÉPHALIQUE (TLIPSENCÉPHALE D'ISIDORE GEOFFROY SAINT-HILAIRE) TRÈS COMPLIQUÉ. — DÉPLACEMENT DU CERVEAU. — HERNIE DIAPHRAGMATIQUE. — ECTOPIE CÉPHALIQUE DU CŒUR ET DES VISCÈRES ABDOMINAUX. — VICES DE CONFORMATION ET DIFFORMITÉS (1).

SOMMAIRE.— **Destruction partielle du cerveau.— Adhérence du placenta avec le côté gauche du crâne. — Torticolis.— Ouverture longitudinale médiane de la partie antérieure du thorax et de l'abdomen. — Ouverture du diaphragme très rétracté sur lui-même.— Ectopies diverses des viscères thoraciques et abdominaux. — Adhérence du cœur avec les brides placentaires — Pas de difformités des membres.**

Dans un mémoire riche de faits et d'érudition adressé à l'Académie royale de médecine par M. Bonfils (de Nancy), l'auteur a consigné un exemple d'ectopie céphalique du cœur offert par un fœtus du sexe féminin, venu à la lumière vers le cinquième ou sixième mois de la conception, ayant *la tête fortement inclinée à gauche* et représentant un sphéroïde légèrement aplati antérieurement, d'un diamètre d'environ deux pouces.

Le placenta était adhérent par le centre de sa face interne à tout le côté gauche du crâne et recouvrait aussi le nez, l'œil gauche et la moitié du front du même côté. Les membranes amnios et chorion fournissaient des brides assez lâches qui s'étendaient au côté gauche du cou et sur la face antérieure du thorax.

Le nez, ne présentant que les deux ouvertures antérieures, confondues avec la face interne du placenta, paraissait être renversé sur le front et entraînait avec lui la lèvre supérieure, le bord alvéolaire correspondant et la partie moyenne et antérieure de la voûte palatine. *Le tronc offrait en avant et sur la ligne médiane une fissure* qui de la partie inférieure du cou allait jusqu'à l'ombilic. Cette fente laissait voir *à découvert la plupart des organes de la poitrine et de l'abdomen.* Les téguments et les autres parties des parois des cavités splanchniques dorso-ventrales n'avaient rien autre de remarquable. Les poumons, recouverts par les plèvres et le thymus, avaient conservé leurs formes et leurs connexions ; il n'en était pas de même du cœur : dirigé transversalement, allongé, cet organe dont la base tournée en arrière et à droite et la pointe en avant, en haut et à gauche, *avait contracté des adhérences avec les brides placentaires,* par lesquelles il était entraîné au dehors du thorax, sur la partie

(1) BRESCHET, *Mém. cité*, chap. 1er, troisième genre. *Ectopie céphalique du cœur* (Ectopia cordis cephalica, Breschet). Cinquième observation, § 35, p. 26.

supérieure de la face antérieure des parois de cette cavité, où par l'intermédiaire de ces mêmes brides, il adhérait intimement à la partie antérieure de la tête. Il avait des connexions avec le foie par une bride tendue entre ces deux organes. Le péricarde, ouvert en avant, semblait manquer en grande partie.

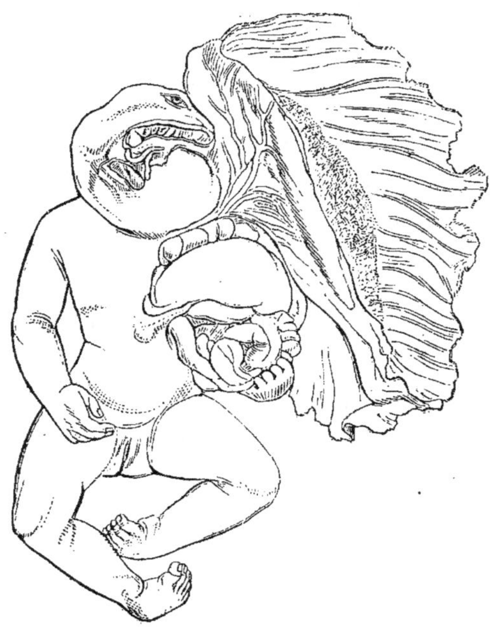

Fig. 73

Le diaphragme, *ouvert sur toute sa partie moyenne, était fortement rétracté sur lui-même* à droite et à gauche, où il formait la paroi intérieure d'une cavité tapissée par les plèvres. Il était divisé en deux portions latérales, séparées l'une de l'autre par l'extrémité inférieure de l'œsophage et par le cardia. A droite, ayant conservé ses adhérences avec le foie, il était forcé d'obéir à la traction que ce viscère, libre à l'extérieur, exerçait sur lui; fortement tiraillé, il se comportait à son égard comme le faisait le mésentère pour les intestins, c'est-à-dire qu'il lui permettait de se porter de tous côtés, selon l'impulsion donnée. Les anomalies des viscères abdominaux n'étaient pas moins grandes : le foie, l'estomac, le pancréas, le jéjunum, l'iléon et le côlon étaient tous situés hors de cette cavité. Le foie, organe très volumineux chez le fœtus, occupait la partie droite de la masse des viscères. Il avait une figure irrégulièrement ovoïde, et le bord lisse et tranchant qu'on remarque ordinairement en avant et qui sépare les deux faces de cet organe, était arrondi et très peu apparent. La face inférieure du foie était convexe, laissait voir la grande scissure, le petit lobe et la vésicule biliaire. Dans la scissure venait se rendre la veine ombilicale qui, du bord de la division des parois abdominales, se portait vers le foie; elle était logée dans les replis du péritoine, et ne paraissait être qu'une bride membraneuse de forme conique, de 2 ou 3 centimètres de long (un pouce et quelques lignes) et de 5 à 6 millimètres (deux ou trois lignes) de large, à sa base située à l'ombilic. Le lobe gauche du foie était aussi plus arrondi qu'ordinairement, mais sa face inférieure était restée concave. L'estomac avait conservé tous ses rapports avec les organes environnants, il occupait la division du diaphragme et ne présentait d'autre anomalie que sa situation hors du ventre. Le pancréas, le duodénum, le jéjunum, l'iléon et le côlon étaient aussi placés à l'extérieur. On les apercevait facilement et ils formaient la partie inférieure et gauche de la masse viscérale. Ils avaient conservé leurs rapports entre eux, et l'on ne remarquait rien d'irrégulier dans leur conformation. Les autres viscères abdominaux, c'est-à-dire la rate, les reins, la vessie, le rectum et les organes de la génération, avaient leur position, leur forme et leurs rapports ordinaires.

Quant aux parties contenantes, examinées scrupuleusement, nous y avons remarqué les anomalies suivantes : *le sternum manquait entièrement*, le thorax était *divisé* à sa partie antérieure, et l'on voyait sur cette région une *ouverture de 3 centimètres* (un pouce environ) d'étendue transversale, sur 4 centimètres de largeur (un pouce et demi). Le côté droit était plus volumineux que le côté gauche; les parois thoraciques étaient affaissées sur les poumons non distendus par l'air. Les côtes, encore en grande partie cartilagineuses, arrivaient jusqu'aux bords de la division de leurs cartilages, ne rencontrant pas le bord latéral du sternum; mais elles se recourbaient de manière à se rapprocher les unes des autres, à s'unir et se confondre par leur extrémité libre, pour former de chaque côté une sorte de demi-sternum.

Les extrémités internes des clavicules se trouvaient éloignées l'une de l'autre d'environ 3 centimètres (un pouce), et s'articulaient avec le cartilage recourbé de la première côte. Les deux plèvres, affaissées et contiguës aux poumons qu'elles recouvraient, n'offraient aucun vice organique.

La lèvre gauche de la division thoracique adhérait dans toute son étendue au cordon ombilical, et la fente, se prolongeant sur la ligne blanche jusqu'à l'ombilic, favorisait l'issue de la masse viscérale décrite ci-dessus. Le reste des parois abdominales, c'est-à-dire la région sous-ombilicale non altérée, n'étant pas soutenue ou distendue par les organes qu'elle devait contenir, était affaissée. Les bords du hiatus thoracique et abdominal étaient recouverts par une membrane analogue aux tissus séreux, et qui se continuait avec la peau, le péricarde, le péritoine et les brides placentaires. Ces brides, dont on doit déjà présumer la disposition d'après ce qui précède, s'étendaient du centre de la face fœtale du placenta, au côté gauche et antérieur du crâne, au col et au thorax.

Le crâne était considérablement affaissé sur lui-même, à cause de *l'absence de l'encéphale dans sa cavité*, et cette disposition faisait que la bride qui allait jusqu'à cette boîte osseuse, quoique n'offrant d'étendue en sa face que 27 à 30 millimètres (un pouce et quelques lignes), embrassait la presque totalité du côté gauche de la tête. Elle couvrait les côtés et le dos du nez, la moitié gauche du front, l'œil, la tempe, le pariétal; la portion mastoïdienne du temporal et la moitié de l'occipital du même côté. Elle se continuait ensuite avec le repli membraneux qui se portait sur le côté gauche du col, et, descendant ensemble, ils allaient sur la partie supérieure de la poitrine. Là ces membranes se joignaient à l'extrémité placentaire du cordon ombilical qui, long de 6 à 7 centimètres (2 pouces et demi environ), aussi du centre du placenta au-dessus des brides, adhérait à la lèvre gauche de la division du tronc par d'autres brides extrêmement courtes et allait se terminer à l'ombilic.

Les parties molles de la face et du crâne étaient tellement confondues avec le placenta, et ces brides avaient d'ailleurs si peu de longueur, qu'il était impossible de les séparer sans intéresser l'une ou l'autre des parties réunies. Au col et à la poitrine, ces brides avaient de 4 à 5 centimètres (18 ou 20 lignes) de longueur, et elles permettaient d'écarter le placenta des parties qu'il couvrait.

Le reste du sujet était dans l'*état normal* et les *organes pouvaient être comparés pour leur développement* à ce que ces parties seraient dans un fœtus de cinq à six mois et bien conformé.

Il est impossible de trouver une observation à la fois plus complète et plus défectueuse. Elle est complète au point de vue des particularités extérieures accompagnant et environnant l'ectopie du cœur; elle est défectueuse au point de vue de l'ensemble des éléments matériels qui lui donneraient sa véritable signification.

L'auteur, anatomiste de profession, mais dominé par la science courante, ami de Meckel et des deux Geoffroy, s'est renfermer dans le cercle tracé par ces esprits éminents; il n'a fait que regarder avec le scalpel de l'un et décrire avec la pensée des autres. Aussi, n'a-t-il examiné ni le cerveau, ni les nerfs, ni les muscles, et n'a-t-il vu ni les traces de la maladie cérébrale, ni la rétraction du diaphragme, des parois abdominales, des muscles du cou et des membres, ni enfin le torticolis, la flexion permanente des genoux et les pieds bots. Il se félicite, en terminant, des renseignements complémentaires que lui a adressés le docteur Bonfils, et surtout des figures représentant le sujet. Ces figures sont en effet très précieuses, car elles représentent ce que Breschet n'a ni vu, ni décrit : entre autres choses, deux pieds bots varus équin on ne peut mieux caractérisés, mais qui n'offraient aucun intérêt pour le classement de cette forme d'ectopie du cœur : l'*ectopie céphalique*.

Dans les réflexions générales qui terminent son mémoire, Breschet commence par déclarer que « ce genre de déviation » organique *doit* se rapporter à un retard dans le développement » de quelques appareils organiques, et que toutes les circon- » stances de l'ectopie *peuvent* être expliquées d'après les lois de » l'évolution organique ». Nous avons vainement cherché ces rapports et ces explications. L'auteur, on l'a vu, n'a tenu aucun compte de l'entourage ni de l'accompagnement défectueux de l'ectopie du cœur, dont il a fait trois genres différents, tous les trois établis d'après la situation de l'organe déplacé. Quoiqu'il soit momentanément hors de notre objet d'ajouter quoi que ce soit à ce que nous avons dit — à propos de la première observation de l'auteur, page 356, — de cette classification, et du prétendu rapport de l'ectopie cardiaque avec les lois de l'évolution organique, nous nous contenterons de lui opposer la remarque suivante.

Par cela même que l'ectopie cardiaque est susceptible d'affecter des formes, des sièges et des directions différentes qui ont motivé la création des trois genres, toutes ces différences ne sauraient se rapporter à des phases normales quelconques de l'embryon, si ce n'est à la condition de se trouver sans cesse en contradiction avec ces phases, qui ne varient pas, et de supprimer du côté de la phase embryogénique normale tout l'ensemble organique qui la constitue et la caractérise; et du côté du vice de conformation, tous les accidents, toutes les complications de son entourage. La comparaison, qui ne porte que sur un point, trouve difficilement à se débarrasser de la *maladie cérébrale*, du *spina bifida*, du *torticolis*, des *déviations de l'épine*, des *pieds bots* et de tous les accidents qui diversifient à l'infini chaque cas de monstruosité.

Breschet, en citant un assez grand nombre de ces cas empruntés aux auteurs, a fourni lui-même tous les arguments destinés à ruiner sa doctrine. En effet, dans tous les cas qu'il rapporte, il y a telle ou telle particularité dont il n'a pas tenu compte, mais qui suffit à rompre la concordance exigée par sa doctrine. C'est ainsi que le sujet de la première observation qu'il dit avoir disséqué avec Meckel lui-même, avait une tête *volumineuse* et un *spina bifida* (p. 7); le sujet de la seconde avait eu des *accidents nerveux* et des *mouvements convulsifs* (p. 9); dans un troisième cas emprunté à Sandifort : « La colonne vertébrale » était tellement courbée *à gauche*, que les côtes correspon- » dantes venaient toucher l'os des iles (p. 22). » Enfin, dans un résumé des observations fournies par les différents auteurs, Breschet écrit : « Nous aurions pu rapporter de nombreux exem- » ples coïncidant avec d'autres difformités organiques, telles que » larges ouvertures aux parois thoraciques et abdominales, avec » protrusion des viscères de la poitrine et du ventre; absence du » péritoine; des acéphalies ou des anencéphalies, des fissures de » la colonne rachidienne; des divisions des mâchoires supé- » rieures et inférieures, du palais et de son voile; des mutila- » tions variées des organes génito-urinaires et des membres, des » imperforations, etc., etc. (p. 15) ». Et il renvoie aux auteurs où tous ces faits sont exposés, sans paraître se douter que ce sont autant d'arguments qui déposent contre la doctrine étroite, arbitraire et complètement fausse, sous la bannière de laquelle il s'est placé.

Nous avons donné quelque attention à ces recherches de Breschet parce qu'elles étaient une des applications les plus auto- risées et les plus avouées des idées de Meckel et des Geoffroy. Elles se résument, à notre point de vue, dans l'absence absolue de toute notion et considération des difformités chez les monstres, et dans une étude étroite et systématique d'un vice de conformation isolé de tout ce qui l'accompagne et lui donne sa véritable signification.

De Breschet à Cruveilhier il n'y a que la distance entre deux chaires de la même école. Ils ont professé ensemble, et ils ont vécu au milieu des mêmes idées.

Une grande différence cependant a marqué leurs travaux. Si Breschet est resté fidèle aux doctrines de Meckel et de Geoffroy, Cruveilhier, sans s'y soustraire, a plutôt fait revivre, en l'accentuant davantage, la doctrine des causes mécaniques, des pressions exercées sur le fœtus. On peut dire même qu'il a personnifié cette doctrine. C'est ce que l'on va voir par quelques observations extrêmement intéressantes empruntées à ses différents écrits, et qui offriront le double avantage d'ajouter de nouveaux faits à l'histoire des difformités congénitales chez les monstres, et de fournir les matériaux les plus précieux et les plus concluents pour la doctrine que nous cherchons à établir.

Les observations que nous allons reproduire ont toutes été recueillies au triple point de vue de la théorie des arrêts de développement, des classifications zoologiques, et des pressions utérines.

OBSERVATION XXXI

MONSTRE HYDROCÉPHALIEN. — DESTRUCTION DE LA PARTIE POSTÉRIEURE DE L'OCCIPITAL. — SPINA BIFIDA CERVICAL ANTÉRIEUR. — VICES DE CONFORMATION ET DIFFORMITÉS (1).

SOMMAIRE. — Dépression antérieure du crâne. — Renversement de la tête en arrière. — Division de la partie postérieure de l'occipital. — Perforation de la base du crâne. — Spina bifida cervical antérieur, division des corps vertébraux correspondants. — Deux tumeurs hydrocéphalique et rachidienne. — Hernie de la cavité crânienne, hernie occipitale, hernie cervicale antérieure. — Méninges soulevées par le liquide. — Destruction présumée de la moelle allongée. — Déformation de la face. — Yeux très saillants et déviés en haut. — Éraillure du diaphragme. — Hernie thoracique et abdominale. — Ectopie des poumons et des viscères abdominaux.

Ce fœtus monstre a été adressé à la Faculté de médecine par M. Caboche Roger, officier de santé à Pierrefonds. Le 7 janvier,

(1) CRUVEILHIER, *Anatomie pathologique,* livraison XIX, pl. V et VI, p. 1 et 3.

Mme T..., âgée de trente-cinq ans, d'une constitution ordinaire, avait déjà eu plusieurs enfants, dont un, a-t-elle dit, revêtait une forme extraordinaire : les derniers mois de la grossesse furent pénibles, vint enfin le travail de la parturition.

Une sage-femme appelée ne peut point reconnaître la position de l'enfant, la femme s'opposant à l'introduction entière de la main, ce qui était indispensable pour bien opérer le toucher. Les douleurs augmentant toujours sans que rien ne se présentât, on me fit appeler; et, après quelques instants, je parvins à toucher la femme. Après l'introduction de la main, qui se fit avec beaucoup de peine, je trouvai la tête dans le grand bassin, dans la position occipito-cotyloïdienne droite, offrant à son sommet la sensation d'un corps élastique. Je parcourus la face; je reconnus à la partie moyenne un tubercule que je pris pour le nez, puis un peu plus haut la bouche; allant encore plus loin, je ne pus reconnaître le cou : c'est là que je prononçai qu'il y avait anomalie.

Saisissant alors la tête de l'enfant à pleines mains et un doigt introduit dans la bouche, je la fis descendre dans l'excavation du bassin, là j'abandonnais l'accouchement à la nature, croyant qu'elle ferait le reste : point du tout, les douleurs se ralentirent et diminuèrent d'intensité. Je fus forcé de recourir à un moyen qui a beaucoup d'antagonistes, et qui cependant offre presque toujours un succès complet. Je veux parler du seigle ergoté que j'ai employé pour la troisième fois chez cette femme, sans le moindre accident. Deux doses de quinze grains chacune suffirent pour faire terminer l'accouchement dans l'espace d'une heure : l'enfant est venu vivant, il avait des *contractions;* la tête *se renversait en arrière*, il n'a vécu que cinq minutes.

Le sujet est représenté demi-grandeur, vu de profil et du côté droit. La tête, fortement renversée en arrière, présente dans ce dernier sens deux tumeurs ou bosses superposées. Il y a absence de col, le menton se continuant avec la poitrine : la bouche est largement fendue, le nez déprimé, l'oreille déformée.

La peau qui revêt la tumeur supérieure est parsemée de quelques poils. On y voit, en outre, une sorte de cicatrice assez analogue à celle qui succéderait à une brûlure superficielle.

La bouche, *largement ouverte*, permet de voir au niveau des commissures, une dépression qui prolonge de chaque côté l'ouverture de la bouche; cette dépression semblerait le résultat de l'application d'un cordon qui ayant porté transversalement sur la bouche, aurait enfoncé dans la cavité buccale les commissures et la partie voisine des joues. Les joues déprimées se continuaient avec le voile du palais, dont le bord inférieur était renversé d'arrière en avant et appliqué contre la voûte palatine qui présentait une échancrure triangulaire pour loger la luette. L'isthme du gosier extrêmement étroit, se présentait sous l'aspect d'une fente transversale circonscrite en bas par la base de la langue, en haut par le bord adhérent du voile du palais.

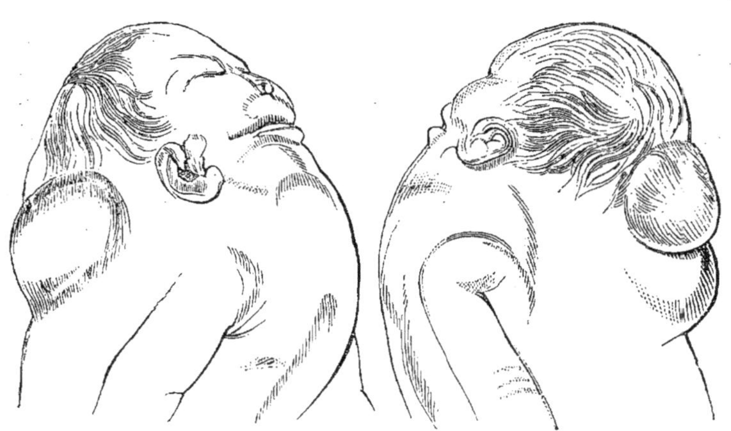

FIG. 74.

Les deux tumeurs ayant été ouvertes, ont permis d'apprécier leur situation à la région occipitale et leur position relative, occupant la ligne médiane immédiatement derrière la suture sagittale, l'autre, située à droite et un peu au-dessous du niveau de la première, séparées à l'aide d'une bride fibreuse verticale; ces tumeurs communiquaient largement avec la cavité du crâne : elles contenaient un liquide sanguinolent et quelques caillots : une membrane mince, formée par l'arachnoïde et la pie-mère réunies, tapissait la coque fibreuse et contenait le liquide sanguinolent dans sa cavité. La coque fibreuse se continuait à la fois avec la dure-mère, le péricrâne et les os du crâne. Dans le crâne était un cerveau et un cervelet qui ne *remplissaient qu'une partie de la cavité*; une sérosité sanguinolente occupait le reste.

Les os du crâne et de la colonne vertébrale étant mis à nu, — la boîte osseuse ouverte par sa paroi supérieure, les pariétaux étant coupés près de leur bord inférieur et déjetés en arrière, et les frontaux déjetés en avant — permettent de constater l'absence de la portion postérieure ou écaille de l'occipital ; il n'en existe pas de traces.

L'ouverture ou perforation que présente la base du crâne et qu'on prendrait au premier abord pour le trou occipital, est constituée par toutes les vertèbres de la région cervicale et par les quatre premières vertèbres dorsales. Le corps de ces vertèbres est divisé en deux moitiés latérales. On reconnaît très bien, de chaque côté des trous, la moitié des corps des vertèbres, les arcs latéraux et les trous de conjonction par lesquels passent les nerfs cervicaux. A ces traits on reconnaît un *spina bifida cervical antérieur ;* du reste, le sphénoïde antérieur, le sphénoïde postérieur, les portions pierreuses du temporal, présentent leurs dispositions accoutumées. Derrière le rocher se voit un os qui lui est parallèle : c'est l'occipital latéral, facile à reconnaître au trou condylien antérieur dont il est percé. J'ai vainement cherché l'os basilaire ; à moins qu'on ne considère comme vestige un petit fragment osseux situé derrière l'occipital latéral droit et rejeté en arrière.

Trois demi-corps de vertèbres sont soudés à gauche.

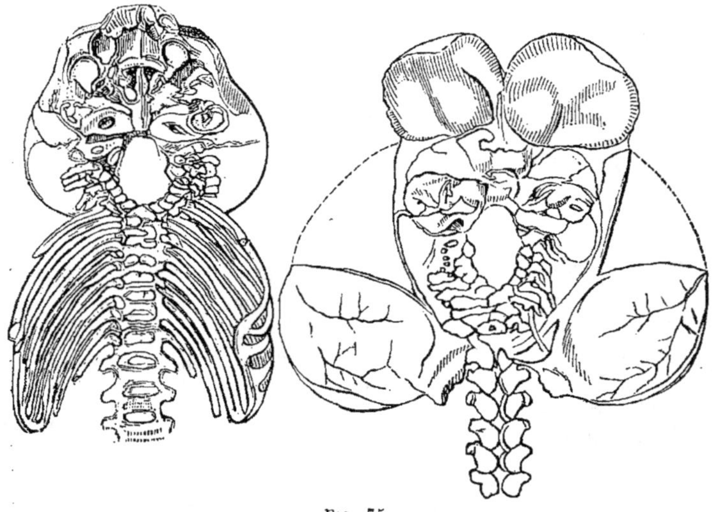

FIG. 75.

La base du crâne laisse voir le trou cervical ovalaire, constitué par l'écartement des deux moitiés des corps de toutes les vertèbres cervicales et des quatre premières dorsales ; les deux premières côtes gauches sont soudées. On reconnaît aisément les rochers, les occipitaux latéraux, les arcs latéraux des vertèbres cervicales lesquelles représentent de petites côtes.

Viscères. — Tous les intestins grêles et la partie du gros intestin qui les avoisine sont contenus dans la cavité gauche du thorax ; on y voit également une portion du foie qui est distincte du reste du foie par une espèce de rétrécissement correspondant au diaphragme. L'appendice vermiculaire est remarquable par son développement, dans le thorax qu'ils occupaient seuls avec l'œsophage. Des portions

Le foie, très volumineux, reçoit la veine ombilicale dans un canal creusé à son centre et non dans un sillon.

Le poumon droit s'élève au-dessus de la clavicule jusqu'au niveau de la partie supérieure du larynx en dehors de la glande thyroïde ; le thymus occupe la partie inférieure de la région cervicale.

Le diaphragme manque à gauche ; ses limites sont établies dans ce sens par la hernie du foie.

L'abdomen ne contenait rien autre chose que le foie et le gros intestin, à l'exception du cæcum et du côlon lombaire ascendant, lesquels occupaient la cavité thoracique.

J'ai vainement cherché la rate dans l'abdomen et j'ai cru la reconnaître dans un petit corps arrondi, attaché au poumon gauche à l'aide d'un pédicule vasculaire : ce corps offrait en effet tous les caractères du tissu de la rate. Je n'ai point trouvé de pancréas.

La mâchoire inférieure ayant été sciée et ses deux moitiés écartées, on voit les joues divisées par un sillon profond transversal, renversées en dedans de la bouche sur le bord alvéolaire de la voûte palatine et se continuant avec le voile du palais renversé d'arrière en avant ; la luette repose sur la voûte palatine échancrée à son niveau. Une petite excroissance pédiculée se voit sur la joue gauche.

Les orifices postérieurs des fosses nasales sont rétrécis. Le cœur, le poumon droit, l'aorte, la langue et le larynx ayant été renversés à gauche, on voit le pharynx et l'œsophage interrompus au niveau de l'ouverture. Ce dernier, invaginé sur lui-même, avait seulement un demi-pouce de hauteur. On pouvait aisément, en faisant cesser l'invagination, lui donner un pouce et demi de longueur ; l'estomac occupait le médiastin postérieur, le duodénum ; une portion du foie contenue dans la cavité droite du thorax était cachée derrière le poumon droit. Il y avait donc deux portions de foie séparées l'une de l'autre et ne tenant au reste du foie que par un pédicule grêle. On aperçoit la portion du diaphragme qui existait encore et l'espèce de demi-anneau que formait son bord libre, le péricarde adhérait au diaphragme de la manière accoutumée.

———

À la suite de cette observation, Cruveilhier se livre à la discussion suivante, sur l'origine de la monstruosité et sur le rapport qu'ont entre elles toutes les parties qui la composent. C'est une première ébauche de sa théorie.

« Une question, dit-il, ressort immédiatement de la coexis-
» tence de lésions aussi multipliés et du même ordre.

» Y a-t-il simple coïncidence de toutes ces lésions ?

» Y a-t-il entre elles relation de cause à effet ?

» Enfin toutes ces lésions reconnaissent-elles une cause
» commune?

» Il me semble que le renversement de la tête en arrière
» domine en quelque sorte ces diverses altérations et peut les
» expliquer toutes de la manière la plus satisfaisante.

» Ainsi, supposons que dans le premier mois ou les deux
» premiers mois de la vie utérine, une cause quelconque ait
» opéré ce renversement, les pariétaux arrivant pour ainsi dire
» en contact avec la région supérieure du dos, la partie posté-
» rieure ou écailleuse de l'occipital ne pourra se développer,
» le cerveau, comprimé dans une cavité crânienne rétrécie, ten-
» dra à s'échapper en arrière, une encéphalocèle s'établira; et
» si le cerveau ne prend pas son accroissement, s'il existe du
» liquide dans la cavité crânienne, ce liquide remplacera le cer-
» veau; dans tous les cas, il y aura *spina bifida occipital*. Le
» renversement de la tête en arrière n'explique pas moins la
» situation de la région cervicale qui est devenue, en quelque
» sorte, partie intégrante du crâne; on conçoit que le cerveau
» comprimé ne pouvant se développer dans la cavité crânienne,
» fait effort à la région cervicale antérieure devenue base du
» crâne, comme il fait effort à la région occipitale, d'où la divi-
» sion des corps de vertèbres cervicales, ou *spina bifida anté-
» rieur*.

» Les mêmes raisons, c'est-à-dire le renversement de la tête
» en arrière, expliquent le mouvement d'ascension du poumon
» et du thymus qui occupait la région cervicale.

» Il est donc plus que probable que les déplacements ou
» hernies opérés dans les trois cavités splanchniques, sont une
» conséquence du renversement de la tête en arrière.

» Mais quelle est la cause de ce renversement? Si l'on considère
» la disposition de la bouche, la dépression des commissures et
» de la partie voisine des joues, l'adhérence des joues avec le
» voile du palais, le renversement du palais en avant, le rétré-
» cissement dans le sens vertical des narines postérieures, ne
» sera-t-on pas porté à se demander si *le cordon ombilical, reçu
» dans la bouche à la manière d'une corde*, n'a pas pu opérer ce
» renversement. »

En attendant la discussion approfondie de cette doctrine, laquelle viendra en son temps, bornons-nous à opposer à cet assemblage incroyable d'hypothèses les plus imprévues, ces simples mots : *affection hydrocéphalique et rachidienne, destruction partielle des centres nerveux, rétraction violente des muscles cervico-dorsaux, qui ont renversé la tête en arrière, developpement anormal et incomplet* des parties : cette formule, qui n'est que la répétition très sommaire de tous les faits précédents, suffit pour le moment.

OBSERVATION XXXII

FŒTUS MONSTRE. MONOPODE (GENRE SYMÈLE, GEOFFROY SAINT-HILAIRE). — TÊTE HYDROCÉPHALIQUE. — POCHE HYDRORACHIQUE. — ROTATION EN ARRIÈRE DES MEMBRES INFÉRIEURS. — FUSION DES DEUX MEMBRES (1).

SOMMAIRE. — **Hydrocéphale considérable.** — **Crâne énorme en forme de ballon.** — **Réunion des extrémités inférieures avec rotation antéro-postérieure de chaque membre.** — **Cavité cotyloïde unique mais de dimension double.** — **Les deux péronés soudés et situés entre les deux tibias.** — **Deux pieds bots soudés.**

Le fœtus que j'ai l'honneur de soumettre à la Société présente un cas de monopodie aussi compliquée que possible. Les deux extrémités inférieures, réunies dans la presque totalité de leur longueur, représentent assez bien, par le merveilleux du fait, ce fœtus au pied de griffon, dont le bon Paré nous a donné la figure. Les deux fémurs sont réunis dans leurs tiers supérieurs, distincts dans leurs deux tiers inférieurs. Les deux jambes, réunies dans toute leur longueur, sont formées par deux os : l'un médian, plus grêle, représente les *deux péronés confondus;* les deux *os latéraux sont les tibias.* Ces deux pieds *réunis par leurs bords externes* forment un pied unique à neuf orteils, dont la face dorsale regarde *en bas,* et la face plantaire *en haut.* Les deux petits orteils confondus constituent l'orteil médian. Les deux gros orteils occupent les bords, les deux os calcanéens, les deux cuboïdes, les deux cinquièmes métatarsiens sont également soudés. L'extrémité calcanéenne du pied *regarde en avant,* l'extrémité digitale *en arrière.* On éprouve d'abord quelque difficulté à

(1) CRUVEILHIER, Note sur un cas de monopodie communiqué à la Société anatomique 1827.— *Journal de médecine,* 2 novembre en 1827, vol. I, p. 365.

J. GUÉRIN.   I. — 24

concevoir pourquoi les deux péronés, les deux bords externes du pied sont réunis, et pourquoi la face dorsale du pied regarde en bas et la face plantaire en haut ; mais la situation des rotules donne la clef de cette disposition : en effet, ces os occupant la face postérieure des deux articulations juxtaposées du genou, on conçoit aisément qu'il y a une demi-rotation en sens opposé des extrémités inférieures, de telle manière que la face postérieure regarde en avant et la face antérieure en arrière, et que les côtés externes de ces deux extrémités soient unis sur la ligne médiane ; aussi la concavité des fémurs regarde-t-elle en avant et la convexité en arrière.

Les os du bassin offrent une disposition non moins remarquable.

Les deux pubis, complètement soudés sur la ligne médiane, présentent une crête saillante dirigée d'avant en arrière ; leur face postérieure, devenue supérieure, est concave et supportait (au rapport de l'un des praticiens qui m'ont remis la pièce) *une poche pleine de liquide*. Les deux os ischions, unis dans leurs branches ascendantes, continuaient en arrière la crête médiane, et, se renflant tout à coup, constituaient un tubercule circulaire qui représentait les deux tubérosités ischiatiques, et oblitéraient presque entièrement le détroit inférieur.

Une vaste cavité cotyloïde, unique, située derrière ce tubercule, complète l'oblitération de ce détroit inférieur, en mesurant l'intervalle qui sépare les angles cotyloïdiens des os iliens, et reçoit les deux têtes des fémurs réunis.

Il est donc facile de se faire une idée de ce vice de conformation, en admettant que, dans les premiers temps, les deux extrémités inférieures ont été soumises à une cause qui leur a fait éprouver une demi-rotation sur leur axe de dedans en dehors et d'avant en arrière, de telle manière que la face postérieure soit devenue antérieure, et réciproquement, et qui, les comprimant ensuite l'une contre l'autre, a déterminé cette espèce de fusion.

Cette observation dont l'auteur a donné une seconde édition dans sa *grande anatomie pathologique* (1) ouvre une série dont il importe de suivre les développements. Contrairement à ce que nous faisons d'habitude, nous commencerons, avec l'auteur, par le degré extrême pour arriver pas à pas au degré le moins prononcé, parce que celui-ci ne peut être bien rattaché à la cause commune que par une manifestation plus accusée de tous ses effets.

(1) Cruveilhier, *Anatomie pathologique*, 40ᵉ livraison. Considérations générales sur a monopédie ou syrénie, t. II.

Après avoir discuté les théories de Geoffroy et de Serres sur la syrénie, Cruveilhier confirme ce qu'il avait dit en commençant : « D'après ma manière de voir la monopodie ou syrénie serait le
» résultat d'une pression à laquelle auraient été soumis les
» membres inférieurs et le bassin de l'enfant à une époque
» indéterminée de la vie intra-utérine ; et les deux éléments
» bien distincts dont se compose la monopodie, savoir le
» mouvement de rotation des membres inférieurs autour de leur
» axe et leur fusion par une pression latérale, peuvent être l'effet
» d'une seule et même cause, savoir d'une compression latérale
» qui, en agissant sur le bassin, entre les grands trochanters,
» ferait exécuter aux membres inférieurs un mouvement de
» rotation en même temps qu'elle les appliquerait forcément
» l'un contre l'autre. »

Voilà toute la théorie de Cruveilhier : voyons les faits.

Ce qui domine dans ce fait c'est une difformité remarquable, tout à fait insolite, la *rotation en dehors des membres inférieurs* et celle *des demi-bassins*, dont est résulté le transport en arrière de ce qui regardait en avant. Cette difformité dont nous avons rapporté précédemment les premières indications (Méry, Littre, Haller, et nous même, pages 240 et 241) va se retrouver de plus en plus accentuée dans les différentes observations qui viendront après. Mettons immédiatement le mécanisme indiqué par Cruveilhier hors de cause.

L'observation qui précède n'avait porté que sur le squelette ; Cruveilhier y avait cependant remarqué, en regrettant de n'avoir pas eu les parties molles sous les yeux, que le développement des arcs latéraux des vertèbres lui avait paru moins avancé que de coutume, et les pariétaux présentaient des espaces membraneux dans leur continuité. Il y avait là des indices d'une affection cérébro-spinale. Ces indices, très faibles, deviennent des faits positifs dans une observation rapportée immédiatement après la précédente, et communiquée par MM. Bardinet et Bleynie, de Limoges (1). C'est un second cas de syrénie identique au précédent, mais dont le sujet avait offert une hydrocéphale considérable. Ce qui n'a

____

(1) CRUVEILHIER, *Anatomie pathologique*, 33ᵉ livraison, planche V.

pas empêché Cruveilhier de dire en terminant : « La coexistence
» d'une hydrocéphale congénitale très considérable et d'une
» monstruosité par fusion des membres inférieurs est un fait
» très important qui vient à l'appui de l'idée que ce genre de
» monstruosité peut être le résultat d'une compression. »
C'est ce que va montrer l'observation suivante.

OBSERVATION XXXIII

MONSTRE SYRÈNE AVEC DÉFORMATION ET DÉPRESSION DU CRANE. —
VICES DE CONFORMATION ET DIFFORMITÉS (1).

SOMMAIRE. — Affection cérébrale présumée. — Développement vertical et
dépression latérale du crâne. — Vices de conformation et difformités multiples. — Syrénie. — Fusion partielle des membres inférieurs. — Diastase des
deux os iliaques d'avant en arrière. — Transport en arrière des cavités cotyloïdes. — Rotation consécutive de dedans en dehors des deux fémurs. —
Jonction des péronés entre les tibias. — Une main bote. — Deux pieds bots
varus équin. — Anomalies.

Le sujet de cette observation, du sexe féminin, a été communiqué à
M. Cruveilhier par le docteur Colson (de Beauvais). La mère de l'enfant n'avait présenté, dans tout le cours de sa grossesse, aucun
phénomène digne d'être noté. Le fœtus était de petite dimension,
quoique venu à terme.

Voici les principales anomalies et particularités observées et
décrites par M. Cruveilhier chez ce monstre, présenté par ce savant
anatomiste comme un exemple caractérisé de *syrénie*.

La conformation de l'enfant, vu par sa face antérieure, est normale
jusqu'au bassin, à l'exception toutefois de la main droite, qui est un
peu *main bote*. Les membres inférieurs ou pelviens sont réunis sous
le même tégument commun, sans être confondus l'un avec l'autre.
La réunion cesse au tarse inclusivement ; les métatarsiens et les
orteils sont parfaitement distincts. Point d'organes génitaux ; seulement à leur place, petit tubercule en forme d'ergot, qui m'a paru
être le vestige du clitoris. Les deux pieds se regardent par leur face
plantaire, et par conséquent leurs bords externes sont dirigés en bas,
leurs bords internes dirigés en haut. Les bords externes sont réunis
dans presque toute la longueur de leur portion métatarsienne ; les
bords internes, écartés l'un de l'autre, sont libres dans toute leur
longueur ; les deux faces plantaires sont également libres.

(1) CRUVEILHIER, *Anatomie pathologique*, 40e livraison, p. 1 à 4, et planche VI,
fig. 1 à 8, 1835-1842.

La figure qui représente les pieds écartés l'un de l'autre, autant que possible, et comme étalés, donne une idée parfaite-

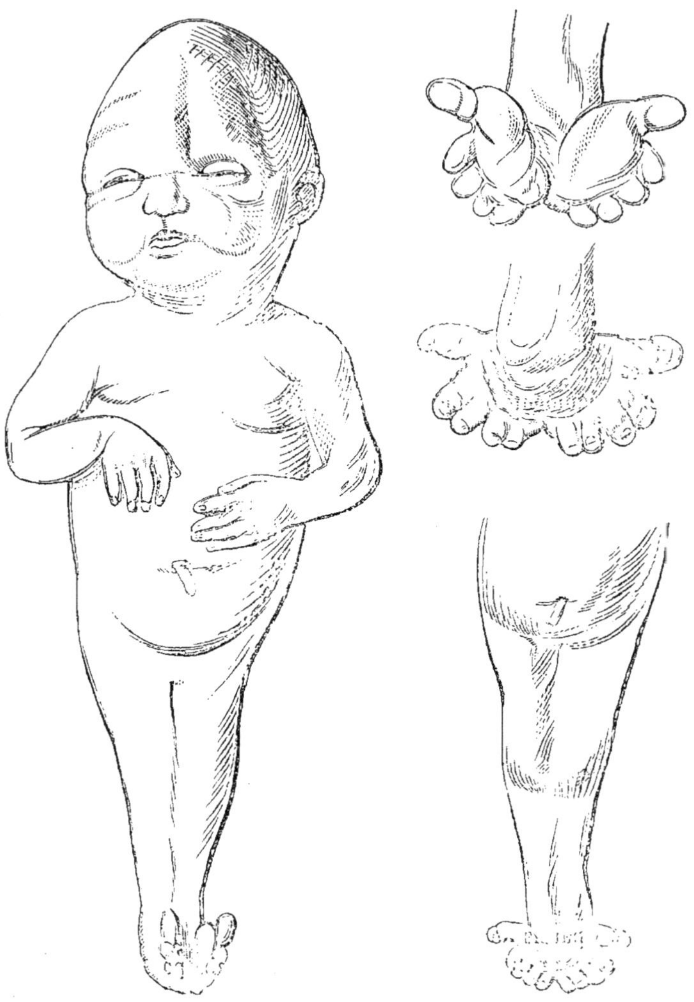

FIG. 76.

ment exacte de leur disposition. Enfin, pour ne rien omettre, je dois dire que les bords externes réunis des deux pieds sont convexes, les bords internes concaves, comme si les pieds, en même temps qu'ils avaient subi un renversement en dedans, eussent en même temps subi un renversement en haut, d'où résulte que l'axe des deux pieds qui est perpendiculaire à l'axe des jambes, décrit une courbe à concavité supérieure ; que les deux premières phalanges des derniers orteils sont réunies sous un tégument commun ; que les autres orteils sont plus écartés les uns des autres qu'ils n'ont coutume de l'être, en sorte que la région métatarsienne présente une largeur beaucoup plus grande que de coutume, et que les pieds ressemblent assez bien à des mains dont les doigts seraient très courts.

La moitié inférieure du fœtus, vue par la face postérieure, n'offre point de fesses. Sur la ligne médiane, ouverture anale, de laquelle sort un prolongement ou appendice. Cet appendice que j'ai déjà noté dans un autre cas de syrénie, naît par un pédicule de l'ouverture anale, va en s'élargissent et se termine par un bord arrondi. Cet appendice est membraneux et constitué par deux membranes, l'une cutanée, l'autre muqueuse, réunies par du tissu cellulaire.

Les deux membres inférieurs sont confondus, mais distincts sous un même tégument commun, les pieds réunis forment un angle droit avec la jambe.

Viscères. — Estomac, foie, rate, intestins grêles dans l'état régulier. L'état anormal commence à l'embouchure de l'intestin grêle dans le gros intestin. Il n'y a point de valvuve iléo-cæcale, point d'appendice vermiculaire. La ligne de démarcation entre l'intestin grêle et le gros intestin consiste entièrement dans la différence de volume de ces intestins et dans un repli muqueux peu prononcé, qui ne représente nullement la valvule iléo-cæcale.

Le gros intestin est constitué par une énorme circonvolution, repliée une fois sur elle-même, et se terminant en cul-de-sac dans l'excavation pelvienne. Il est à remarquer que c'est au pli de cette circonvolution et nullement à l'extrémité la plus élevée du gros intestin que s'abouche l'intestin grêle, en sorte qu'on pourrait admettre l'existence d'un cæcum très considérable.

Les deux reins occupent les fosses iliaques ; le rein gauche, extrêmement volumineux, est transformé en un kyste multiloculaire ou plutôt en plusieurs kystes sans communication les uns avec les autres, dont les parois ne présentent aucune trace de tissu rénal. Le rein droit est très petit, mais sain. De chaque rein part un uretère, et, au confluent des deux uretères, se voit un renflement qu'on peut considérer comme une vessie urinaire rudimentaire, car il n'existe pas de trace de vessie. Les capsules surrénales occupent leur place accoutumée, et, par conséquent, elles n'ont pas suivi les reins dans leur déplacement. Les trompes et les ovaires droits sont dans l'état le plus parfait d'intégrité. Les ovaires présentent tous les caractères de l'ovaire fœtal. A l'ovaire et à la trompe gauche est annexé un corps cylindroïde, duquel part le ligament rond du même côté. Ce corps cylindrique, obliquement dirigé de haut en bas et de droite à gauche, qui est sans communication aucune avec l'ovaire et la trompe du côté droit, est très dur, fixé par son extrémité supérieure au gros intestin, à l'aide de filaments fibreux : il m'a paru un vestige d'utérus ou mieux de demi-utérus gauche. Dans cette hypothèse, la moitié droite de l'utérus aurait manqué complètement; il y a absence complète du vagin.

Un petit tubercule, en forme d'ergot, seul vestige des parties génitales externes, paraît être un clitoris rudimentaire auquel aboutissent les deux ligaments ronds. Le ligament rond droit part directement de l'extrémité inférieure de l'ovaire du même côté; le ligament rond gauche part de l'extrémité inférieure de l'utérus rudimentaire.

La dissection des muscles des membres inférieurs a offert les particularités suivantes : Pour bien comprendre la disposition de ces muscles, il est bon de rappeler que, dans toute syrénie, les membres inférieurs subissent un mouvement de rotation plus ou moins considérable autour de leur axe, mouvement de rotation qui peut être porté jusqu'à un demi-tour. Or, ici, le membre inférieur gauche a éprouvé un mouvement de trois huitièmes de rotation. Cette différence se trouve parfaitement indiquée par la position de la rotule gauche, qui regarde directement en dehors dans le membre inférieur gauche, en dehors et en arrière dans le membre inférieur droit.

Les tubérosités internes du fémur et du tibia regardant en avant, l'axe des muscles couturiers, droit et gauche, donne une idée parfaite de la différence qui existe entre la rotation qu'a subie le membre inférieur gauche et celle qu'a subie le membre inférieur droit. L'axe du couturier droit est vertical; l'axe du couturier gauche est légèrement oblique.

La direction des autres muscles est à peu près la même des deux côtés. Les muscles droits internes et vaste interne sont en avant; les muscles droits antérieurs regardent en dehors. Le pectiné et les adducteurs ont également participé au mouvement de rotation, si bien que les demi-membraneux apparaissent derrière les droits internes, sur la figure qui représente le fœtus vu par la face antérieure.

A la jambe, les faces internes des tibias sont en avant, les faces externes en arrière, les faces postérieures en dedans; les deux péronés sont intermédiaires aux tibias.

Les jambiers postérieurs sont en dehors, de même que les extenseurs propres des gros orteils; on voit, entre les extrémités inférieures des fémurs et supérieures des tibias, une masse charnue que l'on peut considérer comme le vestige des muscles jumeaux. Les deux artères tibiales postérieures sont confondues en une seule artère, qui apparaît entre les tibias, et se bifurque en bas, chacune des branches de bifurcation est destinée à un pied. Il y a fusion des deux nerfs tibiaux postérieurs en un seul tronc, qui se bifurque comme le tronc commun des deux artères tibiales postérieures, pour fournir aux deux

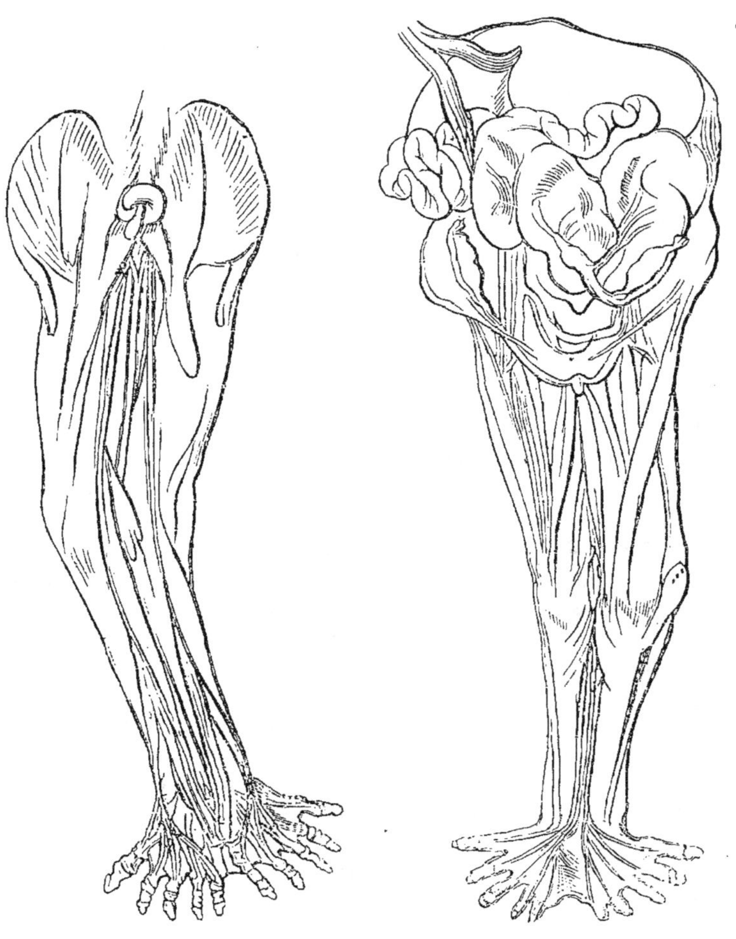

Fig. 77.

pieds. Dans l'intervalle des deux tibias, on trouve encore les tendons des jambiers postérieurs et des longs fléchisseurs des orteils. Les fléchisseurs propres des gros orteils manquent.

Les pieds, vus par la face plantaire, n'offrent que les tendons des fléchisseurs, des nerfs et des vaisseaux. Point de muscles proprement dits; on trouve seulement quelques faisceaux charnus impossibles à débrouiller.

Les deux membres inférieurs, vus par la face postérieure, offrent les particularités suivantes:

L'anus et son appendice en forme de languette; l'anus est situé plus en arrière que de coutume. Les muscles grands fessiers, très peu développés et même atrophiés; le muscle grand fessier droit est confondu avec le grand fessier gauche dans toute la partie de ces muscles qui est située au-dessous de l'anus, et qui parait correspondre à celle qui s'insère aux ligaments sacro-sciatiques. L'extrémité inférieure de ces muscles grands fessiers se perdait dans les graisses sous-cutanées, et par conséquent ne présentait aucune insertion au fémur. Les muscles fascia lata se terminent de la même manière dans les graisses, sans aucune insertion inférieure.

Les deux nerfs sciatiques poplités internes sont confondus en un seul tronc, qui commence immédiatement au-dessous du bassin. Les nerfs sciatiques poplités externes sont étrangers à toute fusion; les vastes externes sont en arrière. On aperçoit le muscle demi-membraneux, le biceps, dont les deux chefs ou têtes sont parfaitement distincts, et qui s'insère au péroné; le droit antérieur, les muscles demi-tendineux sont les seuls qui manquent complètement. Il en est de même des muscles de la région pelvi-trochantérienne, savoir les pyramidaux, carrés, jumeaux et obturateurs externe et interne. A la jambe, les jumeaux et soléaires sont à l'état de vestige. Comme les muscles grands fessiers et fascia lata, ces muscles se perdent dans les graisses par leur extrémité inférieure. Les jumeaux et soléaires droit et gauche sont confondus; il n'en est pas de même des longs et courts péronés latéraux droit et gauche, qui sont distincts postérieurement de chaque côté de la ligne médiane.

Les muscles jambier antérieur, extenseur commun et extenseur propre de chaque jambe, sont confondus en une masse charnue de laquelle partent les tendons qui appartiennent à chacun de ces muscles. Les muscles pédieux sont parfaitement conservés.

Le membre inférieur, vu par sa face externe, met en lumière la position de la rotule, qui regarde directement en dehors, et la situation du pied par rapport à la jambe, situation telle, que le pied est renversé de dehors en dedans, que son bord externe regarde en bas et son bord interne regarde en haut à la manière du pied bot; on voit le grand fessier, le fascia lata dont les extrémités inférieures se terminent brusquement sans tendon terminal, sans insertion, dans le tissu adipeux sous-cutané, l'obliquité des muscles fascia lata, la direction du muscle droit antérieur et celle du jambier antérieur et des extenseurs, lesquels jambier antérieur et extenseur appartiennent à la région externe de la jambe.

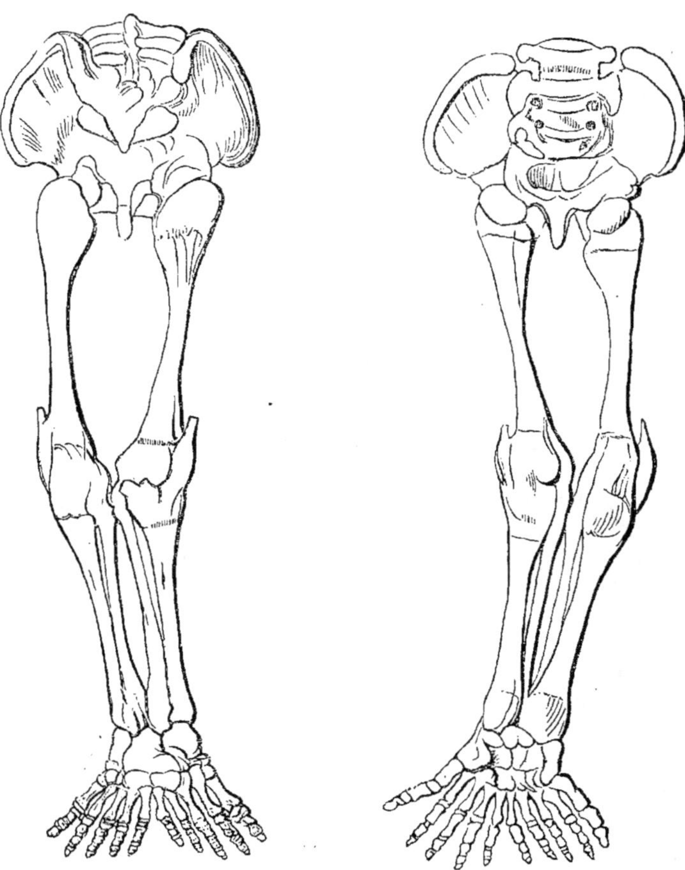

FIG. 78.

Squelette du bassin et des membres inférieurs vus par la région antérieure et postérieure. — Le bassin présente une disposition bien remarquable, et qui rentre entièrement dans celle que j'ai décrite dans d'autres syrènes. Les os iliaques sont comme étalés et horizontaux. Sur la ligne médiane, on trouve d'arrière en avant, le sacrum, qui est à l'état normal; l'orifice inférieur du bassin est extrêmement resserré, surtout dans le sens antéro-postérieur; il n'y a pas d'excavation pelvienne. Le détroit supérieur et le détroit inférieur sont confondus dans le même orifice. Au-devant de cet orifice, le plateau horizontal, formé par la réunion des tubérosités de l'ischion, présente en haut une légère excavation qui va aboutir de chaque côté au trou des pubis; il est largement perforé par les trous sous-pubiens confondus. Ainsi les trous sous-pubiens, distincts dans leur tiers postérieur, sont confondus dans leurs deux tiers antérieurs.

Les fémurs ne présentent de particulier que le quart de mouvement de rotation qu'ils ont subi; le mouvement de rotation subi par le fémur droit est un peu plus considérable que celui subi par le fémur gauche. Les rotules regardent, la gauche directement en dehors, la droite en dehors et en arrière; celle-ci est beaucoup plus petite que la première.

A la jambe, les péronés sont situés de chaque côté de la ligne médiane, et, par conséquent, au lieu d'occuper le côté externe de la jambe, ils en occupent le côté interne. Au pied, les os du tarse sont distincts, à l'exception des deux calcanéums, qui sont confondus. Les phalanges et les os métatarsiens ne diffèrent pas de l'état normal. Il est bon de remarquer que le mouvement de rotation subi par les jambes et les pieds est identiquement le même.

Vus par leur face postérieure, le bassin et les membres inférieurs présentent les particularités suivantes: le bassin et les os ilium sont étalés ; à l'orifice inférieur du bassin qui représente à la fois le détroit supérieur et le détroit inférieur, fusion des deux tubérosités de l'ischion ; crête arrondie, formée par la réunion des pubis, et largement perforée par le trou sous-pubien qui est double en arrière et simple en avant. Sur cette face postérieure, la rotation inégale des deux fémurs et à peu près égale des os des jambes apparaît dans tout son jour. Au tarse les deux calcanéums sont confondus en un seul os; mais d'ailleurs tous les autres os du tarse sont parfaitement distincts.

Il suffit de suivre pas à pas la description de ce monstre, donnée par l'auteur, pour montrer à quel point le meilleur observateur peut se laisser fermer les yeux par les préoccupations de l'esprit.

« La conformation de l'enfant vu par sa face antérieure, dit l'auteur, est normale jusqu'au bassin, à l'exception toutefois de la main droite qui est un peu main bote. » Et il avait devant les yeux ce crâne allongé verticalement et fortement déprimé latéralement à gauche. De la tête aux pieds ce sujet portait les traces de l'affection générale dont tous ses vices de conformation procédaient.

Les deux pieds, quoique en partie soudés, offraient deux exemples de varus équin très prononcés. Leur direction, leur forme, jusqu'à la direction du gros orteil accusaient des rapports exacts avec l'action musculaire qui les avait produits. Les muscles complétaient par la direction de leur tirage cette harmonie parfaite entre la cause et l'effet. Tels sont les deux extrêmes les plus apparents de la monstruosité. Jusque-là, l'auteur a pu se faire illusion sur son origine. Mais, chemin faisant, il y avait à tenir compte : 1° des vices de conformation de l'intestin ; 2° de l'absence de la vessie ; 3° de la fusion des nerfs sciatiques, et surtout 4° de cette rotation des os des iles qui avait entraîné la rotation des deux membres inférieurs. Voilà la série des faits. Ce qui n'a pas empêché l'auteur de renouveler, en terminant, sa conclusion, à savoir : que « ce fait vient à l'appui de la théorie que j'ai adoptée et qui me paraît devoir prévaloir plus tôt ou plus tard dans l'explication de toute syrénie ou monopodie, savoir, que ce vice de conformation est le résultat d'une pression latérale qui, à une époque très peu avancée de la vie embryonnaire, agissant à la fois sur le bassin et sur les grands trochanters, écraserait en quelque sorte la partie pubienne et ischiatique du bassin, et en même temps imprimerait aux fémurs, et par conséquent aux membres inférieurs, un mouvement de rotation qui peut aller jusqu'à un demi-tour, mais ne peut pas le dépasser. »

Le moment n'est pas venu de substituer à cette théorie qui ne repose que sur une hypothèse, et qui n'embrasse qu'une partie des faits, une théorie, ou plutôt un fait qui domine et embrasse tous les faits. Contentons-nous pour l'instant de montrer l'insuffisance absolue de la théorie des pressions mécaniques, et de maintenir le grand fait de l'affection cérébro-spinale, dont les conséquences et les actions immédiates ne laisseront de côté aucune des particularités de la monstruosité monopodie.

Le cas suivant complète la série des faits où les difformités plus accentuées que la monstruosité achèvent de montrer leur signification au plus haut degré.

OBSERVATION XXXIV

FŒTUS MONSTRE AVEC VICES DE CONFORMATION ET DIFFORMITÉS CONSIDÉRABLES FAUSSEMENT ATTRIBUÉS A DES PRESSIONS MÉCANIQUES (1).

SOMMAIRE. — Vices de conformation et difformités générales par rétraction musculaire. — Renversement en arrière du sacrum et du coccyx. — Déformation du bassin : écartement extrême des épines iliaques et soudure des ischiums. — Division de l'aire du bassin en deux ovales. — Luxations iléofémorales en haut et en dehors, et fémoro-tibiales en avant : extension extrême de la jambe sur la cuisse. — Flexion générale de tout le membre inférieur sous le bassin jusqu'au contact des pieds avec la mâchoire inférieure. — Pieds bots, mains botes. (Obs. du professeur Cruveilhier.)

La main et le pied du *côté droit* étaient bien *plus vicieusement* conformés que la main et le pied gauches. Le pied était *complète-*

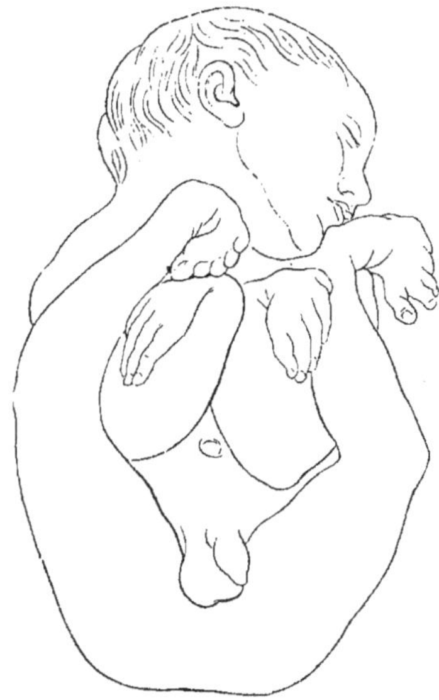

Fig. 79.

ment renversé sur le tibia ; ce même pied *atrophié* n'avait pas la moitié de la longueur du pied gauche. Le genou droit présentait également une disposition fort remarquable : c'était *une flexion de la jambe sur la face antérieure de la cuisse,* une diastasis congénitale du

(1) Cruveilhier, *Anatomie pathologique,* 2ᵉ livraison, planche II.

genou telle, que les extrémités correspondantes du fémur et du tibia faisaient une saillie considérable *du côté du creux du jarret*, et par conséquent un *angle rentrant* du côté de la rotule.

Le membre inférieur droit était également *atrophié* d'une manière notable ; aussi bien *l'artère iliaque primitive droite*, à peine était-elle la *moitié* de l'artère iliaque primitive gauche.

La main droite, renversée sur le bord radial de l'avant-bras, était *réduite à quatre doigts*. Il n'y avait pas vestige de pouce, lequel aurait dû se trouver appliqué contre le radius.

Le périnée paraît énorme dans son diamètre antéro-postérieur : point de *trace d'anus*, point de raphé médian. Au niveau du sommet du coccyx, petite dépression qui résulte de l'adhérence de ce sommet à la peau. Organes génitaux rejetés en avant, très bien conformés ; scrotum vide de testicules.

Les surfaces articulaires du genou droit n'offraient rien de particulier. La diastasis indiquée plus haut tenait uniquement à la *laxité*, à la longueur des ligaments latéraux de l'articulation. Les os du pied droit sont évidemment atrophiés. A la jambe, l'atrophie portait plus sur les parties molles que sur les parties dures, et néanmoins on pouvait constater dans les os une légère diminution de volume et un léger raccourcissement.

Le bassin et les articulations coxo-fémorales nous ont offert des particularités vraiment remarquables.

Il n'y avait plus d'excavation du petit bassin. Le détroit inférieur

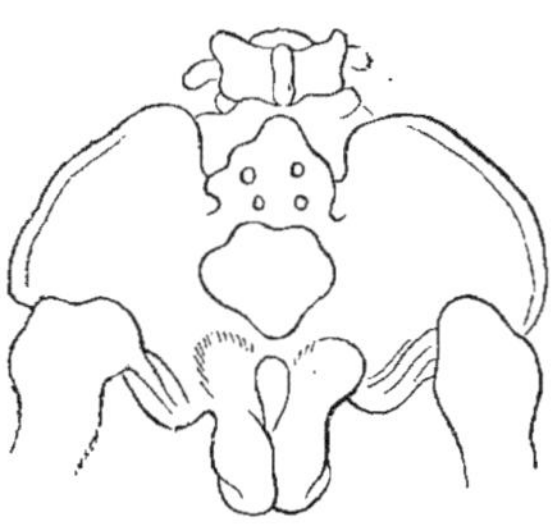

Fig. 80.

était divisé en deux ouvertures : l'une, antérieure, plus petite ; l'autre, postérieure, d'un diamètre plus considérable. Les deux épines sciatiques, continues au moyen d'un cordon fibreux très court et très fort, séparaient ces deux ouvertures l'une de l'autre. Le bassin était dans le même état que s'il avait été soumis à une double force qui eût *renversé en dehors les crêtes iliaques*, en même temps qu'elle aurait *comprimé latéralement les tubérosités de l'ischion*, les épines sciatiques et les pubis. Il résultait de là : 1° que les faces postérieures du corps et des branches du pubis, du corps et des branches de l'ischion, devenues internes, se touchaient ; 2° qu'il y aurait eu à peine vestige du détroit inférieur du bassin sans une disposition bien singulière du sacrum dont nous allons parler tout à l'heure ; 3° que l'excavation du bassin était en quelque sorte venue se confondre avec la marge du bassin, ce qui donnait au bassin de ce fœtus l'aspect de celui de la taupe qui, comme on sait, accouche par dessus les pubis.

Ce n'est pas tout : les articulations coxo-fémorales m'ont offert un exemple de *luxation congénitale des fémurs*, luxation sur laquelle M. Dupuytren a publié un excellent travail dans ces derniers temps. Les capsules fibreuses avaient *une grande laxité*, en sorte que les têtes des fémurs n'étaient pas contenues dans les cavités cotyloïdes, mais venaient s'appliquer contre les fosses iliaques externes. Les capsules fibreuses ouvertes, j'ai vu : 1° un ligament rond, grêle et d'une longueur démesurée ; 2° les têtes des fémurs, déformées, aplaties ; on eût dit qu'elles avaient été usées ; 3° des cavités cotyloïdes qui égalaient à peine en profondeur les cavités glénoïdes de l'omoplate, et permettaient aux fémurs de se porter entièrement au-dessus d'elles.

La figure 3 représente ce même bassin vu par la face postérieure, la réunion des épines sciatiques et des tubérosités de l'ischion, les ligaments ronds, les cavités cotyloïdes. On peut maintenant se rendre compte du mode de formation de l'ouverture postérieure indiquée figure 2. Si, en effet, vous imprimez à un bassin ordinaire le mouvement de renversement nécessaire pour amener les épines sciatiques au contact, vous n'aurez point d'ouverture, le sacrum l'obturera. Or, ici, *les quatre dernières pièces du sacrum et la totalité du coccyx* cartilagineux et rudimentaire *avaient été renversées complètement en arrière* sur la base du sacrum et la dernière vertèbre lombaire, de telle manière que la face antérieure du sacrum était devenue postérieure ; que le sommet du coccyx répondait au niveau de l'épine iliaque postérieure et supérieure. Ainsi le détroit inférieur factice succédait immédiatement au détroit supérieur, ou plutôt le détroit inférieur et le détroit supérieur étaient confondus. Les trous sacrés antérieurs n'étaient pas symétriquement placés des deux côtés de la ligne médiane. *Les deux muscles fessiers étaient réunis sur la ligne médiane*, au niveau de l'ouverture postérieure, par un *raphé* fibreux.

La figure 4 représente le squelette de la main droite de ce même enfant. Le pouce manquait en même temps que le trapèze correspondant qui peut-être était confondu avec le trapézoïde et le scaphoïde. J'ai trouvé les noyaux cartilagineux de tous les autres os du carpe. Le radius et le cubitus étaient parfaitement sains.

La figure 5 représente une coupe du bassin contenant encore les parties molles ; la vessie ; le rectum qui va s'ouvrir dans la vessie, avec le bas-fond de laquelle il est entièrement confondu ; les uretères, la portion prostatique du canal.

La figure 2 représente le rectum s'ouvrant à la partie postérieure du bas-fond de la vessie par une large ouverture infundibuliforme.

Du reste, pour compléter la description de ce fœtus, je dois ajouter qu'il n'y avait pas de rein à gauche ; il n'y avait que vestige du rein droit. La capsule surrénale et l'artère capsulaire moyenne étaient plus développées que le rein et l'artère rénale.

———

Le cas qui précède est un de ceux qu'on a le plus souvent invoqués en faveur de la théorie des pressions utérines : celles-ci résultant, soit de la pénurie des eaux, soit d'une position vicieuse du fœtus. Mais aussi, plus cette observation a paru favorable à la doctrine, plus nous sommes obligé d'en montrer les insuffisances et les contradictions.

Un double pied bot caractérisé, deux mains botes offrant les formes les plus accentuées, et compliquées de mutilations, — un doigt de moins et un pouce rudimentaire,— sont peu propres à témoigner d'une action mécanique quelconque, qui ne saurait agir avec cette uniformité et cette généralité de pression des deux côtés. Ceci n'est encore que la plus petite discordance.

Qu'est-ce que cette saillie considérable, au creux du jarret, résultant d'une flexion de la jambe sur la face antérieure de la cuisse, si ce n'est la reproduction du même fait observé chez notre premier monstre (1). L'évidence d'origine de ce premier cas éclaire ce qu'il pourrait y avoir d'obscur dans celui-ci de Cruveilhier. Or, cette flexion antérieure du genou directement posée au mouvement physiologique, et à un degré extrême. est un fait qui suffirait à lui seul pour renverser la théorie des pressions mécaniques.

Mais lorsque ce fait est accompagné de presque toutes les difformités par rétraction musculaire, il acquiert bien plus d'importance encore.

Ainsi il y avait une double luxation des fémurs, il y avait cette demi-rotation des iliaques qui a entraîné consécutivement avec elle en arrière tout ce qui devait être en avant. Et qu'on re-

(1) Première observation, p. 43.

marque que ces diverses dispositions sont symétriques, se répètent de chaque côté, comme les pieds bots et les mains botes.

Tout cela ne constitue encore qu'une série d'altérations de forme et de situation des parties extérieures. Viennent ensuite les vices de conformation des organes internes attestant un trouble primitif et profond dans l'évolution des organes. Point d'anus, ouverture du cœcum dans la vessie, suppression presque complète des détroits du bassin par un cloisonnement, lequel offrirait « l'aspect de *celui de la taupe* qui, comme on sait, ajoute l'auteur, *accouche* par-dessus ses pubis. » Enfin il n'y avait qu'un rein, et celui-ci à l'état rudimentaire.

En présence de cette série de difformités symétriques, et de vices de conformation profonds, est-il possible de conserver à des pressions mécaniques, nécessairement irrégulières et localisées, la moindre apparence d'intervention ? A des effets aussi généraux, aussi semblables de chaque côté, aussi profonds, il fallait donc un autre ordre de causes, il fallait celle qui nous avait été révélée par les sujets de nos propres observations. Les monstres des observations 1, 2, 3, 6 et 7 ont offert la plupart des dispositions présentées par ce dernier cas de Cruveilhier, et ils l'ont offert avec la coexistence d'une affection cérébro-spinale caractérisée.

Après ces considérations, nous n'hésiterons pas à reproduire textuellement l'extrait, en forme de conclusion, que Cruveilhier a formulé dans son *Anatomie pathologique générale* (1), du fait même que nous venons de discuter et de reconstituer.

On y verra jusqu'où peut aller la facilité de mutiler une observation pour n'y laisser que quelques particularités détournées

______

(1) Cruveilhier, *Anatomie pathologique générale*, t. I, p. 692. — *Déviations articulaires congénitales par relaxation :* « J'ai fait représenter (*Anat. pathol.*, avec planches, II° livraison) un fœtus qui, par suite d'une attitude défectueuse dans la cavité utérine, attitude telle, que les membres inférieurs étaient allongés au-devant du tronc, et que les pieds arc-boutaient entre la mâchoire inférieure au dessous du menton, présentait non seulement des pieds bots et des mains botes, mais encore une diastase considérable des articulations du genou, de telle façon que ces articulations faisaient un angle saillant du côté du creux du jarret, et rentrant en avant. » (Cruveilhier, *Anatomie pathologique générale*, t. I, 1849, p. 693.)

de leur variable signification au profit d'une hypothèse sans le moindre fondement.

Telles sont les observations fournies par la doctrine des *pressions fœtales*, doctrine un instant personnifiée dans le professeur Cruveilhier. Aux applications que nous avons citées, nous aurions pu en ajouter de nouvelles ; mais on n'y eût rien trouvé de plus. On vient de voir à quel point l'auteur était convaincu ; et l'on a vu en même temps combien ses convictions l'empêchaient de tenir compte des faits qui ne rentraient pas dans le cadre de ses idées. Cependant il faut lui rendre cette justice que, malgré cette partialité, il a su donner à ses observations un certain cachet de précision qui a longtemps dissimulé l'impuissance de sa doctrine. Aussi Cruveilhier a-t-il eu des continuateurs de ses idées, et verrons-nous, dans la période suivante, un reflet très accentué du système des pressions mécaniques, accompagnant quelques progrès dans l'observation anatomique.

Mais, avant de citer ces continuateurs de Cruveilhier, nous sommes obligé de retourner sur nos pas pour rappeler une doctrine qui s'est fait jour aux mêmes époques.

Dès les premiers temps de la tératologie scientifique, plusieurs auteurs avaient déjà eu l'idée d'attribuer certaines monstruosités à des maladies du fœtus. Haller, qui connaissait toutes les idées et toutes les hypothèses qui l'avaient précédé, a rapporté, dans son ouvrage *De monstris* (*Physiologicus*, p. 133 à 136), les premières ébauches de cette doctrine. Mais ces aperçus vagues, indécis, sont cités pêle-mêle avec une foule d'autres, appartenant à des doctrines différentes ; ils sont comme perdus parmi toutes les hypothèses du temps. Haller lui-même y donnait si peu d'attention, qu'il se bornait à les mentionner à l'occasion des diverses parties dont se composait chaque monstruosité. Ainsi « ex morbo monstra fieri, clar. Hebenstreit (1) et ex animi affectibus alli (2) : ex concursu potentiæ plasticæ cum aliqua causa morbosa, meus præmatura morte abreptus successor (3).

(1) HEBENSTREIT, Autrop. cv. 1753, tome I.
(2) NICOLAI Misghurt, p. 64-69.
(3) RÆDERER, Comm. Gotting, t. IV, p. 207.

Sed et eumdem morbum, et deformia absque cranio capita (1), pleraque hydrocephalo tribuas, qui paulatim cerebrum consumit, ut aqua sola supersit (2) dein ossa tenuia reddit (3) inde destruit (4) hiatum que facit per quem cerebrum exit (5) et aqua sub ipsa tegumenta erumpit (6). »

Mais, nous ne saurions trop le répéter, ces premières lueurs d'une idée quoique vraie et féconde ne doivent pas être confondues avec son expression nette et précise, qui, elle-même, parcourt tous les degrés de la démonstration jusqu'à l'évidence et la certitude. La preuve en est que, avant d'arriver à ce terme d'une vérité constituée, ses ébauches restent longtemps confondues avec les hypothèses et les erreurs, parce qu'elles ne sont pas encore la vérité ; elles ne servent la plupart du temps que de prétextes pour diminuer la valeur des véritables démonstrations, et le mérite de ceux qui les ont données. On ne nous verra jamais imiter ces conspirations des faux érudits ou des rivalités envieuses contre les auteurs du vrai progrès. Le progrès, à nos yeux, c'est l'établissement définitif de toute vérité. Ainsi, pour l'idée qui nous occupe, de l'existence d'une affection des centres nerveux comme cause de certaines monstruosités, il y avait trois termes à établir : 1° le fait primordial ; 2° son étendue ; 3° ses conséquences. On verra qu'à chacun de ces termes correspondent des travaux distincts et des résultats différents. Pour ne pas sortir du cadre que nous nous sommes tracé dans cette première partie de nos recherches, nous nous bornons à citer les faits et les idées qui serviront plus tard à une détermination définitive.

On a vu, par le passage emprunté à Haller, combien d'auteurs auraient songé à l'origine pathologique des monstres. Nous avons pris la peine de remonter aux sources indiquées par l'illustre historien, et nous n'avons trouvé, chez tous ces prétendus initia-

---

(1) MARCOT, *Mém. de l'Acad. des sciences*, 1716.
(2) WALDSCHMIDT, *Eph. nat. cur.* décad. III, ann. 7 et 8, obs. 38.
(3) DAUBENTON, t. III, p. 84. — SMÉTIUS, p. 578. — HARDER, *Apiar.*, p. 149.
(4) BOURGEOIS, *Eph. cur. nat.*, déc. II, comm. 5.
(5) *Zod. Med. Gall.*, III, p. 59. — MORGAGNI, *De sed. c. morb.*, p. 88. — DAUBENTON, *Descrip. du cab. du Roi*, t. III, p. 66.
(6) CORVIN, *Hern. céréb.* — BIEREING, n° 92, L. X, *ibid.*

teurs, comme dignes de quelque attention, que des aperçus morcelés, et, chez deux d'entre eux, chez Marcot (de Montpellier), un fait analysé avec quelque portée, et chez Morgagni une série d'observations très intéressantes, mais beaucoup moins significatives qu'on ne l'a dit.

L'observation de Marcot est noyée dans une foule de considérations sans valeur, sur les causes des monstres, sur l'influence de l'imagination des mères, sur le développement imparfait des parties par insuffisance des apports circulatoires, sur le mécanisme de l'hydrocéphale par l'obstruction des glandes du plexus choroïde, sur la continuation de la vie chez les monstres sans cerveau ni moelle, etc., etc. Après ces hors-d'œuvre, l'auteur explique la formation de l'anencéphalie par l'existence antérieure d'une hydrocéphale, et la disparition de la matière cérébrale par la liquéfaction progressive du cerveau, liquéfaction à laquelle se substitue le liquide de l'hydrocéphale. A mesure que ce liquide disparaît, le retrait de la voûte crânienne réalise l'affaissement de ses enveloppes de son sommet à sa base. Voici, du reste, l'observation textuelle de Marcot, dégagée de tous ses accessoires inutiles, et réduite aux éléments propres à éclairer le mécanisme matériel de l'anencéphalie (1).

OBSERVATION XXXV

FŒTUS MONSTRE ANENCÉPHALE PAR HYDROCÉPHALE. — DESTRUCTION DU CERVEAU ET DU CERVELET.

SOMMAIRE. — **Dépression du crâne ; absence du sommet. — Destruction du cerveau, hydatides, saillie extrême des yeux. — Conservation des nerfs cérébraux.— Oblitération de la selle du sphénoïde.**

Le quinzième jour du mois de novembre de l'année 1714, la femme d'un plâtrier de cette ville, nommé Gontier, accoucha sur les huit heures du soir d'un enfant mâle vivant, qui avait la partie convexe de la tête fort aplatie, et, au lieu des cheveux qui devaient y être implantés, elle était recouverte d'une espèce de chair mollasse fon-

(1) MARCOT, de Montpellier, *Mémoire sur un enfant monstrueux*. (MÉMOIRES DE L'ACADÉMIE ROYALE DES SCIENCES, année 1716.)

gueuse, spongieuse, d'une couleur livide, qui par ses inégalités représentait en quelque manière la figure d'un crapaud. Les yeux étaient *fort gros, et s'avançaient un peu hors des orbites ;* les paupières étaient enflées et œdémateuses, le nez gros, aquilin et recourbé : le visage était aussi livide, tirant sur le noir ; cette lividité s'étendait sur le col et sur les épaules. Le reste du corps était parfaitement bien formé, bien nourri et d'une couleur naturelle.

La difformité de cet enfant fit croire à la sage-femme que c'était un monstre, ce qui la détermina à appeler M. Chycoineau, illustre chancelier de cette Université, M. Barancy, fameux chirurgien de cette ville, et moi, pour le voir et l'examiner. Elle se contenta cependant de mettre un peu de miel dans la bouche de cet enfant, sans se mettre en peine de lui faire prendre du lait, de sorte qu'il ne vécût que douze ou quinze heures, après lesquelles il mourut.

J'arrivai à dix heures du matin, lorsqu'il venait d'expirer. J'y trouvai les Messieurs ci-dessus nommés, et nous délibérâmes de nous y rendre sur les cinq heures du soir pour observer avec soin ce qu'il y aurait de particulier dans cette tête, dont nous fîmes l'ouverture à l'heure marquée, en présence de quelques étudiants en médecine, et de quelques garçons chirurgiens.

Avant que de rien entreprendre, ayant remarqué qu'il y avait un trou dans cette chair mollasse, qui répondait au milieu de la suture sagittale, dans lequel on pouvait mettre le petit doigt, j'y introduisis une sonde assez avant sans trouver aucune résistance : je jugeai qu'il y avait là une fort grande cavité, par la facilité avec laquelle on promenait la sonde, ce qui me fit conjecturer qu'il manquait une partie du cerveau ; et pour nous en convaincre, je pris des ciseaux que je poussai dans cette cavité à la faveur de la sonde creuse, je coupai cette chair, et je me fis jour dans le vide que nous avions déjà trouvé par la sonde. La substance que nous coupâmes était une espèce de chair fongueuse, approchant de la nature de celle des viscères, que les anciens appelaient *parenchyme*. Elle était molle, rougeâtre, arrosée de plusieurs vaisseaux de sang, et parsemée de quelques vessies pleines d'eau, qui étaient de différentes grosseurs, distinctes et séparées entre elles, telles que sont les hydatides. Les unes égalaient la grosseur d'un pois, les autres celle d'une noisette, ce qui donnait à cette chair l'épaisseur d'environ un travers de doigt. Cette épaisseur n'était pourtant pas égale partout, y ayant des endroits plus relevés les uns que les autres, des éminences et des enfoncements qui lui faisaient avoir la ressemblance d'un crapaud.

Nous ne trouvâmes aucun des os qui forment le sommet de la tête, nous ne reconnûmes ni dure-mère ni pie-mère, à moins qu'on ne voulût dire que la peau, les os et les membranes du cerveau s'étaient confondus dans cette chair mollasse; et quelque exacte que fût notre recherche, nous ne trouvâmes aucune trace du cerveau ni du cervelet, mais seulement un grand espace vide.

Surpris de voir que le cerveau et le cervelet manquassent totalement, nous nous tournâmes du côté de la moelle de l'épine, qui n'est que comme l'appendice du cerveau, pour voir si elle manquerait aussi, ce que nous fûmes d'abord portés à croire, parce qu'en poussant la même sonde dans la cavité de l'épine, elle nous parut vide, et la sonde s'avança jusqu'au delà des lombes sans aucun obstacle. Mais ayant coupé les vertèbres du col et du dos, nous trouvâmes la moelle de l'épine qui s'était un peu desséchée, et qui n'était guère plus grosse qu'une ficelle; elle continuait pourtant jusqu'au coccyx; et il s'en détachait des rameaux de nerfs dans toute sa longueur. D'où il résulte que la cavité épineuse de chaque vertèbre était plus grande qu'à l'ordinaire, ou que le dessèchement de la moelle avait permis à la sonde de couler sans obstacle dans cette cavité.

Il y avait aussi quelque changement dans les os qui composent la base du crâne. La selle de l'os sphénoïde était oblitérée, et au lieu de l'enfoncement qui doit se trouver dans cette partie, il y avait une avance ou bosse, là où l'os devait être un peu concave, et cet os était beaucoup plus dur et plus épais qu'il n'a accoutume de l'être dans les fœtus qui ont les os comme membraneux, ou tout au plus cartilagineux. Dans celui-ci la base du crâne était véritablement solide; elle résista à un gros bistouri que je tâchai d'y enfoncer avec force pour la partager, et examiner si nous trouverions les nerfs qui partent du cerveau pour aller se distribuer dans les organes des sens.

Ce soir-là il nous fut impossible d'aller plus avant pour des raisons particulières. Le lendemain, le corps de cet enfant fut porté chez M. Chycoineau, où M. Gondange, chirurgien et très savant anatomiste, se trouva, et fit voir tous les rameaux des nerfs qui sortaient par les différents trous de la base du crâne au nombre et dans la situation où ils doivent être naturellement.

On s'aperçut aussi que les testicules n'étaient point dans les bourses, mais qu'ils étaient renfermés dans la capacité du bas-ventre, à l'endroit des anneaux des muscles de cette partie. Je ne trouvai aucun changement notable, sinon que le canal veineux qui part du sinus de la veine porte pour transmettre au cœur le sang que la veine ombilicale y avait dégorgé, était très petit et qu'il n'avait pas une demi-ligne de diamètre. Il n'y avait rien de remarquable dans la distribution des vaisseaux de sang qui vont à la tête et qui en reviennent. Ce fait me parut assez singulier pour mériter d'être décrit, et assez curieux pour devoir y joindre nos réflexions. . . . .

. . . .

L'enfant dont nous parlons est venu au monde sans aucun vestige de cerveau ni de cervelet. Que peut-on conclure de là, si ce n'est, ou que ces parties n'avaient pas été tracées dans l'œuf, ou qu'étant délinées, elles n'ont pu se nourrir, croître comme les autres, et qu'elles ont resté dans le néant, ou enfin qu'elles se sont dissoutes, fondues et suppurées.

Il n'est pas permis de penser que le cerveau et le cervelet manquassent dans l'œuf, qui est l'ouvrage du Créateur, par qui ils furent tous placés dans l'ovaire de la première femme, et des mains duquel il ne sort rien d'imparfait et qui ne soit achevé; c'est donc au défaut de nourriture, ou à quelque suppuration qui s'est faite dans le dedans de la tête que nous devons rapporter l'anéantissement et la privation de ces parties. Mais nous n'avons trouvé ni pus, ni ulcère, qui sont les signes certains de suppuration; c'est donc par le manque de nourriture qu'elles se sont oblitérées. . . . .

. . . .

Pour nous en éclaircir, il faut faire attention à ce trou qui pénétrait et communiquait du dehors au dedans de la tête, et que nous avons dit être placé dans cette chair mollasse, sur la suture sagittale, tout près du bregma, et dans lequel j'introduisis la sonde sans peine; ce trou n'a été fait, suivant toutes les apparences, que par une matière ci-devant contenue dans la tête qui s'est fait jour, et s'est écoulée par là, parce que c'était l'endroit le plus faible, et contre lequel cette matière faisait le plus d'effort, étant à peu près la clef et le milieu de la concavité de la voûte de la tête. La matière s'étant écoulée, laissa ce grand vide dont nous avons parlé, et les téguments s'étant affaissés après l'évacuation de ces eaux, ont formé des rides, des inégalités, des enfoncements et des éminences qui, joints à la couleur brune et livide de ces parties, leur ont fait avoir par hasard la ressemblance d'un crapaud.

Il est à présumer que la liqueur contenue était séreuse, lymphatique, et de la nature de celle qui se trouvait encore renfermée dans les vessies ou hydatides. En un mot, ce trou nous annonce une hydrocéphale ou une collection d'eaux ramassées dans les ventricules du cerveau ou sur la dure-mère, et qui en s'augmentant ont pressé la substance du cerveau, jusqu'à intercepter par leur pression le cours du sang dans les carotides et les vertébrales : de sorte que le cerveau et le cervelet qui, dans les premiers temps, ressemblent à de la bouillie, ont été effacés par les eaux qui ont pris leur place. Ce qui me confirme dans ce sentiment, c'est que nous voyons dans toutes les hydrocéphales la masse du cerveau et du cervelet diminuer à mesure que le poids et le volume des eaux augmentent, comme l'histoire suivante tirée de Zacutus-Lusitanus le montre.

« Decennis puer percussus est cum ense in parte posteriori capitis, passus est vulnus satis magnum cum incisione ossis, velaminum, et deperditione substantiæ cerebri. Nam hæc exivit quantitate nucis juglandis, curatus convaluit citra noxam ; sed post tres annos hydrocephalo correptus moritur. Apertum caput sine cerebro inventum est. Dura meninx duplicata apparuit, hadebat in se *aquam limpidissimam*, boni odoris, et gustata ab ad stantibus insipidi saporis. Hæc ille tom. II, *praxis medic. mirabil.*, lib. I, observat. 5.

» Alia est hujus generis historia puellæ sine cerebro natæ relata in *Zadiac. Medic. Gallic.*, ann. 3, observat. 3. Hæc vixit per quinque dies : nata est cum tumore capitis consistentiæ flaccidæ et fluidæ circa suturam coronalem, quæ hiare videbatur. Secto capite, in tota ejus capitate nihil inventum est, quam *aqua limpidissima contenta a meningibus, medullæ vere cerebri nihil, hucusque Baglivus.* » ·

On voit, en fin de compte, que tout cela se réduit à la formule si nettement et si laconiquement résumée par Haller : « Sed et eum » morbum, et deformia absque cranio capita pleraque hydro- » cephalo tribuas, qui paulatim cerebrum consumit, ut aqua sola » supersit, dein ossa tenuia reddit, inde destruit, hiatumque facit, » per quem cerebrum exit, et aqua sub ipsa tegumenta erumpit (1). » On l'a vu, Haller ne cite pas moins de six auteurs comme ayant coopéré successivement et particulièrement à la réalisation de cette formule, comme ayant fourni chacun un terme à sa confection, lui les réunissant tous pour leur donner leur signification collective. C'est ce que Marcot avait fait à peu près tout seul dès l'année 1716. Mais que signifie et que vaut cette conception, accompagnée des réserves presque identiques à celles que nous avons citées de du Verney, page 275 ?

Comme nous l'avons dit précédemment, on interprète la première ébauche d'une idée, et l'on en juge l'importance, non par ce qu'elle signifie réellement, et surtout par la véritable pensée de son auteur, mais par l'idée complètement réalisée plus tard, et dont elle n'était que la première lueur. On prend, alors, du sens et du mérite de celle-ci, ce qu'on attribue

(1) HALLER, *De monstris*, physiologie, 136.

à la signification inconsciente de celle-là. Or, la première indication du mécanisme de l'anencéphalie, proposé par Marcot et interprété avec ses restrictions, ne va pas loin. C'est l'hypothèse non encore démontrée de l'hydrocéphale préexistant comme cause et comme origine de l'anencéphalie, c'est l'indication de son mécanisme déjà donnée par d'autres auteurs, et finalement c'est la théorie bornée à l'unique cas particulier de l'anencéphalie, sans extension ni application à d'autres cas de monstruosités, et surtout sans conséquence aucune sur l'ensemble de l'organisme fœtal.

Cette part faite à l'initiative de Marcot nous conduit à celle de Morgagni.

L'illustre pathologiste a été considéré tout récemment, dans un écrit sérieux (1), comme le véritable précurseur, si ce n'est l'initiateur de la théorie pathogénique des monstres. Les extraits qu'on y cite de la douzième lettre, *De sedibus et causis morborum*, ne nous paraissent pas donner une idée exacte ni de ce qui appartient à Morgagni ni de ce qui ne lui appartient pas. Ses observations originales, que nous avons déjà publiées *in extenso* (2) disent beaucoup plus exactement quelle était la pensée de l'auteur.

On a vu que, comme observateur, Morgagni avait commencé à signaler quelques-unes des difformités qui accompagnent les monstres ; mais on a vu en même temps qu'il ne les avait ni rattachées les unes aux autres, ni songé à les relier dans une conception d'ensemble. Au contraire, il avait méconnu et même nié leurs plus simples rapports, il avait quelquefois amalgamé différents ordres de causes pour expliquer différents vices de conformation chez le même monstre. Dans ses observations on ne trouve nulle part, ni implicitement ni explicitement, la proposition dont on le gratifie trop facilement. Morgagni, dit-on, dans l'article précité, établit que des *monstruosités* qui consistent dans une absence plus ou moins étendue du cerveau et de la moelle épinière *ont pour cause* première une accumulation d'eau dans

(1) DAVAINE, art. MONSTRES du *Dictionnaire encyclopédique des sciences médicales*, t. IX, p. 201 à 264.
(2) NOS OBSERVATIONS, pag. 251 à 263.

le crâne et dans le rachis (1). Or Morgagni ne parle nulle part de *monstruosités en général ;* il se borne à parler du crâne, de ses difformités par l'hydrocéphale et de la destruction du cerveau ; mais il ne va pas plus loin. C'est ainsi qu'il a pu dire et qu'il a dit : « De quelque manière que l'eau s'accumule contre nature dans la cavité du cerveau, et quelle que soit sa source, elle pourra certainement, si ce viscère ne forme pas encore un corps concret, empêcher sa concrétion par sa position intermédiaire, ou s'il est déjà solidifié, elle pourra, en s'insinuant entre les parcelles, les séparer insensiblement jusqu'à ce qu'elle soit parvenue aux petites parties, qui se mêlent facilement avec l'eau et qu'on ne peut plus distinguer d'avec elle (2). » Sa lettre tout entière, dont ce passage est extrait, est une savante exposition de l'action de l'hydrocéphale et de l'hydrorachis sur le crâne et sur le cerveau, sur le canal rachidien et sur la moelle ; mais cette étude, plus pathologique que tératologique, n'a jamais été, dans l'esprit de son auteur, destinée à établir une loi de tératologie générale. En voici deux preuves nouvelles :

Ainsi, après avoir fait l'histoire de l'hydrocéphale et des tumeurs aqueuses de l'épine au point de vue pathologique et thérapeutique, Morgagni rapporte en quelques mots l'histoire d'un enfant qui venait de lui être présenté avec une tumeur à la région des vertèbres lombaires : « L'enfant était grand, fort et bien nourri, même dans ses membres inférieurs, qui étaient les seules parties faibles chez lui ; il était bien conformé également, si ce n'est que la tête, saine d'ailleurs, *frappait les regards de tout le monde par sa grosseur extraordinaire.* Il était, dis-je, bien conformé dans les membres que je nommais tout à l'heure, de sorte que je compris, par ce nouvel exemple réuni à beaucoup d'autres, que *c'est se tromper* que de croire que tous les enfants affectés d'une tumeur de cette espèce naissent les pieds tordus, parce qu'on en a remarqué quelques-uns qui étaient venus au monde ainsi conformés (lettre XII, p. 204-205). » Ainsi, voilà l'auteur en présence d'un sujet hydrocéphalique et affecté d'une tumeur hydrora-

(1) Morgagni, douzième lettre : *De l'hydrocéphale et des tumeurs aqueuses de l'épine.* Trad. de Desormeau et Destonet, t. II, p. 153.

(2) Morgagni, deuxième lettre : *De l'hydrocéphale et des tumeurs aqueuses de l'épine.* Trad. de Desormeau, t. II, p. 133.

chique, et qui ne voit dans ce fait qu'une occasion de nier la fréquence des deux faits constatés par d'autres, où il aurait dû voir le rapport étiologique qu'il était censé avoir découvert.

Second exemple :

Chez le sujet de l'observation rapportée page 261, il y avait un ensemble de difformités et de vices de conformation lié à une affection cérébro-spinale. Il ne trouve rien de mieux pour expliquer un degré de pied bot plus prononcé d'un côté que de l'autre, avec fracture de la jambe de ce côté, que l'enroulement du cordon ombilical autour de cette jambe.

Autre chose est donc d'avoir décrit et étudié au point de vue de la maladie, l'hydrocéphale et l'hydrorachis, et d'avoir trouvé et déclaré trouver, dans cette étude clinique et thérapeutique, la cause d'une classe de monstruosités.

Ces exemples suffisent pour montrer ce qu'il y avait réellement, dans la pensée de Morgagni, comme *doctrine pathogénique* des monstres.

Toute autre manière de le comprendre est une application du système d'interprétation que nous avons défini plus haut. On trouvera, dans sa quarante-huitième lettre, *De la fausse grossesse et de l'avortement*, une confirmation nouvelle de l'interprétation que nous venons de donner de ses opinions ; cette partie de sa lettre est si remarquable sous bien des rapports, que nous la transcrivons tout entière ; ce passage fait suite à la dernière observation du même auteur que nous avons rapportée page 260.

« Enfin, pour rapporter une observation qui appartient en quelque partie aux trois dernières que j'ai décrites, en passant sous silence d'autres exemples que je pourrais indiquer et dont je connais bien quelques-uns puisque je les ai observés moi-même, je citerai le fait suivant :

» Une femme accoucha d'un fœtus dont les *pieds* et *les mains étaient recourbés* en haut, et qui était surtout difforme par deux tumeurs, dont l'une existait à l'os sacrum, et l'autre sous l'ombilic, à un endroit où les intestins et d'autres viscères étaient sortis à travers une ouverture de l'abdomen et soulevaient considérablement le péritoine, qui était la seule partie dans laquelle ils étaient contenus. Comme la sage-femme avait prudemment refusé de faire voir et de décrire un fœtus comme celui-là à l'accouchée, celle-ci le décrivait elle-même en racontant qu'au milieu de sa grossesse elle avait rêvé à un enfant qui se précipitait violemment dans son ventre, qui avait les membres recourbés, et qui portait deux tumeurs, une antérieure et l'autre postérieure, de la même manière que celui qu'elle avait mis au monde effectivement; tant elle avait été frappée de ce songe, et tant elle en avait conservé la triste idée après son réveil !

» Si vous ne niez pas, dites-vous, qu'on ne puisse attribuer ces effets à l'imagination de la mère, *apprenez donc la manière et le mode dont elle peut les produire*. Mais il y aurait beaucoup de phénomènes dans les choses naturelles que je devrais nier, si je devais les nier par la raison que je ne comprends pas la manière dont ils s'opèrent. Et vous même, si vous voulez avouer la vérité, comme vous en avez l'habitude, il est certain que vous ne comprenez pas non plus suffisamment comment il se fit qu'après certaines de ces idées il se développa une maladie qui déforma le fœtus d'une manière conforme au travail de l'imagination, de telle sorte que cette baie de mûrier, cette chenille, ces fissures de lèvres, cette mutilation de doigts, ce siège insolite des ongles, *cette absence du crâne et du cerveau*, ce vice de l'épine, cette courbure et ces tumeurs, non seulement répondaient exactement à l'idée par leur forme et par leurs autres qualités, mais encore se trouvaient au bout du nez, au cou, à la main droite, aux lèvres, à la tête, aux lombes, aux membres et aux faces postérieure et antérieure du corps, de la manière que l'exigeait l'objet de l'imagination antérieure. Vous direz peut-être que ce sont là des effets du hasard. *Je partagerai facilement votre opinion lorsqu'une certaine idée n'aura pas précédé*, et que le phénomène ne répondra pas aussi exactement à cette idée, et par la forme, et par les autres qualités, et par le siège. Mais lorsqu'elle aura précédé, et que le phénomène lui répondra comme je l'ai dit, vous ne pourrez pas vous-même, si vous examinez toutes les circonstances avec attention, vous en tenir absolument à accuser le hasard, surtout si vous avez égard, non pas à un exemple, mais à plusieurs, tels qu'ils sont; car vous ne croirez pas facilement que le hasard ait pu imiter tout cela d'une manière aussi ingénieuse, pour ainsi dire, et aussi exacte.

» Que conclure de là ? Pour ce qui me regarde, j'accuserai le hasard dans beaucoup de cas, et si vous voulez dans le plus grand nombre; mais dans quelques-uns j'accuserai plutôt quelque autre chose que j'avoue ne pas comprendre.

» Maintenant, pour revenir au fœtus que j'ai décrit en dernier lieu sa mort fut causée ou par l'empêchement de la circulation du sang dans le cordon ombilical lui-même, qui se trouvait fort étroitement serré contre la jambe, ou par quelque conformation très mauvaise des parties intérieures, et semblable à celle des parties extérieures, conformation qui lui enleva facilement la faculté de croître et de s'agiter. Quant à la sortie des intestins, qu'on a accusé quelque fois les sages-femmes de produire à cause des pressions rudes et violentes qu'elles exercent en maniant et en amenant les enfants, il est certain qu'ici où rien de tout cela n'avait pu avoir lieu, *il fallait l'attribuer à ce que l'abdomen même du fœtus n'avait jamais été fermé, ou ne l'avait pas été suffisamment.* Car il est ouvert dans les commencements, comme Harvey (1) l'a observé aussi sur les embryons des animaux qu'on appelle parfaits, et comme je l'ai vu moi-même d'une manière certaine sur les embryons de chiens. Or, si le péritoine, les muscles et les téguments communs ne le ferment pas ensuite complètement et d'une manière solide, il est certain qu'il doit nécessairement, ou bien rester ouvert, comme plusieurs l'ont trouvé, entre autres Boscus (2) qui a observé ce cas plus d'une fois (je ne me souviens pas d'avoir vu cet auteur cité dans les recueils de ces sortes d'observations), ou bien se relâcher en forme de bourse, comme Valsalva (3) et Baroni (4) l'ont vu également, et se rompre facilement par le poids même des viscères, s'il est très mince. En effet, quand il est formé uniquement par le péritoine, il est si ténu, qu'il laisse même apercevoir le mouvement péristaltique des intestins, comme l'a rapporté Ruysch (5) qui a trois observations (6) relatives à des vices de cette espèce. En lisant attentivement ces observations, et en les comparant entre elles et avec ce qu'il a écrit ensuite dans sa réponse (7) à Bidloo, dans laquelle il a prétendu que ces observations sont rares, vous regretterez peut-être qu'il ait dit auparavant sans une espèce de restriction, qu'il avait vu cette affection plusieurs fois et fort souvent (8). »

Ce passage résume en quelque façon tout ce que Morgagni savait et pensait à cette époque de l'origine des monstres. Il nous permet de préciser l'idée qu'il s'était faite, et de l'anencéphalie en particulier, et des autres monstruosités en général.

À l'égard de l'anencéphalie, il n'avait pas suffisamment déterminé ni spécifié cette forme de monstruosité. Il l'avait très bien

(1) Harvey, *De generat. animal. exerc.*, 69.
(2) Boscus, *De facult. anat.*, lect. I, *in fine.*
(3) Valsalva, *Supra*, n. 48.
(4) Baroni, n. 52.
(5) Ruysch, *Cent. obs. anat. chir.*, 73.
(6) Ruysch, *Ibid.*, obs. 71 et 72.
(7) Page 3, c. 5, et tab. 3, 4 et 5.
(8) Morgagni, *De sed. et causis morb.*, 48ᵉ lettre, p. 497 à 501.

reliée à l'hydrocéphale, et, comme Marcot (de Montpellier), et même comme Haller, après qui il s'est occupé de cette question, il a parfaitement indiqué le mécanisme suivant lequel l'eau de de l'hydrocéphale détruit le cerveau et provoque l'affaissement de la cavité crânienne; il a même appuyé cette double indication de faits nouveaux observés par lui et par d'autres auteurs. Enfin, dans un passage très explicite de sa douzième lettre, il a indiqué la simultanéité possible de l'hydrocéphale et de l'hydrorachis avec leurs doubles effets sur le cerveau et sur la moelle, et sur leurs enveloppes osseuses. « Il peut s'accumuler de l'eau dans le » canal vertébral, soit qu'elle vienne de la cavité du crâne, soit » qu'elle soit sécrétée dans son intérieur, de sorte que, tantôt il » y a à la fois hydropisie des deux cavités, et tantôt d'une seule; » ce qui s'opère sur les fœtus et sur les enfants, comme sur les » adultes, mais beaucoup plus souvent sur les premiers, parce » qu'il est connu que sur eux les os des vertèbres comme ceux » du crâne peuvent facilement céder et cèdent réellement; il se » forme ainsi une fente, tantôt dans quelques vertèbres, tantôt » dans toutes, et l'eau pressant les enveloppes de la moelle épi- » nière, il se développe à la partie postérieure de l'épine une » tumeur plus ou moins grande qui est analogue à l'hydrocé- » phale. Or les os des vertèbres se fendent principalement à » l'endroit qui doit être le siège des apophyses que l'on appelle » épineuses, non seulement comme on le croit, parce que les os » y sont alors désunis (car ils le sont également sur les côtés, » où les apophyses s'unissent au corps des vertèbres), mais aussi, » selon moi, parce que la résistance des muscles et des tendons » est beaucoup plus faible à l'endroit des apophyses épineuses » que sur les côtés (1). » Morgagni cite même Ruisch et Lancisi, (le grand Lancisi, ainsi qu'il l'appelle), le premier comme ayant très bien décrit les tumeurs hydrorachiques et le *spina bifida*, le second comme ayant appris que « l'hydropisie était commune à » la cavité du crâne et à celle de l'épine, et que l'eau était des- » cendue de la première dans la seconde » (2).

Voilà tout ce que savait Morgagni, et ce qu'on savait de son

(1) MORGAGNI, *op. cit.*, douzième lettre, p. 164.
(2) LANCISI, *in Pacchioni animad.*, 6.

temps sur ces trois faits : *l'anencéphalie, les tumeurs hydro-rachiques*, et *le spina bifida*, comme résultats de l'hydropisie du cerveau et de la moelle, et de l'action dissolvante et destructive du liquide excrété (1).

Mais pas plus comme observation que comme théorie, Morgagni n'avait signalé, en fait, la liaison des autres vices de conformation avec l'anencéphalie et le spina bifida, et comme théorie, les conséquences de l'affection du cerveau et de la moelle sur l'évolution fœtale. C'est ce que démontre jusqu'à l'évidence le passage précédemment cité, où l'auteur, en présence de vrais monstres, rompt brusquement le lien qui pouvait les rattacher à l'anencéphalie, pour embrasser très explicitement la théorie des arrêts de développement, comme l'ont entendue postérieurement Meckel et son école. On pourrait même dire, à cet égard, que si Morgagni n'avait pas été précédé par Harvey (2) et même par Haller (3), il pourrait être considéré comme un des initiateurs de la théorie de Meckel.

Dans tout ce qui précède, les idées de Morgagni sur l'origine pathologique des monstres ont été considérées comme postérieures à celles de beaucoup d'auteurs, Marcot, Haller, mais comme plus explicites et plus complètes que chez ces derniers. L'article de M. Davaine qui a motivé cet examen renferme le passage suivant : « Dès 1706 (avec un signe d'interrogation ?) avant » les discussions de Lémery et de Winslow, Morgagni ayant con- » staté l'absence du cerveau chez un fœtus qu'il avait disséqué à » Forli, Morgagni, disons-nous, émit l'opinion que *ce viscère* » *ne manquait pas dès le principe, mais qu'il diminua par* » *l'hydrocéphale qui le réduisit en eau, et qu'il s'écoula par* » *un trou qui se trouvait à l'extrémité supérieure de l'épine* (4). » » (Morgagni, epist. anat. XX, nᵒˢ 56 et 57.) Une citation et un

(1) Il n'est pas sans intérêt de savoir d'où vient ce liquide, suivant Morgagni. Voici : « Quant à la manière dont l'eau s'accumule dans le crâne et dont elle dissout le » cerveau, j'ai parlé assez longuement plus haut de cette accumulation, en expli- » quant comment elle a lieu à la suite de l'obstruction des voies de la glande » pituitaire et d'autres ; mais j'ai avancé qu'elle pouvait aussi s'opérer par la rup- » ture des hydatides » (Douzième lettre, page 152.)

(2) HARVEY, *De generatione animalium*, exerc. 69.

(3) HALLER, *De monstris*, t. III, p. 136.

(4) DAVAINE, art. cité page 249.

texte aussi précis commandaient une vérification rigoureuse, car ils assuraient à Morgagni une antériorité indiscutable sur Marcot, lequel ne publia son *Mémoire* qu'en 1816, c'est-à-dire dix ans après la date indiquée par M. Davaine. Or voici le résultat de mes recherches :

Le passage traduit par M. Davaine ne dit pas ce qu'il lui a fait dire.

Il n'y est pas question d'abord du fœtus de Forli, ni de la date de 1706 où Morgagni aurait disséqué ce fœtus, ni enfin de l'observation personnelle que M. Davaine lui prête. On a mal renseigné notre confrère sur ces trois points.

1° Morgagni ne parle du fœtus de Forli que dans ses *adversaria anatomica* (1), et il n'en parle point pour expliquer le mécanisme de l'anencéphalie, mais pour traiter la question de la *persistance possible* du *mouvement* et du *sentiment* chez un fœtus sans cerveau : « *Deficiente cerebro, et motus et sensatio,* » *aliquatenus persistunt.* » C'était en 1712 et non en 1706.

2° Quant à l'opinion sur l'origine et le mécanisme de l'anencéphalie que M. Davaine prête à Morgagni, il suffit de lire tout le passage dont il n'a donné qu'un extrait, pour y voir que Morgagni n'a fait qu'exposer une idée commune à d'autres avec lui : à Stenon et à Ruysch, en particulier. Nous reproduisons le passage en entier (2).

---

(1) Morgagni, *Adversaria anat. Altera anat.*, t XXXV, p. 72, in *Adv. anat.*, omn., Lugd. Bat., 1723.

(2) « Fac, quæso, eorum tibi veniat in mentem quæ de *vitulo hydrocephalo,* et » de vi intus urgentis aquæ in cerebri substantia attenuanda et in cranii fornice et » basi deformandis (ut vel magis apud nos apparet in hydrocephali infantis sceleto) » *olim adnotavit Stenonius* itemque eorum quæ *Ruyschius præ cæteris, litterarum* » *memoriæ mandavit de hydrope spinalis medullæ* unde fœtuum, et infantium ver- » tebræ, lumbares plerumque, a tergo in tumorem dehiscunt, de que ejusmodi » tumore aquoso, tum ad os sacrum, tum quod ad rem nostram præsertim facit, et » nos quoque secundum ipsam cel. viri delineationem Patavii conspeximus ad capitis » posteriora, caput superante, et cum cranii cavo communicante. Quid igitur si » hydrocephalum ant solum, ant cum ejusmodi ad cervicales vertebras tumore con- » junctum fœtui accidat? quid si postquam tenera adhuc cranii ossa premendo, » urgendoque alia ab incremento ulteriore prohibuit, alia pervertit; si postquam » cerebrum multo tenerrimum incredibilem in modum attenuavit, demum crescente » usque et usque aqua, tumoris integumenta perrumpat, indeque et aqua et cere- » brum magna ex parte, ut Ruyschius loquitur, *in aquam resolutum effluant?* nonne » intilligis, sic fieri facile potuisse, ut quod ante fuerat, cerebrum postea deesse » cœperit. » Morgagni, *Opera omnia.* Patavia, 1765, t. II, p. 396. Épist. XX, § 57.

3° En ce qui concerne la date de 1706, qui assurerait à Morgagni la priorité de l'observation que M. Davaine lui prête, elle ne peut plus profiter du signe d'interrogation dont notre confrère l'accompagne, attendu que la lettre anatomique dont il a extrait ce passage est postérieure à 1737, puisque Morgagni y cite deux de ses élèves, Giorgino et un autre, qui auraient été témoins du fait invoqué, *Kalendis octobris*, 1737, *spectantibus duobus mei studiosissimi.*

A cette époque Morgagni en était donc encore à l'induction de ce qu'il avait vu, après d'autres, de l'hydropisie de la moelle épinière et du cerveau, comme origine de la déformation anencéphalique du crâne. Or, la communication de Marcot (de Montpelier) précédemment citée datait de 1716. Ce dernier conserve donc, sur Morgagni, une priorité de vingt et quelques années.

Soit insuffisance des travaux que nous venons de rappeler, soit séduction des théories, d'un caractère plus scientifique, qu'on faisait reposer sur l'embryogénie et l'évolution fœtale mieux comprises, les ébauches de la doctrine pathologique des monstres n'avaient eu aucun retentissement en France. Ce n'est que plus d'un demi-siècle après Morgagni, que Chaussier, Béclard et Dugès sont venus revivifier et compléter les idées du grand pathologiste italien.

Chaussier, esprit pénétrant mais plus critique qu'observateur, et surtout trop sobre écrivain, donna, de 1810 à 1812, dans ses discours aux distributions de prix de la Maternité, la quintescence de son observation quotidienne (1).

Chaussier était médecin en chef de la Maternité.

Sur 23 293 enfants nés ou déposés à l'hôpital, il avait observé cent trente-deux cas de malformations, vices de conformation et difformités, qu'il a réunis dans un tableau annexé à son discours de 1812.

Dans ce tableau qui comprend cinq années, de 1807 à 1812, et porte, avons-nous dit, sur 23 293 enfants, répartis par année,

(1) CHAUSSIER, *Discours prononcés aux distributions de prix des élèves sages-femmes de la Maternité, de 1810 à 1812*, 1 vol. in-8°, imprimerie Huzard, 1812

J. GUÉRIN.

se trouvaient des cas de toute espèce, distribués un peu arbitrairement et sans idée aucune de classement méthodique ni de liaison étiologique. A côté de maladies déterminées, d'états nettement spécifiés, tels que l'*hydrocéphale*, l'*hydrorachis*, l'*éléphantiasis*, le *rachitis*, les *hernies*, les *luxations*, se trouvaient, un peu pêle-mêle, de simples indications symptomatiques, ou de simples lésions ou altérations locales, telles que la *tuméfaction* ou l'*aplatissement* de l'abdomen, la *saillie prononcée* du front, la *demi-ankylose*, etc., etc. En présence de cette diversité d'objets, de maladies, de lésions, d'anomalies, l'auteur n'avait pu formuler nettement une idée, ni donner une préférence doctrinale à telle ou telle maladie, comme cause générale : que celle-ci fût l'hydrocéphale, l'hydrorachis, l'éléphantiasis ou le rachitis. Il proclame donc, non pas comme on l'a dit, une doctrine pathologique des monstres reposant sur une maladie spéciale, mais la multiplicité et la diversité des maladies fœtales, comme origines morbides des monstres et de tous les vices de conformation congénitaux. Lorsqu'il a donné une attention spéciale à l'hydrocéphalie et au rachitisme, il faut le reconnaître, avec toute la franchise due à un tel maître, la confusion qu'il a faite entre les produits de ces deux maladies ne l'a pas conduit à des observations précises, d'un diagnostic certain, telles qu'il les faut pour marquer un progrès dans l'histoire des maladies. Aussi, le succès des idées de Chaussier tient bien plus aux vérités qui se sont complétées sous son nom, qu'à celles qu'il a réellement démontrées. Il importe, pour prévenir toute contradiction à ce jugement, de faire une distinction entre l'époque où Chaussier a publié ses vues personnelles, 1812, et celle où son élève et collaborateur Adelon les a reproduites en les complétant, 1819 (1).

Or, dans son discours de 1812, et surtout dans les notes qu'il y a jointes, on peut voir toute la pensée originale de Chaussier; tandis que dans l'article *Monstruosités*, cette pensée est presque toujours un compromis avec les idées qui primaient à cette époque. Quelques emprunts aux écrits des deux périodes ne laisseront aucun doute à cet égard.

(1) CHAUSSIER et ADELON, art. *Monstruosités* du Dictionnaire des sciences médicales, 1819, p. 154 à 263.

« Sur les cent trente-deux enfants qui sont nés ou ont été appor-
» tés à l'hospice de la Maternité, avec quelque difformité appa-
» rente ou vice de conformation extérieure et congéniale, il est
» évident que le plus grand nombre de ces cas est l'effet ou le
» résultat de *quelques affections ou maladies* que le fœtus a
» éprouvées dans le sein de sa mère ; et tous les autres peuvent,
» avec *la plus grande vraisemblance*, être *attribués*, soit à *quel-*
» *ques causes mécaniques*, dont l'action a été plus ou moins pro-
» longée pendant la grossesse, soit à quelque *altération dans le*
» *mode de nutrition et d'accroissement des divers organes du*
» *fœtus* » (1).

Aux yeux de Chaussier, les origines morbides des monstruosités n'étaient donc ni définies, ni spéciales ; de plus, il laissait
une grande place aux causes mécaniques et aux altérations de
nutrition.

Pour ne rien omettre de ce qui est propre à faire connaître
l'ensemble des idées du maître, même dans ses hésitations, voici
le texte de la note seize annexée à ce relevé. Nous l'insérons
entre la déclaration qui précède, et une autre note du même
relevé sur le *pied bot.*

Luxations spontanées des deux cuisses, des deux genoux, des
deux pieds, et de trois doigts de la main gauche (2).

« La multiplicité, la disposition de ces luxations sont extrêmement
remarquables, l'une des cuisses était luxée en dehors, ou, pour
exprimer l'objet suivant ma méthode et d'une manière plus positive,
la tête du fémur était placée sur la face convexe de l'ilium ; l'autre
cuisse était luxée en dedans, c'est-à-dire sur le trou sous lubien ; les
deux genoux étaient luxés en arrière, c'est-à-dire que l'extrémité du
tibias se trouvait à la face poplitée du fémur. La luxation des deux
pieds était également en arrière ; enfin la luxation des trois derniers
doigts de la main gauche se trouvait à la face suspalmaire de la
main, et toutes ces luxations étaient spontanées, c'est-à-dire qu'elles
n'étaient point l'effet de quelques violences ou traction exercées dans
l'accouchement sur le corps de l'enfant ; car, outre qu'il n'y avait aux
parties affectées, ni gonflement ni ecchymoses, il fut bien reconnu que

(1) CHAUSSIER, discours de 1812, p. 68.
(2) CHAUSSIER, *procès verbal de la distribution des prix aux élèves sages-femmes*
de la maternité, le 18 juin 1812, p. 104.

cet enfant s'était présenté par la tête dans une bonne position et que l'accouchement avait été facile. Je ne pus savoir quels accidents particuliers la mère de cet enfant avait éprouvés dans le cours de sa grossesse, mais quelques années auparavant, j'avais vu un cas analogue dont toutes les circonstances m'étaient bien connues, et qui pourra servir à éclaircir celui-ci.

» Une jeune dame de mon voisinage que je voyais souvent, d'une constitution nerveuse, délicate, et qui avait parcouru les huit premiers mois de sa grossesse sans aucun accident remarquable, ressentit au commencement du neuvième et sans cause connue, des mouvements de son enfant si brusques et si violents, qu'elle fut sur le point de perdre connaissance, et qu'on m'appela aussitôt. A mon arrivée, je trouvai la jeune dame encore agitée par l'inquiétude, la surprise de ces mouvements si extraordinaires de son enfant; rien n'avait pu lui faire une impression désagréable ou exercer son imagination; elle était d'ailleurs trop instruite pour adopter les préjugés vulgaires; mais d'après les mouvements tumultueux qu'elle avait ressentis d'une manière très distincte à trois fois différentes dans l'intervalle de dix minutes, et qui furent suivis d'un calme parfait, elle ne doutait pas que son enfant n'eût éprouvé des convulsions violentes, ce qui l'affligeait et lui faisait craindre la mort de son enfant, ou quelque altération particulière dans sa constitution. J'employai les moyens les plus propres à la rassurer, et ses inquiétudes furent entièrement dissipées au bout de quelques jours lorsqu'elle eut ressenti les mouvements de son enfant. Le reste de la grossesse se passa bien. L'accouchement fut facile, naturel, mais l'enfant était pâle, faible, et il y avait une luxation complète de l'avant-bras gauche qui était déjeté en arrière, c'est-à-dire sur la face olécranienne de l'humérus. Dans ce cas, la cause n'était pas équivoque, et s'il eût été possible de savoir d'où provenait l'enfant déposé à la Maternité avec les diverses luxations que j'ai indiquées, on aurait vraisemblablement appris de la mère des circonstances analogues à celles que j'ai observées sur la jeune dame. Ainsi je suis encore disposé à penser que ces luxations que l'on appelle spontanées, de même que ces fractures dont j'ai rapporté un cas si remarquable observé à l'hospice de la Maternité, sont toujours le résultat de quelques affections ou maladies que le fœtus a éprouvées dans l'utérus. »

Cette note est le fait qu'elle renferme contiennent un renseignement précieux.

Comme *fait* d'abord, c'est la répétition en raccourci de la plupart de nos observations personnelles offrant une série de luxations multiples (obs. 1, 2, 3, 6 et 7) celle-ci avec les traces d'affections du cerveau et de la moelle qui en montraient l'origine.

Comme *théorie* c'est un pressentiment de celle que des faits nombreux et observés dans tous leurs détails, nous ont permis d'établir. Si Chaussier n'avait rien dit de plus, il se trouverait des commentateurs pour déclarer que notre théorie des monstres est toute entière dans la note de Chaussier (1). Mais le professeur de la Maternité avait dit quelque chose de plus : à côté de la note qui précède il avait ajouté la suivante :

« De toutes les difformités congéniales, la killose ou l'*inversion*
» des pieds est la plus fréquente, et elle paraît dépendre spécia-
» lement de l'*attitude du fœtus dans l'utérus*, et de la *difficulté*
» *qu'il aura éprouvée à replacer convenablement ses membres,*
» *après avoir exécuté quelques mouvements ;* la petite *quantité*
» *des eaux de l'amnios*, la *gêne* que l'utérus a *apportée* (1) à son
» développement, soit par la résistance de ses parois ou des par-
» ties environnantes, soit par des pressions artificielles ou acci-
» dentelles, peuvent encore y contribuer en ne laissant pas
» un espace suffisant pour la liberté des mouvements du
» fœtus » (2).

Cette doctrine du pied bot est difficile à concilier avec celle que Chaussier avait conçue des mouvements convulsifs du fœtus ; à moins que, sous l'influence de ces mouvements, la difformité ne résultât, comme il l'avait dit précédemment, de la difficulté chez le fœtus à replacer convenablement ses membres après ces mouvements. Quoi qu'il en soit, les hésitations et les contradictions de Chaussier sont propres à faire voir ce qui ne se trouvait pas dans ses écrits et ce qu'on s'est plu à y trouver. Il est à présumer que les auteurs qui, comme lui, ont eu de ces impressions passagères et fugitives de la vérité, n'ont pas plus que lui un titre sérieux à l'avoir découverte (3).

(1) Il y a dans le texte imprimé *éprouvée*, c'est une faute d'impre sion sans doute.
(2) CHAUSSIER, discours de 1812 déjà cité p. 78.
(3) Au moment où nous écrivons ces lignes, un critique très compétent et qui avait toutes sortes de raisons pour ne pas commettre une de ces méprises, n'a pas craint d'y attacher son nom.
On avait, à plusieurs reprises, cité Rudolphi comme ayant émis une idée analogue à celle de Chaussier, c'est-à-dire analogue à celle que nous nous efforçons d'établir depuis une quarantaine d'années. Nous n'avions jamais pu obtenir qu'on

Quant à l'anencéphalie elle-même qui est le fait capital de la doctrine attribuée à Chaussier, il convient d'en reproduire la description faite par l'auteur, d'autant plus qu'elle est fort remarquable et qu'elle donne une idée exacte de son talent.

Après avoir établi, le premier, la différence qui existe, anatomiquement entre l'*acéphalie* et l'*anencéphalie*, et défini les caractères de ces deux formes de monstruosité, Chaussier continue :

« Les formes de l'anencéphalie dépendent uniquement :

» 1° De l'état de l'encéphale qui, dans les premiers temps de la formation du fœtus, ne s'est point développé ou a été détruit accidentellement ; 2° de la disposition des os de la voûte du crâne qui sont aplatis, contournés, déformés, et n'ont pas pris l'étendue, l'accroissement qui leur était propre, parce qu'ils ont cessé d'être soutenus, modelés, par le volume de l'encéphale. En effet, si nous considérons la tête d'un de ces fœtus difformes, nous y trouvons, au lieu de l'encéphale, une masse fongueuse d'une couleur rouge, d'une consistance mollasse, qui s'élève de la base du crâne, et est intimement adhérente dans tout son pourtour avec la peau, et forme à la partie postérieure de la tête une tumeur plus ou moins large et saillante, inégale, bosselée, souvent divisée à sa surface en deux lobes qui sont disposés l'un à droite, l'autre à gauche. Si l'on examine la nature de cette tumeur fongueuse, on reconnaît évidemment qu'elle est formée par une membrane molle, mince, parsemée d'un grand nombre de vaisseaux sanguins ; de ces vaisseaux, les uns, comme le démontre l'injection, sont des ramifications qui proviennent des artères cérébrales antérieures

indiquât l'ouvrage et le texte ou l'auteur allemand nous eut devancé. Le critique en question, dans un compte rendu de notre première livraison vient de nous rendre ce service. Voici le texte de Rudolphi cité par cet écrivain : « L'action des muscles, » dit cet auteur, se manifeste de bonne » heure, et le fœtus se *tourne d'une façon* » *tellement énergique, que la mère éprouve des douleurs par suite de ces mouvements* » *violents et convulsifs.* De cette façon les masses musculaires des membres du fœtus » se contrefont, et il *peut* rester, à la suite de cela un pied bot ou une main bote » qui durent toute la vie. Ces contractions *peuvent* s'étendre aux muscles involon- » taires et ne cessent pas pendant le sommeil. » (*Grandriss der physiologie*, Berlin 1823, p. 319 et 320.)

La citation est exacte et l'ouvrage est bien de 1823. Mais est-il nécessaire de le faire remarquer : Rudolphi est tout simplement un plagiaire de Chaussier. Pour lui comme pour Chaussier, le fait des mouvements convulsifs du fœtus, ressentis par la mère, était l'indice que les masses musculaires se *contrefont* et qu'il en *peut* résulter un pied bot et une main bote ; avec cette différence pourtant que c'est la cliente de Chaussier qui lui aurait suggéré cette idée (elle ne doutait pas, dit-il, que son enfant n'eût éprouvé des convulsions), tandis que Rudolphi n'a fait que s'approprier l'hypothèse de Chaussier sans le citer. Chaussier écrivait en 1812, Rudolphi en 1823.

et postérieures (communément carotides internes et vertébrales); les autres sont des veines qui se rendent aux sinus situés à la base du crâne. Ainsi l'on trouve dans cette masse fongueuse presque la même distribution vasculaire que l'on observe dans l'encéphale. Seulement, le diamètre des vaisseaux est beaucoup plus petit, leurs ramifications moins nombreuses, et peut-être les anastomoses moins fréquentes; enfin, lorsque l'on touche cette tumeur sur un fœtus vivant, qui se présente et s'engage à l'orifice de l'utérus, on y sent des pulsations semblables à celles du cordon ombilical, et cette circonstance mérite l'attention des personnes qui se livrent à la pratique des accouchements; elle peut servir à leur faire reconnaître, dans le cours du travail, ce vice particulier de conformation du fœtus, et leur indique les moyens d'en rendre la sortie plus prompte et plus facile.

» Maintenant, si nous examinons les os du crâne, nous y trouvons une déformation plus ou moins considérable, suivant la forme et le volume de la tumeur fongueuse, mais le nombre de ces os est généralement le même que dans la conformation naturelle, ils diffèrent seulement par la grandeur, la figure, la disposition; ceux qui devaient composer la voûte du crâne sont toujours aplatis, accourcis, plus ou moins déformés, et quelquefois contournés sur leur épaisseur; souvent les deux pièces de l'os frontal sont intimement réunies, les cavités orbitaires rétrécies, ce qui rend les yeux proéminents; toujours les pariétaux sont très petits et plus ou moins déjetés sur les côtés, et forment ainsi une grande ouverture qui donne issue à la tumeur fongueuse. Quelquefois la portion supérieure de l'os occipital est divisée en deux parties qui sont courtes, aplaties, réjetées sur les côtés; les os de la base du crâne éprouvent aussi une déformation plus ou moins remarquable, les temporaux sont plus ou moins déjetés en bas et en dehors; la fosse sus-sphénoïdale est ordinairement peu marquée; enfin, les différents trous qui donnent passage à des vaisseaux sanguins sont toujours très petits; souvent aussi dans ces fœtus le cou est très court, même à peine marqué, surtout lorsque l'altération se prolonge jusqu'au canal rachidien, et dans ces cas les points d'ossification des vertèbres du cou présentent une disposition particulière. Je remarquerai encore que dans ces fœtus la mâchoire inférieure est large, saillante, épaisse, compacte; presque toujours les deux pièces qui la forment sont déjà réunies d'une manière intime; les dents qu'elle renferme dans son épaisseur sont plus développées qu'à l'ordinaire, les membres thoraciques ont proportionnellement plus de longueur que dans les fœtus bien conformés, ce qui me paraît dépendre de la plus grande quantité du sang qui se porte à ces parties, à cause de la diminution de diamètre des artères cérébrales; enfin, j'ai toujours vu la cavité du tympan singulièrement rétrécie, et les osselets qu'elle contient, n'ayant pu acquérir le développement qui leur est propre, sont courbés, déprimés, accourcis dans quelque point de leur étendue.

» Après avoir indiqué rapidement les différentes particularités que l'on observe dans les fœtus anencéphales, il reste à rechercher les causes de ce vice de conformation. Il est bien évident que les os du crâne sont aplatis, rapetissés, déformés, parce qu'ils n'ont point été soutenus par le développement simultané de l'encéphale; mais cet organe manquait-il dans les premiers temps de la formation du fœtus? Cela n'est point vraisemblable : en effet, lorsqu'on examine avec soin la nature, la disposition de cette tumeur fongueuse, vasculaire, qui s'élève de la base du crâne, on reconnaît évidemment qu'elle est formée par la méningine, et l'on y retrouve tout l'appareil vasculaire propre à l'encéphale; il existait donc primitivement cet organe, puisqu'on en retrouve l'enveloppe et les vaisseaux, et l'on concevra facilement comment il a pu être détruit, si l'on considère la manière dont il se forme et se développe successivement. Dans les premiers temps, l'encéphale n'est qu'un fluide diaphane, incolore, légèrement visqueux, contenu dans une enveloppe membraneuse, vasculeuse, et qui s'écoule facilement si l'on fait à cette enveloppe une petite ouverture ; ce n'est qu'avec le temps qu'il prend peu à peu plus de consistance et une couleur laiteuse. Ce n'est qu'au sixième mois que la méningine commence à s'attacher à sa surface, qu'il s'y forme des sillons, des circonvolutions; enfin, ce qu'il faut bien noter, ce que j'ai démontré souvent dans mes leçons, toutes les parties de l'encéphale n'acquièrent point simultanément le même degré de consistance, d'accroissement, et par conséquent d'aptitude à l'action. Lorsque les nerfs disséminés dans toute l'étendue du corps ont acquis un certain degré de consistance, le cordon rachidien, qui en est le centre d'origine ou l'aboutissant principal, prend d'abord une fermeté très remarquable, puis successivement le mésocéphale, le cervelet; enfin, l'accroissement se fait toujours par la base, ou, si l'on veut, par les endroits qui reçoivent ou fournissent les radicules des nerfs, et la base du cerveau a déjà une consistance très marquée, tandis que la partie supérieure conserve encore une grande mollesse.

» D'après ces considérations qui sont le résultat des faits, de la disposition constante des parties, on peut, ce me semble, conclure avec quelque certitude que l'*encéphale existait primitivement dans l'embryon*, mais que par la suite il *a été détruit*, soit *en totalité*, soit *en partie* par quelque cause accidentelle. Morgagni pensait que cette destruction était la suite d'une hydropisie de l'encéphale qui avait produit successivement la dissolution et l'absorption des molécules qui devaient former l'organe. Mais, comme dans les premiers temps l'embryon n'est qu'un mucus, qu'une gélatine presque entièrement fluide, et dont les molécules peu cohérentes peuvent facilement être déplacées, désunies, confondues, ne pourrait-on point aussi penser avec quelque vraisemblance que, par quelque cause accidentelle, l'encéphale, ou une de ses portions, a formé une sorte de hernie à travers les parois encore si molles du crâne, et que la capsule membraneuse s'étant rompue, la matière encéphalique encore fluxile s'est écoulée en plus ou moins grande quantité et mélangée avec les eaux de l'amnios? Dès lors les parois du crâne, cessant d'être soutenues, se sont nécessairement affaissées, aplaties, et ont pris un nouveau mode d'accroissement. Mais la méningine qui formait le sac ou la capsule de la hernie encéphalique subsistant encore, et continuant à se développer, a formé cette masse fongueuse que l'on trouve toujours dans les fœtus qui naissent avec ce vice de conformation. J'avais depuis longtemps indiqué ces considérations dans ma *Table synoptique de hernies*, et elles sont confirmées par plusieurs cas particuliers que j'ai eu occasion de rencontrer; en effet, si l'on considère que toujours les os pariétaux sont écartés, déjetés sur les côtés; que souvent l'occipital est divisé sur sa longueur en deux portions; que souvent cet écartement se prolonge sur la face spinale du rachis, on est déjà disposé à penser que cette ouverture, cette déformation, n'ont pu être produites que par la présence d'une tumeur, dont le développement a écarté les pièces qui devaient former les parois osseuses du crâne ou du canal rachidien, comme il a été indiqué dans la note précédente. D'autre part, parcourez les cabinets de la Faculté de médecine, vous y trouverez un fœtus qui, en naissant, avait à la partie postérieure de la tête une grosse tumeur herniaire formée par le cerveau, dont la forme et la consistance sont encore peu altérées, ce qui indique suffisamment que l'affection n'avait commencé qu'à une époque avancée de la grossesse. Vous y trouverez un autre fœtus qui conserve encore la plus grande partie de l'encéphale, et à qui il manque seulement la partie supérieure du cerveau jusqu'à la hauteur des ventricules latéraux, etc.

» Tout indique donc que ce vice de conformation est le résultat de quelque affection morbide ou accidentelle que le fœtus a éprouvée à une époque plus ou moins avancée de son développement, et dont les effets diffèrent suivant les circonstances : on ne doit donc pas admettre, comme on l'a récemment avancé dans le *Dictionnaire des sciences médicales*, que les *acéphales sont le résultat d'une organisation primitivement défectueuse*. Faut-il donc recourir à des causes surnaturelles et inextricables quand il s'en présente d'autres si simples et si évidentes (1)? »

(1) CHAUSSIER, procès-verbal de la distribution des prix, ann. 1812, notes, p. 85-91.

Toute la doctrine de Chaussier sur l'*anencéphalie* est dans cet important passage. Pour lui « l'*anencéphalie* et l'*acéphalie* ne sont » pas le résultat d'une organisation primitivement défectueuse, » mais d'une affection morbide ou accidentelle que le fœtus a » éprouvée à une époque plus ou moins avancée de son dévelop- » pement, et dont les effets diffèrent suivant les circonstances. » Ajoutons, pour préciser davantage et marquer la différence entre les idées de Chaussier et celles de Morgagni, que « Morgagni pensait » que cette destruction était la suite d'une hydropisie de l'encéphale » qui avait produit successivement la dissolution et l'absorption » des molécules qui devaient former l'organe ». Pour Chaussier : « Comme dans les premiers temps, l'embryon n'est qu'un mucus, » qu'une gélatine presque entièrement fluide et dont les molé- » cules peu cohérentes peuvent facilement être déplacées, désu- » nies, confondues, ne pourrait-on pas aussi penser avec quelque » vraisemblance que, par quelque cause accidentelle, l'encéphale, » ou une de ses portions, a formé une sorte de hernie à travers » les parois encore si molles du crâne, et que la capsule membra- » neuse s'étant rompue, la matière encéphalique encore fluxile, » s'est écoulée en plus ou moins grande quantité, et mélangée » avec les eaux de l'amnios. » En fin de compte, les deux auteurs s'accordent pour reconnaître que *l'encéphale existait primitive- ment dans l'embryon, qu'il a été détruit postérieurement en tout ou en partie ;* mais ils diffèrent sur la cause et le méca- nisme de cette destruction.

Pas plus que Morgagni, Chaussier, à cette époque, n'avait entrevu les effets de la maladie encéphalique sur l'ensemble de l'organisme, c'est-à-dire sur tous les éléments de la monstruosité. Il en a donné une nouvelle preuve dans un très court mémoire sur les *luxations* et les *fractures chez le fœtus*, communiqué à la Société de la Faculté de médecine de Paris (1). L'observation particulière qui en fait l'objet mérite d'être reproduite, comme un type de la manière d'observer de l'auteur, et comme un fait qui n'avait jamais été décrit avec autant de précision.

---

(1) Chaussier, *Mémoire sur les fractures et les luxations survenues à des fœtus encore contenus dans la matrice (Bulletin de la Faculté de médecine de Paris,* 1813, n° III, p. 302.)

OBSERVATION XXXVI

FŒTUS MONSTRE. — SYMPTÔMES D'HYDROCÉPHALIE. — CENT TREIZE FRACTURES DONT PARTIE CONSOLIDÉES, PARTIE NON CONSOLIDÉES (1).

SOMMAIRE. — Tête longue, grosse, renfermant une grande quantité de liquide. — Membres courts, ramassés et courbés. — Fractures anciennes réunies, fractures non réunies mobiles. — Muscles épais, pliés et flexueux.

Le 20 février dernier, une femme, gazière de profession, d'une constitution forte, âgée de trente-trois ans, toujours bien portante, et déjà mère de quatre enfants, enceinte du cinquième et à terme, éprouva les douleurs d'accouchement sur les six heures du soir. Elle y fit peu d'attention, parce que les douleurs étaient légères et éloignées. Cependant elle se rendit à l'hospice de la Maternité sur les neuf heures du soir ; mais, arrivée sous la porterie, les douleurs contractiles devinrent si fortes, que la femme ne put avancer et accoucha sur-le-champ, sans violence, d'un enfant femelle, qui présentait les fesses dans la troisième position, et qui fut reçu aussitôt par une des élèves sage-femmes que l'on avait appelée. On transporta ensuite la mère et l'enfant dans un des dortoirs de l'hospice, où l'on donna à l'un et à l'autre tous les soins qu'exigeait leur état. La mère, d'après les informations que l'on prit, n'avait, dans le cours de cette cinquième grossesse, éprouvé aucun accident ; seulement elle avait eu un écoulement blanc auquel elle n'était point sujette ; elle avait aussi remarqué que les mouvements de son enfant avaient toujours été peu fréquents et très légers. Cette femme fut promptement rétablie, et sortit de l'hospice bien portante. Mais l'enfant, dont la conformation générale présentait quelque chose d'extraordinaire, dont la respiration était difficile, laborieuse, mourut après vingt-quatre heures, ayant la peau d'une couleur bleu foncé.

Le confrère qui, pendant ma maladie, a eu la bonté de me remplacer dans mes visites à la Maternité, frappé de la conformation singulière et de la couleur de cet enfant, et sachant que je m'occupais de recherches sur les vices de conformation congéniale, m'en fit apporter le corps, afin d'en faire moi-même l'examen. Voici le résultat de nos observations :

Le poids de cet enfant était de 2508 grammes (un peu plus de cinq livres deux onces), ce qui est le poids de plusieurs enfants à terme. La longueur totale de 309 millimètres (11 pouces 5 lig.), ce qui est beaucoup au-dessous de la mesure ordinaire des enfants à terme. *La tête était longue, grosse, très molle, et faisait au moins le tiers de*

(1) CHAUSSIER, mém. cité, p. 306.

la longueur totale du corps ; les quatre membres étaient gros, *courts,* épais, ramassés ; leur surface était comme bosselée et séparée par des sillons profonds, comme on nous a représenté les membres des éléphantiaques ; et en remuant les bras, les avant-bras, les jambes et les cuisses,

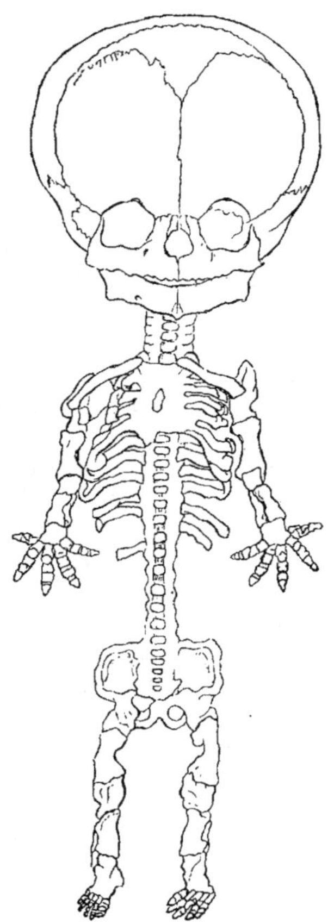

Fig. 81.

on reconnaissait manifestement qu'ils étaient *flexibles dans leur milieu ;* on y distinguait même une *crépitation* plus ou moins sensible.

D'après ces premiers aperçus, qui nous indiquaient la fracture des os des membres, je procédai à la dissection exacte de ce petit cadavre : je ne parlerai pas de l'état de la tête ; je me bornerai à dire que je trouvai dans *le crâne une grande quantité d'un fluide jaunâtre, inodore, un peu visqueux, que je recueillis avec soin,* et que j'envoyai à notre collègue, M. Vauquelin, en le priant de vouloir bien en déterminer la nature. Je ne parlerai point aussi des poumons qui, quoique développés par l'air et surnageant l'eau dans laquelle on les jetait, étaient petits, peu volumineux, et ne formaient que la cent-neuvième partie du poids du corps ; et comme ces organes, d'après leur petit volume, ne pouvaient recevoir tout le sang du ventricule droit, une partie de ce fluide avait suivi sa première route, ce qui avait donné à la peau de cet enfant la couleur bleue violacée que l'on avait remarquée pendant sa vie. Je me bornerai seulement à noter ici ce qui est relatif à l'état des membres :

1° En enlevant la peau, je trouvai une grande quantité de graisse ramassée en pelotons granulés, qui me parurent un peu plus abondants et plus prononcés qu'on ne les trouve ordinairement dans les fœtus à terme.

2° Les os longs des membres étaient évidemment plus courts, mais plus gros, plus épais qu'ils ne le sont dans les fœtus à terme et bien conformés.

3° Les os étaient aussi plus ou *moins courbes sur leur longueur*, et tous présentaient, dans leur milieu, des fractures ou divisions transversales, quelques-unes *déjà réunies*, d'autres plus récentes, avec flexibilité et avec un bruit sensible de crépitation.

4° Le périoste qui couvrait les os était blanc, et surtout fort épais aux endroits où l'on remarquait la flexibilité et la crépitation.

5° Pour mieux connaître quel était l'état de ces surfaces transversales avec crépitation, que je désigne sous le nom de fractures, j'ai détaché une partie du périoste qui recouvre le tibia, et alors, en examinant les surfaces, j'ai vu que chacune était rouge, inégale, raboteuse, formée de petits grains parsemés de petits filaments lamineux qui d'une surface s'étendaient à l'autre. Les endroits de ces os qui avaient des fractures, et qui étaient réunis, présentaient une petite saillie blanchâtre et cellulaire.

6° Les muscles qui enveloppent ou recouvrent les os longs des membres étaient épais, repliés et flexueux sur leur longueur.

7° Le rachis, le bassin, ainsi que les mâchoires, ne présentaient aucune altération remarquable, mais les côtes nous offrirent beaucoup de fractures : les unes *déjà consolidées et indiquées par un cal volumineux ;* les autres, encore flexibles et crépitantes. Chaque côte était fracturée en plusieurs endroits, au moins dans deux points, et au plus dans cinq ; enfin, on compta soixante-dix fractures pour toutes les côtes.

Aux membres supérieurs, on trouva du côté droit, au scapulum, une fracture consolidée ; à la clavicule, deux fractures, dont une consolidées ; à l'humérus, trois, deux consolidées ; au radius, trois, deux consolidée ; au cubitus, deux, une consolidée.

Du côté gauche : au scapulum, une fracture non consolidée ; à la clavicule, une fracture non consolidée ; à l'humérus, trois, deux consolidées ; au cubitus, deux, une consolidée ; enfin, au cinquième os métacarpien de chaque main, une fracture non consolidée.

Aux membres inférieurs du côté droit : au fémur, qui était *gros, courbé, en dedans et court*, quatre *fractures consolidées ;* au tibia, quatre, dont *trois consolidées ;* au péroné, deux non consolidées ; au deuxième os métatarsien, une fracture non consolidée.

Du côté gauche : au fémur, quatre fractures *consolidées ;* au tibia, cinq, dont quatre consolidées ; au péroné, deux non consolidées. Enfin, le nombre total des fractures observées dans ce petit sujet s'élève à 113.

A la fin de son mémoire, Chaussier renvoie, pour la nature et les causes de ces sortes de fractures, à son discours de 1812. Or, on a vu que dans ce discours il ne spécifie aucune cause en rapport avec ses effets ; il proclame la généralité des maladies fœtales comme susceptibles de produire les malformations congénitales sans exclure les autres causes mécaniques et autres.

Pour les fractures multiples dont nous venons de rapporter l'observation, elles appartiennent à la catégorie qu'il a désignée sous le nom de *spontanées*, c'est-à-dire qu'elles ne sont le produit d'aucune cause, d'aucune violence extérieures (1).

En ce qui concerne les luxations, Chaussier n'avait spécifié d'abord rien quant à leur origine, lorsque le fait qui a provoqué sa note 16, et cette note surtout, ont commencé à exprimer ses vues d'une manière un peu plus explicite.

Jusque-là, comme on le voit, les idées de Chaussier sur les malformations congénitales, sur les monstruosités, sur le *pied bot*, sur les *luxations*, sur les *fractures*, attestaient une absence totale de conception générale. Pour lui, tout cela n'était que le

(1) L'article *Monstruosités*, 1819, signé CHAUSSIER et ADELON, est un peu plus explicite. « Nous rapprochons du rachitisme congénial les cas ou les enfants » en naissant, ont offert des fractures ou des luxations, que l'un de nous » M. Chaussier dans un mémoire inséré dans le *Bulletin* de la Faculté, t. III p. 302. » à appelées *spontanées*, pour faire entendre qu'elles n'étaient nullement le produit » d'une violence, d'une cause extérieure. (*Dict. des sc. méd.* t. XXXIV, p. 233.)

produit des maladies du fœtus : il avait formulé la doctrine dans sa généralité, mais il n'était pas allé au delà. Ce n'est qu'en 1819 que son élève et collaborateur Adelon a exposé, dans l'article très développé sur les *Monstruosités* signé Chaussier et Adelon, l'ensemble des idées du maître. Mais l'impartialité historique nous oblige de faire remarquer, que, dans l'intervalle, avait paru le mémoire de Béclard sur les *acéphales* (1). Or, sans rien réclamer pour Chaussier, Adelon en son nom et au nom de son maître et collaborateur, a exposé, en leur donnant toute son approbation, les recherches de Béclard, qui pouvaient être considérées, tout au plus, comme une inspiration lointaine du professeur de la Maternité. Il est donc de toute justice, avant d'indiquer les développements et compléments des idées de Chaussier sur les monstruosités, publiés en 1819 par Adelon, de réserver provisoirement à Béclard tout le mérite, toute l'autorité de ses savantes recherches sur les *acéphales*.

Le mémoire de Béclard *sur les acéphales* a été inséré dans le *Bulletin de la Faculté de médecine* de 1815 à 1817, il est donc antérieur de quatre années au grand article de Chaussier et Adelon publié en 1819 dans le trente-quatrième volume du *Dictionnaire des sciences médicales*. On croirait, au premier abord, que cette antériorité du travail de Béclard dût embarrasser beaucoup les auteurs de l'article de 1819 et jeter quelque confusion sur la véritable origine des idées qui sont émises dans les deux publications. Il n'en est rien.

Adelon, qui était aussi scrupuleux dans la recherche de la vérité que soucieux des intérêts scientifiques de son maître, s'est acquitté de sa double tâche de la façon la plus exemplaire. Avant de résumer la doctrine de Chaussier qui, dans sa généralité, pouvait être considérée comme contenant celle plus explicite et plus spéciale de Béclard, il a commencé par rendre pleine et entière justice au nouveau venu ; il la lui a rendue sans restriction ni revendication, en adoptant même en grande partie ses idées. C'est ce que nous aurons l'occasion de montrer.

Mais avant d'aborder l'ensemble des idées de Béclard, nous

(1) BÉCLARD, *Mémoire sur les acéphales*, dans le *Bulletin de la Faculté de médecine de Paris*, 1815-1817 : 1815, nᵒˢ 9 et 10, et 1817, nᵒˢ 9 et 10

croyons utile de reproduire quelques-unes des observations particulières qui lui sont propres, et qui nous serviront comme
d'introduction à l'examen de son mémoire.

Voici les deux premières observations.

OBSERVATION XXXVII

MONSTRE HYDROCÉPHALE. — HERNIE CÉRÉBRALE. — VICES
DE CONFORMATION ET DIFFORMITÉS.

SOMMAIRE. — Mollesse extrême du cerveau, avec hernie hydrencéphalique.
— **Moelle probablement altérée (on n'en parle pas). — Adhérence du cordon à
la tête, qui se trouve ainsi en partie comprise dans la gaîne des vaisseaux.
— Ouverture du diaphragme et des parois abdominales. — Le cœur est sorti
par les deux ouvertures, et, contenu dans la gaîne du cordon, adhère à
la voûte palatine. — Deux pieds bots. (Obs. de Béclard (1), 1812-1813.)**

Dans le commencement du mois d'août 1812, on apporta à l'hospice
de la Maternité un fœtus très difforme né la veille, et mort quelques
heures après sa naissance.

Le fœtus et un dessin en couleur qui en fut fait par M. Huet
furent présentés à la Société dans la séance du 13 août.

C'est le résultat de l'examen et de la dissection que j'en ai faite,
que je présente aujourd'hui pour être joint au dessin.

État extérieur. — La base du cordon ombilical, très ample, contient la plupart des organes abdominaux, et quelques-uns de ceux du
thorax.

Le devant du thorax et du cou est libre, mais le cordon ombilical a
des adhérences avec les parties latérales et le sommet de la tête, telles
que le front et la face se trouvent renfermés dans la gaîne membraneuse des vaisseaux ombilicaux, et qu'elle serait hors de la cavité de
l'amnios, si la gaîne membraneuse du cordon n'était interrompue au
devant du col et du thorax : il résulte de cette dernière disposition,
que l'eau de l'amnios baignait non seulement la surface du corps de
l'enfant non comprise dans la base du cordon, mais encore qu'en pénétrant par cette ouverture dans la gaîne ombilicale, elle baignait la
face, tous les viscères compris avec elle, et pénétrait jusque dans les
cavités thoracique et abdominale.

Organes des sensations. — Une *hernie hydro-encéphalique* très
volumineuse et divisée en deux à l'extérieur par l'adhérence de

---

(1) Béclard, *Bulletins de la Faculté de médecine*, t. III, année 1812-1813. — *Notice
descriptive d'un fœtus né avec des vices très singuliers de conformation, et en particulier avec une adhérence du cœur à la voûte palatine*, p. 293.

la gaîne du cordon au sommet de la tête, occupe le *côté droit du crâne*, et s'étend jusqu'à la partie supérieure de la face. Cette hernie paraît s'être formée à une époque où les os du crâne étaient encore très peu développés ; elle les a tellement déformés, que les os frontaux et pariétaux ont perdu tout à fait leur *situation*, leur *forme*, et qu'on peut à peine les reconnaître dans la place qu'ils occupent et avec la forme qu'ils ont acquise. Il y a dans la tête six pièces qui représentent les pariétaux et les frontaux.

Il y a un *trou remarquable au corps de l'os sphénoïde*. L'œil droit est entièrement caché par la saillie antérieure de la hernie. On le trouve atrophié, déjeté avec l'orbite en arrière, et au-dessous de la base du nez.

La mollesse excessive du cerveau et des nerfs ne permet pas de suivre les nerfs oculaires jusqu'à leur origine.

Organe des mouvements. Les membres sont bien conformés dans toutes leurs parties, excepté *les pieds qui sont renversés en dedans* (*pieds bots*).

Organes de la nutrition. — *Thorax* : La bouche est tout à fait déformée par la tension et l'inégalité des deux mâchoires.

Les poumons, renfermés dans le thorax, sont bien conformés ; plongés dans l'eau, ils surnagent. Ils occupent seuls, avec l'œsophage, le thorax.

Le centre du diaphragme présente une ouverture par laquelle le cœur sort du thorax. Il sort aussi par l'ouverture de l'abdomen, est contenu en entier dans la gaîne du cordon, est renversé de manière que sa pointe tournée en haut adhère au palais, et que la base en bas ne tient que par les vaisseaux qui en partent.

Les vaisseaux ombilicaux, au nombre de deux seulement, une veine et l'artère du côté droit, sont placés tous les deux dans l'épaisseur du côté droit de la gaîne du cordon.

Abdomen : L'estomac, la rate, le foie, l'intestin grêle et le commencement du gros intestin sont hors de l'abdomen, et contenus avec le cœur dans la base du cordon.

Les organes génitaux, bien conformés, sont ceux du sexe féminin.

Nous rapprochons immédiatement de ce fait le suivant qui est un acheminement à ceux qui ont servi de base au grand travail de l'auteur.

OBSERVATION XXXVIII

MONSTRE ACÉPHALE. — DESTRUCTION COMPLÈTE DU CERVEAU ET INTÉGRITÉ DE LA MOELLE. — VICES DE CONFORMATION ET DIFFORMITÉS.

SOMMAIRE. — Acéphalie complète. - Intégrité complète de la moelle, aucune trace de tête ni de cou. — Absence des premières vertèbres cervicales. — Détritus garnis de poils. — Courbure de l'épine. — Terminaison en pointe. — Deux pieds bots.

Il y a, dans la collection anatomique de la Faculté (1), un autre petit fœtus femelle sans tête, dont je ne connais point l'origine. J'en ai fait faire le dessin extérieur et intérieur par M. Richard, aide d'anatomie, qui a eu la complaisance de faire tous ceux qui accompagnent ce mémoire. M. J. Cloquet en a fait la dissection. L'extérieur du corps, très ridé, indique qu'il a eu autrefois un gros volume. Entre les épaules et au-dessus d'elles, le tronçon forme une sorte de voûte

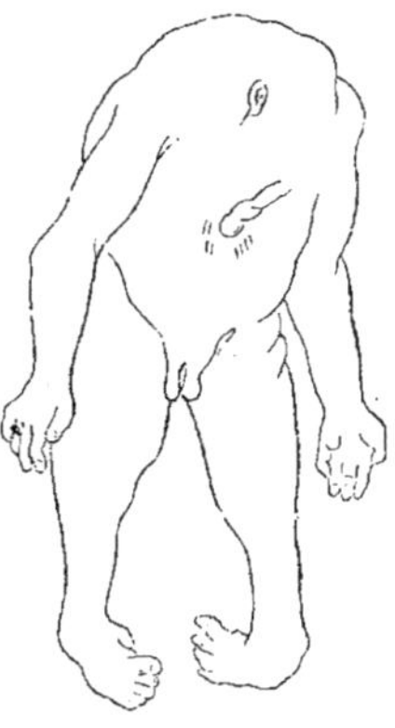

Fig. 82.

qui n'offre aucune trace de cou ni de tête; dans leur intervalle antérieur, il y a une *petite papille* et un petit *enfoncement garnis de quelques poils*. Les pieds sont *renversés en dedans*. Toutes les autres parties extérieures sont bien conformées; le rachis est privé seulement des premières vertèbres cervicales. Cette colonne, *recourbée en avant*, se termine *en pointe* derrière la papille indiquée. La moelle épinière

(1) BÉCLARD, Faculté de médecine, *Mémoire sur les fœtus acéphales*, (extrait du *Journal de médecine*. année 1815, p. 24).

est bien conformée et fournit les nerfs ordinaires. Il y a un diaphragme au-dessus duquel on trouve, au milieu d'un tissu infiltré, un lacis vasculaire, et un petit corps gangliforme, lisse, qui semble être un rudiment de cœur, mais qui n'a point de rapports avec les vaisseaux. L'abdomen contient un paquet intestinal, commençant par une extrémité fermée et deux reins volumineux, dont l'un est enfoncé dans le bassin, avec l'utérus et ses annexes. Le cordon est formé de quatre vaisseaux : l'un se continue avec l'artère crurale droite, l'autre avec l'aorte qui fournit en bas la crurale gauche et en haut les brachiales; le troisième fait en bas l'office de veine cave, et en haut se termine dans le thorax et l'un des membres supérieurs; le dernier se termine dans la poitrine en s'anastomosant en arcade avec le précédent. (Voy. pl. II des auteurs, fig. 4.)

On voit dans ces deux faits deux degrés obscurs et compliqués de la maladie qui devait conduire l'auteur à la doctrine générale de l'acéphalie. Mais leur simple rapprochement ne suffisait pas pour marquer la transition de l'un à l'autre, et montrer leur liaison étiologique. On peut y supposer, en effet, deux degrés de l'affection destructive des centres nerveux, avec des altérations corrélatives des parties subordonnées à l'action de ces centres, mais il fallait des preuves plus directes de cette liaison. Jusqu'où Béclard a-t-il donné ces preuves? C'est ce qu'il convient d'examiner dans les faits mêmes qui ont précédé l'établissement de la doctrine.

La hernie hydrocéphalique, très volumineuse, constatée chez le sujet de la première observation, ne pouvait laisser de doute sur son origine. C'est la suite des faits d'hydrocéphalie observés par Marcot, Morgagni et Chaussier. C'est une des formes de l'altération cérébrale et crânienne de la maladie, et l'auteur a suffisamment indiqué les particularités du fait pour qu'on en reconnaisse l'origine commune avec ceux précédemment observés. Mais Béclard est-il allé plus loin? Pas plus que ses prédécesseurs, il n'a tiré parti des difformités qui accompagnaient la lésion initiale du cerveau. Il s'est borné, comme eux, à mentionner simplement la courbure de l'épine et les pieds bots.

Ces éléments étaient cependant les seuls qui pouvaient lui servir de transition du premier fait au second.

Dans le second cas, en effet, le crâne et le cerveau manquaient ; mais quelle preuve directe Béclard apporte-t-il à la démonstration de l'identité d'origine des deux faits ? Jusque-là aucune. Cependant ces preuves existaient dans les *deux pieds bots* si caractérisés du second sujet ; mais l'auteur se borne à dire que les pieds étaient *renversés en dedans*, et la colonne *recourbée en avant*. Comme indice d'une maladie destructive des parties, il avait constaté chez le premier sujet l'adhérence du cordon à la tête ; chez le second l'existence d'une petite papille et d'un petit enfoncement garnis de poils, et enfin la terminaison en pointe de l'extrémité de la colonne.

On peut néanmoins prévoir, par ces deux premiers faits, quels ordres de preuves seront invoqués par Béclard pour justifier l'identité d'origine des montres acéphales avec les anencéphales, et de tous les deux avec l'hydrocéphalie.

Voici une première observation qui renferme quelques particularités significatives à ce point de vue elle n'est point propre à l'autour ; mais il l'a rendue sienne par les particularités qu'il en a fait ressortir. Elle offre en outre un intérêt historique à cause de la participation de Desault.

OBSERVATION XXXIX.

MONSTRE ACÉPHALE AVEC DESTRUCTION COMPLÈTE DU CERVEAU ET PARTIELLE DE LA MOELLE. — VICES DE CONFORMATION ET DIFFORMITÉS (1).

SOMMAIRE. — **Absence de tête, de cou et de thorax. Cicatrice à la partie supérieure du tronc. — Excurvation de la colonne. — Absence des apophyses épineuses et, partant, de la paroi postérieure du canal. — Une seule côte. — Quatre orteils à chaque pied.**

Madame Rozelle, sage-femme de Paris, fit l'extraction en octobre 1777 d'un fœtus acéphale, athorax, jumeau d'un enfant vivant. Ce fœtus monstrueux avait une *hernie congénitale* dans la base du cordon ombilical. Sur les côtés de l'ombilic, deux espèces de mamelons, et au-dessus, une ouverture transversale en forme de bouche,

---

(1) BÉCLARD, *Bulletin de la Faculté de médecine*, 1815, n° X, Mémoire cité, p. 500.

surmontée de *quelques poils* et d'un *os mobile*. A la partie supérieure
du tronçon, il y avait une *cicatrice arrondie* d'un pouce et demi,
mince, vasculaire, au-dessous de laquelle on sentait une sorte de
voûte osseuse. Les organes sexuels mâles étaient bien conformés,
ainsi que les membres inférieurs qui manquaient seulement d'un
orteil chacun. Le tissu cellulaire sous-cutané était très infiltré. La
dissection fut faite par l'illustre Desault. La colonne vertébrale,
recourbée en voûte d'arrière en avant, commençait à la douzième
vertèbre dorsale. Le corps des vertèbres et les apophyses articulaires
existaient seuls, il n'y avait point d'anneau. La vertèbre supérieure
était articulée de chaque côté avec une côte dirigée verticalement, et qui,
par l'autre extrémité, était attachée à la partie antérieure de la crête
de l'ilium. Le bassin était bien conformé. Un *os isolé, grêlé, courbé*,
long de neuf lignes, était placé sous la peau vers la partie supérieure.
Il n'y avait, des organes de la digestion, qu'une portion d'intestin
longue de huit à neuf pouces, fermée en haut et adhérente au cordon. Il n'y avait qu'un rein volumineux, l'uretère et la vessie. Les
testicules existaient. Il y avait une veine et une artère ombilicales.
De là l'artère passait entre le rein et l'intestin, leur fournissait des
rameaux, en donnait quelques autres vers la partie supérieure ; puis,
se recourbant en bas, elle se divisait en deux iliaques, etc. La veine
descendait au devant et à droite de la vessie, passait sous l'arcade
crurale, et se terminait à la saphène après avoir fourni divers rameaux. Du reste, il y avait un tronc veineux divisé en iliaques, etc.
Le corps des vertèbres lombaires et la cicatrice supérieure, celui des
vertèbres, du sacrum, et une membrane fibreuse placée derrière
elles, formaient un canal dans lequel se trouvaient la fin de la moelle
épinière et les nerfs qui en portent. Cette relation fut communiquée
avec deux dessins, à l'Académie de chirurgie, par M. Guignard.

Nous nous bornons à faire ressortir les particularités souli-
gnées dans l'observation, témoignant des débris d'une organisation préexistante à la monstruosité. C'est le premier ordre de
preuves invoquées par l'auteur.

L'observation suivante en est le complément.

OBSERVATION XL

FŒTUS MONSTRE ACÉPHALE MALE. — TRONÇON RÉDUIT A UNE SEULE CAVITÉ. — DESTRUCTION DU CERVEAU, CONSERVATION DE LA MOELLE. — VICES DE CONFORMATION ET DIFFORMITÉS (1).

SOMMAIRE. — **Point de tête ni bras.** — **Disparition complète du cerveau.** — **Persistance de la moelle.** — **Tubercule cutané au devant de la poitrine adhérant à un petit os.** — **Absence des viscères abdominaux.** — **Intestins mutilés et contournés.** — **Pieds difformes et incomplets.**

Le 7 septembre 1813, M. Chevreuil, médecin et professeur d'accouchements à Angers, ayant su qu'une femme, enceinte de six mois et demi, venait d'accoucher de deux enfants, l'un vivant et bien conformé, et l'autre acéphale, m'invita (j'étais alors à Angers) à examiner avec lui ce fait extraordinaire. Le fœtus acéphale était privé de bras ; les organes sexuels mâles, le cordon et l'ombilic étaient bien conformés ; il y avait un petit tubercule rouge au devant de la poitrine, et les pieds étaient contournés en dedans et manquaient de plusieurs orteils. Le tissu cellulaire sous-cutané de l'abdomen contenait plusieurs kystes séreux ; celui des membres était infiltré, compact et sans graisse. Le tronçon formait une seule cavité sans diaphragme. Il y avait, derrière le sternum un entrelacement de vaisseaux dans une substance rougeâtre assez dense, d'où partaient des ramifications qui passaient entre les côtes et se distribuaient sur la poitrine. Il n'y avait point d'autres vestiges des organes thoraciques ; il n'y avait ni foie, ni rate, ni œsophage, ni estomac. Les intestins commençaient par une extrémité fermée, attachée au sommet du tronc ; ils étaient vides, grêles, *contournés* et attachés au mésentère. Le rectum contenait du mucus. Le pancréas, les reins, les capsules surrénales, les uretères et la vessie existaient. La veine ombilicale se rendait dans la veine cave. Les artères ombilicales partaient des hypogastriques. Le tubercule indiqué tenait à un petit os creux fixé dans le sternum. Il y avait dix côtes de chaque côté. Le rachis contenait une moelle de laquelle partaient des nerfs. Le pied gauche n'avait que deux os du métatarse et les deux premiers doigts. Le pied droit avait le premier orteil bien conformé. Le second os du métatarse bifurqué soutenait deux orteils recouverts par la peau. Il y avait des restes cachés sous la peau, des autres os et du métatarse. La Faculté possède maintenant ce fœtus ; j'en ai fait le dessin extérieur.

(1) BÉCLARD, *Mémoire sur les acéphales, in Bulletin de la Faculté de médecine,* année 1812, pages 495 à 497.

Cette observation, l'une des observations personnelles de Béclard, et l'une des principales de son mémoire, a été considérée par Adelon comme un spécimen et une sorte de formule des éléments qui ont servi de base à sa doctrine.

Avant d'aborder avec lui l'ensemble de cette doctrine, faisons remarquer une dernière fois les insuffisances de l'observation, comme constatation des éléments de fait qui s'y rencontrent, et l'absence complète de la notion des rapports existant entre la mutilation des centres nerveux et les difformités qui les accompagnent.

Béclard, à l'endroit de cet ordre de faits, n'était donc pas allé plus loin que ces prédécesseurs.

Mais indiquons maintenant l'ensemble de ses idées et des moyens à l'aide desquels il a cherché à prouver l'*origine hydrocéphalique des monstres acéphales*. Adelon s'est si bien acquitté de cette analyse, que nous ne pouvons mieux faire que de la reproduire textuellement; c'est un double hommage que nous sommes heureux de rendre aux deux auteurs :

« 1° La première remarque de Béclard est que l'acéphalie s'observe plus fréquemment chez les jumeaux : la moitié des observations qu'on en a recueillies fait en effet mention de cette circonstance ; la plupart des observations qui n'en parlent pas sont incomplètes, et aucune ne fait mention de la circonstance opposée. 2° Cette acéphalie est plus ou moins complète, selon le nombre des parties de la moitié supérieure du corps qui manquent. Sandifort, à cet égard, avait fait trois classes d'acéphales : une, de ceux auxquels il ne manque que la tête; une autre, de ceux auxquels, outre la tête, il manque encore quelques autres parties ; et enfin une troisième, de ceux qui sont réduits à une masse irrégulière et informe. Mais la première classe n'existe pas : il n'est aucun acéphale à qui il ne manque que la tête seulement; toujours il y a quelques viscères intérieurs qui manquent aussi ; et, en n'ayant égard qu'à l'apparence extérieure, on peut dire que les acéphales diffèrent : en ce qu'ils sont privés de la tête seulement, ou de la tête et du col; ou de la tête, du col et des bras, ou de la tête, du col, des bras et du thorax : ce qui reste de la moitié supérieure du corps étant de moins en moins grand.

3° Dans la plupart des observations d'acéphales qu'on possède, il y avait, à la surface du corps incomplet, des vestiges, des inégalités, comme des ruines, qui semblaient indiquer que quelque chose de plus avait existé. Il y avait, par exemple, ou des cicatrices, des ouvertures, qu'on a prises pour une bouche; des yeux, des oreilles, ou des poils au voisinage de l'extrémité supérieure du tronçon, ou des rudiments des membres supérieurs, ou des os irréguliers, fixés dans les chairs, aux environs des inégalités de la peau, etc. 4° Toujours on a vu dans les acéphales manquer les parties tant externes qu'internes qui reçoivent leurs nerfs des centres nerveux qui siègent dans la partie du corps qui manque. Cette loi même est si générale, qu'elle se retrouve dans les deux autres monstruosités qui vont nous occuper ci-après : l'*anencéphalie* et les *cyclopes* ou *monopses;* on y verra de même l'absence d'une partie externe ou interne suivre irrésistiblement le manque du centre nerveux qui la vivifie, par exemple, l'ethmoïde manquer, et par suite les deux yeux se confondre en un, quand le nerf ethmoïdal ou olfactif n'existe pas, ou sera accidentellement détruit; de même tout le crâne manquer, quand le cerveau proprement dit manquera lui-même. Or, il en est de même dans l'acéphalie. Par exemple, la tête manque-t-elle seule? Comme alors il n'y a rien de la masse encéphalique que le bulbe supérieur du prolongement rachidien, la moelle allongée manquant aussi bien que le cerveau proprement dit, non seulement il n'y a pas de crâne comme dans les anencéphales, mais encore pas d'organes des sens, de larynx, de pharynx, de face conséquemment; et même il n'y a aucun des organes intérieurs qui reçoivent leurs nerfs de ce bulbe supérieur du prolongement rachidien; de cœur, de poumons, par exemple. L'acéphalie est-elle plus considérable? Y a-t-il, avec l'absence de la tête celle du col, et conséquemment défaut d'une portion de la moelle cervicale? Alors les bras et le diaphragme manquent aussi, ou ne sont qu'un vestige. L'acéphalie est-elle portée au point que la portion dorsale de la moelle manque? Les parois du thorax manquent aussi. Enfin n'existe-t-il pas ou presque pas de moelle, et n'y a-t-il que quelques ganglions splanchniques sur les côtés des vertèbres restantes? Les muscles abdominaux et les membres inférieurs manquent aussi complètement, ainsi que les orteils. En un mot, on voit toujours l'absence de certaines parties externes et internes coïncider avec la privation plus ou moins étendue des centres nerveux, à partir de l'origine du nerf olfactif ethmoïdal jusqu'à la presque totalité de ces centres.

» Cette loi bien remarquable explique les différences qu'on remarque dans les observations des auteurs, relativement à l'état des viscères intérieurs : ceux-ci auront été retrouvés ou auront manqué, selon le degré auquel aura été portée l'acéphalie, et l'étendue de la portion nerveuse centrale qui aura été détruite. Ainsi, généralement, les poumons manquent toujours, même quand le thorax existe. Il en est de même du cœur, quelquefois, cependant, on croit en avoir trouvé des débris, des vestiges. Dans plusieurs cas, on a trouvé une seule artère dans le cordon ombilical ou d'autres difficultés capables de gêner le retour du sang. Dans quelques cas, les vaisseaux sont tellement disposés, qu'on ne sait lesquels doivent porter ou rapporter le sang. Les organes digestifs ne manquent jamais entièrement ; on les trouve quelquefois tous, excepté la bouche et le pharynx ; souvent cependant l'estomac manque, ainsi qu'une partie de l'intestin : cela dépend de la longueur de la portion du corps qui reste. Le foie, la rate manquent aussi toujours, ou presque toujours ; le foie, lorsque même l'acéphalie est bornée à la tête et au col. Les reins existent plus souvent quand il y a une partie d'une certaine longueur de la colonne vertébrale. Enfin les organes génitaux et la vessie ne manquent presque jamais ; ils forment, avec le rectum, les reins, les seuls viscères des fœtus athorax, c'est-à-dire réduits à un tronçon très raccourci.

» On peut opposer à cette loi bien importante, que quelques auteurs assurent, dans des cas d'acéphalie ou d'anencéphalie, n'avoir trouvé ni cerveau, ni cervelet, ni moelle épinière, tandis que le tronc et les membres existaient. Mais il paraît que, dans ces circonstances, *les auteurs se sont mépris ou ont exagéré.* Souvent ils n'ont pas ouvert le rachis, et n'ont fait qu'y introduire le stylet. D'autres fois, ils ont pris pour la pie-mère ce qui n'était que la moelle elle-même, mais altérée. Un trop grand nombre de faits bien avérés appuient notre proposition, pour qu'elle soit ébranlée par le petit nombre de ceux qui paraissent la révoquer.

» Dans quelques cas, le canal vertébral manquait tout à fait ; dans d'autres, il était bifide dans toute sa longueur ; dans d'autres, il n'était divisé que dans sa partie supérieure ; dans quelques-uns enfin il présentait seulement quelques débris de vertèbres ou de côtes vers son extrémité supérieure. Ainsi, dans tous les cas, il présentait des effets analogues à ceux de l'hydrorachis : circonstance importante à retenir pour l'instant où nous débattrons la cause présumable de ce genre de monstruosité.

» Les organes du mouvement présentent beaucoup d'altérations. Ceux des muscles qui restent sont toujours ceux qui reçoivent leurs nerfs de la portion de moelle restante ; tantôt ils n'offrent rien de particulier, tantôt, au contraire, ils sont blancs. Quelquefois, et c'est quand il ne reste qu'une très petite partie de moelle, et que même elle est altérée, ils sont changés en un tissu lardacé blanchâtre, qui est comme du tissu lamineux infiltré. Les os de la partie supérieure du tronc présentent toujours quelques rudiments imparfaits de quelques-uns de ceux qui manquent : ceux des membres inférieurs existent quand même il n'y a point de muscle dans cette partie du corps ; en général, les os paraissent moins dépendants de l'état et de la quantité de la moelle spinale que les muscles ; ordinairement les pieds sont contournés en dedans et difformes. Ordinairement aussi il manque quelques orteils en totalité ou en partie.

» Enfin, dans la plupart des acéphales, le tissu cellulaire est le siège d'une hydropisie très considérable ou le siège d'un engorgement plus ou moins compact. Les propriétés et la composition des tissus sont altérées, au point que quelquefois la chair musculaire n'existe plus ou est méconnaissable ; dans d'autres cas, les tissus se sont déchirés avec facilité. »

Telle est, dans son but et ses moyens, la doctrine de Béclard. Avant d'en indiquer la très grande valeur et la portée, résumons-en une dernière fois le caractère au double point de vue de l'observation des faits en général, et de l'observation des difformités chez les monstres en particulier.

Comme observateur proprement dit, Béclard, quoique anatomiste consommé, ne s'est pas préoccupé de chercher dans les faits des éléments nouveaux, ni de montrer qu'il eût été conduit graduellement par ses observations personnelles à la conclusion générale de sa doctrine. Avec une érudition approfondie, guidé par un esprit critique d'une grande sûreté, il a cherché dans les observations d'acéphalie fournies par les différents auteurs, depuis les origines de la tératologie scientifique, la preuve de l'exactitude et de la généralité de sa conception. Ces observations il les a épluchées, analysées, coordonnées de manière à les forcer en quelque façon à fournir d'elles-mêmes tous les éléments démonstratifs de sa doctrine. Pour Béclard, l'acéphalie c'est la mutilation d'une portion du tronc produite pendant la vie fœtale par une hydrocéphale et une hydrorachis. Il prouve cette origine : 1° par la correspondance générale et locale des parties absentes ou défectueuses avec les parties détruites ou altérées du système nerveux ; 2° par les vestiges encore présents de cette destruction.

Cette doctrine, aussi simple que vraie, lorsqu'elle est circonscrite dans la causalité qui lui sert de base, n'a cependant pas exercé toute l'autorité qui lui appartenait. Les théories embryogéniques et mécaniques d'une part, de l'autre l'absence des preuves directes fournies par les caractères immédiats de la maladie cérébro-spinale, ont maintenu provisoirement, dans les écoles, la suprématie des doctrines des arrêts de développement et des pressions fœtales. C'est qu'en effet Béclard n'avait donné aucune attention au phénomène de la rétraction musculaire considérée en elle-même, et de ses effets sur les malformations congénitales. On en a la preuve par les observations que nous avons reproduites, et par l'absence de toute considération sur la liaison des difformités avec la monstruosité. Ces lacunes de la doctrine ne doivent pas empêcher de la considérer et de la proclamer comme la manifestation la plus sérieuse de la théorie pathologique des monstres. Si l'auteur n'a pas fourni d'emblée, et par sa propre observation, la démonstration complète de la justesse et de la fécondité de cette théorie, c'est lui qui l'a formulée nettement le premier, et il l'a formulée suffisamment pour que d'autres s'efforçant de la compléter ne lui enlèvent rien de sa glorieuse initiative.

Mais revenons à Chaussier, pour régler définitivement la somme de sa participation à cette doctrine.

En venant après Morgagni et avant Béclard, Chaussier a su marquer et conserver sa place entre ces deux célèbres initiateurs de la doctrine. Morgagni et Béclard se complètent dans un même ordre d'idées, et ces idées se circonscrivent à l'affection des centres nerveux (l'hydrocéphale) comme origine d'une classe de monstres. Chaussier, au contraire, moins précis, mais plus étendu, a ouvert la voie à l'observation de toutes les causes pathologiques chez le fœtus. Il en a supposé sans doute, qui, comme le rachitisme, n'ont jamais eu et n'auront jamais leur place dans cette collection étiologique ; mais il a formulé pour le présent et réservé pour l'avenir toutes les causes morbides susceptibles de prendre part à la production des monstres.

L'article d'Adelon, comme continuateur direct de Chaussier, renferme un grand nombre d'indications dont les unes sont évidemment des extensions de la théorie de Béclard, et dont les autres sont une continuation des observations primitives du maître. Il est difficile de faire un partage exact entres ces deux observateurs ; mais on peut leur attribuer une part commune dans les applications de l'hydrocéphalie à la genèse des monstres, et une part distincte dans l'indication des origines multiples de la tératogénie. Mais il convient de reconnaître que tous les deux, comme observateurs, n'ont rien ajouté aux faits précédemment indiqués par Haller, Meckel et Morgagni.

Voici un puissant continuateur de la tératogénie pathologique.

Dugès, ancien élève de Chaussier, et chef de clinique de la Maternité, nourri des enseignements de Paris, animé de l'esprit scientifique de l'école de Montpellier où l'on conserve la tradition de l'observation large et élevée, a protesté avec toutes les ressources de la science la plus récente contre les doctrines de *l'arrêt de développement*, des *adhérences fœtales*, des *insuffisances vasculaires*, et finalement contre la *nomenclature* et le *classement zoologique des monstres.* C'est avec les recherches les plus autorisées de l'embryogénie qu'il a combattu les systèmes qui s'étaient établis sur cette base nouvelle.

A Meckel, à Serres et aux deux Geoffroy, il a opposé Oken, Tiedmann, Rolando et Meckel lui-même : Meckel l'anatomiste et le physiologiste à Meckel le tératologiste systématique. Les conclusions de cette première partie de l'auteur sont : « 1° qu'on » ne peut refuser d'admettre, dans certains cas, une disposition » primitivement vicieuse dans les premiers linéaments du nouvel » être, laquelle pourra se compliquer et croître dans une direc- » tion et d'après un type également vicieux ; 2° que la majeure » partie des altérations congénitales tient à des causes acciden- » telles qui déterminent des maladies, lesquelles déforment ou » détruisent les tissus qu'elles atteignent ; quelques-unes de ces » maladies peuvent aussi tenir à un vice primordial (héréditaire » et contagieux) ; 3° que le développement imparfait de l'un ou » de l'autre de nos organes, ne peut avoir lieu que sous l'in- » fluence de l'une ou de l'autre de ces causes, vice primordial » ou maladies accidentelles (1). »

Cette introduction de Dugès à ses recherches personnelles de pathologie fœtale témoigne d'autant d'indépendance d'esprit que de fermeté de conviction. Son argumentation ne sera pas perdue pour la discussion générale de la véritable théorie des monstres.

Mais arrivons provisoirement aux faits qui complètent la démonstration des idées de Chaussier et de Béclard.

Les observations de Dugès ont porté spécialement sur les différents modes d'altération du cerveau et de la moelle chez le fœtus, depuis les changements de coloration et de forme, jusqu'aux altérations de texture les plus délicates. C'est, comme on le voit, le côté anatomique de la question, mais le côté anatomique mis en regard des lésions fonctionnelles. Dugès ne se renferme pas dans le cadre des monstruosités proprement dites ; il y comprend toutes les altérations matérielles et toutes les modalités fonctionnelles que lui paraissent produire les maladies fœtales. Nous n'avons pas à le suivre sur toute l'étendue de ce

____

(1) Dugès, *Mémoire sur les altérations intra-utérines de l'encéphale et de ses enveloppes Éphémérides médicales de Montpellier*, 1826, t. I, p. 315).

terrain; uous profiterons néanmoins des observations qui sont susceptibles d'éclairer la pathologie des monstres dans ses rapports avec les difformités qui les accompagnent. C'est ainsi, par exemple, que Dugès a rapproché de la forme anencéphalique les diverses déformations du crâne produites par l'hydrocéphalie, et, parallèlement l'idiotie, de l'absence complète des fonctions cérébrales : les unes considérées comme un acheminement aux autres. C'est un commencement de la série étiologique.

Dans le chapitre sur les *déformations partielles produites par l'hydropisie crânio-rachidienne,* il cite un cas de spina bifida accompagné de difformités multiples. Voici cette intéressante observation :

OBSERVATION XLI

MONSTRE HYDROCÉPHALE AVEC SPINA BIFIDA ET DIFFORMITÉS MULTIPLES (1).

SOMMAIRE. — **Spina bifida lombaire et sacré : intégrité apparente du système nerveux. — Membres inférieurs contournés en dedans. — Deux pieds varus. — Le sujet a vécu quatre jours.**

Vers la fin de l'année 1820, naquit, à l'hospice de la Maternité de Paris, une fille faible et peu développée, quoique au terme ordinaire de la grossesse.

Quatre ou cinq vertèbres du sacrum et des lombes étaient largement ouvertes en arrière par le déjettement en dehors de leurs lames, et laissaient apercevoir la fin du prolongement rachidien et le faisceau des nerfs sacro-lombaires, recouverts seulement d'une mince pellicule, molle, rougeâtre, diaphane. Les fesses aplaties laissaient l'anus à découvert et saillant. *Les membres inférieurs amaigris étaient contournés en dedans; les pieds surtout étaient fortement renversés dans ce sens.*

Cet enfant mourut le quatrième jour après la naissance, et le poumon gauche, enflammé, hépatisé, rendit un compte suffisant de cet événement, amené sans doute par la rigueur de la saison.

Le cerveau, assez consistant, était blanchâtre au centre, grisâtre à la circonférence; les circonvolutions en étaient bien distinctes; les

---

(1) Dugès, suite du *Mémoire sur les altérations intra-utérines de l'encéphale et de ses enveloppes,* tome II, article V, p. 132. — *Altérations congénitales dues à une hydrocéphalie utra-utérine (Ephémérides médicales de Montpellier,* 1826).

ventricules contenaient trois fortes cuillerées de sérosité légèrement rougeâtre; toutes les parties intérieures du cerveau étaient saines; le *septum* même était entier, bien qu'aminci et tout à fait transparent. Le cervelet offrait une teinte d'un gris plus foncé que celle du cerveau. Le *cordon rachidien* (moelle épinière) était parfaitement sain, malgré la dénudation ci-dessus décrite. Il n'y avait point de canal dans son intérieur.

Cette première observation suffit pour marquer le point de départ de l'auteur, et montrer en même temps où il s'est arrêté.

« Je demande aux fauteurs du développement tardif, dit Dugès,
» à la suite de cette observation, que pouvait-on trouver là d'im-
» parfait, d'embryonnaire. Chacun sait que le plus grand nombre
» de *spina bifida* laisse voir la tumeur, la poche encore entière :
» ici elle était détruite et rompue. Cette tumeur prouve évi-
» demment que l'hydropisie est cause de la déformation. Ici
» même le cerveau contenait encore du liquide, quoiqu'il n'y
» eût pas de communication entre ses cavités et celles du rachis,
» comme on l'a vu souvent. »

L'auteur cherche ensuite à préciser l'époque où l'hydropisie s'est développée, et il cite plusieurs faits empruntés à différents auteurs, propres à l'aider dans cette recherche. Le moment n'est pas venu de discuter cette question, dont l'auteur essaye la solution d'après les degrés et le siège du vice de conformation, sans s'occuper de son mécanisme. Il ne dit mot des difformités qui accompagnent le spina bifida, des deux pieds bots. Il se borne à indiquer leur présence, sans la moindre préoccupation de leur rapport avec le spina bifida ni avec la maladie spinale. Qu'on remarque bien, avant d'aller plus loin, que Dugès n'a considéré le spina bifida que comme un effet mécanique de l'hydropisie, (question réservée), sans dire mot du rapport réciproque de ces trois éléments : la *maladie*, le *spina bifida* et les *pieds bots*. Ajoutons que, comme détermination anatomique des difformités, Dugès n'est pas allé plus loin que ses devanciers.

Dans les observations suivantes, l'auteur cherche à préciser le mécanisme et les caractères de l'hydrocéphalie suivant qu'elle est *externe* ou *interne*, *intra* ou *extra-cérébrale*, et les rapports de l'hydrocéphalie avec l'hydrorachis, suivant que l'une précède l'autre, et suivant qu'elles sont simultanées. Cette analyse a surtout pour résultat de montrer l'influence de ces deux conditions sur les différentes formes du spina bifida, et sur les vices de conformation, sur le siège anatomique de l'hydrocéphale et de l'hydrorachis. Il arrive ainsi graduellement à l'étude des formes du crâne et du rachis dans leurs rapports avec la maladie du cerveau et de la moelle.

L'observation suivante est un premier pas dans cette voie.

OBSERVATION XLII

FŒTUS MONSTRE ANENCÉPHALIEN AU PREMIER DEGRÉ. — CERVEAU DÉNUDÉ. — DÉFORMATIONS GÉNÉRALES DES PAROIS CRANIENNES. SPINA BIFIDA, VICES DE CONFORMATION ET DIFFORMITÉS (1).

SOMMAIRE. — **Hydrocéphalie externe.** — **Conservation du cerveau.** — **Destruction partielle de la moelle allongée et de la partie supérieure de la moelle épinière.** — **La tête presque réduite à la base du crâne et à la face.** — **Réduction de la plupart des os du crâne et de la face.** — **Renversement extrême de la tête en arrière.** — **Spina bifida complet.** — **Pliure presque anguleuse de la région cervico-dorsale du rachis, ossification incomplète, surtout dans la partie supérieure de la colonne.** — **Hydrothorax.** — **Perforation du diaphragme.** — **Hernie intestinale.**

Le 10 octobre 1825, nous disséquâmes, conjointement avec MM. Lallemand et Dubreuil, un fœtus difforme appartenant à ce dernier. Il lui avait été envoyé sous le nom de *cheval marin*. C'était la femme d'un pêcheur des environs de Toulon qui en était accouchée, à ce qu'il paraît, sans grande difficulté. Ce fœtus que nous avons dessiné avant la dissection était du sexe féminin, comme la majeure partie des fœtus difformes; il avait été conservé longtemps dans une solution de sublimé corrosif d'abord, puis dans l'alcool; la couleur en était grisâtre; les membres peu flétris, dénotaient, un embonpoint assez considérable; aussi la graisse abondait-elle aux fesses, au thorax et aux membres. On peut voir comment la voûte du crâne avait disparu, comment la tête était renversée en arrière, les yeux saillants, et la langue sortie de la bouche, le cou nul, le ventre en forme de sac, l'encéphale suspendu à un pédicule adhérent à la base du crâne, divisé en deux lobes et recouvert seulement,

_____

(1) Dugès, Mém. cit., *Éphémérides médicales de Montpellier*, t. II, ann. 1826.

ainsi que la région du rachis, d'une pellicule jadis rougeàtre, aujour-d'hui flétrie et de couleur grise ; comment, enfin, la peau chevelue se continuait avec cette même pellicule autour de la base du crâne, et la peau du dos autour de la gouttière rachidienne.

L'*encéphale* était tout visible à l'extérieur : en enlevant la pellicule dont il était couvert, nous reconnûmes qu'il offrait, à la superficie, des circonvolutions profondes. La pellicule s'enfonçait entre les deux hémisphères qui n'avaient entre eux aucune adhérence, et le repli qu'elle formait au fond du sillon recouvrait un reste reconnaissable du corps calleux et de la voûte à trois piliers. Ces débris enlevés nous aperçumes : 1° la cavité des ventricules étroite et aplatie comme à l'ordinaire ; 2° un reste des tubercules quadrijumeaux et des couches optiques ; 3° la glande pinéale tout entière ; 4° enfin, une portion déprimée, de forme irrégulière, appliquée à la base du cerveau, et paraissant constituer les restes de la moelle allongée et du cervelet. Au devant de cette production naissait le pédicule qui retenait la masse cérébrale. Ce pédicule, recouvert par la pellicule dont nous avons parlé, était composé : 1° de filaments et de lambeaux paraissant avoir appartenu aux enveloppes du cerveau, à la dure-mère, etc. ; 2° de quatre vaisseaux artériels d'un volume très notable ; 3° enfin, de nerfs macérés et difficiles à suivre, le tout s'enfonçant dans la caverne située entre les os frontaux et la partie antérieure de la base du crâne. Ces nerfs examinés au-delà de la base du crâne, l'optique, par exemple, dans l'orbite, le sus-maxillaire à la joue, le sous-maxillaire à la sortie du trou mentonnier, étaient dans une intégrité parfaite.

La substance du cerveau, altérée par la macération, avait pris une couleur semblable à celle de la boue, et la consistance et la friabilité de l'adipocire concrète ; cependant, en quelques endroits, on distinguait les deux substances qui même semblaient se séparer spontanément l'une de l'autre ; l'extérieure semblait moins fortement colorée que l'intérieure.

En suivant la pellicule déjà mentionnée le long du rachis, nous vîmes qu'elle était fort mince au dos, plus épaisse aux lombes et garnie en cet endroit d'une couche filamenteuse, reste probable d'une portion de la moelle et du faisceau connu sous le nom de queue de cheval. Tous les nerfs rachidiens, en effet, se perdaient à leur origine dans cette pellicule ; tous pouvaient être suivis jusqu'à leur sortie du canal rachidien, plusieurs avaient encore beaucoup de volume, même avant leur passage par le trou de conjugaison.

Le *thorax* fut ouvert et laissa échapper de la partie gauche une grande quantité de liquide ; ce côté contenait, en outre, une longue anse (quatre pouces environ) du côlon transverse rempli d'un méconium vert et de consistance naturelle; cet intestin y avait pénétré par une large ouverture du diaphragme. Le cœur était repoussé à droite, le poumon gauche fort petit, le droit compact et peu développé, le thymus volumineux, de couleur jaunâtre et de consistance de graisse figée.

Dans l'abdomen, le foie se présenta d'abord sous la forme demi-globuleuse, il était d'un brun foncé et occupait le milieu de cette cavité. L'estomac et la rate avaient été repoussés à droite par le côlon déplacé. Du sang était épanché et coagulé dans l'abdomen. Les reins, la vessie, la matrice et la vulve offraient la disposition normale. Le cordon ombilical était encore frais et intact, ce qui indiquait que l'enfant n'avait guère vécu après sa naissance; l'état du poumon indiquait assez qu'il n'avait pas respiré.

Le *squelette* dont nous avons également figuré les parties principales, la tête et le rachis offrait les particularités suivantes : tous les os étaient colorés d'un gris jaunâtre, et leur mollesse était telle, que le scalpel les coupait comme des cartilages; leur flexibilité les rapprochait des os dépouillés de phosphate de chaux par un acide, ou si l'on veut d'un carton mouillé; cependant ils contenaient, dans leur tissu, de la matière calcaire en assez grande quantité.

La *tête*, réduite pour ainsi dire à la base du crâne et à la face, offrait des orbites à parois supérieures fort courtes, l'arcade orbitaire étant située bien en arrière de la joue. Chaque orbite communiquait avec le crâne par une large ouverture recouverte d'un frontal fort étroit, horizontal. Chaque frontal représentait une équerre dont une branche était transversale; l'autre, antéro-postérieure, adossée à celle de l'os opposé, formait l'entre-deux des orbites et la paroi supérieure des fosses nasales. Sur les côtés de la base du crâne, on trouvait un filet osseux représentant le pariétal, une partie élargie en forme d'aile et renversée en bas, reste de l'occipital supérieur. Au centre, on voyait le corps et la base des grandes ailes du sphénoïde plus déprimés que le reste; puis l'os basilaire ou occipital inférieur placé entre les deux rochers et faisant avec eux une forte saillie; enfin, derrière les rochers étaient les occipitaux latéraux, déjetés en dehors et articulés ou soudés avec les rudiments informes du *rachis*.

Celui-ci était représenté par une gouttière fortement évasée, presque plate, faisant suite à la base du crâne, coudée à angle droit entre les deux omoplates. Dans toute la partie correspondante aux régions cervicale et dorsale, on ne voyait qu'un cartilage irrégulier, contenant des noyaux à peine osseux et disposés en courte série de haut en bas; ce cartilage n'avait pas un pouce de longueur. La région lombaire semblait plus solide, plus osseuse, et l'on y distinguait bien ses cinq vertèbres, leurs trous de conjugaison et leurs lames renversées à droite et à gauche ; il en était de même du sacrum : cette portion lombo-sacrée du rachis avait à peu près deux pouces de long sur neuf lignes de large et trois lignes d'épaisseur.

Les côtes, repoussées en avant, rapprochées l'une de l'autre comme en faisceau, étaient disposées fort irrégulièrement au devant ou sur les côtés du cartilage cervico-dorsal ; plusieurs étaient soudées l'une à l'autre et représentaient ainsi des arcs transversaux accolés seulement en arrière au rachis ; les autres os du squelette, à part la mollesse dont nous avons parlé, n'offraient rien de remarquable.

———

Il faut prendre de cette intéressante observation tout ce qu'elle renferme au profit de la théorie pathologique des monstres, et ce qu'elle laisse voir des restes erronés des théories précédentes.

C'est sans nul doute un exemple des plus évidents d'une affection cérébro-spinale avec conservation de la plus grande partie de l'encéphale et destruction incomplète de la moelle, ayant déterminé la forme rudimentaire de l'anencéphalie. C'est un des premiers anneaux de la série étiologique qu'il nous sera permis d'établir à l'aide de tous les faits épars d'hydrocéphalie et d'altération de l'encéphale à ses différents degrés, parallèlement à tous les degrés de l'anencéphalie. On y voit, en outre, ce fait remarquable d'un développement inégal de l'ossification des parties supérieures et inférieures du rachis, en rapport avec le siège immédiat de la maladie, et avec les témoignages matériels de son intensité locale ; c'est ainsi qu'avec cette ossification incomplète des vertèbres cervicales coïncide l'énorme incurvation de cette partie de la colonne, et le renversement proportionnel de la tête en arrière. C'est ce renversement par rétraction des muscles cervico-dorsaux qui complète la signification du fait. Mais cette signification l'auteur ne l'a pas vue, et il l'a remplacée par l'explication suivante :

« Le diaphragme perforé donnait passage à l'intestin. Nous
» avons vu plus haut une hernie toute semblable de l'estomac et
» du foie. On ne peut pas regarder ces lésions comme des types
» d'organisation primitivement normale ; elles doivent être at-
» tribuées au renversement du tronc, à l'écrasement des cavités

» splanchniques et à la gêne des viscères. » Ce passage renferme tout à la fois une réflexion judicieuse sur l'impossibilité de considérer ces dispositions anormales comme des types d'organisation primitive, et une reproduction des théories mécaniques de Cruveilhier. Ce fait de Dugès est en effet l'analogue de celui contenu dans l'observation XXXI (page 363) de Cruveilhier : *Spina bifida avec double poche hydrorachidienne, et renversement extrême de la tête en arrière.* Cruveilhier explique d'abord ce renversement par l'action du cordon ombilical tirant sur la bouche à la manière d'une corde, puis le refoulement des poumons et du thymus par ce renversement. C'est la manière dont Dugès explique la hernie de l'intestin à travers le diaphragme perforé, mais sans se préoccuper autrement, ni de l'ouverture du diaphragme, ni du renversement de la tête.

L'observation suivante complétera les données fournies par celle que nous venons d'examiner.

OBSERVATION XLIII

MONSTRE ANENCÉPHALE INCOMPLET AVEC CONSERVATION PARTIELLE DES OS DU CRANE, ET ALTÉRATION PARTIELLE DES CENTRES NERVEUX. — SPINA BIFIDA (1).

SOMMAIRE. — **Destruction partielle de l'encéphale et de la moelle. — Moelle allongée réduite en partie, ainsi que le cervelet, en une masse fongueuse. — Conservation partielle du cerveau et de la moelle. — Spina bifida dans toute la longueur du rachis dont la région cervicale incurvée est bifurquée. — Direction verticale des côtes.— Tête renversée en arrière.— Ouverture du diaphragme. — Ectopie du foie et de l'estomac.**

Un enfant mâle naquit, après huit mois de vie intra-utérine, dans le mois de mars 1820, après un travail assez long et pénible, malgré le petit volume du fœtus (2). *Vu dans son intégrité, il semblait avoir la tête confondue avec le thorax, et renversée de telle sorte que l'occiput paraissait perdu entre les épaules. La partie antérieure du*

(1) DUGÈS, fin du *Mémoire sur les altérations intra-utérines de l'encéphale et de ses enveloppes,* tome II, suite de l'art. V, p. 289. — *Ephémérides médicales de Montpellier,* 1826.

(2) Cette difficulté tenait à l'immobilité de la tête qui ne pouvait exécuter isolément les divers mouvements qui composent le mécanisme de l'accouchement naturel *(Note de Dugès).*

cou était de niveau avec le menton et le sternum. Sur le dos, *qui semblait fort court,* se voyait une tumeur fongueuse de la grosseur d'une petite noix, et derrière elle, la membrane mince et rouge dont elle était couverte se continuait jusqu'à la région sacrée. Cet enfant donna quelques signes de vie; il ne respira pourtant pas.

Le squelette de ce fœtus (1) a été préparé avec soin, et il a été conservé par M. Chaussier, en présence de qui la dissection fut faite; nous en avons donné la figure en retranchant les membres qui masquaient des parties plus intéressantes. On peut y voir que le crâne est un peu aplati de haut en bas, et allongé en arrière du trou occipital. La face est aussi allongée et saillante. Plusieurs os sont soudés entre eux : tels sont le pariétal et le frontal gauches, le sphénoïde et le temporal droit; au contraire, les pariétaux et les temporaux offrent des intervalles encore cartilagineux. La fontanelle antérieure est fort grande. L'occipital supérieur ou proral (pièce supérieure de l'occipital) est formé de deux pièces réunies par une suture médiane; en totalité il a une forme parabolique; il est plat, dirigé parallèlement à la base du crâne, échancrée profondément derrière le trou occipital. De cette échancrure et de l'espace ordinairement destiné à ce trou, agrandi par l'écartement considérable des occipitaux latéraux (pièces condyloïdiennes de l'occipital), résulte une vaste ouverture qui établit communication entre le crâne et le rachis, et dont les bords sont, dans la majeure partie de leur étendue, articulés avec les lames écartées des vertèbres du dos; de sorte que la gouttière résultant de l'écartement de ces lames semble faire partie de la base du crâne. *Le rachis, en effet, est ouvert dans toute sa partie postérieure jusqu'au sacrum; les lames des vertèbres, déjetées à droite et à gauche, constituant une gouttière large et peu profonde.*

En outre, il est contourné de manière que : 1° la région cervicale repoussée en avant et ployée sous l'os basilaire, diminuée dans sa hauteur, accrue dans sa largeur, est divisée, bifurquée même, dans le corps des vertèbres ; elle forme ainsi deux séries de sept tubercules osseux soudés l'un à l'autre, et articulés en haut avec l'extrémité antérieure de l'un des condyloïdiens ou occipitaux latéraux. De cette disposition résulte une sorte de caverne placée sous l'os basilaire, et dont le fond, tourné en avant, n'est formé que par un appareil ligamenteux peu épais qui se trouve entre les deux branches de la bifurcation; 2° la région dorsale a une direction parallèle à la base du crâne, et articule ses lames avec les bords de l'ouverture occipito-vertébrale ci-dessus décrite; les côtes, serrées l'une contre l'autre,

***

(1) J'intervertis ici à dessein l'ordre naturel de recherches, la connaissance du squelette devant faciliter l'intelligence des descriptions subséquentes (*Note de Dugès*).

ont une direction presque verticale ; 3° enfin, la région lombaire est parallèle à l'axe du corps ; elle seule constituait la partie apparente du dos du fœtus. Membres bien conformés, *scapulums seulement échancrés sur leurs bords, comme ceux du fœtus dont M. Lallemand a donné la figure.*

L'encéphale était composé : 1° du cerveau, qui occupait seul la cavité du crâne, et n'offrait entre ses hémisphères qu'une légère scissure sans faux méningienne ; 2° d'une partie de la moelle allongée dont les pédoncules supérieurs (bras) passaient à travers l'ouverture occipito-cérébrale ; le reste était perdu dans la masse fongueuse qui se voyait derrière la tête et dans la gouttière des vertèbres lombaires : cette masse avait la grosseur de la moitié du pouce, le cervelet semblait également dégénéré, confondu dans cette masse ; 3° à cette même fongosité adhérait aussi, mais sans continuité de tissu, la moelle épinière ; cependant elle était entière, prolongée dans toute la longueur du canal vertébral, et terminée en haut par une extrémité bifurquée, logée dans la caverne des vertèbres cervicales, et n'ayant de rapport de continuité qu'avec les nerfs cervicaux, dorsaux, etc., tous très blancs et très sains. Les nerfs de la tête naissaient pour la plupart de la masse fongueuse déjà mentionnée, et entraient dans le crâne le long des pédoncules cérébraux.

Les *autres viscères* offrirent seulement ceci de remarquable, que le côté gauche du thorax était rempli par l'estomac et le lobe gauche du foie, qui y avaient pénétré par une large ouverture du diaphragme. Le poumon de ce côté était fort petit, tous deux compacts. Le lobe droit du foie avait une direction verticale et occupait le milieu de l'abdomen. Les testicules étaient encore dans la région lombaire, et l'artère omphalo-mésentérique existait : elle avait un demi-millimètre de largeur ; ouverte d'une part dans l'artère mésentérique, et contenant encore un peu de sang, elle était, d'autre part, oblitérée et perdue dans le cordon ombilical.

Cette observation offre un bel exemple de ce renversement extrême de la tête dont nous avons rapporté précédemment de nombreux exemples. Mis en présence de l'altération de la partie supérieure de la moelle, il n'a presque pas besoin, pour être compris, de l'intermédiaire de la rétraction des muscles qui l'a produit, c'est en même temps un de ces exemples frappants de la tête rentrée dans les épaules, qui a fait croire si longtemps aux auteurs, à Haller lui-même, à l'absence du cou. Enfin, c'est encore un cas curieux d'ouverture du diaphragme de la même origine.

Nous terminons cette analyse de l'important mémoire de Dugès par une observation qui complète tout à la fois ses idées, et montre où il s'est arrêté.

OBSERVATION XLIV

MONSTRE PAR HYDROCÉPHALE. — DESTRUCTION PARTIELLE DES CENTRES NERVEUX. — SPINA BIFIDA. — VICES DE CONFORMATION ET DIFFORMITÉS (1).

SOMMAIRE. — Dégénérescence fongueuse et ectopie de l'encéphale. — Conservation de la moelle. — Tête renversée en arrière. — Spina bifida de toute la longueur du rachis, qui est, en outre, énormément incurvé, le crâne rapproché du sacrum. — Hernie ombilicale contenant une partie du foie et la presque totalité des intestins.

Le fœtus dont je veux parler ici nous fut envoyé par une sage-femme, élève de l'hospice de la Maternité. Il était, disait-on, du terme de sept à huit mois, et avait été assez longtemps conservé dans l'eau-de-vie. Le renversement de la tête était encore plus considérable que chez les précédents ; *la face était tout à fait horizontale, et la langue sortait de la bouche : le crâne était tout à fait aplati et fort rapproché du sacrum ; le cou était confondu avec le thorax, et les épaules touchaient les oreilles ;* le ventre proéminait entre les cuisses, comme si le bassin eût été rejeté sur le dos ; le cordon ombilical partait d'une tumeur de la grosseur d'une noix et facilement reconnaissable pour une *hernie ombilicale.* Entre le crâne que recouvrait une peau chevelue, et le bassin, on aperçoit de chaque côté une *tumeur fongueuse, rougeâtre,* et de la grosseur du bout du pouce. Le reste de la peau n'offrait point de particularité remarquable ; elle était partout garnie d'un léger duvet.

Le squelette offrit un grand développement de la face, et surtout de la mâchoire inférieure ; le crâne manquait de voûte, si l'on excepte une petite portion fort rapprochée de la base et formée par les frontaux aplatis, soudés et réduits à la forme d'un écusson, dont un angle donnait attache à une sorte de ligament d'un pouce et demi de longueur, et attaché d'autre part au sacrum. *Tout le rachis était ouvert largement en arrière, et en outre tellement courbé en avant,*

(1) Dugès, fin du *Mémoire sur les altérations intra-utérines de l'encéphale et de ses enveloppes,* tome II, suite de l'art. V, p. 275. — *Ephémérides médicales de Montpellier,* 1826.

qu'il ne constituait, avec les côtes, que le fond d'une grande cavité placée entre la tête et le bassin. Le reste du squelette était bien conformé.

Les viscères étaient altérés par la macération du cadavre; mais on y distinguait aisément la position et la conformation générale des organes principaux. Le cerveau était logé dans la cavité dorsale que j'ai décrite tout à l'heure, et c'était lui qui formait les deux tumeurs fongueuses qu'on apercevait au dehors; une bande de peau saine correspondait entre ces deux tumeurs au ligament décrit plus haut. Une *petite portion de l'encéphale* était logée sous les frontaux, mais trop altérée pour être bien reconnaissable. Le prolongement rachidien occupait, avec l'origine de ses nerfs, le fond de la gouttière vertébrale.

Le thorax contenait en avant un thymus et un cœur bien conformés, et en arrière des poumons compacts; on y trouvait aussi en arrière les reins recouverts par le diaphragme.

L'utérus, les ovaires, la vessie étaient dans l'état normal. Le foie était en partie contenu dans la hernie; la vésicule biliaire, l'épiploon et les intestins s'y trouvaient presque en totalité; la peau qui la recouvrait ressemblait complètement, pour la structure, aux enveloppes du cordon; celui-ci semblait sortir de la partie inférieure de la tumeur, et la veine ombilicale en occupait la paroi latérale gauche.

Cette observation est encore donnée par Dugès comme un cas d'hydrocéphalie externe; la maladie avait laissé subsister le cerveau à peu près intact. Il était visible que la rupture de la poche s'était opérée par deux points différents et sur les côtés de la poche crânio-rachidienne. L'auteur ajoute « qu'il est probable » que cette maladie s'est développée de très bonne heure et » qu'elle a affecté principalement le canal rachidien. » Il tire cette conséquence de l'énorme renversement du rachis en arrière et de son organisation informe. « C'est, dit-il, l'exemple du plus grand » renversement que je connaisse, » et cherchant à se l'expliquer, il en trouve la raison, comme dans les observations qui précèdent, dans l'énorme quantité de liquide que contenait la vessie crânio-vertébrale. Et il ajoute « qu'il n'est pas besoin pour cela » de recourir à l'action des muscles spinaux, ces muscles étant » rejetés sur les côtés avec les lames vertébrales qu'ils recou- » vrent. » (Page 309.) Cette déclaration, en faisant voir que

Dugès n'avait pas la moindre idée du rapport de la rétraction musculaire et des difformités qu'elle produit chez les monstres, avec l'affection cérébro-spinale, prouve jusqu'à l'évidence qu'il s'était arrêté au premier terme de la formule étiologique. Il avait bien compris la genèse de la monstruosité par l'hydrocéphalie, mais il n'était pas allé plus loin ; il n'avait pas soupçonné le second terme, c'est-à-dire la rétraction musculaire et la subordination des difformités qu'elle détermine, à l'affection cérébro-spinale, leur point de départ commun.

A défaut de cet ordre de preuves, Dugès ajoute, pour les cas où la poche hydrocéphalique a disparu, la présence des débris des membranes du cerveau et du péricrâne dont quelques parties, couvertes de cheveux, attestent qu'elles n'étaient qu'un reste de la peau du crâne fortement distendue. Mais cet ordre de preuves, obscur et nécessairement contingent, est loin d'avoir la signification des difformités qui sont des émanations directes de la maladie cérébrale, c'est-à-dire de la cause directe de la monstruosité.

Quoi qu'il en soit de l'insuffisance de l'observation de Dugès et des contradictions dans lesquelles il est tombé faute d'avoir connu les vrais rapports des difformités avec les monstruosités, il a néanmoins puissamment concouru à établir que « dans le plus » grand nombre des cas, c'est une hydropisie de l'arachnoïde » intérieure ou extérieure du cerveau qui déplace, déforme, dis- » tend, détruit l'encéphale et ses enveloppes dans leur totalité, » ou seulement dans quelques points de leur étendue, de là une » grande quantité de déformations diverses (1). »

Telle est la conclusion principale du professeur de Montpellier. Mais en la produisant, il a cru devoir rappeler les réserves qu'il avait faites au début de son travail en faveur des causes inconnues, des vices primordiaux des premiers linéaments du germe, et d'autres causes non encore déterminées, postérieures à la formation et au perfectionnement de l'embryon. Ces réserves sont prudentes, mais l'auteur aurait dû ajouter que ces causes incon-

(1) DUGÈS, suite et fin du *Mémoire sur les altérations intra-crâniennes de l'encéphale et de ses enveloppes* (*Éphém. méd. de Montpellier*, tome II, page 314).

nues, indéterminées, antérieures ou postérieures à la formation de l'embryon, simples hypothèses jusqu'ici, ne devaient être admises qu'à la condition de se faire escorter, comme la théorie des affections cérébro-spinales, de preuves caractéristiques de leur origine.

Nous venons d'exposer les observations fournies par les principales théories tératologiques, antérieures à l'établissement de la classification méthodique d'Isidore Geoffroy Saint-Hilaire. Nous n'avons pas dû tenir compte, dans cet inventaire, des hypothèses de toutes sortes, des explications fantaisistes jetées au hasard de la plume dans une foule d'ouvrages traitant de toutes choses et même des monstruosités. Notre but est tout autre ; et, quoique nous l'ayons exprimé à plusieurs reprises, nous le rappelons encore en disant que nous cherchons à retrouver, dans les annales de la tératologie, les moindres observations, les moindres faits relatifs aux difformités accompagnant les monstres et vices de conformation, en vue de montrer jusqu'où ces difformités ont été aperçues, constatées et décrites, et jusqu'où on a saisi leur rapport avec les monstruosités où on les observe.

C'est dans le but de compléter cet inventaire impartial que nous allons reproduire encore deux observations publiées en dehors des systèmes précédemment rappelés ; elles complètent la série des observations antérieures à la publication du *Traité de Tératologie* d'Isidore Geoffroy Saint-Hilaire.

La première de ces deux observations est d'un médecin anglais, le docteur Yeatman (de Londres) ; la seconde, de Blandin, notre regretté collègue et ami. Ces deux reproductions ont pour but de montrer comment on observait à cette époque à Londres et à Paris, et jusqu'où l'on tenait compte des théories régnantes d'abord, puis des difformités qui accompagnent les monstres.

Voici l'observation d'Yeatman :

OBSERVATION XLV

FŒTUS MONSTRUEUX PAR AFFECTION INCOMPLÈTE A LA MOELLE ÉPINIÈRE. — VICES DE CONFORMATION ET DIFFORMITÉS.

SOMMAIRE. — Lésion quelconque de la moelle rendue probable par une déviation de la colonne à gauche. — Ouverture du diaphragme. — Raccourcissement de l'extrémité inférieure gauche. — Flexion permanente de la cuisse et de la jambe de ce côté. (Obs. traduite de l'anglais de J. C. Yeatmann) [1].

A. W... avorta, à peu près au quatrième mois de sa grossesse, d'un fœtus mâle, lequel offrait les apparences suivantes : Le cœur, le poumon gauche, le foie, l'estomac, la rate, les reins, et les intestins jusqu'à la courbure sigmoïde du côlon, sont unis les uns aux autres par un repli du péritoine. Il n'y a ni muscles abdominaux, ni téguments, excepté une très petite portion du côté gauche. Les viscères indiqués sont bornés par le thorax, les lombes et le pubis, autour desquels les téguments sont repliés, et où ils entourent les viscères en formant un cercle autour d'eux.

Le cœur est situé dans une enveloppe de péritoine, dans l'hypochondre droit, immédiatement au-dessus de la surface convexe du grand lobe du foie, son sommet s'appuyant sur l'estomac, auprès du pylore, et son bord obtus étant en contact avec le poumon gauche.

Le poumon gauche, qui est singulièrement petit, est formé de deux lobes, situés dans la région épigastrique par-dessus la petite courbure de l'estomac; son lobe plus mince touchant le cœur.

L'estomac occupe sa situation ordinaire. La rate est unie à l'estomac par sa grande extrémité. Il n'y a aucune apparence d'épiploon.

Le foie, formé de deux lobes, est extraordinairement volumineux, couvrant l'estomac, la rate, les reins, et une grande partie des intestins; mais dans la planche il est jeté à côté, sa partie concave étant en dessus, afin de mettre en vue les viscères. La surface convexe du grand lobe du foie est liée aux téguments, près de l'hypochondre droit, par un large et fort redoublement de cuticule.

Le rein gauche est situé au-dessous de la rate et de la grande courbure de l'estomac, recouvert d'une enveloppe ressemblant à l'épiderme des téguments du côté gauche et du lobe, lequel se mêle avec la tunique péritonéale des intestins, et ensuite se perd en elle.

(1) YEATMAN, *Journal de médecine et de physique de Londres*, vol. LII, année 1824. — *Cas remarquable de malformation fœtale*, communiqué par M. J. C. Yeatman (avec une planche, p. 367). — G. Saint-Hilaire, note 1, 7ᵉ citat., part. III, genre VI, Célotomie.

Le rein droit est situé entre l'extrémité fœtale du cordon et le repli de cuticule qui lie le grand lobe du foie.

En ouvrant le thorax, on n'aperçoit point de diaphragme.

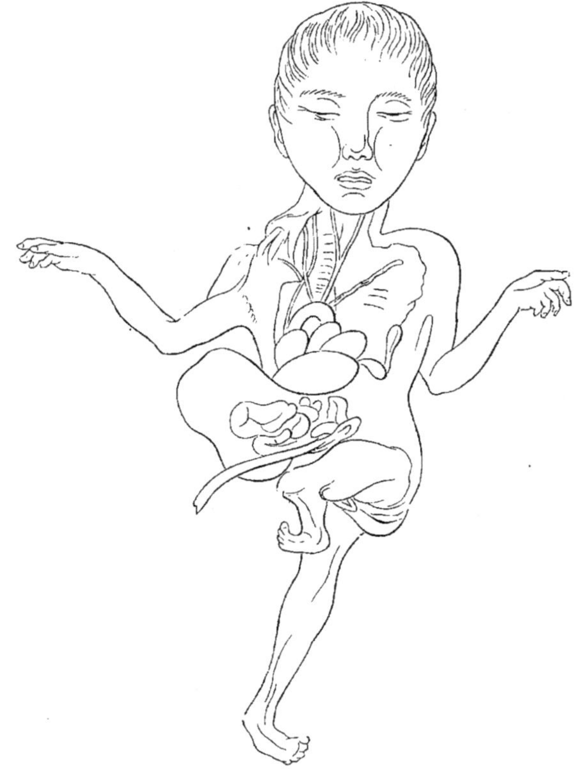

FIG. 83.

Le poumon droit, qui est formé d'un seul lobe, occupe sa situation ordinaire, pendant que rien n'est contenu dans la cavité gauche du thorax, et cette cavité est beaucoup rétrécie *par une courbure latérale de l'épine.*

L'aorte, la trachée et l'œsophage sont situés du côté droit de l'épine courbée.

La distribution des vaisseaux sanguins est naturelle, à l'exception de la veine cave supérieure, laquelle passe à l'oreillette droite du cœur, par-dessus le poumon droit, à travers toute la longueur de cet organe.

L'extrémité inférieure gauche s'étend jusqu'au niveau du milieu de la cuisse de l'extrémité droite. La cuisse gauche est située sur l'aine, et est attachée au pubis par de la peau. Les têtes du tibia et du péroné sont unies au condyle interne du fémur, en formant avec lui un angle droit, ainsi que l'astragale, par rapport à la malléole interne.

Cette observation, quoique intéressante sous le rapport des difformités qui s'y trouvent, quoique insérée dans un important recueil scientifique de Londres, est loin de témoigner d'un état avancé de la tératologie chez nos voisins à cette époque. Ni vue d'ensemble, ni description rigoureuse des détails. Ce fait, au point de vue scientifique, n'est donc qu'un témoignage négatif, et au point de vue descriptif, une représentation graphique n'ayant d'autre valeur que celle d'un fait inobservé tenant sa place dans les variétés inépuisables des malformations de l'organisme humain.

L'observation de Blandin, en raison du nom de l'auteur, de sa place dans l'enseignement, de l'époque où il l'a publiée et enfin du genre de mérite dont elle témoigne, est digne de la plus grande attention.

OBSERVATION XLVI.

MONSTRE ANENCÉPHALE. — DESTRUCTION COMPLÈTE DU CERVEAU ET PARTIELLE DE LA MOELLE. — SPINA BIFIDA (1).

SOMMAIRE. — Destruction complète du cerveau et partielle de la moelle. — Absence apparente du cou qui est incliné en avant. — Il semble que la voûte crânienne et les os des parties latérales ont été déprimés, amoindris, et réduits en une sorte de cercle environnant la base du crâne. — Portion écailleuse et mastoïdienne du temporal déjetée, retournée, etc. — Spina bifida. — Pas de difformités des membres, du thorax et de l'abdomen.

La science possède un grand nombre de faits particuliers du genre de celui que nous publions ici ; cependant le sujet de l'anencéphalie n'est pas encore épuisé. Cette monstruosité, en effet, est-elle le simple produit d'un arrêt de développement, ou bien, au contraire,

(1) BLANDIN, Description d'un anencéphale, suivie de quelques réflexions sur es causes de l'anencéphalie (*Journal hebdomadaire de médecine*, 1830, tome 1, p. 107).

a-t-elle sa source dans une destruction morbide de l'encéphale, à un degré plus ou moins complet? Rien d'arrêté n'existe encore sur ce point. Ce vide dans la science ne peut tenir qu'à deux causes : au petit nombre d'observations bien faites sur ce sujet, ou bien à ce que les observations qui existent n'ont encore été qu'incomplètement analysées et résumées. Dans cet état de choses, ce qui reste de mieux à faire, c'est de rechercher de nouveaux faits, de les examiner minutieusement sous toutes leurs faces, de s'en servir pour mesurer la valeur des faits anciens, et tenter ensuite sur ces nouvelles bases une nouvelle généralisation. Tel est le but que nous nous proposons : les détails qui vont suivre peuvent être considérés comme l'un des moyens tentés pour y parvenir.

L'anencéphale dont nous allons décrire les caractères anatomiques, et que nous devons à la bienveillante amitié de M. le docteur Capuron, avait atteint le septième mois de la vie intra-utérine, et jumeau d'un autre fœtus bien conformé; il vint au monde le second, et donna seulement quelques signes de vie après sa sortie de l'utérus; tandis que son frère vécut quelques jours et mourut également. Ces deux enfants avaient chacun un cordon ombilical distinct; tous les deux étaient insérés sur un placenta unique, de forme ovalaire, et conformé du reste comme dans l'état normal. Le cordon ombilical de notre anencéphale avait deux fois le volume de l'autre, deux fois le volume normal; il était fortement infiltré de cette substance dite *gélatine de Wharton*. Chaque jumeau était enveloppé dans un amnios particulier, mais un épichorion et un chorion unique se déployaient à la fois sur les deux fœtus.

Notre anencéphale offre tous les caractères extérieurs et intérieurs du sexe féminin : Il a dix pouces de longueur; les membres, l'abdomen et le thorax présentent la plus belle et la plus régulière conformation. L'ombilic est placé à cinq pouces sept lignes au-dessus de la plante des pieds. *Le col est fort court, incliné en avant d'une manière bien sensible, et n'est guère marqué que par un rétrécissement circulaire, plus prononcé antérieurement et sur les côtés qu'en arrière; même dans ce dernier point cette trace disparaît presque complètement. La courbure du col reporte la tête un peu en avant, de sorte qu'elle paraît comme enfoncée entre les deux épaules et n'offre en totalité que le tiers du volume ordinaire.* La face peut être divisée en deux portions : l'une, inférieure, qui comprendrait la bouche, la partie inférieure du nez et des joues, conserve sa direction et sa disposition ordinaires; l'autre, formée des yeux, des orbites et de la partie supérieure du nez, est presque horizontalement dirigée en arrière. Le nez est très écrasé, sa racine n'est pas séparée du front par un sillon; *les yeux sont très saillants* et constituent le point culminant de la tête ; dirigés en haut et en avant, ils sont recouverts par une paupière supérieure horizontale et continue avec les téguments du front, sans en être séparée par un sourcil ; on ne trouve en effet aucune trace de cette dernière région.

Les pavillons auriculaires sont fortement inclinés en bas et en dehors.

Le crâne est tellement aplati, que, considéré extérieurement, au premier abord, il paraît manquer dans ses régions supérieure, antérieure et postérieure.

Les téguments communs manquent en grande partie à la hauteur du crâne déformé ; on ne les trouve plus du côté du front, à six lignes au delà des yeux, latéralement, à quatre lignes au-dessus des oreilles : dans ce dernier point on rencontre quelques cheveux, tandis qu'en arrière, à l'occiput, on n'en trouve pas la moindre trace, ainsi qu'à la partie supérieure et postérieure du col. Dans l'aire du cercle formé par la cessation brusque de la peau dans les régions précédentes, cette membrane est remplacée par une lame d'un rouge vif, paraissant très vasculaire. Cette *membrane rouge*, en avant et en haut, offre une solution de continuité que traverse une fongosité également rouge ; tout à fait en arrière, elle est moins rouge et plus transparente ; partout elle est appliquée sur les os de la base du crâne, dont elle laisse apercevoir les saillies anfractueuses.

Tout de même que dans sa forme extérieure, le fœtus que nous décrivons présentait des anomalies seulement vers la tête et plus spécialement encore vers le crâne : ainsi la tête presque seule fut trouvée anormalement disposée dans les parties profondes, comme nous le démontra la plus minutieuse dissection. Les capsules surrénales existaient dans leur état ordinaire, fait qu'il importe surtout de noter, parce qu'il est en opposition avec quelques opinions de M. Meckel sur l'anencéphalie.

Crâne. — Nous avons incisé crucialement la membrane rouge placée à la voûte de cette partie de la tête, alors il a été facile de constater : 1° que la cavité crânienne n'existait point, ou mieux qu'elle était aplatie de haut en bas et d'avant en arrière, et oblitérée par des filaments cellulo-vasculaires rougeâtres ; 2° que la membrane rouge extérieure était unie aux os de la base crânienne par les filaments précédents ; 3° que la dure-mère pouvait être reconnue sur les os de la base du crâne, mais que, semblable à la peau, elle se terminait brusquement sur le limbe de la membrane rouge ; 4° que les origines de tous les nerfs crâniens étaient distinctes ; 5° que toutes les extrémités crâniennes des nerfs étaient dépourvues de matière nerveuse, et réduites à leur enveloppe névrilématique ; 6° que tous ces nerfs, bien distincts au niveau du trou qui leur livre passage au dehors, se perdaient bientôt, supérieurement, dans la masse cellulo-vasculaire qui occupait la place de l'encéphale ; tandis qu'au-dessous du crâne ils avaient leur forme, leur volume, leur couleur et leur structure ordinaires.

Quelque informe que parût au premier abord le crâne de notre fœtus, on pouvait cependant reconnaître facilement toutes les pièces qui constituent cette cavité à l'état normal ; pièces toutefois modifiées d'une manière curieuse dans leur développement, leur direction et leurs rapports généraux. Il était clair d'abord que les os de la base étaient aussi avancés dans leur formation que le comportait l'âge du fœtus, tandis que ceux de la voûte étaient rudimentaires ; en outre, la déformation portait bien peu sur la base mais beaucup sur la voûte, plus sur la partie postérieure que sur la partie antérieure de cette boîte osseuse. Excepté en avant, au niveau du frontal, toutes les pièces latérales de cette voûte du crâne étaient séparées sur la ligne médiane, et laissaient à découvert celle de la base, et non seulement cette disposition se remarquait au niveau des pariétaux, mais encore vers la partie *plate* ou *prorale* de l'occipital, et vers ses portions condyliennes. A la faveur de la bifidité supérieure et postérieure que nous venons de signaler, on eût dit que le crâne avait subi un mouvement de torsion, par lequel les os de la base se seraient élevés sous la membrane rouge qu'ils soulevaient, tandis que les os de la voûte, excepté le frontal, tous ceux des parties latérales, auraient été déprimés, amoindris, et réduits à une sorte de cercle entourant les premiers (1).

Les pariétaux, plissés sur eux-mêmes transversalement et représentant un petit arc, malgré leur déjettement en dehors, conservaient leurs relations normales : en avant, avec le frontal ; en dehors, avec le sphénoïde et le temporal ; en arrière, avec l'occipital. Les portions écailleuse et mastoïdienne du temporal étaient tout à fait rudimentaires, elles avaient leurs articulations ordinaires, mais elles étaient fortement déjetées en dehors et retournées en bas ; le tympan était horizontal, sa face libre inférieurement dirigée ; le rocher lui-même, bien que placé à la base du crâne, entraîné par le reste du temporal dont il fait partie, n'avait pu se soustraire complètement à cette inclinaison ; il n'était plus horizontalement dirigé comme dans l'état normal, mais sa pointe était élevée et sa base sensiblement déprimée, circonstance qui explique la direction en bas du pavillon auriculaire. La partie supérieure de l'occipital, comme il a été déjà indiqué en

(1) On ne saurait se faire une idée plus exacte de cette disposition du crâne, qu'en se représentant la manière d'être d'un doigt de gant à demi retourné sur lui-même, lorsque le fond s'élève au-dessus de la base, dans laquelle il est encore invaginé (*Note de Blandin*)

général, était séparée en deux parties latérales, dans chacune desquelles on distinguait : 1° une pièce qui représentait évidemment une des moitiés de la portion prorale de l'os, et 2° une autre formée de sa portion condylienne. La première ressemblait beaucoup pour la forme au pariétal du même sujet ; elle était réduite à un petit arc, déjeté en dehors, uni par son extrémité antérieure au pariétal, à la partie condylienne de l'occipital par l'autre, et appuyé extérieurement sur le temporal. La seconde offrait la plus complète analogie avec la masse latérale de l'une des vertèbres ; elle était aussi fortement déjetée en dehors, s'appuyait par une extrémité sur la pièce précédente, tandis qu'au dedans elle était unie à la surface basilaire. On reconnaissait aisément tous les trous de la base du crâne ; on suivait l'artère carotide jusqu'à la partie antérieure du sinus caverneux, vers l'endroit où elle fournit l'artère ophthalmique ; au delà elle se perdait dans le tissu rougeâtre de la boîte crânienne. La carotide et la jugulaire internes étaient peu développées sous le crâne, pourtant elles existaient ; comparés aux vaisseaux semblables d'un fœtus du même âge, ceux-ci furent trouvés d'un volume environ cinq fois plus petit.

Canal rachidien. — La moelle apparaissait seulement au niveau de la quatrième vertèbre cervicale ; au-dessus de ce point, on ne trouvait à sa place qu'un tissu cellulaire rougeâtre, comme dans le crâne, tissu dans lequel venaient se terminer en s'atrophiant les premiers nerfs spinaux. Cette moelle partout était petite et comme affaissée sur elle-même : à son origine elle était molle et était tout simplement formée d'une sorte de bouillie noirâtre, au milieu de laquelle on remarquait quelques caillots sanguins. Cette dernière altération s'effaçait graduellement ; mais partout la substance médullaire demeurait fortement injectée. La membrane tégumentaire de la moelle était d'un rouge clair en bas et d'un rouge foncé supérieurement ; entre la moelle et l'arachnoïde qui la revêtait immédiatement existait une matière d'un jaune grisâtre, ayant tout à fait l'apparence et la consistance *pseudo-membraneuse*. La dure-mère et le feuillet pariétal de l'arachnoïde offraient partout l'état normal jusqu'à la hauteur de la quatrième vertèbre cervicale ; là ces deux membranes cessaient subitement pour se réunir avec la *membrane rouge du crâne*, qui se prolongeait jusqu'à ce point. Les nerfs rachidiens plongeaient à travers la couche pseudo-membraneuse dont il a été fait mention, et se rendaient à la moelle comme de coutume. La colonne vertébrale était bifide en haut et en arrière, à la hauteur des quatre premières vertèbres cervicales, lieu aussi où manquaient, comme il a été dit, la moelle, la dure-mère et la peau, et vers lequel la membrane rouge du crâne s'étendait. Les vertèbres bifides avaient leurs masses latérales séparées au niveau du lieu où se serait formée plus tard l'apophyse épineuse ; elles étaient aussi déjetées en dehors, comme les pièces supérieures et latérales du crâne, mais moins fortement. Le reste du rachis n'offrait rien d'irrégulier.

C'est plutôt dans les réflexions qui accompagnent cette observation, que dans cette observation elle-même, qu'il faut chercher sa valeur. Elle est intéressante comme description anatomique, comme analyse détaillée : c'est un reflet de l'Ecole de Paris, et c'est d'ailleurs un progrès sur les observations précédentes de Cruveilhier. Elle témoigne en outre d'une certaine indépendance de l'auteur dans la manière de voir et de décrire les faits, et cette indépendance s'accentue davantage encore dans les réflexions qui la suivent.

Pour **Blandin**, ce fait témoigne contre l'opinion de ceux qui regardent l'anencéphalie comme le produit d'une rupture et d'une destruction de l'encéphale sous l'influence de causes purement mécaniques. Ceci à l'adresse sans doute du professeur Cruveilhier, le dernier représentant de ces doctrines. Blandin n'admet pas davantage la possibilité d'un arrêt de développement ; mais ici l'auteur accepte une sorte de compromis entre cette doctrine et celle d'une atrophie pathologique du cerveau. « Dans toutes les
» dissections d'anencéphales, dit-il, et en particulier chez celui
» que nous venons de décrire ici, il y a toujours quelque arrêt de
» développement. C'était, en effet, par suite d'un arrêt de déve-
» loppement que la peau de la tête, chez notre fœtus, ne s'était
» point prolongée au delà du front, que cette membrane n'était
» point parvenue à la partie supérieure de la région de la nuque ;
» c'était encore par suite d'un arrêt de développement que les
» os pairs et latéraux de la voûte du crâne et du rachis ne s'étaient
» point réunis sur la ligne médiane. Mais quelle est la cause qui
» a déterminé cet arrêt ? Cette cause, il faut la chercher dans les
» centres nerveux crâniens et rachidiens, que ces os et ces mem-
» branes devaient protéger et auxquels ils sont toujours subor-
» donnés pour la formation. Or, toute la question se réduit à celle-
» ci : la masse encéphalique, dans l'anencéphalie, est-elle arrêtée
» dans son développement, ou bien a-t-elle subi une autre
» influence ? »

Voici comment Blandin cherche à résoudre cette question : Toutes les lésions et particularités anatomiques observées à l'autopsie, dans le canal vertébral, sur la moelle, témoignent d'une ancienne inflammation Des pseudo-membranes existaient sous l'arachnoïde médullaire; dans le crâne et dans la partie la plus élevée du canal rachidien un tissu cellulaire rougeâtre unissait les os de la base avec la membrane rouge de la voûte. Le cerveau s'étant atrophié sous l'influence d'une inflammation, rien n'est plus simple qu'un arrêt de développement de ses parties protectrices. Et quant à la disparition complète de l'encéphale coïncidant avec la conservation partielle de la moelle, Blandin l'explique par une plus grande intensité de l'inflammation du premier, dont le développement tardif par rapport au développement plus précoce de la seconde, le rendait plus facilement et plus gravement tributaire. C'est là un point à débattre. Toujours est-il que l'auteur, répudiant les théories mécaniques et les arrêts de développement primitifs, entre de plain-pied dans la doctrine des origines pathologiques des monstres, avec cette double nuance qu'au lieu d'une hydropisie destructive des organes, c'est une inflammation des membranes, et au lieu de la destruction et disparition progressive des parties, c'est un arrêt de développement consécutif à l'altération des centres nerveux. L'ensemble des faits sera seul capable de régler ces différends entre deux doctrines dont le point de départ et les conséquences sont les mêmes. Blandin termine sa discussion par une réflexion qui mérite une attention particulière à l'endroit de l'absence, chez le sujet de son observation, d'une action plus considérable de la maladie des centres nerveux sur l'ensemble de l'organisme. Ce défaut de concordance s'explique très bien, selon lui, par ce fait que « l'action des cen» tres nerveux est nulle pendant les premiers temps de la vie » intra-utérine, que les nerfs eux-mêmes sont des centres d'ac» tion ; que par conséquent, à cette époque, les organes ne doivent » que peu ou point se ressentir des lésions du système cérébro-» spinal. »

Inutile de faire remarquer que Blandin, comme tous ceux qui l'ont précédé, ne s'est pas arrêté aux difformités concomitantes. La portion cervicale du rachis était courbée en avant, ce qui avait si fort enfoncé la tête entre les épaules. Ni ce fait presque constant dans l'anencéphalie, ni la courbure dont il dépend, ni la cause et le mécanisme de cette courbure n'avaient attiré son attention. A plus forte raison n'avait-il pas envisagé la monstruosité dans son ensemble, et encore moins le retentissement de sa cause première sur tout l'organisme.

Nous voici arrivé au terme de la période qui a commencé avec le siècle, et qui s'est terminée à la publication du *Traité de tératologie* d'Isidore Geoffroy Saint-Hilaire.

Durant cette période, ont été produites ou reproduites toutes les théories et toutes les observations qui devaient servir de base à cet important ouvrage.

Nous croyons avoir suffisamment fait connaître les unes et les autres. Indiquées et analysées par nous, en vue surtout de montrer l'origine de la monstruosité et jusqu'où elles avaient tenu compte des difformités qui accompagnent les monstres, elles nous ont conduit aux deux conclusions suivantes :

1° Aucune des théories proposées durant cette époque n'a prévalu de façon à s'imposer à la généralité des esprits; toutes au contraire se contredisant, se neutralisant jusqu'à un certain point, ont laissé le champ libre à des idées nouvelles considérées comme nécessaires.

2° En ce qui concerne les difformités chez les monstres, ni les théories, ni les observations particulières n'avaient signalé cet ordre de faits comme partie intégrante de la monstruosité; et aucune n'a préparé, par l'étude de leur structure anatomique, la notion du rapport qui existe entre la monstruosité et la difformité.

Tel était donc l'état de la science sous ce double rapport, lorsque fut publié le *Traité de tératologie* d'Isidore Geoffroy Saint-Hilaire.

Jusqu'où cet ouvrage considérable a-t-il avancé la notion anatomique et étiologique des monstres et des difformités, jusqu'où a-t-il préparé le progrès dans cette double voie? C'est ce qu'il est utile de rechercher.

On connaît l'œuvre immense du continuateur d'Etienne

Geoffroy. Le grand zoologiste avait jeté les bases d'une classification zoologique des monstres. Il en avait même réalisé quelques
parties. Isidore Geoffroy, reprenant l'ébauche paternelle, a appliqué dans toute son étendue et dans toute sa portée, la méthode
naturelle à la classification des monstres. Cette application était-
elle motivée? A-t-elle rencontré dans cet ordre de faits, les conditions qui l'ont rendue si utile aux sciences naturelles? Enfin
est-elle un progrès, une phase nouvelle de l'évolution de la
tératologie? Le moment n'est pas venu d'agiter ces questions.
Mais si les règles posées, si les catégories établies, si la nomenclature créée, n'ont pas à être adoptées d'emblée comme le dernier
mot de la science, on peut, sans engager l'avenir, apprécier les
services rendus par le labeur si consciencieux, si savant, et si
considérable d'Isidore Geoffroy Saint-Hilaire. Or ces services
peuvent être indiqués en quelques mots.

Pour opérer le classement des monstres par la méthode naturelle, l'auteur du *Traité de tératologie* a recherché et rassemblé toutes les observations, réuni tous les faits, discuté toutes
les théories depuis l'origine de la science des monstres jusqu'à 1830. Ce travail immense n'a pu s'exécuter sans qu'il en
résultât une mise en lumière de tous les éléments contenus dans
les matériaux employés. Il fallait à l'auteur des signes distinctifs,
des caractères différentiels; ces signes, ces caractères n'ont
pu être fournis que par un inventaire minutieux, par une
analyse approfondie des faits qui les renfermaient. Il faut donc
reconnaître que, quelque artificielle, quelque provisoire qu'ait
pu être ce groupement des anomalies, il n'a pu s'effectuer sans
mettre en évidence les moindres particularités de chaque fait.
Sous ce premier rapport, l'entreprise d'Isidore Geoffroy n'a pu
être que très utile : c'est une riche collection de matériaux, et
une analyse étudiée des faits antérieurement observés.

Mais pénétrant plus avant dans les origines des idées, des théories, il en a très bien fait ressortir la signification et la valeur.
Si, en raison de l'influence paternelle, et du milieu où il avait
toujours vécu, il a considéré les faits plus en zoologiste qu'en
anatomiste et en pathologiste, il a su comprendre toutes les
idées, et juger avec un grand discernement jusqu'où elles

avaient avancé la connaissance des monstres. C'est ce discernement qui l'a empêché d'adopter, d'une manière exclusive, aucune des théories régnantes. Il les a toutes citées, toutes analysées, toutes mises en présence des faits ; et quoique, par son éducation et son origine, il dût pencher vers celles qu'il a en quelque façon balbutiées, il a su se maintenir dans une sorte de doute philosophique entre toutes les idées, quant à leur valeur définitive. C'est ainsi qu'il a jugé successivement la théorie de l'*évolution embryonnaire*, celle des *arrêts de développement*, celle des *prépondérances vasculaires*, celle des *brides*, des *pressions mécaniques*, et finalement la théorie des *origines morbides*. Nous ne pouvons, en raison du but principal de ces recherches, donner une attention particulière qu'aux opinions et aux notions qui ont spécialement trait aux origines morbides de la monstruosité, et aux difformités qui l'accompagnent.

Relativement à la pathogénie des monstres, voici comment l'auteur apprécie les premières manifestations de cette doctrine :

« La théorie et l'observation démontrent également que l'âge fœtal n'est pas plus exempt de maladies que l'enfance ou l'âge adulte. Le fœtus présente même quelquefois des lésions qu'on peut appeler chirurgicales, par exemple, des luxations, comme le remarque Hippocrate lui-même, ou des fractures, comme on l'a constaté par de nombreux exemples.

» En voyant l'organisation du fœtus ainsi modifiée dans beaucoup de cas par des altérations évidemment pathologiques, les auteurs, principalement les auteurs médecins, étaient conduits naturellement à l'idée d'assimiler aussi à des lésions pathologiques beaucoup d'anomalies dont la nature est douteuse, ou pouvait le paraître avant que la théorie des arrêts de formation et de développement fût venue éclairer la tératologie. Cette idée s'est, en effet, produite dans la science à diverses époques et sous diverses formes. C'est ainsi que l'on a vu l'absence de divers organes expliquée par leur destruction, lorsqu'il y avait seulement non-formation ; le bec-de-lièvre, considéré comme une déchirure que le fœtus lui-même se serait faite à la lèvre avec ses poings ; l'extroversion de la vessie, attribuée à une rupture de cet organe et à l'écartement purement mécanique des muscles abdominaux et des pubis des deux côtés ; enfin et surtout presque toutes les monstruosités de la tête et du rachis, et même l'acéphalie, regardées comme des désorganisations produites par l'hydrocéphalie et l'hydrorachis. Ces deux dernières hypothèses ont été, comme on l'a vu, et sont encore soutenues par des anatomistes distingués ; et le système qui explique l'acéphalie et les monstruosités de la tête par l'hydrocéphalie, tient encore aujourd'hui assez de place dans la science pour que je doive m'arrêter sur lui quelques instants.

» Haller et Morgagni sont, parmi les auteurs anciens, Meckel, Béclard et M. Dugès, parmi les modernes, ceux qui ont surtout adopté et développé l'explication d'un grand nombre d'anomalies de la région supérieure de l'être, par des destructions hydrocéphaliques. Je ne puis mieux faire connaître les idées qui servent de base à cette explication, qu'en empruntant à l'un de ses partisans les plus zélés et les plus habiles, à Béclard, l'exposé suivant qu'il a inséré dans son important mémoire sur les acéphales. De toutes les maladies, dit ce célèbre anatomiste, qui peuvent affecter le fœtus, l'hydropisie est une des plus fréquentes. Il suffit, pour qu'elle ait lieu, que le cours du sang du fœtus à la mère éprouve de la gêne, et beaucoup de causes peuvent en produire : tels sont l'oblitération de l'une des artères ombilicales, l'entortillement du cordon. Littre a observé un cas d'anencéphalie avec spina bifida tout le long de la moelle, sur un fœtus dont le cordon était entortillé d'une manière remarquable. Quoi qu'il en soit de l'évidence des causes de l'hydropisie, elle est une maladie fréquente du fœtus, que l'on voit tantôt naître avec une hydrorachis avec ou sans spina bifida, avec une hydrocéphalie, avec une hydrencéphalocèle, etc. ; car, pour le cerveau et ses dépendances, — prédilection bien expliquée par la quantité de sang qu'il reçoit, — l'hydropisie affecte chez le fœtus une fâcheuse prédilection par l'activité et le mode de son développement. Si cette fâcheuse maladie arrive à une époque avancée de la vie intra-utérine, il pourra en résulter un écartement de la voûte du crâne et de la partie postérieure et inférieure du rachis, deux régions où l'ossification est le moins avancée ; si elle arrive plus tôt, elle peut produire une hernie hydrencéphalique ou un spina-bifida, situé plus haut que dans le cas précédent. La hernie hydrocéphalique peut exister encore, lorsque l'enfant naît ; ou bien elle peut se créer avant, et alors il naît anencéphale ; mais si l'hydropisie se développe dès le commencement de la vie, et lorsque, d'une part, la moelle allongée se développe et s'allonge pour produire le cervelet et le cerveau, et où, d'une autre part, l'étui de la moelle n'est presque point encore ossifié, et surtout ne l'est point au devant de cette partie, il doit en résulter une expansion plus ou moins étendue du rachis, et quand la poche se crève, une destruction plus ou moins étendue de l'extrémité supérieure de la moelle épinière, de son bulbe supérieur, des racines des nerfs, des sens, etc. Il est évident que, suivant que la destruction plus ou moins étendue de la moelle allongée arrivera à une époque plus ou moins avancée de son développement et de celui des parties environnantes, il devra rester dans la cicatrice qui succédera à cette destruction, puisqu'il est certain que la vie intra-utérine peut continuer d'avoir lieu, et qu'il restera des portions d'os, des plicatures de peau, des débris, des vestiges, qui semblent en effet, par leur constance et par leur situation, être des preuves inscrites de l'existence antérieure de parties qui ont été détruites. Que, par l'action de l'une ou de l'autre des causes qui viennent d'être indiquées, les centres nerveux soient détruits plus ou moins complètement, on verra en résulter divers phénomènes, et ces phénomènes... montreront des rapports entre les centres nerveux et diverses parties plus ou moins éloignées. Ainsi la destruction du processus mamillaire dans les animaux, ou du nerf olfactif chez l'homme, détermine l'atrophie de l'ethmoïde, d'où le rapprochement, la confusion des orbites, et la coalition plus ou moins complète des yeux, etc. Ainsi la destruction plus ou moins complète des circonvolutions du cerveau et du cervelet déterminera consécutivement l'atrophie des os de la voûte du crâne. Ainsi la destruction de la moelle allongée qui inclut plus ou moins complètement celle des nerfs des quatre sens de la face, des organes jugulaires et de quelques autres, déterminera la perte de la face, des organes jugulaires, etc., et le développement du cerveau et du cervelet étant empêché par la destruction de leurs racines, le crâne manquera aussi... Quand la destruction s'étend plus bas, et comprend l'origine du nerf diaphragmatique, le diaphragme manque. Si elle s'étend un peu plus loin encore, les bras manquent plus ou moins complètement, quoique le thorax persiste. Enfin, si elle s'étend davantage, on voit manquer les parois du thorax, celles de l'abdomen, les muscles des membres inférieurs, et diverses parties des pieds.

» Il n'est pas bien difficile de reconnaître que ces idées de Béclard ne sont ni entièrement fausses, ni entièrement vraies; mais il est extrêmement difficile, ou pour mieux dire, impossible, dans l'état présent de la science, de faire d'une manière précise la part du faux et celle du vrai. Essayons cependant de présenter quelques aperçus, d'abord sur les pseudencéphaliens et les anencéphaliens, enfin sur les paracéphaliens et les acéphaliens.

» Comme je l'ai déjà indiqué, et comme on le verra bientôt par des exemples, il paraît démontré qu'une partie au moins des monstruosités pseudencéphaliques doivent leur origine à une action mécanique exercée sur la mère dans le cours du troisième ou même du quatrième mois de la grossesse, c'est-à-dire après une époque où l'encéphale est déjà formé. Il est donc évident qu'il y a eu, dans ce cas, rétrogradation de développement, en d'autres termes, destruction, non de l'encéphale tout entier, mais de sa partie nerveuse. L'influence de l'hydrocéphalie est donc ici admissible, et d'autant mieux qu'on trouve le plus souvent, comme je l'ai fait voir, des amas plus ou moins notables de sérosité dans l'intérieur de ces tumeurs vasculaires qui rendent si remarquables les monstres pseudencéphaliens. Toutefois la présence elle-même de cette sérosité est bien plutôt un simple indice qu'une preuve, puisqu'on peut l'expliquer aussi par la persistance de l'une des conditions de l'état de l'encéphale ; en d'autres termes, par un simple arrêt, et non par une rétrogradation de développement. Quant à l'argument que les auteurs ont tiré de l'existence des nerfs encéphaliques chez les monstres pseudencéphaliens, et qui leur paraissait si démonstratif, il ne peut plus entrer aujourd'hui en ligne de compte : basé sur l'ancien système qui faisait dériver les nerfs de l'encéphale, il est devenu contestable dès que Gall et Spurzheim ont soumis ce système à l'épreuve des faits, et de nulle valeur, du jour où M. Serres a établi la grande Loi de la formation centripète.

» L'analogie des monstres anencéphaliens avec les pseudencéphaliens conduit à penser que ce qui est vrai de ceux-ci doit l'être aussi des premiers; mais, sans le contester absolument, je ferai remarquer qu'il existe des différences importantes entre les conditions des uns et celles des autres. Les anencéphaliens sont complètement privés d'encéphale, et n'ont même plus cette singulière tumeur crânienne dont il faut expliquer la formation par une cause autre qu'un arrêt de développement, puisque l'embryon ne présente rien de tel à aucune époque de son évolution. En outre, l'argument que l'on pouvait déduire, en faveur de l'hypothèse des destructions hydrocéphaliques, de l'époque présumée de l'action des causes tératologiques chez les pseudencéphaliens, est loin d'avoir la même valeur à l'égard des anencéphaliens, puisque ceux-ci, autant qu'il est possible de conclure du petit nombre de faits que possède la science, paraissent frappés d'anomalie dès le premier ou le second mois de la vie intra-utérine. Il reste donc seulement à faire valoir pour l'hypothèse des destructions hydrocéphaliques chez les anencéphaliens, l'existence de la sérosité qui remplace l'encéphale et souvent aussi la moelle épinière, avant que les enveloppes crâniennes et rachidiennes se soient rompues : encore n'est-il nullement prouvé que cette sérosité soit autre que la sérosité primitive et préexistant à l'encéphale, qui aurait été produite dès le commencement avec plus d'abondance que dans l'état normal, ou bien dont le travail formateur, se continuant plus longtemps que d'ordinaire chez le très jeune embryon, aurait démesurément accru la quantité.

» Quant à l'existence des nerfs encéphaliens, c'est ici un fait non seulement d'une valeur contestable, mais directement contraire à l'hypothèse d'une destruction par l'hydropisie cérébrale : car on ne saurait concevoir que des parties aussi délicates eussent échappé entièrement à l'action des causes destructrices supposées assez énergiques pour faire disparaître l'encéphale, et détruire même en grande partie le crâne. La même hypothèse saurait encore moins expliquer la conformation qu'offrent chez les anencéphaliens les os du crâne, et lorsqu'il y a lésion spinale, les vertèbres. Les os de la voûte crânienne sont, non pas tronqués et incomplets, comme ils eussent dû le devenir par l'effet d'une destruction partielle, mais réduits dans toutes leurs dimensions, et par conséquent exactement modifiés, comme doivent l'être des parties dont la formation a été entravée. Les os de la base du crâne sont au contraire complets, mais mal conformés; les lames des vertèbres sont, non seulement en partie détruites, mais renversées latéralement et étalées, disposition dans laquelle il est absolument impossible de voir l'effet d'une destruction quelconque. Certes, en ajoutant à ces considérations celles que l'on peut tirer de la forme générale du crâne, toujours symétrique et régulière, on ne peut méconnaître que l'hydropisie encéphalique, si elle joue un rôle dans la production des monstruosités anencéphaliques, n'en peut du moins expliquer toutes les circonstances, et qu'il faut recourir en même temps à la supposition de développements anomaux.

» Les explications déduites de l'hypothèse d'une hydropisie sont bien moins satisfaisantes encore, alors qu'on les applique aux monstruosités cyclocéphaliques et otocéphaliques, et surtout aux paracéphaliques et acéphaliques. Chez les cyclocéphaliens et otocéphaliens, suivant M. Béclard et surtout suivant M'. Dugès dont je cite ici textuellement les paroles, c'est *une hydrencéphalocèle ethmoïdale ou sphénoïdale, ou même une hydrocéphale générale qui aurait amené la distension, la rupture, la destruction des parties qui manquent.* Suivant l'hypothèse de ce célèbre médecin, l'hydropisie, d'abord encéphalique, *pénétrerait dans les nerfs olfactifs,* creux dans le premier âge ; et de là la destruction de l'ethmoïde dont l'ossification est, comme on le sait, très tardive ; puis celle d'un plus ou moins grand nombre de parties de la face, qui se gangrèneraient, se détruiraient, se déchireraient et se réduiraient en lambeaux. Enfin ce serait aussi, suivant Béclard, des destructions analogues, mais étendues beaucoup plus loin encore, qui expliqueraient toutes les anomalies des paracéphaliens et des acéphaliens, et par exemple,

l'absence de la tête, celle du thorax et de ses viscères, celle des
membres abdominaux, celle de la plus grande partie de l'abdomen,
et jusqu'à la diminution du nombre des doigts des pieds : encore
faudrait-il aller beaucoup plus loin, puisqu'il existe, ainsi qu'on l'a
vu, des acéphaliens réduits à n'être plus composés que d'un rudiment
d'abdomen, d'un segment d'intestin, d'un membre pelvien imparfait
et d'un cordon ombilical. Ce système ne va donc rien moins qu'à
admettre la possibilité que l'hydropisie se propage de proche en
proche de l'encéphale à la face, de la tête au cou et au thorax, du
thorax à l'abdomen, de celui-ci aux membres inférieurs ; tellement
que l'être pourrait être successivement détruit dans sa presque
totalité, sans néanmoins cesser de vivre ; et même, après toutes ces
destructions, revenir à cet état de santé parfaite et d'extrême embonpoint que présentent à leur naissance les acéphaliens aussi bien que
les anencéphaliens.

» A ces systèmes si compliqués, et, il faut le dire, si invraisem-
blables, à ces systèmes que leurs auteurs eux-mêmes, malgré tout
leur savoir, n'ont pu réussir à étayer d'un seul argument de quelque
valeur, opposez l'explication que fournit la théorie générale des
arrêts de formation et de développement, et vous trouverez qu'elle a
précisément tout ce qui manque aux premiers. »

En reproduisant avec prodigalité tout ce passage du livre
d'Isidore Geoffroy, nous avons eu trois motifs : *premièrement*,
de montrer tout ce que le savant auteur pensait de l'origine
morbide des monstres ; *secondement*, de faire voir en réalité
que les démonstrations de cette doctrine n'avaient pas eu, jusque-là, à leur service des preuves assez sérieuses, assez convain-
cantes, pour s'imposer à un esprit aussi élevé et aussi compétent ; *troisièmement* enfin, que bon nombre de faits inexplicables,
jusque-là, par la théorie pathogénique, avaient servi, aux théories
anciennes, de prétextes, si ce n'est de motifs valables, pour se maintenir. D'où il est permis de conclure qu'aux yeux du savant tératologue, la science, toujours incertaine quant à la véritable
origine des monstres, attendait de nouvelles lumières pour se
prononcer.

Ces lacunes, Isidore Geoffroy Saint-Hilaire n'a jamais eu
la prétention de les combler. Dans tout le cours de son ouvrage,
il est resté ce qu'il s'est montré dans le passage qui précède,
c'est-à-dire, plutôt porté vers les théories anatomiques et phy-

siologiques, que vers les théories pathologiques; toutefois sans repousser celles-ci d'une manière absolue. Deux choses restaient donc à établir, à savoir : compléter la démonstration de ces dernières, et délimiter leur domaine légitime. Il importe de bien définir cette double tâche, car lorsque les dernières obscurités auront été dissipées, il ne manquera pas de faux érudits, d'arbitres partiaux, pour retrouver, dans ce qui était incertain et incomplet à cette époque et au jugement d'Isidore Geoffroy lui-même, les solutions claires, complètes et définitives que le savant et pénétrant historien n'avait pas aperçues.

Or, ces renseignements complémentaires, nous croyons être en mesure de les fournir par une connaissance plus approfondie des maladies cérébro-spinales du fœtus, et par le nouvel ordre de preuves résultant du phénomène inaperçu de la *rétraction musculaire* et des innombrables vices de conformation et difformités qu'il est susceptible de produire.

Mais avant de quitter l'ouvrage d'Isidore Geoffroy Saint-Hilaire, il est un dernier renseignement à lui demander. Conduit par l'analyse minutieuse à laquelle il s'est livré pour accroître le nombre des caractères génériques et spécifiques indispensables à la méthode naturelle, il aurait dû donner une attention sérieuse aux difformités qui accompagnent les monstres. Et, en effet, il s'en est préoccupé, mais d'une façon toute empirique, c'est-à-dire en ne les considérant que comme de simples accidents, comme de simples coïncidences dont la proportion numérique seule l'avait un instant arrêté. Ainsi que nous l'avons fait pour son appréciation des théories, nous croyons devoir reproduire textuellement ce que Isidore Geoffroy a pensé et écrit à l'égard des difformités.

Voici comment il s'est exprimé :

« Il me reste maintenant à présenter quelques remarques sur les *déplacements anormaux* des organes qui ne sont pas contenus dans l'une des cavités splanchniques. Le plus grand nombre sont seulement partiels, ou même résultent de simples changements de direction, analogues à ceux que j'ai indiqués pour plusieurs viscères, et *méritent peu de fixer l'attention*. Aussi me dispenserai-je d'en offrir la longue énumération, et me bornerai-je, pour la plupart d'entre eux, à résumer leur histoire, dans cette remarque, qu'il n'est aucun organe qui ne puisse être reporté en partie ou dans sa totalité, plus haut ou plus bas, plus en dedans ou en dehors, plus en avant ou en arrière, que dans l'état normal, et de plus, dans une foule de directions obliques, résultant de la combinaison des premières.

» Toutefois, il est plusieurs cas de déplacement que des conditions anatomiques remarquables, ou bien leur importance chirurgicale, ne nous permettent pas de passer sous silence. Telle est, en particulier, la *tension* ou le *renversement congénital du pied*, que quelques médecins ont appelé *kyllose*, mais auquel je conserverai ici, avec la plupart des auteurs, le nom si ancien dans la science, et si généralement connu, de *pied bot*.

. . . .

» Le pied bot(1) est l'un des vices de conformation que les enfants présentent le plus souvent à leur naissance ; peut-être même est-il le plus commun de tous. Sur cent trente-huit cas d'anomalies que M. Chaussier a recueillis à la Maternité, il s'en est présenté trente-sept dans lesquels il y avait renversement des deux pieds ou de l'un d'eux (2) ; et les résultats de mes propres observations, aussi bien que d'autres renseignements que j'ai recueillis de diverses sources, ne me laissent de même aucun doute sur le retour très fréquent de cette anomalie. Il est d'ailleurs à ajouter que tantôt elle existe seule, et que tantôt, au contraire, sa présence coïncide avec celle d'autres déviations organiques. Il est même quelques monstruosités, l'acéphalie par exemple, avec lesquelles elle se reproduit d'une manière si constante, qu'elle en semble une complication nécessaire.

» Le pied peut offrir quatre genres de renversement : il peut être, en effet, porté en dedans, en dehors, en bas, en haut. Ces quatre genres ont été observés ; mais il s'en faut de beaucoup qu'ils se soient présentés avec la même fréquence.

» Le plus commun de tous est le renversement en dedans (3). Dans

(1) En allemand, *Klumpfuss*. — Le plus grand nombre des auteurs entendent par pied bot la difformité elle-même qui consiste dans le renversement du pied. Quelques auteurs donnent ce nom aux individus qui se trouvent affectés de cette difformité. Enfin, dans l'origine, le pied bot, signifiant sans doute *pied boiteux*, s'appliquait au membre difforme lui-même, et on le prend encore quelquefois dans ce dernier sens. Les mots *bancroche*, *pied tortu* et quelques autres synonymes de pied bot, sont depuis longtemps bannis de la langue médicale. (*Note de Isid. G. Saint-Hilaire.*)

(2) Voy. Chaussier et Adelon, article Monstruosités du *Dictionnaire des sciences médicales*, t. XXXIV, p. 234.

(3) Un célèbre chirurgien, à l'assertion duquel une réputation ordinairement méritée d'exactitude donne quelque importance, prétend, dans un grand ouvrage publié récemment, que le renversement en dehors constitue l'espèce la plus commune de pied bot. C'est une erreur grave. Il y a longtemps que le contraire est établi dans la science.

ce cas, le bord interne du pied devient supérieur, et l'externe inférieur : c'est sur lui que porte dans la station tout le membre abdominal. La plante est ainsi tournée en dedans, et la face dorsale en
dehors. Les ligaments supérieurs, et surtout les ligaments externes
du tarse et de l'articulation tibio-tarsienne sont relâchés, faibles et
comme atrophiés.

» Le renversement en dehors, sans être aussi fréquent que le renversement en dedans, n'est pas rare non plus. Ses conditions sont
précisément inverses : c'est, par conséquent, sur le bord interne que
le pied s'appuie pendant la station.

» Ces deux genres de pied bot ont été bien connus et distingués
avec soin par les anciens. Les Latins appelaient *vari* les individus
affectés de renversement en dedans, et *valgi* ceux qui présentaient la
déviation inverse. Les deux autres genres de pied bot, quoique le
dernier soit seul véritablement rare, n'ont été, au contraire, connus et
distingués, du moins avec quelque précision, que par les modernes.

. . . .

» Le premier genre de pied bot (*pes varus*) peut être considéré
comme résultant de la rotation permanente et forcée du pied en dedans ;
le second genre (*pes valgus*) de sa rotation en dehors ; le troisième
(*pes equinus*) de son extension ; le quatrième enfin, de sa flexion. Ces
quatre genres peuvent, d'ailleurs, présenter autant de variétés que les
surfaces articulaires des os du tarse et du métatarse peuvent offrir
d'inclinaisons et de torsions diverses. Enfin, il arrive très fréquemment
que des déformations plus ou moins graves des os du pied, et quelquefois même qu'une *disposition vicieuse de la jambe*, viennent compliquer le pied bot ; et *de là un nombre infini de modifications*, dont
la description spéciale, peu utile pour la pratique, serait surtout *sans
aucun intérêt pour la théorie*.

» Les auteurs ont remarqué, depuis longtemps, que le renversement
d'un seul pied s'observe plus fréquemment que l'existence simultanée
de deux pieds bots. Cette proposition est vraie à l'égard des individus
d'ailleurs bien conformés. Appliquée aux sujets affectés d'autres anomalies, et surtout aux monstres, elle serait, au contraire, complètement
fausse.

» Lorsque les deux pieds sont à la fois renversés, le plus ordinairement (et cela est vrai des monstres aussi bien que des sujets d'ailleurs régulièrement conformés), tous deux présentent le même genre
de renversement ; mais le contraire a lieu quelquefois aussi, et il n'est
même pas très rare que les deux pieds soient renversés en sens directement inverse.

» Tout le monde sait que le pied bot n'est pas toujours congénital ;
que souvent même ce vice de conformation survient plusieurs années

après la naissance. C'est un fait établi depuis longtemps dans la science, et que l'observation ne vient confirmer que trop fréquemment. Toutefois, il ne faut pas rapporter, comme on le fait chaque jour, au renversement non congénital du pied une foule de cas dans lesquels il existe, dès la naissance, une déviation d'abord très peu marquée, mais qu'après un laps de temps plus ou moins long, de rapides progrès viennent rendre presque tout à coup très apparente. Au moment où l'on s'aperçoit enfin du renversement du pied, on ne manque presque jamais, dans ces cas, de rapporter l'origine et la première apparition de cette déviation à une époque peu éloignée et bien postérieure à la naissance, tandis que, dans la réalité, elle est essentiellement congénitale.

. . . .

» La plupart des opinions émises, quelque diverses qu'elles soient au premier aspect, ont cela de commun, qu'elles attribuent la déviation du pied à une compression, à un tirage, ou, d'une manière plus générale, à une action mécanique exercée sur lui pendant la vie intra-utérine. Ainsi, les uns ont expliqué le pied bot par le défaut d'espace dans l'utérus, résultant d'une conformation vicieuse de cet organe ou de toute autre cause, et empêchant le développement régulier des membres ; d'autres, par une mauvaise position du fœtus dans la matrice. L'hypothèse d'Ambroise Paré, qui accusait de la déformation du pied chez le fœtus l'habitude prise par la mère de s'asseoir les jambes croisées pendant sa grossesse, n'est véritablement que la même idée, présentée sous une autre forme. Enfin je la retrouve encore, mais exprimée avec beaucoup plus de précision et basée sur un grand nombre de faits, dans la théorie admise par mon père (1) : suivant lui, la déviation des pieds résulte de l'existence, à une certaine époque de la vie intra-utérine, de brides, d'adhérences établies entre les membranes de l'œuf et le fœtus, et disposées de manière à maintenir les pieds immobiles et toujours situés de la même manière. Je me borne ici à indiquer cette opinion, qui se lie intimement à l'explication générale des déviations organiques, telle que l'a présentée mon père, et sur laquelle j'aurai à revenir dans la quatrième partie de cet ouvrage, sur un cas particulier d'une vaste question théorique.

» C'est encore au moyen d'une action mécanique, mais d'une action d'un autre genre, que le pied bot est expliqué par Duverney (2). Suivant lui (et son opinion a été reproduite par d'autres auteurs), le renversement du pied résulte de la *force inégale des muscles destinés à*

____

(1) Elle se trouve indiquée dans son mémoire sur la monstruosité nommée *thlipsencéphalie.* Voy. *Mém. de la Société médic. d'émulation,* t. IX.

(2) *Traité des maladies des os,* t. II, p. 58. Voyez encore sur les *causes du pied bot,* Cruveilhier, *Anat. pathol.,* 2ᵉ liv. in-fol., 1828.

agir sur lui en sens inverse et comme antagonistes. Cette explication, fort simple, s'accorde parfaitement avec ce que l'observation journalière nous apprend sur un grand nombre de déviations pathologiques; mais elle est *contredite par les observations de Scarpa*, d'après lesquelles l'inégalité des muscles antagonistes existe réellement dans le pied bot, mais est ordinairement *consécutive à la torsion du tarse*, qui en est ainsi la cause et non l'effet. On a *presque généralement, d'après ces faits*, rejeté l'explication de Duverney, et *aujourd'hui on n'en tient plus, pour ainsi dire, aucun compte dans la science*. En cela, on a été trop loin. La torsion du tarse et l'inégalité des muscles antagonistes sont deux faits corrélatifs dont le premier produit, quel qu'il soit, doit nécessairement entraîner le second. Si, comme l'a établi Scarpa, le premier est ordinairement cause et le second effet, rien n'empêche cependant que quelquefois ces rapports ne soient intervertis. Il ne faut pas non plus perdre de vue que, dans les cas où l'inégalité de force entre les muscles antagonistes ne devient très manifeste qu'après la torsion du tarse, il n'est pas toujours possible d'affirmer qu'une légère inégalité n'ait pas précédé, dans l'ordre des temps, cette torsion elle-même, et n'ait pas contribué à l'opérer.

» Quant aux explications du pied bot qui ne peuvent, en dernière analyse, se ramener à une action mécanique, trois systèmes ont déjà été ou peuvent être proposés. Je me borne à dire, pour mémoire, que le renversement du pied a été, comme tant d'autres anomalies, attribué à l'influence de l'imagination de la mère. Le développement imparfait de quelques os du tarse, leur déformation, par suite du vice rachitique ou par d'autres causes, fournissent une explication beaucoup plus rationnelle. Enfin, le renversement du pied en dedans peut être considéré comme résultant seulement de la persistance d'une disposition qui existe normalement pendant une partie de la vie intra-utérine, et il se ramène ainsi, comme la plupart des anomalies, à un simple arrêt de développement. Cette dernière explication, déjà indiquée par Meckel (1), pour le renversement en dedans, nous explique pourquoi ce genre de pied bot est le plus commun de tous (2). Elle se trouve, d'ailleurs, confirmée par une circonstance remarquable, omise jusqu'à présent par tous les auteurs. D'après les résultats d'un grand nombre d'observations que j'ai faites par moi-même ou recueillies dans divers ouvrages, le renversement du pied en dedans se rencontre surtout chez les individus *qui présentent d'autres arrêts de développement*, remontant à une époque très peu avancée de la gestation, par exemple, dans les éventrations et chez les monstres privés de tête ou n'ayant qu'une tête très incomplète.

(1) *Handbuch der path. Anat.*, t. I, p. 757.
(2) Ce genre existe chez les animaux. Je l'ai observé chez le chien.

» Je puis ajouter que ce genre de pied bot se trouve réaliser, chez l'homme, des conditions organiques, existant dans l'état régulier chez divers animaux, par exemple chez les bradypes et les chauves-souris. Or, comme on l'a déjà vu par un très grand nombre d'exemples, et comme il est facile même de le concevoir *à priori*, la répétition anormale, dans un être, des caractères normaux des êtres des degrés inférieurs, est l'effet constant et nécessaire des arrêts de développement survenus chez le premier.

» Le renversement du pied en bas (*pes equinus* des auteurs), lorsqu'il est compliqué de brièveté, peut aussi être attribué à un arrêt de développement, survenu dès l'époque où le pied commence à se former, c'est-à-dire dès l'une des premières périodes de la vie intra-utérine ; et l'on peut, de même, le considérer comme réalisant chez l'homme des conditions qui appartiennent normalement à des animaux. En effet, un grand nombre de mammifères ont, comme tout le monde le sait, le pied dirigé verticalement en bas, et n'appuient dans la station et dans la marche que sur leurs doigts, ou même sur leurs ongles.

» Je suis loin de prétendre, au reste, que tous les cas de renversement en dedans, et surtout de renversement en bas, *doivent être expliqués par des arrêts de développement*. Je regarde, *au contraire, comme un fait constant* que le pied bot, aussi bien celui du premier ou du troisième genre que celui qui résulte du renversement en dehors ou en haut, *peut dépendre de causes très diverses*.

» Il est certain, par exemple, que ce vice de conformation doit être produit, lorsque les *brides placentaires* ont retenu les pieds longtemps immobiles et contournés sur eux-mêmes, ou, plus généralement, toutes les fois que des causes mécaniques exercent sur un de leurs bords ou sur une de leurs faces une action prolongée. Dans ces circonstances, dont la production est très certainement possible, une déviation s'opérera nécessairement dans le sens de l'action exercée. On ne peut non plus douter que diverses déformations du tarse, résultant d'arrêts partiels de développement ou d'autres causes, ne puissent se produire, et qu'elles ne doivent encore avoir pour effet le renversement du pied.

» D'un autre côté, les causes mécaniques, ayant par leur nature même quelque chose d'accidentel et pour ainsi dire de fortuit, qui ne permet pas de croire à leur retour fréquent et régulier, on ne saurait se rendre compte, *si on les admettait seules*, d'un grand nombre de circonstances que présente l'histoire du pied bot. On ne saurait, par exemple, s'expliquer *ni la coïncidence si constante de ce vice de conformation avec certaines anomalies*, ni surtout *le fait*, malheureusement trop bien constaté, *de sa transmission héréditaire* assez

J. GUÉRIN.

fréquente, soit immédiatement des parents à leurs enfants, soit même de la première à la troisième génération.

» Les remarques que je viens de présenter sur le pied bot, sont, pour la plupart, *applicables à diverses anomalies* qui présentent avec cette déviation des rapports plus ou moins intimes, et qui *toutes constituent comme elle de véritables vices de conformation*. Tel est, en particulier le renversement ou la *torsion de la main*, beaucoup plus rare que le renversement du pied, mais qui lui est parfaitement analogue par ses caractères anatomiques, par les diverses variétés qu'il présente, et, sans nul doute aussi, par ses causes (1). On doit encore en rapprocher les *déviations congénitales assez variées* qui résultent du renversement de la torsion ou, d'une manière plus générale, de la *direction vicieuse des doigts, des orteils, des jambes, du rachis* ou de toute autre région du corps. L'analogie, quoique devenant ici beaucoup moins marquée, est encore très réelle, et tellement que je ne pourrais exposer d'une manière générale la nature, les conditions essentielles et les causes de ces diverses déviations, sans reproduire, sous une autre forme, ce que je viens de dire sur le pied bot.

» La torsion du rachis est la plus remarquable des déviations que je viens de citer, et la seule sur laquelle je crois devoir m'arrêter spécialement dans cet ouvrage purement théorique. Malgré l'assertion de quelques médecins, jouissant d'une juste réputation d'exactitude, ce *vice de conformation est quelquefois congénital*. Bien plus, on a vu chez le fœtus la torsion du rachis portée au plus haut degré. La déviation était telle, par exemple, dans un cas dont l'observation est due à Méry (2), que des *parties ordinairement placées dans la région antérieure du corps*, par exemple les organes génitaux, étaient devenues *tout à fait postérieures*. Les auteurs qui ont cherché à déterminer les causes de l'incurvation pathologique du rachis, n'ont tenu aucun compte ni de ce fait, ni de ceux, moins remarquables d'ailleurs, qu'on peut en rapprocher ; et ils ont ainsi négligé des éléments dont la discussion n'était cependant pas sans importance

____

(1) BARTHOLIN (*Hist. rar.*, cent. III, hist. VII) en donne un cas observé chez un moustre ; — M. MARJOLIN un autre chez un enfant de deux mois, voyez le *Dictionnaire de médecine*, t. XVI, art. ORTHOPÉDIE, p. 34. — Voyez aussi ALDROVANTE, *Fœtus distortis manibus et pedibus*, dans son *Histoire des monstres*, p. 498 (la planche d'Aldrovende est faite d'après Paré), et Cruveilhier (cas analogue au précédent), *loc. cit.*

(2) HISTORIQUE DE L'ACADÉMIE DES SCIENCES pour 1706, p. 472. Le sujet de cette observation présentait d'ailleurs de graves anomalies : le crâne, la poitrine et l'abdomen étaient ouverts et le cœur n'avait que deux cavités. Je démontrerai ailleurs la coïncidence assez fréquente de la torsion de la colonne vertébrale avec le déplacement herniaire des viscères des deux grandes cavités thoraciques.

pour le problème qu'ils s'étaient posé. Aussi les résultats, auxquels ils sont arrivés, sont-ils loin d'être tous à l'abri des objections, et de *nouvelles recherches sont-elles encore nécessaires* pour élever au rang des *faits positifs* leurs théories dans lesquelles on ne saurait voir encore que des hypothèses plus ou moins vraisemblables (1). »

Il est impossible de mieux préciser ce que signifiaient à cette époque les difformités qui accompagnent les monstres. En fait, l'auteur reconnaît leur existence ; mais c'est à peine s'il a songé à leur proportion numérique. Il ne fait que rappeler l'indication partielle et occasionnelle donnée par Chaussier sur la fréquence relative du pied bot.

Quant à la signification de la coexistence du pied bot et des autres difformités, Isidore Geoffroy ne s'en préoccupe pas. Si dans l'énoncé des causes banales qu'il a attribuées à cette difformité il a rencontré celles ou quelques-unes de celles qu'on a attribuées à la monstruosité, il n'insiste pas sur cette communauté d'origine. Enfin, on a vu avec quelle bonne foi il retranche parfois du domaine des arrêts de développement, le pied bot et ses différentes variétés. Il abandonne, sur ce point, la doctrine et les idées de Meckel, mais pour revenir à la théorie non moins fantastique des brides et des adhérences fœtales.

On est donc obligé de conclure sur ce point :

1° Que Isidore Geoffroy n'admettait les difformités chez les monstres que comme des faits accidentels sans rapport direct avec la monstruosité ;

2° Que comme origine des difformités, il a pu admettre les mêmes causes que celles des monstruosités, mais sans chercher, dans cette origine commune, la moindre liaison nécessaire, entre la difformité et la monstruosité ; c'est-à-dire de façon à faire considérer la difformité comme partie intégrante de la monstruosité ;

3° Enfin que, parmi les causes assignées aux difformités, considérées comme une sorte de chapitre à part d'anomalies, il n'en est aucune qui se rapporte directement ou indirectement à la maladie cérébro-spinale, et encore moins à la rétraction musculaire.

(1) Isidore Geoffroy Saint-Hilaire, *Traité de tératologie*, t. I, p. 396 à 408.

Ayant ainsi fixé aussi nettement que possible l'état de la science tératologique au moment où est venu Isidore Geoffroy, et après la publication de son ouvrage, il nous reste à rechercher quelle a été, sous l'influence de ce passé si bien résumé et de l'avenir si nettement jalonné par l'auteur du *Traité de tératologie*, la direction des esprits, et quelles ont été les acquisitions réalisées au double point de vue des doctrines et des faits.

L'École de Paris, et en particulier les deux Sociétés dites *d'anatomie* et de *physiologie*, et les *collections du musée Dupuytren*, sont les centres où il faut chercher toutes les ébauches qui se sont produites; nous allons donc demander à ces trois sources, les documents qu'elles ont produits depuis 1830 jusqu'à nos jours.

3° DE 1830 A 1880.

ÉTIENNNE GEOFFROY-SAINT-HILAIRE. — PINEL. — HOUEL ET BROCA. — MOUTON. — GASTELIER. — MULOT. — BOUTEILHIER. — DARESTE.

Avant de procéder à ce dernier inventaire, il importe de rappeler que l'Académie des sciences avait mis, en 1830, au concours, pour le grand prix de chirurgie, les *difformités du système osseux*. Quels qu'aient pu être, durant cette dernière période, les idées et les travaux publiés sur la question qui nous occupe, on ne perdra pas de vue que c'est précisément à partir de cette époque et à l'occasion de ce concours, que nos idées personnelles ont pris naissance. On en a vu un court énoncé, emprunté au rapport de la commission académique sur ce concours(1). Ce rappel suffira pour expliquer les antagonismes qui se sont manifestés depuis cette époque contre nos doctrines et notre personne; antagonismes qui nous ont assuré en même temps le bénéfice de cette contradiction, et nous ont au moins reconnu implicitement la nouveauté et l'originalité de nos idées.

Comme transition à des communications plus importantes, nous enregistrons au passage une observation émanant de l'illustre Ét. Geoffroy Saint-Hilaire, auquel s'était associé le des-

____

(1) Page 41.

cendant d'une autre illustration chère à la science : il s'agit d'un fait observé par le docteur Pinel, sous les auspices d'Étienne Geoffroy Saint-Hilaire.

OBSERVATION XLVII

MONSTRE AGÉNOSOME INCOMPLET, SPINA BIFIDA. — ECTOPIE DE LA MOELLE. — VICES DE CONFORMATION ET DIFFORMITÉS (1).

SOMMAIRE. — **Ectopie de la moelle.** — **Déviation de la colonne.** — **Spina bifida, deux poches hydrorachiques.** — **Déviation du nez.** — **Pied bot.** — **Agénosomie incomplète.** — **Ectopie de la plupart des viscères abdominaux.**

Je satisfais aux désirs de la Société d'être informée des faits curieux de monstruosité observés par M. Geoffroy Saint-Hilaire et moi sur un sujet avec éventration, dont j'ai procuré la délivrance, et que j'ai montré à la Société dans l'une des séances précédentes.

Pour rendre l'observation plus complète et plus intéressante, je pense qu'il est indispensable de donner, avant tout, quelques renseignements sur l'état de la mère.

D'une constitution faible et d'un tempérament nerveux, cette femme, âgée de vingt-trois ans, avait eu antérieurement trois accouchements heureux et deux avortements. Sa santé, déjà affaiblie par les grossesses précédentes, se détériora beaucoup pendant cette dernière. Les digestions devinrent très pénibles ; des flueurs blanches, auxquelles elle était sujette, continuèrent pendant toute la grossesse, et par leur abondance augmentèrent tellement sa faiblesse, qu'elle restait souvent dans un état d'engourdissement et dans un état presque continuel de mélancolie et de souffrances.

Les quinze derniers jours de la gestation furent remarquables par l'augmentation de l'écoulement d'un liquide blanchâtre, mais qui augmenta peu à peu de consistance, de manière à offrir sur la fin celle du pus avec odeur. C'est alors que l'état de pesanteur, de gêne et de légère douleur, qui existait depuis trois à quatre mois dans la région hypogastrique, devint plus sensible, et que les légers mouvements de l'enfant, que la mère ressentait depuis trois mois environ, cessèrent complètement sur les derniers jours. C'est à cette époque, huitième mois de la grossesse, que les douleurs de l'enfantement eurent lieu

(1) PINEL, *Observation de monstruosité sur un fœtus*, par le docteur Pinel (Eugène), médecin attaché à la maison de Sainte-Pélagie, etc., etc. — *Nouvelle bibliothèque médicale*, 1832, t. II, p. 339.

et durèrent pendant un jour et une nuit. Aussitôt qu'il me fut possible, pendant le travail de l'accouchement et au moyen de la dilatation du col de la matrice, de bien distinguer l'enfant par le toucher, je sentis la tête immédiatement à nu, c'est-à-dire non recouverte de son enveloppe membraneuse. Pendant et après le travail, qui fut très laborieux, il n'y eut aucun écoulement d'eaux. Il est à remarquer que la membrane de l'amnios, dont aucuns débris ne furent aperçus à la sortie de l'enfant ni dans la suite, ne présentait point une étendue assez considérable pour contenir en entier le fœtus. L'enfant, qui paraissait avoir environ huit mois, vint au monde mort. Son aspect bleuâtre, la flaccidité des chairs, les phénomènes qui avaient précédé l'accouchement, semblaient assez attester que l'enfant était mort avant le commencement de son expulsion.

La surface du corps présentait les faits remarquables suivants : une éventration considérable avec deux ouvertures : l'une, assez large, pénétrant dans le cloaque, existait vers son centre; l'autre, très petite, vers le pubis. Il n'y avait point d'anus, ni d'ouverture sexuelle naturelle, et sur chaque côté du lieu destiné à cette dernière existait un tubercule devant former les parties génitales extérieures. Entre ces deux tubercules était un orifice très petit s'étendant par un canal étroit à l'ouverture sus-pubienne. Le nez était contourné sur lui-même à droite. La jambe gauche présentait un pied bot tourné en dedans.

Une autre circonstance d'organisation également remarquable, c'est que *le sujet était intimement attaché à son placenta;* la membrane externe du disque se prolongeait sur le fœtus et faisait corps avec l'enveloppe des organes non rentrés dans l'abdomen. Une poche remplie de liquide existait entre le disque du placenta et le sujet, et il devenait difficile de prononcer si ces enveloppes provenaient plus de l'un que de l'autre. Le phénomène d'éventration avait étendu ses effets sur les viscères abdominaux et principalement sur ceux de la région du bassin. Il n'y avait point de cæcum; à part cette circonstance, tout le canal intestinal n'était affecté par la monstruosité que parce qu'il s'était développé hors de la cavité abdominale : ainsi, se voyaient au dehors le foie, la rate, l'estomac, tout le paquet intestinal, mais l'intestin offrait, près de son insertion sur le cloaque, une ouverture de forme elliptique et longue d'une ligne et demie.

Quant aux viscères de la région du bassin, ils garnissaient l'extérieur d'une grande poche qui offrait, relativement à ses rapports et à sa forme, les mêmes considérations que le *cloaque des oiseaux.* Était-ce une dilatation du rectum, une vessie urinaire rétroversée et à large ouverture? Tout cela peut également se soutenir, et ces faits, observés et appréciés *dans d'autres animaux et avec d'autres acci-*

dents de forme, mènent sur la voie de *formation de la vessie et du rectum*.

Quoi qu'il en soit, il n'y avait *d'appareil urinaire complet et d'organes sexuels que d'un côté :* celui-là à droite et ceux-ci à gauche. Il n'y a *de même, chez les oiseaux, d'oviducte qu'à la gauche de l'individu*.

Le sujet que nous avons examiné était du sexe féminin. Du côté gauche existait aussi, tout en haut de l'estomac, une capsule surrénale, mais rien de plus. À droite, il y avait une capsule surrénale, un rein à la suite et un uretère, le tout d'un volume plus fort que dans l'état normal. L'uretère s'ouvrait sur le cloaque : son orifice s'ouvrait à droite, et l'orifice de la vulve se voyait à gauche.

On a injecté le sujet et remarqué les faits suivants :

L'artère ombilicale était bifurquée avant d'arriver sur le sujet ; une branche passait sur le côté droit le long des intestins, et l'autre à gauche en longeant les parties latérales du cloaque. Ces deux branches remontaient pour gagner l'aorte descendante immédiatement au-dessous des artères cœliaque, hépatique, stomachique, splénique et mésentérique supérieure, car il n'y avait pas de mésentérique inférieure, ce qui, comme on le sait, est ainsi dans quelques mammifères.

Après ces artères, viennent de l'aorte, dans l'état normal, les artères capsulaires, rénales et spermatiques ; mais chez notre sujet ces artères naissaient en avant du tronc cœliaque, d'où cette curieuse anomalie, que les organes formateurs de l'urine se montraient en avant de l'estomac, du foie et de tous les organes qui se présentaient immédiatement après le diaphragme.

Les artères ombilicales, allant ainsi gagner la fin de l'aorte descendante, tiennent alors lieu d'iliaques, ce qui n'empêche point que l'artère épigastrique, l'hypogastrique, la honteuse interne et les crurales ne soient produites ; mais toutes ces déviations vasculaires semblent provenir de la prolongation de l'artère ombilicale, à moins qu'on n'aime mieux considérer toute la longue partie bifurquée du cordon ombilical comme correspondant à des iliaques prolongées, ce qui placerait cette considération sur le même point de vue que l'état herniaire des viscères.

Quant à la moelle épinière et aux anomalies de cette partie, il y a un ordre de choses qui accompagne les éventrations, le cordon rachidien est en deux endroits détourné ; il fait coude, échappe à son étui osseux et arrive postérieurement gagner les téguments communs.

Les trois dernières vertèbres, qui étaient entièrement ouvertes, avaient leurs apophyses montantes et spinales renversées, moitié à droite et l'autre moitié à gauche ; circonstance qui a permis que, dans le point correspondant, les enveloppes de la pulpe se soient agrandies considérablement, au point de former deux poches concentriques : l'une fort volumineuse, externe, provenant de la dilatation de la dure-mère spinale ; et l'autre, formant le coude interne, plus circonscrite et n'étant que le prolongement de la pie-mère. De la surface de celle-ci partaient successivement, et à distance très rapprochée, deux nerfs, comme il s'en rend ordinairement dans chaque trou intervertébral. Ces trous et leurs vertèbres manquaient ; c'était la seule absence à remarquer : mais la forme signalait l'état antérieur des choses et les rapports indiquaient les filets nerveux de la queue de cheval ; la grande poche, provenant de la dilatation de la dure-mère, était placée sous les muscles fessiers, singulièrement aplatis à cause de leur étendue superficielle. Ces deux poches étaient recouvertes par deux muscles fessiers, et se réunissaient dans leur fond pour n'en former qu'une seule ; une membrane subjacente, en forme de faux, faisait croire à deux poches différentes sous les muscles fessiers.

Si l'on apprécie bien l'état de la mère antérieurement à sa grossesse, et si l'on fait une analyse rigoureuse et parfaite des divers phénomènes qu'elle a présentés, il me semble que cette observation est tout à fait en faveur des médecins qui pensent que les monstruosités sont le *résultat de maladies de l'enfant* dans la cavité utérine.

Le défaut d'étendue de la membrane amnios pour contenir le fœtus fait aussi naître l'idée que l'enfant, après la rupture et la destruction plus ou moins grande de la membrane amnios, peut néanmoins rester quelque temps dans la cavité de l'utérus en contact immédiat avec la surface interne remplaçant l'enveloppe membraneuse du fœtus en partie détruite.

Le pied bot et le nez contourné de cet enfant, dont l'accouchement s'est fait sans apparence d'eaux de l'amnios, confirment encore l'opinion que la *torsion congénitale des membres* est due à une *pression* immédiate ou médiate.

La pression immédiate a lieu, comme elle a existé dans ce cas, toutes les fois qu'il y a peu ou absence d'eaux de l'amnios, et cette pression est exercée par l'enveloppe membraneuse du fœtus et de l'utérus ; tandis que la pression médiate consiste dans un moyen artificiel que la femme emploie pour cacher le fruit de la conception, ou que l'excès de la coquetterie lui fait mettre en usage pour conserver la régularité des formes.

Les faits curieux observés sur ce sujet me rappellent une idée qui est souvent présentée à mon esprit, et que je crois devoir communiquer dans cette occasion à la Société.

Jusqu'à ce jour la superstition et l'ignorance ont donné au peuple et à certains médecins la croyance exclusive que l'envie (nævus) ou tache de naissance de la peau était due à une envie non satisfaite de la mère ou bien à une vive affection de son imagination. Je ne veux point nier cependant d'une manière absolue l'influence de l'imagination, d'une forte impression ; car une vive émotion peut troubler la loi organisatrice chez le fœtus, comme elle trouble une fonction et détermine une maladie dans un organe ; mais comme j'ai remarqué plusieurs enfants avec ces taches, et qu'il y avait eu état maladif précédant la gestation, en raisonnant par analogie, j'ai été porté à croire que *les taches de naissance étaient le plus souvent le résultat d'adhérences plus ou moins anciennes de la membrane fœtale avec l'enveloppe tégumentaire*, et ayant eu lieu à une époque plus ou moins éloignée du commencement de la formation du sujet. Ces adhérences, qui finissent toujours par se corrompre par l'accumulation des eaux de l'amnios, changent le mode d'organisation de la peau, et, suivant leur durée, leur intensité, la tache présente un aspect extrêmement variable sous le rapport de sa couleur, de son développement et de sa forme.

Cette observation, remarquable sous bien des rapports, l'est d'abord comme présentée en commun par l'auteur avec Étienne Geoffroy Saint-Hilaire. Elle offre dans la diversité des circonstances qu'on y relate, de quoi donner une sorte de satisfaction à toutes les doctrines, même à celle des origines morbides.

Les auteurs signalent d'abord, dans le développement incomplet des organes génito-urinaires, certaines analogies avec l'absence d'oviducte à gauche chez les oiseaux. Plus loin, ils trouvent de même, dans l'imperfection du rectum, l'analogue du cloaque des oiseaux. Puis, ce sont les pieds bots, les *torsions congénitales* des membres, qui résulteraient d'une pression utérine occasionnée par la pénurie des eaux de l'amnios ; plus loin encore, ce sont les adhérences de la membrane fœtale avec l'enveloppe tégumentaire qui détermineraient les *taches de naissance*. Enfin, l'auteur ou les auteurs déclarent que, somme toute, « l'observa-
» tion est tout à fait en faveur des médecins qui pensent que les
» monstruosités sont le résultat de la maladie de l'enfant dans la
» cavité utérine. »

Cette observation, comme on le voit, renferme des éléments favorables à toutes les doctrines ; et si quelque critique comme il s'en rencontre, voulait absolument y trouver des éléments de priorité favorable à celle-ci ou à celle-là, il serait servi à souhait. Mais un mot suffira pour montrer que ce qu'il y avait de plus clair, de plus probant dans le fait, les auteurs se sont fermés les yeux pour ne pas l'y voir.

Il y avait spina bifida ; il y avait deux poches hydrorachiques ; il y avait altération de la moelle ; il y avait pied bot ; il y avait éventration ; il y avait rétraction de la vessie, du rectum ; il y avait enfin tous les éléments de la maladie spinale, tous ceux de la rétraction musculaire, tous ceux enfin qui témoignent de son action génésique des difformités.

A cette époque donc, on n'y voyait guère mieux encore que cinquante ans auparavant.

Il faut enjamber bien des années, parcourir bien des pages, pour rencontrer quelque chose qui témoigne de quelque progrès dans l'observation des faits, si ce n'est dans l'éclaircissement des idées. Or voici, au nom de deux auteurs, d'une valeur incontestable, dont l'un vient d'être enlevé prématurément à la science avant d'avoir dit son dernier mot, et l'autre est placé au centre de tous les faits anormaux de l'organisme humain, une observation des plus curieuses, des plus compliquées et des plus nouvelles aux yeux de leur auteur et aux yeux du corps savant qui l'a accueillie.

Cette observation est relative à une *inversion complète des membres inférieurs*, qui a porté en arrière la totalité des parties qui devaient regarder en avant.

Cette observation a été communiquée à la Société anatomique par M. le docteur Houel, conservateur du musée Dupuytren, et décrite et commentée par le professeur Broca. Nous la reproduisons textuellement d'après les procès-verbaux de la Société, et avec des figures que nous avons fait exécuter nous-même d'après l'original à l'époque de sa présentation à la Société.

OBSERVATION XLVIII

FŒTUS MONSTRE. — AGÉNOSOME PAR HYDRORACHIS. — SPINA BIFIDA. — VICES DE CONFORMATION. — INVERSION DES MEMBRES INFÉRIEURS (1).

SOMMAIRE. — **Fœtus agénosome par hydrorachis. — Spina bifida. — Poche hydrorachique. — Éventration, ectopie des viscères. — Imperforation de l'anus. — Absence extérieure des organes génito-urinaires. — Exstrophie de la vessie. — Inversion des membres inférieurs par rotation des os iliaques en arrière. — Diastase des pubis, direction anormale de tous les os du bassin**

M. Houel présente un fœtus humain monstrueux. Il ne possède pas de renseignements sur la grossesse de la mère ; le volume du fœtus est à peu près celui d'un fœtus ordinaire de sept mois.

Sur ce fœtus on peut reconnaître, avant toute dissection :

1° Une éventration considérable. Une membrane transparente continue avec le cordon d'une part, avec les bords de l'ouverture abdominale de l'autre, limite une vaste poche où la plupart des viscères abdominaux paraissent contenus. Le cordon s'insère à la partie inférieure de cette membrane et un peu à gauche. Au-dessous de cette insertion, mais un peu plus à droite, existe une ouverture elliptique par laquelle du méconium s'est écoulé. Cette ouverture, oblique de haut en bas et de gauche à droite, est longue de 4 centimètres et large de 3. Il est probable qu'elle tient ici lieu de l'ouverture anale. Au-dessous d'elle, sur la ligne médiane, on aperçoit une saillie charnue, assez ferme, cylindrique, rouge, qui semble être l'analogue de la verge. Cette saillie, du reste, n'offre aucun méat, aucune cavité inférieure.

2° Plus bas encore, on trouve sur la face *antérieure* du tronc deux fesses bien caractérisées, et au-dessous d'elles deux membres bien conformés, dont la face poplitée est dirigée en avant, et dont le gros orteil est situé en dehors.

Ce n'est donc point par suite d'une torsion en masse que les fesses et les jarrets sont dirigés en avant ; on dirait plutôt que *chaque membre pelvien a isolément subi un mouvement de rotation* d'un demi-cercle autour de son axe.

Sur la ligne médiane, dans le sillon qui sépare les unes des autres les deux fesses et la face interne des deux cuisses, on n'aperçoit ni *ouverture anale*, ni *fente vulvaire*, ni *saillie analogue* aux bourses. Mais au milieu de chaque fesse, sur leur point culminant, on trouve

(1) HOUEL et BROCA, *Bulletins de la Société anatomique*, 6 juin 1850, p. 181.

une espèce de petit mamelon formé par une peau exubérante et flasque. M. Houel se demande si ce ne serait pas là les deux moitiés du scrotum.

3° Enfin, en arrière et un peu à gauche, au niveau de la région lombaire, existe une *tumeur molle*, *fluctuante*, demi-transparente, irréductible, du volume d'un œuf de pigeon. Est-ce un spina bifida ? Est-ce un simple kyste ? C'est ce que la dissection montrera bientôt.

La tête, la poitrine et les membres supérieurs paraissent bien conformés.

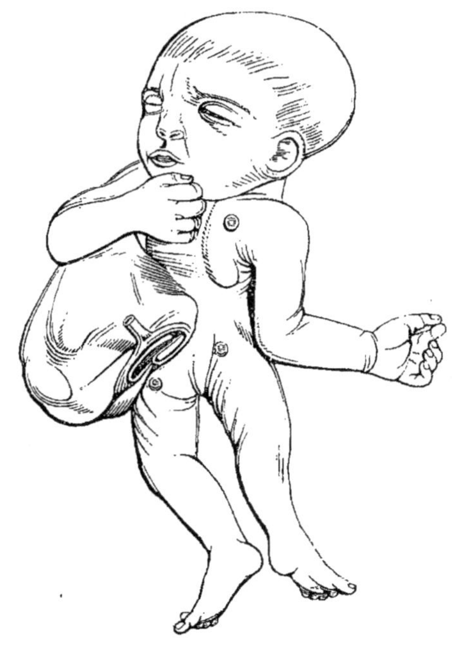

Fig. 84.

Dans une des séances suivantes, M. Houel montre de nouveau ce fœtus complètement disséqué ; une analyse minutieuse permet maintenant d'apprécier la nature de ces déviations organiques.

Les organes de la tête et de la poitrine sont bien normaux ; la cloison diaphragmatique est complète.

La plupart des viscères abdominaux sont contenus dans la poche de l'éventration congénitale. Seuls, les reins, avec les capsules surrénales, sont restés en place, sous le péritoine, dans la cavité abdominale qui est *rudimentaire*. Les parois de cette éventration se composent de deux membranes : l'externe se continue avec la peau et se prolonge sur le cordon ; l'interne est une dépendance du péritoine.

Le foie, très volumineux comme il l'est toujours à cet âge, est un peu déformé par suite de son déplacement, mais de plus il présente une anomalie importante. Au lieu de gagner la veine cave en passant sous la face concave de cette glande, la veine ombilicale se creuse un sillon profond sur sa face supérieure et va se jeter dans la veine cave au-dessus de l'embouchure des veines sus-hépatiques.

L'ouverture elliptique précédemment décrite mène dans une dé-

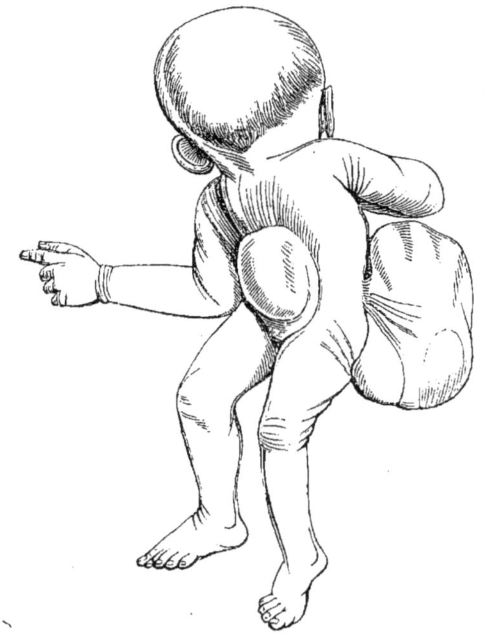

FIG. 85.

pression peu profonde, qui est un *véritable cloaque*, et qui présente quatre orifices. L'orifice inférieur occupe l'extrémité droite du cloaque ; il conduit dans une cavité profonde de 4 à 5 centimètres, qui se termine en cul-de-sac dans la fosse iliaque droite. Cette cavité, dont les parois ont la structure du gros intestin, donne insertion, près de son ouverture, à un appendice vermiculaire normal, et représente par conséquent le cæcum. Le reste du gros intestin manque complètement.

A 2 centimètres au-dessus de l'orifice qui conduit dans le cæcum, on en trouve un second qui conduit dans l'intestin grêle ; à part cette ouverture insolite, cet intestin est parfaitement normal ainsi que la partie supérieure du tube digestif. Entre l'orifice du cæcum et celui de l'intestin grêle, on trouve un troisième orifice qui conduit dans l'uretère droit. Enfin, le quatrième orifice situé à l'extrémité inférieure du cloaque mène le stylet dans l'uretère gauche. Il n'y a *ni urèthre*, ou, pour mieux dire, le fond de la dépression précédente représente la paroi postérieure de la vessie dont *la paroi antérieure manque, ainsi que cela a lieu dans l'exstrophie de cet organe.*

Le petit corps charnu, rougeâtre, qui est situé au-dessous de l'ouverture du cloaque, est une véritable verge ; il est constitué par une masse cylindrique qui offre la structure du corps caverneux ; il passe derrière le cloaque et ne tarde pas à se diviser en deux racines conoïdes ; celles-ci vont, en divergeant, s'implanter de chaque côté au voisinage d'une saillie osseuse, qui, malgré sa situation sur un plan antérieur, représente réellement la tubérosité de l'ischion, ainsi que le démontre l'étude du squelette.

A l'extrémité inférieure de chaque fosse iliaque, on trouve sous le péritoine un petit corps lisse, aplati, qui ressemble à un testicule. Du côté droit, un petit cordon part de ce testicule et va rejoindre l'uretère près de son ouverture extérieure ; au niveau de la jonction, on trouve même un tout petit corps allongé qui offre quelque analogie avec une vésicule séminale.

Telle est la disposition des organes abdominaux et pelviens. Le squelette de cette région n'est pas moins intéressant à étudier.

La colonne vertébrale, considérée de haut en bas, est normale jusqu'à la région lombaire ; depuis la première lombaire jusqu'au sacrum, les lames vertébrales gauches manquent complétement. Il en résulte une ouverture longue de 2 centimètres, large de 1 et demi, qui fait communiquer le canal rachidien avec les parties molles environnantes. Les nerfs de la queue de cheval et la dure-mère rachidienne se trouvent ainsi à découvert lorsque les muscles sont enlevés. Cette dernière membrane envoie en bas un prolongement cylindrique large de 3 millimètres et long de 2 centimètres. Au niveau de la crête iliaque gauche la cavité de ce cylindre s'évase rapidement, et s'ouvre dans une large poche grosse comme un œuf de poule et pleine de sérosité ; la membrane interne de cette poche se continue avec l'arachnoïde pariétale, et sa membrane externe n'est qu'un diverticulum de la dure-mère rachidienne : c'est donc là un véritable spina bifida.

La présence de cette poche paraît se rattacher directement à la déformation du squelette du bassin.

Privé d'une partie de ses moyens d'union avec la colonne lombaire, et refoulé en avant par la tumeur précédente, le sacrum présente une direction horizontale : le coccyx regarde directement en avant ; la face antérieure du sacrum, devenue supérieure, est convexe au lieu d'être concave ; la cavité pelvienne se trouve ainsi complètement effacée, et l'on est porté à voir dans cette disposition la cause de l'absence des viscères pelviens.

Il résulte de la déviation du sacrum que la surface articulaire de cet os a subi un mouvement de quart de cercle : son extrémité supérieure est devenue postérieure ; son extrémité inférieure est devenue antérieure, et son bord antérieur est maintenant dirigé en haut. Or, la symphyse sacro-iliaque est normale ; par conséquent, les deux os iliaques ont été entraînés par le sacrum, et telle est la cause des malformations bizarres du train inférieur de ce fœtus. Qu'on se souvienne avant tout que le développement de la colonne vertébrale précède celui des os iliaques, et que la consolidation de la symphyse pubienne n'avait pu s'opérer à l'époque où la présence du spina bifida a dévié le sacrum. Qu'on veuille bien ensuite prendre un os iliaque normal et lui faire exécuter un mouvement de rotation de 90 degrés autour d'un axe perpendiculaire sur le centre de la surface articulaire, et l'on reproduira fidèlement la plupart des déformations que présente le squelette de ce fœtus.

En premier lieu, les deux pubis sont portés en haut, en dehors et en arrière ; une distance de 3 centimètres les sépare l'un de l'autre ; ils sont unis par un cordon fibreux transversal qui représente bien évidemment l'un des ligaments de la symphyse (le ligament inférieur, selon toutes probabilités). C'est au-dessus de ce cordon que sont situés la verge et le cloaque précédemment décrits.

En second lieu, les deux ischions sont portés en haut, en dedans et en avant ; ils ne sont plus séparés l'un de l'autre que par un intervalle de 2 centimètres. Les branches ischio-pubiennes, par conséquent, sont obliques de haut en bas, de dehors en dedans et d'arrière en avant ; ce qui est précisément l'inverse de leur direction primitive. Situées immédiatement sous la peau, ces branches soulèvent le tégument externe et donnent naissance à ces deux saillies arrondies et volumineuses qui, avant toute dissection, ressemblaient si bien à des fesses ; mais ce ne sont point là des fesses véritables, puisque les muscles fessiers ne s'y trouvent pas. L'élévation des ischions, leur situation sur un plan antérieur expliquent comment les deux corps caverneux, malgré leur brièveté et leur situation anormale, peuvent prendre cependant leurs insertions ordinaires.

En troisième lieu, les deux épines iliaques sont portées en arrière, en dehors et en bas. Elles sont situées un peu plus bas et beaucoup plus en arrière que les pubis, et l'arcade fémorale, par conséquent, est oblique de haut en bas, d'avant en arrière et de dedans en dehors.

Comme conséquence de cet abaissement de l'épine iliaque et de la crête iliaque qui lui fait suite, la fosse iliaque interne regarde directement en haut, et la fosse iliaque externe directement en bas; la ligne qu'on peut tirer de l'épine iliaque antéro-supérieure jusqu'à l'ischion est presque horizontale; or, on sait que la cavité cotyloïde se trouve près du milieu de cette ligne. Cette cavité, par conséquent, est située à peu près sur le même niveau que l'épine iliaque, sur un plan plus antérieur et plus interne. Ce changement de rapports est dû un peu sans doute à l'ascension de la cavité cotyloïde, mais surtout à l'abaissement de l'épine iliaque; car celle-ci, beaucoup plus éloignée que celle-là de l'axe fictif de rotation, a dû subir un déplacement beaucoup plus considérable.

Mais quoique peu déplacée, la cavité cotyloïde n'en a pas moins décrit sur elle-même une rotation d'un quart de cercle, et il en résulte que l'échancrure cotyloïdienne, ordinairement située en bas, est ici dirigée en avant.

Le fémur a dû nécessairement suivre la cavité cotyloïde dans ce mouvement de rotation, et il est aisé de s'assurer que sa face postérieure a dû devenir interne, et sa face interne antérieure; que, par suite, la pointe du pied a dû être déviée directement en dehors, son bord interne regardant en avant et son bord externe regardant en arrière; en d'autres termes, en l'absence de toute action musculaire, les deux membres inférieurs, par suite de la déviation des os du bassin, ont dû se placer primitivement dans la position où les placerait, chez l'adulte bien conformé, la rotation en dehors portée jusqu'à ses dernières limites. L'état du squelette rend compte directement d'une déviation de 90 degrés; il reste à savoir en quoi consiste la rotation supplémentaire de 90 degrés, qui a eu pour résultat de diriger *la pointe des pieds en arrière* et les talons *directement en avant*. Il sera aisé de montrer que ce dernier phénomène est dû à l'action musculaire.

On sait que la rotation en dehors, confiée à un grand nombre de muscles, est normalement beaucoup plus énergique que la rotation en dedans; les seules puissances capables de produire cette dernière sont les faisceaux antérieurs du moyen et du petit fessier; ces faisceaux en effet s'insèrent plus en avant sur l'os coxal que sur le grand trochanter. Mais sur ce fœtus, le mouvement de bascule de l'os iliaque a porté la totalité de la fosse iliaque en arrière du grand trochanter; les faisceaux précédents sont par conséquent devenus rotateurs en dehors, et il ne reste plus aucune puissance musculaire capable de produire la rotation en dedans. Le membre, ne se trouvant plus sollicité que par les rotateurs en dehors, a décrit en dehors un quart de cercle, et ce mouvement, ajouté à la déviation d'un quart de cercle dans le même sens déjà due à la déviation de l'os iliaque, a suffi pour porter le talon en avant et les orteils en arrière. Ainsi s'expliquent l'inversion isolée de chacun des membres inférieurs, et la situation des gros orteils qui sont placés en dehors.

En se guidant sur les faits qui précèdent, on peut maintenant ramener les membres à leur situation naturelle. Il faut d'abord saisir l'os iliaque et le ramener à sa direction normale à l'aide d'une pression convenable. On voit déjà la pointe du pied se diriger en dehors, le gros orteil regardant en avant. Qu'on prenne alors le pied, qu'on le porte dans la rotation en dedans, et l'on arrivera sans difficulté à rendre aux os, aux muscles, aux vaisseaux et aux nerfs du membre leur position ordinaire et leurs rapports les plus normaux.

Ainsi cette monstruosité si bizarre, et en apparence si compliquée, se compose d'une série d'éléments qui s'enchaînent d'une manière très logique. Le point de départ de tant d'anomalies se trouve dans la colonne vertébrale. Il y a eu d'abord formation d'un spina bifida latéral qui a été la cause ou l'effet de l'arrêt de développement des lames vertébrales lombaires.

La poche du spina bifida a refoulé le sacrum en avant. La cavité pelvienne se trouvant effacée, le rectum et la vessie n'ont pu se former; de là l'existence d'un cloaque dans la région hypogastrique.

Puis les os iliaques entraînés par le sacrum ont déterminé dans les membres inférieurs une déviation en dehors d'un quart de cercle. Les muscles de la rotation en dehors, restés sans antagonistes, ont achevé de retourner ces membres dont la face postérieure s'est ainsi dirigée en avant.

Enfin, pour rendre l'illusion plus complète, les branches ischio-pubiennes ont formé en avant deux saillies arrondies, qui, placées à la racine des membres pelviens sur le prolongement de leurs faces poplitées, ressemblaient complètement à des fesses.

On a donc pu croire d'abord à une inversion en masse de tout le train inférieur. Mais cette inversion n'est qu'apparente; la dissection et l'analyse montrent que cette monstruosité ne constitue pas une espèce nouvelle, et qu'elle se rapproche des types déjà décrits.

En présentant ce fait comme extraordinaire, — et il l'est en effet sous le rapport de la rareté et de la complexité de la monstruosité, — les auteurs ne se doutaient pas qu'il en existât dans la science plusieurs autres exemples. Mais ces faits, à peine aperçus par ceux qui les avaient rencontrés, n'avaient jamais reçu d'interprétation quelconque. On les avait remarqués comme étranges; Haller lui-même n'avait fait qu'indiquer le cas de Méry sous le titre de *inversio partium* (1).

Avant de discuter avec les auteurs de cette nouvelle observation la signification anatomique et l'origine étiologique de la monstruosité, nous allons reproduire la série des documents que nous avons réunis depuis le premier aperçu de Littre, jusqu'à l'observation de MM. Houel et Broca.

Le premier exemple d'un fait d'inversion des parties nous a été fourni par notre sixième observation personnelle (2). La difformité n'y était encore qu'incomplète. Puis nous avons trouvé, chemin faisant, l'observation de Littre (3), celle de Méry (4), l'indication du fait de Méry par Haller, puis les observations de Cruveilhier, qui s'y était à peine arrêté (5).

Mais il existait en outre, éparses dans la science, plusieurs autres observations originales; la première de Mouton, 1722; la seconde de Gastelier, 1772, et la troisième de Mulot, 1811. Ces observations, oubliées et n'ayant jamais été rapprochées ni commentées, vont acquérir, à l'occasion du fait observé par MM. Houel et Broca, une valeur de position et une signification imprévues. Elles concourront avec l'observation de MM. Houel et Broca à l'établissement définitif d'une difformité aussi intéressante sous le rapport anatomique que sous le rapport étiologique. Mais procédons avec ordre. Voici l'observation de Mouton :

(1) HALLER, *de Monstris*, ch. VIII, *fabrica aliena*, p. 17.
(2) OBSERVATIONS ORIGINALES, n° VI, p. 128.
(3) LITTRE, *Mém. de l'Acad. des sc.*, 1709, p. 15.
(4) MÉRY, *id. ibid.*, 1700, p. 42.
(5) CRUVEILHIER, *Anat. path.*, t. II, et nos réflex., p. 370 et 371.

OBSERVATION XLIX

MONSTRE ANENCÉPHALE. — DESTRUCTION DU CERVEAU ET DE LA MOELLE. — SPINA BIFIDA, VICES DE CONFORMATION ET DIFFORMITÉS. — ROTATION DES MEMBRES PELVIENS PAR DÉPLACEMENT DES OS ILIAQUES (1).

SOMMAIRE. — **Destruction totale du cerveau et de la moelle. — Absence du crâne, du cou, spina bifida, à partir de l'occipital inclusivement jusqu'à la troisième dorsale ; débris des membranes cébrébrales formant tumeur à la place du cerveau ; déplacement des os iliaques ; pieds bots.**

Monsieur, ayant été appelé il y a environ huit jours, à deux heures après minuit, pour aller rue de la Harpe, à la Croix blanche, soulager une pauvre femme en travail, âgée d'environ vingt-huit à trente ans, je la trouvai dans une situation des plus déplorables ; elle me dit d'abord qu'elle se mourait, je la touchai et je fus surpris de rencontrer un corps solide et raboteux, ce qui me fit faire quelques réflexions sur la manière dont .l'enfant pouvait être tourné. A la seconde douleur qu'elle eut, je la touchai de nouveau pour m'assurer de la partie qui pouvait se présenter, je sentis les apophyses épineuses des vertèbres des lombes, et glissant mon doigt plus haut, un vide et un écartement des vertèbres du dos. A la troisième douleur qui survint, je l'accouchai d'une fille morte qui me parut n'avoir cessé de vivre que depuis environ quatre ou cinq jours, vu que l'épiderme commençait seulement à se séparer, et comme cet enfant est tout à fait contre nature, je crois que vous serez bien aise que je vous en donne une relation fidèle.

Il figure une espèce de magot, comme il s'en trouve de représentés aux stalles des chœurs de quelques églises ; il n'a point de crâne, on n'y trouve que la portion inférieure de l'os coronal qui sert à former les orbites, il n'a point non plus d'os pariétaux, on n'y voit que la partie inférieure de l'occipital près des condyles ; à l'égard des deux os temporaux, il n'y a que la partie qu'on appelle apophyse pierreuse ou la roche, ainsi la tête n'est couverte de peau qu'environ jusqu'à la moitié de l'endroit où devait être l'os coronal, et l'on discerne en cet endroit quelques cheveux assez longs ; au lieu de cerveau on ne trouve qu'une *poche presque ronde, assez semblable au*

(1) MOUTON. Extrait d'une lettre de M. Audry, docteur régent de la Faculté de médecine de Paris, au sujet d'un enfant monstrueux né le 10 janvier 1722. Fœtus dans lequel la partie inférieure et postérieure de l'occiput, des vertèbres cervicales et dorsales sont divisées, offrant une ouverture de trois travers de doigt jusqu'à la troisième dorsale, se rétrécissant jusqu'à la première des lombes où se trouve une bosse formée par trois vertèbres lombaires. (*Journal des savants*, année 1722, p. 412, Paris.)

capuchon des religieux Recolets et formée par la dilatation de la dure-mère ; elle renferme une *matière rougeâtre, spongieuse* et *fibreuse*, de laquelle partent tous les nerfs. On ne peut rien y remarquer de régulier ; cette matière fibreuse tient lieu du grand et du petit cerveau, *la poche pend jusqu'aux environs de la troisième vertèbre dorsale ;* la partie inférieure et postérieure de l'occipital est *séparée en deux d'environ trois travers de doigt*, de même que les vertèbres du col et celles du dos jusqu'à la première lombaire ; par ce moyen le *canal de l'épine se trouve ouvert* et s'écarte d'environ trois travers de doigt comme j'ai dit, depuis l'os occipital jusqu'à la troisième vertèbre du dos, et ce même canal continue en se rétrécissant jusqu'à la première des lombes ; là se trouve une bosse formée par trois vertèbres des lombes, laquelle, comme tout le canal, n'est recouverte que de la dure-mère, et non de la peau, car la peau est, aux deux côtés de l'écartement, comme cicatrisée et environnée d'un petit poil assez longuet. La face de cet enfant est plate et *renversée en arrière, n'ayant point de col*, les yeux se trouvent placés par cette situation où devait être la partie supérieure du coronal ; ils ne sont recouverts que de cette peau que j'ai dit y avoir, laquelle fait l'office de l'os coronal, et par cette même situation, ils se trouvent presque tout à nu. La mâchoire inférieure tient à la partie antérieure de la poitrine, il n'y a aucun espace entre les oreilles et les épaules, le pied droit est *tout à fait tordu en dedans ; les os des iles se trouvent placés vers le milieu des vertèbres des lombes.*

Mouton le jeune, chirurgien juré de Saint-Côme.

A Paris, ce 12 juin 1722.

M. Andry, docteur en médecine de la Faculté de Paris, à qui cette lettre est adressée, a examiné cet enfant que M. Mouton, qui demeure au bout de la rue Serpente du côté de la rue de la Harpe, conserve dans de l'eau-de-vie, et il l'a trouvé conforme en tout à la relation contenue dans la lettre que nous venons d'extraire.

Si cette observation était unique, la situation des os des iles qui se trouvaient placés vers le milieu des vertèbres des lombes passerait inaperçue. Aussi l'auteur n'a-t-il pas mentionné les conséquences de ce déplacement sur la direction des membres inférieurs. Quoi qu'il en puisse être de cette omission, les autres particularités du monstre, très intelligemment indiquées pour l'époque, offrent un intérêt suffisant pour suppléer à l'absence de détails sous le rapport du déplacement des os iliaques, que nous avons supposé l'analogue de celui qui est présenté et décrit de la façon la plus claire et la plus complète dans l'observation suivante de Gastelier :

OBSERVATION L

MONSTRE HYDROCÉPHALE AVEC SPINA BIFIDA ET BOULEVERSEMENT GÉNÉRAL DES PARTIES EXTÉRIEURES ET INTÉRIEURES DU TRONC (CÉLOSOME COMPLIQUÉ D'IS. GEOFF. SAINT-HILAIRE). — INVERSION DES MEMBRES INFÉRIEURS.

SOMMAIRE. — **Hydrocéphalie.** — **Destruction partielle de la moelle.** — **Pliure considérable de la colonne.** — **Spina bifida.** — **Hernie diaphragmatique.** — **Éventration.** — **Ectopie des viscères.** — **Inversion des membres inférieurs.** — **Bouleversement et déplacement consécutifs des parties.**

Marie-Marthe Pinçon, femme de Thomas le Boucq, vigneron, âgée de vingt-deux ans, et demeurant à Fervières, petite ville du Gâtinais, accoucha, le 2 janvier 1771, au terme de cinq mois et demi, de deux enfants. L'un avait la conformation naturelle et proportionnée à son âge ; l'autre, d'une conformation monstrueuse, fait le sujet de cette observation. J'aurais désiré le faire dessiner, mais différentes circonstances m'en ont empêché : je vais tâcher d'en donner la description la plus exacte et la plus détaillée qu'il me sera possible.

Celui des deux embryons qui avait une conformation naturelle et proportionnée au terme de la grossesse, était une fille ; l'autre est venu au monde la face regardant le sacrum, les bras étendus le long du corps, les jambes repliées derrière le dos, les pieds et les talons aplatis et appliqués à la partie postérieure de la tête, vers le haut de l'occiput, les pointes des pieds tournées du côté des tempes ; il avait un placenta isolé assez considérable et qui ne communiquait en rien avec celui de son jumeau ; il n'avait point de cordon ombilical ; lorsqu'il a été tout à fait sorti au dehors, je l'ai examiné fort scrupuleusement, et voici ce que j'y ai observé :

1° Sa tête *était monstrueuse* et de beaucoup plus considérable que l'âge du sujet et ses autres parties ne le comportaient ; *elle était portée sur son tronc* d'où elle n'était séparée que par un léger étranglement qui lui servait de cou ; la face était aussi prodigieusement large.

2° Sa poitrine et son bas-ventre ne *formaient qu'une seule et*

---

(1) GASTELIER, *Observation sur un fœtus monstrueux*, par M. Gastelier, docteur en médecine à Montargis. (Ancien *Journal de médecine*, t. XXXIX, 1773, p. 27).

même cavité, à laquelle était jointe une *poche membraneuse* d'un tissu extrêmement fin, et si diaphane que, l'enfant ayant survécu une bonne heure à sa naissance, on voyait très distinctement les mouvements du cœur qui portait sur l'os des iles du côté gauche.

3° Les *fesses étaient situées par devant* et un peu en dessous, c'est-à-dire qu'elles regardaient le visage de manière que, par cet arrangement extraordinaire, elles étaient *antérieures* au lieu d'être *postérieures*. La poche membraneuse dont je viens de parler, et que je ne crois être autre que le péritoine lui-même, tirait son origine en s'amincissant peu à peu des téguments qui recouvraient le sternum, et venaient se perdre dans ceux des fesses. Cette poche était très lisse et très unie, n'étant point perforée pour recevoir le cordon ombilical qui n'avait jamais existé, comme je l'ai déjà dit plus haut.

4° Sur chaque côté des fesses se trouvait un petit appendice, chacun en forme de crête, de la grosseur d'un tuyau de plume, et de la longueur de trois à quatre lignes ; elles ressemblaient aux nymphes, dans leur milieu, où l'on remarquait un bouton charnu ; un cercle géométriquement tracé dans la peau, sans pénétrer au delà, en formait l'enceinte.

5° A la place où sont ordinairement les fesses, était une protubérance charnue, plus grosse que le poing, irrégulièrement sphérique, séparée des fesses par un sillon transversal, et qui imitait très bien la marge de l'anus.

6° A côté de cette masse charnue, un peu inférieurement, on voyait une espèce de cicatrice qui semblait tirailler cette masse charnue par différentes brides, et paraissait être le point de réunion des téguments de l'omoplate et des fesses.

7° Les bras, étendus le long du corps, ne présentaient rien qui fût dans le cas d'être noté ; mais les extrémités inférieures étaient posées le long du dos, de manière qu'en les abaissant pour leur donner la situation ordinaire, elles présentaient le gras de jambe par devant, et la crête du tibia par derrière, et ainsi de la cuisse dont la partie antérieure regardait le dos, tandis que la postérieure était située par devant.

8° Je n'ai pu découvrir ni anus, ni parties sexuelles extérieurement.

Après avoir suivi à l'extérieur toutes les parties de cet avorton monstrueux, sans d'autres secours que ceux des yeux et des mains nus, j'ai observé le même ordre, le scalpel à la main, pour, en examinant de plus près, y découvrir ce que l'intérieur semblait nous dérober de plus important. J'ai commencé :

1° Par le crâne où je n'ai rien trouvé, non plus qu'à la face, digne d'être remarqué.

2° Je suis passé à l'examen de la poche membraneuse, qui, de même qu'un gros bâton, formait au dehors un volume très saillant ; c'était un supplément que la nature s'était ménagé pour contenir les viscères du bas-ventre qui étaient dans cet ordre-ci : l'épiploon, peu considérable et très mince, en revêtissait la majeure partie ; le foie, fort volumineux, occupait le plus grand espace de ce bâton membraneux ; au-dessous, se trouvait l'estomac, qui était d'un très petit volume, au grand cul-de-sac duquel adhérait la rate, dont la grosseur égalait à peu près celle d'un haricot ; du même côté, un peu plus bas, se trouvait la capsule atrabilaire, dont la grosseur n'égalait pas celle d'une noisette ; la vésicule du fiel occupait sa place ordinaire, c'est-à-dire la partie concave du grand lobe du foie ; le mésentère, que j'aurais plutôt pris pour une membrane arachnoïde, par son extrême exiguïté, embrassait dans sa duplicature le tube intestinal qui était peu considérable et sans connexions par en bas, car il flottait dans le tissu cellulaire qui se trouve ordinairement en quantité entre les deux lames du mésentère ; ses connexions par en haut étaient, à l'ordinaire, avec le pylore dont il est, à proprement dire, la continuité ; mais, par en bas, il n'en avait et n'en pouvait avoir aucunes, puisque l'os sacrum et le coccyx étaient recouverts dans leur partie antérieure du thymus, des poumons et du cœur, et que la vessie urinaire, la glande prostate et les vésicules séminales, ainsi que le vagin, manquaient absolument. Enfin, d'après l'examen le plus scrupuleux, j'ai observé que le pancréas, les reins, les vaisseaux émulgents, le rein succenturial du côté droit, toutes les parties de la génération de l'un ou de l'autre sexe, les uretères et la vessie, manquaient complètement. Après avoir enlevé les viscères que je viens de détailler plus haut, j'ai suivi cette poche membraneuse jusque dans ses derniers retranchements, ce qui m'a mis à même de juger de son extrême divisibilité ; car elle faisait les plus grands frais dans cette disposition des viscères, en fournissant à chacun d'eux une enveloppe particulière. Elle tapissait l'intérieur du thorax, et formait dans sa partie déclive une lame simple, qui, se portant obliquement de devant en arrière et de haut en bas, tenait lieu de diaphragme, à travers laquelle passaient le thymus, les poumons et le cœur. Le thymus était placé immédiatement au-dessous de ce mince septum diaphragmatique ; cette glande était très volumineuse, ce qui est dans l'ordre naturel à cet âge. Le cœur, qui avait un péricarde de même composition que le diaphragme, était situé entre les poumons, d'où il s'écartait pour porter sa pointe jusque sur la crête de l'os des îles du côté gauche ; son volume et sa structure n'avaient rien de notable ; mais les poumons, dont la couleur était d'un rouge brun, étaient comme resserrés sur eux-mêmes, tant ils étaient petits. Comme, d'un côté, j'avais observé pendant un temps, ainsi que quantité de personnes, les mouvements du cœur, et que, de l'autre, l'extrême exiguïté de ces corps spongieux m'avait frappé au point de douter du développement des vésicules aériennes, je me suis avisé d'en jeter deux petits morceaux dans un vase d'eau, ensuite je les y jetai entiers. Dans l'un et l'autre cas, ils se sont constamment précipités au fond ; d'où j'infère qu'un enfant peut, pendant un certain temps, survivre à sa naissance sans respirer, et que dès lors l'expérience, mise en usage pour absoudre ou condamner les personnes accusées d'infanticide, n'est rien moins que tranchante. D'ailleurs, Overkan, dans son *Économie animale*, donne plusieurs observations d'enfants morts avant leur naissance, et dont les poumons, jetés dans l'eau, surnageaient, parce que, à la faveur des efforts de l'accouchement et de la rupture de ses enveloppes, l'enfant, dit-il, respire avant que de mourir. C'est ce qu'il faudrait prouver.

Rivière nous donne comme quelque chose d'extraordinaire (et ce l'est, en effet) d'avoir trouvé dans un sujet l'estomac et l'épiploon logés dans la poitrine ! Bartholin rapporte aussi avoir vu la même chose ; mais ici nous voyons quelque chose de beaucoup plus extraordinaire, puisque les viscères du bas-ventre, dont je viens de faire l'exposition, se trouvaient logés partie dans la poche membraneuse, partie dans la poitrine, et que ceux de cette capacité se trouvaient placés bien au-dessous de ceux du bas-ventre, dont ils s'étaient séparés par une lame qui, partant de la poche membraneuse, tenait lieu de diaphragme, comme nous l'avons déjà dit plus haut.

D'après cet exposé-ci, il serait fort difficile de limiter les régions qui sont nécessairement confondues ; où placerait-on l'épigastre, l'ombilic et l'hypogastre, ainsi que leurs régions latérales ? Jusqu'ici, il nous manque bien des viscères et tous les muscles abdominaux. La nature semble s'être plu à tout confondre ; car le désordre est, tel qu'il est, pour ainsi parler, impossible de le décrire avec ordre.

3° J'ai passé à la dissection des fesses, où je n'ai découvert que ce que j'ai observé extérieurement ; il n'y a de merveilleux que leur situation par devant, et ce cercle qui était comme buriné sur leurs téguments, ainsi que ces productions charnues qui semblent avoir été jetées là comme par hasard, et qui ne pénétraient pas jusqu'à la membrane adipeuse ; les muscles fessiers étaient bien dessinés de chaque côté.

4° La masse charnue, que j'ai dit plus haut être au lieu et place des fesses, et en être séparée par un large sillon transversal, contenait beaucoup de tissu cellulaire, la majeure partie des muscles des cuisses, quelques-uns du dos qui avaient échappé à la corrosion de la matière purulente, ou qui n'avaient point été détruits par la cicatrice située dans sa partie latérale et inférieure. *Cette tumeur parasite avait jeté quantité de racines sur la partie postérieure des dernières vertèbres dorsales, de toutes les lombaires, du sacrum et du coccyx.* Après avoir enlevé cette masse informe et la cicatrice qui y était adhérente, j'ai trouvé une excavation considérable, produite probablement par le pus qui avait emporté toutes les apophyses épineuses et obliques des vertèbres ci-dessus mentionnées, qui avait dépouillé le canal vertébral de la moelle épinière, ainsi que de la queue-de-cheval, laquelle excavation se prolongeait par en haut *jusqu'aux premières vertèbres cervicales*, et par en bas jusque dans l'intérieur du bassin qui se trouvait renversé en arrière, ainsi que nous allons le voir en examinant le squelette. L'excavation était tapissée d'une membrane très lisse, et ne laissait entrevoir aucune trace de matière purulente que j'ai peut-être mal à propos préjugée par l'absence des apophyses épineuse, obliques, et de la moelle épinière. Car enfin, que serait devenue cette matière purulente ? Mais aussi, que signifierait cette cicatrice considérable et bien marquée à l'extérieur ?

5° Mon étonnement fut encore bien plus grand lorsque, en suivant cette excavation par en bas, je découvris dans le fond du bassin, en levant le sillon transversal, la vessie urinaire, dont le col était renversé, et l'extrémité inférieure des muscles épigastriques, qui venaient se terminer à la symphyse du pubis située par derrière ; je les suivis dans leurs directions, et j'ai observé que leurs insertions supérieures étaient, à l'ordinaire, très bien, mais que ces muscles s'étaient dévoyés en se contournant par derrière les côtes, et que, quoique écartés par la masse charnue, ils se joignaient au-dessous, pour aller se fixer à la symphyse du pubis et à la crête de l'os des îles. Les muscles droits, obliques et transverses, étaient très bien marqués, et surtout du côté droit ; quant aux pyramidaux, ils manquaient : mais cela arrive très communément chez les sujets même les mieux conformés. La vessie était très peu volumineuse ; j'ai écarté ses parois, qui étaient comme collées, en y soufflant de l'air. La cavité du bassin était continue avec toute l'excavation vertébrale, laquelle excavation avait pour voûte toute la masse charnue et la cicatrice ; pour parois, les muscles abdominaux ; et pour fond, le canal vertébral lui-même. Aurait-on jamais pu s'imaginer qu'après avoir examiné l'extérieur et l'intérieur abdominal, où nous n'avions trouvé ni muscles, ni vessie urinaire, nous eussions retrouvé et les uns et les autres dans des lieux si peu faits pour les recevoir ? Il était bien plus naturel de croire qu'ils manquaient, ainsi que plusieurs autres viscères au moins aussi essentiels. La région épigastrique est transposée ici par derrière au lieu et place de la sacrée ; les muscles du bas-ventre viennent occuper la place de ceux du dos, des lombes et des cuisses, et forcent ceux-ci à se retirer en peloton dans la masse charnue où ils s'étaient logés.

6° Les muscles du cou venaient se confondre dans les digitations et attaches supérieures des muscles épigastriques, et ne présentaient rien de remarquable. Tel est le désordre, que l'imagination la plus féconde pourrait à peine se le représenter!

Nous avons d'abord examiné cet enfant abortif, tel qu'il s'est présenté en descendant du sein de sa mère, ensuite tout ce que l'extérieur de son corps nous offrait de curieux, sans avoir recours à des secours étrangers; après cela, nous avons fouillé dans ses viscères, pour lire dans chacun d'eux, en particulier, tout ce que nous avons pu y débrouiller; maintenant il nous reste à considérer sa charpente osseuse : le détail des différentes pièces qui la composent ne sera pas long; d'ailleurs, d'après l'exposé que je viens de faire, il est aisé d'avoir l'idée de sa structure; et je dois même ajouter aussi que, d'après l'inspection du squelette que j'ai dans mon cabinet, on est dans le cas de juger de la plus grande partie des défauts de conformation dont je viens de faire l'histoire.

7° Les os du crâne et de la face avaient leur conformation naturelle; mais il n'en était pas de même de ceux de la boîte pectorale, car les différentes pièces qui composent son enceinte antérieure et latérale, je veux dire les côtes, étaient rapprochées les unes des autres à la manière d'un éventail à demi ouvert; ces pièces variaient, en outre, dans le nombre, car j'en ai trouvé onze du côté droit, savoir : six vraies et cinq fausses, dont la dernière s'appuyait sur la crête de l'os des iles; et du côté gauche, six seulement, qui paraissent toutes vraies, la dernière vraie manquant, ainsi que les cinq fausses, à la place desquelles on apercevait une languette osseuse qui ressemblait au cartilage ensiforme. La deuxième côte du côté gauche était biceps par son extrémité vertébrale, c'est-à-dire qu'elle présentait, en partant des vertèbres, deux portions distinctes et séparées qui se réunissaient ensuite en une seule qui allait se terminer au sternum. La colonne vertébrale *était courbe vers son milieu,* d'arrière en avant, de manière que la partie antérieure du sacrum et du coccyx, qui doit être enfoncée et déjetée en arrière, formait, au contraire, une saillie considérable en devant, *et faisait le même effet en devant qu'elle fait ordinairement par derrière.* On voyait ensuite, toujours *en devant, les parties postérieures des os ilion, ischion et pubis.* Étant obligé de renverser le sujet pour voir tout ce qui se trouvait *dans la partie postérieure,* je trouvai la *partie antérieure de la symphyse du pubis et les fémurs, tibia, péronés,* qui présentaient leur partie postérieure; tandis que *l'antérieure regardait l'épine vertébrale, ainsi que la rotule et les pieds,* qui étaient comme écrasés. Les *péronés,* au lieu d'être dans la *partie postérieure et latérale externe,* se trouvaient, chez le sujet, dans la *partie interne du tibia.*

Revenons aux vertèbres, que nous avons considérées en devant, dans l'endroit de la courbure de cette colonne, depuis les dernières vertèbres dorsales, toutes les lombaires, le sacrum et le coccyx y compris ; leurs corps étaient *creusés dans les deux tiers*, et formaient un vide assez considérable pour loger un œuf de pigeon, toutes les apophyses épineuses, transverses, et quelques obliques étant emportées, comme j'ai déjà eu occasion de le dire plus haut. Les os ilion, ischion et pubis, dont nous avons observé en devant la partie postérieure, c'est-à-dire la convexe, présentent ici en arrière leur partie antérieure ou concave, et conséquemment la cavité du bassin.

Le squelette est arqué, ainsi qu'il était en venant au monde, c'est-à-dire qu'en posant sa tête sur un plan, les pieds s'y trouvent aussi, il représente la même figure que ces faiseurs de tours de force qui s'arquent le corps en le renversant par derrière.

Le sujet de cette observation-ci nous présente quantité de phénomènes que je laisse aux physiologistes à expliquer. Il nous convaincra : 1° d'une manière péremptoire, que l'enfant peut se nourrir et prendre accroissement dans le sein de sa mère par d'autres voies que par celle du cordon ombilical. 2° Il nous met dans le cas d'examiner plus scrupuleusement cette expérience relative au développement des poumons immédiatement après la naissance, et de la rejeter comme très fautive, puisqu'il a survécu une bonne heure à sa naissance, sans qu'il soit prouvé que ses poumons se soient développés et qu'au contraire ils se sont rendus impénétrables à l'air ; ce qui semblerait favoriser l'opinion de certains physiciens qu'un enfant peut vivre pendant un temps sans respirer, et ce qui détruirait de la manière la plus victorieuse les prétentions d'Overkan, qui veut que les enfants respirent avant que de naître. 3° Il semblerait aussi nous faire entrevoir, par la privation de quantité d'organes, je ne dis pas seulement nécessaires, essentiels, mais même indispensables pour sa conservation et son accroissement, nous faire entrevoir, dis-je, qu'à la manière de toutes les graines confiées dans le sein de la terre, l'enfant végéterait dans celui de la mère, et y croîtrait sans tirer aucun secours de ses propres organes, qui sont cependant faits pour s'en prêter mutuellement. 4° Enfin tous les défauts de conformation qu'il réunit, toutes les transpositions qu'il nous offre, sembleraient nous conduire tout naturellement à croire qu'un mécanisme aveugle préside, en général, à notre génération, et que les productions que nous considérons comme monstrueuses sont l'effet de certains mouvements tout à fait hors de l'empire de l'âme, uniquement opérés par la disposition organique des parties. Au surplus, je n'ose hasarder aucune réflexion sur la cause qui a pu produire un tel désordre dans les différentes parties de l'avorton monstrueux dont il est question, et qui est d'autant plus surprenant qu'il réunit à la fois les vices de conformation par défaut, par transposition, et même par excès de parties. Comment pourrions-nous espérer d'apporter quelque raison tant soit peu plausible des écarts de la nature dans la génération, puisque, après les travaux auxquels se sont livrés les plus grands physiciens, on est forcé d'avouer qu'elle n'est pas moins impénétrable qu'auparavant, et qu'ils ont multiplié les systèmes sans parvenir plus sûrement à la vérité?

Faisons remarquer d'abord que cette observation est de 1773. On ne doit pas y chercher la précision anatomique ni l'exposition méthodique de notre époque. Mais ce qu'on y rencontre, c'est une réunion rare et tout à fait exceptionnelle d'anomalies qui ont fait l'étonnement de l'observateur et des médecins du temps, et au milieu desquelles on distingue très clairement l'existence de la difformité qui nous occupe, et qui n'avait jamais été observée ni décrite jusque-là. Malgré la multitude de particularités anormales qui accompagnent l'*inversion des parties*, il est impossible de la méconnaître. Comme fait matériel, elle y est indiquée de la façon la plus claire et la plus complète. « Ainsi, dit l'auteur, » les fesses étaient situées par devant, elles étaient *antérieures,* » au lieu d'être *postérieures;* on voyait en avant les parties pos- » térieures des os ilions, ischions et pubis; et à la partie posté- » rieure, la partie antérieure de la symphyse du pubis, et les » fémurs, tibias, péronés, tandis que l'antérieure regardait l'épine » vertébrale, et les péronés, au lieu d'être dans la partie posté- » rieure et latérale externe, se trouvaient dans la partie interne » du tibia. » Je retranscris sommairement ces détails, parce qu'ils sont on ne peut plus clairs et plus positifs pour établir et caractériser la réalité du fait.

Rappelons maintenant son entourage, car c'est de son entourage que doit émerger, comme d'elle-même, la vraie signification, la véritable origine mécanique de la difformité.

Il y avait hydrocéphalie; la tête était *monstrueuse*, les bras étendus le long du corps, les jambes repliées derrière le dos, les pieds et les talons appliqués à la partie postérieure de la tête, les pointes des pieds tournées du côté des tempes. La poitrine et le ventre ne formaient qu'une seule cavité. Les viscères étaient contenus dans une poche membraneuse située hors du ventre. La colonne vertébrale, considérablement courbée vers son milieu, était creusée dans toute son étendue jusqu'aux vertèbres cervicales; au bas de la région lombaire, existait une tumeur cicatricielle qui couvrait une excavation profonde, et occupait l'emplacement de la queue-de-cheval détruite.

Ce résumé méthodique des faits, extrait de l'observation de Gastelier, où ils sont présentés un peu pêle-mêle, ne permet pas d'y méconnaître une affection cérébro-spinale, qui a convulsé au dernier degré le système musculaire, et a entraîné le déplacement de toutes les parties du squelette, et en particulier l'inversion, que nous avons voulu dégager de cet ensemble un peu confus. Ce sont ces deux ordres de faits qu'il fallait mettre en évidence, pour comprendre ceux qui vont suivre. Ce n'est qu'après la réunion de tous ces faits, — dont chacun complétera les données de son voisin, — que nous déduirons la théorie anatomique et physiologique de leur commune difformité.

L'observation suivante constituera un nouvel anneau de cette chaîne étiologique.

OBSERVATION LI

MONSTRE ACÉNOSOME. — BEC-DE-LIÈVRE. — EXOMPHALE ET ROTATION DES EXTRÉMITÉS PELVIENNES (1).

SOMMAIRE. —Intégrité apparente du système nerveux (?) (on n'en parle pas). — Bec-de-lièvre. — Éventration. — Imperforation anale. — Absence de sexualité extérieure. — Membres inférieurs dans une rotation telle que les genoux regardent en arrière.

Le renversement des extrémités inférieures de ce petit fœtus est très extrordinaire, et le cas dans lequel s'est trouvé l'accoucheur fort embarrassant.

Le citoyen Mulot trouva près de la mère, qui ressentait depuis plusieurs heures les douleurs de l'enfantement, une sage-femme et un autre chirurgien. L'enfant présentait le bras gauche; il fut chercher

(1) MULOT, Extrait d'une observation sur un fœtus de sept mois, né avec un renversement des membres abdominaux, par le citoyen Mulot, chirurgien à Rouen, p. 176 (*Bulletin des sciences*, par la Société philomathique de Paris, t. III, Paris, 1811.)

les pieds, et il ne parvint à les saisir qu'avec beaucoup de difficultés. Lorsqu'il les eut tirés au delà de la vulve, il remarqua que les deux gros orteils étoient en dehors. Il conjectura alors qu'il tenoit les pieds de deux enfants différens; mais en recherchant celui qu'il auroit le plus de facilité à extraire, il reconnut que les deux extrémités qu'il tenoit, appartenoient au même corps; il présuma ensuite que l'enfant étoit double, ou qu'il avoit trois ou quatre membres abdominaux.

Lorsque ses doigts parvenoient un peu au-dessus du bassin de l'enfant, ils rencontroient *une poche remplie d'eau*, qui formoit un obstacle invincible. Fatigué de trouver continuellement la même opposition, il ouvrit la poche, et le fœtus sortit sans difficulté; mais alors il était mort, quoiqu'il eût donné peu auparavant des signes de vie.

Il paroît qu'il n'a point été enveloppé de ses membranes, qu'il y a eu un *renversement des extrémités inférieures*, tel que *les genoux sont tournés vers le sacrum* qui tient lieu du pubis. La *poche ouverte recouvroit les intestins;* le placenta étoit très petit, et son cordon très court. La *torsion* paraissoit s'être opérée principalement *sur les lombes;* cet enfant avoit, en outre, un *bec-de-lièvre* interne; et quoiqu'il n'y eût au dehors *ni anus* ni *sexe déterminé*, il y avoit au dedans du bassin une petite matrice.   C. D.

Toute courte qu'elle est, cette observation est on ne peut plus significative. L'inversion y est aussi clairement indiquée que possible. Avant la sortie complète du fœtus, l'accoucheur ayant remarqué que les deux gros *orteils étaient en dehors*, avait cru à l'existence de deux fœtus. Ce n'est qu'après la sortie complète du sujet qu'il eut raison de sa méprise. Il y avait, en outre, une tumeur, une exomphale considérable, qui avait rendu l'accouchement impossible. Enfin, il y avait un bec-de-lièvre interne, imperforation de l'anus et absence de parties génitales externes.

Dans ce troisième cas, l'inversion était donc aussi complète que possible, et elle était accompagnée d'autres vices de conformation de la même origine.

Ces faits exposés, nous pouvons aborder maintenant l'observation de MM. Houel et Broca, et ramener la difformité qui s'y trouve décrite, à une signification commune avec celle des trois observations qui précèdent.

Voici l'explication de nos deux savants confrères, telle qu'elle a été présentée par Broca, dans le *Compte rendu des travaux de la Société anatomique pour l'année 1850*. Cette explication est si explicite, elle comprend tant de renseignements sur les opinions de cette époque, que nous la reproduisons tout entière.

« C'est un fœtus à terme, dit Broca, dont la moitié sus-diaphragmatique est bien conformée, tandis que, au contraire, tous les appareils, tous les organes de la moitié inférieure sont profondément altérés dans leur forme, leur situation, leurs rapports. Avant la dissection, on constate, entre autres choses, une éventration complète, un cloaque et une verge placés au-dessus du pubis, un spina bifida volumineux, enfin, et c'est là le fait le plus singulier, une inversion telle des membres inférieurs, que les fesses et les talons regardent en avant, et que les gros orteils sont situés en dehors.

» Au premier abord, les faits de ce genre paraissent défier l'analyse, ils sont tellement complexes, tellement irréguliers, qu'ils semblent braver les lois de la tératologie, et qu'on est tenté de les prendre, avec les anciens, pour des jeux de la nature.

» Et cependant, Messieurs, une dissection délicate et un peu de réflexion ont permis de tout ramener à une cause première des plus simples et des mieux connues. Toutes ces monstruosités, toutes ces bizarreries ont été la *conséquence d'un simple spina bifida*. Je ne vous exposerai pas les détails anatomiques ni les raisonnements qui ont légitimé ces interprétations. Afin de ne pas abuser de vos instants, je suis obligé de vous renvoyer au *Bulletin* du mois de juin (page 184). Je me contenterai de vous résumer l'enchaînement, et, pour ainsi dire, le mécanisme de cette accumulation d'anomalies. Il y a d'abord eu formation d'un spina bifida latéral, qui a été la cause ou l'effet, *cela importe peu pour le moment*, de l'arrêt de développement des lames vertébrales lombaires. La poche du spina bifida est descendue derrière le sacrum et s'est placée entre les deux os iliaques.

» Privé d'une partie de ses moyens d'union avec la colonne lombaire, et refoulé en avant par la tumeur précédente, le sacrum a pris une direction horizontale ; et cela a entraîné deux ordres de conséquences.

» En premier lieu, la cavité pelvienne s'est trouvée complètement effacée ; la formation du rectum et des autres viscères pelviens est devenue impossible ; le cloisonnement normal n'a pu s'opérer entre les organes digestifs et les organes urinaires ; et telle est la cause du cloaque sus-pubien.

» En second lieu. le sacrum, dans le mouvement d'élévation qui l'a rendu horizontal, a décrit un arc de cercle de 90 degrés. Les os iliaques, entraînés dans ce mouvement, ont déterminé, dans les membres inférieurs, une déviation en dehors, d'un quart de cercle, ce qui a déjà dirigé les talons en dedans et la pointe des pieds en dehors. Mais, une fois commencée, la torsion ne pouvait s'arrêter là. Par suite de ce premier changement de rapports, tous les muscles pelvi-fémoraux étaient devenus rotateurs en dehors. Restée sans antago-nisme, la rotation en dehors s'est effectuée jusqu'à ses dernières limites; elle est devenue permanente, et ce déplacement nouveau, ajouté au déplacement primitif, a achevé de retourner complètement les membres inférieurs dont la face postérieure s'est dirigée en avant.

» Enfin, pour rendre l'illusion plus complète, les branches ischio-pubiennes, par suite de la déviation des os iliaques, formaient en avant deux saillies arrondies qui, placées à la racine des membres pelviens, sur le prolongement de leurs faces postérieures, ressem-blaient entièrement à des fesses.

» On a donc pu croire d'abord à une inversion de tout le train inférieur, mais cette inversion n'est qu'apparente. La dissection et l'analyse montrent que cette monstruosité ne constitue pas une espèce nouvelle, et qu'elle rentre dans les types déjà décrits.

» Il découle de ce fait, Messieurs, un enseignement important. Les monstruosités les plus compliquées peuvent souvent se ramener à un fait initial extrêmement simple. Que l'on compare le nombre des anomalies multiples au nombre total des cas de tératologie, et l'on verra que, si beaucoup d'écarts d'organisation s'accumulent souvent chez certains monstres, cette coïncidence est trop fréquente pour être attribuée au simple hasard. Supposez qu'un malheureux être ait été condamné, dès son origine, à une aussi triste destinée, ce serait douter des lois de la nature, ce serait calomnier l'organisation. Les choses ne se passent point ainsi. Une maladie, un vice quelconque de l'embryon, produit d'abord une première conséquence, un arrêt de développement, par exemple, ou une déviation. A son tour, cette altération primitive entrave la formation des appareils environnants. Cette remarque a déjà été faite pour les monstruosités de la face; elle est juste pour toutes les régions du corps. Voici, par exemple, un spina bifida, lésion bien commune et le plus souvent isolée, qui ici, à cause de son siège particulier derrière le sacrum, *a refoulé cet os en avant* et a entraîné, dans la moitié inférieure du corps, des désordres aussi nombreux qu'inattendus. »

Les réflexions de Broca comprennent une théorie du fait particulier, et une sorte de généralisation de cette théorie pour la plupart des vices de conformation d'ensemble.

Notre savant et regretté collègue assigne, comme point de départ à toutes les anomalies réunies chez le sujet de son observation, la *tumeur hydrorachique* annexée au spina bifida. « Cette poche, descendant entre les os des iles, derrière le sacrum, » a repoussé ce dernier en avant et lui a imprimé une direction » horizontale. » De là, deux ordres de faits, deux ordres d'anomalies secondaires : les premières, véritables troubles de développement de quelques organes internes, tels que l'absence d'une partie du rectum et de la vessie, imperforation de l'anus, formation d'un cloaque ; les secondes, le déplacement des os iliaques et la rotation consécutive des membres pelviens d'avant en arrière.

Si nous n'avions pas à opposer à cette théorie étroite et artificielle la vraie théorie du fait, nous relèverions d'abord toutes les réticences de l'observation, dont on a écarté les principaux éléments ; non seulement on en a supprimé des particularités importantes, mais on a négligé de consulter d'autres observations, dans lesquelles l'absence de la tumeur hydrorachique n'a pas empêché les anomalies attribuées à sa présence de se produire.

Mais n'anticipons pas.

L'auteur commence par mettre de côté le spina bifida dont l'origine *importe peu*, dit-il, pour ne s'occuper que des effets mécaniques produits par la tumeur, et de l'arrêt de développement des lames vertébrales lombaires. Il ne tient compte ni de l'*éventration*, ni de l'*ectopie des viscères*, ni des *vices de conformation de l'intestin* et *de la vessie*. De là, le peu d'importance qu'il accorde aux quatre orifices anormaux du cæcum, de l'intestin grêle et des uretères. C'est la pression mécanique de la tumeur qui a produit tout le mal. Il s'inquiète peu de l'invraisemblance d'une telle explication. Cela seul suffirait pour la mettre à néant, car on ne comprendra jamais que la pression exercée par une tumeur molle, circonscrivant nécessairement ses effets à la sphère de son action, ait pu pervertir l'action formatrice des intestins, de la vessie et des uretères, et substituer à une communication régulière un cloaque auquel aboutissaient plusieurs ouvertures anormales.

Mais le déplacement matériel, plus appréciable du sacrum et des os iliaques, et consécutivement la rotation ou inversion des membres pelviens, ne s'accommodent pas mieux de cette présence de la tumeur hydrorachidienne. Il est vrai que Broca admet qu'une fois commencée, cette rotation des fémurs par le déplacement des iliums, trouve un auxiliaire dans l'action déplacée des muscles pelvi-fémoraux.

On verra comment cette interprétation erronée d'un fait vrai, pourra devenir l'auxiliaire d'une autre vérité. Ces réticences, ces omissions, ces suppressions de particularités importantes du fait, et l'invraisemblance de l'explication alléguée, seraient plus que suffisantes pour la condamner. Mais un argument de fait plus important encore, la véritable cause de ce vice de conformation, sera la meilleure démonstration de la méprise de MM. Broca et Houel.

Nous avons reproduit à dessein, avant toute discussion du fait dont il s'agit, trois observations relatives au même vice de conformation : les observations de Mulot, de Gastelier, et celle de Mouton. Nous pouvons en rapprocher maintenant la nôtre d'abord (obs. VI), celle de Littre, celle de Méry, les observations de Cruveilhier (1). Or, de ces observations, deux étaient bien accompagnées de poches hydrorachiques, mais dans les autres il n'en était pas question. Si MM. Broca et Houel avaient connu cette contradiction donnée à leur théorie, nul doute qu'ils ne l'eussent pas proposée. Il est superflu de faire remarquer, en effet, que si, dans un petit nombre de cas, on a pu supposer un instant la tumeur hydrorachique capable de produire l'inversion des iliums et consécutivement celle des membres, l'absence de cette poche met bien dans la nécessité de chercher ailleurs la cause de cette inversion. Or, cette cause, elle est tout entière dans l'*origine du spina bifida*, que les auteurs ont déclaré si commodément *leur importer peu*, spina bifida qui, à son tour, avec la poche hydrorachique, n'est qu'un effet de la maladie cérébro-spinale. Mais, pour se rendre un compte exact et complet de la manière dont la maladie cérébro-spinale, ou spinale seulement, a produit la difformité, il faut rétablir l'intermédiaire obligé de la cause prochaine, de la *rétraction musculaire*, sans

(1) Voyez ces observations, pages 128, 240, 241, 269.

laquelle on serait réduit à conjecturer la subordination de la difformité à la maladie, sans démontrer les agents de cette subordination. Ces agents sont de la dernière évidence : ce sont tous les muscles qui s'insèrent entre les deux points rapprochés par la difformité, les muscles sacro-iliaques, les grands fessiers, auxquels se sont associés tous les muscles rotateurs du fémur. C'est ici que l'observation de Broca sur l'action des muscles pelvi-fémoraux déplacés acquiert une portion de vérité. Ces muscles ont concouru à l'inversion, non pas à cause de leur déplacement, mais à cause de leur participation collective au fait général de la rétraction des muscles sacro-pelviens et pelvi-fémoraux.

Autour de cette théorie, qui est le fait, viennent se grouper toutes les particularités supprimées par les auteurs de l'observation, l'*éventration*, le *spina bifida*, les *vices de conformation* des viscères, en un mot, tous les effets de la maladie dont l'inversion des membres n'est qu'une particularité.

En présence de cette interprétation, est-il nécessaire de poursuivre l'espèce de généralisation que Broca a placée à la suite de son explication particulière ? « Il découle de ce fait un ensei- » gnement important. Les monstruosités les plus compliquées peu- » vent souvent se ramener à un fait initial extrêmement simple. » Cela est parfaitement vrai, mais à cette double condition que le fait présenté comme initial soit le véritable point de départ des complications secondaires, et que l'on ne supprime aucune de ses complications pour ne conserver que celles qui peuvent présenter une apparence d'appui à la méprise que l'on commet.

Voici donc, si nous ne nous trompons, une nouvelle et importante difformité, nettement définie dans ses attributs, nettement déterminée dans son mécanisme, qui entre dans la science, escortée des pressentiments et aperçus de Littre, de Méry, de Haller, de Cruveilhier, de Mulot, de Gastelier, de Mouton, et, finalement, de MM. Houel et Broca, sous le titre de : *inversion ilio-fémorale*, pour n'en plus sortir.

Nous ajouterons comme complément historique que plusieurs descriptions anciennes de monstres du siècle dernier renferment en outre quelques indications de certaines particularités de l'*inversion* accompagnant la *syrénie* et que Isidore Geoffroy a tiré de ces particularités quelques caractères de cette monstruosité, acceptés aujourd'hui comme tels par beaucoup de tératologistes. Mais ces indications partielles, sans aucune généralité ni liaison, et surtout sans la moindre notion de leur mécanisme maintenant connu, sont sorties du domaine de la nosologie tératologique, pour entrer dans celui de la pathogénie étiologique.

A ceux qui pourraient méconnaître la valeur de cette détermination, et qui, maintenant qu'elle est parfaitement établie, se prévaudraient des indications incomplètes et erronées qui l'ont précédée, pour supposer qu'elle dût se montrer dans toute son évidence, à tous les observateurs, nous allons citer une des observations les plus intéressantes, d'ailleurs, qui aient été produites durant cette période, observation dans laquelle l'auteur, malgré son mérite d'excellent anatomiste et d'excellent observateur, a parfaitement méconnu l'*inversion* des membres, quoiqu'elle se montrât dans toute son évidence, à côté d'autres particularités d'une autre origine, et décrites avec la plus grande précision. Cette observation, que nous empruntons encore à la Société anatomique, est un peu la répétition d'un fait antérieur observé par nous, et qui fait l'objet de notre quatrième observation personnelle, d'après le monstre à nous remis par Giraldès.

Voici cette observation :

OBSERVATION LII

FŒTUS MONSTRE HYDROCÉPHALIEN AVEC CONSERVATION DU CERVEAU ET DISPARITION COMPLÈTE DE LA MOELLE. — SPINA BIFIDA, ABSENCE APPARENTE DE LA COLONNE VERTÉBRALE, VICES DE CONFORMATION ET DIFFORMITÉS CONSIDÉRABLES (1).

SOMMAIRE. — Intégrité apparente du crâne. — Disjonction et déformation des parties de l'occipital. — Macération du cerveau. — Spina bifida complet. — Disparition de la moelle. — Présence de tous les nerfs rachidiens. — Transposition apparente des viscères thoraciques et de quelques viscères abdominaux. — Courbure extrême de la colonne vertébrale en trois points. — Le sacrum touche à l'occipital. — Rotation des membres pelviens par transport en arrière des os iliaques. — Deux pieds bots varus équins.

Mme Martine, sage-femme à Auffay, fut appelée, le 25 janvier 1852, à Hengleville-sur-Scie (arrondissement de Dieppe, Seine-Inférieure),

(1) BOUTEILLIER, *Observation communiquée à la Société anatomique* (*Bulletins de la Société*, n° 10, octobre 1853).

auprès d'une ouvrière, Éléonore-Julie Quesnel, âgée de vingt-huit ans, qui était en mal d'enfant. Cette femme était dans la dernière misère; elle appartient à la classe des ouvrières de fabrique qui vont de pays en pays pour chercher de l'ouvrage. Pendant sa grossesse, elle a nourri un de ses enfants et a éprouvé de nombreuses et de grandes privations. Elle n'a jamais porté de corset. Nous ne savons rien sur les parents de cette femme et nous ne pouvons dire si quelques-uns d'entre eux ont présenté des difformités plus ou moins utiles à connaître pour le cas actuel. Quant à elle, examinée avec soin par Mme Martine, elle fut trouvée bien conformée, son bassin présentait les dimensions normales. Elle n'a eu que deux enfants, qui sont bien portants et d'une conformation naturelle. Le père Martin (Jean-Marie), âgé de vingt-sept ans, est fileur et n'est pas difforme. Le dernier accouchement, celui qui s'est terminé par la sortie du monstre qui nous occupe, s'est fait à huit mois et demi et a été très facile; les douleurs n'ont duré que deux heures.

Le fœtus, dont les mouvements avaient été sentis jusqu'aux deux derniers jours exclusivement, est sorti la tête la première. Il était vivant, au dire des personnes présentes; la sage-femme qui avait touché la mère au début du travail, était absente au moment de la naissance; toutefois, à son retour, elle a constaté que l'enfant, qui était déjà mort, était tellement ferme, vermeil et chaud, qu'elle croit volontiers qu'il est venu au monde vivant, ainsi qu'on le lui a rapporté. La délivrance s'est faite comme de coutume, et les couches ont été fort heureuses. Le fœtus fut conservé par Mme Martin dans un liquide dont j'ignore la nature. Ce liquide n'avait malheureusement pas de propriétés conservatrices suffisantes, car lorsque le petit monstre me fut envoyé, plus d'une année après, quelques-uns de ses viscères étaient déjà en partie corrompus. Du reste, la peau et les formes extérieures étaient assez bien conservées. Avant de procéder à la dissection, je fis exécuter un modèle en plâtre que j'envoie à la Société anatomique.

Conformation générale du fœtus. — Ce qui frappe, au premier coup d'œil, c'est la réunion de la tête et du tronc, sans qu'il y ait entre ces deux parties rien qui ressemble à un cou ; c'est ensuite la direction de la tête qui, immobile au-dessus du tronc, est légèrement projetée en arrière; c'est, enfin, la petite étendue de la partie postérieure du tronc; mais un examen plus attentif fait découvrir une foule de détails qu'il est utile de décrire avec précision.

Pour cette description, je supposerai toujours le sujet placé dans la position verticale.

Sa hauteur est de 25 centimètres; du menton à l'ombilic, qui est le point le plus bas du tronc, il y a 9 centimètres et demi; de l'ombilic à l'extrémité des pieds 8 centimètres; enfin du menton au point le plus élevé de la tête 8 centimètres.

La grande figure représente la conformation extérieure du monstre vu de trois quarts, et réduit à demi-nature. La petite figure représente la face postérieure du corps.

La tête, moins développée que celle d'un enfant à terme, présente une circonférence moyenne de 29 centimètres. La face dont les traits sont assez réguliers regarde légèrement en haut et en avant. Le pavillon de l'oreille, ouvert en avant, est situé beaucoup plus bas que

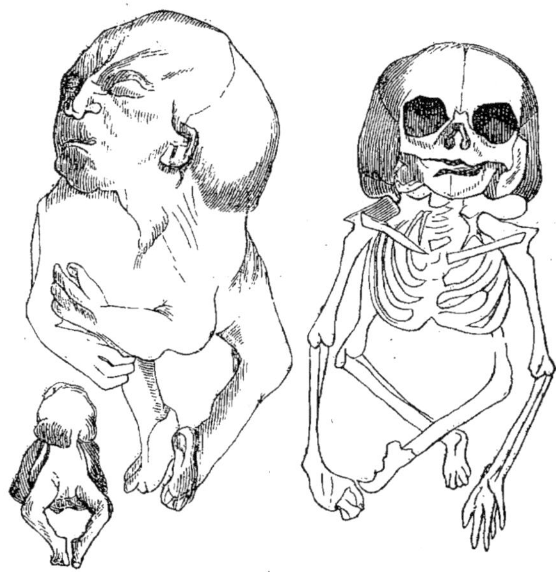

FIG. 86.   FIG. 87.

de coutume; il est presque sur le même plan que le moignon de l'épaule qui n'est éloigné de lui que de 1 centimètre et demi; il en résulte un aspect fort bizarre. De l'un à l'autre conduit auditif externe se voit, sur le moule en plâtre que j'ai envoyé à la Société, une rainure assez marquée, mais cette rainure est artificielle; elle est le résultat du mode de suspension que l'on a adopté pour conserver le fœtus dans une préparation plus ou moins alcoolique.

A la partie postérieure, un peu à droite au niveau de la jonction de la tête et du tronc, se trouve un petit céphalomatome de la grosseur d'une aveline (la dissection a montré plus tard que l'épanchement sanguin n'est pas en contact avec le tube externe de l'os ; il en est séparé par une membrane contiguë au périoste).

Le cou est remplacé par une rainure à peine sensible entre la tête et le tronc, encore cette dépression n'existe-t-elle pas entre le menton et la fourchette sternale ; la peau est tendue de l'un à l'autre ; la distance qui sépare ces deux points n'est pas beaucoup augmentée, quoique la tête soit fortement renversée en arrière.

Le tronc est extrêmement bizarre ; il a à peu près la forme d'un cube dont la face supérieure supporte la tête, et ne peut être vu sans dissection. La face antérieure, aplatie, mesure 6 centimètres et demi environ de largeur et 7 centimètres de hauteur ; elle comprend le plastron de la poitrine et la partie de l'abdomen qui s'étend depuis l'appendice xiphoïde jusqu'à l'ombilic. La face inférieure est convexe, peu étendue ; on y voit d'avant en arrière : 1° l'ombilic ; 2° la partie inférieure de l'abdomen, dont la direction est oblique de bas en haut et d'avant en arrière ; 3° la vulve. Le point le plus bas est l'ombilic ; de telle sorte, qu'un plan horizontal passant à ce niveau viendrait couper les deux cuisses à leur partie moyenne. Les faces latérales du tronc, légèrement convexes, sont aussi étendues en hauteur que la face antérieure, mais de moitié moins larges qu'elle. Enfin, la face postérieure, ayant à peine 5 centimètres en tous sens, s'étend depuis la rainure dont j'ai déjà parlé, jusqu'à la commissure postérieure du vagin. Elle a la forme d'un petit quadrilatère à peu près carré dont les angles inférieurs sont occupés par la moitié supérieure de chaque cuisse ; en un mot, il n'y a pour ainsi dire pas de tronc en arrière ; absence de cou, absence de dos, absence de lombes et présence du bassin seulement. C'est sur cette face, et non pas à la face inférieure du tronc, que se rencontre l'anus, à 4 centimètres et demi de la tête.

Les membres thoraciques n'offrent rien de bien particulier à signaler. La longueur du membre droit est de 15 centimètres et demi, en mesurant le moignon de l'épaule à l'extrémité des doigts. Le membre gauche a 17 centimètres ; tous deux sont d'une grosseur proportionnée au volume de la tête. Les bras ont 7 centimètres de circonférence.

Les épaules sont un peu portées en avant par suite de la position de la tête. Les bras sont appliqués contre le tronc, et les avant-bras fléchis reposent sur la partie antérieure et supérieure de l'abdomen.

Les membres abdominaux, par suite d'une légère flexion des jambes sur les cuisses, forment un losange par le rapprochement des deux talons, qui sont portés en dedans et en haut ; les orteils sont dirigés en bas et la face plantaire des pieds regarde en avant et en haut. Leur bord péronéal est demi-inférieur, et leur bord tibial supérieur. Ce sont deux pieds bots varus très prononcés.

On sait qu'il n'y a rien de plus commun que le pied bot chez les monstres, ce qui est contraire à la théorie du pied bot congénital, expliqué par une position vicieuse.

La longueur générale de chaque membre pelvien est de 15 centimètres et demi.

Ces membres sont grêles, la jambe n'est pas plus grosse que le doigt auriculaire d'un adulte.

Le poids total du fœtus m'est inconnu ; comme on l'a vu plus haut, il n'a été en ma possession que longtemps après la naissance, et le peser à cette époque eût été chercher un document erroné.

Après avoir étudié le monstre à l'extérieur, j'ai procédé à la dissection avec le plus grand soin. Je n'ai préparé le squelette qu'en dernier lieu. C'est pourtant par là que je commencerai ma description.

On vient de voir que dans sa configuration extérieure, notre fœtus présente des singularités remarquables. La dissection, tout en expliquant en grande partie ces singularités, révèle une conformation étrange et vraiment étendue.

A. *État du squelette.* — Considéré d'une manière générale, le squelette offre, au premier abord, une apparence des plus insolites. Il semble que la colonne vertébrale manque complètement et que les os du bassin s'articulent directement avec l'occiput. Une étude plus attentive montre bientôt qu'il n'en est rien ; que la colonne vertébrale existe ; mais qu'elle est tellement déformée, tellement modifiée, qu'elle remplit un rôle tout à fait différent que son rôle ordinaire.

Tête et colonne vertébrale. — Les os de la face sont assez bien conformés. Le squelette de la tête, examiné en avant, ne diffère de l'état normal que par la situation des cercles tympaniques (voy. fig. 87). Ceux-ci regardent en avant au lieu de regarder en dehors ; de plus ils sont rapprochés de la ligne médiane, on les aperçoit au-dessous des arcades zygomatiques, immédiatement en dehors des branches du maxillaire inférieur.

Les os du crâne sont bien conformés en avant. Les pariétaux, les frontaux, l'ethmoïde, le sphénoïde ne laissent rien à désirer ; les temporaux sont presque dans le même cas ; toutefois, ils ont subi en arrière *un certain degré d'écartement* qui se comprendra mieux tout à l'heure, et qui, dès maintenant, nous explique pourquoi la direction des cercles tympanaux est changée.

Somme toute, parmi les os du crâne il n'en est *qu'un seul qui présente de graves désordres, c'est l'occipital.* Mais avant de décrire l'état de cet os, il est nécessaire de rappeler certains détails d'ostéogénie normale.

Au moment de la naissance, l'occipital se compose de quatre pièces distinctes unies par une substance cartilagineuse, ce sont : 1° en avant et en bas, l'os *basilaire* ou *sous-occipital*, étendu depuis le corps du sphénoïde jusqu'au bord occipital dont il limite le bord antérieur ; 2° en arrière et en haut, l'*écaille occipitale* ou *sous-occipitale* étendue de la fontanelle postérieure jusqu'au trou occipital dont elle limite le bord postérieur ; 3° sur les côtes, enfin, les deux *occipitaux externes* ou *ex-occipitaux*, formant à droite et à gauche la limite latérale du trou occipital, unissant de chaque côté l'os basilaire à l'écaille occipitale, supportant les condyles et s'articulant en dehors avec les rochers, en bas avec les masses latérales de l'atlas.

Telles sont les quatre pièces qui constituent l'occipital, et qui sont très distinctes encore au moment de la naissance. Mais ce n'est point tout, l'écaille elle-même se développe par plusieurs points osseux dont la fusion très précoce ne laisse bientôt d'autre trace de son existence que la crête médiane et les gouttières latérales de l'occipital. On poura lire dans le passage sus-mentionné de M. Geoffroy Saint-Hilaire les discussions qui ont été soulevées par ce point d'ostéogénie. On y verra en même temps que la plupart des observateurs s'accordent à reconnaître que l'écaille occipitale est formée de deux moitiés symétriques, toujours confondues de très bonne heure dans le développement régulier, mais susceptibles, en cas d'anomalie, de rester à jamais distinctes l'une de l'autre. Lorsqu'il en est ainsi, l'occipital se compose, non plus seulement de quatre pièces, mais bien de cinq pièces distinctes.

Ces détails vont nous permettre de comprendre l'état de l'occipital sur notre fœtus monstrueux, et, pour le dire dès maintenant, nous allons voir que cet os, par suite d'un obstacle ou d'un accident survenu dans son évolution, est resté composé de cinq pièces qui sont, de bas en haut et d'avant en arrière : l'os basilaire placé sur la ligne médiane ; les deux occipitaux externes placés comme toujours sur les côtés du trou occipital, ou de ce qui en tient lieu ; enfin les deux sus-occipitaux, c'est-à-dire les deux moitiés de l'écaille occipitale, écartées l'une de l'autre au lieu d'être confondues en une seule pièce, comme cela a lieu à l'état normal (voy. fig. 88).

En suivant d'avant en arrière la suture sagittale, on arrive à une fontanelle qui occupe la situation, et qui représente assez bien la forme de la fontanelle postérieure ; elle est limitée latéralement par les bords obliques des pariétaux, et inférieurement par un ensemble de pièces osseuses à la forme d'un triangle dont le sommet aboutit à la fontanelle postérieure, et dont la base s'étend jusqu'à la base du crâne. Quant à l'écaille occipitale elle-même, il semble au premier abord qu'elle n'existe pas ; mais une étude plus approfondie montre

que cette première appréciation est inexacte. On peut voir sur la
figure 88, à la partie la plus inférieure et la plus externe de la boîte
crânienne, en dehors de la surface triangulaire précédemment indiquée, au-dessous des pariétaux, en dehors et en arrière des temporaux (comparez avec la figure 89), on peut voir, dis-je, en ce point, *de
chaque côté de la ligne médiane, une bosse assez saillante* correspondant à chacune des moitiés de l'écaille occipitale. Cette interprétation
est rendue évidente par une coupe transversale et horizontale de la

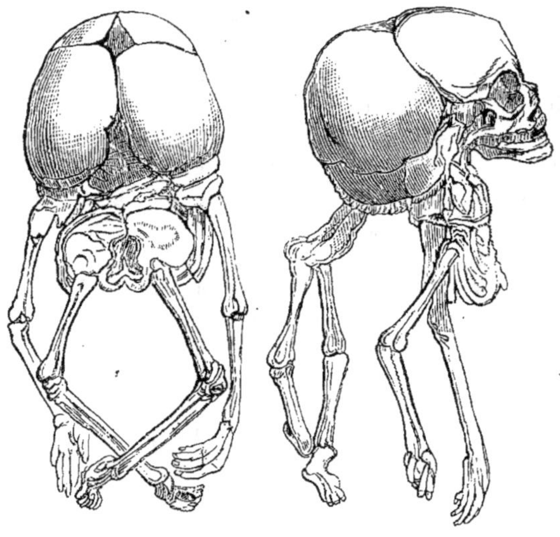

FIG. 88.   FIG. 89.

voûte du crâne permettant d'étudier la surface interne de la boîte
crânienne. Voici ce qu'on observe alors :

La base du crâne est très bien conformée en avant, jusqu'au niveau
d'une ligne transversale passant par les deux rochers. A partir de ce
point, elle offre les plus étranges anomalies.

Le trou occipital n'existe pas : à sa place, et, *derrière le lieu qu'il
devrait occuper*, se trouve *une fosse profonde, médiane*, dont le fond
est constitué par un *grand nombre de petits os* qui sont *autant de
vertèbres*, comme on le verra tout à l'heure. Cette fosse, étroite en bas
et en avant, où elle est limitée par l'os basilaire, *s'élargit peu à peu
d'avant en arrière*, puis de bas en haut, jusqu'au niveau de la nuque,
après quoi elle se rétrécit graduellement de bas en haut jusqu'à la
fontanelle postérieure qu'elle concourt à former. Au niveau de cette
grande fosse médiane, la *boîte crânienne est constituée par un grand*

nombre de segments osseux, à direction transversale, parallèles les uns aux autres et exactement juxtaposés ; ce sont les *éléments de la colonne vertébrale, disposés* et *recourbés* de telle sorte, que l'*atlas* correspond à l'*os basilaire* et que le *sacrum* et le *coccyx* viennent prendre part à la formation de la *fontanelle postérieure.*

Cette portion vertébrale de la boîte crânienne est parfaitement symétrique et peut être comparée à un losange dont le grand axe est médian, et s'étend de l'os basilaire à la fontanelle postérieure et dont le petit axe, transversalement placé au niveau de la nuque, a environ 4 centimètres et demi de longueur.

C'est sur les bords de cette portion vertébrale du crâne que nous allons retrouver tous les éléments de l'occipital :

1° En avant et en bas, dans l'intervalle qui sépare les sommets des deux rochers, on aperçoit l'os *basilaire* dont la forme est peu altérée et dont les connexions sont normales. Le bord postérieur de cet os est libre et limite brusquement la dépression qui a pris la place du trou occipital, et son rebord inférieur s'articule avec l'arc antérieur de l'atlas, comme cela a lieu dans la disposition la plus régulière.

2° En arrière et en dehors, cet os basilaire se continue de chaque côté avec un segment osseux de la nature des os courts qui représente manifestement l'*occipital externe.* Ce segment, en effet, limite naturellement la fosse qui occupe la situation du rocher correspondant, en bas avec la masse latérale de l'atlas, par l'intermédiaire des condyles occipitaux ; il n'est donc pas douteux que ce segment ne représente de chaque côté l'occipital externe.

3° Enfin, cet occipital externe, par son extrémité externe et postérieure, se continue par l'*intermédiaire d'une substance cartilagineuse* avec un autre segment osseux de la nature des os plats. C'est ce dernier segment qui forme les *deux bosses latérales* et *postérieures* dont il a été question plus haut, et que l'on aperçoit sur la figure 88. Il concourt à limiter l'espace losangique qui occupe la place du trou occipital ; en dehors, il s'articule de bas en haut avec le temporal et avec le pariétal ; il présente donc la structure et les connexions de l'*écaille occipitale,* et il est certain que cette écaille est formée, sur notre fœtus, de deux moitiés latérales qui, au lieu de s'unir sur la ligne médiane, sont restées écartées de plusieurs centimètres, séparées l'une de l'autre par l'appareil vertébral.

Les os du crâne sont donc au grand complet : *l'anomalie n'est pas constituée par l'absence de quelques-uns de ces os,* mais, bien au contraire, par la présence d'un grand nombre d'os qui forment ordinairement la colonne vertébrale, et qui prennent part à la formation de la boîte crânienne (fig. 89).

Voici ce que l'on constate lorsqu'on étudie les os du crâne, tant à l'extérieur qu'à l'intérieur. Précisons davantage maintenant la description de la colonne vertébrale, et partons d'abord de sa configuration extérieure.

La colonne cervicale, étudiée par sa face antérieure (fig. 89) descend verticalement derrière la maxillaire inférieure, elle se compose de plusieurs petites vertèbres larges et minces, dont il n'est pas facile de préciser le nombre, attendu que les vertèbres les plus supérieures, très *atrophiées dans le sens de la hauteur*, se sont en partie confondues les unes aux autres par suite de la dessiccation. Les vertèbres inférieures sont un peu plus développées, et la dernière en particulier, celle qui correspond à la septième, puisqu'elle précède immédiatement la première vertèbre dorsale, présente des dimensions assez notables. Elle est située un peu au-dessous du niveau du menton. La distance qui la sépare de l'os basilaire est un peu moindre que 2 centimètres.

La portion dorsale de la colonne vertébrale change brusquement de direction. Elle est *horizontale*, sa face thoracique regarde en bas, sa face spinale étant dirigée en haut. Les vertèbres qui la constituent sont au nombre de douze. Elles donnent insertion à des côtes dont la direction relative est conforme au type normal, c'est-à-dire perpendiculairement à l'axe de la colonne dorsale, mais dont la direction absolue est anormale; par suite, et comme effet de la déviation de cette colonne, les côtes sont devenues verticales. Ces côtes, très grêles, sont au nombre de *douze* du côté droit, de *onze* seulement du côté gauche; elles constituent une cage thoracique fort peu spacieuse que complète en avant un sternum assez régulier.

Au delà de la dernière côte commence la portion lombo-sacrée de la colonne vertébrale. Ici *l'atrophie devient de plus en plus forte* et il est de plus en plus difficile de déterminer le nombre des pièces osseuses. La direction de la colonne vertébrale change de nouveau et d'une manière assez brusque. Cette colonne se recourbe pour la deuxième fois et redevient verticale, ou, pour mieux dire, ascendante; il en résulte que la face antérieure de la colonne vertébrale, après avoir regardé *en avant dans la région cervicale*, puis *en bas dans la région dorsale*, regarde maintenant *en arrière dans la région lombo-sacrée*. Il en résulte encore que le *sacrum* et le *coccyx*, au lieu de constituer la partie la plus inférieure de cette colonne, se *dirigent maintenant en haut*, constituent la *région de la nuque*, et vont enfin aboutir à la fontanelle postérieure qu'ils concourent à former.

Dans toute cette partie de la colonne vertébrale qui s'étend du thorax au coccyx, ou, si l'on veut, de la dernière côte à la fontanelle postérieure, les vertèbres, *très atrophiées dans le sens de leur épaisseur*, sont difficiles à distinguer de leurs voisines. Toutefois, on peut sentir sur la ligne médiane, au niveau de chaque corps vertébral, une petite saillie transversale qu'il faut bien se garder de prendre pour une apophyse épineuse, et dont on pourra se faire une idée sur la figure 89.

Ainsi, on n'aperçoit à l'extérieur que la face thoraco-abdominale de la colonne vertébrale. La face spinale de cette colonne ne peut être aperçue, par suite du déploiement qu'elle a subi; pour savoir ce qu'elle est devenue, il est nécessaire d'examiner l'intérieur de la boîte encéphalo-rachidienne.

C'est dans cette *grande fosse médiane*, qui tient la place du trou occipital et de l'écaille occipitale, que nous retrouverons la face postérieure des corps vertébraux. Là, en effet, on voit une série de lames osseuses, transversales et légères, imbriquées l'une sur l'autre. Mais on cherche en vain les arcs postérieurs des vertèbres et leurs apophyses épineuses; ces parties, comme dans le *spina bifida*, semblent ne pas exister. *Il n'y a pas non plus de canal rachidien*, ou plutôt ce canal ne forme plus qu'une *large gouttière* qui fait partie de la boîte crânienne. Les vertèbres, au lieu d'intercepter des anneaux, ne constituent que des arcs dont la convexité est seule apparente à l'extérieur, et dont la concavité regarde vers l'intérieur de la cavité unique qui loge la totalité de l'appareil nerveux central. Quant aux extrémités de ces arcs vertébraux, elles viennent *s'insérer sur les os du crâne, auxquels elles sont unies par une substance membraneuse fort résistante*. Les arcs cervicaux aboutissent aux bords de l'occipital externe; les arcs dorsaux reposent sur les bords de l'écaille occipitale; enfin, les arcs lombaires et sacrés sont unis aux bords des pariétaux par l'intermédiaire de la membrane fibreuse qui constitue la fontanelle postérieure.

Pour avoir une idée approximative de cette étrange conformation, prenez un embryon bien conformé; supposez que le crâne et la colonne vertébrale soient fendus, comme par un coup de hache, depuis la suture sagittale jusqu'à l'extrémité du coccyx; écartez par la pensée les bords de cette division, de manière à convertir le canal rachidien en une simple gouttière, puis recouvrez la colonne vertébrale et élevez le coccyx jusqu'au niveau des pariétaux, de manière à combler au moyen des arcs vertébraux le vaste hiatus qui existe sur la ligne médiane du crâne; supposez enfin que cet état de choses se produise à une époque assez peu avancée de la vie intra-utérine, pour que les os puissent s'unir les uns aux autres dans leur nouvelle position, et s'accommoder ensuite, par leur développement ultérieur, aux conditions nouvelles auxquelles ils sont soumis, et vous aurez ainsi non pas l'explication, mais au moins la représentation grossière de ce qui s'est passé chez notre fœtus monstrueux.

Il serait très possible, du reste, que cette fusion des cavités crâniennes et vertébrales eût reconnu une semblable origine et *qu'elle fût la conséquence d'un spina bifida gigantesque* commençant à la suture sagittale, passant par le trou occipital et se terminant au coccyx.

Membres. — Le reste du squelette offre beaucoup moins d'intérêt; les os du membre thoracique sont bien conformés et d'un volume normal. Il n'y a à noter que la *position spéciale des omoplates* par rapport à la cage thoracique, position dont on se fera une idée en jetant les yeux sur les planches, et qu'il n'est pas nécessaire de décrire, parce qu'elle est simplement la conséquence de la déformation du thorax.

J'insisterai davantage sur la disposition des membres inférieurs.

Les os de ces membres sont assez grêles; leur *longueur est moindre* que ne le comporterait le volume du fœtus. La *direction des genoux*, celle *des pieds*, qui présentent la forme *varus* la mieux caractérisée, ont déjà été indiquées plus haut, et je n'y reviendrai pas, parce que la dissection ne m'a rien montré de nouveau sur ces divers points.

Mais je m'arrêterai davantage sur la *constitution* et les *connexions du bassin.*

Les *os iliaques* sont considérablement *déformés*. La portion pubienne et la portion ischiatique sont très développées; la portion iliaque, au contraire, est volumineuse et constitue la presque totalité de l'os. Elle forme *une sorte de valve aplatie et planiforme*, très différente de la disposition inégale et accidentée qu'on observe à l'état normal. A proprement parler, il n'y a pas de cavité pelvienne. Les deux os iliaques, unis en avant et unis aussi en arrière, interceptent un simple anneau qu'on ne peut en aucune façon comparer à un bassin. Cet anneau osseux n'est formé que par les deux os iliaques; le sacrum, le coccyx n'y prennent aucune part. Toutefois il existe entre l'anneau pelvien et la région sacrée de la colonne vertébrale une connexion importante qui a exercé sur la forme extérieure du monstre une influence considérable. De la symphyse iliaque postérieure se détache un ligament gros et court qui va s'attacher au sacrum (fig. 89); or, ce dernier os, on ne l'a pas oublié, occupe la région de la nuque, immédiatement au-dessous de la fontanelle postérieure; de telle sorte que les membres inférieurs semblent se détacher de la partie postérieure du crâne.

Nous avons dû longuement insister sur l'état du squelette parce que nous y trouvons, pour ainsi dire, la clef des bizarreries étranges qu'on observe sur ce fœtus monstrueux. Nous serons beaucoup plus bref sur la description des autres appareils.

B. *Dissection des parties molles.*

(En commençant cette description, je crois devoir rappeler que le fœtus était déjà gravement altéré lorsqu'il m'a été remis, et que l'étude des parties molles a malheureusement dû rester incomplète sur plusieurs points).

1° *État des muscles.* — On peut dire d'une manière générale que les muscles de ce fœtus sont aussi normaux que le comporte l'état du squelette. Je n'ai rien à dire de particulier sur les muscles de la face, des membres et de la partie antérieure du tronc. Quant aux muscles spinaux, ils offrent une disposition entièrement insolite. En effet, la face postérieure ou spinale de la colonne vertébrale manque presque complétement, comme dans le *spina bifida*. Les lames et les apophyses épineuses, réduites à l'état rudimentaire, sont rejetées à droite et à gauche de la ligne médiane. Ces parties occupent les bords latéraux de l'appareil vertébral, et sont en connexion par conséquent avec les divers éléments de l'occipital. C'est là, sur la limite qui sépare les os du crâne des os de la colonne vertébrale, que viennent s'insérer les muscles spinaux, dont les origines forment, par conséquent, une double rangée linéaire et curviligne.

Il m'est impossible de dire si tous ces muscles existent. Je suis même porté à croire que beaucoup d'entre eux sont absents ; mais l'état de putréfaction des parties ne me permet pas d'émettre à cet égard une affirmation. J'ai encore le regret de ne pouvoir décrire les muscles de la fesse et du bassin, muscles dont la disposition devait être assurément fort curieuse.

2° *État des viscères.* — Les viscères thoraciques et abdominaux sont presque complètement transposés.

Le cœur est situé à droite, sa base est dirigée à gauche et sa pointe regarde au côté droit ; le ventricule pulmonaire est situé à gauche et au-dessus du ventricule aortique. Les cavités, du reste, m'ont paru normales.

Le poumon gauche est divisé en trois lobes, tandis que le poumon droit n'en présente que deux. L'aorte occupe le côté droit, en un mot l'inversion viscérale est complète au-dessus du diaphragme.

L'orifice œsophagien du diaphragme est situé à droite. Le grand cul-de-sac de l'estomac et la rate sont à droite ; le foie et le pylore sont à gauche. Le duodénum à sa forme la plus normale, mais sa convexité regarde du côté gauche.

Ici s'arrête l'inversion. La masse des intestins grêles va aboutir à la région iliaque *droite* où se trouve le cæcum. Le côlon ascendant, le côlon transverse, le côlon descendant présentent la disposition la plus normale, l'iliaque est située du côté gauche, et il en résulte que les diverses parties du gros intestin affectent des connexions insolites avec le foie, la rate, l'estomac, en un mot avec ceux des viscères abdominaux qui sont transposés. Le côlon ascendant se recourbe sous la rate, au lieu de se recourber sous le foie; le côlon descendant commence sous le foie, au lieu de commencer sous la rate.

Il eût été intéressant de préciser la situation respective des gros vaisseaux dans l'abdomen; de voir, par exemple, si la terminaison inférieure de la veine cave se faisait du côté du cæcum ou du côté de l'S iliaque. Cette dernière supposition me semble la plus probable, mais l'état avancé de la putréfaction ne m'a pas permis d'acquérir une certitude sur ce point.

La forme bizarre du ventre et en particulier la position toute spéciale de l'ombilic qui est situé plus bas que la vulve, enfin et surtout l'absence presque complète de cavité pelvienne, ont imposé à la vessie et à l'urèthre une situation insolite.

Le sommet de la vessie regarde en avant et même un peu en bas vers l'ombilic. Sa face antérieure, à peu près horizontale, croise le bord supérieur du pubis sur lequel elle repose; enfin, son col regarde directement en arrière. Il en résulte que l'urèthre se dirige d'abord d'avant en arrière. Au moment de se terminer, ce canal se recourbe légèrement de haut en bas et va s'ouvrir, non pas à la vulve, mais au-dessus de la vulve, sur la paroi antérieure du vagin. Par conséquent, l'urèthre dirige sa concavité en bas, au lieu de se diriger en haut et en avant.

3° *Appareil nerveux.* — L'état des parties ne m'a pas permis de disséquer les nerfs du tronc et des membres. J'ai dû me contenter d'étudier la disposition des centres nerveux et l'origine centrale des nerfs.

Le cerveau et le cervelet m'ont paru normaux, ainsi que leurs enveloppes immédiates et les prolongements de la dure-mère, qui forment la face du cerveau et la fente du cervelet. *L'état de ramollissement de la pulpe nerveuse m'a empêché de bien déterminer de quelle manière était constitué l'isthme de l'encéphale. A mon avis il manquait complètement.*

Les nerfs encéphaliques sont normaux dans leur origine comme dans leur trajet. Ils existent tous, et sortent du crâne par des trous régulièrement placés. Je dois dire toutefois que je n'ai pas d'idée arrêtée sur le trajet des nerfs des deux dernières paires; pour étudier ce trajet, il aurait fallu sacrifier la pièce et je n'ai pas voulu le faire.

Malgré *l'absence de la moelle,* les *nerfs spinaux existent par paires symétriques,* en nombre égal au nombre des vertèbres. En examinant la colonne vertébrale par sa face crânienne, on aperçoit de chaque côté, à environ 6 millimètres de la ligne médiane, au milieu à peu près de la distance qui sépare cette ligne médiane des bords de l'appareil vertébral une rangée de petits filaments nerveux qui font dans la cavité crânienne une saillie de 1 à 2 millimètres. Ce sont là manifestement les origines centrales des nerfs rachidiens. Ils sortent de la cavité cérébro-spinale par de petits trous de conjugaison qu'ils remplissent exactement. L'étude de ces filaments nerveux nous fournit un renseignement important. L'appareil vertébral se trouve divisé par la double série des trous de conjugaison en trois bandes parallèles. La bande médiane, comprise entre les deux rangées de trous, est constituée par l'ensemble des corps vertébraux.

Les deux bandes latérales situées en dehors des trous de conjugaison correspondent par conséquent aux lames vertébrales. *Celles-ci ne manquent donc pas*, comme on serait tenté de le croire, à un examen superficiel. Seulement au lieu de se joindre de manière à intercepter un anneau pour chaque vertèbre, *elles demeurent écartées* et rejetées sur les côtés, comme cela a lieu du reste pour les deux moitiés de l'écaille occipitale.

Un mot enfin sur l'organe des sens. L'appareil de l'olfaction, celui de la dégustation sont normaux. Le globe de l'œil a la forme et le volume ordinaires ; mais il paraît dépourvu de cornée transparente. La partie de ce globe où devrait se trouver cette dernière membrane, semble occupée par la sclérotique. Il serait possible que cet état fût la conséquence de la macération du fœtus dans un liquide inconnu ; j'en dirai autant de l'état du cristallin, qui est sphérique, très dur et opaque.

Quant à l'appareil auditif, je n'ai pu en étudier que les parties externes afin de ne pas sacrifier la pièce. On a vu dans la description extérieure du monstre, que les pavillons auriculaires *sont placés au-dessous et en arrière des mâchoires*, et rapprochés de la ligne médiane. Les cercles tympanaux regardent directement en avant. La membrane du tympan existe aux deux côtés. A travers cette membrane on aperçoit très nettement le manche du marteau. Il est donc probable que les osselets de l'ouïe sont au complet, et que l'oreille interne est bien conformée.

J'ajouterai, en terminant, que les résultats de cette dissection ont été constatés avec moi par mon excellent confrère et ami le docteur Duclos.

Nous avons reproduit en entier cette observation, postérieure de trois années seulement à celle de MM. Houel et Broca, parce qu'elle témoigne d'un grand progrès comme description anatomique et comme exposition d'ensemble. Aucune observation, même parmi celles de Meckel, n'avait offert plus de méthode et de précision. Le fait a, d'ailleurs, pour nous, cet autre intérêt : il reproduit presque intégralement les dispositions du sujet de notre quatrième observation.

Comme doctrine, l'auteur s'est borné à dire que « les pieds bots existant chez son sujet témoignaient contre la théorie *du pied bot congénital expliqué par une position vicieuse* ». C'est un pas en avant sur les idées de l'École représentée par Cruveilhier et Broca. Avec une notion plus complète de la véritable origine des monstres, M. Bouteilhier eût présenté ce fait comme la confirmation de la théorie des monstres par affection cérébro-spinale, et, plus directement, par rétraction musculaire ; car c'est un des faits les plus concluants en faveur de cette doctrine. Le souvenir de notre observation IV et l'aspect du sujet ne sauraient laisser le moindre doute à cet égard.

Mais si l'auteur eût été plus pénétré de ces idées il n'aurait pas méconnu, comme il l'a fait, cette difformité de l'*inversion des membres inférieurs*, dont il a décrit anatomiquement le point de départ dans la disposition planiforme du bassin, mais sans en apercevoir toute l'étendue, et les conséquences sur la direction des membres. Les figures qu'il a données du sujet et que nous avons reproduites fidèlement, suppléent à l'insuffisance de l'observation. On y voit, en effet, les genoux portés en arrière, et les plantes des pieds regardant en avant : c'est, à peu de chose près, la répétition des dispositions présentées par le monstre de MM. Houel et Broca.

Ainsi donc les faits antérieurs à la notion définitive de l'*inversion congénitale des membres inférieurs*, et ceux plus récents de MM. Houel, Broca et Bouteilhier, ne laissent plus la moindre obscurité sur la constitution et le mécanisme de cette difformité.

Nous pourrions ajouter aux faits qui précèdent une foule d'autres faits analogues qui ont été publiés depuis 1853 jusqu'à ce jour ; mais aucune forme inobservée, aucune théorie nouvelle n'ont été produites dans cet intervalle. Comme doctrine, c'est un mélange des idées de Meckel, des Geoffroy Saint-Hilaire et de Cruveilhier ; et comme formes, c'est la répétition presque constante de celles que nous avons rencontrées et décrites. Nous les retrouverons d'ailleurs, et les examinerons avec toute l'attention nécessaire en continuant nos recherches chez le fœtus et l'enfant.

Mais avant de clore ce premier inventaire, nous nous arrête-rons un instant sur les expériences tentées par les deux Geoffroy et continuées par un de leurs élèves, M. Dareste, sur la *production artificielle* des monstres.

Quelques auteurs avaient déjà cherché à créer des monstres expérimentalement. Mais ces essais avortés n'avaient amené aucun résultat ; et les Geoffroy eux-mêmes, quoique plus persé-vérants et mieux pénétrés du but à atteindre, n'ont guère laissé comme principe que des indications de méthode, de procédés, et des plans d'expériences; et, comme résultats, que la démonstra-tion de la *doctrine embryogénique des monstres*. Mais pour ne rien leur ôter de ce qu'ils ont fait ou voulu faire, voici textuelle-ment le passage du traité d'Isidore Geoffroy, où sont exposées les tentatives de son illustre père et les siennes propres:

« Les expériences de mon père ont été toutes faites, ainsi que je l'ai dit, sur des œufs dont l'incubation avait été normale dans ses com-mencements, et qui, par conséquent, étaient déjà parvenus à un cer-tain degré de développement avant d'éprouver l'action d'aucune cause perturbatrice. Mon père avait procédé ainsi, non seulement afin de rendre plus décisifs les résultats de ses expériences, mais aussi parce qu'il considérait les anomalies comme les effets d'actions exercées bien plus souvent après les premiers développements de l'être qu'au commencement même de sa formation. Cette opinion était née chez lui d'une étude attentive des circonstances ordinaires, des grossesses dont le produit est monstrueux ; mais il restait à en constater la vérité par des preuves positives et directes. Tel a été le but de nombreuses expériences que j'ai moi-même entreprises en 1831 (1), et qui forment la contre-partie de celles de mon père.

» J'ai soumis à l'incubation des œufs de poule dont j'avais préala-blement, et avant qu'aucun développement fût commencé, altéré de diverses manières la structure. Employant le secours non d'une cha-

(1) J'ai aussi fait sur des œufs incubés d'abord dans les circonstances ordinaires, des expériences analogues à celles qu'avait faites mon père. Je me propose de donner dans un mémoire spécial la relation détaillée de toutes ces expériences et de leurs résultats, qui n'appartiennent pas exclusivement à la tératologie, et par conséquent sont en partie étrangères à cet ouvrage. (*Note de l'auteur.*)

leur artificiellement produite, mais de poules ordinaires ou de poules d'Inde, je ne pouvais, à l'exemple de mon père, agir sur ces œufs en les maintenant dans une position verticale ; mais il me restait plusieurs autres moyens d'action. Ceux que j'employai furent l'ébranlement par une ou plusieurs secousses, imprimées dans le sens de l'axe, ou perpendiculairement à lui ; l'application sur tout ou partie de la surface d'un conduit destiné à empêcher ou à diminuer la porosité de la coquille, l'amincissement de celle-ci sur un point par l'application d'un acide étendu d'eau ; l'ablation, à l'aide d'une aiguille ou d'un scalpel, d'une petite plaque qui était immédiatement remplacée par une substance très poreuse ; enfin la perforation superficielle ou profonde à l'aide, soit d'une petite épingle de laiton, soit d'une aiguille d'acier, soit d'une aiguille d'or, qui, tantôt était immédiatement retirée, et tantôt maintenue en place au moyen de diverses précautions.

» De tous ces moyens d'action, le seul qui n'ait point entièrement empêché ou pour le moins modifié très gravement le développement du poulet, c'est la secousse dans le sens de l'axe. Contrairement à ce que j'en attendais, les œufs sur lesquels j'avais ainsi agi se sont trouvés, vingt-deux jours après la mise sous la poule, contenir de petits poulets, bien vivants, exempts de toute monstruosité, mais offrant un retard manifeste dans leur évolution. Pour l'un d'eux, le retard pouvait même être évalué à plusieurs jours. Aussi l'éclosion n'avait-elle pas eu lieu au terme ordinaire, et même ne paraissait-elle pas encore se préparer.

» Dans deux autres œufs je trouvai, également au vingt-deuxième jour, des poulets bien conformés dans toutes les parties de leur corps, mais offrant un arrêt général et très marqué d'évolution, et pouvant être presque assimilés à des nains. L'un deux, il est vrai, avait cessé de vivre, et même, suivant toute apparence, depuis plusieurs jours, lorsque j'ouvris l'œuf qui le contenait. L'imperfection de son développement et sa mort avait été causées par l'introduction dans l'œuf de la moitié d'une aiguille très fine, que j'y avais laissée à demeure, et que je retrouvai entre le fœtus et la coquille. Dans l'autre œuf, la coquille avait été seulement amincie aux deux bouts, et sur un très petit espace, par l'application de guttules d'acide nitrique étendu d'eau. A l'ouverture, je trouvai la cavité remplie seulement à demi par le fœtus, et presque tout le reste vide : une moitié de vaisseaux était noirâtre, oblitérée et comme gangrenée, l'autre parfaitement saine.

» Dans tous les autres œufs, le fœtus avait complètement avorté. La plupart, et quelques-uns même dont le vitellus avait été perforé par une épinglette de laiton, ne présentaient rien de particulier, et paraissaient tels que sont, après l'incubation, des œufs non fécondés. D'autres étaient putréfiés. Dans plusieurs, parmi ceux où se trouvait introduite et fixée une aiguille d'acier, je trouvai, au milieu de la matière vitelline changée en liquide visqueux, verdâtre et fétide, un cordon ligamenteux, blanchâtre, comparable à un gros vaisseau oblitéré, tourné sur lui-même en spirale, se perdant dans le liquide par l'une de ses extrémités, et allant s'insérer par l'autre, près de l'un des bouts de l'œuf, sur une membrane blanchâtre, épaisse, résistante et dont la disposition était d'ailleurs variable. Dans un autre œuf, dans l'albumine duquel une aiguille fine d'or avait été introduite par le gros bout et laissée à demeure, et dont le trou avait ensuite été bouché avec soin, par deux couches de papier gommé, je trouvai dans le sac vitellin, du côté du gros bout, de petites masses irrégulières et des globules parfaitement sphériques, paraissant composés de jaune d'œuf coagulé, et flottant dans le reste du jaune, resté liquide et exempt, au moins en apparence, de toute altération. Plusieurs de ces globules avaient jusqu'à deux tiers de ligne de diamètre, et d'autres, c'étaient les plus petits, mesuraient un quart de ligne ; une partie d'entre eux était libre et isolé ; d'autres, diversement groupés deux à deux, trois à trois, ou plus encore, et il suffisait d'un peu d'attention pour reconnaître, dans les masses irrégulières qui flottaient avec eux dans le jaune, l'assemblage de semblables globules, réunis plus intimement et en nombre plus considérable. Le reste de cet œuf ne présentait rien de remarquable, et l'on n'y voyait pas même la moindre trace de vaisseaux (1).

» Toutes ces expériences ont, sans doute, besoin d'être reprises et variées de diverses manières, pour devenir parfaitement concluantes ; mais on ne peut nier, du moins, que leurs résultats ne soient jusqu'à présent très conformes aux prévisions de la théorie, et, en particulier à l'opinion antérieurement émise par mon père. Parmi les causes perturbatrices que j'ai mises en jeu dès le commencement de l'incubation, les unes, plus énergiques, ont empêché le développement du fœtus ; les autres, plus faibles, l'ont frappé d'un retard ou d'un arrêt général ; aucune n'a produit de véritables monstruosités, ni, d'une manière plus générale, d'anomalies que l'on puisse considérer comme portant spécialement sur certaines régions ou certains organes. Ainsi se trouve confirmée, sinon par des preuves rigoureuses, au moins par des indices de plus, cette idée assurément très rationnelle, que les anomalies qui offrent ce dernier caractère, le doivent principalement à l'influence de causes perturbatrices, survenues quand certains organes sont en voie de formation, d'autres, au contraire, déjà développés, et par là soustrait à l'action de ces causes.

(1) Voyez la planche XI, figure 4, où j'ai fait représenter de grandeur naturelle divers échantillons des globules et des petites masses irrégulières que je viens d'indiquer. (*Note de l'auteur.*

» Les résultats de mes expériences, quoique en grande partie négatifs, ou plutôt par cela même qu'ils sont tels, concordent donc avec ceux qu'avait obtenus mon père. On arrive ainsi, par toutes les voies, à la même conséquence générale, savoir : l'origine accidentelle et non primitive des anomalies. L'hypothèse des germes prédestinés à la monstruosité ne doit plus figurer aujourd'hui que dans l'histoire du passé de la science : au système contraire appartient son avenir (1). »

Il n'y a pas grand effort d'analyse à faire pour montrer ce qui reste de ces tentatives. La démonstration d'un trouble possible dans l'évolution embryonnaire et, consécutivement à ce trouble, un produit anormal, mais un produit indéterminé quant à sa constitution et à sa forme. Isidore Geoffroy, avec son bon sens exquis et sa loyauté sans égale, ne s'est fait aucune illusion à cet égard, et il l'a dit. Il a légué à ses successeurs son but, sa méthode et ses espérances, rien de plus : en voici la délimitation qu'il a donnée lui-même :

« Gardons-nous, toutefois, de donner aux faits qui précèdent une portée plus grande que celle qui leur appartient rationnellement. N'allons point, par exemple, cédant à un entraînement exagéré vers le système des déviations accidentelles, conclure que les anomalies ont toutes, et sans exception, leurs causes dans les perturbations survenues dans le cours des développements. Une généralisation aussi absolue, aussi exclusive, non seulement ne ressort point des expériences et des observations que la science possède présentement; mais elle ne pourra ressortir de ceux mêmes que la science acquerra par la suite : elle ne serait pas seulement douteuse, mais très certainement erronée (2). »

L'élève et continuateur des deux initiateurs de la méthode expérimentale appliquée à la tératogénie a-t-il été plus heureux que ses maîtres ?

Commençons par dire ce qu'il a voulu faire; nous verrons ensuite les résultats auxquels il est parvenu (3).

Pour bien comprendre en quelques mots le but des tentatives

---

(1) ISIDORE GEOFFROY-SAINT-HILAIRE, *Traité de tératologie*, t. III, p. 502 à 506.
(2) *Id., ibid.*, p. 506.
(3) CAMILLE DARESTE, *Recherches sur la production artificielle des monstruosités.* Paris, 1877.

de M. Dareste, il faut remonter à la signification même de l'expérimentation tératogénique. Cette signification ne peut être que l'une ou l'autre des deux suivantes :

1° Ou bien l'auteur, connaissant la cause ou les causes des monstres, a cherché à reproduire artificiellement ceux-ci par la mise en œuvre intentionnelle de celles-là; c'est l'*expérimentation étiologique;*

2° Ou bien, ignorant ces causes : il n'a eu d'autre but, en troublant l'évolution embryonnaire, que de provoquer des manifestations nouvelles de la monstruosité, d'étendre le champ, et multiplier les éléments de l'observation : c'est l'*expérimentation empirique.*

Dans le premier ordre d'idées, la notion de la cause artificiellement reproduite implique la reproduction des formes sous lesquelles elle se traduit ordinairement : les unes sont la démonstration de l'autre, c'est son incarnation. Quelque abstrait que puisse paraître ce principe de toute expérimentation étiologique, il acquiert, par son application à la tératogénie expérimentale, une clarté indéniable. La simple indication des expériences et du mode d'expérimentation de M. Dareste en sera la démonstration.

Comme les Geoffroy, M. Dareste est parti de l'idée que les monstres sont toujours la conséquence d'une *modification de l'évolution embryonnaire;* avec cette différence, pour le nouvel expérimentateur, que les causes tératogéniques doivent agir sur l'embryon à l'époque où il n'est encore composé que d'éléments organiques homogènes. Il n'a donc fait que déplacer le point de départ de la monstruosité, et l'époque de l'expérimentation. « Les organes définitifs des êtres monstrueux apparaissent ainsi » d'emblée avec leurs caractères tératologiques, dans les blas- » tèmes préalablement modifiés. » Voici le problème nettement posé; mais quels sont ces moyens et quels sont ces caractères?

Les *moyens employés* par M. Dareste diffèrent peu de ceux de ses prédécesseurs; ce sont : 1° la position verticale des œufs; 2° l'application partielle sur la coque d'une substance (huile, colle, vernis) imperméable à l'air; 3° l'emploi d'une température un peu supérieure ou un peu inférieure à la température d'incubation normale.

Les *caractères* des produits, de l'aveu de l'auteur, sont on ne peut plus inconstants et variables. Jamais ces œufs ne donnent tous des embryons monstrueux, et jamais les monstruosités obtenues ne sont toutes semblables. Le résultat le plus grand et le plus important, aux yeux même d'un juge supérieur, a été une modification de la forme du blastoderme de l'aire vasculaire : de circulaire qu'elle est normalement, il l'a rendue elliptique. Il a pu ainsi « orienter à volonté l'embryon par rapport au grand » axe de l'ellipse (1) ». Ce ne sont plus, il est vrai, dit avec raison M. de Quatrefages, de véritables monstruosités ; ce ne sont guère que des anomalies des annexes de l'embryon, et ces anomalies artificielles ne paraissent pas se relier d'une manière bien nette à des phénomènes tératologiques proprement dits (2). Jusqu'ici, on ne peut voir dans ces résultats la moindre relation de cause à effet. « La recherche des relations de cette nature, ajoute l'émi- » nent arbitre, a été la préoccupation constante de M. Dareste. » C'est on ne peut plus louable, mais le résultat quel est-il? Nous n'en trouvons aucun dans le livre de l'auteur. En revanche, il « écarte d'une manière absolue la doctrine qui cherche dans » les phénomènes pathologiques le point de départ des faits téra- » tologiques ». Pourquoi cette proscription? Parce que les causes pathologiques, l'hydropisie par exemple, déterminent la désor- ganisation ou la mort des sujets. « Les désordres qu'elle produit » ne peuvent jamais se réparer », et, généralisant cette fin de non-recevoir qui frappe de stérilité sa méthode et ses conclusions, il reconnaît que, « chez les mammifères à placenta, l'embryon » monstrueux greffé sur la mère, peut habituellement arriver » vivant jusqu'à l'époque de la naissance ; chez les oiseaux, au » contraire, l'embryon monstrueux, qui doit trouver dans l'œuf » toutes les conditions nécessaires à son existence, périt presque » toujours d'une manière fatale, plus ou moins longtemps avant » l'éclosion ». Cet aveu ne dit-il pas toute la valeur du système de l'auteur et des résultats étiologiques de ses expériences. Parmi les causes « *composant le chaos d'hypothèses gratuites*

---

(1) DE QUATREFAGES, *Rapport sur l'ouvrage de M. Dareste, présenté au concours pour le prix de physiologie fondé par M. Lacaze*, p. 63.

2) *Id. ibid.*, p. 63.

auxquelles il a eu l'intention de substituer des *notions simples et précises*, se trouve l'hydropisie du cerveau et de la moelle : or il déclare que, chez les oiseaux, cette cause « produit » des désordres qui ne peuvent jamais se réparer, et font périr » l'embryon plus ou moins longtemps avant l'éclosion, c'est-à-dire » dans les trois ou quatre premiers jours de l'incubation (1) ». Or, cette cause pathologique, affirmée par l'universalité des auteurs, et aujourd'hui démontrée, nous l'espérons, jusqu'à l'évidence, M. Dareste n'avait qu'à l'étudier chez d'autres animaux où elle a le temps de produire ses effets ; chez l'homme surtout, et là il aurait vu cette corrélation de cause à effet, qui l'a tant préoccupée, et qu'il n'a pas trouvée dans ses expériences. Ses expériences, en effet, nous sommes obligé de le reconnaître, n'ont aucunement le caractère d'expériences étiologiques. On est donc forcé de les reléguer au rang d'expériences empiriques et de leur demander ce qu'elles ont produit comme telles.

N'ayant pu mener à bonne fin l'existence de ses monstres qui périssent au troisième ou au quatrième jour de l'incubation, il n'a pu livrer à l'observation et à l'interprétation que des produits incomplets et indéterminés. En langage philosophique, nous appelons ces produits des effets de *causes éloignées*. Pour les ramener à des *causes prochaines*, les seules qui établissent la relation étiologique des caractères avec leur véritable origine, M. Dareste a été obligé de faire appel à ce chaos d'hypothèses gratuites, aux *arrêts de développement*, aux *adhérences*, aux *brides*, aux *pressions*, etc., intermédiaires fournis par son esprit pour mettre à profit la multiplication des éléments de l'observation tératologique produite par ses expériences.

Deux exemples donneront une idée du caractère et de la valeur de ces résultats. « Quand le capuchon céphalique pèse » sur l'extrémité antérieure de l'embryon, le crâne, la face, » et les divers organes qui s'y rattachent sont plus ou moins » atteints dans les blastèmes qui les précédent et les renferment. » On voit alors se produire l'*anencéphalie*, où le crâne, large- » ment ouvert, ne renferme qu'une poche membraneuse remplie

____

(1) *Rapport cité*, p. 73.

» de sérosité ; la *pseudo-encéphalie*, où le cerveau est remplacé
» par une sorte de tissu érectile ; l'*exencéphalie*, où la matière
» cérébrale, plus ou moins complète, s'est développée en dehors
» de la cavité crânienne ; la *cyclopie*, avec tous les désordres qui
» l'accompagnent... si c'est le capuchon caudal qui est frappé
» d'arrêt de développement, les anomalies se montrent à la région
» postérieure ; les membres manquent en tout ou en partie,
» comme chez les monstres ectroméliens, ou bien se soudent et
» subissent un mouvement de rotation qui les fait s'unir par leur
» face externe, tandis que les talons sont portés en avant et les
» orteils en arrière comme chez les *syméliens*. Les capuchons
» latéraux, en s'arrêtant dans leur évolution, produisent les di-
» vers degrés de *célosomie* ou d'*éventration* (1)... » Des résultats
aussi précis permettraient de supposer, à défaut d'expériences
reconnues incapables de les produire, des observations directes
pouvant les offrir ; mais il faut se rappeler que, « chez les oiseaux,
» l'embryon périt presque toujours d'une manière fatale plus ou
» moins longtemps avant l'éclosion ». L'auteur a donc dû demander à son esprit, c'est-à-dire à l'induction plus ou moins fantaisiste, ce qu'il n'avait pu produire intentionnellement par l'expérimentation, et ce qu'il n'avait pu observer lui-même.

Le second exemple, qui nous touche plus particulièrement,
n'est pas moins significatif : il est relatif aux *difformités* qui
accompagnent les monstres.

Voici ce que dit M. Dareste :

« Ces déviations, *quelque diverses qu'elles soient*, résultent
» d'une même cause, l'arrêt de développement ; cela peut paraître
» étrange au premier abord : c'est pourtant l'expression de la
» réalité.

» Seulement, ici, l'arrêt de développement ne frappe pas l'em-
» bryon lui-même, mais l'amnios qui enveloppe l'embryon...
» Lorsque l'amnios s'arrête, quand l'ombilic amniotique est encore
» largement ouvert, si l'embryon continue à s'accroître, il ne peut
» *s'étendre dans le sens de sa longueur*, et doit nécessairement
» se replier sur lui-même. Ainsi se produisent des flexions de a

_____

(1) DE QUATREFAGES, *Rapport cité*, p. 119.

» colonne vertébrale, flexions qui y déterminent le genre d'incur-
» vation que l'on distingue sous le nom de *scoliose* en anatomie
» pathologique. Cette déviation de la colonne vertébrale s'accom-
» pagne souvent de la déviation des membres (1). »

La déviation des membres, lorsqu'elle existe seule, résulterait également, suivant l'auteur, d'un arrêt de développement de
l'amnios, mais dans une période ultérieure. Lorsque la partie
postérieure de cette enveloppe reste appliquée sur le corps de
l'embryon, elle gêne plus ou moins le développement des
membres, et peut, entre autres anomalies, produire leur
déviation. Cela peut se faire, tantôt pour un membre isolé et
tantôt pour plusieurs à la fois, comme dans diverses sortes de
pieds bots (2).

Il est à craindre que M. Dareste n'ait jamais vu ni une déviation de l'épine, ni un pied bot dans l'espèce humaine. Cela n'est
pas extraordinaire puisque je n'ai jamais vu, moi, de pieds bots
chez les oiseaux. J'aurais été heureux de voir ceux que M. Dareste
a vus et produits chez les volatiles pour établir sa doctrine des
pressions du capuchon caudal de l'amnios, considérées comme
agents de ces difformités.

En résumé donc l'expérimentation tératogénique n'a produit
entre les mains des deux Geoffroy et de leur continuateur que des
anomalies indéterminées des annexes de l'embryon lui-même ;
anomalies ne se reliant qu'indirectement à des phénomènes
tératologiques proprement dits, sans corrélation aucune avec la
cause ou les causes mises en expérience.

<hr>

RÉSUMÉ DES RECHERCHES SUR LES DIFFORMITÉS
CHEZ LES MONSTRES.

Arrivé au terme de ces recherches sur les difformités congénitales chez les monstres, depuis l'origine de la tératologie
jusqu'à ce jour, nous croyons pouvoir conclure :

(1) Dareste, *Mode de production des hémitéries*, p. 210.
(2) De Quatrefages, *Loc. cit.*, p. 72.

1° Que le fait de la coïncidence des difformités avec les monstruosités a été remarqué de tout temps, mais sans liaison des deux ordres de faits entre eux.

2° Qu'aucun auteur n'a donné une détermination anatomique des difformités chez les monstres ; toutes les indications s'étant bornées jusqu'ici à celles de leurs formes extérieures.

3° Que les différentes doctrines proposées pour les monstres n'ont jamais considéré les difformités comme parties intégrantes de la monstruosité, mais simplement comme des exceptions et comme des caractères empiriques accidentels sans liaison étiologique avec l'ensemble où on les rencontre.

4° Que les théories proposées jusqu'ici, telles que les *altérations primitives des germes*, les *troubles de l'évolution embryogénique*, les *arrêts de développement*, les *pressions mécaniques*, les *positions vicieuses* du fœtus, ne rendent pas mieux compte des difformités que des monstruosités, soit qu'on les considère dans leur ensemble, soit qu'on les considère dans les formes particulières de chacune d'elles.

5° Que la théorie des affections morbides du fœtus envisagées comme causes de certaines malformations congénitales, telles que l'*acéphalie*, l'*anencéphalie* et le *spina bifida*, ne l'avaient jamais été que comme *causes éloignées* sans l'intermédiaire de *causes prochaines* établissant le rapport nécessaire des unes avec les autres.

6° Que la *rétraction musculaire* et les difformités qu'elle produit ont comblé cette lacune, en spécifiant tout à la fois la nature de la maladie d'où elles procèdent, et en établissant leur liaison essentielle avec les monstruosités qu'elles accompagnent.

7° Que la maladie fœtale qui produit simultanément la monstruosité et les difformités, consiste dans une *affection générale ou partielle du système nerveux*, cerveau, moelle et nerfs, dont les effets et les caractères sont relatifs à l'époque de la vie embryonnaire, où elle a sévi, à son étendue et à ses degrés.

8° Que la rétraction musculaire convulsive, considérée comme un des effets les plus puissants de l'affection cérébro-spinale, est, par la généralité du système qu'elle occupe, et par la diversité anatomique et topographique de ses distributions, une des causes prochaines les plus puissantes, qui réalisent le plus grand nombre de formes différentes de la monstruosité et des difformités ; d'où il suit que partout où l'élément musculaire se rencontre, il est susceptible de prendre part à tous les vices de conformation et difformités qui diversifient la monstruosité.

9° Que la coexistence de troubles plus généraux de l'organisme avec la rétraction musculaire, tels que l'*absence totale ou partielle* de certains organes, leurs *altérations de siège, de direction et de dimension*, en impliquant, par leur ensemble et leurs connexions, une communauté d'origine ou de cause, impliquent en même temps une étendue et une complexité d'action de cette dernière, adéquates aux effets qu'elle produit : d'où la résolution de l'affection cérébro-spinale en trois ordres d'effets : les *suppressions*, les *arrêts* et les *perversions* de développement des parties.

10° Les monstres et les difformités qui les accompagnent présentent, dans leur ensemble, la réunion des effets d'une même cause, l'affection cérébro-spinale, dont l'action s'atténue, se fractionne et se diversifie, chez le fœtus et l'enfant, pour former autant de vices de conformation et de difformités séparées, qu'il peut y avoir de localisations et de fractionnements de cette cause.

11° L'absence de lésion matérielle appréciable du système nerveux, dans les localisations particulières de son action pervertie, est suppléée par la rétraction musculaire et les caractères directs et immédiats qu'elle imprime aux parties déformées et déviées.

Ces conclusions formulent, sous leur forme abstraite, les faits généraux et les principes à l'aide desquels il nous a été permis de suivre la filiation des idées qui ont marqué l'évolution de la tératologie et de la science des difformités congénitales ; elles indiquent en outre la relation qui existe entre les monstres et les difformités qui les accompagnent ; enfin elles servent de transition à nos recherches sur les difformités congénitales chez le fœtus et l'enfant, celles-ci considérées comme complément démonstratif de la doctrine qui est destinée

à ramener ces trois groupes de faits à une seule et même
origine : l'action perversive et convulsive du système nerveux.

Mais, avant d'aborder cette seconde partie de notre travail,
nous pouvons indiquer d'une manière concrète les principales
applications que nous aurons à mettre en lumière.

Ces applications comprendront la détermination chez le fœtus
et l'enfant des vices de conformation et difformités :

A. 1° *Musculaires généralisés*, comme chez les monstres ;
2° *distribués* en nombre décroissant jusqu'à un seul vice de
conformation ou une seule difformité, comme chez l'homme bien
conformé d'ailleurs. Or, dans cette première catégorie, devront
se grouper toutes les anomalies et difformités résultant de l'action musculaire pervertie, dans les muscles de l'*œil*, de la *face*,
de l'*oreille*, du *nez*, de la *langue*, du *pharynx* (*luette*, *glotte*,
épiglotte, *œsophage*), du *larynx*, du *cou*, du *cœur*, de l'*estomac* et
de *toutes les fractions du tube digestif* jusqu'à l'*anus* ; de toutes
les parties contractiles des organes *génito-urinaires* (*utérus*,
reins, *uretères*, *vessie*), le tout considéré comme dépendances
totales ou partielles de l'élément *musculaire convulsé*.

B. *Osseux*. 1° *Multiples* ou *isolées* ; 2° par absence *totale* ou
partielle des os.

C. Par combinaison des éléments *musculaire* et *osseux*.

D. Par *perversion* ou *absence* des *organes parenchyma-
teux*.

Toutes ces anomalies et difformités considérées au double
point de vue de leur origine nerveuse, et de leur dépendance
des trois modes d'action dans lesquels nous avons dit se résoudre
l'affection cérébro-spinale et nerveuse : la *suppression*, les *arrêts*
et les *perversions* de *développement*, et étudiées depuis leurs
manifestations les plus générales et les plus expressives jusqu'à
leur moindre apparence ; mais toutes ramenées par une caractéristique commune, à leur commune origine.

Telle sera la matière de la seconde partie de nos recherches
chez le fœtus et l'enfant. Recherches, rappelons-le une dernière
fois, destinées à compléter les données fournies par les monstres, et à démontrer les conclusions auxquelles nous avons été
provisoirement conduit.

Il n'est pas inutile d'ailleurs, pour prévenir toute opposition mal fondée, de reproduire ici les réserves par lesquelles nous avons commencé ce travail.

Nous avons déclaré formellement, qu'en ramenant une grande classe de monstres et les difformités qui les accompagnent, à un seul et même ordre de causes, les *affections cérébro-spinales*, nous n'avons entendu en aucune façon exclure de la tératologie la participation de tout autre ordre de causes. Nous avons circonscrit rigoureusement notre terrain à l'aide d'une caractéristique fournie par l'action immédiate de la rétraction musculaire, celle-ci considérée comme cause prochaine des vices de conformation et difformités. Nous avons ainsi laissé à l'éventualité possible de toute autre conception étiologique la faculté de se produire, mais à la condition de se démontrer à son tour par le même ordre de preuves, c'est-à-dire par la caractéristique des causes prochaines. Or il suffit, pour prouver que jusqu'ici aucune théorie n'a satisfait à cette condition, de rappeler succinctement les différentes hypothèses qui ont régné successivement depuis l'origine de la tératologie.

Avant de faire ce rappel, il importe de distinguer, dans les démonstrations des origines, les *causes prochaines* (*veræ causæ*) des *causes éloignées* : les unes, comme je l'ai dit, offrant directement lorsqu'elles existent, la démonstration de leur action ; les autres, au contraire, ne pouvant jamais se démontrer que par des coïncidences plus au moins répétées. Les exemples suivants feront mieux comprendre la différence de ces deux ordres de preuves.

On a invoqué tour à tour : les *perturbations* survenues après la conception et aux différentes époques de la vie embryonnaire, l'*influence des affections morales*, la condition des *classes inférieures*, des *femmes non mariées*, *l'hérédité*, *l'âge des parents*, les *pressions directes*, les *tentatives d'avortement*, les *grossesses multiples* ; mais ce ne sont là que des causes *éloignées*. On peut caractériser et limiter leur action d'un seul mot : elles ne peuvent se démontrer qu'imparfaitement par leur répétition plus ou moins fréquente, et par leur degré d'adaptation à la généralité des éléments de l'anomalie qu'on leur attribue ; et elles ne peuvent agir qu'en se résolvant dans une cause prochaine qu'elles laissent à déterminer, et par l'intermédiaire de cette cause.

On a allégué souvent, comme causes *prochaines*, mais qui n'ont pas ce caractère, les maladies de l'embryon, les lésions directes des membranes de l'œuf, leurs adhérences avec le placenta, les insuffisances vasculaires; les arrêts de formation et de développement du fœtus, ses maladies; le rachitisme et les scrofules, par exemple; et dans un ordre d'action plus élevé : les greffes favorisées par les affinités de *soi* pour *soi*.

Il est un dernier ordre de causes, toujours parmi les causes éloignées qui a eu longtemps cours dans la science : je veux parler des impressions morales de la mère sur le fœtus. Cette doctrine, toute spécieuse qu'elle est, a été défendue depuis Hippocrate par les esprits les plus sérieux, au nombre desquels je rappellerai Morgagni (48ᵉ lettre), et sir Everard Home (*Gazette médicale*, 1830, p. 5.) Quoi qu'il en soit de la nature des preuves alléguées, on ne pourrait concevoir cette action du moral de la mère sur son produit, que par l'intermédiaire des agents formateurs de l'organisme, en tête desquels il faut toujours placer le système nerveux. Jusqu'à ce jour, on ne connaît, en effet, comme agent de transmission des impressions de la mère à l'enfant que ce système.

« Enfin, dit Isidore Geoffroy, la possibilité, aujourd'hui démon-
» trée par l'expérience, de produire des poulets monstrueux en
» agissant de diverses manières sur les œufs, ou même simple-
» ment en substituant l'emploi de la chaleur artificielle à la cha-
» leur de la mère » est un argument important à ajouter aux objections que l'on avait dès longtemps déduites de l'existence de nombreuses monstruosités, aussi bien parmi les animaux et même parmi les végétaux que chez l'homme. Mais dans ces sortes de croyances, il faut toujours, avant de discuter la valeur des théories, en venir à se demander au préalable avec Montaigne : « *Le faict est-il !* »

C'est ce que nous nous proposons de demander en commençant nos recherches chez le fœtus et l'enfant.

§ 3. — Difformités congénitales chez le fœtus et l'enfant.

Il pourra paraître superflu que nous apportions de nouvelles observations à l'appui de la doctrine de l'origine morbide des monstres et des difformités qui les accompagnent. Mais la théorie que nous nous sommes proposé d'établir est en quelque façon double : elle ne vise pas seulement à démontrer qu'une grande classe de monstres, ainsi que les difformités qui les accompagnent, sont le résultat d'une affection destructive et convulsive du système cérébro-spinal; elle se propose encore d'établir que les difformités *congénitales*, depuis les difformités générales occupant la plupart des articulations jusqu'aux difformités partielles, c'est-à-dire d'une seule articulation, non accompagnées de monstruosité, telles qu'elles se présentent dans la pratique ordinaire, ont également pour origine une affection convulsive des centres nerveux ou des nerfs eux-mêmes.

Or, si nous pouvons considérer l'origine pathologique et convulsive des monstres comme suffisamment éclairée par les observations qui précèdent, il n'en est pas absolument de même de l'origine des difformités congénitales proprement dites. Cette classe de difformités, ainsi que nous venons de le faire remarquer, se présente tous les jours à l'observation professionnelle, et personne, jusqu'ici, n'avait eu l'idée de les rattacher à la même origine que les monstres, et encore moins de les rapporter à une affection convulsive antérieure à la naissance. La nécessité clinique et diagnostique commandait donc de faire à leur profit les frais d'une démonstration supplémentaire. C'est cette démonstration qui va faire l'objet de la dernière partie de nos recherches.

Ce n'est pas à dire cependant que les preuves qui nous ont servi à établir la genèse morbide des monstres et des difformités qui les accompagnent doivent être considérées comme indifférentes à l'établissement de la théorie des difformités congénitales proprement dites; nous pensons, au contraire, que les preuves nouvelles et spéciales qui nous restent à produire au profit des difformités simples ne sont qu'une suite et un complément de la

J. GUÉRIN.

démonstration générale de l'origine morbide des monstres et de difformités qui les accompagnent.

Un coup d'œil rétrospectif sur la première partie de cette démonstration, en rappelant et spécifiant davantage la nature des faits qui lui ont servi de base, ne fera que mieux montrer la valeur et la signification de ceux qui doivent en être le complément.

Nos observations de monstruosités n'ont apporté avec elles que des témoignages lointains de la maladie destructive du cerveau et de la moelle. Dans un certain nombre de cas, ces organes, entièrement détruits par la maladie, avaient complètement disparu ; dans d'autres, il en restait quelques parties ; dans un plus petit nombre, ces organes avaient persisté presque en entier, mais ils étaient profondément altérés, décomposés. Ces trois catégories de faits, classés et reliés entre eux suivant la méthode étiologique, et, en particulier, suivant la formule à laquelle nous avons donné le nom de *série étiologique*, ont pu être considérés comme des formes et des degrés décroissants d'une même cause : *l'affection destructive du cerveau et de la moelle, portée à sa plus haute expression.* Mais pour légitimer ce rapprochement sérial, il ne suffisait pas d'aligner et de mettre en regard ces destructions totales ou partielles du cerveau et de la moelle, il fallait encore y montrer les caractères immédiats d'une même origine, et suivre cette appropriation et corrélation de la même cause dans toute l'étendue de son action, dans la multiplicité et diversité de ses effets.

Or, l'inspection des débris du cerveau, de la moelle et de leurs enveloppes, a satisfait à la première de ces deux conditions. On a vu, en effet, que, même dans les cas de destruction la plus complète, il avait toujours été possible de retrouver quelques débris des méninges, quelques paquets des vaisseaux, et de rapprocher les monstruosités représentées par ces cas extrêmes, — comme *l'anencéphalie* et toutes ses variétés, — de tous les degrés de *l'exencéphalie*, de la *podencéphalie*, de la *notencéphalie*, en un mot de toutes les formes et altérations caractéristiques de l'hydrocéphalie qui en est la plus simple et dernière expression.

La même chose pour le *spina bifida* qui accompagne si fréquemment les diverses formes de l'exencéphalie. Or chacune des localisations, chacun des degrés de cette malformation de l'épine, *spina bifida cervical, dorsal, lombaire* ou *sacré*, avec ou sans poche hydro-rachidienne, n'est pas moins empreinte du caractère de l'*hydrorachis* qui leur a donné naissance.

Voilà pour le premier ordre de témoignages de la maladie cérébro-spinale considérée comme origine morbide des monstruosités anencéphaliques et rachidiennes.

Mais ces témoignages directs, partiels, locaux, et isolés de la maladie tératogène, — laquelle avait déjà été indiquée, mais mal définie par Ruysch, Morgagni (1), Chaussier et Béclard, — n'avaient pas suffi à porter la conviction dans les esprits. Ce n'étaient encore là que des ébauches d'une théorie partielle et locale, incapable de se soutenir devant la théorie plus puissante et surtout plus brillante des arrêts de développement. Ce qui manquait à la première, — que nous appellerons la *théorie française,* — pour empêcher le triomphe de la seconde, que nous appellerons la *théorie allemande,* — c'était précisément le second ordre de témoignages qui devait caractériser tout à la fois la nature de la maladie tératogène, et la montrer comme cause prochaine agissant dans toutes les profondeurs et jusqu'aux dernières limites de l'organisme. Il suffisait pour cela d'avoir vu et dit que l'affection cérébro-spinale, comme origine des monstres, était une affection convulsive ayant déterminé un *spasme* plus ou moins général des muscles, c'est-à-dire la *rétraction musculaire.* Avec ce nouvel élément matériel, visible, tangible, de la *rétraction musculaire,* on avait immédiatement un caractère univoque et indélébile de la maladie disparue, et la double cause générale et simultanée de la monstruosité et de la difformité réunies.

Telles sont donc, dans leur ensemble, les preuves, ou plutôt le premier ordre de preuves apporté à l'établissement de la théorie pathologique des monstres et des difformités qui les accompagnent.

(1) Morgagni surtout, dans sa douzième lettre, a insisté, avec toutes les ressources de la meilleure érudition, sur les rapports de la destruction du cerveau avec les déformations du crâne; il a mis hors de doute le mécanisme de cette destruction par l'hydrocéphalie, agissant primitivement et directement sur la structure et la consistance de l'encéphale, et consécutivement par la sérosité morbide comme agent dissolvant de la matière cérébrale.

Voyons maintenant ce qui pouvait manquer à cette théorie pour quelle pût être légitimement appliquée à la grande classe de difformités congénitales *isolées*, c'est-à-dire sans monstruosité, mais de la même origine que celles avec monstruosité.

Une première difficulté se présente à résoudre : toutes les difformités congénitales, non accompagnées de monstruosité, sont-elles invariablement le produit d'une affection cérébro-spinale ou d'une affection quelconque du système nerveux ?

Cette question préalable est la reproduction de celle que nous nous sommes posée au début de ce travail, au sujet de la causalité multiple des monstres. Tous les monstres, avons-nous dit, ont-ils pour origine une affection cérébro-spinale ? Notre réponse à la question que nous nous posons aujourd'hui pour les difformités simples sera la même.

Cette réponse la voici :

En principe, et sans rien préjuger de ce que l'observation ultérieure apprendra, nous admettons pour les difformités congénitales simples, comme pour les monstruosités, la possibilité d'une causalité autre qu'une affection destructive et convulsive du système nerveux. Nous dirons même que, pour ce second ordre de faits, c'est-à-dire pour les difformités, cette possibilité trouve bien plus sa raison d'être dans l'ordre des causes accidentelles, dont l'action peut se limiter à telle ou telle partie du squelette, que pour les monstruosités qui expriment généralement une action générale d'ensemble, action qui ne peut être que le résultat d'une cause générale, comme celle d'une maladie des centres nerveux. Mais, hâtons-nous d'ajouter qu'en faisant cette concession, nous la subordonnons à cette condition capitale déjà énoncée à l'occasion de l'origine des monstres, à savoir : que la possibilité d'une causalité multiple des difformités congénitales est réglée, non par les hypothèses surannées qui encombrent la science, mais par la possibilité, ou mieux par la nécessité de se démontrer par les caractères de la cause qui leur est assignée, et d'être constamment accompagnées de ces caractères. Fidèle et docile nous-même à ce principe, nous n'avons la prétention que de faire connaître, en la démontrant, l'existence d'une grande classe de difformités congénitales, de celles qui sont le résultat d'une affection nerveuse convulsive, et qui sont déterminées en particulier par la *rétraction musculaire*, leur cause prochaine. Cette déclaration, nous la reproduisons donc pour prévenir tout reproche d'exclusivisme ; accusation banale qui ne manque jamais à toute théorie qui se présente avec la prétention de formuler une certaine généralité de faits.

Mais cette réserve très explicite ne nous donne-t-elle pas le droit à notre tour de demander aux observations de difformités congénitales, qui ont pu se produire dans la science sous la rubrique d'une causalité différente, leur droit de domicile ; et, au cas où ces faits ne présenteraient d'autre cachet d'origine que des hypothèses ou des erreurs, n'aurions-nous pas le droit de les reprendre au profit de la rétraction musculaire, si nous y retrouvions l'empreinte de cette cause ?

Ces réserves exprimées, abordons les preuves supplémentaires que nous comptons demander aux observations de difformités congénitales simples, chez le fœtus et l'enfant, pour les rattacher légitimement à la théorie générale des monstres et des difformités qui les accompagnent.

La *destruction plus ou moins complète du cerveau et de la moelle*, comme témoignage d'une affection cérébro-spinale éteinte, et la *rétraction musculaire*, comme trace permanente du caractère convulsif de la maladie passée : telles ont été les deux grandes preuves de l'origine morbide des monstres et des difformités qui les accompagnent. Si toutes les difformités congénitales isolées portaient les stigmates de cette provenance, elles rentreraient du même coup dans la pathogénie des monstres de la même origine : il n'y aurait pour ainsi dire que le mot à changer : et les difformités congénitales ne seraient que de *petits monstres*, des monstres ébauchés. Eh bien ! ces petits monstres portent, en effet, le cachet d'origine des grands. Ce cachet n'y a pas laissé sa profonde et formidable empreinte ; mais, aux yeux clairvoyants, avec le microscope de l'esprit qui s'appelle l'analyse inductive, on peut retrouver, chez le plus grand nombre des sujets atteints de difformités congénitales sans monstruosité ni vices de conformation, les *traces décroissantes d'une affection cérébro-spinale ancienne*, et surtout de *l'action convulsive des muscles* : de la *rétraction musculaire;* les unes et les autres presque toujours accompagnées de déformations du crâne.

Tel est le premier ordre de faits servant à relier les difformités simples avec celles qui accompagnent les monstres.

Un second ordre de faits qui manquait chez les monstres, mais qui existe chez les sujets atteints de difformités simples, vient au secours de l'insuffisance des lésions centrales du système nerveux chez ces derniers, et compense en quelque façon ce qui manque aux caractères de leur origine. Nous voulons parler des lésions fonctionnelles du cerveau d'une part, et des altérations matérielles de la vie organique de l'autre, lesquelles, dans les cas de difformités générales surtout, peuvent aller, pour le cerveau, jusqu'à l'idiotie, et pour les autres parties du corps, depuis la paralysie jusqu'à l'atrophie; le tout sans préjudice des autres témoignages de l'affection convulsive.

Nous pourrions nous arrêter là, et demander aux observations cliniques qui vont suivre la confirmation des indications générales qui précèdent. Mais nous croyons préférable de compléter du même coup l'indication des preuves qui nous permettront d'enchaîner la production et le mécanisme des difformités congénitales des *petits monstres*, à la production et au mécanisme des *grands*.

On a vu, dans le rappel des faits et des méthodes qui ont servi antérieurement à la fondation de la tératogénie scientifique, les tentatives de l'expérimentation appliquée à la production artificielle des monstres. On a vu la stérilité de ces tentatives, toutes réserves faites à l'endroit du mérite général de la méthode. Nul doute que si elle était applicable à la production artificielle des difformités, de celles surtout que nous disons résulter d'une affection nerveuse convulsive, elle n'ajoutât un complément d'évidence à cette théorie. Mais cette application n'est pas moins impossible à la production des difformités qu'à celle des monstruosités. Toutefois, déclarer ce supplément de démonstration impraticable, ce n'est pas renoncer à la possibilité d'y suppléer par un équivalent. Or, cet équivalent n'est pas seulement possible, il est réalisé, et il suffit, pour le trouver, de le demander à l'observation clinique d'un certain nombre de faits qui existent, mais qui avaient été méconnus jusqu'ici dans leur signification et leur rapport avec les monstres et les difformités congénitales. Il suffit d'indiquer cet ordre de faits pour en rendre l'existence incontestable, et, non moins incontestable, la signification et la portée que nous leur attribuerons.

L'observation universelle a constaté de tout temps que rien n'est plus commun chez les enfants que les convulsions, tantôt produites par une affection cérébrale, tantôt par les vers, tantôt par la dentition, tantôt, enfin, par une foule de causes incomplètement déterminées. Ce qu'on a constaté encore, c'est que, à la suite de ces convulsions, il reste fréquemment des difformités et des paralysies. Là s'était arrêtée la science. Elle n'avait pas pu ne pas voir ces difformités consécutives à la maladie, mais elle ne s'était pas préoccupée, et encore moins rendu compte du mécanisme suivant lequel elles s'étaient produites; elle les avait vues, mais ne les avait ni regardées ni comprises. Elle ne leur avait pas demandé leur raison d'être, et cette raison d'être résidait dans le raccourcissement posthume et permanent du muscle ou des muscles antérieurement convulsés. Une fois signalé, déterminé, muni de son appellation étiologique, le fait de la *rétraction musculaire*, mis en regard des déplacements articulaires, a fait comprendre la liaison intime entre les deux ordres de faits, à savoir : les muscles rétractés et les os déplacés. De ce rapport établi entre les conséquences inaperçues d'une maladie passée, et les malformations présentes des *petits monstres*, c'est-à-dire des difformités, on a pu conclure très légitimement à une continuation du mécanisme, mais du mécanisme amoindri des grands monstres.

Résumons donc cette première étude du rapport des difformités congénitales simples avec les difformités chez les monstres, en disant :

1° Que l'origine convulsive des difformités chez les monstres est attestée par la destruction graduée du cerveau et de la moelle, affection qui est tout à la fois le point de départ de la monstruosité et de la difformité, considérées l'une et l'autre comme parties intégrantes du même fait;

2° Que les difformités congénitales seules, c'est-à-dire sans monstruosité, présentent presque toujours des traces décroissantes de la même origine ; comme certaines déformations et réductions du crâne, certaines réductions atrophiques des membres ; parallèlement, certaines insuffisances fonctionnelles du cerveau, comme l'idiotie, et un manque ou insuffisance de vitalité de certaines parties, et la paralysie à tous les degrés de certaines autres ;

3° Que dans les unes et les autres catégories de difformités, la rétraction musculaire, qui est leur cause prochaine commune, imprime incessamment son cachet, c'est-à-dire son action convulsive, dans ses *distributions anatomiques* et *topographiques*, de façon à montrer un rapport constant et rigoureux entre l'action des muscles rétractés et les parties déviées auxquelles ils s'insèrent ; rapports qui ne sont d'ailleurs à l'état pathologique que la représentation fixe des mouvements convulsifs, et la forme permanente des mouvements physiologiques passagers ;

4° Que les difformités postérieures à la naissance, résultant de maladies convulsives également postérieures à la naissance, mais depuis longtemps disparues, ne sont que la reproduction, sous les yeux de l'observateur, des mêmes maladies et des mêmes difformités antérieures à la naissance ; d'où il résulte que l'observation clinique, chez l'enfant atteint de difformités convulsives, devient, aux yeux de la science, l'équivalent de la reproduction expérimentale des mêmes faits.

Telles sont les données étiologiques, la formule générale des difformités congénitales non accompagnées de monstruosité. Voici les différents groupes de faits particuliers dont ces données sont le résumé.

A. — **Difformités congénitales multiples des deux côtés avec traces d'affection cérébro-spinale.**

OBSERVATION I

MICROCÉPHALIE CONGÉNITALE. — IDIOTIE. — RÉTRACTION MUSCULAIRE PRESQUE GÉNÉRALE. — DIFFORMITÉS.

SOMMAIRE. — Réduction circulaire du crâne. — Affection cérébrale congénitale. — Idiotie. — Rétraction musculaire presque générale. — Prédominance de l'élément fibreux sur l'élément charnu dans les muscles rétractés. — Excurvation de l'épine par rétraction des muscles droits de l'abdomen. — Rétrécissement consécutif du thorax. — Adduction permanente des humérus. — Flexion des coudes, des genoux, des cuisses. — Pieds bots équins varus et mains botes.

Le 4 février 1838, est morte à l'hospice des Incurables (femmes) des suites d'une pneumonie chronique, la nommée Petit (Marie-Florentine), âgée de dix-huit ans, fille de Nicolas Petit, employé, et de Julie-Clotilde Dumont. Elle était couchée dans cet hospice, classe 2e ordre, 4e escalier, et y avait été transférée des Orphelins, le 13 mars 1826.

Tous les renseignements antérieurs se réduisent à savoir qu'elle était *idiote* dès son enfance, qu'elle a toujours été *gâteuse*, qu'elle a eu des accès de manie, qu'elle n'avait jamais marché et qu'elle ne se servait de ses mains qu'en saisissant les objets entre le pouce et le deuxième métacarpien.

Son cadavre fut porté à l'École pratique pour la dissection. La tête avait été enlevée par M. Voisin. Le reste du corps présentait les difformités suivantes :

1° *Excurvation arrondie de toute l'épine avec difformité consécutive de la poitrine et rétrécissement des diamètres du thorax.*

2° *Flexion générale des membres supérieurs ; adduction forcée des bras, flexion des coudes et pronation avec flexion considérable des poignets et des doigts ; main botes.*

3° *Flexions générales des membres inférieurs. Flexion permanente ; flexion des genoux et pieds bots équins-varus.*

4° *Rétraction générale convulsive du système musculaire*, en rapport avec toutes ces difformités.

I. FORMES GÉNÉRALES. — Quoique âgée de dix-huit ans, le sujet paraît n'en avoir que dix, tant il est petit et peu formé. Les glandes mammaires ont le volume d'une petite noix. D'une constitution grêle, tempérament nerveux et sanguin, peau blanche et fine. La ligne axuelle du corps forme un Z. Le tronc est mince, la poitrine et l'abdomen rétrécis, tandis que les membres paraissent forts et bien musclés.

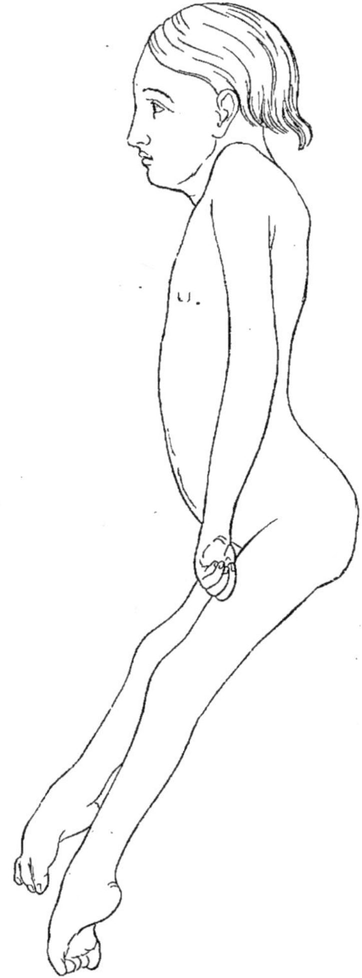

Fig. 90.

II. La tête. — Enlevée d'abord par M. le docteur Voisin, elle nous a été communiquée depuis ; mais notre savant confrère nous a dit avoir constaté sur le cerveau tous les caractères d'une affection cérébrale ancienne, qui avait retenti à un haut degré sur le physique et le moral ; le crâne très petit était surtout réduit circulairement.

III. Excurvation de l'épine. — Toute la colonne vertébrale, depuis le sacrum jusqu'à la cinquième cervicale, est le siège d'une excurvation arrondie, régulière, dont le centre répond à la dixième dorsale. La partie supérieure de la région cervicale offre une légère incurvation de balancement. La corde de l'arc formé par l'excurvation est de 31 centimètres, flèche 8°,5. L'épine, suivie dans ses contours, a 48 centimètres. La région dorsale est plus courte proportionnellement que les régions cervicale et lombaire. Aussi le thorax est-il très petit, non seulement par le raccourcissement de son diamètre longitudinal, mais encore parce que tous les autres diamètres sont rétrécis. Sa forme est symétrique, mais sa direction a changé : par suite de l'excurvation de l'épine, l'axe de la cavité thoracique tend à se confondre avec celui de l'excavation du bassin.

> Diamètre longitudinal du thorax...... 20 centimètres
> Diamètre transversal................ 15   —
> Diamètre antéro-postérieur.......... 13   —

IV. Membres supérieurs. — Les membres supérieurs gardent invariablement la position suivante :

Les épaules sont attirées vers la partie antérieure du thorax, les bras sont parallèles au tronc et fortement serrés contre les faces latérales du thorax.

Les avant-bras sont fléchis à angle droit sur les bras. Ils se trouvent dans une pronation forcée et impossible à détruire.

Les mains sont également fléchies à angle droit sur les avant-bras, et toutes les articulations des doigts offrent la même disposition. La peau de la paume de la main est tellement fine qu'on voit manifestement que la malade ne s'en est jamais servie, ou, du moins, qu'elle ne s'en est pas servie depuis longtemps. Deux fortes callosités existant de chaque côté, l'une sous la face latérale interne du pouce, au niveau de l'articulation de la première avec la deuxième phalange, l'autre sur la surface externe de l'articulation métacarpo-phalangienne de l'index, démontrent que le sujet ne pouvait saisir les objets qu'entre le pouce et l'indicateur. Ces différentes difformités coïncident avec la rétraction de tous les muscles agissant dans le sens de ces mêmes difformités. Nous y reviendrons à l'occasion de l'histoire générale et particulière du système musculaire.

V. Membres inférieurs. — Les cuisses sont fléchies sur le bassin à angle de 110°. Les jambes à angle droit sur les cuisses. De plus, le membre droit est dans l'adduction et le gauche dans une légère abduction. Enfin, les deux pieds présentent à un haut degré la difformité connue sous le nom d'équin varus.

A droite, l'équinisme n'est accompagné que d'un très léger renversement en dehors avec augmentation de la concavité du bord

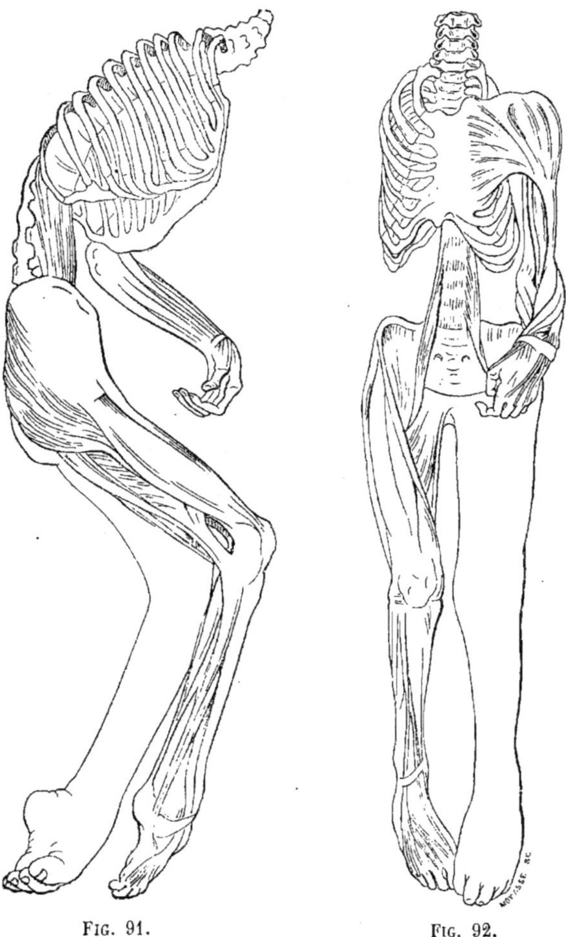

Fig. 91.

Fig. 92.

interne du pied, mais l'équinisme est porté à un très haut degré. La pointe du pied regarde en bas et un peu en arrière.

A gauche, le renversement en dehors et la courbure du pied suivant ses bords sont très prononcés. Il y a en même temps une assez forte rotation de l'avant-pied en dedans, de sorte que le pied se trouve dans la position suivante : la plante du pied regarde en arrière et en dedans et forme avec le sol un angle droit.

Le renversement n'est pas complet. Le bord interne regarde en haut et un peu en dedans, tandis que le bord externe regarde en bas et un peu en dehors. La courbure du pied suivant ses bords est telle que l'avant-pied forme avec le tarse un angle de 120°. Tous les orteils sont fléchis d'une manière permanente. Cette difformité coïncide avec la rétraction du tendon d'Achille, des muscles jambiers antérieur et postérieur, des fléchisseurs communs des orteils et propre du gros orteil, et de l'adducteur du gros orteil. On peut sentir ces muscles sous la peau, tendus comme des cordes.

VI. Viscères thoraciques et abdominaux. — Malgré le rétrécissement de la cage thoracique, la cavité de la poitrine offre néanmoins un espace assez étendu. Cette particularité tient à ce que cette cavité a gagné en longueur ce qu'elle a perdu en largeur, par suite de l'abaissement du diaphragme. Le cœur offre une notable différence à droite et à gauche. Les parois du ventricule gauche sont d'une couleur rouge, fermes, contractées, ayant une épaisseur de plus de 1 centimètre, tandis que celles du ventricule droit sont pâles, affaissées, couvertes de graisse et n'ont que 2 à 3 millimètres d'épaisseur. Les gros vaisseaux présentent les dispositions normales. Les poumons, très longs et minces, se sont en quelque sorte moulés sur la forme de la cavité thoracique. Au reste, ils sont volumineux eu égard à la taille du sujet. Les deux poumons sont engoués à leur base. A droite l'engouement remonte en arrière jusque vers la partie moyenne du poumon.

Les viscères abdominaux sont petits. Le tube digestif, complètement affaissé, ne contient aucun gaz et point de matières alimentaires. Du reste, point de trace de lésion dans aucun de ces viscères.

VII. Système musculaire. — Les muscles sont généralement remarquables par leur développement et leur bel aspect. Ils sont d'une couleur rouge foncé, très fermes et sans infiltration de graisse. Les tendons et aponévroses sont d'une belle couleur grise, brillante. En général, le système fibreux est remarquable par sa belle constitution et par son abondance. Dans quelques muscles des membres inférieurs il prédomine visiblement sur le tissu musculaire proprement dit.

a. *Muscles du tronc.* — Les muscles de l'épine, malgré l'élongation qu'ils ont subie par suite de l'excurvation de la colonne vertébrale, paraissent très forts et bien constitués. Les trapèzes ont subi un raccourcissement de leurs fibres transversales; les grands dorsaux, un peu moins développés et d'une couleur plus pâle que les autres muscles, sont allongés en arrière.

Les muscles pectoraux offrent un développement considérable. Ils sont rétractés et s'opposent à l'abduction du bras. Les grands dentelés ne présentent rien de particulier. Les muscles abdominaux et notamment les droits antérieurs sont épaissis et raccourcis. Ces derniers s'opposent au redressement du tronc.

b. *Muscles des membres*. — Comme les muscles des membres présentent les mêmes dispositions à droite et à gauche, nous nous contenterons de la description d'un seul côté.

Les muscles du scapulum ne présentent rien de bien remarquable pas plus que ceux du bras, à l'exception du biceps et du brachial antérieur qui sont fortement rétractés et qui maintiennent l'avant-bras dans la flexion rectangulaire sur le bras. Les muscles de l'avant-bras varient en avant, en arrière et en dehors. Les antérieurs sont tous raccourcis et s'opposent à l'extension de la main et du bras. Ils forment au niveau du carpe des cordes saillantes sous la peau. Les tendons des fléchisseurs forment d'autres cordes également saillantes à la face palmaire des doigts. Les deux pronateurs, également rétractés, maintiennent l'avant-bras dans une pronation permanente. Tous ces muscles sont d'une texture plus dense qu'à l'état normal.

Dans leur tissu, l'élément fibreux l'emporte sur l'élément charnu.

Les muscles postérieurs, au contraire, sont allongés, plus minces et plus pâles que ceux de la face antérieure. L'élément fibreux, loin de l'emporter sur l'élément charnu, y est au contraire moins développé.

Le grand supinateur est raccourci et se trouve dans les mêmes conditions de texture que les muscles antérieurs.

Le premier radial externe a une longueur normale ; le raccourcissement qu'il a éprouvé par suite de la flexion du coude est compensé par l'allongement survenu à la suite de la flexion de la main. Le deuxième radial externe a subi une légère élongation. Le petit supinateur est allongé.

Tous les petits muscles de la paume de la main sont rétractés et amincis. Leur texture, très ferme et leur peu de coloration indiquent un commencement de transformation fibreuse.

Aux membres inférieurs, comme aux membres supérieurs, les muscles destinés à la flexion l'emportent sur les extenseurs (si l'on considère les muscles postérieurs de la jambe comme fléchisseurs). Tous ces muscles sont très vigoureux à l'exception de ceux du mollet dont la rétraction a été suivie d'arrêt de développement.

Les psoas et iliaque sont assez fortement développés et s'opposent à l'extension de l'articulation coxo-fémorale.

Les fessiers et surtout leurs fibres postérieures ont subi une légère élongation. Les petits muscles pelvi-trochantériens paraissent dans l'état normal. Le couturier a subi un raccourcissement considérable en rapport avec la flexion de la cuisse sur le bassin et à celle de la jambe sur la cuisse.

Le tenseur du fascia lata offre également un léger raccourcissement. Le droit antérieur a gagné par la flexion de la jambe ce qu'il a perdu par celle de la cuisse. Les muscles vastes sont allongés. Les adducteurs ont subi un raccourcissement plus considérable à droite qu'à gauche. De ce côté la légère abduction de la cuisse compense le raccourcissement résultant de la flexion sur le bassin. Le droit interne et les muscles biceps, demi-tendineux et demi-membraneux ont subi un raccourcissement considérable. Les tendons de ces muscles sont très saillants sous la peau. Ils s'opposent efficacement au redressement de la jambe.

Mais de tous les muscles du corps ce sont les jumeaux et soléaire qui présentent le raccourcissement le plus considérable, accompagné d'arrêt de développement et de transformation fibreuse.

Les muscles postérieurs profonds sont également très rétractés. Tous ces muscles s'opposent au redressement du pied bot. Les muscles péroniers latéraux sont dans l'état normal à droite et légèrement allongés à gauche.

Le jambier antérieur droit a la longueur normale; le gauche est rétracté d'une manière très sensible.

Les muscles extenseurs des orteils et pédieux ont subi un allongement considérable.

Les muscles de la plante du pied présentent une légère différence à droite et à gauche. A droite, les muscles abducteurs du petit orteil et adducteur du gros orteil offrent les dimensions normales; à gauche, le premier est allongé d'une manière notable, tandis que le second offre un raccourcissement très prononcé. Les autres muscles plantaires ont subi un raccourcissement qui est en général plus prononcé à gauche.

VIII. Système nerveux. — Ainsi que nous l'avons dit plus haut, nous n'avons pu examiner l'encéphale. La moelle et les cordons nerveux n'offrent rien de remarquable, si ce n'est que ces derniers étaient en rapport de longueur avec le trajet qu'ils avaient à parcourir, mais en ligne droite. Ainsi, dans les flexions des membres, ils suivaient la direction des muscles rétractés et s'opposaient, comme ceux-ci, au redressement des articulations.

IX. Système osseux. — Il offre toutes les apparences de l'état normal. Point de gonflement des épyphyses, point de réduction de dimension, ni courbures ni traces de fractures. La pièce étant conservée dans mon cabinet, on n'a pas cru devoir examiner le tissu osseux, qui ne présente, d'ailleurs, aucune apparence d'altération morbide.

Cette première observation commence un groupe important. Elle réunit les divers éléments et les différentes lésions caractéristiques des difformités congénitales simples, dépendant d'une affection primitive des centres nerveux.

Il est superflu d'insister sur la généralité de la rétraction musculaire, et sur la diversité des difformités causées par l'action de chaque appareil musculaire ou de chaque muscle atteint de rétraction en particulier. L'évidence du fait est telle, qu'il suffit de jeter les yeux sur la figure pour être frappé du rapport étiologique entre les deux ordres de faits.

Cependant il n'est pas inutile de signaler à part le fait de l'excurvation de la colonne causée par la rétraction des muscles droits de l'abdomen. Cette rétraction s'étendait aux muscles de la poitrine et aux autres muscles de l'abdomen ; mais l'action spéciale des droits pouvait seule produire l'excurvation, c'est-à-dire la flexion de la colonne en avant.

Ce que ce fait offre de plus important à considérer, c'est l'affection antérieure et lointaine du cerveau attestée par la réduction du crâne, par l'idiotie, et par l'état convulsif des muscles, c'est-à-dire la rétraction musculaire. Bien qu'il ne nous ait pas été donné d'examiner l'état de l'encéphale, nous avons pu, sans grand effort d'induction, accepter ce que nous en a dit d'une manière générale le savant confrère qui l'avait examiné.

Reste en dernier lieu à établir d'une façon tout à fait régulière le rapport de la microcéphalie avec l'affection cérébrale dont nous faisons dépendre la rétraction musculaire, et par conséquent les difformités qu'elle a produites.

On ne peut choisir qu'entre ces deux causes pour expliquer la genèse microcéphalique : ou bien la petitesse du crâne est un vice de conformation primitif, une sorte d'arrêt de développement sans raison d'être ; ou bien c'est le produit d'une ancienne maladie cérébrale, hydrocéphale ou autre, à la suite de laquelle le crâne s'est moulé sur un cerveau réduit, ratatiné ou frappé d'insuffisance de développement. Entre ces deux origines le doute n'est pas possible : le fait de la rétraction musculaire est là comme un témoignage permanent de l'affection disparue : c'est la convulsion éteinte. Cette conclusion, qui pourrait se passer d'autres preuves, recevra des faits qui vont suivre ce qui pourrait paraître lui manquer encore aux yeux de plus difficiles.

OBSERVATION II

MICROCÉPHALIE CONGÉNITALE COMPLIQUÉE D'ENCÉPHALOCÈLE.— IDIOTIE. CONVULSIONS. — DIFFORMITÉS. — (Obs. de Cruveilhier) (1).

SOMMAIRE. — **Microcéphalie congénitale compliquée d'encéphalocèle. — Crâne très réduit. — Saillie extrême des yeux tournés en haut. — Convulsions. — Renversement de la tête en arrière. — Brièveté extrême du cou. — Mort douze jours après la naissance. — Perforation du crâne, hernie d'une portion de la substance cérébrale. — Disparition du corps calleux, des ventricules latéraux, des couches optiques, des corps striés, des tubercules quadrijumeaux.**

Une enfant, née le 4 août, apportée le 5 à l'hospice des Enfants trouvés, dans le service de M. Baron, et observée le 15, présentait l'état suivant :

Crâne très petit; voûte déprimée, *front fuyant* rapidement en haut et en arrière; les *yeux saillants*, hors de *leurs orbites* et *tournés en haut;* système pileux du cuir chevelu très développé. Vue de profil, la tête représente une ellipse à peu près régulière, dont les deux extrémités répondent, l'une au menton, l'autre à l'occiput. Voici d'ailleurs, les dimensions exactes du crâne :

« Circonférence du crâne, 250 millimètres; ligne courbe supérieure, 135 millimètres; ligne courbe transversale, 135 millimètres; diamètre antéro-postérieur, 86 millimètres; depuis l'occiput jusqu'à la racine des cheveux, 79 millimètres; diamètre transversal, 77 millimètres; largeur du front, prise de l'angle externe de chacun des yeux, 67 millimètres. »

En haut et en arrière du crâne, au point de réunion des angles des pariétaux et de l'angle supérieur de l'occipital, existe *une tumeur du volume d'une petite noix*. Les *téguments du crâne manquent au niveau de cette tumeur*, qui est rougeâtre, molle, non fluctuante, et se laisse aisément déprimer. Cette tumeur est évidemment une *encé-*

---

(1) CRUVEILHIER, *Anatomie pathologique*, XXXIXᵉ livraison, planche IV.

J. GUÉRIN. 1. — 35

phalocèle, car elle est soulevée par des mouvements isochrones aux mouvements du cerveau, et le doigt promené tout autour recouvrait un défaut d'ossification dans l'étendue d'un pouce de diamètre.

L'enfant est d'ailleurs très bien constituée : elle est toujours assoupie, mais on l'éveille facilement. La vue et l'ouïe paraissent conservées. Mobilité des pupilles. Les membres sont *dans une complète résolution*. Sensibilité extrêmement obtuse. L'enfant pousse quelques cris. Respiration extrêmement lente ; cinq, six mouvements respiratoires par minute. A chaque inspiration, l'enfant ouvre largement la bouche et les narines, et *rejette la tête en arrière*. Le pouls est lent, filiforme ; le corps est froid. L'enfant s'éteignit le 17 août, treizième jour de sa naissance, après une agonie dont le commencement, comme l'observe judicieusement l'observateur, datait du moment de la naissance.

Ouverture. — Dépression et petitesse des deux pièces du frontal, *aplatissement des pariétaux, développement plus grand qu'à l'état normal de l'occipital,* qui de son angle supérieur, se recourbe brusquement sur lui-même. Toutes les pièces du crâne sont déjà rapprochées de manière à ne pas laisser entre elles plus d'une ligne d'intervalle. La perforation du crâne par laquelle s'échappait la tumeur, avait la forme et les dimensions du trou occipital. La tumeur a pour enveloppes les méninges épaissies, l'épaississement était surtout remarquable à la dure-mère ; *au centre de la tumeur* est la *substance cérébrale.* Il y avait donc *encéphalocèle.* La masse totale de l'encéphale, la moelle épinière non comprise, pèse 68 grammes 8 décigrammes, pesanteur équivalente tout au plus *au tiers de la moyenne* des enfants du même âge. Le *cervelet* est proportionnellement encore *moins développé que le cerveau.* A l'extérieur il ne paraît exister dans le cerveau aucun vice de développement, et cependant M. Leuret, qui assistait à l'autopsie, ne put découvrir ni *corps calleux,* ni *ventricules latéraux,* ni *couches optiques,* ni *corps striés,* ni *tubercules quadrijumeaux.*

La moelle épinière est saine.

La face interne de la base du crâne est remarquable par la saillie de la face supérieure du corps du sphénoïde, la profondeur des fosses latérales et moyennes et la petitesse des fosses latérales postérieures ou cérébelleuses. Comme le *col du sujet était très court,* et que la tête, *fortement renversée en arrière,* paraissait *implantée aux deux épaules* et à la partie supérieure du sternum, on a cherché la raison de cette disposition, et on l'a trouvée : 1° dans la *brièveté de la région cervicale,* dont les vertèbres sont comme pressées, tassées les unes contre les autres ; 2° dans *l'exagération de la courbure* naturelle de cette région.

Avec cette seconde observation, empruntée à Cruveilhier, toute obscurité disparaît sur l'origine morbide de la *microcéphalie* constatée chez le sujet de l'observation précédente. Aux caractères fournis par ce premier sujet, viennent s'ajouter les témoignages directs de la maladie cérébrale du second. L'encéphalocèle n'est d'ailleurs que la reproduction partielle et en petit des cas si évidents d'hydrocéphale que nous avons rapportés précédemment sous la dénomination de *podencéphalie, notencéphalie* et *hydrocéphalie complète* avec difformités générales. L'encéphalocèle porte donc avec elle le cachet de son origine pathologique. Ajoutons encore : les *convulsions* du sujet, le *renversement* de la tête en arrière, la *saillie extrême* des yeux *tournés en haut,* enfin la *courbure* de la colonne cervicale qui semblait avoir supprimé le *cou* ; tout cela ne constitue-t-il pas la démonstration la plus complète de l'origine pathologique de la *microcéphalie* et des *difformités des yeux* et *du cou* qui l'accompagnaient.

Le fait suivant continue d'une manière plus évidente encore la démonstration :

OBSERVATION III

HYDROCÉPHALIE CONGÉNITALE GUÉRIE. — DÉFORMATION ET RÉDUCTION DU CRANE. — DIFFORMITÉS MULTIPLES ET COMPLEXES. (Observation recueillie à l'hôpital des Enfants le 27 janvier 1844.)

SOMMAIRE. — Hydrocéphalie congénitale guérie. — Déformation et réduction asymétrique du crâne. — Facultés intellectuelles intactes. — Difformités multiples et complexes. — Subluxation des articulations scapulo-humérales. — Extension et pronation permanente des avant-bras. — Flexion et adduction des poignets. — Flexion des doigts. — Flexion des deux cuisses avec adduction à droite, et abduction à gauche. — Flexion et rotation en dehors des deux jambes. — Pieds bots, mains botes.

Louis Galichet, âgé de trois ans, né de parents sains et bien constitués, appartenant à une famille dans laquelle on n'a jamais observé de difformités ni de maladies héréditaires, présente un ensemble de difformités congénitales, consistant en :

1° *Une déformation du crâne (développement hydrocéphalique et asymétrique)*;

2° *Difformités multiples et complexes des membres supérieurs (subluxation des articulations scapulo-humérales en bas; extension et pronation permanentes des avant-bras; flexion et adduction des poignets et flexion des doigts);*

3° Difformité multiple et complexe des membres inférieurs (flexion des deux cuisses, avec adduction à droite et abduction à gauche; flexion et rotation en dehors des deux jambes, avec atrophie et déformation des genoux; pieds bots, équin plantaire à droite, équin-varus à gauche).

I. Antécédents. — Lorsque l'enfant est venu au monde, il était, au dire de la mère, plus difforme encore qu'il ne l'est aujourd'hui. Ses membres abdominaux étaient tout à fait fléchis et croisés l'un sur l'autre. Il y avait en outre une distorsion de tout le tronc par suite de laquelle son ventre était tourné à droite; sa tête était penchée sur l'épaule. Ces deux dernières difformités auraient, à ce qu'il paraît, disparu spontanément. L'enfant n'a eu, du reste, aucune maladie depuis sa naissance; la mère n'a rien éprouvé de particulier pendant sa grossesse.

Voici dans quel état l'enfant a été présenté à ma consultation : constitution assez bonne; taille moyenne; développement normal du tronc; exagération du volume de la tête et atrophie légère des membres.

II. Tête. Crane. — Le crâne offre un développement exagéré paraissant dépendre d'un ancien hydrocéphale, quoiqu'il n'existe plus actuellement aucun symptôme d'épanchement. Les fontanelles sont ossifiées; l'intelligence est intacte et même très développée, et toutes les fonctions des sens s'exercent régulièrement. Le crâne offre, en outre, une certaine irrégularité et un défaut de symétrie entre ses deux moitiés : l'hémicrâne droit est moins développé que le gauche, il est légèrement déprimé à la région pariétale et un peu en avant.

Le périmètre horizontal du demi-crâne droit est de 25 centimètres, tandis que celui de gauche est de 28 centimètres. La face est régulièrement conformée et symétrique.

III. Membres supérieurs. — a. *Épaules.* — Il existe des deux côtés une subluxation de l'articulation scapulo-humérale en bas. L'articulation jouit d'une mobilité exagérée en tout sens; la tête de l'humérus a légèrement glissé en bas à une assez notable distance de la cavité glénoïde à laquelle elle ne paraît plus tenir que par des ligaments très lâches, au point de permettre presque l'introduction de l'extrémité du doigt entre la tête de l'humérus et le rebord de la cavité glénoïde. Le bras est en outre habituellement maintenu dans une légère rotation en dedans, mais sans aucune résistance. Cette diastase des articulations scapulo-humérales, ainsi que cette rotation du bras en dedans sont le résultat de la paralysie d'une partie des muscles de l'épaule, notamment du deltoïde, du sus-épineux. Le moignon de l'épaule est en effet affaissé, amaigri. Les muscles que nous venons de désigner sont atrophiés, réduits à une consistance presque celluleuse et très peu contractiles.

b. *Avant-bras.* — L'avant-bras est maintenu dans l'extension permanente. La flexion physiologique est extrêmement bornée, presque nulle. On n'obtient, par les efforts mécaniques, qu'un très léger degré de flexion que l'on peut évaluer tout au plus à 1/5° ou 1/6ᵉ de l'étendue normale de ce mouvement. L'obstacle à la flexion est manifestement produit par la rétraction du triceps brachial que l'on sent fortement tendu et résistant pendant les efforts de flexion mécanique.

L'avant-bras est en outre porté dans une pronation complète. La supination est tout à fait impossible, soit physiologiquement, soit mécaniquement. Cette pronation, jointe au léger degré de rotation que nous avons signalé dans le bras, a pour résultat de porter la face palmaire de la main en arrière et un peu en dehors.

c. *Poignet.* — Enfin le poignet est maintenu à demi fléchi sur l'avant-bras et porté dans un degré d'adduction tel qu'il forme avec l'avant-bras un angle de 15 à 20 degrés. Les phalanges sont également toutes à demi fléchies les unes sur les autres.

En cherchant à ramener l'avant-bras, le poignet et les doigts dans leur direction normale, on éprouve des résistances considérables, et l'on constate une tension très prononcée dans le rond pronateur, les grand et petit palmaires, le cubital antérieur, et les tendons fléchisseurs profonds et superficiels des doigts.

Tous les muscles du membre thoracique sont généralement réduits de volume; les os eux-mêmes sont un peu atrophiés.

Les dispositions que nous venons d'indiquer existent au même degré des deux côtés.

IV. MEMBRES INFÉRIEURS. — Les membres inférieurs sont atteints d'une difformité complexe qui offre des caractères différents de chaque côté. Elle se compose pour le membre droit : 1° *d'une flexion permanente avec adduction* de la cuisse; 2° d'une *flexion avec rotation* en dehors de la jambe; 3° d'un *pied bot* équinplantaire.

A. CÔTÉ DROIT. — a. *Cuisse droite.* — La cuisse droite est à demi fléchie sur le bassin d'une manière permanente; on peut par les efforts de redressement la ramener jusque environ aux trois quarts de l'extension normale.

Elle est, en outre, portée dans l'adduction; le degré d'adduction peut être évalué à un angle de 12 à 15 degrés (avec la direction verticale du membre). On peut ramener la cuisse dans la direction verticale, mais elle ne peut pas être portée au delà. L'extension de la cuisse sur le bassin et l'abduction sont empêchées, la première par la rétraction du muscle droit antérieur de la cuisse, la seconde par la rétraction du droit interne et des muscles adducteurs.

b. *Jambe.* — La jambe est fléchie sur la cuisse de manière à former avec celle-ci un angle de 100 à 110 degrés environ.

Elle a subi une rotation sur son axe en dehors, de 15 à 20 degrés. Cette double déviation de la jambe est entretenue par la rétraction simultanée de tous les muscles du jarret, des demi-membraneux, demi-tendineux, biceps et même un peu du tenseur aponévrotique.

c. *Genou.* — Le genou offre une déformation qui résulte d'une part de la double déviation de la jambe dont il vient d'être question et d'une atrophie notable des extrémités articulaires du fémur et du tibia. La rotule extrêmement réduite de volume est légèrement déviée en dehors.

Enfin les deux os de la jambe décrivent *une légère courbure régulière* et d'un grand rayon dont la convexité est dirigée en dedans et un peu en avant.

d. *Pied.* — Le pied offre un exemple remarquable de *pied équin plantaire;* laquelle forme consiste en une élévation du talon qui forme avec l'horizon un angle d'environ 12 à 15 degrés et en une pliure anguleuse de l'avant-pied sur le pied postérieur. L'avant-pied dirigé en bas et un peu en arrière forme avec la partie postérieure du pied, au niveau des articulations tarso-métatarsiennes, un angle presque droit. Les orteils fléchis eux-mêmes sur les métatarsiens regardent directement en arrière. Cette forme est due à la rétraction des jumeaux, du court fléchisseur propre des orteils et de l'aponévrose plantaire.

B. CÔTÉ GAUCHE. — a. *Cuisse.* — A gauche il existe une flexion avec abduction de la cuisse; flexion et rotation en dehors de la jambe et pied bot équin varus.

La cuisse est fléchie sur le bassin au même degré que la cuisse droite; mais au lieu d'être portée en dedans, elle est, au contraire, maintenue dans un degré d'abduction à peu près équivalent au degré d'adduction de l'autre membre. Cette dernière déviation est le résultat d'une tension manifeste du fascia lata.

b. *Jambe.* — La jambe offre les mêmes déviations que celle du côté opposé, mais à un degré un peu plus prononcé. La flexion a lieu tout à fait à angle droit; et la rotation peut être évaluée à 25 ou 30 degrés environ. Elle est telle que l'axe transversal des malléoles est devenu tout à fait antéro-postérieur.

La déformation du genou, de ce coté, est aussi un peu plus prononcée qu'au côté droit. On remarque à la région externe du genou une dépression de la peau en godet que l'on prendrait au premier coup d'œil pour une cicatrice, et qui est produite par une adhérence des téguments aux parties sous-jacentes. Cette disposition existe également au genou droit; on trouve de ces petites dépressions à un degré moins prononcé, aux parties externes de presque toutes les autres articulations des membres.

c. *Pied*. — Enfin le pied gauche offre un *varus équin* au troisième degré, consistant : 1° en une élévation de talon de 2 ou 3 centimètres environ (formant avec l'horizon un angle de 15 à 20 degrés); 2° un renversement du pied sur sa face dorsale, telle que la face plantaire regarde directement en dedans et un peu en arrière ; 3° en une courbure des deux bords du pied (convexité du bord externe, concavité du bord interne), et une double pliure du pied suivant ses bords en dedans, et suivant ses faces en bas. Les orteils sont en outre fléchis d'une manière permanente et irrégulièrement rangés, placés les uns au-dessus des autres.

L'exploration des muscles de la jambe et du pied fait reconnaître la rétraction des jumeaux, des jambiers antérieur et postérieur, du fléchisseur des orteils et de l'adducteur du gros orteil.

L'enfant ne marche point et ne fait presque aucun usage ni de ses jambes ni de ses bras.

Le bassin, le tronc et le cou n'offrent aucune apparence de difformité.

L'état général de l'enfant est d'ailleurs bon. Sa santé n'est pas notablement altérée. Toutes les fonctions générales s'exécutent d'une manière normale.

———

Cette troisième observation réunit tout à la fois la plus grande partie des éléments propres à caractériser l'origine convulsive des difformités congénitales et toutes les modalités de cette origine. D'une part, les vestiges de l'hydrocéphalie empreints sur le crâne, et d'autre part la diversité des effets de la rétraction musculaire, répartie, à ses différents degrés, dans presque toutes les parties du squelette, constituent un témoignage univoque de leur origine commune, l'*affection cérébro-spinale*.

Mais cette indication sommaire et générale ne suffit pas pour faire ressortir toute la signification de ce fait si intéressant et si complet au point de vue de la doctrine qu'il contribue à établir.

La réduction asymétrique du crâne est une première particularité à retenir. Rapprochée des divers modes de rétraction musculaire, elle ne peut être qu'un témoignage certain d'une maladie ancienne de l'encéphale. Quelle était cette maladie, hydrocéphale, méningite, encéphalite? Peu importe cette distinction à l'origine des difformités : celles-ci sont bien le résultat d'une affection convulsive du cerveau : cela nous suffit pour le moment. L'observation ultérieure nous permettra d'approfondir cette question spéciale. Nous ne faisons que la poser.

Pour la première fois nous avons sous les yeux tous les modes de la rétraction musculaire, depuis la rétraction proprement dite jusqu'à la paralysie complète. Nous avons analysé et développé au début de ces recherches (1) les différents modes de la rétraction que nous avons dit être des degrés différents et même des modes différents de la paralysie. Nous n'y reviendrons pas. Mais nous avons dans cette troisième observation une démonstration clinique aussi complète que possible de cette doctrine. Les deltoïdes étaient entièrement *paralysés* ; ils touchaient aux autres muscles du bras et de l'avant-bras qui étaient fortement *rétractés*. Notons, en outre, que la *rétraction* du triceps brachial a reproduit, à un degré moindre, il est vrai, l'extension extrême en arrière de l'avant-bras sur le bras, que nous avions rencontrée chez les monstres, et en particulier sur le monstre de notre première observation (2).

On a vu que les difformités des membres inférieurs sont plus accusées à gauche qu'à droite; que la cuisse est maintenue dans l'abduction sous l'influence de la *rétraction manifeste du fascia lata*. Cette exagération des difformités à droite serait-elle un premier témoignage de l'action *croisée* d'un degré plus prononcé de l'affection cérébrale à droite qu'à gauche, prédominance attestée par la *dépression* et *réduction plus prononcées* du crâne de ce côté. C'est ce que d'autres observations montreront d'une manière plus évidente. En résumé, cette observation modèle met en lumière :

<hr>

(1) RECHERCHES SUR LES DIFFORMITÉS CONGÉNITALES, p. 20 à 25.
(2) RECHERCHES SUR LES DIFFORMITÉS CONGÉNITALES, p. 52.

1° Une parfaite concordance de l'affection cérébrale ancienne avec les divers degrés de la rétraction musculaire ;

2° Une réunion rare des diverses difformités ordinairement réparties sur plusieurs individus séparés ;

3° Un double exemple remarquable A. de la *luxation huméro-cubitale* en arrière par rétraction du triceps brachial, et B. une *abduction permanente* de la cuisse sur le bassin par rétraction du tenseur aponévrotique du *fascia lata ;*

4° Enfin, un certain degré de *courbure* des *tibias, apparence superficielle* d'une légère atteinte de rachitisme, mais qui n'est que le résultat de la rétraction des muscles de la jambe. Ce fait, que nous nous bornons à citer au passage, nous arrêtera à l'occasion des observations ultérieures, et surtout lorsque nous aurons à discuter la question du *rachitisme congénital.* Continuons donc à exposer les faits appartenant à cette première catégorie.

OBSERVATION IV

DIFFORMITÉS CONGÉNITALES MULTIPLES DES DEUX CÔTÉS, CHEZ UN NÉGRILLON. — VESTIGES D'HYDROCÉPHALE ANTÉRIEURE A LA NAISSANCE. ENCÉPHALOCÈLE CONSÉCUTIF. — SPINA BIFIDA LOMBO-SACRÉ. — MORT SIX SEMAINES APRÈS LA NAISSANCE. — (Observation communiquée par M. le docteur Touvin, de la Guadeloupe.)

SOMMAIRE. — Vestiges d'hydrocéphale congénitale. — Encéphalocèle consécutif. — Écoulement séro-purulent. — Spina-bifida lombo-sacré, tumeur hydrorachidienne, — Difformités congénitales multiples des deux membres inférieurs. — Rotation en dehors de la cuisse gauche. — Fracture de la cuisse droite. — Flexion permanente des deux genoux. — Deux pieds bots. — Hernie inguinale à gauche. — Recrudescence de l'hydrocéphale. — Mort le troisième jour, et au quarantième après la naissance. — Autopsie. — Épanchement de sérosité ventriculaire et sous-arachnoïdienne. — Ramollissement de l'hémisphère droit du cerveau. — Disparition de l'extrémité inférieure de la moelle. — Intégrité des nerfs lombo-sacrés.

Louise, négresse âgée de trente ans, mère de quatre enfants bien portants, est accouchée, le 26 avril 1836, d'un enfant mâle, à terme, pour lequel j'ai été appelé, le 28, par le maître de l'habitation où il est né. Sa tête n'offre rien de remarquable, si ce n'est un développement un peu disproportionné avec le reste du corps. Il respire bien et la coloration est normale. Chacune de ses jambes présente une légère courbure dont la concavité est tournée en dedans; et les genoux sont fléchis à un degré tel, que l'extension des jambes sur les cuisses est impossible; les jambes sont terminées par un double pied bot.

Au bas de la colonne vertébrale existe une tumeur du volume et de la forme de la moitié d'un œuf de poule. La peau qui la recouvre est opaque et percée d'une petite ouverture par laquelle s'écoule de la sérosité. Les mouvements respiratoires n'y produisent aucun changement.

En suivant de la main les épines des vertèbres, on n'en trouve plus. après la dernière dorsale; et, en déprimant la peau qui recouvre la tumeur, on ne sent point les apophyses épineuses des vertèbres lombaires, mais bien un plan solide qui paraît formé par la partie antérieure du canal vertébral. Quoique la tumeur n'occupe que l'espace des vertèbres lombaires, le sacrum paraît également dépourvu d'apophyses épineuses. Le scrotum est assez volumineux. L'abdomen n'offre aucune irrégularité.

Le 2 juin, une tumeur fluctuante apparut au front, et dès cet instant l'enfant tomba dans un collapsus dont on ne put le tirer. Il mourut le 5 juin, et son corps me fut donné. Voici les résultats de l'autopsie cadavérique :

Les cheveux sont rares et légèrement crépus; la couleur de la peau peut être comparée à celle qu'on observe sur les mulâtres. (C'est celle qu'on trouve ordinairement chez les nègres nouveau-nés.) La longueur totale du corps est de 33 centimètres. Une tumeur fluctuante, faisant une saillie de 3 millimètres environ, existe entre les deux portions de l'os frontal, lesquelles sont distantes de 14 millimètres. Les pariétaux laissent entre eux un intervalle de 9 millimètres, et 5 millimètres au moins séparent les os de l'occipital et des temporaux. Il résulte de là que les fontanelles sont très larges et que les os du crâne se laissent déprimer facilement.

La poitrine est large et bien conformée, le ventre peu saillant, l'ombilic cicatrisé. A la *région inguinale gauche*, on observe une *tumeur* dont le grand diamètre, de 41 millimètres, est dirigé en haut et un peu en dehors, et le petit, de 27 millimètres, s'étend du pli de l'aine à la ligne blanche.

La cuisse gauche est dans la *rotation en dehors*. La jambe forme, avec la cuisse, un *angle obtus presque droit* et l'extension est impossible.

La cuisse droite offre un volume beaucoup plus considérable que celle du côté opposé. Le fémur est *fracturé dans sa partie moyenne;* le fragment inférieur forme, avec la jambe, un *angle plus obtus* que du côté gauche, mais l'*extension* en est également impossible.

Au niveau des dernières vertèbres dorsales existe une sorte d'ulcération de 54 millimètres d'étendue de haut en bas, mollasse en haut et en bas, solide à sa partie moyenne.

L'incision des parties molles qui recouvrent la tumeur existant au front donne passage à de la substance cérébrale qui fait *hernie à travers l'ouverture*. Il s'écoule, en même temps, quelques gouttes de sérosité trouble. A mesure que les os du crâne sont coupés, le *cerveau extrêmement mollasse* fait saillie ; et, avant que la section du crâne soit complète, une rupture s'est faite au milieu de l'hémisphère droit, et par cette ouverture il s'est écoulé *environ 12 décagr. de sérosité* purulente. La pie-mère est fortement injectée ; et, dans l'intervalle des circonvolutions, on observe, entre la membrane précédente et l'arachnoïde, un peu de cette même *sérosité purulente*.

La partie inférieure gauche du cerveau présente une couche de *fausses membranes* de l'épaisseur de 1 millimètre, et de couleur blanche opaque existant spécialement sous le lobe moyen. La base du côté droit est *infiltrée de sérosité* transparente en petite quantité.

L'intérieur des ventricules est fortement injecté, leur capacité est plus *considérable qu'à l'ordinaire*, et il n'y reste plus que quelques gouttes du liquide qui les réunissait. (Les *plexus* choroïdes ressemblent à du pus un peu épais.) La substance cérébrale est pâle et diffluente, le cervelet et la moelle allongée, considérablement ramollis, offrent une injection assez prononcée.

La tumeur qui existe à la partie inférieure gauche de l'abdomen n'est autre chose qu'une *hernie volumineuse* sortant par l'anneau inguinal. Le sac renferme plusieurs circonvolutions de l'intestin grêle et la portion du mésentère qui leur correspond. Le testicule de ce côté est placé à la partie antérieure du sac, renfermé encore dans un repli du péritoine.

Les organes pectoraux et abdominaux n'offrent rien à noter, les reins présentent cette forme multilobulaire qui indique leur mode de formation et il faut peu d'efforts pour séparer les lobules les uns des autres. Le rectum est vide, la vessie est distendue par l'urine, l'urèthre est bien conformé, le testicule du côté droit est dans le scrotum.

Après avoir enlevé la masse intestinale, on observe qu'à partir de la dernière vertèbre dorsale, les vertèbres lombaires décrivent un demi-cercle dont la concavité est en avant. La dernière vertèbre lombaire s'articule avec le sacrum. Les nerfs du plexus lombaire et du plexus sacré offrent un développement normal.

Cette disposition des vertèbres lombaires fait qu'il existe tout au plus un travers de doigt entre la dernière fausse côte et la crête de l'os des iles. Le petit bassin est conformé régulièrement.

La tumeur qui existe à la partie inférieure du dos est constituée :

1° par la peau en partie gangrenée et n'adhérant pas aux parties sous-jacentes : la poche qu'elle formait ne rênferme plus de sérosité ; 2° par un tissu cellulaire mollasse en partie décomposé lui-même ; 3° par la partie postérieure du corps des vertèbres lombaires.

A partir de la dernière vertèbre dorsale, on n'observe plus d'apophyses épineuses, les lames vertébrales sont renversées en dehors et débordent le corps des vertèbres. Le canal rachidien cesse donc à la dernière vertèbre dorsale ainsi que la moelle qui le remplit.

Les méninges ne sont distinctes que jusque-là ; plus bas elles sont confondues avec le reste de la tumeur.

Le sacrum, dont existe seulement la paroi antérieure, est aussi complètement privé de moelle.

Au niveau des trous de conjugaison des vertèbres lombaires et des trous sacrés antérieurs, on observe de petits ganglions, du volume d'une lentille, d'où naissent les nerfs destinés à former les plexus lombaire et sacré qui, comme je l'ai déjà dit, n'offrent rien d'anormal.

Le volume plus considérable de la cuisse du côté droit est dû à la présence d'un tissu cellulaire dense, formé consécutivement à une fracture du fémur qui a été *méconnue*. La portion de ce tissu qui environne la fracture a acquis une consistance presque cartilagineuse ; les deux fragments étaient disposés en croix : l'inférieur regardant l'aine du côté gauche, et le fragment supérieur regardant la partie externe du pied gauche. La fracture est en biseau, et du canal médullaire des deux fragments, qui ne se correspondent nullement, partent des faisceaux de fibrine qui s'unissent à celle qui les environne.

L'articulation des genoux est volumineuse et la disposition des ligaments et des surfaces articulaires empêche la complète extension de la jambe sur la cuisse. Les pieds offrent la conformation particulière aux pieds bots. La partie inférieure du tibia s'articule avec la face interne de l'astragale. La section du tendon d'Achille permet de les redresser en partie.

RÉFLEXIONS DE L'AUTEUR DE LA COMMUNICATION

« Cette observation présente plusieurs points intéressants à examiner :

» 1° Une hydrocéphalie aiguë consécutive à un hydrorachis. Elle est survenue très peu de temps avant la naissance ; la sérosité s'est formée très promptement et le liquide séro-purulent contenu dans les ventricules ne communiquait point avec celui du canal vertébral ; les fausses membranes, la coloration des méninges, le ramollissement de la substance cérébrale et la dilatation des ventricules par de la sérosité suffisent amplement pour attester l'existence de cette maladie.

» 2° Un *spina bifida* avec absence totale de moelle dans la portion du canal qui est au-dessous de la douzième vertèbre dorsale. La disparition totale de cette portion de la moelle porte à croire que, dans le principe, l'hydropisie a occupé le centre de la moelle et a occasionné la destruction totale de la partie inférieure. En outre, les vices de conformation des membres inférieurs portent à croire que cette altération de la moelle date de l'époque où les os de ces membres étaient encore cartilagineux. C'est cette hydropisie qui a produit la disjonction des lames vertébrales et les a renversées en dehors.

» 3° Un *double pied bot* avec rotation de la cuisse en dehors et courbure anormale du fémur.

» 4° Une *fracture du fémur* à son tiers inférieur. Cette fracture, observée après l'accouchement, paraissait antérieure à la naissance. En effet, le sang épanché lors de la fracture était complètement résorbé et le tissu cellulaire déjà cartilagineux qui environnait les fragments était probablement destiné à former le cal provisoire, lequel eût été très volumineux, vu la grande distance qui séparait les deux extrémités de la fracture (27 millimètres).

» 5° Une *hernie*, enfin, s'était formée avant la naissance, et le col du sac permettait l'introduction du petit doigt. »

L'observation si complète et les réflexions si judicieuses de notre confrère de la Guadeloupe, à nous communiquées vers la fin de 1836, constituent un document des plus curieux pour l'histoire des difformités congénitales et de la doctrine à laquelle nous avons été conduits.

Sans se préoccuper de cette doctrine qui n'avait encore été formulée que dans notre ouvrage de 1835, couronné par l'Académie des sciences en 1837, l'auteur ne pouvait se guider que par les idées antérieures à cette époque. Mais observateur consciencieux et exact avant tout, il s'est borné à rapporter et à décrire avec un soin remarquable toutes les particularités de son observation. Mais telle qu'elle est, cette observation apporte un contingent précieux à la doctrine des difformités congénitales par affection cérébro-spinale et par rétraction musculaire. A ce titre, nous le répétons, c'est un document doublement précieux en ce que, dans l'ignorance de cette doctrine, et par conséquent sans avoir le désir de la favoriser, l'auteur lui a fourni un des faits les plus probants qui puissent se rencontrer. Quelques réflexions suffiront pour en faire ressortir toute la valeur.

Inutile d'insister sur la signification de la coïncidence de l'affection cérébro-spinale (*hydrocéphale* et *hydrorachis*) antérieure à la naissance, avec les nombreuses difformités qu'elle a déterminées. Ce sont là des faits surabondamment établis par toutes les observations consignées dans les trois premières parties de ces recherches. Mais l'observation présente offre des particularités qu'aucune autre ne nous avait montrées jusqu'ici, du moins avec un tel degré d'évidence.

Et d'abord, s'il pouvait encore rester le moindre doute sur l'existence et la nature de l'affection cérébro-spinale congénitale, dont l'observation de M. Touvin est un type, ce doute se dissiperait à jamais. Les méninges, le cerveau, la moelle, avaient participé pour une part proportionnelle à la maladie; la sérosité purulente, la dilatation des ventricules, les fausses membranes, le ramollissement de la pulpe cérébrale, l'injection de toutes les parties, sont des témoignages univoques et concordants d'une maladie profonde de tout le système. Il pourrait y avoir quelque obscurité sur la part à revenir à l'affection chronique et à la recrudescence aiguë qui a enlevé le petit malade. Mais il suffit de faire remarquer que la mort, arrivée au troisième jour de la maladie, dissipe toute obscurité sur la véritable date de la maladie principale. Qu'importe, d'ailleurs, l'incertitude de cette date, puisque les deux atteintes de la maladie aboutissent au même résultat; c'est ici le cas d'invoquer la signification des difformités concomitantes comme indices et véritables révélations de l'ancienneté de l'affection cérébro-spinale; ces difformités ne pouvaient avoir été produites que très longtemps avant la naissance; et, comme le docteur Touvin l'a fort judicieusement fait remarquer lui-même, le *spina bifida* ne pouvait avoir produit le renversement des lames vertébrales, que vers l'époque de la vie embryonnaire. Faisons remarquer, toutefois, que l'auteur ne considère ce renversement que comme on l'enseignait de son temps, c'est-à-dire comme l'effet de la dilatation du canal par l'hydropisie.

En ce qui concerne les difformités consécutives à l'affection cérébro-spinale, l'auteur n'a pu, dans l'ignorance de leur mécanisme, montrer leur relation avec la cause qui les avait produites. La rotation de la cuisse, les flexions des genoux et les pieds bots sont des faits maintenant trop connus pour que nous y insistions. Il n'en est pas de même de la légère courbure des tibias et de la fracture du fémur droit. Si ces faits se présentaient à nous pour la première fois, ils pourraient offrir quelques difficultés à leur rapprochement avec les difformités plus significatives, rotation de la cuisse, flexion des genoux et pieds bots. Mais qu'on veuille bien se reporter à nos observations 4, 5 et 6, on y trouvera des exemples plus significatifs encore de courbures et fractures consécutives à la rétraction convulsive des muscles. Nous aurons occasion de rapporter plus loin des exemples des mêmes déformations, prises par nos devanciers pour des traces de rachitisme, mais accompagnées des témoignages les plus évidents de leur origine commune avec les difformités d'origine musculaire incontestable.

Une dernière particularité mérite notre attention. Que signifie la hernie inguinale qui accompagnait toutes les autres difformités? C'est la première fois que cette variété de hernie se présente à nous avec cet accompagnement. Si nous avions pu disséquer nous-même le sujet, nul doute que nous y eussions trouvé tous les indices de la cause commune : c'est-à-dire de la rétraction musculaire. Les nombreux exemples que nous avons précédemment rapportés de hernies ombilicales, depuis les premiers degrés de l'exomphale jusqu'à l'éventration complète, n'ont pu laisser le moindre doute sur la participation de la rétraction des muscles abdominaux à la production de ces hernies. Cette rétraction, bornée chez notre sujet à la paroi musculaire correspondant à la hernie inguinale, a suffi pour produire la large ouverture de l'anneau et l'expulsion de l'anse intestinale. Ce qui se produit dans cette difformité partielle n'est qu'un diminutif du vice de conformation plus complet, sous l'influence de l'action collective de tous les muscles abdominaux. Ce qui appuie encore cette interprétation, c'est la rétraction musculaire du même côté et au voisinage, qui a produit la rotation de la cuisse gauche en dehors.

On peut donc conclure hardiment, des documents fournis par la précieuse observation du docteur Touvin, qu'elle serait capable à elle seule d'établir toute la doctrine qui considère des affections cérébro-spinales convulsives, antérieures à la naissance, comme la cause des difformités congénitales sans monstruosités. Mais n'anticipons pas. D'autres faits, tout en confirmant la doctrine générale, sont susceptibles d'en éclairer les nombreuses applications.

<hr>

OBSERVATION V

SPINA BIFIDA LOMBAIRE. — TUMEUR HYDRORACHIQUE. — ANUS ANORMAL. — PIEDS BOTS. (Observation communiquée à l'Académie de médecine, le 14 octobre 1879.)

SOMMAIRE. — **Spina bifida lombaire.** — Tumeur hydrorachique. — **Mouvements de la tumeur isochrones aux mouvements respiratoires.** — Imperforation de l'anus. — Anus anormal. — **Deux pieds bots varus équins considérables.** — Mort quinze jours après la naissance.

Le sujet de cette observation, du sexe féminin, mis au monde par Mme Lafon-Rochet, est née à huit mois environ, de parents jeunes et bien conformés. La mère n'a éprouvé aucun trouble durant sa grossesse. Le père a vingt-sept ans.

Un spina bifida, situé à la partie inférieure de la colonne vertébrale, comprend les dernières vertèbres lombaires, au-dessous desquelles existe un sillon cicatriciel correspondant à l'extrémité du coccyx.

La tumeur, du volume d'un œuf de poulette, correspond exactement à l'écartement des apophyses épineuses; ses enveloppes, résistantes, d'une couleur rouge violacée, sont amincies à leur partie centrale, et le siège d'une sécrétion séro-purulente. La tumeur présente des alternatives de gonflement et de dépression qui correspondent aux mouvements respiratoires. Il n'y a pas de sillon interfessier ni d'anus normal. A la naissance, il n'existait qu'un petit pertuis en forme de fissure qui a augmenté graduellement. Ce pertuis, situé à la partie interne de la fesse gauche, forme aujourd'hui, au neuvième jour de la naissance, une ouverture irrégulière, déchiquetée, par laquelle passent les matières stercorales. Celles-ci, tantôt jaunes, tantôt verdâtres, sont ordinairement très liquides, mais parfois moulées. Il n'est pas sorti de méconium après la naissance. L'enfant est nourrie au biberon.

Les deux pieds étaient atteints de pieds bots varus équins considérables, au troisième degré de chaque côté. Les muscles correspondants sont manifestement rétractés : les tendons d'Achille d'une longueur disproportionnée. Les difformités sont fixes et résistent aux efforts de redressement.

L'enfant a succombé le quinzième jour après sa naissance, à la suite de violentes convulsions qui ont suivi l'ouverture spontanée de la tumeur hydrorachique.

L'autopsie n'a pas eu lieu.

En communiquant ce fait à l'Académie, nous nous sommes borné à signaler le rapport des trois anomalies : le *spina bifida*, l'*anus anormal* et les *pieds bots*, comme conséquences de l'*hydrorachis*, localisé vers la partie inférieure de la moelle, et exerçant en ce point surtout son influence sur les nerfs correspondants : de là, la rétraction des muscles vertébraux, l'écartement des apophyses épineuses lombaires, l'imperforation de l'anus normal, et l'ouverture supplémentaire de l'extrémité inférieure du rectum ; finalement et conjointement, formation de deux pieds bots varus équins.

Au point où nous sommes arrivés de l'exposition de nos idées et des faits qui s'y rapportent, il est presque superflu d'insister pour montrer les rapports immédiats qui existent entre l'affection d'une partie ou de la totalité des centres nerveux, et les différentes anomalies et difformités qui l'accompagnent.

Mais il est une particularité sur laquelle nous n'avons pas encore suffisamment insisté : nous voulons parler de l'imperforation de l'anus normal et de la création spontanée d'un anus anormal supplémentaire au voisinage de l'ouverture normale supprimée.

L'imperforation de l'anus peut être, tour à tour ou simultanément, l'effet de la rétraction des sphincters seuls ou des sphincters et des fibres circulaires de l'extrémité inférieure du rectum.

Dans les cas qui se présentent le plus communément dans la pratique, les sphincters seuls sont rétractés. On en a la preuve en agrandissant, par une simple section des sphincters, l'ouverture anale directe. C'est ce que nous avons eu occasion d'observer à deux reprises.

Mais il y a des cas où l'imperforation anale résulte d'une oblitération complète de l'anus et de la partie terminale du rectum. Dans les cas de ce genre, la rétraction musculaire, au lieu d'être limitée aux sphincters, s'étend à une portion plus ou moins considérable du rectum, par suite de la rétraction de ses fibres circulaires ou longitudinales. Cette rétraction a non seulement pour résultat d'oblitérer une certaine étendue du canal, mais de le raccourcir et de transporter ainsi son extrémité inférieure plus ou moins loin du lieu où elle devrait s'ouvrir. Or, on l'a vu dans plusieurs de nos observations précédentes, notamment dans les observations VI et VII, cette extrémité, ainsi entraînée, contracte des adhérences avec les parties voisines, avec la vessie dans laquelle elle s'ouvre. Déjà Morand avait signalé ce fait (p. 265) avec cette particularité curieuse que le pertuis étroit de l'extrémité rectale ne laissait passer que la partie la plus liquide des matières, l'autre partie restant accumulée au-dessus du rétrécissement. Chez le sujet de notre observation, les matières pouvaient sortir par l'ouverture anormale; mais l'absence du méconium après la naissance permet de supposer qu'il avait pu être évacué d'une façon non interrompue pendant les derniers temps de la vie intra-utérine.

Mais revenons à la signification plus immédiate de ce fait, comme un des anneaux de la série des difformités congénitales produites par l'affection centrale du système cérébro-spinal, et portant avec elles le cachet de cette origine.

Les faits qui vont suivre continueront à appartenir à la même catégorie, c'est-à-dire qu'ils offriront toujours les rapports de subordination des difformités à l'altération du système cérébro-spinal et à son siège; mais celle-ci se montrera un peu moins accusée par les traces de la maladie cérébrale, soit par la déformation du crâne, soit par les lésions fonctionnelles du système.

OBSERVATION VI

DIFFORMITÉS CONGÉNITALES MULTIPLES. — DÉFORMATION DU CRANE AVEC ASYMÉTRIE. — CHUTE AU DÉBUT DE LA GROSSESSE. — IN-FLUENCE MORALE ALLÉGUÉE PAR LA MÈRE. (Observation recueillie à la consultation de l'hôpital des Enfants, le 7 octobre 1843.)

SOMMAIRE. — Déformation du crâne avec asymétrie de ses deux moitiés ; réunion incomplète des deux moitiés de la voûte palatine. — Abduction permanente des bras, avec courbure anguleuse à convexité antéro-interne de l'humérus. — Pronation et flexion permanentes des deux avant-bras, avec courbures à convexité postérieure et externe du radius et du cubitus. — Abduction et flexion permanentes des deux cuisses, avec courbure à convexité postéro-externe des fémurs. — Flexion permanente des jambes avec courbures à convexité antéro-externe du tibia et du péroné. — Double pied bot équin, avec fausse apparence de varus.

Klinger (Marie-Adrienne), âgée de trois mois et demi, fille d'un gendarme de Gisors, fut amenée à Paris et présentée à ma consultation de l'hôpital des Enfants, le 7 octobre 1843, pour une difformité multiple, d'origine congénitale.

La famille de cette enfant est exempte de difformités. La mère, particulièrement, est grande, forte, bien conformée. Il est à noter, cependant, que sa parole est un peu gênée, accompagnée d'un serrement des mâchoires, bien que, dans d'autres circonstances, la bouche puisse s'ouvrir largement et sans difficulté. La grossesse de cette femme, qui est primipare, avait été assez heureuse. Parmi toutes les circonstances physiques ou morales qui pourraient avoir exercé quelque influence sur le développement du fœtus, elle ne se rappelle que les deux suivantes : Tout à fait au début, elle est tombée sur ses deux genoux, mais doucement, sans secousse, sans accidents consécutifs appréciables. Un peu plus tard, au troisième ou quatrième mois, elle a été vivement impressionnée par l'aspect d'une caricature représentant un homme avec une tête démesurée (celle de Victor Hugo) ; cette tête lui revenait sans cesse à l'esprit et elle en redoutait une analogue pour son enfant. Le ventre était très gros, à tel point qu'on lui prédisait généralement deux jumeaux ; dans les derniers mois seulement, il est devenu très sensible, même au moindre toucher ; le plus léger choc contre un meuble était très douloureux, les mouvements du fœtus prononcés. Accouchement des plus faciles. Des premières douleurs à la délivrance, il ne s'est pas écoulé plus d'une heure et demie. Écoulement d'eau considérable. L'enfant, venu par le siège, était très petit et portait toutes les difformités qu'on lui voit actuellement. Les quatre membres étaient contournés. Les jambes, principalement, étaient tellement renversées en dedans à leur partie inférieure que le point où ce renversement avait lieu formait, suivant l'expression de la mère, l'extrémité inférieure du corps. L'usage de gouttières en carton, que l'enfant porte encore la nuit, a redressé en partie la jambe; mais les autres difformités, pour lesquelles on n'a employé aucun appareil mécanique, ont subi peu de changements.

État actuel. — Constitution faible; peu d'embonpoint; crâne médiocrement volumineux, ainsi que le ventre; membres gros et courts. Petite cicatrice enfoncée à l'extrémité inférieure du canal rachidien, au-dessous du coccyx. Peau couverte en plusieurs endroits, tels que la partie latérale gauche de l'abdomen, le côté externe du bras et de l'avant-bras gauche, d'écailles jaunâtres, minces, très adhérentes à la peau et évidemment formées par l'épiderme épaissi. Du reste, état satisfaisant de la santé générale. L'enfant tette très bien et mange, en outre, de la semouille au lait et au gras. Pas de diarrhée. Sommeil calme.

L'enfant présente actuellement les difformités suivantes :

1° *Déformation du crâne avec inégalité de ses deux moitiés; réunion incomplète des deux moitiés de la voûte palatine;*

2° *Abduction permanente des bras avec courbure anguleuse à convexité* antéro-interne de l'humérus;

3° *Pronation et flexion permanentes des deux avant-bras avec courbure* à convexité postérieure et externe du radius et du cubitus;

4° *Abduction et flexion permanentes des deux cuisses avec courbure* à convexité postéro-externe des fémurs;

5° *Flexion permanente des jambes avec courbure* à convexité antéro-externe du tibia et du péroné;

6° *Pied bot équin double.*

Décrivons chacune de ces difformités en particulier :

I. DÉFORMATION DU CRANE. — Elle consiste en une sorte de chevauchement horizontal de ses deux moitiés, tel que la moitié droite a été portée un peu en avant, tandis que la gauche l'a été en arrière. En conséquence, la région frontale droite est plus saillante et aussi un peu plus élevée que la gauche, et l'inverse a lieu pour les régions occipitales. La différence entre les deux côtés est approximativement de 3 à 4 centimètres. Le front, considéré dans son ensemble, est d'ailleurs assez fortement bombé; au contraire, les deux régions temporales sont fortement déprimées des deux côtés. Les os du crâne sont généralement très mous et cèdent partout sous la pression du doigt. Les fontanelles sont très larges et à leur niveau existe un relief arrondi, une véritable tumeur mal circonscrite et fluctuante. La fontanelle postérieure s'étend de chaque côté le long de la suture lambdoïde jusqu'à l'oreille.

La face ne présente pas d'autre déformation appréciable qu'un défaut de réunion des deux moitiés de la voûte palatine en avant. En effet, immédiatement derrière les incisives supérieures, on constate un enfoncement capable de recevoir l'extrémité du doigt auriculaire et dans lequel la muqueuse buccale refoulée sous forme de godet n'est pas soutenue par un plancher osseux; plus profondément, et dans tout le reste de l'étendue de la voûte palatine, le plancher existe et paraît régulièrement conformé. Pas de bifidité de la luette. Cette légère difformité n'empêche pas, ainsi que nous l'avons dit, l'enfant de teter. On constate même, en introduisant un doigt dans sa bouche, qu'il opère des mouvements de succion très énergiques.

II. ABDUCTION PERMANENTE ET COURBURE DES BRAS. — Les deux bras sont dans un état d'abduction permanente; mesurée par un angle de 60 degrés on peut la réduire, par un effort mécanique, à 30 degrés. Cette évaluation ne s'applique qu'à la partie supérieure du bras; car l'humérus présente, au niveau de l'insertion deltoïdienne, une courbure presque anguleuse, à convexité antéro-interne, telle que les deux segments de l'os forment entre eux un angle de 130 degrés à gauche et de 150 degrés à droite. Les deux bras sont très courts et assez gros. De l'extrémité de l'acromion, en ligne directe, 68 millimètres à gauche et 62 millimètres à droite; en suivant la courbure, 75 millimètres à gauche et 66 millimètres à droite. La *peau* du bras gauche offre, à sa surface, quelques plaques de ces écailles jaunâtres dont nous avons parlé plus haut. *Tissu cellulaire* médiocrement abondant. *Muscles* dans l'état de relâchement normal et de consistance généralement molle. Humérus déformé, très volumineux, comme boursouflé, et exempt de fracture malgré la forme presque anguleuse de la courbure dont il est le siège. Tous les mouvements sont assez libres, à l'exception du mouvement d'adduction. L'enfant porte très bien les mains à la bouche. Mécaniquement, on peut, sans résistance, élever les bras jusqu'à la verticale; mais on ne peut les porter dans l'adduction complète.

III. FLEXION DU COUDE ET PRONATION DES AVANT-BRAS. — Les deux avant-bras sont dans une flexion permanente et fixe de 25 degrés; c'est-à-dire qu'ils forment avec les bras un angle de 155 degrés, ouvert en avant. Cet angle ne peut être agrandi que de quelques degrés par les efforts mécaniques. Les deux avant-bras sont, en outre, maintenus dans un degré de pronation plus considérable que celui de la flexion à 70 degrés environ. Cette pronation est également fixe, ou à peu près. Enfin, le radius et le cubitus, le premier vers sa partie moyenne et le second un peu plus bas, ont subi une courbure à convexité postéro-externe, telle que leurs deux segments forment un angle de 140 degrés, ouvert en avant et en dedans.

Les deux avant-bras sont très courts. Des deux côtés, la longueur du bord interne (en ligne directe) n'est que de 6 centimètres, et celle du bord externe de 58 millimètres. L'épaisseur des parties molles à la partie supérieure et l'indocilité de l'enfant ne permettent pas de mesurer exactement la longueur réelle des os en suivant leurs courbures. Écailles nombreuses à la partie externe de l'avant-bras, du côté gauche seulement. Tension manifeste, mais médiocrement prononcée du rond pronateur des deux côtés, n'augmentant que très peu dans les tentatives de supination qui restent d'ailleurs, comme nous l'avons dit, à peu près sans résultat. Relâchement normal des autres muscles. Déformation complète de l'humérus et du radius qui paraissent volumineux relativement à l'âge du sujet. Mouvements de flexion libres et très étendus. Impossibilité complète des mouvements d'extension et de supination. Si l'on essaye de produire ces mouvements à l'aide d'efforts mécaniques, on se sent brusquement arrêté par des obstacles osseux.

Des dispositions que nous venons de signaler dans les bras et les avant-bras, il résulte que les membres supérieurs décrivent des sinuosités en divers sens; à partir de l'épaule, ils se dirigent d'abord de haut en bas et de dedans en dehors, puis se recourbent fortement dans le dernier sens et un peu en arrière, et enfin, depuis le tronc jusqu'à l'extrémité inférieure des membres, ils reviennent en avant et un peu en dedans, en décrivant une courbe assez régulière à convexité postéro-externe. Les coudes sont petits, déformés. La ligne de jonction des extrémités articulaires est très oblique de haut en bas et de dehors en dedans. On a peine à reconnaître les condyles huméraux qui sont comme rabougris et *enfoncés*, principalement les condyles internes.

Les mains n'offrent de remarquable que leur petitesse, relativement aux autres parties des membres et la forme effilée des doigts. Du reste, aucune difformité, et liberté entière des mouvements.

IV. Abduction et flexion des deux cuisses. — L'abduction a lieu à angle droit; on peut, avec la main, ramener le membre presque dans le plan vertical antéro-postérieur du corps; reste alors la flexion directe, qui est habituellement de 80 degrés et peut être assez facilement ramenée à 40 degrés environ. Le fémur présente, un peu au-dessus de sa partie moyenne, une courbure presque anguleuse, à convexité postéro-externe, telle que les deux segments forment entre eux un angle de 110 degrés.

Les deux cuisses sont excessivement courtes et ramassées des deux côtés. Du pli de l'aine au condyle interne du fémur, on trouve 3 centimètres seulement; et du grand trochanter au condyle externe, 75 millimètres. Rien de notable à la peau. Le tissu cellulaire est très ferme et très abondant en dedans et en avant, au niveau de la concavité de la courbure qu'il remplit et au delà; à tel point qu'au premier aspect, nous avions cru la convexité de la cuisse tournée en avant et en dedans. Tension considérable des adducteurs augmentant dès qu'on cherche à porter plus loin l'abduction permanente de la cuisse. Les muscles sont durs, minces, et ramassés en cordes assez bien détachées. Les autres muscles, difficiles à explorer, ne paraissent rien offrir de particulier. Fémurs courts, épais, déformés, exempts de fracture, malgré la forme anguleuse de leur courbure. Les mouvements spontanés sont difficiles à étudier chez un aussi jeune sujet; mais parfois il ramène son membre dans l'adduction presque complète; il ne l'étend jamais entièremeut, de même qu'il n'augmente jamais l'abduction. Du reste, on ne parvient même pas à produire ce dernier mouvement à l'aide d'efforts mécaniques.

V. Flexion et courbure des jambes. — Les jambes sont habituellement fléchies à 40 degrés; avec la main, on ramène cet angle à 15 ou 20 degrés. En outre, les os de la jambe présentent, un peu au-dessous de la partie moyenne, un reste de cette pliure anguleuse dont il a été parlé plus haut et en vertu de laquelle les pieds se trouvaient portés en haut, en arrière et en dedans. Actuellement la pliure est arrondie, et les segments supérieurs et inférieurs du tibia et du péroné ne forment plus, par leur rencontre, qu'un angle très obtus, de 165 degrés à gauche et de 160 à droite. Les jambes sont courtes et ramassées, mais beaucoup moins que les cuisses. De la malléole interne au condyle interne du fémur (en ligne directe), à gauche, 84 millimètres; à droite, 8 centimètres. La peau présente, du côté gauche seulement, au niveau de la concavité de la cuisse, c'est-à-dire en arrière et en dedans, un pli transversal très prononcé; au niveau de la convexité, elle est sensiblement plus fine, plus lisse, plus douce au toucher, plus luisante qu'ailleurs. Tension manifeste, sans apparence de transformation fibreuse, des muscles internes et externes du creux du jarret, augmentant aux limites du redressement de la jambe. Le mouvement physiologique de flexion est très libre et complet; mais l'extension est impossible.

Par suite des courbures du fémur et des os de la jambe des deux côtés, les membres inférieurs décrivent une grande courbe à convexité externe et à deux segments de rayon différent réunis au niveau du genou. Les deux membres, écartés l'un de l'autre à leur partie supérieure et par l'abduction permanente des cuisses et par la courbure des fémurs, se rapprochent à la partie inférieure par suite de la courbure des tibias et des péronés. Les genoux sont peu déformés : on remarque seulement un peu de dépression des condyles internes du fémur et du tibia.

VI. Pied bot équin double. — Enfin on croirait, au premier aspect, à l'existence d'un double pied bot équin varus considérable; mais, avec plus d'attention, on constate qu'une partie de l'équinisme et la totalité de l'élément varus dépendent de la direction vicieuse de la partie inférieure de la jambe; déviation oblique de haut en bas, d'avant en arrière et de dehors en dedans. Il n'existe donc qu'un double pied équin, simple et médiocrement prononcé. Il est de 25 degrés à gauche et de 20 degrés à droite. Par un effort mécanique, on peut redresser les pieds de manière qu'ils forment avec les jambes : à gauche, un angle droit; et, à droite, un angle légèrement aigu en haut et en avant. Soulèvement et tension des deux tendons d'Achille, légers au repos, mais extrêmement prononcés pendant les efforts du redressement. Mollets durs et ramassés. Pas de déformation bien sensible du pied ; pas de subluxation des os du tarse. Toute la peau du pied est extrêmement fine, lisse et douce au toucher.

Pas d'autres difformités.

Avec cette observation, nous entrons dans le domaine des traces matérielles de moins en moins accusées de la maladie cérébro-spinale. L'asymétrie du crâne et la cicatrice observées à la région coccygienne sont des témoignages effacés d'une ancienne hydrocéphale-hydrorachique auxquels nous n'attacherions qu'une importance secondaire si nous n'avions, d'une part, dans d'autres cas de la série étiologique de l'affection, et d'autre part, dans les effets si accusés de la rétraction musculaire, un complément des plus évidents du diagnostic de leur origine.

Comme cas analogue de la série étiologique, nous rappellerons notre cinquième observation (p. 108) qui est absolument une exagération extrême du cas présent : déformation et chevauchement du crâne, distorsion des membres, raccourcissement et courbure des os, et finalement une rétraction de tous les muscles portée à son plus haut degré. Rapprochées l'une de l'autre, ces deux observations se complètent; et si nous ne les avons pas publiées en même temps, c'est que la dernière devait figurer dans la série des cas où tous les degrés de l'affection primitive régulièrement décroissants avaient besoin de s'enchaîner pour se prêter une signification réciproque. En effet, cette signification résulte aussi bien des vestiges matériels de la maladie cérébro-spinale que de la rétraction musculaire et des difformités qu'elle a produites.

Nous n'insisterons pas pour le moment sur les courbures légères des os, qu'on eût prises avant nous pour des traces de rachitisme ; nous avons déjà dit tout ce qu'il faut savoir pour prévenir cette méprise : nous y reviendrons d'ailleurs en traitant spécialement de cette question.

Deux autres particularités de cette observation méritent encore qu'on s'y arrête.

La mère a fait une chute au début de sa grossesse. Cet accident a pu, comme cause éloignée de la maladie, en provoquer l'explosion. Il rentre dans l'influence réelle et générale des causes mécaniques susceptibles de troubler l'évolution fœtale : mais, nous le répétons, ces causes n'exercent leur influence que par l'action intermédiaire et immédiate de l'affection convulsive du fœtus et de la rétraction musculaire qui en est la conséquence.

Faut-il s'arrêter à cette préoccupation constante de la mère qui avait sans cesse devant les yeux cette caricature du crâne extra-ordinairement grossi de Victor Hugo, et qui en craignait l'influence sur la conformation de son enfant. Sans être, à cet égard, plus puritain que Morgagni et beaucoup d'autres, nous attendrons d'autres preuves que les allégations populaires, pour nous départir du doute très prononcé auquel nous nous arrêtons.

Mais continuons, par l'observation suivante, la série des faits qui doivent nous conduire, par degrés, à la classe des difformités complètement dépourvues de traces matérielles et centrales de leur origine convulsive.

OBSERVATION VII

DIFFORMITÉS CONGÉNITALES MULTIPLES. — CRANE VOLUMINEUX. — RÉGION FRONTALE DROITE EXTRÊMEMENT DÉVELOPPÉE.— RÉTRACTION MUSCULAIRE CARACTÉRISÉE. (Observation recueillie à la consultation du 9 septembre 1843 à l'hôpital des Enfants.)

SOMMAIRE. — **Développement considérable du crâne surtout de la bosse frontale droite. — Déviation de l'épine dorso-lombaire à gauche. — Poitrine en carène. — Atrophie et paralysie incomplète des quatre membres. — Impossibilité d'adduction des bras sans autre difformité.— Extension permanente des coudes avec légère pronation à droite. — Flexion permanente des poignets, des mains et des doigts, avec opposition permanente des pouces et de l'auriculaire des deux côtés. — Déviation des genoux en dedans, avec flexion permanente et rotation de la jambe en dedans du côté droit.— Double pied bot, valgus équin à droite et varus équin à gauche au deuxième degré.— Renversement du cinquième orteil en dedans.**

Délustin (Léon), âgé de sept ans, constitution assez bonne, tempérament nerveux, est venu au monde avec une difformité générale du tronc et des membres.

Aucun membre de sa famille ne présente de difformités. Sa mère a eu pendant sa grossesse des chagrins violents et continus, et plusieurs fois des *attaques de nerfs*. Elle éprouvait des douleurs vives dans la poitrine, mais non dans le bas-ventre ni dans les reins. Les mouvements de l'enfant n'ont rien eu d'extraordinaire. A la naissance, il ne remuait pas du tout les membres supérieurs qui semblaient complètement paralysés ; les deux mains étaient fortement fléchies. Il pouvait mouvoir les membres inférieurs ; mais les deux pieds étaient fortement renversés, le gauche sur son bord externe et le droit sur son bord interne. Depuis l'âge de quatre mois et demi, jusqu'à présent, on fit usage de bottines ; le pied droit, qui était le plus dévié, se redressa en grande partie ; le gauche se redressa d'un tiers environ, suivant l'estimation de la mère. Les membres supérieurs ne furent soumis à aucun traitement ; on imprimait seulement de temps à autre des mouvements mécaniques aux articulations ; cependant l'état de ses membres, depuis l'âge de deux ans, s'est sensiblement amélioré ; ils ont recouvré quelques mouvements et la flexion des mains a beaucoup diminué.

L'enfant a, en outre, une grande tendance aux affections nerveuses. A l'âge de dix mois, attaque terrible de convulsions qui a duré trois jours et s'est renouvelée presque tous les ans, vers le mois de mars, mais avec beaucoup moins d'intensité. Enfin, il y a dix-huit mois, fièvre cérébrale intense. Depuis lors, la santé est devenue beaucoup meilleure et a semblé se consolider; les convulsions ne se sont plus montrées.

État actuel, 12 septembre 1843.

Crâne volumineux. Région frontale extrêmement développée; *bosse frontale droite* un peu plus saillante que la *gauche*. Le bombement du coronal est tel qu'il se détache d'une manière tranchée du reste de la surface crânienne. Intelligence extrêmement précoce et dont les maîtres de l'enfant cherchent à modérer l'activité. Santé actuellement bonne. Sommeil calme; appétit; digestions faciles; pas de palpitations. Pas de traces de rachitisme.

Les *difformités* qu'on observe actuellement sont les suivantes :

1° *Légère déviation de l'épine dorso-lombaire*, à gauche ;

2° *Poitrine en carène ;*

3° *Impossibilité d'abduction* des bras ;

4° *Extension permanente des coudes* avec légère pronation à droite ;

5° *Flexion permanente* des poignets ;

6° *Légère flexion des mains et des doigts* avec opposition permanente du pouce et du petit doigt des deux côtés ;

7° *Légère déviation des genoux* en dedans, avec flexion permanente et rotation de la jambe en dehors du côté droit ;

8° *Double pied bot, valgus équin* à droite au premier degré, et *varus équin* à gauche au deuxième degré ;

9° *Renversement du cinquième orteil* en dedans.

I. Déviation de l'épine. — La déviation de l'épine quoique peu considérable est à trois courbures. Inclinaison lombo-sacrée à droite, de 4 à 5 degrés. Première courbure de retour dorso-lombaire, à convexité droite, de 8 millimètres de flèche. Deuxième courbure : dorsale supérieure à convexité gauche, de 4 à 5 millimètres de flèche seulement. Troisième courbure : inappréciable à la direction des apophyses épineuses, mais rendue manifeste par un léger soulèvement de la masse musculaire du côté gauche et postérieur du cou.

II. Déformation du thorax. — Le thorax, déprimé latéralement et en avant, présente cette forme particulière que nous avons désignée sous le nom de *poitrine en carène*. Vue antérieurement, elle représente un triangle dont les deux côtés sont formés par les parois antéro-latérales du thorax et le sommet tronqué, par le sternum et les cartilages costaux. La partie antérieure des côtés dont la courbure est en grande partie effacée se dirige très obliquement d'arrière en avant et de dehors en dedans, et rencontre sous un angle obtus les cartilages costaux qui se dirigent presque transversalement. Il est à noter cependant que les côtes droites sont sensiblement moins déprimées que les gauches, principalement au niveau du sein; disposition qui paraît dépendre de la déviation de l'épine.

III. ADDUCTION PERMANENTE DES BRAS. — Les bras offrent une direction et des rapports normaux, et à ce point de vue ne sont le siège d'aucune difformité. Mais les plus grands efforts mécaniques ne peuvent les écarter du tronc au delà d'un angle de 80 à 90 degrés pour le côté gauche, et à droite de 110 à 120 degrés. On voit alors se soulever et se tendre fortement les faisceaux musculaires qui forment les bords antérieur et postérieur des aisselles, mais surtout le grand pectoral; et les muscles, tirant sur l'humérus, comme sur un levier du deuxième genre abaissent la tête de l'humérus qui se sépare de 5 à 6 millimètres de la face inférieure de l'acromion. En même temps, l'omoplate exécute un mouvement de bascule extrêmement prononcé qui porte son angle inférieur en dehors; et c'est sans doute cette circonstance qui diminue un peu la tension du grand dorsal et du grand rond. Les épaules sont rabougries, maigres, anguleuses et dépourvues de reliefs musculaires. La peau et les os de cette région n'offrent rien de particulier. Le tissu cellulaire y est très peu abondant. Le deltoïde est presque entièrement réduit à une lame celluleuse; cependant on en sent encore quelques restes faiblement contractiles en avant de l'articulation. Quant aux muscles qui forment les bords du creux axillaire, ils sont un peu plus minces et offrent une consistance moins charnue, plus celluleuse qu'à l'état normal, mais sans transformation véritable de leur tissu. Les mouvements de l'épaule sont faibles et limités. Le bras, habituellement un peu éloigné du tronc comme à l'état normal, peut s'en rapprocher complètement; mais il ne peut s'en écarter par les seuls efforts musculaires, au delà de 60 ou 70 degrés pour le côté gauche et de 90 à 100 degrés pour le côté droit. Pour porter le bras plus haut, le sujet incline instinctivement le tronc du côté opposé.

IV. EXTENSION PERMANENTE DES BRAS. — Le bras *gauche* est dans un état d'extension un peu forcée et permanente : le bras et l'avant-bras se continuant en ligne droite. Mécaniquement on ne peut les fléchir au delà de 25 degrés, c'est-à-dire jusqu'au point où le bras et l'avant-bras se rencontrent sous un angle de 155 degrés ouvert en avant. On peut aussi porter l'avant-bras dans la pronation complète et dans la supination jusqu'au point où le bord externe du radius et celui de l'humérus se correspondent. L'extension du bras *droit*, également permanente, est moins complète; le bras et l'avant-bras se recontrent sous un angle de 170 degrés, et cette flexion peut être portée par des efforts mécaniques comme, à gauche, jusqu'à 155 degrés. L'avant-bras droit offre, en outre, un état de pronation permanente évaluable à un arc de cercle de 8 à 10 degrés. Mécaniquement, on peut porter cette pronation jusqu'au degré normal, mais la supination est de 30 degrés environ moindre que du côté opposé. Les deux coudes sont petits, arrondis. Les saillies et dépressions normales y sont presque effacées. Les condyles de l'humérus et l'olécrâne, en particulier, sont très petits. Les muscles qui desservent l'articulation sont tous atrophiés et plus ou moins passés à l'état celluleux.

A gauche, flaccidité de tous les muscles du bras sans exception; ils paraissent dépourvus de toute contractilité, à l'exception pourtant du biceps qu'on sent se tendre sous la main dans les efforts de flexion. A l'avant-bras, les muscles fléchisseurs des doigts, grands et petits palmaires, sont tendus; mais tous les autres, soit en avant, soit en arrière, sont dans un état de flaccidité complète; on ne sent même pas du tout, à la main, le rond pronateur qui paraît tout à fait réduit à l'état celluleux. Tous les muscles épitrochléens sont contractiles, quoique beaucoup moins qu'à l'état normal; mais les muscles épicondyliens ne présentent que quelques mouvements fibrillaires à peine perceptibles.

A *droite*, même atrophie, même mollesse des muscles du bras, qui sont tous dépourvus de contractilité, sauf le chef interne du triceps et le coraco-brachial qui se contractent très faiblement. Tous les muscles épitrochléens, y compris le rond pronateur, sont tendus, et le sont plus fortement que du côté opposé; au contraire, sa contractilité est sensiblement plus faible. Quant aux muscles épicondyliens, c'est à peine si l'on y sent quelques légers frémissements. Les mouvements des coudes sont à peu près complètement abolis; on peut tout au plus évaluer à 5 ou 6 degrés l'étendue des mouvements de flexion et d'extension.

V. Flexion permanente des poignets. — La face antérieure des deux avant-bras forme avec la face palmaire de la main un angle de 110 degrés, pouvant être porté, par les efforts mécaniques, à 140 degrés. La face postérieure du carpe est très bombée, et sur la peau qui le recouvre on remarque une callosité assez épaisse, reposant sur un coussinet graisseux. On sent à peine au toucher les tendons des extenseurs des doigts qui paraissent réduits à de petits rubans grêles et cellulo-fibreux. En avant se dessinent, dans la position habituelle du poignet, de nombreux plis transversaux; et, pour peu qu'on redresse la main, les tendons des fléchisseurs superficiels de la main et des doigts se soulèvent, presque de manière à pouvoir être comptés à la simple vue. Au toucher, il est facile de reconnaître que les tendons des fléchisseurs profonds sont également soulevés et tendus. Toutes ces cordes sont minces, grêles, mais de consistance fibreuse très prononcée. Même état des grand et petit palmaire et du cubital antérieur. Enfin, à la résistance profonde qu'on éprouve au toucher, on doit présumer la rigidité des ligaments articulaires eux-mêmes. Le mouvement de flexion du poignet est extrêmement limité et ne dépasse que de quelques degrés la flexion pathologique. Le mouvement dans le sens de l'extension est absolument nul. Quand le sujet veut prendre un point d'appui sur ses mains, il présente au plan résistant la face dorsale, circonstance qui explique la formation de callosités dans cette région.

VI. FLEXION DES DOIGTS. — Les doigts, demi-fléchis, décrivent une courbe régulière dans lesquelles les brisures des articulations phalangiennes ne sont presque pas accusées. Ils sont grêles, fusiformes, peu fendus, doux au toucher, et complètement dépourvus de plis cutanés au niveau des articulations. En outre, le pouce et le petit doigt sont renversés et vont, pour ainsi dire, à la rencontre l'un de l'autre dans la paume de la main ; le petit doigt est d'ailleurs beaucoup plus fléchi que les autres. Dans les efforts de redressement on sent à la face palmaire de chaque doigt et surtout de l'auriculaire se soulever et se tendre une corde tendineuse, évidemment formée par les tendons fléchisseurs réunis. En ayant soin de fléchir la troisième phalange pendant qu'on étend les deux autres, la tension de cette corde diminue sensiblement, mais ne cesse pas. Tension manifeste de l'opposant du pouce, qui se détache parfaitement des parties voisines, dès qu'on cherche à porter le pouce en dehors. Il est difficile de s'assurer si l'opposant du petit doigt et le muscle lombrical qu'il porte en dedans sont ou non rétractés. Toutes ces dispositions sont absolument les mêmes à droite et à gauche. Les mouvements de la main et des doigts sont bornés, surtout du côté droit ; à gauche, le pouce et les doigts peuvent se mettre en opposition suffisante pour que l'enfant puisse écrire de cette main. Il lui est impossible d'écrire avec la main droite. Les mouvements d'extension ne sont que rudimentaires ; seulement quand les doigts ont été volontairement fléchis au delà de la flexion habituelle, ils peuvent y revenir et même dépasser un peu ce point, mais seulement de quelques degrés.

VII. DÉVIATION DES GENOUX. — Les deux genoux sont déviés en dedans. *A gauche,* la déviation est directement latérale, sans flexion ni rotation de la jambe : elle peut être évaluée à 10 degrés. Le membre abdominal tout entier a subi une rotation de 45 degrés en dehors. Déformation légère du genou ; un peu de développement des condyles internes du fémur et du tibia et d'aplatissement des condyles externes. Les muscles qui desservent l'articulation ne présentent pas de relief ni de tension anormale, sauf peut-être le tenseur aponévrotique du fascia lata et le biceps qui paraissent un peu plus tendus relativement que les autres muscles du creux du jarret. Ils jouissent tous d'une contractilité normale. Mouvement d'extension presque complet. La flexion physiologique ne va pas au delà de l'angle droit; mécaniquement, elle peut être portée à 110 degrés. — *A droite*, la déviation du genou en dedans est de 15 degrés et accompagnée de flexion et de rotation de la jambe en dehors. La flexion est de 10 degrés et la rotation de 20 degrés. En outre, le membre tout entier a subi un mouvement de rotation en dehors de 25 degrés, de telle sorte que, ce degré marquant exactement la rotation de la cuisse, la rotation absolue de la jambe est de 45 degrés. Même déformation de l'articulation que du côté gauche. Soulèvement et tension très prononcée du tenseur aponévrotique et surtout du biceps qui est atrophié, dur, et dont le tendon remonte sensiblement plus haut que de coutume. Les demi-tendineux et demi-membraneux, déplacés en dehors et occupant à peu près le creux du jarret, sont mous, déprimés et *à peine contractiles*. L'extension n'est plus tout à fait complète, même avec l'aide d'efforts mécaniques. La flexion ne dépasse pas un angle de 60 degrés; mécaniquement, elle peut être portée à 80 degrés.

VIII. Double pied bot. — *A gauche*, varus équin au deuxième degré. Le pied est étendu de 45 degrés sur la jambe, de manière à former avec elle un angle de 135 degrés ouvert en avant. Il est, en outre, renversé sur son bord externe et sa face plantaire fait avec l'horizon un angle de 40 degrés. Adduction de l'avant-pied, également de 40 degrés; enfin, flexion du pied sur sa face plantaire, telle que ses parties antérieure et postérieure forment entre elles un angle de 140 degrés. Le pied n'est pas court et ramassé comme dans certains cas de pied bot congénital; il a cependant subi des déformations considérables. La face dorsale du tarse, très bombée, offre à sa partie externe deux callosités correspondant à deux saillies évidemment formées, l'une par la tête de l'astragale, l'autre un peu moindre, par le cuboïde. (L'enfant n'ayant jamais marché, ces callosités ne peuvent avoir été produites que par les appareils.) La face dorsale de l'avant-pied décrit une légère courbe régulière, presque sans traces de brisures ni de plis articulaires. La peau descend très bas dans les intervalles des orteils qui paraissent ainsi extrêmement courts (forme palmée). La face inférieure du pied, par suite de la pliure qu'elle a subie, est parcourue par des rides extrêmement nombreuses. La peau y est très fine et douce au toucher, et se tend comme un pont, au-dessus des parties profondes dans les efforts de redressement. Le pied est, en outre, enroulé sur son bord interne, de telle sorte que le bord est très concave. Quand on cherche à redresser cette courbe et à diminuer l'adduction de l'avant-pied, la peau se tend comme à la face plantaire. Le bord externe est convexe et présente une saillie assez marquée, formée par la tête du cinquième métatarsien. La jambe est grêle, le mollet à peine marqué, très remonté et de consistance celluleuse. Le tendon d'Achille se dessine sous la forme d'une corde petite et très tendue. Sa tension augmente au moindre effort de redressement. Tension également très prononcée de l'aponévrose plantaire, dont les fibres sont ramassées en cordes assez distinctes à peu de distance du bord interne. *Tous les autres muscles de la jambe et du pied autres que les jumeaux* sont relâchés. Absence complète de contractilité dans ces muscles, aussi bien que dans les jumeaux ; cependant on voit un mouvement vermiculaire dans le jambier antérieur. Le pied ne peut exécuter qu'un seul mouvement, et encore à un degré rudimentaire : c'est un mouvement d'adduction ou de renversement sur le bord externe, c'est-à-dire dans le sens même de la difformité. Orteils complètement immobiles.

A droite, l'extension du pied sur la jambe n'est que de 10 degrés. Le pied est en outre renversé de 5 degrés seulement sur son bord interne. Pas d'autre élément de direction. Conservation à peu près complète de la forme normale du pied. Jambe moins grêle que celle du côté opposé. Mollet moins remonté et un peu plus ferme. Tension du tendon d'Achille et des péroniers latéraux qui se soulèvent sous la peau quand on redresse le pied. Tous les muscles de la jambe et du pied sont contractiles quoique plus faiblement qu'à l'état normal. Conservation de tous les mouvements ; mais les mouvements de flexion et de renversement sur le bord externe sont sensiblement limités.

IX. RENVERSEMENT DU CINQUIÈME ORTEIL. — Enfin, le cinquième orteil est replié transversalement et à angle droit sur la quatrième articulation métatarso-phalangienne. Cet angle n'est diminué que d'un très faible degré par les efforts mécaniques. Pas de corde musculaire ou fibreuse en rapport avec cette direction vicieuse.

On peut déjà deviner par les détails qui précèdent que les quatre membres sont dans un état d'atrophie générale. Cette atrophie est plus prononcée au membre inférieur gauche qu'au droit, et aux deux membres supérieurs qu'aux inférieurs. La peau est partout sèche, rugueuse, furfuracée ; le tissu adipeux manque à peu près complètement et la plus grande partie du tissu charnu a subi la transformation celluleuse. Les os eux-mêmes, et particulièrement les humérus, radius et cubitus, participent à l'atrophie ; ils sont grêles, et leurs saillies, telles que les coudes, les humérus, l'olécrâne, etc., sont à peine accentuées.

La sensibilité est conservée partout.

Outre la confirmation qu'elle donne aux observations précédentes, cette septième observation renferme des particularités d'un intérêt tout spécial.

Comme cause éloignée, on peut y trouver l'influence des attaques de nerfs que la mère a éprouvées durant la grossesse, et qui ont créé pour l'enfant une disposition qui s'est accusée à plusieurs reprises, après la naissance, par des affections convulsives plusieurs fois répétées, et particulièrement par une violente attaque à l'âge de dix mois, qui a duré trois jours. Le volume développé du crâne, et surtout la saillie exagérée de la bosse frontale droite donnent un nouveau degré de probabilité à l'existence d'une affection convulsive congénitale, transmise par la mère au fœtus, et entretenue après la naissance par la prédisposition si accusée de l'enfant.

Mais ce qui offre un intérêt tout particulier dans cette observation, c'est la combinaison de la rétraction dans les muscles des quatre membres, avec un certain degré de paralysie et d'atrophie; le tout néanmoins en parfaite harmonie avec les dispositions et directions anormales des articulations. Nous ne saurions trop insister sur ce rapport, car il est l'élément principal de transition entre les difformités si considérables des monstres, et celles moins exagérées du fœtus et de l'enfant. Au degré de violence extrême avec laquelle l'affection convulsive a agi chez la plupart des monstres, il est parfois difficile de distinguer l'action particulière de tel ou tel muscle; mais avec un degré de rétraction moindre, la relation entre chaque difformité particulière et la cause qui l'a produite peut mieux se saisir et se démontrer. C'est ainsi que, dans l'observation qui précède, on a pu voir dans le relief plus accentué des tenseurs aponévrotiques du fascia lata et des biceps cruraux de chaque membre, la double action qui a produit la déviation des genoux en dedans avec un certain degré de flexion et de rotation de la jambe en dehors. Mais cette spécification étiologique qu'on peut lire dans les autres difformités du même sujet acquerra de plus en plus de certitude à mesure que chaque rétraction musculaire se détachera mieux de l'ensemble où elle est parfois confondue. C'est ainsi que nous arriverons pas à pas à montrer que, depuis le bouleversement convulsif de tout le système musculaire jusqu'à la simple déviation d'un œil ou d'un orteil, c'est la même cause qui a agi, mais qui a agi avec une intensité moindre et une étendue d'action de plus en plus restreinte.

Mais n'anticipons pas, et continuons à montrer, dans une seconde série de faits, la relation qui existe entre les traces matérielles et fonctionnelles de l'affection cérébro-spinale d'un seul côté et les difformités qui en résultent; en d'autres termes, montrons cette même relation dans les difformités hémiplégiques.

B. — Difformités congénitales multiples d'un seul côté avec traces d'affection cérébro-spinale unilatérale.

OBSERVATION VIII

HÉMIPLÉGIE CONGÉNITALE INCOMPLÈTE DU COTÉ GAUCHE. — ATROPHIE DE LA MOITIÉ GAUCHE DU CRANE. — DIFFORMITÉS ET PARALYSIES PARTIELLES DU MÊME COTÉ. (Observation recueillie à l'hôpital des Enfants, le 8 février 1840.)

SOMMAIRE. — Hémiplégie incomplète à gauche. — Réduction de la moitié du crâne du même côté. — Parents sains. — Bonne santé de l'enfant depuis sa naissance. — Difformités multiples et réductions des parties du côté gauche. — Effets de l'affection cérébrale plus sensibles sur le développement et la dimension des parties que sur leurs formes. — Réduction des mouvements et différence de température à gauche.

Victorine Mouzan, âgée de six ans et demi, née de parents sains et bien portants, d'une constitution assez forte, d'un tempérament nerveux, a été présentée à notre consultation le 8 février 1840, offrant les dispositions suivantes :

1° *Réduction horizontale de la moitié gauche du crâne;*

2° *Atrophie et paralysie incomplète de toute la moitié gauche du corps;*

3° *Réduction en longueur du bras et de la jambe gauche;*

4° *Pied équin du même côté.*

La mère n'a éprouvé ni maladie ni accident pendant la grossesse. L'enfant, venue au monde avec l'apparence d'une bonne constitution, a été placée en nourrice jusqu'à l'âge de deux ans et demi. Elle a été bien nourrie, n'a jamais été malade, n'a eu ni convulsions ni aucun des accidents qui accompagnent souvent la dentition. On a remarqué, dès les premiers mois après la naissance, que la force et l'étendue des mouvements étaient inégales dans les deux membres supérieurs : elle ne pouvait, qu'avec peine, élever la main gauche jusqu'à sa bouche, tandis que le bras droit exerçait librement tous les mouvements. La même observation a été faite pour les membres inférieurs. Dès qu'elle a commencé à marcher, on s'est aperçu qu'elle traînait un peu la jambe gauche, et qu'elle se soutenait moins bien sur ce côté que sur le membre droit. Du reste, elle a commencé à marcher à l'époque ordinaire, c'est-à-dire de quinze à dix-huit mois. Le développement de toutes les facultés a été régulier et n'a rien présenté d'insolite.

A mesure que l'enfant avançait en âge, la différence de motilité et de développement des membres thoraciques et abdominaux est devenue de plus en plus sensible ; mais la faiblesse de la jambe gauche n'a jamais été à un degré tel que l'enfant ne pût marcher.

Tel était l'état de l'enfant, lorsqu'elle est revenue de nourrice à l'âge de deux ans et demi. Pendant six mois qu'elle est demeurée à Paris, chez sa mère, l'état d'atonie et d'arrêt de développement paraissait augmenter. A trois ans, elle a été renvoyée à la campagne, d'où elle n'est revenue qu'en octobre dernier. A son retour, on a remarqué une amélioration notable, une facilité et une liberté beaucoup plus grandes des mouvements. Depuis trois mois, environ, qu'elle est à Paris, et qu'elle fait beaucoup moins d'exercice, on a cru remarquer que les mouvements (du côté hémiplégique) sont moins étendus et moins énergiques. Cependant ils deviennent d'autant plus faciles que le sujet agit davantage.

Elle présente actuellement les dispositions suivantes :

La tête continue à offrir une différence sensible entre les deux moitiés du crâne. La moitié gauche est plus étroite que la moitié droite :

Demi-périmètre horizontal, à droite............. 250 millim.
       —   —   à gauche............ 240   —
Demi-périmètre vertical, à droite................ 160   —
       —   —   à gauche............. 160   —

Le tronc, bien conformé, ne présente rien de particulier. La colonne est parfaitement droite.

Le demi-périmètre du thorax, à droite, est de..... 290 mil.
       —   —   à gauche......... 285 »

Le membre thoracique gauche est notablement plus réduit dans toutes ses dimensions que le membre droit. Il est plus court, plus mince, plus amaigri ; la main est beaucoup plus petite.

Bras droit................................... 320 millim.
Bras gauche................................. 295 —
Circonférence du bras, prise au niveau de l'inser-
    tion inférieure du deltoïde, à droite............ 150 —
Prise au niveau de la même insertion à gauche.... 135 —
Avant-bras, un peu au-dessous du coude, à droite.. 160 —
       —   —   à gauche.. 148 —

On sent un peu de craquement pendant le jeu des articulations humérale et huméro-cubitale du côté gauche : les articulations des phalanges, du même côté, sont un peu relâchées; l'extension les porte au delà de la ligne droite. Les mouvements du bras gauche sont généralement moins étendus et moins énergiques que ceux du membre opposé. Aucun d'eux cependant n'est paralysé, mais ils ne s'exercent pas tous dans les mêmes limites. Les mouvements de rotation du membre, de supination et de pronation de l'avant-bras, paraissent plus bornés que les autres. L'état des muscles de cette région paraît assez bien être en harmonie avec l'état de leur fonction. Ils sont réduits de volume, mous, dans un certain état de flaccidité; leur contractilité est peu énergique et peu sensible à la main. Les muscles de l'épaule paraissent plus atrophiés que ceux du bras et de l'avant-bras; ces derniers un peu plus développés que ceux du bras. Il y a entre les deux membres une différence de température assez notable, mais cette différence est moindre qu'elle n'aurait été autrefois, au rapport de la mère.

· Le membre inférieur gauche offre une disposition analogue à celle du bras du même côté. La différence entre les deux membres abdominaux est indiquée par les mesures suivantes :

Longueur totale du membre droit................ 465 millim.
   —   —   gauche................ 440 —
Dimension comparative : Cuisse droite........... 292 —
     —   —   Cuisse gauche........... 285 —
Mollet droit.................................... 215 —
Mollet gauche.................................. 210 —
Longueur du pied droit......................... 160 —
   —   gauche...................... 155 —

Les mouvements du membre gauche, quoique assez libres et étendus dans toutes les directions, le sont sensiblement moins qu'au membre droit. La différence n'est pas tout à fait aussi sensible qu'à ceux du membre thoracique. Elle est également beaucoup moins prononcée aujourd'hui qu'elle ne paraît l'avoir été à une autre époque.

Les mouvements mécaniques sont libres dans toutes les directions, et ils ont toute leur étendue normale. L'état des muscles offre les mêmes conditions pour les membres inférieurs que pour les supérieurs : ils sont moins développés, moins fermes et moins tendus à gauche qu'à droite, du moins pour les muscles de la cuisse; car les muscles du mollet du côté gauche offrent d'autres conditions particulières que nous indiquerons plus loin.

Le pied gauche présente un degré assez prononcé de pied bot équin. Il est dans une extension permanente : le talon élevé et la pointe du pied dirigée en bas. On ne peut ramener le pied dans la direction horizontale qu'incomplètement et avec quelque effort. La flexion spontanée ou volontaire est difficile et très limitée. On sent, pendant qu'elle s'opère, un obstacle qui tient au raccourcissement du tendon d'Achille, lequel est dur et tendu pendant les efforts volontaires.

Les muscles jumeaux sont fermes, durs et tendus; le *mollet est court*, situé *plus haut* que le mollet droit, de 5 millimètres environ. Il conserve, à un degré assez prononcé, sa contractilité normale. La différence de température entre les deux membres inférieurs est à peu près la même qu'aux membres thoraciques.

La marche s'exécute assez librement, mais avec un peu de traînement de la jambe. Le pied n'appuie sur le sol que par sa pointe.

Ce premier cas de difformité hémiplégique renferme des éléments précieux pour l'élucidation des différents modes d'action de la cause agissant d'un seul côté du corps.

Et d'abord, c'est une hémiplégie congénitale au lieu d'une affection générale ou centrale, comme dans les cas de la catégorie précédente. C'est ensuite une hémiplégie à un degré assez peu prononcé pour n'avoir produit que des effets ébauchés de l'affection convulsive paralytique. Ces effets sont : une atonie plutôt qu'une paralysie, l'une et l'autre à l'état rudimentaire; c'est une rétraction avec émaciation du système musculaire des moins prononcées; c'est enfin une réduction dans tous les sens des parties composant un seul côté, l'autre côté bien développé et régulièrement conformé. Quoique très atténués, ces effets sont incontestablement ceux d'une affection cérébrale, limitée à une des deux moitiés du cerveau, mais ayant retenti, contre l'ordinaire, du même côté que cette dernière, au lieu d'affecter le côté opposé et de réaliser ce qu'on appelle la *paralysie croisée*. Cette difficulté ne doit pas nous arrêter pour le moment; nous n'avons pas à faire encore la physiologie pathologique de la maladie, mais à montrer les rapports nécessaires de cette dernière, —quelle que soit sa nature, quel que soit son siège anatomique, — avec les difformités qu'elle engendre. Or, ces rapports ne sont pas seulement aussi évidents que dans les cas de difformités générales produites par la maladie centrale ou générale du cerveau et de la moelle ou de leurs enveloppes, ils le sont plus encore, si c'est possible, en ce qu'ils montrent la subordination partielle des difformités à l'action partielle de la maladie. C'est donc une nouvelle démonstration du même rapport étiologique.

Quant aux *degrés* et aux *modes* d'action différents de l'état musculaire désigné sous le nom de rétraction, au lieu de soulever une difficulté nouvelle, ils constituent un enseignement propre à confirmer ce que nous avons dit au début de ces recherches, des modalités et degrés différents compris dans le terme générique de rétraction; modalités et degrés considérés comme autant de phases et de degrés de la paralysie elle-même.

Enfin, on a constaté une réduction presque générale de toutes les parties de la moitié gauche du squelette. C'est un témoignage de l'influence négative du système nerveux sur le développement de ces parties, influence amoindrie dans ce cas, mais qu'on a vue dans d'autres cas s'exercer jusqu'à la suppression complète d'un os, d'un muscle, à côté d'un os simplement plus court ou d'un muscle partiellement rétracté. Ce n'est que par la multiplicité et la diversité de ces effets de la même cause que l'on peut en composer et formuler la généralité.

Ces considérations que nous ne faisons encore qu'indiquer prendront, avec les faits qui vont suivre, toute la consistance d'une démonstration nouvelle.

OBSERVATION IX

LÉSION DE L'ENCÉPHALE ACCUSÉE PAR L'IDIOTISME ET L'ATROPHIE D'UNE
MOITIÉ DU CORPS. — DIFFORMITÉS HÉMIPÈÉGIQUES DU MÊME COTÉ.
(Observation recueillie à l'hôpital des Enfants le 11 janvier 1843.)

SOMMAIRE. — **Jeune garçon âgé de quinze ans, mais n'en paraissant que douze.
— Parents bien portants. — Point de maladies convulsives depuis sa naissance. — Un peu d'idiotisme. — Atrophie paralytique de toute la moitié gauche du corps. — Difformités des membres du même côté : flexion de l'avant-
bras sur le bras, flexion de la jambe sur la cuisse. — Pied bot valgus équin.
— La rétraction des muscles produisant ces difformités est compliquée d'un
peu de paralysie, et les difformités ne sont pas entièrement fixes.**

Philippe Honoré, âgé de quinze ans, a été présenté à la consultation
de l'hôpital des Enfants, le 11 janvier 1843. Il était atteint d'une atrophie générale de la moitié gauche du corps, et d'un peu d'idiotisme.
Agé de quinze ans, il ne paraissait pas en avoir plus de douze; ses
parents étaient bien portants, et il n'avait éprouvé aucune maladie
convulsive depuis sa naissance. Il offrait à considérer :

1° Une *réduction de toutes les parties*, os et muscles, avec un peu
de *paralysie* de tout le côté gauche;

2° Des *difformités des membres supérieur et inférieur du même
côté; flexion permanente de l'avant-bras sur le bras, flexion de la
jambe sur la cuisse, et pied bot équin valgus;*

3° Une *rétraction musculaire presque générale* associée à un peu
de *paralysie;* mais cédant en partie aux efforts de traction.

L'idiotisme se manifestait plutôt par la lenteur de la conception et
l'embarras de la parole que par l'expression du visage. Quand il répondait aux questions, il hésitait et cherchait à comprendre : mais ses
réponses, mécaniquement difficiles, étaient justes au fond. Point de
salivation. Le crâne était peu développé, mais ses deux moitiés n'offraient aucune différence appréciable.

I. ATROPHIE DU COTÉ GAUCHE. — Toute la moitié gauche du corps
participait à une atrophie générale : os et muscles. Un peu de diminution de la température de ce côté appréciable au toucher. On n'a
point pris la mesure des parties, mais les muscles étaient émaciés et
les os moins développés en tous sens à gauche qu'à droite. Le côté
droit lui-même était peu développé, mais non atteint de paralysie et
de difformités.

II. DIFFORMITÉS DES MEMBRES. — Elles sont compliquées d'un arrêt
de développement marqué, et d'un certain degré de paralysie.

a. Au *membre supérieur*, la flexion de l'avant-bras sur le bras varie de 45 à 60 degrés sous l'influence des efforts de redressement. Les mouvements volontaires sont conservés; mais ils s'exécutent avec lenteur et incertitude. Pas d'autres complications : ni pronation ni supination fixes, ni flexion de la main sur l'avant-bras : le biceps seul est rétracté et l'agent de la difformité. Faiblesse générale et émaciation générale du membre.

b. Au *membre inférieur*, flexion du genou et pied bot valgus équin.

La *flexion du genou* est simple : tous les muscles fléchisseurs, de la jambe sur la cuisse, participent d'une manière égale à la difformité : leurs tendons font la même saillie au creux du jarret. L'angle de flexion, de 40 degrés environ, varie de 20 degrés sous l'influence des efforts de redressement. Les muscles extenseurs de la jambe sont contractibles.

Le *pied bot valgus équin*, au deuxième degré avancé, cède partiellement, comme les difformités précédentes, aux efforts de redressement. Mais lorsque ces efforts cessent, il reprend immédiatement sa forme primitive; il est le résultat de la rétraction des muscles du mollet, des péroniers latéraux et du fléchisseur commun des orteils. La température du pied est sensiblement moindre que celle du pied droit.

III. Rétraction musculaire. — Elle se présente sous le mode que nous avons appelé la *rétraction paralytique* : les muscles sont un peu atrophiés; toutefois ils ont conservé la faculté de se contracter volontairement; mais leur contraction est lente, indécise et spasmodique, le raccourcissement dont ils sont frappés cède en partie aux efforts d'extension. L'élément fibreux domine sur l'élément charnu.

Les muscles du côté opposé ont participé à l'arrêt de développement général du sujet : mais ils ont conservé leur contractilité normale.

L'intérêt spécial de cette observation réside principalement dans l'état d'idiotisme, comme signe originel de l'affection cérébrale congénitale. Dans l'observation précédente, c'était la déformation du crâne qui était l'indice principal de l'altération de l'organe; dans celle-ci, c'est l'altération fonctionnelle, c'est-à-dire un certain degré d'idiotisme, qui permet de conclure à la lésion primitive du cerveau. On remarquera toutefois que la petitesse relative du crâne ne fait que confirmer l'induction tirée de l'altération fonctionnelle.

L'atrophie générale de la *moitié gauche du corps*, compliquée de difformités par rétraction musculaire paralytique de ce côté, a une autre signification. Elle permet de croire à un certain degré d'hémiplégie du même côté. Ainsi que nous l'avons dit précédemment, nous ne nous occupons pas pour le moment des rapports des difformités avec la nature spéciale de l'affection cérébrale qui les produit. Nous ne voulons que constater leur subordination générale à une maladie quelconque des centres nerveux, sauf à chercher plus tard à en déterminer la nature, le siège, et le degré, d'après le mode, le siège, et le degré de la rétraction musculaire. Mais comme acheminement à cette recherche, nous croyons utile de spécifier toutes les particularités de la rétraction musculaire *fixe, spasmodique, paralytique* ou intermittente, et nous nous bornerons à les noter provisoirement comme faits d'observation pure, dans lesquels il sera possible sans doute de trouver plus tard des éléments d'appropriation physiologique de leur origine spéciale ou de leurs rapports avec le caractère particulier de la lésion du système cérébro-spinal : nous ne les considérons donc que comme des pierres d'attente de cette recherche.

Ajoutons une nouvelle et dernière remarque sur la signification de cette neuvième observation. Si, comme il est permis de le croire, c'est un nouveau fait qui témoigne de l'existence possible du même côté et de la lésion cérébrale et de l'atrophie hémiplégique, c'est-à-dire sans *paralysie croisée*, il y aura lieu de rechercher encore à quel genre de lésion, à quel organe lésé, à quel point de cet organe, on devra rapporter cet ensemble unilatéral. Pour nous, il nous suffit de savoir que ces faits, quelque rares qu'ils soient, existent, et que leur existence est nécessairement liée à une causalité autre que celle qui produit le fait plus ordinaire du *croisement* (1).

Voici, comme élément de comparaison, un cas de difformités multiples unilatérales par action croisée de l'affection cérébrale.

(1) Cette question a si fort embarrassé Lallemand, que lorsqu'il a rencontré les premiers faits d'affection cérébrale sans croisement de la paralysie, il a cru d'abord à une inexactitude de son observation. Mais le contrôle de ses notes par celles d'un second observateur l'a forcé d'admettre l'unilatéralité des deux ordres de lésions. (LALLEMAND, *Recherches anatomico-pathologiques sur l'encéphale et ses dépendances*, 1820, p. 17.)

OBSERVATION X

DIFFORMITÉS MULTIPLES ET PARALYSIE UNILATÉRALES DU CÔTÉ GAUCHE.— RÉDUCTION DE LA MOITIÉ DROITE DU CRANE. — RÉUNION DES DIFFÉRENTS MODES DE LA RÉTRACTION MUSCULAIRE. (Observation recueillie à la consultation de l'hôpital des Enfants, le 21 novembre 1843.)

SOMMAIRE. — Jeune fille âgée de onze ans. — Pas de maladie convulsive depuis la naissance. — Parents sains. — Grossesse de la mère traversée par de fréquentes coliques. — Réduction de la moitié droite du crâne. — Difformités du membre thoracique et du membre abdominal gauches. — Contracture musculaire associée à la paralysie complète.

La nommée Eugénie-Maria Giffeau nous a été présentée à la consultation de l'hôpital des Enfants le 21 novembre 1843, offrant une série de difformités par contracture, accompagnées de paralysie particlle du côté *gauche* et réduction marquée de la moitié *droite* du crâne : effet croisé de la lésion cérébrale.

Cette jeune fille, âgée de 11 ans, assez chétive mais bien portante, n'a jamais eu de maladie convulsive depuis sa naissance, même à l'époque de la dentition ; mais sa mère a éprouvé de fréquentes coliques durant sa grossesse.

Elle présente à considérer :

1° Une *réduction de la moitié droite du crâne ;*

2° Une *série de difformités du membre supérieur gauche : pronation permanente de l'avant-bras, flexion de la main et des doigts ;*

3° Une *série de difformités du membre inférieur du même côté : flexion de la cuisse sur le bassin ; extension de la jambe sur la cuisse ; dérivation du genou en dedans et rotation de la jambe en dehors. Pied bot équin varus ;*

4° *Contracture spasmodique et paralytique* des muscles correspondants aux difformités.

I. MOITIÉ DROITE DU CRANE. —Elle offre une réduction horizontale, principalement à sa partie antérieure. Presque aucune différence verticalement.

Demi-périmètre horizontal droit.	1320 millimètres.	
— — gauche.	1460	—
Demi-périmètre vertical droit.	1240	—
— — gauche.	1260	—

Il n'y a pas chevauchement des deux demi-crânes, résistance égale des os des deux côtés.

II. DIFFORMITÉS DU MEMBRE SUPÉRIEUR. — Elles n'en font pour ainsi dire qu'une par leur origine et leur caractère.

La *pronation* permanente est complète, à ce point que la face dorsale de la main est presque entièrement tournée en dedans, et la face palmaire en dehors. Cette disposition n'est ni absolument fixe ni résistante. On peut aisément avec un peu d'efforts en faire disparaître une partie. La plus grande résistance est au poignet. Lorsqu'on essaie de la combattre, les muscles qui en sont les agents, principalement le cubital antérieur, les rond et carré pronateurs, se durcissent et deviennent le siège de mouvements saccadés. Ils cèdent en partie néanmoins, même aux efforts de la volonté. Mais dès que l'effort cesse, ils reprennent immédiatement leur situation et leur état de contracture spasmodique, et la pronation reparaît à son degré antérieur.

Il en est à peu près de même de la flexion de la main sur l'avant-bras. Elle peut comme la pronation céder d'une certaine quantité aux efforts mécaniques et aussi aux efforts de la volonté ; à l'exception toutefois de la flexion des doigts, qui ne cède qu'aux efforts mécaniques, à cause de la paralysie à peu près complète des extenseurs.

III. Difformités du membre inférieur gauche. — Elles offrent les mêmes caractères, et sont soumises aux mêmes modes de rétraction que les difformités du membre supérieur.

a. La *flexion de la cuisse sur le bassin* n'existe qu'à un faible degré. Elle ne forme pour ainsi dire qu'une même difformité avec *l'extension de la jambe* sur la cuisse, et la *déviation du genou* en dedans avec un peu de *rotation de la jambe*, parce que ces différentes difformités sont le résultat collectif de la contracture spasmodique des mêmes muscles : le trifémoro-rotulien, le tenseur aponévrotique du fascia lata, et le biceps crural. On peut, mais moins aisément et à un degré moindre qu'à l'avant-bras, diminuer momentanément ces difformités au moyen des efforts mécaniques aidés de petits coups appliqués sur le trajet des muscles ; mais elles reparaissent dès que les efforts cessent, et ne cèdent à aucun degré aux efforts de la volonté. Les muscles agents de ces difformités sont, comme les muscles contracturés de l'avant-bras, le siège de mouvements saccadés, lorsqu'on cherche à vaincre leur résistance.

b. Le *pied bot équin varus* que présente le pied gauche consiste dans un certain degré d'extension du pied sur la jambe, avec un peu de renversement sur sa face externe, et une légère déviation de l'avant-pied en dedans. Mais ces formes n'ont pas l'aspect du pied bot ordinaire. Elles sont plus fixes et plus résistantes que celles des difformités de l'avant-bras et de la main. La contracture des muscles qui produisent le pied bot, — les jumeaux, les jambiers antérieur et postérieur, — est accompagnée d'un certain degré de paralysie des muscles antagonistes, — les fléchisseurs du pied et les extenseurs des orteils — de façon que la difformité ne cède, d'aucun degré, aux efforts de la volonté, et que les efforts mécaniques seuls peuvent la modifier ; et ils ne la modifient que faiblement. Au pied, comme à la jambe, comme à la cuisse, comme à l'avant-bras, le redressement obtenu par les efforts mécaniques disparaît dès que les efforts cessent, et la difformité reprend immédiatement sa forme primitive.

IV. CONTRACTURE ET PARALYSIE. — Elles sont associées et combinées, à des degrés différents, dans les diverses régions du système musculaire. A l'avant-bras, à la cuisse, au genou, au pied, les leviers osseux sont entraînés tout à la fois par la contracture d'un ordre de muscles, et par le défaut de résistance de leurs antagonistes paralysés. A la main et au pied, ce défaut complet de résistance des muscles extenseurs des doigts et des orteils s'est reflété dans la forme particulière de leur difformité ; ils étaient tout à la fois fléchis et allongés.

Enfin les efforts pour vaincre le raccourcissement des muscles atteints de contracture, sont parvenus à en triompher momentanément, mais en provoquant dans ces muscles des mouvements spasmodiques et saccadés ; et dès que les efforts cessaient, la contracture se reproduisait, et avec elle les difformités qu'elle tenait sous sa dépendance.

Le simple énoncé des circonstances mises en lumière par cette observation suffit presque pour en faire comprendre toute la signification.

C'est d'abord la reproduction presque complète du fait précédent, mais mieux accusé dans sa cause, plus accentué dans ses éléments, plus distinct dans ses particularités, de façon à permettre d'y voir un des plus précieux compléments de la doctrine si complexe et pourtant si pratique de la rétraction musculaire.

En rattachant à cette désignation générique, comme nous l'avons fait au début de ces recherches (p. 22), toutes les modalités du spasme musculaire, la *contracture temporaire*, la *contracture spasmodique*, la *contracture paralytique*, la *résolution paralytique*, la *rétraction proprement dite*, nous n'avons pas eu seulement pour but de formuler d'avance toutes les modalités, formes et degrés d'une même cause considérés d'une façon abstraite, nous avons encore eu en vue de signaler à l'observation clinique la diversité expérimentale des faits qu'elle pourrait rencontrer isolément, et que la série étiologique a pour mission de réunir. Or, les particularités que nos observations précédentes n'avaient presque toujours offertes que séparément et comme accidentellement, l'observation de Maria Giffeau nous les représente, dans leur ensemble, comme le résumé du système lui-même auquel elles se rapportent.

Quoique peu accusée, la réduction de la moitié droite du crâne suffit pour attester l'existence de l'affection cérébrale congénitale d'un seul côté. Vient ensuite le retentissement croisé de cette affection sur les nerfs et muscles de l'avant-bras, de la main, du genou et du pied, dont le spasme a déterminé des difformités en parfait rapport de forme, de direction et de degré avec l'action physiologique de ces mêmes muscles. Puis cette circonstance si curieuse de l'effacement momentané de ces difformités, suivi de leur reproduction immédiate par la suspension et le rétablissement instantané de la contracture. N'est-ce pas la représentation et l'équivalent d'une véritable expérience ?

Voilà pour l'association et l'enchaînement des trois faits fondamentaux de la doctrine : affection cérébrale comme cause éloignée, contracture musculaire comme cause prochaine, et difformités comme effet direct inévitable de ces deux ordres de causes. Ce n'est pas tout.

Jusqu'ici tous les auteurs, sans exception, ont considéré séparément et empiriquement les convulsions, les spasmes musculaires et la paralysie comme constituant trois ordres de faits distincts, n'ayant d'autre signification commune et d'autres rapports entre eux que d'évoluer dans une même maladie comme symptômes et accidents différents de cette maladie. Que l'on ouvre les ouvrages les plus autorisés et les plus récents sur la matière, et l'on n'y verra pas d'autre interprétation ni d'autre unification de ces faits Dans le cas particulier d'Élisa-Maria Giffeau, le spasme, la contracture et la paralysie dont elle offrait l'ensemble et les alternatives n'étaient que les restes symptomatiques d'une hémiplégie avec effet croisé de la lésion cérébrale. Or, pour nous, pour notre doctrine, la contracture et la paralysie qui se sont trouvées réunies dans les muscles de chaque difformité ne sont et ne représentent que des atteintes différentes et à différents degrés d'une seule et même action pathologique : la paralysie. Le spasme, la convulsion, la contracture et la résolution paralytique d'un muscle ne sont donc que des modes et des degrés de la paralysie : si leur explosion collective et simultanée dans un même ensemble de muscles, pour réaliser une difformité comme toutes celles offertes par Élisa Giffeau, ne suffisait pas pour établir l'identité d'origine et de nature de toutes les expressions pathologiques de ces mêmes muscles; d'autres faits, plus significatifs encore, viendraient mettre le comble à la justesse de cette généralisation.

Nous avons déjà cité plusieurs cas de monstruosités et de difformités dans lesquels il nous a été permis d'assister à l'évolution graduelle des phases par lesquelles la maladie cérébro-spinale les avait fait passer. Dans plusieurs de ces faits (obs. IX, p. 164 à 173), nous avons vu, à la première période d'une affection destructive de la moelle, la contracture musculaire provoquée par cette affection réaliser sous nos yeux des pieds bots; à une période plus avancée, et à quelques jours de distance seulement, le spasme et la contracture musculaire ont fait place à la paralysie momentanée des muscles précédemment contracturés; puis à la paralysie définitive, c'est-à-dire la transformation de la contracture en paralysie, et avec cette transformation la cessation des difformités qu'elle tenait sous sa dépendance. N'est-ce pas là un enchaînement successif des modes et des degrés d'un même état pathologique, de la paralysie en un mot? Mais ce que nous avons vu maintes fois, tout le monde peut le revoir dans un autre ordre de faits encore plus simple et non moins démonstratif; cet ordre de faits, le voici :

Les médecins et chirurgiens qui ont pu observer la succession des phases et degrés de la paralysie causée par la compression de la moelle épinière dans le mal de Pott ont pu constater ce fait curieux : au début de la maladie, les sujets commencent à s'apercevoir qu'ils ne peuvent plus fléchir complètement le pied sur la jambe. Le tendon d'Achille résiste et se durcit, et la marche devient incertaine, puis impossible. Enfin, la paralysie devient complète. Cette succession de degrés de la paralysie se répète en sens inverse lors de la guérison. On remarque surtout un tremblement spasmodique du pied dès que la contraction volontaire commence à revenir; cette contraction s'efforce de vaincre la contracture des muscles du mollet et du tendon d'Achille. Cette succession de faits ne permet-elle pas d'assister en quelque sorte à l'évolution ascendante et descendante de la paralysie? Les diverses formes et degrés dont elle est susceptible peuvent donc se retrouver aussi bien dans un même muscle d'une même difformité, que dans les différents muscles de plusieurs difformités réunies (1).

Nous n'avons fait que toucher incidemment à cette question parce que l'occasion nous en était offerte par l'observation qui précède.

Continuons l'exposition des faits relatifs aux difformités congénitales produites par les affections convulsives antérieures à la naissance.

C. — Difformités congénitales multiples d'origine convulsive, mais sans traces matérielles d'affection cérébro-spinale.

Au point où nous sommes arrivés, nous serions en droit de dire : toute difformité congénitale musculaire, avec ou sans trace matérielle d'une affection cérébro-spinale, est l'expression d'une maladie convulsive antérieure à la naissance. En d'autres termes, une difformité musculaire congénitale n'est qu'une sorte de convulsion permanente, toutes réserves faites au point de vue de la forme, du mode et du degré de la rétraction musculaire qui en est l'intermédiaire, la cause prochaine. Mais ce qui ne serait qu'une induction légitime va devenir le résultat d'une

(1) Quoique le moment ne soit pas venu de chercher à préciser les rapports des différentes *formes* et *degrés* de la paralysie comme nous l'envisageons, avec la nature et le siège des altérations nerveuses qui les produisent, nous ne croyons pas inutile de citer encore les passages suivants des recherches de Lallemand sur cette question :

« Ainsi, en dernière analyse, dans *l'inflammation de l'arachnoïde*, symptômes » *spasmodiques* sans paralysie; dans *l'apoplexie*, *paralysie* subite sans *symptômes* » *spasmodiques;* dans *l'inflammation du cerveau*, symptômes spasmodiques, para- » *lysie lente* et *progressive*; marche inégale et intermittente. » (Tome I, p. 278.)

Autre passage : « C'est au sujet des convulsions de la paralysie que se sont élevées » les discussions les plus vives et les plus nombreuses. Il serait aussi ennuyeux » qu'inutile de vous rappeler ici les différentes opinions des auteurs, les observa- » tions particulières sur lesquelles ils se fondent, et les théories au moyen des- » quelles ils expliquent les faits. » (*Id., ib.*, p. 494.) Lallemand cite en effet les opinions contradictoires d'un grand nombre d'auteurs.

véritable démonstration, c'est-à-dire une conclusion rigoureuse des faits.

Après être parti des vestiges de la lésion matérielle du système nerveux antérieure à la naissance, pour conclure à la nature convulsive des difformités qui l'accompagnent, et, réciproquement, de la présence de ces difformités à la nature des lésions du système cérébro-spinal concomitantes, nous allons partir des mêmes difformités, mais non accompagnées des traces matérielles de la maladie, pour conclure à l'existence passée de cette maladie et à l'origine convulsive des difformités présentes.

OBSERVATION XI

DIFFORMITÉS CONGÉNITALES DES QUATRE MEMBRES AVEC INTÉGRITÉ APPARENTE DES CENTRES NERVEUX. — RÉTRACTION MUSCULAIRE PRESQUE GÉNÉRALE COMBINÉE AVEC LA PARALYSIE.

SOMMAIRE. — Difformités congénitales multiples avec intégrité apparente des centres nerveux. — Sans hérédité, sans troubles pendant la grossesse, sans affection convulsive après la naissance. — Adduction habituelle du bras. — Paralysie du deltoïde. — Extension permanente des coudes. — Pronation permanente des poignets avec flexion permanente des doigts et adduction forcée du pouce. — Adduction permanente des cuisses. — Extension permanente des genoux. — Rotation des jambes en dehors. — Deux pieds bots varus équins. — Association de la rétraction musculaire et de la paralysie congénitales.

Leroux, Joseph, âgé de six mois, né à Lavoiseau, près Avallon, est venu au monde avec une difformité générale des membres supérieurs et inférieurs. La grossesse avait été très heureuse : la mère n'avait subi aucune violence extérieure pendant la gestation ; les mouvements de l'enfant n'avaient pas été plus fréquents ni plus forts que de coutume ; l'accouchement s'était fait avec facilité.

Ni le père, ni la mère, ni le frère, ni la sœur de l'enfant ne présentent de difformité.

L'enfant est généralement d'une bonne santé. Son embonpoint est médiocre. Il a eu seulement, à l'âge de cinq mois, une coqueluche qui a duré quinze jours.

État actuel. — La difformité, qui occupe les quatre membres, présente à considérer :

1° Une *adduction habituelle des bras* vers le tronc ;

2° Une *extension permanente des coudes ;*

3° Une *pronation permanente des poignets* avec flexion permanente des doigts, et adduction forcée du pouce ;

4° Une *légère adduction permanente des cuisses ;*

5° Une *extension permanente des genoux* avec *rotation* des jambes en dehors ;

6° Deux *pieds bots varus équins* au troisième degré.

Nous allons décrire successivement ces diverses difformités.

I. ADDUCTION DES BRAS. — Les bras sont très grêles et habituellement pendants le long du tronc ; on peut les en écarter jusqu'à angle droit sans éprouver de résistance ; mais l'enfant ne peut les maintenir dans cette position, et ils retombent d'eux-mêmes dès qu'on cesse de les soutenir. Si l'on veut produire un plus grand degré d'élévation des bras, on éprouve une forte résistance. Le moignon de l'épaule, des deux côtés, est très petit ; le deltoïde est tellement atrophié que la peau semble recouvrir immédiatement l'articulation. Le grand dorsal, le grand rond, tous les muscles du scapulum sont paralysés, sans offrir de raccourcissement.

Les muscles trapèze et grand pectoral sont notablement rétractés ; ce dernier se tend comme une corde quand on cherche à écarter les bras du tronc au delà de l'angle droit.

II. EXTENSION DES AVANT-BRAS. — Les avant-bras sont maintenus dans une extension permanente. L'enfant ne paraît pas pouvoir leur imprimer un mouvement de flexion ; mais on peut faire exécuter le mouvement à l'avant-bras, des deux côtés, dans l'étendue d'un arc de cercle de 45 degrés. Alors, les articulations du coude sont le siège d'une crépitation très manifeste.

Tous les muscles du bras, à l'exception du triceps, sont paralysés et atrophiés. Ce dernier présente un degré considérable de rétraction et une consistance fibreuse prononcée ; c'est lui qui bride et maintient l'articulation du coude dans l'extension permanente.

III. PRONATION DES POIGNETS. — Les poignets sont maintenus dans la pronation à un degré considérable. Ils sont en même temps fléchis sur l'avant-bras, et leur bord inférieur est incliné sur le bord cubital de ce dernier avec lequel il forme un angle droit. On peut, sans trop de résistance, agrandir les angles de moitié. Tous les doigts sont dans un état de flexion permanente, et le pouce est fortement renversé dans la paume de la main.

Paralysie probable de l'extenseur des doigts, à l'exception de l'extenseur propre de l'index. Rétraction des cubitaux antérieurs, des grands et petits palmaires, des fléchisseurs des doigts et des adducteurs du pouce. La rétraction de ces muscles et particulièrement des fléchisseurs est plus prononcée à droite; de ce côté, les doigts sont presque maintenus bridés dans la flexion.

IV. ADDUCTEURS DES CUISSES. — Les deux cuisses ne peuvent s'écarter spontanément au delà d'un angle de 25 degrés. Si l'on veut leur imprimer un mouvement d'abduction plus considérable, on éprouve une grande résistance, et l'on produit la tension des muscles adducteurs. La contractilité est conservée dans tous les muscles de la cuisse.

V. EXTENSION DES GENOUX. — Les deux jambes sont grêles, la droite plus que la gauche. Le mollet droit n'existe pas; le gauche est petit et remonté. Les deux jambes sont dans un état d'extension permanente. On ne peut les porter dans la flexion au delà d'un arc de cercle de 10 ou 15 degrés. Les deux rotules, très petites et allongées, sont remontées de 1 centimètre. En outre, elles ont subi un mouvement de rotation en dehors qui a porté le mollet en dedans. Cette dernière disposition est plus prononcée dans la jambe gauche qui, en outre, est déviée en dehors et forme, dans ce sens, avec la cuisse un angle de 150 degrés. Mais on peut ramener cet angle à 170 degrés environ, sans éprouver aucune résistance musculaire ou ligamenteuse. Dans toute l'étendue de ce mouvement latéral de 150 à 170 degrés, le genou ne semble retenu par aucun moyen d'union; puis, aux limites de ce mouvement, on se sent arrêté brusquement comme par le contact de deux surfaces osseuses, en sorte qu'il semble qu'il y ait érosion de la partie interne des surfaces articulaires.

Tous les mouvements des genoux sont accompagnés d'une crépitation qui est plus forte du côté gauche.

Le droit antérieur de la cuisse, des deux côtés, est fortement rétracté et présente la consistance fibreuse. Il se tend comme une corde dès qu'on cherche à fléchir le genou. Les jumeaux et les soléaires sont ramassés, durs, et la masse musculaire qu'ils forment par leur réunion est remontée.

VI. PIEDS BOTS. — Enfin, ce sujet présente un pied bot varus équin double, un peu plus prononcé à droite. Cette difformité complète peut se décomposer en une *extension forcée du pied* sur la jambe; une *adduction forcée;* une *flexion du pied* suivant ses bords; une *flexion du pied* suivant ses faces; une *flexion permanente* de tous les articles.

Le pied postérieur est élevé et forme avec le tibia un angle de 30 degrés ouvert en haut; la face plantaire est perpendiculaire au sol. L'avant-pied, supposé dans la ligne du pied postérieur, serait dirigé obliquement de haut en bas et d'avant en arrière, et rencontrerait l'axe de la jambe sous un angle de 135 degrés ouvert en arrière.

Le pied antérieur et le pied postérieur se rencontrent à leur bord interne sous un angle de 80 degrés à gauche et de 70 degrés à droite.

Grande diastase calcanéo-cuboïdienne et astragalo-scaphoïdienne. Saillie de la tête de l'astragale du cinquième métatarsien et de l'extrémité antérieure du calcanéum. Commencement de callosités ou plutôt plus grande densité et moins de souplesse de la peau dans les endroits où existent ces saillies. Cordes musculaires des jambiers antérieurs des tendons d'Achille, du long fléchisseur propre et du court fléchisseur commun dont on sent la contraction. État paralytique présumé des extenseurs des orteils, du pédieux et du péronier, dont il est impossible de sentir les contractions.

———

Cette onzième observation ouvre la catégorie des difformités dans lesquelles la rétraction musculaire, à ses différents degrés, à ses différents modes, et dans ses différentes distributions, reproduit tous les effets observés dans les catégories précédentes, moins les vestiges d'altérations caractérisés du système cérébro-spinal. Au degré près, ce sont les difformités des monstres. Choisissons comme spécimen, au milieu de toutes ces difformités, l'extension forcée et permanente des coudes et des genoux, où les articulations ont été violemment entraînées au delà de leurs mouvements physiologiques : aux bras, par la rétraction des triceps ; aux genoux, par celle des trifémoro-rotuliens, et nous aurons la reproduction des mêmes difformités que chez le monstre de notre première observation (p. 43) et chez d'autres sujets offrant des traces moins prononcées d'affection cérébro-spinale. Malgré le très jeune âge du sujet de cette onzième observation, déjà les muscles rétractés offraient un commencement de transformation fibreuse.

Quant à la paralysie qu'offraient certains muscles à côté d'autres moins rétractés, elle n'est qu'un double et précieux témoignage : 1° de la nature et de l'origine de l'affection convulsive qui lui a donné naissance ; 2° de l'association et de la combinaison des deux éléments principaux dans lesquels se résout la contracture musculaire, c'est-à-dire la rétraction proprement dite de certains muscles et la paralysie simultanée de certains autres.

Des effets aussi caractérisés, aussi spéciaux et aussi identiques à ceux que nous ont offerts la plupart des monstres, accompagnés des traces matérielles d'une affection primitive des centres nerveux, avaient-ils besoin du même complément pour permettre de conclure à l'identité de nature et d'origine des deux ordres de faits?

L'observation suivante va fournir un nouvel anneau, presque pareil aux précédents, à la série étiologique de la doctrine.

OBSERVATION XII

DIFFORMITÉS CONGÉNITALES MULTIPLES A DROITE ET A GAUCHE. — MODES ET DEGRÉS DIVERS DE LA RÉTRACTION MUSCULAIRE. — POINT DE LÉSIONS MATÉRIELLES APPARENTES DU SYSTÈME ÇÉRÉBRO-SPINAL.

SOMMAIRE. — Absence de lésions matérielles apparentes du système nerveux. — Tête régulièrement conformée. — Intelligence intacte. — Difformités multiples des deux moitiés du corps. — Strabisme double convergent. — Luxation des deux fémurs. — Extension permanente des cuisses avec rotation en dehors. — Flexion antérieure des jambes sur les cuisses (exagération de l'extension). — Double pied bot plantaire. — Contracture et rétraction associées.

Jarry (A.), âgée de quatre ans, est née, avant terme, à Sully-sur-Loire, près Gien, de parents riches; elle se porte bien; sa mère est très forte et parfaitement constituée, mais elle a eu une grossesse difficile, pendant laquelle elle a souvent éprouvé de violentes coliques.

Constitution assez chétive, tempérament nerveux, peau blanche, pâle, yeux bleus, cheveux blonds. Sa mère a déjà eu deux enfants, mais qui sont bien constitués.

Les difformités qu'elle présente sont *congénitales*; elle n'a eu, depuis sa naissance, d'autres maladies que des coliques. La pâleur actuelle n'a, au dire de ses parents, d'autres causes que le changement d'air et d'alimentation depuis son voyage à Paris.

La *tête* est régulièrement conformée, et l'enfant a l'intelligence de son âge. Elle présente une série de difformités congénitales qui sont :

1° Un *double strabisme convergent non permanent*;

2° *Luxations des deux fémurs* en avant avec *rotation considérable* en dehors;

3° *Extension permanente des cuisses*;

4° *Flexion antérieure des jambes* avec *élévation* des rotules;

5° *Double pied bot anormal* consistant dans une élévation simultanée de l'avant-pied et convexité très prononcée de la plante du pied;

6° *Rétraction active et contracture* de presque tous les muscles des deux membres inférieurs et principalement dans le sens des difformités.

L'épine ne présente rien de particulier.

I. STRABISME. — Les deux yeux sont tournés en dedans presque d'une manière égale. Toutefois, leur déviation varie de degré à chaque instant : elle est pourtant plus fixe à gauche qu'à droite, et ne disparaît jamais complètement d'aucun côté. La vue paraît exister au degré normal. On provoque aisément l'enfant à regarder un objet.

II. LUXATIONS COXO-FÉMORALES. — Les deux cuisses sont dirigées très obliquement de haut en bas et de dehors en dedans. Ce phénomène est surtout sensible à gauche. Elles sont en même temps dans une rotation permanente en dehors. La face antérieure des fémurs regarde directement dans ce sens. A droite, il y a luxation complète en avant et en haut. On sent facilement la tête du fémur au-devant de la portion horizontale du pubis. Le membre droit, comparé à celui du côté gauche, offre un raccourcissement de 1 centimètre environ. L'articulation ne peut être facilement explorée à cause des résistances que forment les cordes musculaires qui l'entourent.

A gauche, il y a subluxation également en avant et un peu en bas vers le trou sous-pubien. L'exploration de cette articulation est encore plus difficile qu'à droite, parce qu'elle est partout entourée de muscles frappés de contracture.

Les deux fesses sont aplaties, comme transportées en dehors. De chaque côté, à une hauteur inégale et dans le même plan que les épines iliaques antéro-supérieures, on sent une saillie osseuse formée par le grand trochanter.

III. EXTENSION PERMANENTE DES CUISSES. — Les deux cuisses sont dans un état permanent d'extension sur le bassin, on ne parvient que très difficilement à produire un certain degré de flexion, et aussitôt l'extension se reproduit.

IV. EXTENSION DE LA JAMBE SUR LA CUISSE. — Elle est portée au delà de la ligne droite, en sorte que le fémur se rencontre avec le tibia en formant un angle d'environ 170 degrés, ouvert en avant. *Les rotules regardent directement en dehors.* Elles ont été *attirées en haut* par la rétraction du droit antérieur.

V. PIEDS BOTS. — Les pieds offrent de chaque côté une déformation remarquable : la face dorsale a subi un renversement en dehors. La *face plantaire est bombée* suivant sa longueur et forme un arc de cercle dont le sommet correspond aux articulations tarso-métatarsiennes. Cette disposition, quoique très prononcée aujourd'hui, paraît l'avoir été beaucoup plus au moment de la naissance. Suivant les parents, la face dorsale du pied était alors appliquée contre la face antérieure de la jambe. Cette disposition existe encore temporairement dans certains mouvements de contractions exagérées.

VI. RÉTRACTION ET CONTRACTURE MUSCULAIRE SIMULTANÉES. — Les muscles des extrémités inférieures sont généralement frappés de rétraction et de contracture. Celle-ci est plus prononcée dans les muscles qui agissent dans le sens des difformités. Aux cuisses ce sont principalement les rotateurs en dehors, les fessiers et les droits antérieurs, tandis que les adducteurs, le couturier, le biceps, le demi-tendineux, le demi-membraneux et le droit interne ne le sont qu'à un faible degré; aux jambes, ce sont les jambiers antérieurs, les extenseurs communs et propres des gros orteils, les péroniers antérieurs, les jumeaux et soléaires, tandis que les péroniers latéraux, les fléchisseurs des orteils et le jambier postérieur paraissent être dans l'inaction. Tous les muscles des régions plantaires sont allongés.

Les muscles atteints de contracture ne le sont pas d'une manière permanente ni au même degré; on y voit et l'on peut sentir au toucher des alternatives dans les différents degrés de tension; en sorte que les pieds reprennent momentanément à peu près leur forme normale, mais ils reproduisent presque aussitôt les différents degrés de la difformité dont ils sont atteints. On peut obtenir jusqu'à un certain point le redressement de quelques-unes des difformités en employant un effort continu et gradué, et en exerçant de légères frictions sur les muscles contracturés. Ainsi on parvient à effacer, avec quelques efforts, la rotation de la cuisse droite en frottant en même temps les muscles de la fesse correspondante. A gauche, on n'obtient ce résultat qu'à un degré à peine sensible.

La flexion normale du genou droit peut s'obtenir momentanément jusqu'à un certain degré, au moyen de quelques efforts gradués; mais la cessation de ces efforts reproduit brusquement l'extension exagérée.

Quelle belle et intéressante observation !

Elle reproduit presque tous les éléments de la précédente et la complète. Ce qui manquait à l'une, l'autre le lui apporte, et à elles deux elles forment un ensemble auquel rien ne manque pour reproduire et rappeler les difformités les plus générales, les plus diverses avec les modalités et les distributions plus variées de la rétraction musculaire.

Ainsi le strabisme double, les difformités du bras, du coude, de l'avant-bras, du poignet et des doigts ; des deux côtés, difformités de la cuisse, des genoux, des pieds et des orteils, avec cette différence que, dans cette dernière observation, les luxations des deux fémurs complètent les difformités ébauchées de la hanche du sujet précédent, mais avec une identité parfaite des difformités du genou (extension permanente exagérée), et chez chaque sujet deux pieds bots. Quoi de plus intéressant et de plus démonstratif que cette identité presque parfaite des effets d'une même cause reportant simultanément aux premiers termes de la série une confirmation réciproque de leur origine commune. Il n'y a pas, jusqu'à l'association et la combinaison des éléments différents de la rétraction musculaire, contracture fixe, contracture spasmodique, rétraction et paralysie qui ne se trouvent réunies, tout en affectant des muscles différents, pour attester la diversité presque infinie des modalités d'une cause se résolvant dans l'unité de son action. Jusqu'ici donc, la série étiologique se continue sans hiatus et pour ainsi dire avec la régularité décroissante d'une dégradation mathématique.

OBSERVATION XIII

DIFFORMITÉS PRESQUE GÉNÉRALES SANS LÉSION APPARENTE DU SYSTÈME NERVEUX. — TOUS LES MODES, TOUS LES DEGRÉS, TOUTES LES DISTRIBUTIONS DE LA RÉTRACTION MUSCULAIRE.

SOMMAIRE. — **Difformités congénitales de presque toutes les articulations. — Pas d'hérédité, pas de maladie postérieure à la naissance. — Pas d'accidents pendant la grossesse de la mère. — Brièveté du cou. — Élévation des deux épaules. — Fixité des bras et adduction permanente. — Pronation forcée avec paralysie incomplète et atrophie des avant-bras. — Mains tournées en dedans et flexion permanente des doigts. — Incurvation dorso-lombaire (enselure). Saillie des fesses. — Abduction et fixité des cuisses et des genoux dans la demi-flexion. — Rétraction simultanée des muscles antagonistes. — Pied bot équin varus au troisième degré de chaque côté. — Fixité des articulations, — Rétraction et paralysie combinées des extenseurs et des fléchisseurs du pied. — Atrophie des deux membres inférieurs.**

Céline Barrois, âgée de cinq ans, constitution médiocre, tempérament nerveux, est venue au monde avec une difformité générale. Pas d'antécédents de famille, pas de maladies depuis sa naissance. La mère n'a éprouvé aucun accident durant la grossesse. La tête est régulièrement conformée, mais l'intelligence est obtuse.

Elle offre à considérer une série de difformités qui occupent d'une façon à peu près égale et symétrique les deux côtés du corps, avec des ébauches de rétraction musculaire et de paralysie, d'où résulte une sorte de raideur et de fixité des articulations.

Les deux membres supérieurs et inférieurs offrant les mêmes difformités à un faible degré près, nous nous bornerons à les décrire d'un seul côté.

Les membres supérieurs présentent :

1° Une *adduction permanente et rotation* des bras en dedans, avec atrophie des muscles des épaules, et ankylose musculaire incomplète ;

2° *Flexion incomplète* avec raideur des articulations huméro-cubitales ;

3° *Pronation permanente exagérée* des avant-bras et des mains ;

4° *Subluxation radio-carpienne* et *luxation carpo-métacarpienne des pouces* en *avant* et *subluxation* en *avant* de la *phalange* sur le *premier* métacarpien gauche ; *flexion permanente incomplète* des *quatre derniers* doigts.

Aux membres inférieurs :

1° *Demi-flexion des cuisses* sur le bassin ;

2° *Extension permanente* des jambes sur les cuisses avec une *légère déviation* des genoux en dedans ;

3° *Deux pieds bots équins varus* avec *flexion permanente des orteils.*

I. ÉPAULES ET BRAS. — Les deux épaules sont absolument décharnées, elles n'offrent, comme on dit, que la peau sur les os, dont les formes et les différentes saillies sont parfaitement accusées sous les téguments. Les moignons des épaules sont exhaussés, comme pointus ; les bras rapprochés du tronc, dont ils ne peuvent être écartés jusqu'à l'angle droit. De plus, ils sont dans une rotation permanente en dedans.

Les muscles deltoïdes paraissent atrophiés et réduits à des lames celluleuses. Il en est de même des muscles sus et sous-épineux et petit rond. Le sous-scapulaire n'a pu être exploré ; mais la direction du membre fait présumer une rétraction, et probablement une transformation fibreuse plus ou moins complète de ce muscle. Une particularité qui se remarque assez souvent dans les fortes difformités congénitales, et qui se retrouve encore chez ce sujet, c'est que la peau reste comme collée au tronc et au bras jusqu'au-dessous du tiers supérieur de l'humérus, et s'oppose par sa résistance à l'écartement du bras. Les muscles grand et petit pectoraux et grand dorsal n'opposent à cet écartement qu'un obstacle secondaire, l'obstacle essentiel paraissant résider dans les ligaments et le sous-scapulaire. Pas de différence marquée entre les deux côtés.

II. COUDES. FLEXION INCOMPLÈTE DES COUDES. — Les coudes ne présentent pas de difformités, mais par leur fixité, ils expriment la rétraction antagoniste des extenseurs et des fléchisseurs, et la rigidité de l'articulation résultant du retrait consécutif des ligaments et de toutes les parties périarticulaires.

III. DIFFORMITÉS DES HANCHES. — Dans l'état habituel, les cuisses sont à demi fléchies sur le bassin, les jambes dans une extension permanente complète sur les cuisses, avec déviation des genoux en dedans, et les pieds offrent la difformité équin varus au troisième degré commençant. Il n'y a point de différence notable dans la forme ni le volume des membres, et la description de l'un pourra s'appliquer à l'autre. Cependant la difformité paraît un peu plus prononcée à gauche. Du reste, ce membre est toujours plus froid que celui du côté opposé.

L'articulation coxo-fémorale ne présente pas de difformité bien apparente. Quoique maintenue habituellement fléchie, elle n'en exécute pas moins tous les mouvements; seulement ces derniers sont plus limités qu'à l'état normal. Aucun déplacement des surfaces articulaires.

Les muscles qui entourent l'articulation ou qui la font mouvoir, paraissent généralement dans l'état sain. Les trois fessiers offrent une consistance normale et jouissent de l'intégrité de leurs mouvements. Il en est de même des adducteurs, du droit interne, du couturier et du tenseur du fascia lata; on sent par le toucher les contractions évidentes de ces muscles. Il en est probablement de même des pelvi-trochantériens, trop profonds pour être reconnus au toucher. Les muscles postérieurs de la cuisse, biceps, demi-tendineux, et demi-membraneux, sont allongés, peu tendus, et ne jouissent que de mouvements obscurs. Impossibilité d'extension complète et de rotation en dehors.

Le droit antérieur est rétracté à un point extrême : il en sera question plus bas.

Tous les mouvements de la cuisse, avons-nous dit, sont possibles par les seuls efforts musculaires ; mais tous sont limités. Ainsi, le plus grand degré de flexion volontaire possible, est celui où la cuisse forme avec l'abdomen un angle de 45 degrés. On voit alors les muscles postérieurs de la cuisse, biceps, demi-tendineux et droit interne, se dessiner sous forme de cordes qui font obstacle à une plus grande flexion. L'impossibilité de fléchir le genou est donc l'obstacle à la flexion complète de la cuisse. Chez les sujets bien conformés, cette dernière n'est possible, comme on sait, qu'à la condition d'une flexion de la jambe sur la cuisse. Avec un effort étranger, on peut porter la flexion de la cuisse jusqu'à un angle de 45 degrés à droite et de 35 degrés à gauche avec le tronc.

L'abduction des cuisses par les efforts musculaires, va jusqu'au point où les deux membres forment un angle droit. On peut la porter artificiellement jusqu'à un angle de 110 degrés. Les résistances qui s'opposent à un écartement plus considérable, ne dépendent point d'un obstacle spécial, mais paraissent fournies par toutes les parties qui entourent l'articulation, ligaments, muscles, etc..., mais principalement les adducteurs. L'extension physiologique va jusqu'au point où l'axe du membre se confond avec celui du tronc. Mais ce mouvement ne s'obtient que lentement et difficilement, à cause de la résistance du droit antérieur.

Les mouvements de rotation sont moins étendus que dans l'état normal. Le membre ne peut parcourir qu'un angle de cercle de 30 degrés environ. Il est impossible de bien déterminer d'une manière exacte, la nature des obstacles qui s'opposent à une rotation plus étendue.

Le mouvement de circumduction ne s'exécute pas aussi librement qu'à l'état normal. Les obstacles qui s'y opposent ont été signalés à propos de tous les autres mouvements de la cuisse.

IV. EXTENSION PERMANENTE DU GENOU. — Les jambes sont dans un état d'extension permanente complète. Il n'y a pas d'ankylose, mais les limites de la flexion ne dépassent point un arc de cercle de 15 degrés à gauche, et de 10 degrés à droite. En même temps il y a une légère déviation des genoux en dedans. L'état de la plupart des muscles moteurs du genou est déjà indiqué.

Le droit antérieur, agent essentiel de l'extension permanente, offre les caractères de la rétraction et de la transformation fibreuse les plus prononcés.

Il paraît presque absolument inextensible, et le léger degré de flexion que le genou peut exécuter, détermine une tension extrême de ce muscle. Cependant le champ des mouvements du genou n'augmente pas par la flexion de la cuisse sur le bassin.

Les vastes ne participent pas à la transformation fibreuse du droit antérieur. Leurs contractions réalisent l'extension complète, déjà provoquée par la rétraction de ce dernier.

Les muscles postérieurs de la cuisse sont peu développées ; mais ils jouissent de leur contractilité.

La *rotule* est *remontée* de près de 2 centimètres au-dessus du genou. Elle est très petite, peu mobile, et pour ainsi dire perdue dans l'épaisseur du tendon. Le ligament sous-rotulien est mince et allongé de 3 centimètres. Les genoux sont légèrement déviés en dedans. Il n'y a pas de tension anormale du biceps ; tension légère du fascia lata. Le ligament latéral externe s'adapte au rapprochement de ses points d'insertion.

V. Pieds bots. — Les jambes ont une forme conique. Elles sont très minces, dures au toucher, toujours froides. La peau qui les recouvre est lâche, rugueuse et écailleuse. La direction des jambes est un peu divergente. Absence totale de mollet. Les os de la jambe ont éprouvé un léger degré de rotation qui porte le péroné plus en arrière.

Tous les muscles de la jambe sont tendus constamment ; tous ont conservé un degré plus ou moins considérable de contractilité.

Les jumeaux et soléaires et les longs fléchisseurs commun et propre des orteils, offrent des contractions manifestes. Les muscles antérieurs et les péroniers latéraux les présentent à l'état rudimentaire.

La rétraction est extrêmement prononcée dans les jumeaux et soléaires, dans les longs fléchisseurs propre et commun, et dans le jambier postérieur ; le tendon de ce dernier est saillant au-dessous et au-devant de la malléole interne, où on peut l'atteindre facilement avec le bistouri. Elle est moins marquée dans le jambier antérieur. Les muscles extenseurs commun et propre, et le péronier antérieur sont allongés. Les péroniers latéraux présentent une longueur normale ; mais ils sont excessivement tendus, et neutralisent l'action du jambier antérieur.

Le pied offre la difformité *équin varus* au troisième degré commençant, présentant à considérer :

1° Une élévation du talon ;

2° Un léger degré de renversement sur le bord externe ;

3° Une adduction de l'avant-pied, par flexion, suivant le bord interne ;

4° Une flexion du pied suivant ses faces ;

5° Une flexion permanente des cinq orteils.

L'élévation du talon est telle, que dans la position habituelle, la plante du pied rencontre le sol sous un angle de 80 degrés ouvert en arrière.

Le pied a subi en outre une rotation autour de son axe longitudinal, mouvement qui a porté son bord interne en haut et son bord externe en bas. L'arc de cercle, décrit par cette rotation, est de 20 degrés environ, un peu plus forte dans l'avant-pied, un peu moins prononcée dans le talon.

L'adduction de l'avant-pied se passe principalement dans les articulations de la première avec la deuxième rangée du tarse. L'angle rentrant du bord interne du pied est de 140 degrés.

En outre, le pied a éprouvé un mouvement de flexion suivant ses faces, mouvement qui a augmenté la cambrure normale. La face dorsale présente une surface arrondie, tandis qu'à la face plantaire, la courbure est anguleuse et présente au niveau de l'articulation des deux rangées un angle de 110 degrés.

Les orteils offrent une flexion permanente distribuée dans toutes leurs articulations. Cette flexion est accompagnée d'un peu d'adduction. Elle est plus forte dans les quatre premiers orteils que dans le cinquième et existe au même degré dans les deux pieds.

Os. — Les os de la première rangée ont subi un double déplacement, l'un dans le sens vertical, qui a élevé les parties postérieures, l'autre de rotation autour de leur axe antéro-postérieur, qui a élevé le bord interne. Leur axe antéro-postérieur rencontre l'axe du tibia, sous un angle de 45 degrés ouvert en arrière, et en haut. La face supérieure de la grande apophyse du calcanéum est presque en contact avec le rebord postérieur et la facette articulaire du tibia. La rotation autour de l'axe antéro-postérieur est presque inappréciable dans l'astragale. Rotation autour de l'axe vertical. Dans le calcanéum, elle peut être évaluée à environ 20 degrés. Il y a luxation presque complète du scaphoïde en dedans de la tête de l'astragale. Cette dernière fait saillie sous la peau, à la partie postérieure externe du dos du pied. Le scaphoïde, déplacé en dedans et en arrière, occupe le fond de l'angle du bord interne du pied, et touche presque la malléole interne. Il y a légère diastase de l'articulation calcanéo-cuboïdienne.

La rangée antérieure du tarse et le métatarse ont éprouvé un triple déplacement, l'élévation de leurs parties postérieures, la rotation autour de l'axe antéro-postérieur, dont nous avons déjà fait mention à propos de la première rangée, et la déviation en dedans.

L'élévation et la rotation sont plus prononcées que dans la première rangée. La première est telle que leur plan fait presque suite à celui de la jambe. Le renversement est aussi plus prononcé que dans le calcanéum. Il peut être évalué à un arc de cercle de 35 degrés. Le degré d'adduction peut être évalué à 45 degrés.

Muscles du pied. — Le pédieux est allongé, presque atrophié, et ne jouit que d'une contractilité à peine perceptible.

Les muscles plantaires sont médiocrement développés. Ils sont tendus, raccourcis, mais présentent des contractions très manifestes. Le plantaire interne se distingue des autres muscles par sa tension, et par la corde qu'il forme entre les deux extrémités de la courbe formée par le pied.

On ne saurait trop insister sur les faits qui présentent, comme dans le cas qui précède, toutes les distributions et tous les degrés de la rétraction musculaire, sans altération matérielle du système nerveux. On y voit une expression des plus significatives d'une cause absente en apparence, mais dont les effets sont trop évidents et trop marqués, pour qu'il soit besoin d'un autre témoignage de leur action.

Un autre enseignement résulte de ces faits.

Dans la pratique ordinaire, il est assez rare de rencontrer des manifestations multiples de la rétraction musculaire. Presque toujours, elle est bornée à un ou deux muscles, et rompt ainsi, en apparence, la filiation d'origine des cas isolés d'avec les cas multiples. C'est ce qui a tenu si longtemps la science sous l'empire d'hypothèses les plus disparates et les plus opposées. Un simple strabisme, un simple torticolis, un simple pied bot, pour ne citer que les exemples les plus vulgaires et les plus frappants, permettent difficilement de conclure à une identité d'origine avec les grands bouleversements du système nerveux et avec les difformités générales qui les accompagnent. Mais lorsqu'on se rappelle qu'il existe entre ces cas extrêmes de la série une foule de cas intermédiaires, on est conduit pas à pas des cas les plus simples aux cas les plus compliqués, et l'on ne voit d'autre différence entre eux que celle du siège immédiat et du degré d'action de la rétraction musculaire.

Il est une troisième particularité à faire ressortir du cas de Céline Barrois. On a vu que toutes les articulations sont rendues presque immobiles sans ankyloses. Ce fait résulte de deux ordres de causes agissant dans un sens opposé. La première consiste en ce que les muscles antagonistes extenseurs et fléchisseurs, étant raccourcis simultanément et à un même degré, ils se font équilibre et réalisent, à l'état pathologique, la forme de l'état physiologique des mêmes articulations. C'est ainsi que l'extension du coude et celle du genou restent fixes sous l'influence de l'antagonisme en équilibre des extenseurs et des fléchisseurs de ces articulations. La seconde cause qui concourt à ce résultat, c'est le raccourcissement et le tassement consécutifs des parties accessoires : ligaments, capsules articulaires et tissu cellulaire environnants, lesquels s'adaptent à la position fixe de l'articulation et en complètent la fixité.

Les deux observations qui suivent complètent la série des difformités multiples offrant quelques différences sous le rapport du siège, des modes et degrés de la rétraction.

OBSERVATION XIV

DIFFORMITÉS MULTIPLES BILATÉRALES EXTRÊMES A LA NAISSANCE, MAIS AYANT UN PEU DIMINUÉ SOUS L'INFLUENCE DU TRAITEMENT MÉCANIQUE. —COMBINAISONS DIFFÉRENTES DE LA RÉTRACTION, SANS ALTÉRATION APPARENTE DU SYSTÈME NERVEUX.

SOMMAIRE. — Enfant de sept ans et demi. — Pas d'hérédité ni de maladies convulsives après la naissance. — Difformités multiples égales de chaque côté. — Impossibilité d'abduction du bras. — Atrophie de l'épaule. — Extension permanente des coudes. — Pronation des avant-bras, et flexion permanente des poignets. — Adduction et flexion permanente des pouces. — Dépressions cicatricielles de la peau adhérente au sommet du sacrum. — Rotation considérable des deux cuisses en dehors, plus prononcée à droite qu'à gauche. — Adduction permanente, extension et flexion limitées. — Extension permanente et déviation latérale des genoux. — Deux pieds bots varus équins. — Muscles rétractés et partiellement paralysés.

Jules Amet, âgé de sept ans et demi, a été présenté à notre consultation en mai 1842. Parents bien portants, point d'hérédité, point d'affections convulsives postérieures à la naissance. La mère, pendant sa grossesse, a éprouvé beaucoup plus de malaises, et le fœtus a beaucoup plus remué que dans les grossesses précédentes.

L'enfant est venu au monde offrant toutes les difformités qu'il présente aujourd'hui, mais à un degré un peu plus prononcé. Les bras étaient étendus et fixes, les poignets fléchis. Les cuisses étaient appliquées contre la face palmaire des avant-bras, presque avec impossibilité de les en écarter. Les cuisses étaient complètement fléchies sur le bassin, de sorte que l'enfant était comme plié en deux. Les pieds étaient fléchis et appliqués contre la face interne des jambes. Sous l'influence de moyens mécaniques et de manipulations, toutes ces difformités avaient notablement diminué.

État actuel. — Constitution assez bonne. Taille normale. Tempérament nerveux sanguin. Intelligence précoce et bien développée. Présente les difformités suivantes :

1° AUX MEMBRES SUPÉRIEURS :

A. *Atrophie du moignon de l'épaule;*

B. *Défaut d'abduction complète;*

C. *Extension permanente des coudes;*

D. *Pronation permanente avec flexion des poignets;*

E. *Adduction et flexion permanente des pouces, flexion permanente des doigts.*

Ces difformités existent de chaque côté, un peu plus prononcées à droite.

2° AUX MEMBRES INFÉRIEURS :

A. *Rotation considérable des deux cuisses en dehors*, plus prononcée à droite qu'à gauche, avec flexion partielle;

B. *Extension des genoux avec déviation légère en dedans;*

C. *Deux pieds bots varus équins.*

A. ÉPAULES. — Elles sont réduites de volume et présentent une forme pointue. Les parties molles sont tellement réduites qu'on aperçoit les formes des extrémités articulaires sous la peau. Atrophie et paralysie complète du deltoïde, des sus et sous-épineux, petit rond, et grand pectoral. A droite, il y a en outre paralysie du grand dorsal et du grand rond. A gauche, ces deux muscles ont conservé leurs mouvements. Les petits pectoraux ont conservé leurs mouvements à droite et à gauche.

B. MOUVEMENTS SPONTANÉS. — Ils sont très limités des deux côtés. A droite, très légers mouvements d'adduction et d'abduction. A gauche, mouvements en avant et en arrière très manifestes, mais abduction impossible, par suite du raccourcissement plus considérable du grand rond. Les autres mouvements ne s'exécutent qu'à l'aide du trapèze, de l'angulaire et des pectoraux. A gauche, le grand dorsal et le grand rond y participent dans la limite permise par la rétraction de ce dernier muscle. Les mouvements mécaniques sont plus étendus; à droite, l'écartement du bras peut aller jusqu'à un angle de 75 degrés, à gauche, un peu plus limité. Les mouvements en avant et en arrière ne dépassent pas 30 degrés.

C. EXTENSION PERMANENTE DES COUDES. — Elle est tout à la fois le résultat de la rétraction des triceps et de la paralysie des biceps. La flexion des avant-bras sur les bras ne dépasse pas 10 degrés, on peut la porter par des efforts mécaniques à 20 degrés.

D. PRONATION DES AVANT-BRAS. — Elle est fixe; mais on peut la réduire en partie par les efforts mécaniques; la flexion des poignets est directe à droite et à gauche, elle est plus prononcée vers le bord cubital. Les muscles des avant-bras sont moins atrophiés que ceux des épaules et des bras. Les muscles antérieurs sont fortement rétractés des deux côtés, les postérieurs sont relâchés. Les uns et les autres, sauf les extenseurs du pouce et du médius du côté droit, ont conservé leur contractilité. Les muscles rétractés, les plus superficiels (grands et petits palmaires, fléchisseurs superficiels) forment corde au-dessous des poignets. La peau est racornie à la face dorsale, et presque calleuse à la face dorsale du poignet gauche. Point de luxation des poignets, simples flexions.

Les mouvements de flexion et d'extension volontaires sont manifestes des deux côtés, mais très limités. Les mouvements mécaniques, un peu plus prononcés.

E. Doigts. — Le pouce est maintenu dans un état d'adduction permanente plus prononcée à droite qu'à gauche. A droite, il est placé presque transversalement dans la paume de la main et arrive jusqu'au niveau de l'articulation métacarpo-phalangienne de l'annulaire. A gauche, l'extrémité du pouce vient se placer entre l'origine des doigts médius et annulaire.

La main est comme pliée en deux dans le sens longitudinal, c'est-à-dire que l'éminence thénar est appliquée immédiatement contre l'éminence hypothénar, et son bord externe correspond ainsi au doigt indicateur. La peau de la paume de la main a subi un raccourcissement proportionné au rapprochement de ces points, et ne se prête que très difficilement à l'écartement des doigts : elle est racornie dans tous les sens.

Dans les efforts de redressement du pouce, on sent une grande résistance formée par le long fléchisseur propre du pouce à droite ; à gauche, cette résistance est beaucoup moins prononcée, et même à peu près nulle, et paraît exclusivement dépendre du raccourcissement des petits muscles.

Le muscle extenseur propre du pouce droit paraît paralysé ; un léger mouvement vermiculaire sur le bord externe du pouce, indique une légère contraction du grand abducteur du pouce droit. A gauche, les muscles extenseurs et adducteurs ont conservé de légers mouvements.

Les mouvements mécaniques et spontanés sont en rapport exact avec les différents degrés de raccourcissement, de rétraction et de paralysie, différemment distribués dans tous les muscles. A *droite*, les mouvements mécaniques d'extension et de flexion, arrêtés par le raccourcissement du tendon fléchisseur et les brides de la main, ne s'exécutent que dans une étendue de 50 degrés environ ; à *gauche*, dans l'étendue de 150 degrés.

Les mouvements volontaires offrent des nuances en rapport avec l'état des muscles. A droite, extension nulle. Très légère abduction qui vient se confondre avec la flexion par suite du changement de direction du pouce à gauche, mouvement d'opposition et de flexion dans l'étendue de 50 degrés environ ; adduction et abduction assez étendues, près de 35 à 37 degrés.

Les doigts maintenus dans un état de demi-flexion et d'adduction sur le bord cubital, paraissent plus courts qu'en réalité, cela par suite du prolongement de la peau qui arrive presque jusqu'au niveau des articulations phalangiennes, plus à gauche qu'à droite. La forme de ces doigts est unie, c'est-à-dire qu'on ne voit presque plus les saillies osseuses et les plis correspondants aux articulations, surtout à droite. En cherchant à étendre les doigts, on éprouve des résistances résultant tout à la fois des tendons fléchisseurs raccourcis, et de la peau de l'aponévrose palmaire, surtout à droite.

Les mouvements mécaniques et physiologiques des doigts répètent, comme au poignet et à la main, les degrés, modes, et distributions de la rétraction.

Aucune difformité du tronc, si ce n'est une légère dépression cutanée au niveau de l'extrémité supérieure du sacrum, avec adhérence à l'os, dépression pouvant loger un grain d'orge, et offrant les caractères d'une cicatrice.

II. Aux membres inférieurs. — Il existe, avons-nous dit, une série de difformités utiles à analyser.

A. Rotation considérable des deux cuisses en dehors. — Elle est plus prononcée à droite qu'à gauche. A droite, elle a parcouru un arc de 70 à 80 degrés ; à gauche, 60 degrés environ. Cette double rotation est presque fixe, et à un degré tel, que les deux membres se regardent et se touchent par le creux du jarret. Les deux membres se maintiennent en outre, dans une abduction de 45 degrés pour les deux, de 22°,50 pour chacun, avec impossibilité de ramener les membres dans l'adduction de plus de 50 degrés. L'extension et la flexion existent néanmoins à un degré assez prononcé, et témoignent de l'absence d'une ankylose, et d'un degré notable de mobilité des articulations.

Tous les muscles pelvi-fémoraux, quoique atteints de rétraction considérable, ont conservé leur contractilité normale ; de telle sorte que tous les mouvements physiologiques sont conservés, mais extrêmement réduits, surtout dans le sens opposé à l'action des muscles rétractés.

B. Extension permanente des genoux avec légère déviation en dedans. — Elle existe sans rotation des jambes sur les cuisses. Celle qui paraît exister résulte non d'un mouvement de rotation des tibias sur les fémurs, mais de la rotation totale des deux cuisses. Le condyle interne fémoral droit regarde directement en avant, et forme sous la peau une saillie qui semble résulter, au premier abord, de la présence de la rotule. Cependant cette dernière n'a pu être constatée à droite, et elle n'existe à gauche qu'à l'état rudimentaire. Les muscles dont les tendons forment le bord interne du creux du jarret, sont à peu près paralysés : il en est de même des biceps.

C. Pieds bots varus équins. — Ils sont également plus prononcés à droite qu'à gauche. L'élévation du talon à droite est de 70 degrés environ, à gauche de 50 degrés seulement. Le renversement des pieds sur leur bord externe, ou face externe, est à droite de 90 degrés, à gauche de 50 degrés; l'adduction de l'avant-pied, à droite, de 80 degrés, à gauche de 70 degrés. La courbure des pieds suivant leurs bords est à droite de 110 degrés, à gauche de 125 degrés. La courbure suivant les faces plantaires est à droite de 130 degrés, à gauche de 140 degrés.

Des deux côtés, les articulations des pieds sont comme à demi ankylosées; les mouvements sont très bornés, et les os sont comme atrophiés; à l'avant-pied surtout, les subluxations astragalo-scaphoïdiennes et cunéo-métatarsiennes sont extrêmement prononcées. Les têtes astragaliennes forment des saillies aiguës sous la peau; il en est de même des extrémités postérieures des cinquièmes métatarsiens, au niveau desquelles il existe de chaque côté une légère callosité.

Les mouvements des deux pieds sont presque entièrement abolis, à l'exception du léger mouvement vermiculaire dans les orteils.

Nous avons rapporté cette observation dans ses détails les plus minutieux parce qu'elle offre une réunion de difformités particulières qu'il importe de préciser et de détacher de l'ensemble où elles se trouvent subordonnées à l'action d'une même cause générale.

Nous l'avons déjà dit, à l'occasion de l'observation précédente, c'est à la faveur de cette action commune que l'on peut assurer, pour les cas qui se présenteront plus tard à l'état de difformités particulières, leur véritable diagnostic étiologique.

La première disposition importante à signaler, c'est la *double rotation en dehors* des deux membres pelviens à un degré tel que les deux condyles internes des fémurs regardaient en avant, et les deux espaces poplités ou creux du jarret se regardaient mutuellement. Ce seul énoncé ne rappelle-t-il pas les mêmes dispositions, mais bien autrement prononcées, que nous avons signalées dans nos observations LXVIII à LII (p. 475 à 514). L'ensemble de ces observations nous a permis d'établir un type de difformité non décrite jusqu'alors et surtout entièrement méconnue dans son mécanisme. Ce type, nous l'avons défini et caractérisé par ces mots : *inversion complète des membres inférieurs.* En effet, dans l'observation de MM. Houel et Broca (p. 475), la rotation des membres pelviens était si considérable qu'elle avait porté en arrière la totalité des parties qui devaient regarder en avant. Avec cette difformité si considérable et si complète coïncidaient d'autres vices de conformation, *spina bifida, éventration, diastase des pubis, renversement en arrière des os du bassin,* etc. Ces dispositions, exagérées dans les premiers cas, et successivement amoindries dans les observations suivantes, quoique toujours accompagnées de vices de conformation également moindres, nous ont conduit d'une façon décroissante à la *rotation simple* des fémurs accompagnée d'autres difformités, mais sans vices de conformation. On rencontrera plus tard, comme dernier terme de la série descendante, la *rotation simple,* c'est-à-dire sans autres difformités.

Ce premier exemple d'une difformité spéciale, dégagée d'un ensemble de vices de conformation où elle était comme fondue, se répétera pour toutes les difformités particulières, depuis le *strabisme* jusqu'au *pied bot;* et c'est ainsi que nous serons conduits pas à pas au degré le plus extrême de l'action d'une même cause, la *rétraction musculaire,* à son action la plus réduite, la plus isolée, sans perdre néanmoins les caractères de leur commune origine.

Prenons, dans la même observation, un second type de difformité méconnue jusqu'ici dans sa véritable origine : *la déviation des genoux en dedans,* que l'on s'obstine à désigner sous le nom de *genou valgus, genu valgum,* et que l'on attribue à une foule de causes autres que sa cause réelle. Or, le sujet qui précède offrait cette difformité à son degré le plus simple, c'est-à-dire la déviation directe en dedans, sans rotation de la jambe en dehors. Dans les cas de cette catégorie, c'est par la rétraction du tenseur aponévrotique du fascia lata que la difformité est produite, et lorsqu'elle est compliquée de rotation de la jambe en dehors, c'est au concours de la rétraction du biceps avec celle du fascia lata qu'elle est due. Pour en acquérir la conviction immédiate, il suffit de se reporter à nos premières observations de monstruosités compliquées, où la même difformité se trouve comme perdue dans une foule d'autres difformités et vices de conformation infiniment plus compliqués.

Terminons cette troisième catégorie d'observations de difformités congénitales multiples sans lésions apparentes des centres nerveux, par l'observation suivante dans laquelle les difformités sont limitées aux membres inférieurs.

OBSERVATION XV

DIFFORMITÉS MULTIPLES LIMITÉES AUX MEMBRES INFÉRIEURS, COMPLIQUÉES DE VICES DE CONFORMATION. — PAS DE TRACES MATÉRIELLES DE LÉSION CÉRÉBRO-SPINALE.

SOMMAIRE. — Difformités multiples des deux membres inférieurs sans lésion apparente du système nerveux. — Ni hérédité, ni affections convulsives après la naissance. — Difformités limitées aux genoux, aux jambes et aux pieds. — Déviation latérale des genoux en dedans des deux côtés sans rotation de la jambe sur la cuisse. — Courbure anguleuse de la jambe droite. — Pied bot valgus équin de ce côté. — A gauche, varus rudimentaire avec absence du second métatarsien et du deuxième orteil. — Rétraction musculaire et paralysie combinées.

Le fils de M. le docteur J..., âgé d'environ dix-huit mois, nous a été présenté en 1843, pour une difformité congénitale des deux membres inférieurs. Notre confrère n'avait rien remarqué d'insolite durant la grossesse : pas de précédents héréditaires, pas de maladies convulsives depuis la naissance. Il n'existe aucune trace matérielle d'ancienne affection cérébro-spinale.

La difformité présente à considérer :

Au membre droit :

1° *Une légère déviation du genou en dedans avec flexion permanente;*

2° *Une courbure anguleuse de la jambe* près de son extrémité inférieure;

3° *Un pied bot valgus équin* avec absence présumée du péroné;

4° *Une adduction permanente du gros orteil*, avec absence du second métatarsien et du second orteil ;

Au membre gauche :

1° *Très légère déviation du genou en dedans;*

2° *Une adduction et une flexion permanentes de l'avant-pied et de tous les orteils, avec absence du second métatarsien et du deuxième orteil.*

Voici maintenant les particularités propres à chaque membre en particulier :

A droite :

I. Déviation du genou en dedans. — Elle est de 20 degrés et accompagnée d'une flexion de 20 degrés environ qui peut être réduite avec la main à une flexion de 10 degrés.

II. Courbure anguleuse de la jambe. — Elle a son sommet à l'union des deux cinquièmes inférieurs avec les trois cinquièmes supérieurs ; ses deux segments se rencontrent sous un angle de 140 degrés ouvert en arrière et un peu en dehors, et le sommet de l'angle, regardant en avant et en dedans, correspond exactement au bord antérieur du tibia. Ce segment supérieur se dirige à peu près en ligne droite jusqu'à l'extrémité supérieure de l'os, tandis que le segment inférieur décrit une courbe très prononcée dont la concavité regarde en arrière et en dehors.

III. Pied bot. — Le pied bot est renversé sur son bord interne, d'une somme de 70 degrés, c'est-à-dire que la plante du pied forme avec l'horizon un angle à sinus externe de 70 degrés. Mais cette déviation considérée par rapport à la déviation de l'extrémité inférieure du tibia (déjetée en dehors) n'est que de 30 degrés. Le pied présente en outre un degré considérable d'équinisme, mais variant, comme pour le renversement en dedans, suivant qu'on le considère par rapport à l'horizon ou par rapport à la direction de l'extrémité inférieure de la jambe. La plante du pied forme avec l'horizon un angle de 75 degrés ouvert en arrière ; mais elle ne forme avec le segment inférieur du tibia qu'un angle de 25 à 30 degrés. Avec la main, le pied pourrait être en grande partie redressé. Dans la marche, le renversement augmentait à tel point que le pied appuyait sur le sol par son bord interne et l'équinisme diminuait considérablement. Le gros orteil dévié en dedans forme avec l'axe antéro-postérieur du pied un angle de 40 degrés à sinus antérieur.

Le membre de ce côté est très déformé. Le genou est un peu saillant en dedans, proéminence du condyle interne du fémur. Saillie anguleuse à la partie antéro-inférieure de la jambe, au niveau de la courbure du tibia ; la peau en ce point est fortement soulevée et un peu tendue. Forme arrondie et irrégulière de la partie inférieure interne et antérieure de la jambe ; saillie considérable de la malléole interne. Dépression profonde à la partie externe de l'articulation tibio-tarsienne ; toute la portion externe de la jambe paraît un peu aplatie, et l'on n'y sent pas distinctement le péroné. La malléole externe manque complètement. Le pied est étroit, et l'on ne sent pas du tout le second métatarsien. Pas de saillie ni de dépression osseuses particulières dans le reste du pied. Le gros orteil est séparé des suivants par un intervalle triangulaire considérable. A part cette circonstance, tous les orteils sont bien conformés.

Saillie et tension du tendon d'Achille augmentant dès qu'on veut fléchir le pied sur la jambe. Le mollet n'est pas sensiblement remonté, ni plus dur qu'à l'état normal. Soulèvement et tension de l'adducteur du gros orteil qui s'oppose manifestement à l'abduction. Enfin, quand on cherche à renverser le pied sur son bord externe, on sent se tendre les péroniers latéraux qui forment alors pont au-dessus de la partie externe de l'articulation tibio-tarsienne.

A gauche :

I. DÉVIATION DU GENOU EN DEDANS. — La jambe est inclinée sur la cuisse en dehors, suivant un angle de 12 degrés environ, sans rotation sur son axe. Pas de courbure dans la continuité.

II. ADDUCTION PERMANENTE DE L'AVANT-PIED, dont l'axe longitudinal forme avec celui de la région métatarsienne un angle de 140 degrés ouvert en dedans. Les cinquième, quatrième et troisième orteils (le deuxième manque) suivent à peu près la direction générale de l'avant-pied; mais l'adduction du gros orteil est beaucoup plus prononcée; l'angle qu'il forme avec le tarse en dehors est de 90 à 100 degrés.

L'avant-pied et les quatre orteils sont en outre dans un état de demi-flexion permanente. Cette flexion a le même degré à peu près dans tous les orteils; cependant elle est plus prononcée dans le premier.

A part un peu de saillie du condyle interne du fémur, le membre inférieur gauche n'est déformé que dans la région du pied. La malléole externe est très apparente et l'on y sent le péroné dans toute sa longueur. La face dorsale du pied est convexe; la courbe qu'elle décrit est continuée assez régulièrement par la face dorsale des orteils, dont les articulations phalangiennes sont sensiblement moins apparentes que celles du côté opposé. Pas d'autre relief dans cette région, qu'un peu de saillie de l'extrémité postérieure de la première phalange du dernier orteil. Le bord externe du pied est fortement convexe, tandis que l'interne est concave, s'infléchit brusquement à angle, au niveau de la racine du gros orteil déviée en dedans; celui-ci se trouve éloigné du suivant par un intervalle assez prononcé, mais moindre qu'à droite. Face plantaire du pied généralement concave. La peau y forme des plis nombreux et assez profonds. On ne sent ni à la face dorsale, ni à la face plantaire le deuxième métatarsien. Soulèvement et tension considérable de l'adducteur du gros orteil. Cette tension augmente au moindre effort de renversement et s'y oppose manifestement.

Cette observation clôt la série des difformités congénitales multiples dans lesquelles il n'existe plus de traces matérielles d'une affection cérébro-spinale antérieure à la naissance. Comme dans les observations précédentes, l'absence de preuves directes de cette affection est suppléée par la rétraction musculaire et par les difformités qu'elle a déterminées. Il est devenu surabondant de montrer la valeur de cette suppléance et de ce rapport.

Les difformités causées par la rétraction musculaire constituent le caractère le plus certain de l'affection convulsive dont elles procèdent : c'en est la preuve indéniable. Il n'est donc pas moins superflu de montrer dans chacune d'elles le complément de ce double rapport : le particulier prouve le général comme le général a prouvé le particulier.

Mais ces préliminaires étant admis, c'est-à-dire l'existence d'une affection cérébro-spinale antérieure à la naissance, matériellement disparue, mais déduite de ses effets posthumes permanents, il devient nécessaire d'expliquer et de mettre d'accord avec cette origine commune, d'autres faits, c'est-à-dire d'autres vices de conformation qui échappent à la rétraction musculaire, mais qui résultent comme elle de l'affection primitive du système nerveux.

On a vu, en effet, que le sujet de cette observation n'offrait pas seulement une série de difformités articulaires en rapport avec l'action des muscles rétractés, mais qu'il présentait encore quelques vices de conformation rudimentaires, sorte d'ébauches de ceux plus accentués qui accompagent si fréquemment les degrés les plus élevés de la monstruosité. Ainsi, indépendamment des difformités de presque toutes les articulations des membres inférieurs, il y avait aux deux pieds *absence du second métatarsien et du second orteil;* il y avait, en outre, à la jambe droite une *courbure anguleuse* du tiers inférieur du tibia et *absence de la malléole externe.*

Il devient donc indispensable de montrer comment ces vices de conformation sont une des expressions de la maladie ancienne du fœtus sans avoir besoin, comme les difformités articulaires, de passer par la rétraction musculaire.

Relativement à l'absence des métatarsiens et des orteils, c'est la répétition, en petit, du fait rencontré chez la plupart des monstres précédemment observés. Que ce soit le radius ou le cubitus, ou l'un des os de la jambe qui manque, cela importe peu; ce qui importe, c'est que l'on comprenne, ainsi que nous l'avons explicitement dit et démontré précédemment, que l'affection cérébro-spinale ne pervertit pas seulement le système musculaire en le convulsionnant, mais qu'elle est en même temps une cause de trouble du développement des parties, qu'elle va jusqu'à les empêcher de se produire et d'exister. Les deux ordres de faits ne se contrarient ni ne s'excluent. Nous avons montré précédemment, au contraire, comment ils s'expliquent et se complètent : ce sont deux effets différents de la même cause.

En ce qui concerne la *courbure anguleuse* du tiers inférieur du tibia droit, elle ne pouvait être que le résultat d'une fracture vicieusement consolidée des premiers temps de la vie embryonnaire. Mais d'où venait cette fracture? Avait-elle été produite par une cause traumatique accidentelle pendant la grossesse ou bien était-elle due à la même cause que les autres difformités? Le problème serait difficile à résoudre si le fait était seul et s'il s'était toujours montré comme un accident borné à un seul membre. Mais la fracture était accompagnée de l'absence d'une malléole, de deux métatarsiens et de deux orteils. De plus, elle était accompagnée de difformités articulaires de presque toutes les jointures des membres inférieurs : c'est donc dans l'action de la cause ou des causes qui ont produit les autres anomalies concomitantes qu'il convient de chercher l'origine de la courbure anguleuse.

En fait d'abord, nous avons rapporté plusieurs cas de fractures tout à fait semblables à celui-ci. Ces fractures occupaient les quatre membres ou n'occupaient qu'un seul membre, mais étaient accompagnées, dans les deux cas, de toutes les difformités articulaires ne laissant aucun doute sur la possibilité du même fait borné à un seul membre : c'est l'histoire de toutes les difformités. Or, nos observations V et VI (p. 108 et 128-137) offrent des exemples des plus concluants des deux ordres de faits. Dans l'observation V, les fractures des deux humérus et des deux fémurs sont accompagnées de torsion des mêmes os et de difformités de toutes les articulations portées au plus haut degré. Dans l'observation VI (p. 137) c'est précisément, comme dans l'observation présente, le tibia qui offrait des traces non douteuses d'une fracture ancienne vicieusement consolidée, au milieu d'une foule d'autres difformités articulaires produites par la rétraction musculaire. Rappelons encore l'observation IX (p. 261 à 263) empruntée à Morgagni, dans laquelle se trouve un dernier exemple de fracture des os de la jambe, accompagnée de plusieurs autres vices de conformation.

La réunion de tous ces produits d'une même cause ne permet pas d'en distraire un de l'ensemble pour l'attribuer à une cause exceptionnelle. Or, dans tous les cas, la rétraction musculaire avait suffi pour produire la fracture, et celle-ci, d'une époque très éloignée de la vie embryonnaire, avait eu le temps de se consolider dans sa disposition vicieuse.

Voilà donc comment il est possible, lorsqu'une difformité particulière semble avoir été produite en dehors de l'ensemble auquel elle appartient, de la ramener à la cause de cet ensemble,

Mais les présomptions fournies par le caractère de la difformité générale se fortifient encore des particularités propres à chaque difformité particulière.

Notons d'abord, comme dans l'observation précédente, une légère déviation des genoux en dedans, sans rotation de la jambe, mais avec une flexion légère du genou à droite.

Que fallait-il pour que la déviation du genou en dedans fut compliquée de la rotation de la jambe? Il fallait tout simplement qu'au lieu de la rétraction simultanée de tous les muscles et tendons du creux du jarret qui ont produit un certain degré de flexion à droite, il y eût seulement rétraction des biceps. On voit que pour les genoux comme pour le pied, il existe des variétés de formes, et que ces variétés sont spécialement dues à l'action différemment combinée et distribuée de la rétraction musculaire. L'histoire des déviations des genoux aura donc à s'inspirer, comme celle du pied bot, de cette double source de diversités de formes et de direction.

Aux deux pieds et aux orteils, mêmes particularités à signaler, c'est-à-dire même rapport des difformités partielles avec l'action de chaque muscle ou partie de muscle rétracté. Toutes ces particularités ont été tant de fois observées et étudiées par nous dans leurs rapports et concordances étiologiques, qu'il est devenu superflu d'entrer dans plus de détails à l'égard de chacune d'elles. Terminons seulement cette série d'observations par quelques réflexions générales, mais communes à chacune d'elles.

Toutes les observations qui précèdent, considérées comme manifestations particulières d'une même cause, constituent, par leur rapprochement méthodique, une série régulière dont le premier terme commence à l'expression la plus énergique de leur cause commune, c'est-à-dire à la monstruosité complète, pour descendre à leur expression la plus atténuée ; à une simple difformité comme le strabisme ou le pied bot. Mais chaque anneau intermédiaire offrant un amoindrissement de l'action de la cause qui a produit l'anneau précédent, on arrive ainsi à nouer les deux termes extrêmes dont le rapprochement serait tout à fait impossible si on voulait l'essayer sans leurs intermédiaires. C'est ainsi que l'observation des difformités congénitales multiples conduit graduellement et pas à pas à considérer les difformités simples et isolées comme des émanations d'une affection nerveuse initiale ou périphérique au même titre que celles plus énergiquement accusées qui accompagnent les monstruosités.

Cependant, nous ne devons pas le dissimuler, cette méthode de démonstration, quelque rigoureuse qu'elle soit, n'est toujours que de l'ordre inductif. Il faudrait pour lui assurer un degré d'évidence, incontestable aux yeux de tous, qu'elle pût s'étayer des ressources de l'expérimentation. Nous n'y contredisons pas. Mais nous avons suffisamment insisté déjà, dans la première partie de ces recherches, pour montrer l'inanité des tentatives si ce n'est l'impossibilité absolue d'appliquer l'expérimentation à l'ordre de faits qui nous occupe. Mais si cette impossibilité est radicale et absolue, nous pouvons suppléer à l'expérimentation par un nouvel ordre de faits plus probants peut-être, puisqu'ils répéteront, sous les yeux de l'observateur, toutes les difformités dont l'origine n'avait pu être établie que par voie d'induction.

Nous allons rapporter, en effet, une série d'observations de difformités générales ou multiples postérieures à la naissance, lesquelles, engendrées par l'affection convulsive des centres nerveux, reproduiront le plus grand nombre des particularités offertes par les mêmes types, sous l'influence de la même cause pendant la vie intra-utérine.

§ 4. — Difformités par rétraction musculaire convulsive postérieure à la naissance.

Les faits qui vont suivre sont destinés à établir :

1° Que la rétraction musculaire causée par une affection convulsive du système nerveux est susceptible de reproduire, après la naissance, les difformités qu'elle produit pendant la vie intra-utérine ;

2° Que cette reproduction est l'équivalent d'une expérience qui aurait pour but de déterminer volontairement et artificiellement la même rétraction musculaire et les mêmes difformités, par une lésion correspondante du système nerveux ;

3° Que certaines différences entre ces mêmes difformités, congénitales et consécutives, ne contredisent en rien leur communauté d'origine ; ces différences n'étant que l'expression de conditions secondaires propres à chacune des deux vies intra et extra-utérines ;

4° Que, toutes réserves faites au profit des causes susceptibles d'agrandir le champ des difformités consécutives à la naissance, mais autres que celles produites par une affection du système nerveux, il ne va être question que de ces dernières, comparées aux difformités congénitales de la même origine.

Ces préliminaires posés, nous allons diviser nos observations de difformités par rétraction musculaire consécutives à la naissance, comme nous l'avons fait pour les difformités congénitales, en catégories, suivant leur siège, leur étendue et leur degré, en un mot suivant toutes les circonstances qui nous ont servi à catégoriser les difformités congénitales.

PREMIÈRE CATÉGORIE

DIFFORMITÉS MULTIPLES BILATÉRALES PAR RÉTRACTION MUSCULAIRE
POSTÉRIEURE A LA NAISSANCE

OBSERVATION I

LÉSION TRAUMATIQUE DU SYSTÈME CÉRÉBRO-SPINAL. — RÉTRACTION
MUSCULAIRE PRESQUE GÉNÉRALE. — DIFFORMITÉS CONSÉCUTIVES DES
QUATRE MEMBRES.

SOMMAIRE. — Sujet bien conformé à la naissance. — Chute à l'âge de dix-neuf
mois, d'un deuxième étage. — Plaie du crâne. — État comateux. — Contracture tétanique de presque tous les muscles. — Paralysies passagères, puis
rétraction musculaire et difformités fixes. — Exiguité de la base du crâne.
— Strabisme convergent. — Difformités des quatre membres. — Adduction
permanente des bras. — Flexion des avant-bras et pronation. — Flexion et
adduction des mains, et flexion des doigts. — Flexion, adduction et rotation des cuisses. — Flexion et rotation des jambes. — Deux pieds plats
équins.

M. M...., âgé de vingt-deux ans, est né, près Cambrai, de parents
bien constitués et bien portants. Il a un frère et trois sœurs qui ne
présentent aucune difformité.

D'une constitution sèche, tempérament nerveux, il n'a point
éprouvé de maladie grave autre que celle déterminée par l'accident
dont nous allons parler.

Il est venu au monde parfaitement conformé. A l'âge de dix-neuf
mois, il a fait une chute d'un deuxième étage sur une allée sablée,
sans pouvoir dire quelle partie du corps a spécialement porté sur le
sol. Il avait, quand on l'a relevé, une plaie à la partie postéro-supérieure du crâne. Voici, du reste, les renseignements qui nous ont été
fournis par M. le docteur Bobillier, médecin de la famille : « A la
» suite de la chute, l'enfant est resté sans connaissance; toutes les
» fonctions de relation étaient anéanties, la respiration et la circula-
» tion attestaient seules un reste d'existence. Peu à peu, au bout
» d'environ six semaines, après l'usage de plusieurs évacuations san-
» guines, de l'eau émétisée et des vésicatoires, l'épanchement dans
» le cerveau a diminué, et le malade a recouvré la connaissance et
» l'usage de ses sens. Il est cependant resté strabique. Les organes
» du mouvement, qui avaient été jusque-là dans un état de contrac-
» ture tétanique dans le sens de la flexion, se sont relâchés. Les
» membres sont devenus plus souples, et les mouvements se sont
» rétablis, mais pas d'une manière complète; quelques muscles seu-
» lement jouissant de la faculté de se contracter. Une grande partie

» des fléchisseurs sont restés contracturés d'une manière perma-
» nente, à tel point qu'il était impossible d'étendre les membres. »

A ces renseignements nous ajouterons que dans le principe, l'enfant offrait des contractures tétaniques des muscles de la mâchoire, du cou, de l'épine, des membres thoraciques et abdominaux. Le tronc, et notamment le cou, étaient raides comme une barre de fer. Il était presque impossible d'écarter la mâchoire pour faire passer des substances médicamenteuses ou alimentaires liquides. Les membres thoraciques étaient dans une adduction forcée au-devant de la poitrine; les avant-bras fléchis sur les bras, et dans une pronation complète; les mains fléchies sur les avant-bras et les doigts complètement fermés, étaient invariablement fixés au-devant du cou, sous le menton. Les cuisses étaient fléchies sur le bassin, et serrées l'une contre l'autre, et enfin les jambes étaient fortement fléchies sur les cuisses. On ne se rappelle pas si les pieds affectaient une direction anormale.

La respiration était stertoreuse. Il y avait incontinence d'urine et des matières fécales.

Tous ces phénomènes se sont peu à peu amendés. La respiration est redevenue naturelle et le malade a recouvré la faculté de retenir les urines et les fèces. Les muscles de la mâchoire, du cou et de l'épine, sont revenus à l'état naturel; les membres eux-mêmes sont redevenus plus souples; ils ont gardé néamoins d'une manière permanente une partie de leur direction vicieuse.

On ne peut dire si, dans les premiers temps qui ont suivi le retour à la santé, il y avait résolution paralytique de certains muscles, et retour, plus tard, de la contractilité dans ces mêmes muscles. Toujours est-il qu'en ce moment, je n'ai constaté que des rétractions sans paralysie complète.

Après la disparition des accidents primitifs, on a essayé une foule de moyens dans le but de combattre les difformités. On a consulté successivement les sommités chirurgicales de l'époque, Antoine Dubois, Dupuytren, Boyer et autres. Dans le principe, on s'attachait surtout à combattre la maladie centrale au moyen de révulsifs cutanés et intérieurs, d'exutoires, de douches, d'eaux et de boues minérales, de frictions stimulantes, etc. Plus tard, on a employé des moyens mécaniques. Le malade a passé, dans ce but, huit mois environ dans l'établissement de M. Bouvier, sans retirer le moindre bénéfice de ce mode de traitement. Au contraire, à mesure qu'il grandissait, la difformité augmentait. Il marchait encore assez facilement avec des béquilles à l'époque du traitement orthopédique, maintenant, il ne progresse que soutenu par un aide, et avec la plus grande difficulté.

Aujourd'hui, 26 août 1840, il se trouve dans l'état suivant :

A. Le crâne et la colonne vertébrale ne présentent aucun vestige de lésion traumatique. On observe sur tout le trajet de l'épine de nombreuses traces de vésicatoires et de moxas. La région dorsale de

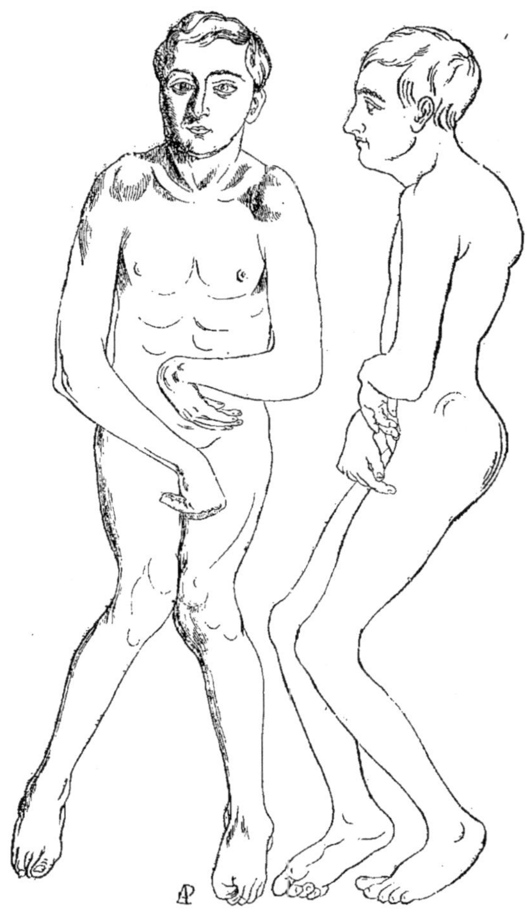

FIG. 93.

l'épine est le siège d'une excurvation arrondie. Le cou est gros. Son volume fait contraste avec la base du crâne qui est très étroite.

B. Il y a un double strabisme convergent plus marqué à droite qu'à gauche; peu prononcée au repos, cette difformité augmente dans le regard distinct. L'œil droit est plus faible que le gauche.

C. Les quatre membres présentent de nombreuses difformités musculaires consistant en :

1° *Adduction permanente des bras vers la poitrine, avec rotation en dedans ;*

2° *Flexion permanente des avant-bras sur les bras avec pronation exagérée ;*

3° *Flexion permanente des mains, avec adduction vers le bord cubital ;*

4° *Flexion permanente des doigts médius, annulaire et auriculaire de la main droite ; abduction du pouce droit et adduction exagérée du pouce gauche ;*

5° *Flexion, rotation en dedans et adduction légères des cuisses ;*

6° *Déviation des genoux en dedans avec flexion permanente des jambes sur les cuisses et rotation en dehors des tibias sur les fémurs ;*

7° *Pieds plats, avec léger équinisme et un peu de renversement sur le bord externe à droite.*

1. MEMBRES THORACIQUES. — Les mêmes difformités existent à peu près des deux côtés, seulement elles sont plus prononcées à gauche. Il n'y a de différence que dans la forme des mains.

Les deux membres sont dans la position suivante : les épaules sont tellement saillantes en avant, par la rétraction des grands pectoraux, qu'au premier aspect, on pourrait croire à une dépression considérable de la poitrine ; mais un examen plus approfondi fait voir que les diamètres de cette cavité sont normaux. Les bras sont maintenus habituellement dans l'adduction et dans la rotation en dedans. Le plus grand degré d'abduction qu'on puisse obtenir est celui où ils forment avec l'axe du tronc un angle à sinus inférieur de 45 à 50 degrés. La rotation en dedans est complète et permanente. La rotation en dehors est impossible. Les deux têtes humérales sont repoussées en avant et en haut : à gauche, le déplacement est peu marqué ; mais à droite, il se produit une luxation presque complète, dans les efforts qu'on fait pour porter le bras dans l'abduction. La tête de l'humérus décrit alors un arc de cercle de haut en bas, et de dehors en dedans. Le centre de ce mouvement correspond au col chirurgical de l'os.

L'ascension des humérus dans les articulations scapulo-humérales, n'est pas le seul élément de la saillie des épaules. Il y a un déplacement de totalité des omoplates en avant et en haut. Les clavicules, entraînées par leurs extrémités scapulaires, ne sont plus transversales, mais forment avec l'horizon des angles de 45 degrés.

En explorant les muscles moteurs des épaules et des bras, j'ai trouvé que tous étaient contractiles. Ceux qui sont rétractés, aussi bien que leurs antagonistes, se contractent sous l'influence de la volonté. Mais ils ne peuvent imprimer que des mouvements très limités aux parties qu'ils sont destinés à mouvoir. Quand on essaie de porter les bras dans l'abduction, les muscles grands pectoraux, les grands dorsaux, et les grands ronds forment aux aisselles des cordes excessivement tendues. Il est impossible d'explorer par le toucher le muscle sous-scapulaire, sans quoi on constaterait indubitablement la même résistance, pendant les efforts de rotation en dehors. Avec des mouvements saccadés, on parvient à surmonter jusqu'à un certain point la résistance de ce muscle. Les trapèzes, les deltoïdes, les sus et sous-épineux, et les petits ronds, ne présentent rien de particulier. Ils sont contractiles. Les grands dorsaux ne présentent que des mouvements presque imperceptibles; cependant ils sont rétractés de même que les grands ronds, dans lesquels, au contraire, les contractions sont fort énergiques.

Tous les muscles des bras ont conservé leur motilité. Ils paraissent tous dans l'état normal, sauf les biceps et les brachiaux antérieurs qui sont raccourcis.

Les avant-bras sont habituellement fléchis sur les bras, et maintenus dans une pronation permanente. Cette double disposition est plus prononcée à gauche. Avec un peu d'effort, on parvient cependant à obtenir une extension presque complète des articulations huméro-cubitales; il n'en est pas de même de la pronation qui est permanente, exagérée à gauche. Aucun effort ne peut surmonter la résistance des muscles et des ligaments. Cependant, il n'y a pas ankylose; car on peut augmenter un peu la pronation existante. A droite, on peut obtenir, avec quelques efforts, une demi-supination.

Tous les muscles des avant-bras, à l'exception des radiaux externes du côté gauche, ont conservé leurs mouvements. Les antérieurs sont tous rétractés, et les postérieurs un peu allongés. Dans l'avant-bras gauche, les rétractions sont bien plus prononcées. Le paquet des muscles descendant de l'épitrochlée forme une corde saillante, soulevant la peau, à tel point que dans les efforts pour produire la supination, en conservant la demi-flexion de l'avant-bras, on peut en quelque façon les cerner entre les doigts. Le grand pronateur surtout se tend alors d'une manière extraordinaire. Les tendons de ces muscles, et ceux des fléchisseurs des doigts, sont saillants au-devant du poignet; ils s'opposent à l'extension de la main. Dans ce point, ils s'éloignent considérablement des surfaces osseuses; et pendant les efforts d'extension de la main, on obtient un écartement de près de 2 centimètres, entre le tendon du cubital antérieur et la face antérieure du cubitus. Un écartement proportionnel existe entre les autres tendons et les surfaces osseuses correspondantes. Il ne m'a pas été possible d'explorer le carré pronateur. Les grands supinateurs (qui ne supinent que dans les traités de physiologie) ne présentent rien de particulier. Les radiaux externes du côté gauche m'ont paru paralysés ; du moins je n'ai pas pu percevoir leur contraction, pendant les mouvements que je faisais faire pour les mettre en jeu. A droite, ils ont conservé leurs mouvements. Les petits supinateurs sont parfaitement contractiles. Tous les extenseurs des doigts sont allongés, excepté ceux du pouce droit qui sont un peu rétractés ; les cubitaux postérieurs sont également allongés, mais contractiles.

Les articulations radio-carpiennes offrent des deux côtés la même difformité, mais plus prononcée à gauche. Cette difformité consiste en une flexion avec adduction vers le bord cubital. Dans la main gauche la flexion est à angle droit ; avec un effort un peu soutenu on peut diminuer le degré de flexion. L'adduction est peu prononcée : elle est en rapport avec une rétraction plus prononcée dans le cubital antérieur que dans le grand palmaire. A droite, la flexion et l'adduction sont beaucoup moins développées. On peut, avec un peu d'effort, arriver jusqu'au point où l'axe de la main se confond avec celui de l'avant-bras.

La disposition des doigts diffère beaucoup à droite et à gauche.

A droite, le pouce est maintenu dans l'extension et dans l'abduction. Cependant les mouvements contraires peuvent s'exécuter jusqu'à un certain point. Les muscles abducteurs sont rétractés. Cependant cette rétraction n'est pas telle, qu'elle ne puisse être surmontée avec un peu d'effort. La petite phalange du pouce est habituellement dans la flexion. Il est facile de sentir par le toucher le tendon du long fléchisseur propre.

Les quatre derniers doigts, et notamment le médius, l'annulaire et l'auriculaire, sont fléchis dans leurs articulations avec le métacarpe, tandis que les articulations des phalanges sont étendues. Il est facile d'étendre complètement le doigt index ; cependant, aussitôt qu'on l'abandonne, il retombe dans la flexion : quant aux trois autres, ils ne peuvent l'être que jusqu'à un point où ils forment avec le métacarpe un angle à sinus antérieur de 150 degrés. Les articulations des premières avec les secondes phalanges des doigts médius et annulaire, présentent une légère déformation des surfaces, due à la subluxation des phalangines en arrière et en haut. Cette disposition est plus prononcée dans l'annulaire.

A gauche, tous les doigts peuvent être facilement et complètement étendus sur le métacarpe, excepté pendant les efforts d'extension de la main sur l'avant-bras. Mais le pouce est maintenu invariablement dans une adduction exagérée, vers l'éminence hypothénar. Il en résulte un rapprochement tel de la paume de la main, que les deux éminences thénar et hypothénar sont en contact, séparées seulement par un profond sillon de la peau, et le pouce tout entier est logé dans une espèce de gouttière longitudinale formée par la face palmaire du métacarpe. En explorant les parties molles de la face palmaire, j'ai trouvé une raideur considérable du tendon du long fléchisseur propre du pouce et des muscles opposant et adducteur.

Après ce que nous venons de dire des dispositions anatomiques des membres supérieurs, il est presque inutile d'insister plus longtemps sur les mouvements qu'ils exécutent. Ces mouvements ne pouvant s'exécuter que dans les directions imprimées par les rétractions musculaires, sont nécessairement très bornés. L'adduction et la rotation des bras en dedans; la pronation des avant-bras et la flexion des mains et des doigts s'y opposent.

II. Membres inférieurs. — Ici, les difformités sont moins prononcées que dans les membres thoraciques. Elles sont les mêmes des deux côtés; avec cette différence légère qu'à droite, l'adduction et la rotation de la cuisse sont plus prononcées, tandis qu'à gauche, la flexion de la cuisse sur le bassin, et celle de la jambe sur la cuisse, sont plus marquées. Ces différences sont peu considérables. Voici du reste l'indication de ces difformités :

1° *Flexion et adduction permanentes, et fixité des cuisses sur le bassin;*

2° *Flexion permanente et fixité des genoux, avec déviation en dedans, et rotation des jambes en dehors;*

3° *Pieds plats avec fixité.*

Les articulations coxo-fémorales sont maintenues dans la demi-flexion : avec quelques efforts on parvient à diminuer un peu cette demi-flexion, ou à l'augmenter, mais on n'arrive point à une flexion ou à une extension complètes. Il y a en même temps un léger degré de rotation en dedans, plus prononcé à droite. Cette rotation ne peut être surmontée par les efforts en sens inverse. L'adduction est également permanente : elle est plus prononcée à droite. Le membre de ce côté ne saurait être écarté au delà du point où son axe devient parallèle à celui du tronc. A gauche, on peut aller un peu plus loin.

Tous les muscles qui entourent cette articulation se trouvent dans un état de rigidité remarquable. Dans les efforts d'extension sur le bassin, le droit antérieur, le couturier, forment des cordes très sensibles au toucher. Dans ceux de rotation en dehors, on éprouve un obstacle insurmontable de la part du tenseur du fascia lata, et du petit fessier. La flexion complète éprouve d'autres obstacles formés par les fessiers, les biceps, les demi-tendineux et les demi-membraneux. De tous les mouvements, c'est l'abduction qu'il est le plus difficile d'obtenir. Les adducteurs, le droit interne et le pectiné forment des cordes excessivement tendues, qui s'opposent à tout écartement de la cuisse. Du reste, il ne paraît y avoir aucune lésion des surfaces osseuses. Les muscles paraissent être le seul obstacle à la liberté des mouvements.

Les genoux présentent une difformité qui se compose de trois éléments distincts, d'une flexion permanente avec déviation en dedans et rotation légère en dehors des tibias sur les fémurs. L'extension du genou gauche ne peut être portée au delà du point où la jambe forme avec la cuisse un angle de 150 degrés à gauche, et de 160 degrés à droite. Dans les efforts d'extension, les muscles du jarret, le biceps, le demi-tendineux, le demi-membraneux, le droit interne et le couturier, raccourcis à un point excessif, s'opposent à une plus grande extension. La flexion complète est également impossible. On ne peut dépasser l'angle droit à gauche, et à droite on ne peut aller au delà d'un angle de 120 degrés. Le droit antérieur et le triceps crural s'opposent à une flexion plus considérable.

La déviation des genoux en dedans et la rotation des jambes en dehors sont peu prononcées; elles ne se manifestent que quand on veut étendre les genoux, et disparaissent pendant la flexion. Elles sont spécialement en rapport avec la tension du muscle biceps et du fascia lata. D'ailleurs tous ces muscles sont même durs au toucher. Tous sont habituellement tendus. Les articulations des genoux ne sont pas sensiblement déformées. Ascension de la rotule droite de 2 centimètres; gauche, de 1 centimètre.

Il y a deux pieds plats musculaires. A droite, la difformité est un peu plus prononcée qu'à gauche. Voici, du reste, les dispositions générales qu'ils présentent. Le pied est remarquable par sa largeur, sa forme aplatie. La voussure est totalement effacée. La face plantaire forme une surface plane. Les bords internes et externes sont rectilignes; sans concavité ni convexité, l'épaisseur du pied a diminué, tandis que sa largeur a augmenté. Il y a en même temps une tendance au renversement sur le bord externe, mais comme le malade marche les jambes écartées, il se fait que, malgré ce renversement, le pied appuie à plat sur le sol. Les muscles antérieurs et' postérieurs de la jambe sont simultanément rétractés, de manière à se faire équilibre. Le jambier antérieur surtout, et le tendon d'Achille sont très fortement tendus et saillants sous la peau. Les extenseurs des orteils sont un peu moins raccourcis; ils conservent leur mobilité. Les muscles de la région plantaire sont flasques. Les contractions y sont presque imperceptibles. Le plantaire interne m'a paru entièrement paralysé. Les mouvements d'extension et de flexion sont bridés, ceux d'adduction et d'abduction complètement impossibles.

L'observation qui précède justifie complètement ce que nous avons dit en tête de ce chapitre, au sujet de certaines observations de difformités convulsives, postérieures à la naissance, comme offrant un équivalent de l'expérimentation. Il est impossible, en effet, de rencontrer un fait plus probant, plus démonstratif, de la subordination de la rétraction musculaire à une lésion des centres nerveux, et consécutivement, de l'influence étiologique de la rétraction musculaire sur la production de cette classe de difformités postérieures à la naissance. Le sujet se portait bien ; il n'était sous le coup d'aucune influence héréditaire. La lésion traumatique du cerveau et de la moelle, ou au moins la commotion violente que tout le système avait éprouvée, s'était produite par un ébranlement égal de l'organisme, et de tout le système musculaire en particulier. On a pu assister à toutes les phases, à tous les degrés de la contracture paralytique, et finalement à la résolution de la période morbide dans la rétraction musculaire, remise en possession de sa contractilité volontaire. Ce fait contient à lui seul toute la théorie : les faits antérieurs, c'est-à-dire ceux appartenant à la catégorie des difformités congénitales, n'avaient montré la maladie qu edans sa période terminale ; celui-ci la fait voir depuis le commencement jusqu'à la fin, et cette fin, c'est la production des difformités articulaires, sous l'influence du raccourcissement permanent des muscles rétractés.

Voilà donc l'interprétation générale non douteuse de cette première et inappréciable observation. Mais sa signification analytique ou détaillée n'est pas moins précieuse ; elle reproduit presque toutes les difformités particulières qui ont été successivement mises en lumière par l'ensemble de nos observations précédentes de monstruosités et de difformités congénitales, dues à des destructions, lésions et affections des centres nerveux.

Il y a plus, toutes les difformités réunies dans cette observation s'y présentent sans aucun des grands vices de conformation qui caractérisent la monstruosité. Le sujet avait dix-neuf mois ; l'organisme était formé ; il était complet : dès lors, le bouleversement nerveux n'a pu produire que la convulsion violente des muscles, sans entraîner l'absence ou l'arrêt de développement des parties. L'ébranlement nerveux, réduit finalement à la rétraction musculaire générale, n'a que mieux fait ressortir sa signification propre et son origine.

Que dire maintenant des nombreuses difformités particulières réunies chez le même sujet, si ce n'est que c'est un reflet indéniable de l'action perversive du cerveau et de la moelle, auquel a participé chaque difformité particulière, comme elles y ont participé toutes dans leur ensemble. On ne saurait trop insister sur cette participation de chaque partie à l'expression de leur origine commune. On comprendra mieux la signification de cette expression d'ensemble, lorsque chaque difformité se représentera isolée, et ainsi dépossédée de l'entourage significatif qui en rend l'origine convulsive indéniable.

Il nous paraît prématuré d'entrer dans le détail de chaque difformité mise en rapport avec l'appareil musculaire qui la produit, depuis le strabisme jusqu'à la flexion des orteils. Il nous suffit de faire remarquer, pour le moment, que chacune de ces difformités, prise isolément, est l'expression physiologique de l'appareil musculaire qui la produit et la tient sous sa dépendance. C'est, comme nous l'avons déjà dit, une attitude physiologique permanente. Faisons remarquer seulement que l'âge où le sujet a été atteint (dix-neuf mois) ne permettait pas que certaines difformités, comme les luxations coxo-fémorales, se produisissent, comme elles se produisent alors que les cavités articulaires sont encore superficielles, ainsi qu'elles se présentent chez certains monstres, et même chez certains fœtus qui ont été atteints de l'affection convulsive longtemps avant la naissance. Après la naissance et surtout à l'âge de dix-neuf mois, les cavités coxales sont assez profondes pour s'opposer à la sortie et au glissement des têtes fémorales par l'action de la rétraction des muscles pelvi-fémoraux. Néanmoins, l'observation suivante montre jusqu'où le fait est possible.

OBSERVATION II

DIFFORMITÉS MULTIPLES BILATÉRALES PAR AFFECTION CONVULSIVE VINGT JOURS APRÈS LA NAISSANCE. — PARALYSIE ET RÉTRACTION MUSCULAIRE COMBINÉES (1).

SOMMAIRE. — **Enfant bien conformé à la naissance. — Point d'hérédité. — Convulsions comateuses à l'âge de trois semaines. — Paralysie et rétraction musculaire combinées. — Déviation latérale de l'épine, trois courbures. — Déformation paralytique de l'épaule droite. — Luxation fémoro-iliaque complète des deux côtés. — Deux pieds bots valgus équin et varus équin.**

M. Le B... (Alexandre), âgé de quatorze ans, est né à Cherbourg (Manche). Il a deux frères et deux sœurs. Les deux frères sont bien conformés, si ce n'est que l'un deux présente une voussure de la poitrine assez prononcée. L'une des sœurs, âgée de quinze ans et demi, a une déviation latérale de l'épine. La plus jeune, âgée seulement de trois mois, n'offre point de difformité. Ses père et mère sont bien conformés. Sa mère vient de mourir à la suite de ses couches.

Il est d'une constitution très délicate, tempérament nerveux et lymphatique, cheveux blonds, yeux bleus, peau blanche et fine. Quelques éphélides.

Il est venu au monde bien conformé. Vers l'âge de trois semaines,

(1) L'importance de ce fait, à cause des deux luxations coxo-fémorales par rétraction musculaire survenues après la naissance, nous fait un devoir de reproduire ici textuellement la note qui nous a été adressée par M. le docteur Dubosc, qui a reçu l'enfant et lui a donné les premiers soins. Voici cette note :

« M. Alexandre Le B... est né bien constitué, quoique n'étant pas d'un fort volume
» (il pesait environ de cinq livres et demie à 6 livres). Il s'est bien porté pendant
» les trois premières semaines de son existence : au bout de ce temps on lui
» fit manger une bouillie réchauffée qui avait séjourné pendant sept ou huit heures
» dans un poêlon en cuivre mal étamé. Après cette ingestion, l'enfant éprouva les
» symptômes d'une forte indigestion, et par suite un coma profond, qui persista pen-
» dant quelques jours. Il m'est impossible, après un si long espace de temps, de me
» rappeler quels étaient les symptômes de la maladie du jeune Le B... Je me sou-
» viens seulement que je considérai cette affection comme une inflammation des
» méninges, et que pendant plusieurs jours, je désespérai entièrement de la guérison
» de cet intéressant enfant. Cependant, il se manifesta un mieux qui augmenta pro-
» gressivement ; on donna à l'enfant une nourrice, dont il suça parfaitement le lait, et
» ce ne fut qu'environ un mois après l'entrée en convalescence, et deux mois et demi
» après la naissance, que la nourrice me fit remarquer la déviation de la colonne
» vertébrale, et les difformités du bras droit et du pied gauche. Ce qu'il y a de cer-
» tain, c'est que ces difformités n'existaient pas au moment de la naissance. Si elles
» avaient existé, j'aurais dû m'en apercevoir, puisque c'est moi qui ai reçu l'enfant
» et qui lui ai donné les premiers soins. Depuis cette époque M. A. Le B... a joui
» d'une bonne santé et n'a éprouvé que les maladies de l'enfance et quelques bron-
» chites (22 août 1838.) »

à la suite d'une indigestion, il fut pris de convulsions et tomba dans un coma profond, qui dura pendant trois semaines. M. Dubosc, son médecin, qui a bien voulu me communiquer ces renseignements, a regardé cette affection comme une violente inflammation des méninges. Ce n'est qu'un mois après l'entrée en convalescence, c'est-à-dire deux mois et demi après la naissance, qu'on s'aperçut de l'existence des difformités qu'il présente.

Depuis cette époque, il n'a pas été souvent malade. Il a été vacciné dans sa première enfance. A eu une petite vérole volante, et la rougeole vers l'âge de cinq à six ans. Il a eu quelques rhumes légers pendant les hivers, et a été assez sujet aux maux de tête.

Il présente aujourd'hui :

1° *Une déviation latérale de l'épine* (à gauche) dorso-lombaire, trois courbures cervico-dorsale, dorsale moyenne et dorso-lombo-sacrée ;

2° *Difformité de la poitrine*, consécutive à la déviation du rachis ;

3° *Déformation et amaigrissement de l'épaule droite* par suite de paralysie et d'atrophie de la plupart des muscles scapulo-huméraux ;

4° *Luxation coxo-fémorale* des deux côtés, avec déplacement complet des têtes fémorales, la droite en haut et en arrière, au milieu de la fosse iliaque, la gauche directement en haut ;

5° *Pied bot valgus équin*, très prononcé à gauche ;

6° *Pied bot varus équin* à droite.

I. Déviation de l'épine. —L'épine offre une déviation latérale très prononcée à gauche, dorso-lombaire avec trois courbures, dont les deux inférieures seulement appréciables à la direction des apophyses épineuses. La courbure supérieure, cervico-dorsale, est dirigée à gauche. Elle s'étend de la troisième cervicale à la deuxième dorsale. La seconde, à droite, va de la troisième à la huitième dorsale. La troisième, à gauche, la principale, comprend le reste de la colonne et le sacrum.

La face postérieure du tronc est très déformée. La moitié gauche

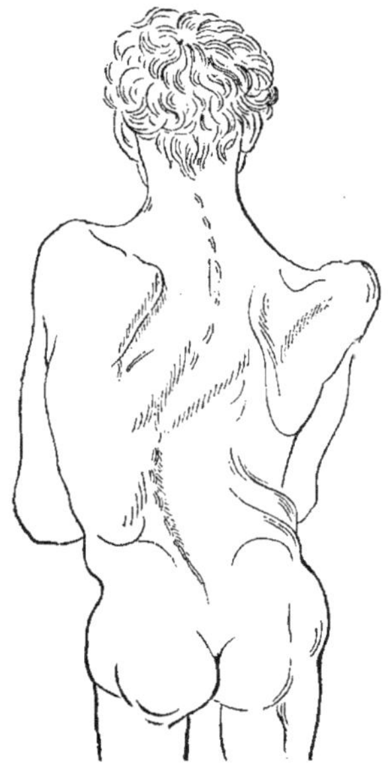

Fig. 94.

est généralement très saillante en arrière. Cependant la région dorsale supérieure de ce côté est légèrement déprimée, à l'exception des

40.

deux premières côtes, qui sont un peu plus bombées que les correspondantes à droite. Mais, à partir de la huitième côte jusqu'au sacrum, la moitié gauche offre une gibbosité très considérable, dont le sommet répond à la région dorso-lombaire. Les sixième et septième côtes mêmes sont un peu plus saillantes que leurs correspondantes à droite, étant entraînées en arrière par la saillie de celles qui viennent après.

La moitié droite du dos est généralement déprimée. Les six premières côtes n'offrent qu'une saillie peu appréciable, tandis que la région dorso-lombaire offre une dépression profonde. Le bassin lui-même a subi une rotation, en vertu de laquelle sa moitié droite est portée en avant et sa moitié gauche en arrière. Nous y reviendrons en parlant des luxations coxo-fémorales.

Les deux omoplates sont à peu près sur le même niveau, et en rapport avec les mêmes côtes à droite et à gauche.

II. DIFFORMITÉ DE LA POITRINE. — Cette difformité est consécutive à celle de l'épine. Elle consiste en un refoulement de toute la cage thoracique, en bas et à droite. Les cartilages des fausses côtes droites forment une gibbosité très forte, surtout quand le malade est debout. Toute la partie gauche de la paroi antérieure de la poitrine est déprimée. La direction du thorax est oblique de haut en bas et de gauche à droite. Le sternum en totalité est dévié. A droite, cette déviation est plus forte en bas. Les diamètres de la cage thoracique sont réduits, surtout le diamètre antéro-postérieur.

III. DÉFORMATION DE L'ÉPAULE DROITE. — Cette malformation consiste en un amaigrissement tel, que les os de l'épaule et l'extrémité supérieure de l'humérus se dessinent avec toutes leurs formes sous les téguments, plus, en une élévation considérable de l'articulation scapulo-humérale. Cette difformité coïncide avec l'atrophie et la paralysie des muscles deltoïde, trapèze et grand pectoral, et avec la prédominance d'action des muscles angulaire et sterno-mastoïdien, et surtout de ce dernier qui, agissant sur la clavicule comme sur un levier du troisième genre, lui fait décrire un mouvement de bascule, en vertu duquel son extrémité externe est portée en haut et entraîne avec elle le scapulum et l'humérus.

IV. LUXATIONS COXO-FÉMORALES. — *A droite*, la tête du fémur occupe le milieu de la fosse iliaque et s'y trouve maintenue au moyen d'un tissu fibreux très dense qu'on peut explorer à travers les téguments. La fesse est déprimée sur sa face externe et semble refoulée en arrière et en dedans. L'élévation du bassin et sa rotation en avant contribuent à un peu de saillie de la fesse droite.

La cuisse est dans la rotation en dehors. Le grand trochanter est tourné en arrière et placé dans le même plan latéral que la tête du fémur. La rotation est plus prononcée à l'extrémité supérieure du fémur qu'à l'extrémité inférieure du membre. Le grand trochanter a décrit un arc de cercle de 80 degrés, tandis que le pied n'en décrit qu'un de 45 degrés. Cet état de l'articulation coxo-fémorale droite coïncide avec un raccourcissement des muscles rotateurs de la cuisse. Tous les mouvements de cette articulation sont libres, quoique très bornés. A *gauche* l'articulation coxo-fémorale se trouve dans l'état suivant : la tête du fémur est située au-dessus du sourcil cotyloïdien, immédiatement en dehors de l'épine iliaque antéro-inférieure. Le grand trochanter est également derrière la tête du fémur et correspond au milieu de la fosse iliaque ; de sorte que la distance entre cette éminence et l'épine iliaque antéro-supérieure est beaucoup moins grande que du côté opposé. La fesse gauche est plus saillante que la fesse droite, surtout en dehors.

L'ensemble de ces dispositions coïncide avec la rétraction des trois muscles fessiers, les grand et moyen presque fibreux ; les autres muscles pelvi-fémoraux sont également atteints de rétraction.

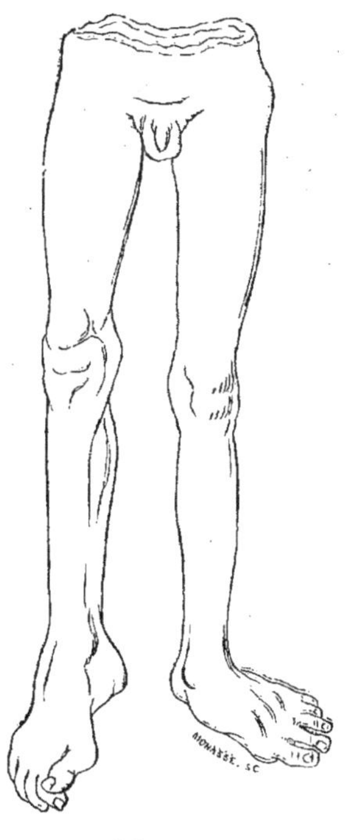

Fig. 95.

V. Pieds bots. — Les deux pieds offrent, à différents degrés, deux variétés de pieds bots. A droite, c'est un pied équin avec légère tendance au varus, à gauche c'est un valgus équin très prononcé.

Le pied droit n'offre d'autre particularité qu'un soulèvement du talon, au point que la plante du pied regarde en arrière, de manière à former avec le sol un angle de 70 degrés. Cet angle peut être diminué en employant un certain effort ; mais on ne peut jamais ramener le pied à l'état normal, le tendon d'Achille n'offrant pas assez de longueur ni d'extensibilité. Le renversement du pied ne consiste que dans une simple tendance à cette disposition qui caractérise le varus. La courbure naturelle du pied suivant ses bords est exagérée, mais à un faible degré. Cet état du pied droit coïncide avec la rétraction du tendon d'Achille et des deux jambiers.

Le pied gauche présente à un haut degré le renversement en dedans, avec soulèvement de l'extrémité postérieure du calcanéum.

Quand le malade est debout, le membre porte sur son bord interne, qui est convexe au lieu d'être concave. Le bord externe au contraire est relevé et concave pendant la station. Dans cette position, la plante du pied est relevée de manière à former avec l'horizon un angle de 75 degrés, ouvert en dehors et en arrière.

Les parties sur lesquelles porte le membre pendant la station sont d'arrière en avant : la face interne du calcanéum, en partie la tête de l'astragale, la face interne du scaphoïde (qui est la partie la plus saillante), celle du grand cunéiforme, et enfin celle du premier métatarsien dans toute son étendue. Les phalanges du gros orteil sont légèrement élevées et ne touchent point le sol. Nous reviendrons plus loin sur les rapports de chacune de ces parties entre elles.

La jambe est dans un état de maigreur assez prononcée, même comparativement à celle du côté opposé. La saillie du mollet n'existe point. Toutefois l'on sent, à la partie supérieure de la jambe, ce qui reste des muscles jumeaux ayant la consistance d'un tissu résistant sous forme de lames fibreuses. Les os de la jambe paraissent bien conformés et ne présentent rien de particulier, si ce n'est les deux malléoles dont l'interne est gonflée, très saillante en dedans, et recouverte d'une peau calleuse. Sous cette peau, qui forme comme un coussinet et qui est très mobile sur les parties sous-jacentes, on sent la malléole, dont le sommet est considérablement gonflé, à bords remployés presque comme un champignon. Au dire du malade, il aurait existé jadis au-dessous de la malléole interne, au niveau de la tête de l'astragale et du scaphoïde, une saillie bien plus considérable que celle formée aujourd'hui par la malléole, mais que l'action d'appareils longtemps continuée aurait fait rentrer en partie. Aujourd'hui, cette seconde saillie, quoique existant encore à un assez haut degré, n'est cependant pas, à beaucoup près, aussi prononcée que celle formée par la malléole. La malléole externe, loin d'être saillante, occupe au contraire le fond d'une dépression.

Les os de la première rangée du tarse sont dans un état permanent :

1° De rotation, de leur extrémité antérieure en dehors, et de leur extrémité postérieure en dedans ;

2° D'élévation, résultat de l'équinisme. Dans la position habituelle, l'axe longitudinal de ces deux os forme, avec celui de la jambe, un angle de 45 degrés ouvert en arrière ;

3° Ces deux os ont subi en outre une rotation sur leur axe longitudinal, rotation en vertu de laquelle leur face interne devient plus ou moins inférieure. Ce renversement est bien plus prononcé dans le calcanéum, dont la face interne est exactement inférieure. De cette disposition il résulte que le calcanéum est placé en totalité en dehors d'une verticale abaissée de la malléole externe.

Dans les articulations de la deuxième rangée du tarse avec la première, il s'est passé un mouvemement de rotation en dehors et d'enroulement en sens exactement inverse à celui qui se passe dans le pied varus : c'est-à-dire que le bord externe du pied est devenu concave, qu'il s'est relevé au lieu de s'abaisser, et que le soulèvement du bord externe est le plus prononcé dans le petit orteil et le cinquième métatarsien. Au bord externe du pied, les os des deux rangées du tarse forment par leur rencontre un angle rentrant d'environ 145 degrés.

La voussure du pied est moins prononcée que dans l'état normal; mais la différence est peu marquée.

Cet état du pied coïncide avec la rétraction simultanée des péroniers antérieur et latéraux, de l'extenseur commun des orteils, et des jumeaux et soléaire, et avec la paralysie et l'allongement des muscles jambiers antérieur et postérieur; et l'on voit manifestement sous la peau, la saillie des muscles rétractés, laquelle augmente à mesure que l'on tend à ramener le pied dans sa position normale.

VI. Système musculaire. — L'aspect général du système musculaire se montre avec des caractères tels, qu'il est impossible d'y méconnaître l'influence profonde et générale d'une affection nerveuse primitive.

Les muscles sont généralement peu développés, même ceux qui ont conservé l'intégrité de leurs mouvements. Ils se présentent sous trois états différents : 1° un grand nombre d'entre eux sont atrophiés et se présentent avec la consistance de membranes celluleuses, (tels sont plusieurs muscles de l'épaule droite, le jambier antérieur gauche, etc.) et sont frappés de paralysie ; 2° d'autres sont rétractés et en même temps arrêtés dans leur développement, ils offrent l'apparence de la dégénérescence fibreuse, tels sont ceux de l'épine, occupant les concavités de la principale courbure; et leur tension dans ce point trahit l'influence qu'ils ont exercée sur la formation de cette difformité. Il en est de même des jumeaux et soléaire, des péroniers du côté gauche, etc.; 3° d'autres enfin, et c'est le plus grand nombre, jouissent de l'intégrité de leur action; mais ils accusent par leurs formes grêles et leur peu d'énergie, le premier degré de l'influence qui s'est révélée à un plus haut point dans les autres.

A. *Muscles de l'épine.* — Nous ne parlerons ici que des muscles des gouttières vertébrales; quant aux autres, il en sera question à l'occasion des membres supérieurs.

Les masses communes sont visiblement rétractées, de chaque côté. La gauche se rapproche des apophyses épineuses, tandis que la droite tend à s'en écarter. Toutes deux se portent en ligne droite de haut en bas, sans égard pour la courbure de l'épine. Elles sont parfaitement adaptées au rapprochement de leurs points d'insertion, et s'opposent efficacement au redressement de la courbure. Aussi, dès qu'on essaie d'exercer une traction sur l'épine, ces muscles se tendent d'une façon prodigieuse, et deviennent très saillants sous les téguments. Dans la moitié supérieure de la région dorsale, vers le sommet de la courbure moyenne, on aperçoit à droite une autre saillie formée par les faisceaux du long dorsal, sans qu'il y ait une saillie musculaire correspondante au côté gauche. Cette particularité paraît tenir en grande partie à la paralysie des muscles trapèze et rhomboïde droits, ce qui permet aux faisceaux du long dorsal de soulever plus fortement la peau.

B. *Muscles des membres supérieurs.* — Les muscles du membre supérieur gauche jouissent de l'intégrité de leurs mouvements; mais ils sont peu développés. A droite, au contraire, plusieurs muscles des plus importants sont frappés de paralysie et d'atrophie. Le muscle trapèze est réduit à une membrane presque imperceptible, à l'exception d'un petit faisceau des fibres les plus inférieures. Tout le reste est paralysé. Ce faisceau, au contraire, jouit de la contractilité normale et forme, quand il se contracte, une corde saillante sous la peau, corde qui dessine parfaitement la limite inféro-externe du muscle. Le grand dorsal, très raccourci, jouit de tous ses mouvements.

Le rhomboïde, placé au-dessous du trapèze, est également atrophié et complètement paralysé. Il en est probablement de même du petit dentelé postéro-supérieur.

L'angulaire de l'omoplate est bien développé et jouit de tous ses mouvements. Ce muscle concourt, avec le cléido-mastoïdien, à produire le soulèvement du moignon de l'épaule, si remarquable chez ce sujet. Le deltoïde est complètement atrophié et paralysé. L'atrophie de ce muscle est telle, qu'on pourrait croire à son absence totale. Les formes de la tête de l'humérus, ainsi que celles de l'acromion, de l'apophyse coracoïde de la clavicule et de l'omoplate, se dessinent parfaitement sous la peau. Les muscles sus-épineux et petit rond, quoique peu développés, sont contractiles, tandis que le sous-épineux reste flasque dans n'importe quel mouvement que le malade imprime à l'humérus.

Les muscles du bras sont extrêmement minces. Mais ils peuvent se contracter. Leur action sur l'humérus ou sur l'avant-bras ne se manifeste bien que quand l'épaule est fixée.

Les muscles de l'avant-bras et de la main sont tous dans l'état normal.

C. *Muscles des membres inférieurs.* — Ces muscles sont très grêles des deux côtés. Ils présentent à un plus haut degré la paralysie avec l'atrophie, la rétraction avec dégénérescence fibreuse et la consistance normale, mais avec texture appauvrie.

A droite, le grand fessier est atrophié, ainsi que le moyen fessier. Mais tous deux sont composés de lames fibro-celluleuses caractéristiques de la rétraction atrophique. Le petit fessier, au contraire, plus développé, se présente sous la peau avec une rétraction considérable.

Le pyramidal forme une corde saillante sous la peau, ainsi que l'obturateur interne. On sent très bien cette saillie à cause de l'atrophie des grand et moyen fessiers.

Le muscle droit antérieur et les trois vastes sont rétractés, sans que pour cela la flexion du genou soit entravée : un allongement considérable du ligament rotulien, et une ascension de la rotule, d'environ 18 lignes, ont atténué les effets de la rétraction de ce muscle. Les adducteurs paraissent avoir la longueur normale, ou du moins ne sont que légèrement raccourcis à la suite d'une ascension peu marquée de la tête du fémur.

Le couturier et le droit interne n'offrent rien de particulier, si ce n'est que ce dernier devient très saillant quand il se contracte. Il en est de même des muscles postérieurs de la cuisse. La contraction de ces muscles ressemble beaucoup à de la contracture ; elle est habituelle, mais non permanente. Un effort, même peu considérable, parvient à la surmonter.

Les muscles postérieurs de la jambe ont subi tous une certaine rétraction ; c'est dans les jumeaux et soléaire que la rétraction est la plus forte. Elle a déterminé l'élévation du talon et une saillie considérable du tendon d'Achille. Le jambier postérieur et le jambier antérieur, rétractés simultanément à un faible degré, ont donné lieu au léger renversement du pied en dehors et à son adduction. Les péroniers latéraux ont subi un léger allongement. Il en est de même de l'extenseur propre du gros orteil : il paraît participer à la rétraction du jambier antérieur. Du moins, l'allongement qu'il aurait subi par suite de l'abaissement de l'avant-pied, se trouve compensé par l'extension exagérée qu'il a imprimée à l'articulation métatarso-phalangienne. Les muscles de la région plantaire sont généralement plus courts que dans l'état normal ; c'est surtout à la région interne que ce raccourcissement est sensible.

A gauche, les rétractions sont très peu apparentes dans les muscles de la cuisse, tandis qu'à la jambe elles sont extrêmement prononcées.

Le grand fessier ne paraît pas rétracté d'une manière sensible, il conserve ses mouvements normaux, quoique très faibles, mais le moyen et le petit fessier sont extrêmement raccourcis, amincis, et forment à la tête du fémur une espèce de coiffe que l'on sent à travers la peau. Le petit fessier forme, près de son bord antérieur, une corde très dure au toucher et qui s'oppose au déplacement de la tête du fémur. Sauf le raccourcissement survenu à la suite de la luxation, les muscles de la cuisse ne présentent aucune autre particularité, si ce n'est un peu de raideur et de tendance à la contracture : les muscles biceps, demi-tendineux, demi-membraneux et droit interne. La rotule n'est point déplacée d'une manière sensible. Les muscles de la jambe se trouvent dans l'état suivant : les jumeaux et soléaire sont fortement rétractés ; le tendon d'Achille, très saillant sous la peau, s'oppose à l'abaissement du talon ; les péroniers latéraux, également tendus, forment au-dessus et au-dessous de la malléole externe des cordes tendues qui soulèvent fortement la peau, surtout lorsqu'on recommande au malade d'exagérer le renversement du pied. Les tendons de l'extenseur commun des orteils et du péronier antérieur, allant en ligne droite du ligament annulaire vers les orteils, — et ceux-ci se trouvant déviés en dehors, — se portent vers le bord externe du pied, où ils forment des cordes également saillantes et soulevant la peau. L'extenseur propre du gros orteil paraît avoir une longueur normale.

Le jambier antérieur paraît complètement atrophié. On ne peut le sentir sous la peau. Aucun effort du malade ne saurait le faire entrer en contraction. Il est impossible d'explorer le jambier postérieur. Le muscle plantaire interne est allongé, tandis que l'abducteur du petit orteil est le siège d'un retrait considérable.

VII. Marche. — La progression s'exécute de la manière suivante : le point d'appui du corps se fait sur l'extrémité antérieure du pied droit et sur le bord interne du pied gauche, ainsi que sur la malléole interne du même côté. Les jambes sont écartées. La laxité des ligaments des genoux fait qu'ils se dévient un peu en dedans toutes les fois que le malade prend appui sur les jambes, pour reprendre ensuite la direction normale. Enfin les luxations coxo-fémorales ajoutent à la difficulté de la marche. Celle-ci se fait en dandinant et en fauchant avec une grande difficulté et avec fatigue. La progression se fait en grande partie par les mouvements du bassin.

Cette seconde observation complète la première. Elle témoigne d'abord comme elle de l'origine convulsive des difformités, par la date de la maladie qui a entraîné les difformités ; elle apporte ensuite un élément d'une nature exceptionnelle, unique peut-être dans la science : la production après la naissance d'une double luxation coxo-fémorale par la rétraction des muscles pelvi-fémoraux. A l'âge de vingt et un jours, les cavités articulaires ne sont pas encore assez profondes pour s'opposer à la sortie et au glissement des têtes fémorales : ce que nous avons considéré comme impossible chez le sujet de l'observation précédente ; chez ce dernier, en effet, l'affection convulsive n'avait eu lieu qu'au dix-neuvième mois.

Ce premier point réglé, en voici un second non moins important.

L'existence des luxations coxo-fémorales chez le fœtus, par rétraction musculaire, n'avait plus besoin d'être démontrée. La coexistence de cette difformité avec les difformités de presque toutes les articulations sous l'influence d'une rétraction musculaire générale, — celle-ci liée à une lésion ou destruction des centres nerveux, — ne permettait plus le doute sur son origine commune. Qu'on le remarque bien, il ne s'agissait pas d'une coexistence constatée empiriquement, mais d'une difformité générale reproduisant dans chacune de ses parties les caractères univoques et réfléchis d'une même origine. Que la rétraction musculaire occupe les muscles de l'œil, de l'épine, des hanches, ou des pieds, c'est toujours la rétraction ; et de ce que les articulations coxo-fémorales acquièrent, après la naissance, une fixité et une résistance plus grande qu'avant la naissance, il n'y a aucune raison pour que, avant la naissance, où ces dispositions articulaires n'existent pas encore, les difformités coxales ne se produisent pas aux hanches aussi bien qu'aux autres articulations du squelette. L'important, c'est que, autour de cette articulation, les muscles rétractés présentent les mêmes caractères, les mêmes signes de rétraction qu'aux bras, aux mains, aux genoux et aux pieds.

Ce second fait offre donc, comme le premier, tous les témoignages réunis d'une affection nerveuse convulsive comme cause d'une rétraction musculaire presque générale, et consécutivement de difformités articulaires multiples ; le tout développé sous les yeux de l'observateur. Que veut-on de plus pour établir et continuer le trait d'union entre les difformités congénitales par rétraction musculaire, et celles de même origine postérieures à la naissance, dont le mécanisme n'est que la répétition d'un même mécanisme dans les deux cas ?

Continuons la série des faits qui doivent nous conduire graduellement de la manifestation la plus générale et la plus accentuée de la cause, à la manifestation de la même cause graduellement amoindrie dans ses effets.

OBSERVATION III

DIFFORMITÉS MULTIPLES BILATÉRALES. — SUITE DE CONVULSIONS A L'AGE DE TROIS MOIS. — ASSOCIATION DES DIVERS DEGRÉS DE PARALYSIE, DE CONTRACTURE ET DE RÉTRACTION.

SOMMAIRE. — **Convulsions à trois mois.** — **Point d'hérédité ni de difformités congénitales.** — **Difformités consécutives par paralysie, contracture et rétraction musculaire apparues à l'âge de quatre ans.** — **Chute habituelle de la tête en avant.** — **Excurvation générale et régulière de toute la colonne.** — **Diverses déformations du tronc : rétrécissement du thorax, étroitesse et allongement de l'abdomen.** — **Adduction permanente des deux bras et subluxation des humérus.** — **Flexion des coudes et pronation des avant-bras.** — **Flexion des poignets et des doigts.** — **Extension et adduction des cuisses.** — **Flexion permanente des genoux.** — **Double pied bot équin.** — **Mouvements irréguliers.**

Lasserre (Étienne), âgé de huit ans, assez grand pour son âge, constitution faible, tempérament nerveux, cheveux blonds, yeux bleus, eut à l'âge de trois mois des convulsions violentes qui durèrent près de deux jours. Depuis cette époque, les parents ont toujours remarqué une faiblesse générale, avec impossibilité de soutenir la tête, de rien porter dans la main, ou même de se tenir debout. Cette débilité générale a toujours été en augmentant, et vers l'âge de quatre ans, sans nouvelles convulsions, sans maladie grave, on s'est aperçu pour la première fois que ses membres se déformaient.

État actuel (28 septembre 1843). — Santé générale bonne. Appétit. Pouls et respiration à l'état normal. Cependant la peau se couvre très facilement, et surtout la nuit, d'une sueur abondante. Sommeil tranquille. Intelligence médiocrement développée. Caractère irascible.

Considéré au point de vue spécial des difformités, l'enfant présente l'état suivant :

1° *Chute habituelle de la tête en avant;*

2° *Excurvation générale et régulière de toute la colonne;*

3° *Diverses déformations du tronc : rétrécissement du thorax, étroitesse et allongement de l'abdomen;*

4° *Adduction permanente des deux bras et subluxation des hu-mérus;*

5° *Flexion des coudes et pronation des avant-bras;*

6° *Flexion des poignets et des doigts;*

7° *Extension et adduction des cuisses;*

8° *Flexion permanente des genoux;*

9° *Double pied-bot équin;*

10° *Mouvements irréguliers.*

I. CHUTE HABITUELLE DE LA TÊTE EN AVANT. — La tête est habituellement tellement fléchie que le menton touche le sternum. On la relève et même on la renverse en arrière, sans la moindre résistance; mais elle retombe aussitôt lourdement en avant. Il en est de même quand après l'avoir relevée, on l'incline sur l'une ou l'autre épaule.

La tête n'a pas subi de déformation notable. Le volume du crâne n'a rien d'insolite. Pas d'asymétrie entre ses deux moitiés. Dépression latérale du front assez prononcée, mais égale des deux côtés. Rien de particulier dans la face. Rectitude de la langue.

Toute la masse musculaire de la partie postérieure du cou est atrophiée, molle, de consistance presque celluleuse. Contractilité très obscure dans les grands complexus, plus faible encore dans la portion cervicale des trapèzes et dans les splénius. On n'en perçoit pas le moindre signe dans les muscles plus profonds.

Le mouvement de redressement de la tête n'est pas absolument nul; avec de grands efforts, il a lieu dans le quart environ de son étendue; de plus, les parents assurent que, dans les moments d'émotion vive, de la peur par exemple, la tête se redresse complètement, mais pour quelques instants. Quant aux mouvements de latéralité, ils sont un peu plus étendus proportionnellement que le précédent. Quand l'enfant pleure, tous les muscles de la face entrent dans un état de contraction violente, convulsive, et les mâchoires se serrent fortement. Bouche habituellement baveuse. Déglutition facile. Cependant, la boisson passe moins bien que les aliments solides; au bout de quelques gorgées, la bouche en rejette une partie. Parole embarrassée, difficile, mais non lourde et lente comme dans les cas de paralysie de la langue.

II. EXCURVATION RÉGULIÈRE DE TOUTE LA COLONNE. — Le rachis, depuis l'occiput jusqu'au sacrum, décrit une seule courbe à convexité postérieure, parfaitement régulière, sans saillie particulière de quelque apophyse épineuse. Cette excurvation est permanente, en ce sens qu'elle ne s'efface jamais complètement; mais son degré varie beaucoup suivant la position qu'on donne au sujet. Quand il est assis, tout le tronc s'affaisse sur lui-même et l'excurvation est très considérable (20 centimètres environ). Dans la station, sous l'influence des efforts nécessaires au maintien de l'équilibre, la colonne se redresse d'une certaine quantité. Enfin, si l'on couche l'enfant sur le ventre, le redressement devient encore plus considérable, mais jamais complet ; et l'excurvation garde encore 7 ou 8 centimètres de flèche.

Atrophie considérable, état demi-celluleux des muscles des gouttières vertébrales, avec affaiblissement prononcé de leur contractilité. Les deux masses communes sont proportionnellement plus développées, plus charnues, et les faisceaux qu'elles envoient aux dernières côtes et aux dernières vertèbres dorsales sont assez contractiles pour se soulever et se dessiner sous la peau. Quand le sujet est debout, ces deux masses apparaissent parfaitement détachées et séparées par une gouttière assez profonde, mais également saillantes et tendues. Cette tension disparaît dans le décubitus. Le mouvement d'extension de la colonne est plus difficile et limité ; ou plutôt, ce mouvement, considéré uniquement dans l'articulation lombo-sacrée, se fait complètement par l'action des masses communes ; mais le mouvement d'extension des vertèbres les unes sur les autres n'a pas lieu dans l'étendue normale. Mouvement de flexion complètement libre.

III. DIVERSES DÉFORMATIONS DU TRONC. — Le tronc est, relativement aux membres, très allongé. Le thorax rétréci à ses deux extrémités, renflé au milieu et presque circulaire, a la forme d'un baril. L'arc décrit par les côtes est presque régulier, en sorte que les angles postérieurs et le bombement particulier de leur demi-axe postérieur ne sont presque pas accusés. Tous les muscles de cette région sont atrophiés ; nous y reviendrons en parlant des épaules. — *L'abdomen* est *étroit* et *allongé* et ses parois antérieures aplaties. Les droits antérieurs forment *deux cordes dures et tendues, parfaitement dessinées*, principalement dans le décubitus sur le dos, et s'opposent manifestement au renversement du tronc en arrière. Tension générale et peu prononcée des autres plans musculaires des parois abdominales, mais sans reliefs détachés. Absence de hernie, soit crurale, soit inguinale, soit ombilicale.

IV. ADDUCTION PERMANENTE, *ou plutôt impossibilité d'abduction des deux bras, avec projection de l'épaule en avant et subluxation des humérus en haut et en avant*. — Les deux bras dans la position habituelle, sont tantôt appliqués plus ou moins immédiatement contre le thorax, et tantôt portés en avant. Ces variations sont tout à fait involontaires : car au moment où l'on observe l'une ou l'autre de ces positions, on éprouve de la résistance à porter le bras dans la position contraire. Cependant par des efforts mécaniques, l'abduction peut être portée à 70 degrés, et le mouvement en arrière, à 45 degrés pour le bras gauche, et à 20 ou 25 degrés au delà pour le bras droit. Les deux épaules, projetées en avant, sont petites, de forme irrégu- . lière et très anguleuse, avec saillie arrondie très prononcée entre l'apophyse coracoïde et l'acromion.

Tous les muscles qui entourent l'épaule sont minces, celluleux, avec diminution plus ou moins considérable de leur contractilité. *A gauche*, le deltoïde a presque entièrement disparu dans ses deux tiers antérieurs; son tiers postérieur est un peu plus développé et sensiblement contractile. Le grand pectoral, le grand dorsal et le grand rond, sont proportionnellement moins atrophiés; au moindre effort d'abduction ou de projection des bras en avant ou en arrière, si l'effort continue, ces muscles cèdent d'une certaine quantité tout en restant tendus; puis ils finissent par résister comme des cordes inextensibles. La portion dorsale du trapèze, les sus et sous-épineux sont très minces, en sorte que les fosses correspondantes sont très accentuées. On ne sent pas du tout les dentelés postérieur et supérieur. *A droite*, on observe les mêmes altérations du côté de ces muscles, mais à un degré sensiblement moindre.

L'humérus des deux côtés est légèrement subluxé en haut et en dedans; c'est sa tête qui forme la saillie anormale indiquée plus haut entre l'apophyse coracoïde et l'acromion, comme on peut s'en assurer en lui imprimant des mouvements alternatifs d'élévation et d'abaissement. L'acromion est situé par rapport à elle, de 5 ou 6 millimètres plus bas que de coutume. Les omoplates situées très en dehors, presque sur la partie latérale du thorax, sont adhérentes à ses parois. On ne peut leur imprimer que de très légers mouvements de va-et-vient pendant lesquels on les sent frotter contre les côtes.

L'indocilité de l'enfant ne permet pas d'apprécier l'état des mouvements physiologiques du bras. Nous avons déjà parlé de la réduction des mouvements mécaniques d'abduction et de projection en arrière. La projection en avant ne dépasse pas 80 degrés à droite et 100 degrés à gauche. Les mouvements de rotation sont aussi limités. Ajoutons que l'adhérence des omoplates concourt, avec le raccourcissement des muscles, à cette réduction des divers mouvements.

V. Flexion non permanente des coudes, avec pronation permanente des avant-bras. — Habituellement, les coudes sont fléchis de 70 degrés à gauche et de 60 degrés à droite. La pronation des avant-bras est telle que la face dorsale regarde du côté droit, en avant et en dedans, et du côté gauche, directement en avant. La flexion n'est pas permanente; par intervalles, sans que la volonté du sujet y prenne la moindre part, l'avant-bras, non seulement s'étend complètement, mais encore se fléchit en sens inverse de la flexion pathologique. Si au moment où l'on trouve l'avant-bras fléchi, on

cherche à l'étendre, on éprouve d'abord une certaine résistance, puis
cette résistance cède tout à coup et le redressement se fait sans difficulté. Mais la pronation ne disparaît jamais momentanément; par des
efforts mécaniques, on parvient à la vaincre en partie, mais non à la
remplacer par la supination.

Pas de déformation notable des coudes. Atrophie générale des
muscles du bras, moins prononcée qu'aux muscles de l'épaule. Tension habituelle du biceps et du brachial antérieur augmentant d'abord
quand on cherche à étendre le coude, puis disparaissant souvent
tout à coup. Leur consistance charnue est assez bien conservée. Relâchement habituel du triceps brachial. Le rond pronateur des deux
côtés est extrêmement tendu, dur au toucher, de consistance quasi-
fibreuse. Ces caractères sont constants et augmentent quand on
cherche à porter l'avant-bras dans la supination. Dans tous ces
muscles, la contractilité, quoique affaiblie, est encore assez prononcée. Mais le long supinateur et les deux radiaux externes en apparence réduits à un état presque celluleux, ne donnent pas à la main,
des signes de contractilité. Faisons remarquer, comme pour l'épaule,
que toutes ces altérations musculaires sont un peu plus prononcées
à gauche qu'à droite.

Outre la réduction qu'ils subissent d'une manière plus ou moins
permanente, les mouvements du coude sont très irréguliers et incertains. L'enfant n'est pas maître de le fléchir ou de l'étendre à volonté,
ni de régler l'étendue du mouvement, et c'est par une sorte d'échappée brusque que le membre change de direction.

VI. Flexion des poignets, permanente a gauche et passagère a
droite, *avec opposition du pouce gauche et laxité extrême de la
première articulation métacarpo-phalangienne des deux côtés.* —
Cette flexion est, dans l'état habituel, de 110 degrés à gauche et de
70 à 80 degrés à droite. Dans cette position, les doigts sont un peu
fléchis comme ils le sont toujours au repos, mais peuvent être étendus
ans difficulté. Par des efforts mécaniques, on peut redresser complètement le poignet et même le porter dans l'extension; mais alors
les doigts se fléchissent complètement; et non seulement la première
phalange, mais encore la phalangine et la phalangette; cet état du
poignet et des doigts est permanent à droite; à gauche, au contraire,
le poignet et les doigts se redressent, par intervalles, simultanément,
soit par un mouvement spontané mais involontaire, soit à l'aide d'un
léger effort mécanique ; de sorte que de ce côté, la main semble parfois tout à fait exempte de difformité.

Le pouce est habituellement un peu renversé dans la paume de la
main; ce renversement n'est pas permanent et cesse parfois spontanément. Le pouce droit occupe la position normale. En outre, l'arti-

culation métacarpo-phalangienne des deux pouces est tellement lâche, qu'ils peuvent être renversés sans la moindre résistance, jusqu'à former un angle droit avec la face postérieure du premier métacarpien.

Tous les muscles fléchisseurs du poignet et des doigts du côté *gauche* sont soulevés, tendus, atrophiés; leur portion tendineuse est très longue relativement à leur portion charnue qui offre la consistance cellulo-fibreuse. Ces caractères sont évidents pour les grand et petit palmaires, le cubital antérieur et le fléchisseur superficiel. Le raccourcissement du fléchisseur profond, quoique ne pouvant être aussi directement constaté, est rendu manifeste par la flexion de la troisième phalange pendant l'extension du poignet. Le fléchisseur propre du pouce est aussi un peu tendu, mais seulement par intervalles. Tous les muscles ont conservé en grande partie leur contractilité. Les muscles *extenseurs*, au contraire, mous et de consistance celluleuse, sont complètement paralysés.

Du côté *droit*, les fléchisseurs, quoique aussi atrophiés que ceux du côté gauche, et quoique habituellement tendus, se détendent complètement par intervalles. Les extenseurs jouissent encore d'un certain degré de contractilité.

Le sujet ne peut en aucune manière se servir de la main gauche, dont les mouvements de flexion sont très bornés et très faibles, et les mouvements d'extension à peu près nuls. Avec la droite, dont les mouvements de flexion et d'extension ont plus de force et d'étendue, il peut saisir un bâton, prendre son pain, etc.; mais ces mouvements sont tout à fait incertains et irréguliers comme s'ils étaient en partie soustraits à l'influence de la volonté. Le sujet étend quelquefois les doigts quand il veut les fléchir, ou n'en fléchit ou étend que deux ou trois à la fois. Les autres paraissent résister obstinément à l'impulsion de la volonté, puis tout à coup le mouvement s'exécute comme par une sorte d'échappée.

VII. Extension et adduction non permanente des cuisses. — Habituellement, les deux cuisses sont étendues sur le bassin, rapprochées l'une de l'autre jusqu'au contact des deux genoux. Alors raideur générale des muscles fessiers; soulèvement et tension des muscles adducteurs, avec impossibilité de fléchir les cuisses au delà de 30 à 35 degrés et de les porter dans l'abduction au delà de 20 à 25 degrés. Puis, tout à coup, ces muscles qui sont beaucoup moins atrophiés que ceux des membres supérieurs, se détendent et les mouvements indiqués redeviennent possibles. Cependant la rigidité des adducteurs et la réduction du mouvement d'abduction ne cessent jamais complètement.

VIII. Flexion permanente des genoux de 40 degrés à gauche et de 30 degrés à droite, pouvant être ramenée par des efforts mécaniques à 25 degrés du premier et à 15 degrés du second. Cette flexion est directe, sans déviation des genoux, soit en dedans, soit en dehors. Soulèvement, tension, dureté des muscles internes et externes du creux du jarret : demi-tendineux, demi-membraneux, biceps, un peu plus prononcés dans les deux premiers. Même état du tenseur aponévrotique. Tous ces muscles grêles et de consistance cellulo-fibreuse ont conservé leur contractilité. Atrophie, état celluleux du droit antérieur et des vastes, avec affaiblissement sensible de leur contractilité. Le sujet ne peut jamais étendre complètement les jambes, et dans la station, les deux genoux restent fléchis.

IX. Double équinisme simple sans déformation du pied. — L'extension du pied sur la jambe est des deux côtés de 35 degrés et n'est accompagnée ni de renversement sur l'un des bords, ni d'adduction, ni de flexion sur la face plantaire. Cette extension ne disparaît jamais spontanément, mais avec la main, on ramène le pied sans résistance à la rectitude. Si l'on veut aller au delà, on se sent arrêté par un obstacle ; mais avec quelques mouvements saccadés, aidés de la percussion des mollets, on parvient à fléchir le pied *à angle aigu*. Une disposition particulière et fort curieuse de cette double infirmité est l'absence complète des déformations qui l'accompagnent ordinairement. Le pied, au lieu de former une voussure considérable avec saillie de la tête, de l'astragale et des autres os tarsiens, est au contraire, aplati. La voûte plantaire et la convexité de la face dorsale sont très peu accentuées. Les orteils décrivent une légère courbe régulière à convexité supérieure et ne présentent qu'à un très faible degré la forme palmée.

La peau du pied est généralement fine, mais surtout à la plante qui est tout à fait exempte de callosités. Les plis correspondant aux articulations phalangiennes sont peu prononcés. Les pieds pendent dans leur position habituelle, le tendon d'Achille est relâché. Il commence à se tendre un peu avant que les pieds soient ramenés à la rectitude, et enfin, tout en se prêtant à la flexion du pied, le tendon d'Achille reste très tendu pendant l'exécution, et aux limites de ce mouvement. Le ventre charnu des jumeaux, un peu remonté, est à peine accentué, mais assez ferme. Tous les autres muscles de la jambe sont grêles, demi-celluleux et en partie privés de contractilité. Pas de tension de l'aponévrose plantaire. Atrophie et relâchement des muscles sous-jacents.

Le mouvement physiologique des pieds est très borné. Le malade ne peut, de lui-même, les ramener à la rectitude. La flexion ne peut dépasser que de quelques degrés la flexion pathologique.

X. Mouvements. — Le sujet ne peut se tenir debout sans soutien. Soutenu par les épaules, il peut faire quelques pas. Mais alors les deux genoux frottent l'un contre l'autre, et les deux jambes se croisent alternativement, de telle sorte que le pied droit pose en avant et un peu à gauche de l'autre, et réciproquement. En outre, le mouvement du membre tout entier présente le caractère d'incertitude et d'irrégularité signalé dans les autres parties du corps.

Aucune observation n'est aussi complète pour établir nettement : 1° l'origine convulsive des difformités ; 2° la succession des différentes phases et modes de la paralysie, contracture et rétraction ; 3° la diversité des associations de chacun de ces états du système musculaire dans leurs rapports avec les difformités qu'ils déterminent ; 4° le nombre et la variété de ces difformités chez le même individu.

Chez cet enfant, né de parents bien conformés, et bien conformé lui-même à sa naissance, des convulsions d'une origine plus accidentelle que naturelle, se renouvellent à quelques mois de distance, et retentissent dans toutes les parties du système nerveux et du système musculaire, pour réaliser l'ensemble le plus complet et le plus varié des effets d'une affection convulsive générale. Nous voyons, en effet, la paralysie atrophique presque complète des muscles postérieurs du cou et du tronc : une atrophie des muscles de la poitrine ; par contre la rétraction des muscles droits de l'abdomen, non pas un retrait passif, mais une véritable rétraction accusée par leur dureté, leur saillie, leur relief, et enfin par l'aplatissement du ventre ; ces dispositions contrastent avec un état de raccourcissement consécutif des autres plans musculeux, sans relief détaché : c'est l'association de la rétraction active avec le retrait passif des parties, les premiers témoignant de l'origine convulsive du raccourcissement, les seconds du relâchement produit par la flexion du tronc en avant sous l'influence de la paralysie des muscles postérieurs.

La même opposition se retrouve dans les muscles des membres supérieurs et inférieurs, dont les uns sont à demi paralysés et atrophiés, les autres rétractés. D'où il résulte que si l'on n'était pas éclairé sur la possibilité de ces associations d'états différents et opposés, on y trouverait autant de théories différentes des difformités, ainsi que cela est arrivé et arrive encore tous les jours de la part de ceux qui, ne rencontrant qu'isolés et disséminés ces états ici groupés, concluent d'après ce qu'ils voient, sans se douter des faits qu'ils ne voient pas. J'ai été frappé, tout récemment encore, de cette méprise, de la part des hommes les plus haut placés de la hiérarchie professionnelle, et ce, à l'occasion de la théorie des luxations congénitales du fémur.

La même méprise, causée par la même insuffisance d'observation, se rencontrera à l'occasion des difformités des membres supérieurs : de l'épaule, du coude, des poignets, lesquelles, groupées comme elles le sont ici, s'éclairent mutuellement; mais qui, lorsqu'elles se présenteront isolées, ne pourront bénéficier du groupement où se lit si clairement leur origine commune. Cette observation capitale ne sera jamais si utile que lorsqu'on aura affaire aux luxations et subluxations des articulations susceptibles de déplacements considérables, comme les luxations de l'épaule, du coude et de la hanche. Mais nous le répétons, lorsque l'on sera embarrassé pour en diagnostiquer l'origine et le mécanisme, il suffira de jeter les yeux sur l'ensemble dont ces luxations et subluxations font partie, et alors on trouvera très clair, très simple, ce qui paraît obscur et compliqué, lorsqu'on ne voit qu'une partie du fait et surtout lorsqu'on ne voit pas la cause commune qui les relie.

Mais il y a, pour sortir d'incertitude à l'égard de la vraie cause de toutes ces difformités, en apparence d'origines diverses, des caractères plus directs. Ces caractères sont ceux de la rétraction musculaire proprement dite. Ainsi, dans l'observation précédente, la flexion des poignets, jugée superficiellement, pourrait être mise sur le compte de la paralysie des extrémités; mais alors les fléchisseurs auraient dû être extensibles, parce qu'ils n'auraient été raccourcis que passivement, par défaut de résistance de leurs antagonistes; et c'est le contraire qui existait. Cette méprise est celle que commettait jadis l'école de Duverney. Mais le fait est là, patent, indéniable. Chez notre jeune sujet, tous les muscles fléchisseurs du poignet et des doigts du côté gauche étaient *soulevés, tendus*, leur *portion tendineuse très allongée* par rapport à la portion charnue : le grand et le petit palmaire, le cubital antérieur et le fléchisseur superficiel étaient presque réduits à l'état fibreux ; c'eût été le contraire si leur raccourcissement n'avait été qu'un simple retrait. Ce qui aurait pu obscurcir ce fait, c'est qu'à côté de ces caractères évidents, indéniables, on voyait les muscles du membre droit presque entièrement paralysés. Mais les deux faits, dans leur opposition, ne font que confirmer la doctrine ; elle enseigne l'identité d'origine de ces différents états musculaires, la contracture, la rétraction, la paralysie et la distribution de ces différents modes dans le même membre et dans les mêmes groupes de muscles : c'est ce qu'on a pu voir dans les difformités de la hanche, des genoux et des pieds ; il est superflu d'insister sur ces faits. Les observations suivantes nous fourniront l'occasion d'en compléter la signification.

OBSERVATION IV

DIFFORMITÉS MULTIPLES BILATÉRALES, SUITE DE CONVULSIONS POSTÉRIEURES A LA NAISSANCE, D'ORIGINE HYDROCÉPHALIQUE. — RÉTRACTION ET PARALYSIE SIMULTANÉES.

SOMMAIRE. — Pas d'antécédents héréditaires. — Pas de difformités à la naissance. — Convulsions à six mois. — Paralysie. — Réveil gradué de la contractilité musculaire. — Les difformités sont aperçues à deux ans. — Crâne hydrocéphalique. — Déviation de l'épine. — Paralysie des membres supérieurs sans difformités. — Flexion du genou droit avec déviation et rotation. — Subluxation du tibia en arrière, augmentée par les efforts de redressement mécanique. — Flexion du genou gauche en avant, avec légère subluxation du tibia en avant. — Deux pieds bots : l'un équin paralytique, l'autre talus.

Legrand (Marie-Charles-Félix), âgé de onze ans et demi, né à Paris, demeurant rue Godot-de-Mauroy, 6. Constitution molle, lymphatique, tête volumineuse offrant à un léger degré la forme hydrocéphalique, cheveux châtain clair, peu abondants. Yeux bleus. Peau légèrement rugueuse et poilue, intelligence assez développée.

Aucun membre de sa famille ne présente de difformités. Il est venu au monde bien conformé. A l'âge de six mois, il 'a été pris de convulsions violentes sur la durée desquelles les parents ne peuvent donner aucun renseignement. Tout ce qu'on sait, c'est qu'à la suite de ces convulsions, les quatre membres sont restés, pendant plusieurs mois, dans l'immobilité. Au bout de ce temps, le mouvement a commencé à revenir spontanément, d'abord dans les membres gauches, et plus tard dans les membres droits. De ce dernier côté, les mouvements sont toujours restés, en général, plus faibles et plus incomplets.

L'enfant avait deux ans, quand les parents ont commencé à s'apercevoir de l'existence des difformités. Ils ont fait peu d'attention aux difformités des membres ; mais ils ont été frappés, dès cette époque, de la déviation de la colonne. Cette déviation a augmenté graduellement jusqu'à l'âge de sept à huit ans. A cette époque, elle a paru rester stationnaire. Cependant on n'ose pas affirmer qu'elle n'ait pas encore un peu augmenté jusqu'à l'époque où le traitement mécanique fut employé. Dans toute cette période de temps, l'enfant n'a été soumis à aucun traitement mécanique. L'enfant, un peu plus grand, est toujours resté pâle, maigre, chétif, et n'a jamais pu marcher. Il y a trois ans, l'enfant a été soumis à l'emploi du corset brisé de M. Valérius. Aucun autre effet n'est résulté de ce traitement, que l'arrêt de la difformité.

État actuel. — Le sujet présente les difformités suivantes :

1° *Une déviation de l'épine latérale gauche, dorso-lombaire* au troisième degré, comprenant trois courbures, et accompagnée d'excurvation de la colonne au niveau de la courbure principale ;

2° *Des paralysies partielles des membres supérieurs sans difformité marquée ;*

3° A. *Une flexion habituelle du genou droit, avec déviation et rotation de la jambe en dehors, et subluxation du tibia en arrière ;*

B. *Une légère flexion du genou gauche en avant, avec légère subluxation du tibia en avant ;*

4° *Un pied bot varus équin paralytique à droite, et un léger pied bot talus à gauche.*

I. **DÉVIATION DE L'ÉPINE.** — La déviation de l'épine offre à considérer :

1° Une *inclinaison* lombo-sacrée à gauche ; la colonne lombaire forme avec la verticale un angle de 35 degrés ouvert en haut ;

2° *Trois courbures.* La première courbure dont la convexité regarde à droite, s'étend de la quatrième cervicale à la cinquième dorsale ; la deuxième, qui est la principale, s'étend de la cinquième dorsale à la deuxième lombaire ; la troisième occupe le reste de la colonne lombaire. Les courbures supérieure et inférieure offrent en même temps une légère incurvation; tandis que la courbure moyenne est accompagnée au contraire d'une très forte excurvation.

Corde de la déviation, depuis l'atlas jusqu'à la base du sacrum	330	millimètres.
Longueur de l'épine suivie dans ses contours	420	—
Flèche de la déviation au niveau de la onzième dorsale	52	—
Flèche de l'excurvation	55	—
Corde de la première courbure	128	—
Flèche	22	—
Incurvation	70	—
Corde de la deuxième courbure	150	—
Flèche	55	—
Flèche de son excurvation	30	—
Corde de la troisième courbure	135	—
Flèche	8	—
Incurvation	20	—

3° *La torsion des vertèbres*. La torsion des vertèbres, très manifeste dans les trois courbures, l'est beaucoup plus dans la courbure moyenne. Elle entraîne, de concert avec les courbures, dans le col et le tronc, des déformations d'ensemble et partielles que nous allons indiquer.

Révolution du thorax autour de son axe vertical de droite à gauche. Cet axe offre une déviation générale de haut en bas et de droite à gauche. Considéré en arrière, en avant, et latéralement, il offre à considérer :

I. 1° En arrière :

A. *Moitié droite.* — La moitié droite de la partie postérieure et supérieure du cou et de la partie postérieure et supérieure du dos, est plus saillante que celle du côté opposé. La région dorsale moyenne jusqu'au niveau de la sixième côte, d'abord de niveau avec la région correspondante à gauche, devient ensuite moins saillante que la région gauche entraînée par l'excurvation. Le scapulum droit est plus élevé que celui du côté gauche, et l'épaule est plus anguleuse, plus saillante. Espace sous-scapulaire plus long; à droite 19 centimètres, à gauche 13 centimètres. Distance de l'omoplate à l'épine en haut, à droite 4 centimètres, à gauche 78 millimètres, à l'angle inférieur à droite 11 centimètres, à gauche 6 centimètres. Le bord spinal de l'omoplate droite est dirigé un peu obliquement de haut en bas et d'avant en arrière, suivant le plan vertical du corps. L'angle inférieur est exactement appliqué contre les côtes.

La région dorsale moyenne, d'abord arrondie, se déprime tout à coup fortement au niveau de la septième côte; elle forme un pli profond correspondant à la dixième côte. Les quatre dernières côtes rentrées dans la fosse iliaque sont débordées en dehors par la crête iliaque d'au moins 4 centimètres.

B. *Moitié gauche.* — Déprimée fortement dans la région cervicale, légèrement déprimée dans la région dorsale supérieure, devient très saillante, très bombée, à partir de la quatrième côte jusqu'à la onzième, et forme dans cette étendue une gibbosité considérable dont le sommet correspond à la neuvième côte. Dans la région lombaire elle se déprime ; les côtes ressortent et débordent la crête iliaque de 15 millimètres. L'omoplate gauche, moins élevée, moins saillante, est dirigée plus obliquement d'arrière en avant, et son bord spinal est un peu oblique de haut en bas et de dedans en dehors.

II. En avant :

A. *A droite.* — Déprimée dans la partie supérieure ; puis un peu plus bas, légère saillie, et enfin dépression des dernières côtes.

B. *A gauche.* — Disposition inverse, saillie sous la peau des extrémités antérieures des septième, huitième et neuvième côtes.

Sternum oblique de haut en bas et de droite à gauche, sans voussure sensible de sa face antérieure. Torsion sur lui-même, qui a porté la moitié gauche de sa partie supérieure en avant, et la moitié droite en arrière. L'inverse en bas.

III. Parties latérales. — Abstraction faite de la déviation de totalité du thorax, les parties latérales n'offrent pas de différences sensibles entres elles ; sauf écartement des côtes à droite.

Demi-périmètre droit................	320 millimètres
— gauche............... :	334 centimètres
Diamètre grand oblique.............	245 —
— petit oblique.,.............	192 - -
Paroi latérale droite...............	210 centimètres
— gauche...............	235 millimètres
Longueur du sternum..............	140 centimètres.

Abdomen porté en avant ; sa direction générale, oblique de haut en bas, de gauche à droite. Plus saillant à gauche et en haut, et à droite et en bas.

De l'ombilic à l'épine iliaque, à gauche.	90 centimètres
— — à droite. .	125 millimètres
Longueur xypho-pubienne...........	180 centimètres.

Muscles du tronc. — *Trapèzes.* — Ne sont pas paralysés ; cependant le gauche est plus faible.

Rhomboïdes. — Paralysés à l'exception de leurs faisceaux supérieurs, constituant les parties rhomboïdes.

Grands dorsaux. — Complètement paralysés et très atrophiés.

Angulaires. — Contractilité bien conservée.

Spléniens. — Intacts.

Grands complexus. — Se contractent. Celui du côté droit plus saillant que le gauche. Se tendent fortement tous les deux dans la flexion de la tête en avant.

Grands pectoraux. — Paralysés et atrophiés, excepté dans leur portion claviculaire.

Grands dentelés. — Atrophiés et paralysés. Quelques mouvements très obscurs.

Muscles de l'épine. — Les deux masses communes fortement rétractées. La gauche toujours saillante et très tendue. La droite, habituellement déprimée et relâchée, devient saillante dans les mouvements d'extension du tronc et dans les tentatives du redressement de la courbure principale.

Le *long dorsal* gauche déborde et cache les apophyses épineuses dans toute l'étendue de la courbure principale, on peut le soulever sur les doigts. Ils sont toujours tendus, et se tendent davantage dans les tentatives de redressement de la courbure principale. Dans ce mouvement, les muscles sacro-lombaire et long dorsal du côté droit se tendent également et on peut sentir sous le doigt les faisceaux spinaux et costaux du long dorsal, ainsi que les faisceaux costaux du sacro-lombaire. Le toucher ne peut arriver jusqu'aux transversaires épineux. Dans la concavité de la courbure supérieure, tension de quelques faisceaux descendants.

II. Difformités des membres supérieurs. — *Épaules.* — Moignons des épaules très peu développés des deux côtés; surtout à gauche. Les deux membres supérieurs sont peu développés, le bras gauche est un peu plus mince que le droit, les avant-bras d'égal volume. Pas de difformités proprement dites. L'élévation du bras droit peut être complète, mais se fait lentement et sans énergie. Celle du bras gauche est très limitée. *A droite*, le muscle deltoïde existe, mais peu développé, les contractions se sentent bien; les autres muscles de l'épaule, sus-épineux, sous-épineux, petit et grand ronds se contractent, mais sont peu développés. *A gauche*, muscle deltoïde complètement atrophié et paralysé. L'élévation du bras se fait par les contractions du sus-épineux et les fibres claviculaires du grand pectoral. Tous les muscles de l'épaule, à part le deltoïde, sont peu développés, mais se contractent.

Autres articulations des membres supérieurs. — Tous les mouvements de toutes les articulations sont complets. Tous les muscles du bras, de l'avant-bras, de la main se contractent, mais sont peu développés.

III. Membres inférieurs. — Les muscles de la cuisse sont atrophiés, mais il n'y a point de difformités dans cette partie du membre.

A. *Genou droit*. — L'extension n'est pas complète; il s'en faut de 10 degrés.

Déviation du genou en dedans évaluée à 15 degrés.

Rotation du genou, arc de cercle de 30 à 35 degrés.

Le condyle interne du fémur déborde en dedans et en avant celui du tibia; dans le premier sens de 5 millimètres et dans le second de 1 centimètre.

Rotule abaissée et presque en contact avec la crête du tibia.

Rétraction très prononcée du biceps, moins forte du fascia, imperceptible dans le ligament. — Pas de rétraction des muscles internes du jarret.

Paralysie du droit antérieur de la cuisse. Le triceps peu développé, mais il se contracte.

Le genou droit présentait à l'origine, chez ce sujet, une particularité remarquable. La jambe était primitivement maintenue dans une flexion permanente sur la cuisse. Cette flexion fut combattue par les moyens mécaniques qui réussirent à redresser la jambe; mais la tension du biceps qui produisait cette flexion, n'ayant pas été vaincue par les appareils, il est résulté, consécutivement à l'action mécanique de ces appareils, une nouvelle difformité qui s'est en quelque sorte substituée à la première, et qui dépend de la même cause, savoir la rétraction du biceps; cette difformité consiste aujourd'hui en un glissement de la tête du tibia sur le fémur en arrière (subluxation de la jambe en arrière) avec rotation considérable de la jambe en dehors, deux éléments de la difformité qui ressortent de la même cause.

B. *Genou gauche*. — Dans la station, le genou gauche est légèrement fléchi en avant; flexion évaluée à 10 degrés. Le condyle interne déborde en arrière et un peu en dedans de 5 millimètres.

Tous les muscles moteurs sont à l'état normal (quoique maigres) à l'exception du biceps qui est presque paralysé.

IV. Pieds bots. — A. *A droite*, pied bot *varus équin paralytique* au deuxième degré, pouvant être presque complètement redressé avec la main. Il n'existe que des mouvements vermiculaires d'extension et de flexion du pied, d'adduction du pied, et de flexion et d'extension des orteils. Rétraction visible des jumeaux et soléaire, probable du jambier postérieur; paralysie presque complète des muscles extenseurs des orteils, du jambier antérieur et complète des péroniers. Mollet flasque.

B. *A gauche*, pied bot *talus* au premier degré, demi-paralysie des jumeaux.

Cette observation offre à considérer, comme les trois premières, d'abord un ensemble de difformités consécutives à des convulsions, celle-ci probablement d'origine hydrocéphalique ; puis la succession évidente de la rétraction musculaire à une paralysie complète des mêmes muscles ; enfin une difformité consécutive du genou, résultant d'efforts mécaniques appliqués au traitement d'une difformité primitive. Chacun de ces trois points mérite qu'on s'y arrête.

Les convulsions de l'enfance sont loin de partir, comme celles du fœtus d'une maladie presque toujours la même : celle des centres nerveux, et en particulier l'hydrocéphalie. Chez l'enfant, la mauvaise ou vicieuse alimentation, les indigestions, les maladies intestinales, les affections éruptives, les vers, la dentition, etc., sont autant de causes éloignées de la maladie convulsive. Mais cette multiplicité de causes éloignées, différentes chez l'enfant de celles du fœtus, ne change en rien la cause prochaine des difformités. C'est toujours, après comme avant la naissance, la convulsion, c'est-à-dire le spasme musculaire, la contracture, la rétraction, la paralysie, moins le degré ; car, si le fœtus, par le concours vital de la mère, peut continuer à vivre avec les plus fortes mutilations des centres nerveux résultant de destructions morbides, chez l'enfant, la maladie ne peut aller au delà de certains degrés sans occasionner la mort. C'est la principale différence qui existe entre les maladies et les difformités fœtales, et les maladies et les difformités infantiles.

Dans l'évolution de l'affection musculaire consécutive à la naissance, on peut assister à la succession des phases de la paralysie, depuis la paralysie presque complète, jusqu'à la rétraction avec retour de la contractilité. Cette succession de faits que nous avons établie par induction chez le fœtus, se montre à découvert chez l'enfant. Ainsi, chez le sujet de la présente observation, la paralysie succède immédiatement aux convulsions survenues à l'âge de six mois ; pendant plusieurs mois, les membres restent immobiles, puis la contraction se réveille graduellement et successivement dans les muscles des membres gauches, puis dans les muscles des membres droits. En même temps que la vie musculaire reparaît, les difformités causées par le raccourcissement de la rétraction musculaire, attestent par leur progrès l'influence primitive d'abord de ce raccourcissement, puis par l'accroissement des mêmes difformités, la présence d'un second ordre d'influences, l'arrêt de développement ou l'insuffisance de développement des muscles rétractés par rapport aux leviers osseux qui continuent, eux, à croître dans une proportion supérieure.

La troisième particularité à considérer dans cette observation, c'est l'influence qu'ont exercée les tractions mécaniques employées pour redresser la flexion du genou gauche. On a vu, en effet, que l'extrémité supérieure du tibia avait glissé en arrière des condyles du fémur : ce glissement, occasionné par la résistance des muscles du creux du jarret, qui s'insèrent à l'extrémité supérieure du tibia, témoigne du caractère et de la nature de leur raccourcissement; ils étaient atteints de *rétraction* et non simplement de *retrait*. Ce fait est extrêmement fréquent. Je l'ai vu se reproduire maintes fois, et je l'ai fait remarquer chez les sujets qu'on avait voulu traiter par l'extension mécanique, au lieu de recourir à la section des muscles rétractés. A l'époque où l'on eut la malheureuse idée d'opérer le redressement extemporané des ankyloses anguleuses du genou, on ne manquait jamais de provoquer la luxation en arrière du tibia sur le fémur. Quelques chirurgiens tentent encore cette méthode du redressement immédiat de certaines difformités, comme les déviations latérales du genou; mais, outre qu'ils n'ont jamais obtenu un véritable succès, ils ont fermé les yeux aux méthodes moins violentes et plus sûres de la ténotomie et de la syndesmotomie associées aux appareils mécaniques. Ces observations auront leur développement ailleurs et en temps opportun.

SECONDE CATÉGORIE

DIFFORMITÉS POSTÉRIEURES A LA NAISSANCE PAR CAUSES ÉLOIGNÉES DIFFÉ-
RENTES SE RÉSOLVANT DANS LA MÊME CAUSE PROCHAINE : LA RÉTRACTION
MUSCULAIRE.

Les quatre observations qui précèdent suffisent à établir qu'après, comme avant la naissance, l'affection convulsive du système nerveux, quel qu'en soit le point de départ, est susceptible de réaliser, par l'intermédiaire du spasme musculaire à ses divers degrés, à ses divers modes, et dans ses différents sièges, toutes les difformités observées chez les monstres et le fœtus, produites par la même cause.

Les observations qui vont suivre sont destinées à montrer que, quelle que soit la diversité des *causes éloignées* susceptibles de produire l'*affection convulsive*, c'est toujours en mettant en jeu la rétraction musculaire comme *cause prochaine*, qu'elles reproduisent les mêmes difformités ; toutes réserves faites à l'endroit des complications résultant de la nature des causes mises en jeu, et des circonstances particulières où s'exerce leur action.

OBSERVATION V

DIFFORMITÉS MULTIPLES BILATÉRALES MAIS BORNÉES AUX DIFFÉRENTES
ARTICULATIONS DES MEMBRES INFÉRIEURS, SUITE DE CONVULSIONS
CAUSÉES PAR LA ROUGEOLE.

SOMMAIRE. — Difformités multiples des membres inférieurs chez une enfant de deux ans et demi, consécutives à des convulsions survenues après une rougeole à cinq mois. — Pseudo-luxation de la cuisse; abduction permanente avec flexion sur le bassin et rotation en dehors. — Dépression de la fesse, allongement apparent du membre. — Laxité de la capsule articulaire coxo-fémorale avec mouvements saccadés des surfaces réciproques, sans déplacement réel. — Déviation latérale et flexion permanente du genou. — Pied bot équin-varus, permanent à droite, et temporaire à gauche. — Contracture consécutive, avec paralysie générale des musoles de la cuisse; retour partiel des mouvements de la cuisse et rétraction simultanée coïncidant avec la paralysie des muscles de la jambe, — Rétraction très prononcée du tenseur du fascia lata, du biceps crural, des jumeaux et du jambier antérieur gauches.

Léopoldine, âgée de deux ans et demi, est née à Thoiry près Monfort (Seine-et-Oise), de parents bien conformés. Son père, quoique d'une très petite taille, est assez bien constitué. Sa mère est d'un tempérament lymphatique. Un frère âgé de sept ans et une sœur de cinq ans sont tous deux scrofuleux.

D'une assez bonne constitution, tempérament lymphatico-nerveux, cheveux blonds, yeux bleus, peau blanche. Elle est très irritable et d'une intelligence au-dessus de son âge. A sa naissance, elle était bien conformée. Vers l'âge de cinq mois et demi, elle eut une rougeole qui fit éruption principalement dans la région lombaire. Cette éruption ayant disparu un peu trop promptement, on vit la tête s'embarrasser. Le médecin qui la soignait fit appliquer sur les lombes un vésicatoire qu'on enleva aussitôt qu'il eut déterminé de la rougeur. La tête parut se débarrasser. Cependant quelques jours après, on remarqua une absence des mouvements de la cuisse droite sur le bassin, avec persistance des mouvements de la jambe sur la cuisse. Au bout d'un certain temps, les mouvements revinrent partiellement dans la cuisse, mais cessèrent dans la jambe, et l'on vit apparaître la déformation du pied.

Depuis cette époque, elle n'a point fait de maladie.

Aujourd'hui, 14 novembre 1838, elle se trouve dans l'état suivant : Elle présente :

1° *Une série de difformités du membre inférieur droit*, consistant en une *abduction* et *flexion* permanentes de la cuisse sur le bassin, avec *rotation* en dehors, et apparence d'*allongement* du membre ;

2° Une *déviation latérale* et *flexion permanente du genou, avec rotation de la jambe en dehors ;*

3° Un *pied bot équin varus ;*

4° Une *rétraction spasmodique* des muscles correspondants aux difformités, accompagnée de paralysie incomplète de plusieurs d'entre eux.

I. MEMBRES INFÉRIEURS. — Vus par la face antérieure, ils présentent les dispositions suivantes : Les deux cuisses, au lieu d'être symétriquement posées et également rapprochées de l'axe du tronc, sont toutes deux obliques de haut en bas et de gauche à droite.

La cuisse droite est dans l'abduction permanente et dans la flexion sur le bassin. Sa face antérieure regarde directement en dehors. L'angle d'abduction est d'environ 60 degrés. L'angle de flexion est un peu moins prononcé. La région trochantérienne, occupant le fond de l'angle rentrant formé par la rencontre de la cuisse avec le bassin, est très déprimée.

Vus par leur face postérieure, les membres inférieurs présentent une inégalité encore plus prononcée.

La fesse droite est déprimée, amoindrie, tandis que celle du côté opposé est saillante et beaucoup plus nourrie. Le pli de la fesse droite est situé à 1 centimètre plus bas que celui de la fesse gauche.

Les mouvements de la cuisse sont très étendus, si l'on excepte l'adduction. Mais ces mouvements présentent quelque chose d'insolite : Ils sont saccadés, et l'on dirait que leur centre change de place, comme cela s'observe dans le cas des luxations sans cavité nouvelle.

Quoique la distance du grand trochanter à la malléole externe soit égale des deux côtés, le membre droit paraît un peu plus long que celui du côté opposé ; le pied droit dépasse le gauche d'environ 2 centimètres ; mais en mesurant comparativement la longueur de chacun, de l'épine iliaque antéro-supérieure à la malléole externe, on trouve une différence de près d'un centimètre en faveur du membre gauche, tandis que l'inverse devrait avoir lieu en cas de luxation en bas. Cette contradiction apparente dans les résultats des différentes mesures, jette momentanément une grande obscurité sur le diagnostic. Déjà plusieurs praticiens, consultés antérieurement, avaient cru à l'existence d'une luxation. Nous même avions adopté d'abord cette opinion qui semblait résulter de la conformation et de la direction de la cuisse par rapport au bassin. Toutefois en cherchant à ramener le membre droit dans l'adduction, nous nous apercevons qu'il entraîne le bassin avec lui et le fait incliner du côté droit. Dès lors, nous cherchons à fixer ce dernier en imprimant au membre toutes sortes de mouvements, en essayant de bien déterminer la position de la tête du fémur.

Le genou droit qui, dans la flexion des jambes sur les cuisses avait précédemment débordé le gauche de plus de 1 centimètre, s'est replacé au niveau de ce dernier. Je m'assure ainsi que la tête du fémur n'est point sortie de la cavité cotyloïde, mais qu'une corde très tendue, insérée d'une part à l'épine iliaque antéro-supérieure, et de l'autre se perdant au niveau du tiers supérieur de la face antéro-externe de la cuisse, est la cause de la position qui tient la cuisse dans l'abduction permanente, et qui donne lieu aux mouvements insolites de l'articulation. Cette corde est formée par le muscle tenseur du fascia lata, beaucoup trop court pour permettre l'écartement normal de ses points d'insertion.

II. Difformités du genou droit ; flexion, déviation latérale et rotation. — Indépendamment de la flexion et rotation de la cuisse sur le bassin, la jambe offre la réunion des trois éléments de difformités résultant des muscles rétractés de la cuisse et de la jambe : la flexion causée par la rétraction des droit interne, demi-tendineux, demi-membraneux et biceps ; la rotation résultant de la prédominance d'action de ce dernier ; enfin la déviation latérale, résultant de la rétraction du tenseur aponévrotique du fascia lata. La jambe est fléchie sur la cuisse à angle de 140 degrés ; on peut la fléchir davantage encore, mais il est impossible d'en obtenir le redressement, principalement à cause de la résistance qu'apporte le muscle biceps, tendu comme une corde. La même résistance existe de la part du tenseur aponévrotique agent de la déviation latérale, de l'action combinée des deux muscles résumant la flexion, la rotation et la déviation.

III. Le *pied* présente la difformité *varus équin*, offrant l'ensemble des caractères qui distinguent cette variété du pied bot, c'est-à-dire, élévation du talon, abaissement de l'avant-pied, renversement de la face dorsale en dehors, rotation de l'avant-pied en dedans, augmentation de la courbure du pied suivant ses bords, et enfin diminution de volume, dureté considérable et raccourcissement des muscles du mollet et du jambier antérieur.

Le soulèvement du talon, et partant l'abaissement de l'avant-pied sont tels, que l'axe longitudinal du pied forme avec l'horizon un angle de 50 degrés ouvert en arrière. Par le renversement, le bord interne est devenu supérieur et le bord externe touche le sol dans l'étendue de son tiers antérieur.

Par suite de la rotation de tout le membre en dehors, la pointe du pied devrait également regarder en dehors ; mais l'augmentation de la cambrure naturelle du pied et de celle de la concavité de son bord interne, font que l'avant-pied revient un peu en dedans.

Le gros orteil est dans une flexion permanente et tend à s'écarter des autres orteils, circonstance qui augmente encore la cambrure du pied et sa courbure suivant ses bords.

L'élévation du talon coïncide avec la rétraction des muscles jumeaux et soléaire, le renversement avec celle des deux jambiers. L'augmentation de la cambrure et de la courbure du pied suivant ses bords, coïncide avec la rétraction des fléchisseurs des orteils et de l'adducteur du gros orteil.

IV. Système musculaire. — La paralysie, ou plutôt la perte de la contraction volontaire, ne siège que dans les muscles rétractés. Tous les autres jouissent de leurs propriétés physiologiques, mais à un degré peu prononcé, parce que leur action se trouve limitée par la résistance que leur opposent les premiers continuellement tendus.

Parmi les muscles rétractés, nous avons à signaler en première ligne le tenseur du fascia lata qui est rétracté à un point extrême, et qui est l'agent principal de l'abduction de la déviation du genou en dedans et de la demi-flexion permanente de la jambe sur la cuisse.

Les fessiers, les muscles antérieurs, internes et postérieurs de la cuisse, à l'exception du biceps, paraissent être dans les conditions normales ; quant à ce dernier, il présente une rétraction considérable et forme une corde très saillante au bord externe du jarret, corde qui s'oppose évidemment à l'extension complète de la jambe.

Les muscles jumeaux et soléaire sont raccourcis, très tendus, très durs et d'une épaisseur peu prononcée. Le gras du mollet est complètement effacé, tandis qu'il est assez apparent du côté opposé, quoique de ce côté même les muscles du mollet et les jambiers antérieurs présentent un léger degré de raccourcissement. Les muscles fléchisseurs propres du gros orteil et commun des orteils, ainsi que les muscles superficiels de la plante du pied, présentent un certain retrait qui se manifeste par la tension des cordes que ces muscles forment à la plante du pied, et la forme particulière que présente ce dernier. Dans le jambier antérieur, la rétraction est très prononcée ; les autres muscles antérieurs de la jambe, ainsi que les péroniers latéraux et le pédieux, n'offrent rien de particulier.

Dans cette observation, les convulsions ont succédé à la rougeole. Chez cette enfant la cause éloignée est donc autre que les causes éloignées des convulsions *fœtales;* mais le résultat, c'est-à-dire la cause prochaine, est la même. Il y aurait bien à examiner si l'affection cérébrale qui succède à une affection éruptive n'offre pas quelque caractère particulier résultant de cette origine spéciale. Cette question, intéressante pour la pathogénie de la maladie convulsive, n'offre qu'un intérêt indirect pour la question de la contracture musculaire et des difformités qu'elle engendre; aussi ne voyons-nous, dans cette dernière observation, qu'une répétition, sur une moins grande étendue, des effets constatés dans les observations précédentes. La rétraction musculaire, la contracture et la paralysie, au lieu d'occuper le tronc et les membres, n'occupent plus ici qu'une partie des membres inférieurs et du membre gauche particulièrement. Mais ces amoindrissements de leur cause commune portent néanmoins, avec eux, des particularités intéressantes à noter.

Et d'abord on y voit un nouvel exemple de la succession de ces trois degrés du même fait, paralysie, contracture et rétraction, avec persistance plus ou moins prononcée de l'un de ces degrés, comme la contracture, à côté de la rétraction, celle-ci considérée comme le témoignage ultime de la maladie; nous ne disons pas l'effet, car la paralysie a complètement disparu, et la rétraction avec le retour de la contractilité ne consiste plus que dans le raccourcissement mécanique du muscle.

La seconde particularité à faire ressortir de cet ensemble, c'est la fixité, la résistance d'un des deux pieds bots, et la faculté pour l'autre de disparaître instantanément au moindre effort de redressement : d'un côté rétraction musculaire, de l'autre contracture.

Enfin le moment va venir de mettre rigoureusement en présence chaque difformité particulière et l'agent musculaire qui la détermine. Alors seulement commencera la véritable mécanique orthopédique, c'est-à-dire la détermination des formes particulières de chaque difformité en rapport avec l'agent ou les agents qui l'ont causée et l'entretiennent.

Dans l'observation qui précède, deux faits principaux sont à noter : la subluxation de la hanche et la déviation latérale interne du genou, cette dernière compliquée de flexion et de rotation de la jambe, le tout du même côté, le côté droit.

La difformité complexe de la hanche a donné lieu à des difficultés et même des erreurs de diagnostic, résultant de l'abaissement et de la rotation du bassin, de l'abduction de la cuisse et de la laxité de l'articulation coxo-fémorale. Cette dernière circonstance surtout, en permettant une certaine oscillation à l'extrémité du membre, a fait croire à un déplacement temporaire de la tête du fémur ; il n'y avait qu'un témoignage de la complexité de la déviation et de la diversité d'action de ces agents.

Dans ce cas obscur et tout à fait exceptionnel, il est un moyen de diagnostic qui vient au secours de l'observation analytique : c'est la ténotomie ; en déliant les parties bridées, cette opération fournit une sorte de vérification expérimentale de l'observation et de l'induction. C'est ce qui est arrivé chez le sujet de cette observation, ainsi qu'on le verra plus tard par l'exposé clinique du traitement employé et des résultats obtenus.

Mais revenons à la détermination des causes éloignées différentes, mais réductibles à la même cause prochaine.

OBSERVATION VI

CONVULSIONS SOUS L'INFLUENCE DU TRAVAIL DE LA DENTITION. — CONTRACTURE MUSCULAIRE SPASMODIQUE. — DIFFORMITÉS MULTIPLES. — (Observation recueillie à la Muette en 1836.)

SOMMAIRE. — Point de traces d'hérédité. — Convulsions à quatre mois sous l'influence du travail de la dentition. — Contracture spasmodique des muscles des membres supérieurs et inférieurs,—Subluxation temporaire de l'avant-bras sur le bras. — Flexion permanente de la main, et mouvements spasmodiques des doigts. — Abduction et élévation spasmodiques de tout le membre supérieur maintenu en extension exagérée. — Pied bot varus équin avec raccourcissement de tout le membre difforme. — Développement moindre de tout le côté droit, dans toutes les dimensions. — Température moins élevée de ce côté.

L... (Albert), douze ans, garçon, né à Breteuil, ayant été en nourrice pendant deux ans. Revenu ensuite chez ses parents à Breteuil, où il a toujours habité depuis au rez-de-chaussée, dans un appartement très aéré exposé au midi. Il n'a ni frère ni sœur. Tous les membres de sa famille sont parfaitement conformés.

Constitution bonne, cheveux blonds, yeux bleus, peau blanche, côtés de la face égaux. Le sujet n'a éprouvé aucune autre maladie depuis sa naissance que des convulsions dont il fut pris à l'âge de quatre mois. Ces convulsions, attribuées au travail de la dentition, ont duré de cinq à six semaines, et ce n'est qu'après son rétablissement que ses parents s'aperçurent de la difformité complexe et spasmodique dont il est atteint et qui n'a fait qu'augmenter depuis cette époque.

Cette difformité qui occupe le côté droit consiste :

1° Dans une *extension exagérée* ou plutôt *flexion en arrière* de l'avant-bras sur le bras coïncidant avec un état de subluxation du cubitus en arrière.

2° *Flexion non permanente* de la main sur l'avant-bras par suite de contracture spasmodique des muscles antérieurs de l'avant-bras, avec flexion des quatre derniers doigts et subluxation par extension exagérée du pouce sur le premier métacarpien.

3° *Pied bot varus équin.*

I. SUBLUXATION HUMÉRO-CUBITALE. — La subluxation de l'avant-bras sur le bras consiste dans une extension exagérée portée au point de former un angle à sommet antérieur de 160 degrés. Dans cet état de flexion en sens contraire, on sent l'olécrane remonter sur la face postérieure de l'humérus un peu plus haut qu'à l'état normal. La face antérieure de l'articulation du pli du bras est aplatie et légèrement convexe de haut en bas. La face postérieure du coude n'offre aucune apparence de relâchement musculaire. Le muscle triceps, plus court qu'à l'état normal, répond exactement par son étendue à l'étendue comprise entre ses deux points d'insertion.

Il n'y a point de gêne permanente dans l'articulation; cependant le mouvement de flexion ne s'exécute que partiellement et avec certain effort : il y a deux temps distincts dans ce mouvement : le premier, pendant lequel l'olécrane est obligé de redescendre pour se retrouver au niveau de la poulie articulaire de l'humérus, le second, qui consiste dans le glissement normal de l'olécrâne sur cette poulie et qui constitue le mouvement de flexion proprement dit. Ces deux mouvements composant la flexion de l'avant-bras sur le bras sont marqués et séparés par un petit temps d'arrêt pendant lequel on sent et l'on entend une espèce de craquement, lequel se produit également pendant l'extension exagérée. Celle-ci, en effet, comme la flexion, se compose de deux mouvements, dont le second, en quelque façon supplémentaire, est destiné à mesurer l'excédent d'extension, et correspond à l'ascension du cubitus sur l'humérus : il est destiné à placer les surfaces articulaires dans leurs rapports exagérés; de là les deux mouvements distincts qui se remarquent dans l'extension et la flexion du membre. On observe encore que le premier effort de flexion étant surmonté, la flexion proprement dite s'exécute avec rapidité, comme le ferait en quelque sorte un ressort qui se détend. La même chose s'observe encore pour le mouvement d'extension lorsque le bras est fléchi. Les muscles antérieurs et postérieurs du bras droit sont tendus ou plutôt offrent des mouvements alternatifs et spasmodiques de tension et de relâchement qui font exécuter au membre des mouvements analogues à ceux qu'on observe dans le torticolis spasmodique; mais ces mouvements sont moins rapides et moins saccadés. L'action du triceps l'emporte sur celle des fléchisseurs. C'est lui qui a produit l'élongation et le relâchement des ligaments et qui a déterminé la subluxation.

Quand le bras est porté dans l'extension exagérée, les muscles fléchisseurs cessent d'être parallèles à l'axe du membre; et, en vertu de ce changement de direction, au lieu de s'opposer à l'effort du triceps, ils deviennent en quelque façon un auxiliaire de son action.

II. FLEXION ET MOBILITÉ SPASMODIQUE DE LA MAIN. — La main est fléchie à angle droit ou à peu près sur l'avant-bras. La flexion des doigts se passe dans les articulations métacarpo-phalangiennes, ainsi que l'extension du pouce. Les phalanges sont étendues à angle droit sur le métacarpien, il y a subluxation par suite du relâchement des ligaments. On observe également une extension exagérée et permanente des articulations phalango-phalanginiennes des quatre derniers doigts; cette extension est peu prononcée. Les deux os se rencontrent sous un angle de 165 à 170 degrés environ. Il y a en outre un relâchement des ligaments et une espèce de subluxation produite par suite de la contraction de l'extenseur commun. Pendant l'extension exagérée des secondes sur les premières phalanges, on observe un double mouvement analogue à celui offert pendant la flexion de l'avant-bras sur le bras. On remarque en outre une légère abduction des doigts index et médius, celle-ci se passe dans les articulations métacarpo-phalangiennes.

III. Pied bot. — La difformité du pied est fixe ; elle consiste dans un pied bot varus équin. Le pied porte sur le bord externe et même un peu sur la face dorsale. La pointe du pied regarde directement en avant, et le bord interne en haut. Il fait avec la jambe un angle droit. Les os du tarse offrent les signes évidents de subluxation ; le calcanéum est entièrement renversé, de manière que sa face inférieure regarde directement en dedans ; sa tubérosité antérieure, subluxée sur le cuboïde, forme une saillie sous la peau. La tête de l'astragale est subluxée en haut et en dehors sur le scaphoïde ; elle fait une saillie assez forte sous les téguments. Il en est de même du cuboïde qui est en partie luxé sur le calcanéum et en partie sur les deux derniers métatarsiens, de manière que toute sa face dorsale fait sous la peau une forte saillie. Ainsi la face dorsale du pied présente trois saillies sur lesquelles la peau s'est épaissie ; des capsules muqueuses sous-cutanées se sont formées pour favoriser les glissements de la peau sur les os. Pendant la station, les saillies sont immédiatement appliquées sur le sol.

L'*équinisme* est très peu prononcé ; mais le *varus*, très développé, a renversé le calcanéum et l'a fait remonter de manière que dans les flexions un peu fortes, la face interne du calcanéum arrive à toucher le tibia.

Le *varus* n'est pas accompagné de rotation de la pointe du pied en dedans ; celle-ci se porte directement en avant, le bord interne du pied regarde en haut et ne présente pas de courbure anormale. Seulement les orteils, un peu fléchis, font que la partie tout à fait antérieure du pied regarde en dedans.

La colonne vertébrale et le thorax n'offrent aucune difformité.

IV. Mesures et rapports. — Hauteur de la taille, 1^m,50.

Demi-périmètre droit vertical du crâne.........	157	millimètres.
— gauche —	157	—
Demi-périmètre horizontal du crâne à droite...	283	—
— — à gauche..	283	—
— droit du thorax..............	320	—
— gauche du thorax......	333	—
Longueur de l'humérus droit.................	260	—
— — gauche..............	262	—

Longueur du membre entier droit jusqu'au sommet. 629 millimètres.
— du médius........................... 642 —
— du membre entier gauche jusqu'au sommet du médius........................... 642 —
Grosseur du bras droit..................... 226 —
— — gauche.................... 226 —
— de l'avant-bras droit............... 196 —
— — gauche............... 201 —
Du sommet du grand trochanter à la crête iliaque
à droite.............................. 139 —
Du sommet du grand trochanter à la crête iliaque
à gauche............................... 134 —
Du sommet du grand trochanter à la tête du péroné droit.............................. 410 —
Du sommet du grand trochanter à la tête du péroné gauche............................. 428 —
Du sommet du grand trochanter jusqu'au sommet
de la malléole externe à droite............. 737 —
Du sommet du grand trochanter jusqu'au sommet
de la malléole externe à gauche............ 764 —
De l'épine iliaque antéro-supérieure au sommet
de la malléole externe droite.............. 795 —
De l'épine iliaque antéro-supérieure au sommet
de la malléole externe gauche.............. 828 —
Circonférence de la cuisse droite à son tiers supérieur................................ 375 —
Circonférence de la cuisse gauche à son tiers supérieur................................ 389 —
Circonférence de l'articulation du genou droit.. 292 —
— — — gauche. 299 —
— de la jambe au tiers supérieur à droite. 236 —
— — — — à gauche. 272 —

Les deux membres rapprochés paraissent inégaux, le talon gauche dépasse le droit de 25 millimètres.

Ainsi que nous l'avons dit précédemment, ces difformités et l'affection spasmodique qui les accompagne ont commencé à la fin de la maladie convulsive que le sujet a éprouvée à l'âge de quatre ans. Depuis cette époque, elles n'ont fait que s'accroître, la subluxation cubitale et le pied bot surtout. L'affection spasmodique des muscles a éprouvé des alternatives de mieux et d'aggravation qui ont toujours correspondu à l'été et à l'hiver.

Ainsi que les mesures en témoignent, tout le côté droit est un peu moins développé que le gauche. Les systèmes musculaires et osseux sont également réduits de proportion ; les muscles de la jambe droite surtout.

La calorification est un peu moindre du côté droit du corps que du

côté gauche. Cette différence est surtout sensible dans le membre inférieur.

Ainsi qu'on l'a vu plus haut, les mouvements musculaires de la main
sont insolites et spasmodiques. Le membre supérieur en entier est
soumis à des mouvements de totalité, d'élévation et d'abduction qui
portent brusquement, et sans l'intervention de la volonté, le membre
étendu en haut et en arrière. Pendant ces mouvements, le membre
supérieur éprouve une rotation de dehors en dedans qui fait regarder
le dos de la main en dedans et en arrière. Le sujet ne peut ramener
son bras près du tronc ni le fléchir sans le secours de l'autre main.

Claudication à droite, le membre abdominal droit est un peu raide
et ne fléchit pas avec facilité pendant la marche, en sorte qu'il est
obligé de décrire un arc de cercle en dehors (marche en fauchant).

La sensibilité est à peu près égale de chaque côté; cependant elle
paraît un peu moindre au membre inférieur droit.

L'intelligence est très peu développée, cependant le jugement paraît
sain.

Avec cette observation, commencent deux ordres d'influences indéterminées jusqu'ici : l'influence de la dentition
comme cause éloignée, et la contracture spasmodique comme
cause prochaine des difformités.

Comment le travail de la dentition agit-il sur le système
nerveux? Il est de notion vulgaire que le travail de la dentition
est une des occasions les plus fréquentes des convulsions de
l'enfance. Ces convulsions dépendent-elles d'une action dite
réflexe, ou d'une affection cérébrale consécutive, ou bien résul-
tent-elles d'un trouble immédiat du système nerveux? La question
ne manque pas d'intérêt au point de vue de la pathogénie. Mais
pour nous il suffit que l'affection convulsive dentaire provoque
les spasmes musculaires, et ces spasmes les difformités, pour que
ces dernières aient le droit de prendre place dans la série, en tant
que résultat de l'action dynamique pervertie du système musculaire. Il nous est permis toutefois de faire remarquer, à titre de
renseignement utile à d'autres points de vue, que la forme hémiplégique réalisée chez le sujet de cette observation, accompagnée
d'une réduction de la moitié du corps qui en est le signe, est
bien propre à faire admettre l'origine cérébrale ou cérébro-spi-

nale de l'affection convulsive, laissant aux faits qui vont suivre de fournir de nouveaux éléments à cette induction.

Quoi qu'il en puisse être, le caractère du spasme musculaire qui a réalisé les difformités du jeune Albert mérite de fixer l'attention. C'est d'abord, comme dans les observations de la première catégorie, et comme dans l'observation précédente, un ensemble de difformités unilatérales; puis c'est la réunion, chez le même sujet, de la contracture spasmodique et de la rétraction fixe. Les difformités du membre supérieur sont toutes intermittentes, c'est-à-dire spasmodiques, et celles du membre inférieur sont fixes et irréductibles. De cette simultanéité de modes différents de contracture chez le même individu, et sous l'influence de la même cause, on peut légitimement conclure à leur identité de nature, et considérer les convulsions comme n'agissant pas autrement que les convulsions par affection cérébro-spinale immédiate, l'hydrocéphalie par exemple ; ce qui ajoute une nouvelle présomption en faveur d'une même origine cérébrale.

Considéré de plus près, le fait de la contracture spasmodique réalisant des difformités temporaires est un précieux élément de démonstration pour ceux qui, contre toute évidence, s'obstinent à chercher dans les positions vicieuses et les pressions mécaniques, l'origine des difformités, dont la cessation temporaire et la reproduction extemporanée montrent si bien la relation matérielle des directions anormales qui les constituent, avec la cause mécanique qui les produit. A cette démonstration, que nous croyons être l'évidence elle-même, on pourrait encore ajouter comme complément superflu, que, chez le même individu, la fixité de la difformité du pied, coïncidant avec la mobilité de la difformité du membre supérieur, maintient au profit de la première la relation mécanique si bien établie par la seconde.

Enfin, pour ne rien omettre de l'enseignement fourni par cette précieuse observation, nous dirons qu'elle commence à montrer la différence fondamentale qui existe entre la difformité constituée, la difformité véritable causée et entretenue par la rétraction musculaire, effet d'une affection passée, et la difformité apparente, temporaire, expression passagère de l'affection musculaire toujours présente. Cette distinction acquerra toute son importance à mesure qu'on arrivera aux applications pratiques de ces recherches.

L'observation suivante de la même signification que la précédente, contient un élément de plus pour la solution du rapport des convulsions dentaires avec les lésions nerveuses qui les produisent.

OBSERVATION VII

CONVULSIONS SOUS L'INFLUENCE DU TRAVAIL DE LA DENTITION. — HÉMIPLÉGIE CARACTÉRISÉE. — PIED BOT PARALYTIQUE. — AUTOPSIE. (Observation recueillie à l'hôpital des Enfants en 1839.)

SOMMAIRE. — Enfant née bien portante et bien conformée. Pas d'hérédité. — Convulsions violentes à quatre ans, coïncidant avec l'éruption simultanée de dix dents. — Hémiplégie droite. — Paralysie se résolvant dans presque tous les muscles, à l'exception de quelques-uns du pied. — Pied bot paralytique. — A l'autopsie, signes d'affection cérébrale à gauche ; prédominance du crâne du côté droit. — Altération des enveloppes médullaires et lésions spéciales des racines antérieures droites.

Lucy Clarisse, âgée de neuf ans, est née au Havre de parents assez bien portants, mais très pauvres. Elle est d'une constitution délicate, tempérament lymphatique, yeux bleus, cheveux châtains, peau blanche et fine. Elle est venue au monde bien conformée. Vers l'âge de quatre ans, elle a eu de violentes convulsions au moment de l'éruption simultanée de dix dents. A la suite de ces convulsions, s'est déclarée une hémiplégie droite. Peu à peu, la paralysie a disparu dans le membre supérieur et dans la plupart des muscles du membre inférieur. Si nous en exceptons les péroniers latéraux et antérieur, l'extenseur commun des orteils, le pédieux et l'abducteur du petit orteil, qui sont paralysés, tous les autres muscles jouissent de leur contractilité normale.

Elle est entrée à l'hôpital le 10 août 1839, présentant un pied bot varus-équin, par paralysie des muscles que nous venons de citer et par un retrait peu prononcé, passif, des muscles antagonistes, des jumeaux et soléaires et du jambier antérieur. Ce pied bot offre ceci de remarquable qu'il peut à peu près être ramené par le plus léger effort à la forme normale ; cependant il serait impossible de le fléchir au delà de l'angle droit et de le porter dans l'abduction.

Quand il est abandonné à lui-même, il offre la forme varus équin au premier degré seulement; c'est-à-dire que la face plantaire est tournée en bas et un peu en dedans, le talon est élevé et l'avant-pied abaissé. De plus, ce dernier est tourné en dedans. Si, au contraire, la malade appuie son pied sur le sol, il se retourne complètement et présente un varus-équin au troisième degré. Alors la face dorsale du pied repose directement sur le sol, la face plantaire est dirigée en haut, le bord interne en haut et en dehors et le bord externe en dedans. Il existe même des callosités à la surface dorsale, au niveau de la tête de l'astragale, du sommet de la malléole externe et de l'extrémité antérieure du calcanéum, qui se sont formées à la suite des frottements pendant que le membre appuyait sur ces parties.

Comme la flexion du pied ne pouvait pas dépasser l'angle droit et que le renversement était permanent, je me décidai à pratiquer la section du tendon d'Achille et de celui du jambier antérieur.

Cette double opération a été pratiquée le 14 août 1839, à l'amphithéâtre de l'hôpital, en présence des personnes qui suivent habituellement mes conférences. J'ai commencé par le jambier antérieur qui faisait une saillie assez prononcée pour que je puisse le couper de sa face superficielle vers la profonde. Cette opération a été très facile et n'a pas donné lieu au moindre accident. Je fis aussitôt après la section du tendon d'Achille par mon procédé habituel, avec résultat comme de coutume. Le pied, après le pansement, a été placé dans un appareil à flexion et à renversement, et fixé dans une situation inverse à celle que lui donnait la difformité.

Aucun accident n'est survenu à la suite. Les piqûres étaient cicatrisées le troisième jour. Dès le dixième jour, on a senti une certaine résistance dans le tissu de la cicatrice du tendon d'Achille, et le dix-huitième jour l'opérée a pu faire quelques pas dans la salle. On continua à maintenir le pied dans une position un peu inverse de celle qu'il avait une si grande tendance à prendre.

15 *septembre*. — La cicatrice est presque aussi solide que le tendon lui-même. Les mouvements du pied sont plus faciles, mais les péroniers et l'extenseur commun des orteils n'ont pas encore retrouvé leur contractilité. Malgré cela, le pied conserve sans appareil la forme normale et n'a plus, à beaucoup près, autant de tendance à se renverser.

Déjà on lui avait fait confectionner un appareil de contention pour la renvoyer de l'hôpital, lorsque, la veille de son jour de sortie, elle est prise de fièvre avec céphalalgie violente. On la fait passer dans un service de médecine. Une variole confluente se déclare; elle parcourt toutes ses périodes. Après la variole *survient une scarlatine*, et enfin une gangrène de la bouche à laquelle la malade succombe le 16 novembre.

A l'autopsie, on a trouvé, en fait de lésions récentes, outre la gangrène de la bouche, des foyers gangréneux dans les poumons et un engouement des moitiés postérieures des deux poumons avec des centaines de petits foyers purulents, simulant jusqu'à un certain point des tubercules. On a trouvé en outre une injection assez vive du tissu de l'hémisphère cérébral gauche et du tissu cellulaire liant la dure-mère rachidienne au canal vertébral. Dans l'abdomen, on a trouvé le foie complètement décoloré. Enfin, l'examen attentif des centres nerveux nous a fourni les résultats suivants :

L'inspection extérieure fait déjà voir une différence de volume assez remarquable entre les deux moitiés du crâne. La moitié droite est à la fois plus élevée, plus longue et plus large que la moitié opposée. L'hémisphère droit dépasse le gauche, en avant comme en arrière, de près de 1 centimètre dans chaque sens. Les méninges paraissent saines, point de granulations. Examiné dans son intérieur, le cerveau ne présente absolument rien de particulier. L'hémisphère gauche n'offre, à part son volume moindre, rien qu'une injection plus considérable de ses vaisseaux. Beaucoup de sablures, mais sans aucune trace d'altération. Le cervelet n'offre rien de particulier, de même que la moelle allongée.

La moelle et ses dépendances nous ont, au contraire, présenté des particularités fort remarquables : injection vive et infiltration séreuse qui lie la dure-mère au canal vertébral. Dans la moitié supérieure, il y a des adhérences nombreuses et anciennes entre les feuillets pariétal et viscéral de l'arachnoïde, et entre ce dernier et la pie-mère. Vers la région dorsale moyenne, les méninges ne présentent rien d'anormal, si ce n'est l'injection vasculaire et l'infiltration séreuse du tissu cellulaire extérieur à la dure-mère. Mais au niveau du renflement inférieur de la moelle et dans la moitié inférieure de ce renflement surtout, il y a une différence très remarquable entre les racines antérieures droites et gauches. Celles-ci se trouvent avoir la *configuration*, la *texture* et le *volume* normaux, tandis que, du côté droit, les inférieures sont *atrophiées* et d'une couleur jaune d'ocre.

Cette observation complète, comme nous l'avons dit, la signification de la précédente. Elle offre en outre des particularités du plus grand intérêt.

Chez le jeune Albert L., il n'avait pas été possible d'affirmer une subordination complète des convulsions dentaires à une affection cérébro-spinale. Cependant tout un côté du corps, celui qui correspondait aux difformités, présentait une notable réduction dans tous les sens, à l'exception des deux moitiés du crâne restées absolument pareilles. Chez la petite Lucy, au contraire, les moitiés gauches du crâne et du cerveau étaient réduites et l'hémiplégie occupait le côté droit. Mais à l'autopsie on trouva les racines antérieures droites manifestement et profondément altérées dans la partie inférieure de la moelle. Que signifie cette contradiction apparente, si ce n'est que dans le cas d'Albert, c'est l'affection médullaire, à l'exclusion du cerveau resté intact, qui a produit les difformités et la réduction de toute une moitié du corps moins le crâne; et dans le cas de Lucy, l'hémiplégie droite a pu disparaître presque complètement avec la guérison de l'affection cérébrale gauche, tandis que la paralysie du membre droit et le pied bot paralytique de ce côté, ont pu persister sous l'influence de l'altération des racines antérieures de la partie inférieure de la moelle?

Si nous avons insisté sur ces rapports spéciaux de l'affection cérébrale et spinale avec les différentes parties du système musculaire dont ressortent les difformités, c'est pour resserrer encore les liens qui unissent les difformités par convulsions dentaires avec celles d'origine franchement et directement cérébro-spinales.

Mais l'observation de Lucy prête encore à d'autres considérations. On a vu que la paralysie hémiplégique, presque générale d'abord, a fini par ne plus laisser d'autres traces que celles directement subordonnées à la lésion persistante des racines antérieures de la moelle. Cette disparition successive et graduée des effets de la maladie et de son retentissement dans les muscles, répond à l'objection de ceux qui ne veulent pas admettre qu'une difformité partielle, un simple pied bot, ou un strabisme puissent avoir pour origine une affection générale du système nerveux. Mais cet amoindrissement graduel des effets d'une même cause qui agit parfois avec une grande intensité et avec des effets généraux permanents, n'a cependant rien de contraire à ce qui se voit tous les jours. Un enfant a une fièvre cérébrale et des convulsions; après la guérison de la maladie il reste louche, sans autre difformité. Qui s'avisera de contester l'origine du strabisme, c'est-à-dire de l'affection convulsive localisée dans les seuls muscles de l'œil : ce qui est évident pour le strabisme, l'est-il moins pour d'autres difformités isolées, c'est-à-dire pour d'autres localisations posthumes de la rétraction, dans les muscles du cou, de l'épine, des hanches, du genou ou du pied. C'est ainsi que chez la petite Lucy, tous les effets de l'affection cérébrale ont disparu, et qu'il ne lui est resté que la difformité du pied, causée par le très petit nombre de muscles restés paralysés sous l'influence de l'altération localisée de la moelle. Il est donc permis de conclure qu'une affection centrale du système nerveux est susceptible de ne laisser après elle qu'une très petite partie de ses effets, c'est-à-dire une simple difformité, comme elle est susceptible, ainsi qu'on l'a vu dans une foule d'autres cas, de laisser son empreinte convulsive dans le système musculaire tout entier. N'est-ce pas l'occasion de dire avec le proverbe : qui peut le plus, peut le moins.

Passons à une cause éloignée d'un ordre plus général.

OBSERVATION VIII

DIFFORMITÉ GÉNÉRALE DUE A DES CONVULSIONS SURVENUES A LA SUITE D'UNE AFFECTION GASTRO-INTESTINALE GRAVE. (Observation recueillie à l'hôpital des Enfants en 1839-40.)

SOMMAIRE. — Conformation régulière à la naissance. Pas d'hérédité. — A sept ans et demi, affection gastro-intestinale grave. — Convulsions six mois après. — Difformité presque générale. — Asymétrie du crâne. — Déviation latérale de l'épine. — Flexion permanente de l'avant-bras droit. — Subluxation du poignet, flexion des quatre derniers doigts de la main droite. — Atrophie et paralysie presque complètes du membre supérieur gauche. — Subluxation scapulo-humérale en bas, flexion permanente du coude, extension de la main et flexion permanente des doigts. — Flexion permanente des deux cuisses avec abduction légère et pseudo-luxation. — Flexion permanente et rotation en dehors des deux jambes. — Pied bot valgus équin à droite et varus équin à gauche.

Wilson (Eugénie), âgée de quatorze ans, d'une constitution moyenne, tempérament nerveux, cheveux blonds, peau blanche, yeux bleus, embonpoint assez marqué du tronc, est entrée à l'hôpital des

Enfants le 6 août 1839, sortant de la Salpêtrière, où elle avait passé deux mois.

Elle est issue de parents sains. Il n'y a eu dans sa famille aucune difformité. Bien portante jusqu'à l'âge de sept ans, elle a eu à cette époque une affection gastro-intestinale caractérisée. Six mois après, elle a été prise pour la première fois de convulsions durant plusieurs heures, avec perte de la parole et conservation de l'intelligence, à la suite desquelles sont survenues les difformités actuellement existantes.

Depuis l'époque où Eugénie W... a éprouvé les premières convulsions, elle a toujours été sujette à de fréquents maux de tête dont la durée continue est de cinq, six, huit jours et plus quelquefois, avec des rémissions qui ne durent jamais plus de deux ou trois jours. Elle a assez souvent des accès de fièvre qui ne paraissent avoir aucun rapport avec la céphalalgie. Cette fièvre se déclare assez régulièrement tous les ans, au retour du printemps ou au commencement de l'automne. Depuis un an, la fièvre n'a plus reparu. Deux abcès se sont formés successivement dans la région lombaire. Elle a eu aussi à plusieurs reprises des furoncles sur différentes parties du corps. Elle a été pendant longtemps sujette à des douleurs dans les membres; elle en éprouve encore actuellement dans les membres inférieurs, surtout à la cuisse droite et au pied gauche. Ces douleurs s'exaspèrent dans les temps humides et orageux.

Depuis sept ans, les fonctions digestives n'ont point été troublées. L'appétit s'est conservé bon.

La respiration est normale, ainsi que la circulation, sauf l'injection veineuse des extrémités paralysées.

La caloricité est normale au tronc et à la tête. Dans les membres, elle varie suivant le degré de la paralysie. Ainsi, au bras droit, elle est plus forte qu'au bras gauche, et dans celui-ci plus forte que dans la main correspondante. Les deux jambes et les pieds n'offrent pas de différence sensible. Ils sont toujours froids, malgré le séjour continuel de la malade au lit.

Aujourd'hui, 20 décembre 1839, Eugénie W... se trouve dans l'état suivant :

Difformité générale convulsive occupant le tronc et les quatre membres, et offrant à considérer les particularités suivantes :

1° *Asymétrie du crâne ;*

2° *Déviation latérale de la colonne vertébrale à gauche avec déformation consécutive du thorax.*

3° AU MEMBRE SUPÉRIEUR DROIT. — *Flexion habituelle à angle droit de l'avant-bras sur le bras, impossibilité d'une extension complète. Abduction forcée du poignet. Flexion des doigts.*

4° AU MEMBRE SUPÉRIEUR GAUCHE. — *Atrophie et paralysie de*

presque tout le membre. Relâchement des ligaments de l'épaule avec subluxation de l'humérus en bas. Flexion permanente du coude, extension du poignet et flexion des doigts.

5° AU MEMBRE INFÉRIEUR DROIT. — *Flexion habituelle non permanente avec abduction légère et pseudo-luxation de la cuisse. Luxation presque complète, flexion permanente avec abduction et rotation en dehors extrême de la jambe sur la cuisse. Pied bot valgus équin.*

6° AU MEMBRE INFÉRIEUR GAUCHE. — *Flexion habituelle non permanente de la cuisse sur le bassin. Flexion permanente de la jambe sur la cuisse, avec abduction et rotation en dehors très considérables. Subluxation fémoro-tibiale en arrière. Pied bot varus-équin.*

Le sujet, considéré d'une manière générale, présente une disproportion notable entre le développement du tronc et le développement des membres.

I. TÊTE. — La *tête*, assez volumineuse d'ailleurs, offre une irrégularité dans ses deux demi-périmètres verticaux. La moitié gauche du crâne est plus saillante, plus élevée au niveau du pariétal. Les demi-périmètres horizontaux sont de même étendue.

Les deux yeux sont également ouverts et également bons. Point de strabisme.

II. TRONC. — Le *tronc* présente une *déviation latérale de l'épine dorsale* moyenne à gauche, trois courbures cervico-dorso-lombaires. La première, à droite, s'étend de la troisième ou quatrième cervicale à la deuxième dorsale; cette courbure est inappréciable par la direction des apophyses épineuses. La seconde, courbure principale, convexe à gauche, va de la troisième dorsale à la deuxième lombaire; sa flèche est de 15 millimètres. La troisième comprend le reste de la colonne et le sacrum. Sa flèche est de 14 millimètres.

Le dos est irrégulier dans sa direction et dans sa configuration. Il y a déviation de tout le tronc et surtout de sa moitié supérieure, à droite d'une verticale abaissée sur le milieu du bassin. De plus, il y a une grande asymétrie du dos : saillies et dépressions alternatives correspondant à la convexité et à la concavité des courbures. Toute la moitié gauche est saillante dans la partie moyenne; la droite est déprimée aux points correspondants et présente, au fond de la concavité, deux forts plis de la peau. Indépendamment de la différence de volume et de forme, les deux épaules offrent une irrégularité dépendant de la déviation de la colonne. Ainsi, les angles supérieurs et inférieurs des omoplates sont alternativement saillants et déprimés en sens inverse. L'angle supérieur de l'omoplate gauche est déprimé, contrairement à l'angle supérieur de l'omoplate droite; au contraire, l'angle inférieur de l'omoplate gauche est saillant et le droit déprimé.

Les masses musculaires offrent de notables différences à droite et à gauche. Les muscles du côté droit sont généralement normaux, si ce n'est au niveau de la courbure moyenne. On sent dans la direction de la corde de la courbure un faisceau tendineux du long dorsal. A gauche, les masses musculaires semblent dures, comme contracturées. On aperçoit au bas du tronc une saillie correspondant aux faisceaux inférieurs du sacro-lombaire, mais aucun de ces faisceaux ne présente une tension plus forte que ceux du côté opposé. Entre les fausses côtes et le bassin, il n'y a que 1 centimètre de distance.

III. Membres thoraciques. — A. Le *membre droit* est bien conformé dans toute sa partie supérieure. L'avant-bras présente un amaigrissement prononcé lié à la *paralysie* et à la *rétraction* des muscles moteurs de la main.

> Longueur de l'humérus............. 30 centimètres.
>   —   du radius................. 21   —
>   —   du cubitus............... 23   —

L'avant-bras est *fléchi* à peu près à angle droit sur le bras; mais cette flexion n'est pas tout à fait fixe, l'extension peut être portée jusqu'à assez près de la ligne droite. *Abduction* permanente de la main avec *subluxation* des poignets en dehors. La main n'est ni fléchie, ni étendue sur l'avant-bras. L'abduction peut être portée jusqu'à l'angle droit. La main forme, dans l'état ordinaire, avec l'axe du bras, un angle de 130 degrés. Dans la plus forte adduction, cet angle n'est que de 170 à 175 degrés. Flexion permanente des quatre derniers doigts dans leur articulation phalango-phalanginienne. L'extension ne peut être portée au delà de l'angle droit, excepté dans l'index où elle peut être portée plus loin.

a. Muscles. — Tous les muscles moteurs de l'avant-bras sur le bras sont sains et contractiles. Dans l'avant-bras, la supination et la pronation s'exécutent, tandis que tous les autres muscles sont atrophiés, les uns paralysés, les autres rétractés.

1° *Région antérieure.* — Les muscles grand et petit palmaires sont rétractés; ils n'exécutent pas de mouvements notables. Les fléchisseurs sublime et profond des doigts paraissent dans le même état; les muscles fléchisseurs propres du pouce complètement atrophiés, paralysés et dans le relâchement.

2° *Région externe.* — Les muscles radiaux externes sont fortement rétractés, ils forment sous la peau des saillies, des cordes, qui s'opposent à l'adduction.

3° *Région postérieure.* — Les muscles extenseurs communs et le cubital postérieur sont paralysés, atrophiés et relâchés. Le grand adducteur offre de légères contractions, ainsi que les fléchisseurs des doigts médius et annulaire.

4° Les muscles de l'éminence thénar sont tous atrophiés et paralysés, à tel point qu'on n'en sent pas de trace. Ceux de l'éminence hypothénar paraissent un peu moins atrophiés, mais ils sont également paralysés.

b. *Articulations.* — Diastase plus grande des surfaces du cubitus et du pyramidal, allongement du ligament de 1 centimètre environ ; en dehors, raccourcissement du ligament radio-carpien.

Rétraction des ligaments latéraux des doigts.

B. *Membre thoracique gauche.* — Amaigrissement beaucoup plus prononcé de ce membre que du membre droit. Le bras et l'épaule sont amaigris, l'avant-bras et la main le sont davantage. Tout le membre est beaucoup plus réduit que celui du côté opposé.

Longueur de l'humérus............. 24 centimètres.
    —   du radius................ 21   —
    —   du cubitus............... 22   —

a. *Épaule gauche.* — Le scapulum retenu par son angle postéro-supérieur offre un mouvement de bascule qui porte son angle inférieur sur l'épine, tandis que son extrémité humérale est entraînée par le poids du membre.

L'articulation scapulo-humérale n'offre aucune circonstance particulière, si ce n'est le peu de développement du moignon de l'épaule.

b. *L'articulation huméro-cubitale* est maintenue dans une *flexion permanente* à angle de 80 degrés. L'extension peut être portée avec un peu d'effort jusqu'à l'angle droit.

c. *L'articulation radio-carpienne* est habituellement dans l'*extension* à angle droit, elle peut être portée jusqu'à un angle de 70 centimètres à sinus postérieur. On peut redresser la main jusqu'à la ligne droite avec l'avant-bras, mais on ne peut porter la flexion au delà de ce point. On éprouve de la résistance de la part des muscles de l'avant-bras et probablement aussi de la part des ligaments radio-carpiens.

d. La région du *métacarpe* est remarquable par sa réduction en largeur et en épaisseur. Toutes les parties molles ont subi une atrophie considérable, ainsi que les os eux-mêmes. Les doigts sont habituellement fléchis dans leurs articulations phalango-phalanginiennes, mais on peut les redresser presque complètement avec un peu d'effort.

c. *Muscles.* — Tous les muscles de ce membre sont moins développés que ceux du côté opposé. L'atrophie et la paralysie ont sévi sur un plus grand nombre.

1° *Muscles moteurs du scapulum. Trapèze.* — Ses fibres dorsales sont moins longues de ce côté que du côté opposé. Ses fibres cervicales paraissent avoir la même longueur des deux côtés. Ce muscle est contractile dans toutes ses parties; cependant, ses fibres cervicales sont plus développées en général et plus contractiles que les dorsales.

2° *Muscle grand dorsal.* — Ce muscle paraît allongé, atrophié et complètement paralysé; du moins il est impossible d'y constater aucune contraction.

3° *Muscle deltoïde.* — Peu développé. Cependant il est encore contractile dans toutes ses parties et notamment dans ses fibres antérieures.

4° Les *grand* et *petit pectoraux* sont atrophiés et complètement paralysés.

5° Les muscles *petit* et *grand* ronds et sous-scapulaire n'ont pu être directement explorés. Les sus- et sous-épineux offrent des contractions assez sensibles.

Les mouvements d'adduction, d'abduction et d'élévation qui sont possibles, mais à un faible degré, se font en général par les muscles du scapulum. Les mouvements d'adduction ne paraissent être opérés que par les fibres antérieures du deltoïde, du grand dentelé (paralysie du grand dorsal et du grand pectoral). Les mouvements d'abduction se font par le trapèze.

6° *Muscles du bras.* — Le biceps est mobile et rétracté. Le coraco-brachial, un peu rétracté aussi, conserve une légère contractilité. Le brachial antérieur n'a pu être suffisamment exploré; il paraît paralysé. Le triceps est complètement paralysé.

7° *Muscles de l'avant-bras.* — Les radiaux externes seuls agissent dans l'extension du poignet et très peu dans la flexion du bras.

Léger mouvement de supination produit par le biceps. Tous les autres muscles sont paralysés.

Tous les muscles de la main sont également paralysés et atrophiés.

IV. Membres abdominaux. — A. Le membre abdominal droit présente une disposition vicieuse qui maintient la cuisse dans une *demi-flexion* sur le bassin et une légère *abduction* permanente. La jambe est *subluxée* sur la cuisse. Il y a une *flexion permanente* à angle très aigu, qui peut être portée sans efforts un peu au delà de l'angle droit. La jambe a subi un mouvement de *rotation* (un arc de cercle d'environ 60 degrés) par suite duquel la face antérieure du tibia se trouve portée en dehors.

Le pied offre un *équin-valgus* au deuxième degré avec paralysie des muscles internes.

1° *Articulation coxo-fémorale.* — Cette articulation présente la plupart des signes rationnels de la luxation : il y a un raccourcissement apparent notable. Assez grande raideur des mouvements, quoiqu'ils puissent s'exécuter par la volonté de la malade. Il y a une abduction et un certain degré de flexion permanente. Lorsqu'on essaye d'étendre la cuisse, on entraîne le bassin. Cette circonstance est contradictoire avec l'idée d'une luxation dans la fosse iliaque (il y aurait adduction dans ce dernier cas). Cependant, lorsqu'on fait exécuter des mouvements dans toutes les directions, et en plaçant en même temps la main sur la tête du fémur, on peut sentir cette éminence à sa hauteur et sa situation à peu près normales. On perçoit néanmoins quelques mouvements de déplacement accompagnés d'un craquement, ce qui indique une luxation passagère au moins incomplète. En examinant les muscles qui entourent l'articulation, on peut sentir une résistance et une rétraction assez considérables du fascia lata, du couturier et du petit fessier. Les autres muscles de l'articulation sont dans leur état normal. On présume qu'il doit y avoir une forte rétraction des abducteurs.

Le muscle tri-fémoro-rotulien présente une rétraction considérable, principalement le vaste externe et le droit antérieur. Le premier de ces muscles forme à la face externe de la cuisse une corde saillante, soulevant même les téguments. L'insertion inférieure de ce muscle offre, en raison de sa rétraction et de la torsion et flexion exagérée du tibia, une disposition telle, qu'il agit sur cet os comme fléchisseur et non plus comme extenseur. Les muscles de la partie interne n'offrent rien de particulier, si ce n'est qu'ils sont faibles.

Muscles de la partie postérieure de la cuisse. — Les fessiers, excepté le petit, un peu rétractés, jouissent de tous leurs mouvements. Le biceps, le demi-membraneux, demi-tendineux, fortement rétractés, s'opposent à l'extension ou redressement des genoux.

2° *Articulation fémoro-tibiale.* — Le tibia a subi un mouvement de rotation et de flexion tel, que les condyles de cet os, au lieu de se trouver en rapport avec la face inférieure des condyles du fémur, se trouvent : le condyle externe reporté en arrière et en haut dans le creux poplité, occupant à peu près la partie moyenne de la face postérieure du fémur, immédiatement au-dessus des condyles du fémur répondant à l'interstice de ces deux condyles ; le condyle interne du tibia est resté en rapport avec le condyle correspondant du fémur ; seulement il a subi un mouvement de rotation sur son axe tel, que le condyle externe du fémur est entièrement à nu sous les téguments, tandis que le condyle interne de cet os se trouve partiellement en rapport par son extrémité postérieure avec le condyle du tibia.

Ces surfaces paraissent avoir conservé leur configuration normale.

La rotule est petite, mince, aplatie et déviée en bas et un peu en dehors, elle se trouve à peu de chose près dans ses rapports normaux avec les condyles du fémur dans la flexion extrême.

3° La *jambe*, à part son déplacement sur le fémur, n'offre rien de particulier, si ce n'est l'amaigrissement du membre.

Les muscles jumeaux et soléaires sont rétractés d'une manière considérable. Les muscles profonds ne sont pas appréciables, cependant le jambier postérieur et le fléchisseur commun paraissent paralysés.

Le muscle jambier antérieur est paralysé et complètement atrophié. L'extenseur propre et l'extenseur commun conservent leur action; ce dernier offre cependant une saillie assez prononcée sous la peau, qui augmente par la flexion.

Les péroniers latéraux sont rétractés, mais conservent leurs mouvements.

Le péronier antérieur paraît manquer.

B. **Membre abdominal gauche.** — 1° L'*articulation coxo-fémorale* de ce côté n'offre rien de particulier.

Les muscles fléchisseurs psoas et iliaque sont paralysés et atrophiés. Les muscles couturier, droit antérieur, vaste interne, sont également paralysés et atrophiés.

Les adducteurs conservent leur action à un faible degré.

Les abducteurs sont sains.

Rétraction des muscles vaste externe et du biceps crural. État normal des muscles fessiers, des demi-tendineux et demi-membraneux.

Il y a habituellement une flexion rectangulaire de la jambe sur la cuisse. L extension avec certains efforts peut être portée jusqu'à un angle de 130 degrés. Cette flexion est accompagnée d'une rotation des os de la jambe en dehors telle, que la face antérieure regarde presque directement en dehors et la face postérieure en dedans.

La rotation peut être amoindrie lorsque l'on porte le membre dans l'extrême degré de flexion par le relâchement du biceps.

2° *Articulation du genou.* — Même disposition qu'à droite, un peu exagérée.

3° *Muscles de la jambe.* — Jambiers antérieur et postérieur rétractés (1).

L'observation qui précède est une des plus instructives que nous ayions rencontrées pendant notre exercice à l'hôpital des

(1) Le sujet de cette observation a été traité par nous à l'hôpital des Enfants. Mais devant nous borner, dans ces recherches purement scientifiques, aux circonstances relatives à l'origine, au mécanisme et au siège des difformités, nous renvoyons, pour ce cas d'Eugénie Wilson, — comme pour plusieurs autres encore, — à la publication de nos travaux pratiques, tout ce qui a trait à la partie clinique ou médico-chirurgicale de nos observations. Cette séparation, commandée par la nature et l'ordre de nos publications, n'amoindrira pas cependant l'intérêt des faits et ne nous exposera en aucune façon à de doubles emplois.

Enfants. Il ne sera pas sans intérêt, pour l'histoire de la science et de l'art, de retrouver aujourd'hui, c'est-à-dire après plus de quarante ans, le commentaire textuel dont elle était l'objet devant notre auditoire de cette époque. Nous reproduisons donc, sans y rien changer, ce commentaire, rédigé par nos deux collaborateurs MM. Kuhn et Brochin. Et, quoique le fait dont il s'agit soit spécialement rapporté comme élément démonstratif de nos idées scientifiques, nous avons cru devoir l'accompagner de tous les développements auxquels il a donné lieu, ces développements devant fixer certaines dates, utiles à conserver, au point de vue de l'origine et de l'invariabilité de nos principes.

Mais avant de faire cette reproduction, montrons comment le fait observé chez Eugénie Wilson prend place dans la série de ceux qui sont destinés à montrer que, quelle que soit leur diversité, les causes éloignées des affections convulsives se résolvent toutes dans la même cause prochaine, la *rétraction musculaire*, à ses divers modes, à ses différents degrés, pour produire les difformités, en même temps que cette rétraction n'est elle-même qu'un témoignage et un effet de l'affection convulsive qui l'a produite.

Or, dans le cas d'Eugénie Wilson, quel a été le point de départ des convulsions? une affection gastro-intestinale caractérisée. Comment cette affection a-t-elle provoqué l'état convulsif? d'où sont nées les difformités? C'est là un problème de pathogénie fort intéressant, mais qui importe peu à notre objet. Ce qui nous importe, c'est de montrer que le trouble musculaire, engendré par les convulsions, né d'une affection gastro-intestinale, est apte, comme le trouble musculaire dentaire, comme le même trouble issu directement d'une affection purement nerveuse, à produire le même ensemble de difformités que chacune des causes éloignées précitées. Faisons simplement remarquer que cette communauté de résultats issus d'une diversité apparente d'origines, tient sans doute au retentissement de ces diverses causes éloignées sur le système cérébro-spinal, dont certains stigmates souvent inaperçus attestent l'intervention commune. C'est ainsi que l'asymétrie crânienne d'Eugénie Wilson reste un témoignage posthume de l'origine

cérébrale de ses convulsions; origine rappelée si ce n'est per-
pétuée par les maux de tête auxquels cette jeune fille était
périodiquement sujette.

Voici maintenant, avec leur date précise, les réflexions
dont le cas d'Eugénie Wilson a été l'objet en 1839-1840 (1),
et telles qu'elles ont été communiquées à notre auditoire de cette
époque :

« Jusqu'ici, les difformités générales n'avaient été étudiées que chez
le fœtus, et considérées comme les effets de causes portées à l'extrême
et incompatibles avec la vie. Cependant, dans quelques cas, on les
rencontre chez le fœtus avec des conditions de viabilité, et l'on a
aussi l'occasion de les observer chez des sujets vivants qui les ont contractées après la naissance.

» Ces difformités sont de deux sortes : elles existent dans la continuité ou dans la contiguïté des os, suivant la longueur des os, ou bien
dans les articulations. Cette division n'est pas seulement graphique,
elle est encore étiologique; car les causes qui produisent ces difformités sont en rapport avec la circonstance de leur siège dans la continuité ou la contiguïté des os.

» Les difformités dans la contiguïté sont produites par une affection
nerveuse déterminant la rétraction convulsive des muscles; les difformités dans la continuité sont généralement le résultat du rachitisme,
de l'ostéomalacie et de quelques autres affections plus rares.

» Vous avez vu l'histoire du pied bot se déroulant tout entière dans
les limites d'un seul fait, la rétraction convulsive. Ce fait, vu localement, a été plus tard généralisé dans tout le système nerveux et dans
tous les muscles qu'anime ce système. Dans les difformités de tout le
squelette, il se passe ce qui se passe dans le pied bot. Les muscles se
présentent sous quatre états différents : ils sont à l'état de rétraction
fixe, de contracture spasmodique temporaire, à l'état de rétraction
passive ou consécutive, et à l'état de paralysie sans raccourcissement.
Avec ces quatre faits, on peut reconstruire toutes les difformités de cet
ordre. Ces quatre modes d'action, différemment distribués dans les
muscles du pied, donnent lieu à toutes les variétés du pied bot. Géné-
ralisons ce fait, nous aurons les difformités générales. Supposez que
les muscles de l'œil, du cou, du dos, ceux de la poitrine, du bassin et
des membres participent à ces différents états morbides, nous aurons
des difformités générales dont le pied bot n'est qu'un cas particulier.

» La jeune fille qui fait l'objet de ces considérations offre un exemple

____

(1) Hôpital des Enfants malades, service des difformités, séance du 21 décembre 1839.

frappant de ces divers états combinés, la paralysie avec raccourcissement, la paralysie sans raccourcissement; enfin, la contracture spasmodique et la rétraction fixe.

» Cette fille offre les conditions suivantes : Elle est âgée de quatorze
ans; elle est parvenue jusqu'à l'âge de sept ans sans avoir eu aucune
maladie remarquable. A cette époque, elle a eu de la diarrhée et
quelques autres symptômes d'affection gastro-intestinale suivis de convulsions sans perte de sentiment. A la suite de ces convulsions, elle a
été frappée d'impotence dans plusieurs de ses membres et de difformités dans d'autres. Il lui est resté une grande disposition à la céphalalgie; sa santé est moins bonne qu'auparavant, quoiqu'il y ait intégrité des fonctions principales. Certains membres sont paralysés.

» Voici les dispositions principales que présente le système musculaire chez cette jeune fille : D'abord nous dirons, pour n'avoir point de
doute sur l'origine de ces difformités, qu'on peut trouver des traces de
l'affection qui détermine les difformités pendant la vie fœtale : il y a
irrégularité entre les deux côtés de la tête. Les deux demi-périmètres
horizontaux du crâne sont égaux, mais le périmètre vertical du côté
gauche à environ dix lignes de moins que celui du côté droit. Le
rapport de ce fait avec la circonstance des différentes paralysies et de
l'amaigrissement des membres est déjà suffisant pour faire considérer
ces paralysies et cet amaigrissement comme la conséquence d'une maladie cérébrale.

» Il y a deux ordres de symptômes ou plutôt de phénomènes.

» Les muscles se présentent sous les divers états que nous avons vus
réaliser toutes leurs modalités d'action pour la genèse des difformités.
Il y a des muscles atteints de spasme, des muscles rétractés avec
possibilité de mouvements volontaires, des muscles paralysés, et des
muscles tout à fait sains.

» Dans le dos, il y a des muscles paralysés et des muscles rétractés.

» Le trapèze est rétracté dans sa portion supérieure, paralysé dans
sa portion inférieure.

» Dans les membres également, il y a des muscles dans leur état
d'intégrité, des muscles paralysés et des muscles rétractés.

» En un mot, dans le dos, les épaules, les bras, l'avant-bras et
la main, et dans les membres inférieurs, partout existe également
cette disposition multiple des muscles : la *rétraction*, la *contracture*
et la *contraction par défaut d'équilibre* et par la *paralysie* de leurs
antagonistes.

» Voilà pour le premier ordre de phénomènes.

» Quant à ceux du second ordre, qui sont les effets des premiers,
considérés comme leurs causes, il y a d'abord, en partant du bassin :
à droite, luxation incomplète du fémur; flexion permanente du

genou avec subluxation d'avant en arrière et rotation en dehors des
os de la jambe, sur la cuisse, assez considérable; subluxation de la
rotule. Pied bot valgus équin renversé sur sa face interne, le bord
interne et le talon étant relevés, les orteils fléchis.

» Il est facile de suivre ici les effets et combinaisons de la rétraction
musculaire sur les directions anormales des leviers osseux. Aux
membres inférieurs du côté droit, la rétraction du demi-tendineux, du
demi-membraneux, droit interne, puis celle du biceps, donnent la
raison de la flexion de la jambe sur la cuisse, de la rotation de la
jambe en dehors et de la subluxation des tibias en arrière.

» Quant au mécanisme du pied bot valgus équin que présente le
pied droit, vous le connaissez. Il résulte de la combinaison des diffé-
ments modes de rétraction qui se rencontrent rarement ensemble.
Pour que le valgus ait lieu, il faut qu'il y ait rétraction des muscles
péroniers latéraux, de l'extenseur commun des orteils, et souvent avec
paralysie de leurs antagonistes; car ceux-ci étant beaucoup plus forts,
s'ils conservaient toute leur action normale, la rétraction des premiers,
à moins d'être portée à un très haut degré, suffirait à peine pour entraîner et maintenir le pied dans l'extension et l'abduction forcées. Ici,
le valgus se rencontre avec la rétraction des jumeaux. Il y a paralysie
et absence même du jambier antérieur. Nous avons donc comme éléments du valgus équin la rétraction des muscles de la région antérieure
et interne, c'est-à-dire la rétraction des péroniers et de l'extenseur
commun des orteils. Quant aux muscles fléchisseurs, ils ne sont pas
complètement paralysés; ils sont dans cet état mixte qui est la représentation du passage de la rétraction avec mouvement volontaire, à
la rétraction involontaire avec paralysie. Il y a là cette disposition de
la rétraction qui participe un peu de la paralysie, de la rétraction
temporaire et de la rétraction et contraction permanentes.

» Le membre gauche présente des circonstances qui ne sont pas
moins curieuses à étudier. Ce membre offre, dans quelques-unes de
ses parties, la répétition de ce que nous venons de voir dans son
homologue, mais avec les circonstances suivantes particulières pour la
cuisse et pour la jambe.

» La cuisse présente un défaut d'extension complète sur le bassin.
Il y a flexion de la jambe sur la cuisse, avec rotation des os de la
jambe, luxation des genoux et pied bot dont les éléments sont nouveaux.
La jambe répète la disposition de son homologue. Elle présente les
mêmes éléments : rétraction prononcée du biceps, rétraction moins
prononcée des demi-tendineux, demi-membraneux et droit interne. Le
muscle biceps étant très rétracté, il se peut que la rétraction des autres
muscles s'en trouve masquée et qu'elle devienne plus apparente après
la section du tendon du biceps.

» L'articulation de la jambe avec le pied présente une forme particulière, c'est un varus-équin avec des dispositions spéciales. Les éléments de cette forme consistent dans des muscles contractés, des muscles rétractés, des muscles paralysés ou des muscles rétractés par défaut d'équilibre. Il y a, indépendamment du varus équin, les formes accessoires donnant lieu au pied bot complexe, flexion des orteils, rabougrissement du pied, etc.

» J'ai dit que les muscles du pied se présentaient dans trois conditions différentes. Il y a d'abord rétraction des muscles jumeaux comme élément de l'équinisme ; des muscles jambiers antérieur et postérieur déterminant le renversement du pied sur la face externe (plus du fléchisseur propre du gros orteil). Il y a tout à la fois un peu de rétraction active de ces derniers et paralysie complète des péroniers latéraux et extenseurs des orteils, c'est-à-dire presque l'opposé de ce qui existe dans le pied droit. Voilà pour l'origine des formes principales ; quant aux formes accessoires, elles sont déterminées par la paralysie de l'extenseur du gros orteil, par la rétraction de son antagoniste et celle du fléchisseur commun des orteils. »

Je n'aurais rien à ajouter et rien à retrancher aux commentaires qu'on vient de lire ; après plus de quarante-six ans d'observation et d'expérience, mes idées sont restées les mêmes : on y verra peut-être un témoignage de leur justesse et une preuve de la force de nos convictions à leur égard.

Reprenons maintenant la suite de nos réflexions :

Les trois cas qui précèdent offrent des spécimens des maladies de l'enfance qui sont le plus fréquemment le point de départ des convulsions, et par conséquent des difformités convulsives. Mais on en pourrait citer beaucoup d'autres, moins déterminées peut-être, mais qui toutes témoignent plus ou moins clairement de la participation des centres nerveux soit primitivement, soit consécutivement, à la manifestation des phénomènes convulsifs. Le fait suivant en est un nouvel exemple.

OBSERVATION IX

DIFFORMITÉS MULTIPLES PAR RÉTRACTION MUSCULAIRE FIXE ET SPASMO-
DIQUE, SUITE DE CONVULSIONS LARVÉES ET D'UN ÉTAT MORBIDE INDÉ-
TERMINÉ. (Observation recueillie à l'hôpital des Enfants, le 26 sep-
tembre 1843.)

SOMMAIRE. — **Enfant de huit ans.** — **Bien conformé à la naissance.** — **Point
d'hérédité.** — **Maladie grave indéterminée à trois ou quatre mois.** — **Pas
d'autres convulsions apercevables que des mouvements insolites des yeux.**
—**Déviation de la langue.**—**Mouvements de cet organe réduits.** — **Gêne de la
parole.** — **Forme irrégulière du crâne : réduction de sa moitié droite, ainsi
que de la moitié droite de la face.** — **Légère déviation de la bouche.** — **Irrégularité des mouvements de la face.** — **Difformités multiples des quatre
membres, principalement du côté droit.** — **Subluxation de l'humérus en
avant et en haut.** — **Pronation non permanente de l'avant-bras droit.** —
Flexion et extension alternatives de la main et des doigts droits. — **Flexion
et extension alternatives du pouce gauche.** — **Flexion et extension alternatives des deux genoux.** — **Double pied équin et rebroussement habituel des
orteils.** — **Flexion et extension alternatives des gros orteils.**

Cochelin (Clovis), âgé de huit ans, demeurant rue du Faubourg-Saint-
Denis, 145, eut, à l'âge de trois ou quatre mois, une maladie grave,
indéterminée, pendant laquelle les yeux furent plusieurs fois *retournés*,
suivant l'expression des parents, sans qu'on ait cependant observé de
véritables convulsions. Après cette maladie, jusqu'à l'âge de huit mois
environ, on ne remarque rien de particulier dans la conformation ni
les mouvements de l'enfant; mais quand il commença à se servir de ses
mains, on s'aperçut que la droite était plus faible, et qu'il préférait se
servir de la gauche. Plus tard, vers l'âge de quinze mois, quand on
essaya de le faire marcher, on vit qu'il boitait et que le pied se renversait en dehors (c'est-à-dire sur son bord interne). Mais sous l'influence d'un traitement mécanique composé d'attelles et de bottines, et
continué jusqu'à l'âge de sept ans, le renversement du pied a peu à
peu disparu. Toutefois, l'enfant n'a pu marcher seul qu'à l'âge de trois
ans. Ses parents racontent en outre que, depuis sa maladie, il a toujours eu la parole difficile et la bouche baveuse. La langue ne pouvait
être tirée que d'une petite quantité; mais un chirurgien ayant coupé le
frein, il y a un an, les mouvements de cet organe sont devenus plus
étendus sans que la difficulté de la parole ait beaucoup diminué.

Actuellement, 26 septembre 1843, l'enfant présente à considérer les
phénomènes suivants :

Tempérament nerveux très prononcé. Caractère faible, très sensible,
peureux. Intelligence assez développée. Santé générale bonne. Embonpoint médiocre.

Crâne médiocrement volumineux, déprimé *dans toute sa moitié droite.*

Demi-périmètre horizontal (de la racine du nez à la protubérance occipitale) : à droite 242 millimètres, à gauche 252 millimètres.

Nœud des cheveux situé à 1 centimètre au moins à droite de la ligne médiane. Moitié droite du front beaucoup moins bombée que la gauche. Bosse frontale droite arrondie et à large base, tandis que la gauche est très saillante, un peu acuminée et circonscrite. En outre le coronal, quoique assez petit, est très bombé et se détache brusquement du reste sur la surface du crâne. *La moitié droite de la face* est également réduite dans toutes ses dimensions. La distance du rebord orbitaire à la symphyse du menton est de 5 millimètres moindre à droite qu'à gauche. La ligne médiane de la face décrit une légère courbe à convexité gauche. L'orbite droit est situé à 1 ou 2 millimètres plus bas que le gauche, *mais dirigé comme lui,* suivant une *ligne transversale.* Bouche habituellement entr'ouverte et baveuse, *légèrement déviée à gauche et oblique de haut en bas et de gauche à droite,* mais sans chevauchement latéral des lèvres l'une sur l'autre, comme cela a lieu dans le torticolis. Parfois, quand la figure s'anime ou préside à l'exercice de la parole, *les muscles du côté droit de la face se contractent irrégulièrement. La langue est assez fortement déviée à droite;* sa moitié droite est aussi un *peu plus courte et moins large* que la moitié gauche. Tous ses mouvements ont conservé leur étendue, mais non leur prestesse accoutumée. Quand l'enfant parle, la langue ne se meut qu'avec lenteur et la parole est traînante et embarrassée.

Faiblesse et incertitude des mouvements dans les quatre membres, très peu appréciables du côté gauche, très prononcées au contraire du côté droit. L'enfant est gaucher. Nous n'insistons pas sur ce désordre de la motilité, nous nous en occuperons dans chacune des parties qui en sont le siège. Disons seulement d'une manière générale qu'il consiste dans une impossibilité de *régulariser les mouvements,* de leur imprimer exactement la direction et l'étendue déterminées par la volonté, comme si la volonté avait perdu le pouvoir de les diriger. Parfois, un mouvement commence régulièrement, et, avant qu'il s'achève, il est comme *traversé* par un autre mouvement en sens différent.

Indépendamment de cet état général, les membres sont le siège des difformités qui suivent :

1° *Subluxation scapulo-humérale en avant et en haut des deux côtés.* — Les deux bras, au lieu de tomber verticalement, sont habituellement dirigés obliquement de haut en bas et d'avant en arrière, de manière à former avec la verticale un angle de 45 degrés à droite et de 30 degrés à gauche, ouvert en bas et en arrière. La tête de l'humérus forme une saillie assez considérable à droite, légère à gauche, entre l'apophyse coracoïde et l'extrémité externe de la clavicule et l'acromion, qui se trouve ainsi situé plus bas et plus en arrière que de coutume, relativement à la tête humérale. Par suite du degré plus considérable de la subluxation à droite qu'à gauche, le bras droit est un peu plus court que le gauche. Du sommet de l'acromion au condyle externe, à droite, 205 millimètres; à gauche, 212 millimètres.

Tous les muscles qui entourent l'épaule sont dans un état de tension habituelle, plus considérable surtout dans ceux qui forment le bord de l'aisselle, ainsi que dans les fibres postérieures du deltoïde. Cette tension, quoique permanente, diminue cependant par intervalles et subitement, sans cause connue. Aucun de ces muscles n'a subi ni atrophie, ni transformation fibreuse; leur consistance est celle du tissu charnu contracté. A droite, l'abduction directe du bras n'arrive pas tout à fait à l'angle droit, et l'on voit qu'elle est bridée par les muscles qui bordent le creux de l'aisselle et principalement par ceux du bord postérieur. Si l'effort du sujet continue, le bras exécute un mouvement considérable de rotation en dedans, et, à la faveur de ce mouvement, pendant lequel le scapulum bascule de manière à présenter son angle inférieur presque directement en dehors, le bras peut être élevé jusqu'à la direction à peu près perpendiculaire. Alors, la tête de l'humérus paraît rentrer complètement dans la cavité. Les mouvements du bras d'avant en arrière et d'arrière en avant, mais surtout dans ce dernier sens, sont très limités. Enfin, indépendamment de leur réduction, tous les mouvements de l'épaule sont irréguliers, incertains, et l'enfant ne paraît pas maître de leur imprimer immédiatement telle ou telle direction déterminée. A gauche, les mouvements ont également subi une réduction, mais sensiblement moindre que celle du côté opposé, et ils paraissent beaucoup moins soumis à l'influence de la volonté.

2° *Légère pronation de l'avant-bras droit*, non permanente et cessant parfois tout à coup. Les muscles épitrochléens sont alternativement tendus et relâchés. Le mouvement de supination est tantôt impossible et tantôt très faible.

3° *Flexion et extension alternatives et involontaires de la main et des doigts du côté droit. Flexion et extension alternatives du pouce gauche.* — a. A droite, le plus habituellement, le poignet est dans la rectitude et la main et les doigts demi-fléchis. Mais, de temps à autre, a main et les doigts se fléchissent ou s'étendent involontairement. Tantôt, la main et toutes les phalanges s'étendent à la fois ou se fléchissent à la fois; tantôt, la flexion et l'extension se distribuent et se combinent de diverses manières dans les diverses articulations; ainsi, le poignet se fléchit pendant que les doigts s'étendent; ou, réciproquement, les phalanges se fléchissent pendant que les phalangettes se portent dans l'extension forcée de manière que la face dorsale des doigts devienne concave. Le pouce, outre la flexion et l'extension qu'il subit alternativement, se renverse quelquefois sur la paume de la main. (La mère dit que cette opposition du pouce était autrefois permanente des deux côtés.) La forme de la main et des doigts ne présente rien de particulier, si ce n'est peut-être que les doigts sont un peu grêles et allongés. Laxité générale des articulations du poignet, mais surtout de toutes les phalanges entre elles. Ces dernières peuvent être facilement subluxées, soit en avant, soit en arrière. Pas d'atrophie ni de rigidité apparente des muscles dans l'avant-bras et dans la main : ils offrent tous leur consistance charnue. Enfin, c'est dans la main et les doigts du côté droit que l'incertitude et l'irrégularité des mouvements se manifestent au plus haut degré. Si l'on dit au sujet de fermer la main, souvent il l'ouvre, ou bien il fléchit un doigt et étend l'autre, et ce n'est qu'après quelques incertitudes qu'il parvient à exécuter le mouvement. Parfois, le mouvement commence régulièrement et s'exécute en partie, puis tout à coup un ou tous les doigts s'étendent brusquement. Même irrégularité pour l'action de fermer la main. Cette main est d'ailleurs sans force et n'exerce qu'une contraction très faible ; le sujet ne s'en sert à peu près pour aucun de ses besoins.

b. A gauche, le pouce seul présente dans ses mouvements les mêmes irrégularités que celles des doigts de la main droite, tantôt étendu, tantôt fléchi ou renversé sur la paume de la main ; mais les mouvements involontaires sont beaucoup plus rares qu'à droite. La main conserve toujours sa position normale, mais ses mouvements ne sont pas toujours rigoureusement soumis à la volonté et ne s'exécutent pas toujours avec l'assurance et la prestesse nécessaires.

4° *Flexion et extension alternatives et passagères des deux genoux*. — Le plus souvent, les deux genoux affectent la position normale et jouissent de la liberté de tous leurs mouvements. Mais, par intervalles, ils se raidissent tout à coup dans un état de flexion et d'extension, et l'on éprouve de la résistance à leur imprimer des mouvements en sens opposé. Ces mouvements sont alors évidemment bornés par des résistances musculaires. Ainsi, quand le genou s'est involontairement fléchi, le mouvement d'extension devient difficile et l'on sent se tendre les muscles internes et externes du creux du jarret. Puis, tout à coup, et principalement sous l'influence du massage de ces muscles, ils se détendent, et le genou recouvre sa souplesse normale. Quand le sujet marche, les mouvements de flexion et d'extension des deux jambes ne sont pas très assurés et semblent se faire un peu au hasard.

5° *Double pied équin avec rebroussement habituel des orteils*. — Dans la position habituelle du sujet, équinisme de 45 degrés des deux côtés, sans renversement du pied soit en dedans, soit en dehors, mais avec pliure sur sa face plantaire de 50 degrés à droite et de 40 degrés à gauche. Les changements de direction sont permanents; mais, par des efforts mécaniques aidés de la percussion saccadée du mollet, non seulement l'équinisme disparaît graduellement, mais le pied peut être fléchi sur la jambe de 20 ou 25 degrés. Quant à la pliure du pied sur sa face plantaire, elle ne diminue que très peu (15 degrés environ).

Les deux pieds sont ramassés; leur face dorsale très bombée avec relief prononcé des os du tarse, et leur face plantaire très concave. Tous les orteils sont rebroussés du côté de la face dorsale du pied, de manière à former avec elle un angle de 100 degrés environ ouvert en haut pour le gros orteil, et de 140 degrés pour les autres. Le gros orteil, qui est habituellement le plus relevé, est cependant le seul dont la déviation ne soit pas permanente. Très fréquemment, il revient à la direction normale ou se porte même quelquefois dans une flexion forcée. Les deux mollets sont un peu remontés, mais assez gros, arrondis, bien dessinés et de consistance charnue..

Tension constante du tendon d'Achille des deux côtés, augmentant pendant les efforts de redressement. Quand, à l'aide d'efforts mécaniques, on porte le pied dans sa flexion, on sent les muscles jumeaux céder et s'étendre; mais le tendon d'Achille reste tendu pendant le mouvement de flexion et à ses limites. Tension *habituelle*, mais non constante, du jambier antérieur, du péronier antérieur et des extenseurs et fléchisseurs propres du gros orteil des deux côtés. Ces muscles se relâchent par intervalles tout à coup, sans même qu'on les soumette à une action mécanique quelconque. Tension habituelle de tous les tendons des deux extenseurs communs. Enfin, soulèvement, tension de l'aponévrose plantaire des deux côtés, mais surtout du côté droit. Ces dispositions sont permanentes, ne variant pas de degrés, et augmentant dès que l'on cherche à diminuer la pliure du pied sur sa face plantaire.

Les mouvements de flexion et d'extension du pied sont limités et présentent en outre le caractère d'incertitude et d'irrégularité déjà signalé dans d'autres régions. Le pied se fléchit quelquefois quand le sujet veut l'étendre et réciproquement. Marche très incertaine, les deux pieds se meuvent dans l'articulation tibio-tarsienne, plutôt par saccades que par mouvements complets et irréguliers, comme s'ils étaient mus par un ressort; en d'autres termes, ces mouvements ont le caractère que l'on voit dans les cas d'hémiplégie incomplète.

Les difformités que nous venons de décrire ne sont pas liées à des changements notables de longueur ou de volume dans les membres qui en sont le siège. Ces membres, à part la légère différence qui résulte, pour les supérieurs, de la subluxation de l'humérus, offrent à droite et à gauche la même longueur et, à très peu de chose près, le même volume :

Pourtour du bras (vers sa partie moyenne) à droite..... 165 millimètres.
— — — à gauche.... 169 —
— de l'avant-bras (au-dessus du coude) à droite.. 172 —
— — — à gauche. 176 —
— de la cuisse (à sa partie supérieure) à droite.. 321 —
— — — à gauche. 324 —
— du mollet..................... à droite.. 223 —
— — .... à gauche. 223 —

Pas de difformité de l'épine ni des hanches.

Disons seulement que les articulations de la colonne sont extrêmement souples, et que le sujet donne à volonté à la région lombaire un degré de cambrure très prononcé.

Cette observation, des plus curieuses et des plus rares, offre matière à des réflexions importantes :

1° Sur le point de départ et le caractère de l'affection convulsive ;

2° Sur la nature et le caractère des difformités qui en ont été la suite ;

3° Enfin, sur les formes particulières et nouvelles de quelques-unes de ces difformités.

I. — Ainsi qu'on l'a vu, la maladie primitive était un de ces états morbides de l'enfance sans caractère marqué. Il en a été de même des convulsions : elles n'ont été aperçues que dans les yeux : c'étaient, comme on dit vulgairement, des *convulsions internes*. Mais si le syndrome pathologique a été obscur, si l'origine de l'état convulsif n'a pas été précisée, la forme posthume du crâne est là qui témoigne des désordres cérébraux dont il a été le théâtre. C'est donc encore ici, comme dans plusieurs des cas précédents, à la forme du crâne qu'il faut demander des renseignements sur le point de départ des convulsions et des difformités. Cet ordre de témoignages peut seul expliquer les diversités nombreuses de l'affection musculaire dont nous rapportons les désordres à un même groupe. Car nous devons le rappeler pour qu'on ne le perde pas de vue, notre but, dans cette dernière partie de nos recherches, est de montrer que la pathologie de l'enfance répète sous les yeux de l'observateur les faits qui se passent sous le voile de la pathologie fœtale. Mais en même temps que nous rappelons notre but nous voulons qu'on ne se méprenne pas sur le véritable caractère des faits qui doivent nous servir à l'atteindre. Or ces faits doivent être tous des émanations d'affections convulsives du système nerveux chez l'enfant, dégagées de toutes les influences morbides qui peuvent les compliquer et y introduire des éléments autres que ceux que nous voulons comparer chez le fœtus et l'enfant. Ainsi nous ne voulons faire intervenir ni le rachitisme, ni la tuberculose, ni les affections arthralgiques et rhumatismales, ni même la syphilis dont on a fait récemment un si étrange quoique très scientifique usage. A supposer que ces maladies, d'un caractère tout spécial, puissent parfois se compliquer d'affections cérébrales convulsives, nous les écartons pour éviter des méprises, et enlever à notre démonstration la certitude et l'évidence que nous voulons lui conserver.

Le cas que nous analysons en ce moment de Clovis Cochelin conserve donc tous les caractères de l'affection cérébrale convulsive que nous continuons à mettre en regard de la même affection convulsive chez le fœtus. Ajoutons cependant qu'en laissant intervenir dans la comparaison les diverses maladies qui se multiplient après la naissance, nous ne les introduisons que comme des causes éloignées qui n'ont rien changé à la nature de l'affection convulsive. Je dirai plus : dans toutes ces affections, vagues et mal déterminées de l'enfance, compliquées de convulsions, nous ne serions pas éloigné de croire que leur réaction supposée secondaire sur les centres nerveux n'est que la traduction de l'action directe et primitive de leur cause sur ces centres. C'est pourquoi nous avons toujours insisté sur les déformations ou asymétries posthumes du crâne, comme des témoignages irrécusables de l'origine et du caractère de ces réactions.

II. — Il se présente cependant un second ordre de difficultés à résoudre dans la comparaison des difformités convulsives de l'enfance avec celles du fœtus. Ces difficultés que nous voulons être des premiers à signaler, consistent dans la différence de nature, parfois si accentuée, de la rétraction musculaire chez le fœtus et l'enfant, et par conséquent des difformités produites sous l'influence de cette différence. Précisons d'abord le fait.

Les difformités fœtales ou congénitales sont généralement des produits de la rétraction fixe, c'est-à-dire non paralytiques et non spasmodiques. Chez l'enfant, au contraire, ainsi qu'on l'a vu, dans plusieurs de nos observations et chez Clovis Cochelin encore, à côté de muscles franchement rétractés, il y a, souvent dans le même membre, des muscles frappés de rétraction spasmodique et des muscles paralysés. Que peut signifier cette différence? qu'elle exprimerait une différence de nature des deux maladies convulsives? Non sans doute, puisque chez le même enfant, dans le même membre et jusque dans le même muscle, on constate l'existence des différents modes que nous venons de rappeler, et que, dès le début de nos recherches, nous avons dit être trois formes, trois degrés de la paralysie. Il faut donc considérer ces trois modes, rares chez le fœtus, et assez fréquents chez l'enfant, comme l'expression de différences inhérentes à la vie fœtale et à la vie infantile, c'est-à-dire inhérentes à la contingence des causes pathologiques si différentes dans ces deux vies. On peut sans difficulté admettre que le fœtus, entièrement confiné dans le sein de la mère, vivant uniformément et invariablement des apports vasculaires et nerveux de cette dernière, est incessamment soustrait aux actions des causes extérieures ; il ne subirait donc pas toutes les vicissitudes étiologiques qui se renouvellent chez l'enfant. Ne peut-il pas résulter de ces différences indéniables, l'uniformité de l'affection convulsive du fœtus, et la diversité de celle de l'enfant ; uniformité et diversité se confondant néanmoins dans un même état pathologique : la contracture musculaire, à tous ses modes et à tous ses degrés. C'est le cas de rappeler que si l'étiologie pathologique du fœtus se circonscrit dans l'action directe sur le cerveau et la moelle pour ne produire presque exclusivement que l'hydrocéphalie et l'hydrorachis, il faut bien reconnaître que ce que cette étiologie perd en diversité d'agents, elle le retrouve en intensité d'action. On a vu en effet que chez les monstres et le fœtus, la maladie va jusqu'à la destruction des centres nerveux, et même jusqu'à la suppression d'une partie de l'organisme ; la vie des parties restantes pouvant s'alimenter aux sources maternelles. Il n'en est pas de même du nouveau-né ni de l'enfant : chez eux le même degré d'affection cérébro-spinale a pour effet immédiat et nécessaire d'arrêter tous les ressorts de la vie. Il convient donc de laisser aux deux termes de la comparaison entre la maladie convulsive du fœtus et celle de l'enfant toutes les différences qu'elles comportent; toutefois sans prétendre trouver dans ces différences une opposition de nature entre les deux modes de réaction musculaire qui en sont la conséquence. Tenons compte de ces différences jusqu'où elles existent, et donnons-leur, s'il le faut, une appellation qui suffise à les caractériser : voilà ce qui est légitime et indispensable. C'est ainsi que nous avons proposé la dénomination *difformités spasmodiques* appliquée aux difformités qui résultent de la contraction ou contracture spasmodique. C'est encore ainsi que nous appelons *difformités passives* ou *paralytiques* celles qui sont produites par le retrait musculaire résultant du défaut d'antagonisme entre les muscles sains et les muscles paralysés.

III. — Le troisième ordre de considérations que suggère l'observation si riche de Clovis Cochelin, se rapporte aux formes particulières et spéciales qui résultent de certaines localisations et de certaines associations de l'action musculaire pervertie.

Nous avons montré, en analysant chaque cas rapporté dans ce travail, toutes les difformités anatomiques résultant de la rétraction de tel ou tel muscle ou de tel groupe de muscles.

Chez Clovis Cochelin il y a à noter d'abord un déplacement du nœud des cheveux, coïncidant avec la réduction d'une moitié de la face, et une désharmonie des mouvements du visage. Ces trois faits, dont on ne saurait méconnaître la liaison et le point de départ : l'affection convulsive généralisée dans tout le système, expriment à nos yeux une distribution de la rétraction très compliquée et très diverse dans une position du péricrâne, dans les petits muscles de la face. On a remarqué que cette réduction de la moitié droite du visage n'est pas celle qui caractérise si bien le torticolis ancien. Sans méconnaître l'influence de l'affection nerveuse sur la réduction de l'élément osseux, on peut d'autant mieux considérer cette brièveté de la demi-face droite comme l'effet principal de la rétraction des petits muscles qui s'y distribuent, que, du même côté, les muscles qui règlent la forme et la direction de la bouche et de la langue — laquelle n'est qu'un muscle — n'ont aucune raison d'échapper à l'action convulsive et à la rétraction qui en résulte. De là autant de difformités particulières dont le nombre et la diversité sont loin d'être prévus. Ce sont comme les premiers spécimens de certaines difformités essentielles de la bouche et de la langue, qui ont échappé jusqu'ici à l'observation. Quant à la langue, on est d'autant plus autorisé à la doter de difformités possibles, c'est-à-dire de formes et de directions anormales fixes, que, dans le cas présent, elle était courte en même temps que déviée, et enchaînée d'ailleurs par la brièveté de son frein. Mais si l'on veut bien se reporter à l'histoire de plusieurs des monstres décrits dans la première partie de ces recherches, on y verra des bouches maintenues ouvertes, des langues déviées et pendantes, en un mot, les mêmes faits plus accentués que ceux offerts par l'observation de Clovis Cochelin.

Si nous entrons maintenant dans le détail des rétractions musculaires correspondant aux membres supérieurs et inférieurs, nous y remarquons, avec la répétition de formes tant de fois constatées, des formes particulières et nouvelles de contracture spasmodique. La science courante ne connaît jusqu'ici que le torticolis spasmodique; avec la seule observation de Cochelin, on pourrait déjà généraliser cette catégorie de difformités depuis la tête jusqu'aux pieds; on pourrait y faire entrer les formes spasmodiques de toutes les brisures du squelette. C'est ainsi qu'on aurait une *main bote spasmodique*, un *pied bot spasmodique*, une *déviation des genoux spasmodique*, et jusqu'à des *flexions spasmodiques des doigts et des orteils*. Mais n'insistons pas sur ces cas particuliers, il suffit de dire qu'ils existent ; et que, s'ils n'existaient pas, ils pourraient être prévus comme des conséquences nécessaires d'un point de départ général et commun. On n'oubliera pas d'ailleurs que si l'ensemble de ces cas réunis et réalisés chez Cochelin donne à chacun d'eux une signification aussi claire qu'incontestable, ceux qui pourront se présenter isolément à l'avenir devront éclairer leur origine particulière à la lumière de leur cause commune, et de leur manifestation d'ensemble.

Terminons cette catégorie de difformités convulsives résultant de causes éloignées différentes par un cas fourni par une de ces causes dont le mécanisme n'a jamais été étudié jusqu'ici : je veux parler de l'influence de l'*hérédité* et de la *consanguinité*.

<hr>

OBSERVATION X

DIFFORMITÉS PASSIVES DES MEMBRES INFÉRIEURS, SUITE DE CONVULSIONS PARALYTIQUES SOUS L'INFLUENCE DE L'HÉRÉDITÉ ET DE LA CONSANGUINITÉ. (Observation recueillie à l'hôpital des Enfants, en 1840.)

SOMMAIRE. — **Enfant de quatre ans.** — **Bien conformée à la naissance, bien portante jusqu'à un an.** — **Mère et ses sept enfants ayant eu des convulsions,** dont quatre sont morts. — **Affection fébrile consécutive à un abcès produit par la vaccine.** — **Paralysie presque complète de tous les muscles.** — **Résolution partielle avec la cessation des accidents fébriles.** — **Persistance de la paralysie à différents degrés dans les deux membres inférieurs.** — **Difformités consecutives : réduction du membre supérieur gauche.** — **Laxité de l'articulation coxo-fémorale du même côté.** — **Flexion permanente et rotation en dehors des deux jambes.** — **Pied bot équin à gauche; équin varus à droite.**

Eugénie Massenet, âgée de quatre ans, née de parents sains, robustes et bien conformés, est venue au monde bien conformée. Point de difformités dans la famille, mais disposition, chez tous les enfants, aux convulsions. Sur sept enfants, *quatre ont succombé aux convulsions* et les trois restants en ont eu également. La mère elle-même dit en avoir éprouvé dans sa première enfance.

Eugénie M... présente aujourd'hui à considérer une série de difformités paralytiques à différents degrés des membres inférieurs gauche et droit, plus prononcées à gauche qu'à droite.

A GAUCHE. — 1° *Une paralysie presque complète* de tous les muscles avec une *grande laxité* des ligaments articulaires et mobilité extrême des articulations;

2° *Une flexion permanente avec rotation* de la jambe sur la cuisse;

3° Un peu *d'équinisme*.

À DROITE. — 4° Légère *flexion permanente et rotation* de la jambe sur la cuisse ;

5° *Pied bot équin varus* au premier degré.

Toutes ces dispositions consistent plutôt dans des dispositions anormales causées par un raccourcissement des muscles opposés aux muscles paralysés, qu'elles ne résultent de l'action directe des muscles rétractés. Ce sont des *difformités paralytiques*.

Allaitée par sa mère, sevrée à quatorze mois. Jusqu'à l'âge d'un an, très bien portante et venant bien. A cette époque vaccinée. A la suite de cette opération, un abcès volumineux au bras, qui a été ouvert par l'instrument tranchant. Sept à huit jours après, l'enfant a été subitement prise de paralysie des quatre membres au même degré, sans que la mère ait aperçu de convulsions. Mais il s'est développé en même temps de la fièvre et des symptômes morbides généraux. Après environ quinze jours de cet état, la paralysie s'est spontanément et simultanément résolue dans tout le côté droit et dans le bras gauche, en même temps que l'état fébrile général a cessé. La paralysie n'a persisté que dans le membre abdominal gauche, où elle est restée toujours au même degré. Depuis cette époque, point de maladie. État parfait de santé. Croissance et développement pour ainsi dire normaux. Dentition régulière.

I. PARALYSIE GÉNÉRALE DU MEMBRE INFÉRIEUR GAUCHE. — Le membre, abandonné à lui-même, n'a pas d'altitude déterminée, il est pendant et obéit passivement par une sorte de balancement à tous les mouvements qu'on lui imprime, comme un membre privé de vie. Ces mouvements se passent principalement dans l'articulation coxo-fémorale. Cette articulation est extrêmement mobile et lâche. Il paraît même y avoir un certain degré de subluxation de la tête dont la mobilité est très étendue dans tous les sens. On peut porter alternativement le membre dans l'extension, la flexion, l'adduction et l'abduction jusqu'aux lim.tes extrêmes de ces mouvements avec la plus grande facilité. On peut même faire cheminer la tête de haut en bas dans une assez grande étendue.

II. FLEXION DE LA JAMBE GAUCHE. — La jambe est maintenue dans un léger degré de flexion permanente sur la cuisse, formant un angle en arrière d'environ 155 à 160 degrés ; elle a subi en outre un léger mouvement de rotation en dehors, caractérisé par la position plus en arrière que d'ordinaire de la tête du péroné, par la direction oblique des malléoles de dedans en dehors et d'avant en arrière, et enfin par la déviation de la pointe du pied en dehors d'environ 10 à 12 degrés. Cette rotation n'est point accompagnée de rotation du fémur.

III. PIED ÉQUIN. — Le pied est légèrement étendu sur la jambe (équin simple à un faible degré) ; il peut être ramené un peu au delà de l'angle droit, mais ne peut être complètement fléchi sur la jambe. Il présente en outre la déviation en dehors signalée plus haut. Il n'offre point de déformation.

Tous les muscles de la hanche, de la cuisse et de la jambe offrent une réduction de volume, un état d'atrophie remarquable. Les muscles de la hanche et de la cuisse sont complètement relâchés. On observe seulement une tension assez prononcée du tendon du biceps dans le creux externe du jarret. Le ligament latéral et les autres muscles de cette région ne paraissent point participer à cet état de rétraction.

Les muscles internes du jarret sont complètement relâchés. Le mollet ne forme presque point de saillie. Les muscles jumeaux atrophiés sont modérément tendus. La tension est beaucoup plus manifeste dans le tendon d'Achille, surtout lorsqu'on cherche à redresser le pied. On ne remarque aucune autre tension anormale dans les muscles de la jambe et du pied.

Les mouvements physiologiques sont tout à fait nuls. Tous les muscles du membre sont frappés d'une paralysie à peu près complète.

Les mouvements mécaniques ont toute leur étendue normale dans la hanche, ainsi que nous l'avons dit plus haut. Ils sont un peu limités dans la jambe et dans le pied. La flexion de la jambe est complète, mais son extension ne peut être portée qu'un peu au delà du degré de flexion permanente de la jambe sur la cuisse. On sent au delà de cette limite une résistance évidente de la part du biceps dont le tendon devient saillant et tendu. Ce même muscle s'oppose à ce qu'on puisse replacer complètement la jambe suivant son plan normal et à plus forte raison qu'on puisse effectuer le mouvement de rotation en dedans.

Les mouvements d'extension du pied sur la jambe, les mouvements de renversement du pied suivant ses bords, ont également leur étendue normale. Le mouvement de flexion du pied sur la jambe est seul borné par la résistance du tendon d'Achille. Le membre appliqué sur le sol ne peut supporter à aucun degré le poids du corps. Il fléchit dans toutes ses brisures, aussitôt que l'enfant est livré à lui-même.

IV. Flexion de la jambe droite sur la cuisse. — Cette flexion légère est permanente et forme un angle de 145 à 150 degrés environ. Elle est accompagnée d'un léger degré de rotation de la jambe en dehors sans torsion du fémur.

V. Équin varus au premier degré. — Élévation du talon avec un très léger degré de renversement du pied sur son bord externe, mais sans déplacement ni subluxation des os du pied.

Tous les muscles du membre droit sont contractiles d'une manière plus ou moins sensible. Ils ne sont frappés que d'une paralysie incomplète et sont beaucoup plus développés que les muscles du membre gauche. Toutes les articulations de ce membre sont plus solidement maintenues dans leurs rapports que celles du membre opposé. Tension rétractile très manifeste dans le tendon du biceps et dans le tendon d'Achille et, d'une manière moins prononcée, dans le jambier antérieur; elle est douteuse dans le jambier postérieur. Les muscles jumeaux sont durs, tendus. Le mollet, un peu atrophié, mais beaucoup moins que celui du côté droit, conserve une légère saillie et est un peu élevé vers le jarret.

Les mouvements physiologiques ont lieu dans toutes les parties du membre, mais ils sont limités. L'extension et la flexion de la cuisse sur le bassin s'exécutent dans des limites assez étroites. L'abduction et l'adduction sont presque nulles. La flexion et l'extension de la jambe sont également limitées dans la jambe. Le pied peut exécuter des mouvements obscurs d'adduction. L'abduction est presque nulle.

Les mouvements mécaniques de la cuisse ont leur étendue normale, ils sont un peu bornés dans le genou. L'extension de la jambe est limitée par le raccourcissement du biceps. Les mouvements du pied sont également limités, surtout la flexion du pied sur la jambe et l'abduction. Les autres mouvements ont à peu près leur étendue normale.

Les deux membres comparés entre eux offrent des différences notables :

1° Les *dimensions* sont toutes moindres dans le membre gauche, il est plus court et plus mince que le membre droit. Il présente un degré marqué d'atrophie et d'arrêt de développement, surtout du système musculaire.

2° La *température* est également très différente entre les deux membres. Le membre droit conserve à peu près la température normale, peu différente de celle du corps, excepté au pied où elle est sensiblement plus faible; le membre gauche présente un abaissement notable de température dans toute son étendue, mais d'autant plus sensible qu'on s'approche davantage de son extrémité inférieure.

3° La *coloration* du membre droit est normale. Le membre gauche offre une coloration violacée uniformément répandue dans toute son étendue. Le système veineux sous-cutané y est plus développé que dans le membre droit, la circulation moins active.

4° La *sensibilité* est conservée dans les deux membres et y existe à un égal degré.

5° La *contractilité musculaire* est presque entièrement éteinte dans le membre gauche ; elle est conservée, mais sensiblement affaiblie, dans le membre droit.

6° La *marche* et la *sustentation* sont tout à fait impossibles. Le membre droit lui-même ne peut supporter le poids du corps. Dès qu'on cherche à placer l'enfant debout, toutes les brisures des membres abdominaux cèdent et il s'affaisse sur lui-même.

	DROIT. Millim.	GAUCHE. millim.
Mesures comparatives.		
Tête. — Demi-périmètre horizontal	234	228
— Demi-périmètre vertical	155	150
Membres supérieurs. — De l'acromion à l'épicondyle	165	160
— De l'épicondyle à l'extrémité du radius.	153	150
— Circonférence du bras	160	145
— Circonférence de l'avant-bras	170	160
Le pouce droit est plus court que le gauche de 2 milli-mètres environ.		
Membres inférieurs. — De l'épine iliaque à la malléole externe.	452	418
— Du grand trochanter à la malléole externe.	415	380
— Du trochanter à la tête du péroné	230	225
— De la tête du péroné à la malléole.	204	190
— Circonférence de la cuisse	250	240
— Circonférence du mollet	198	170

Avec cette observation commencent, d'une manière plus marquée, ce que nous appelons les *difformités passives* ou *paralytiques:* c'est-à-dire celles qui résultent d'un défaut d'antagonisme entre les muscles paralysés et les muscles restés plus ou moins sains ou rétractés. Mais, avant de nous arrêter sur le mécanisme et sur les caractères de cet ordre de difformités, prenons, dans l'observation d'Eugénie Marsenet, les circonstances d'hérédité et de consanguinité qui s'y présentent, comme texte de quelques remarques sur ces deux influences étiologiques.

La mère de cette petite paraît avoir eu des convulsions dans son enfance ; de plus, des sept enfants qu'avait eus cette femme, quatre étaient morts à la suite de convulsions et les trois survivants en avaient éprouvé.

Quelque obscur que soit le rapport de ces faits avec le cas particulier de la petite Eugénie, il est bien difficile d'y méconnaître une certaine influence d'hérédité et de consanguinité. Quels peuvent être les rapports et les liens physiologiques de ces sortes d'influences? Est-ce une sorte de ressemblance constitutionnelle ; est-ce la transmission d'une cause ou une simple disposition organique commune ?

Avant de s'arrêter à l'une ou à l'autre de ces présomptions, il faut commencer par tenir compte des circonstances immédiates du fait. Or, chez Eugénie, les convulsions paraissent être survenues à la suite d'un fort abcès provoqué par la vaccine; elles ont été accompagnées, si ce n'est précédées, d'un état morbide général grave : fièvre, symptômes gastro-intestinaux. Enfin les différences de dimension des deux moitiés du crâne et les symptômes d'hémiplégie ne permettent pas de douter que la cause immédiate des convulsions n'ait été une affection cérébrale ou cérébro-spinale.

Comment dans ce dédale pathologique trouver et suivre le fil qui partirait de la mère pour aboutir aux enfants, par l'intermédiaire d'une affection qui n'a pas besoin de cette influence. La participation des sept enfants et celle de la mère à un même processus morbide constitue une de ces coïncidences qu'il est bien difficile de mettre sur le compte du hasard. Il faut donc laisser au fait tout ce qu'il présente d'obscur, et attendre, d'autres faits semblables, quelque lumière qui en éclaire le mécanisme.

Mais si dans le cas présent l'influence de l'hérédité et de la consanguinité a des intermédiaires par trop difficiles à mettre en série méthodique, il faut négliger provisoirement ces intermédiaires étiologiques, et demander un supplément de lumière à d'autres faits où l'influence de l'hérédité se présente avec plus d'évidence encore, quoique les liens qui unissent les intermédiaires présentent les mêmes difficultés si ce n'est les mêmes obscurités.

Or, j'ai eu maintes occasions, durant une longue carrière, de rencontrer de ces faits : j'en vais citer quelques-uns réduits à leurs éléments les plus généraux.

Un enfant de la Martinique que m'a adressé notre éminent collègue et ami M. Rufz de Lavizon, est né avec un double pied bot varus équin des plus caractérisés. La même difformité avait existé chez son père, et elle offrait absolument la constitution anatomique de tous les pieds bots varus équins par rétraction musculaire. Si bien que je lui ai fait la section réitérée de tous les tendons et muscles dont la rétraction et la brièveté correspondent à cette forme très accentuée de pied bot. Mais je dois ajouter immédiatement que je n'en ai obtenu les effets et le succès ordinaire qu'en réitérant les opérations, et en y faisant concourir diverses autres sections d'aponévroses et de ligaments dont le raccourcissement évident s'opposait au redressement complet de la difformité. Cela m'a paru vouloir dire que dans *ces difformités héréditaires*, il n'y a pas seulement les effets d'une cause immédiate et isolée comme la rétraction musculaire, s'accusant par une série de directions anormales circonscrites, mais une participation de tous les éléments anatomiques du pied difforme à une sorte de ressemblance profonde, absolue, générale, réalisant une totalité dont tous les éléments sont solidaires, comme finissent par l'être tous les éléments des difformités très fortes et très anciennes, ainsi que je l'ai montré à l'origine de mes études sur les difformités.

Dans ce fait donc, l'influence de l'hérédité ne s'était point transmise au moyen de la cause prochaine seule de cette difformité. Si l'on veut supposer pour un instant que l'enfant avait pu éprouver, pendant la vie intra-utérine, une affection convulsive et des rétractions musculaires correspondantes aux deux pieds bots, il faudra bien admettre en même temps que la constitution anatomique de la difformité n'a pu être que ce qu'elle est toujours à cet âge, c'est-à-dire avec des directions et des formes anormales réductibles, mais sans la participation du raccourcissement général de tous les tissus et la déformation des os déplacés. Or chez cet enfant les deux pieds difformes formaient un tout, un système dans lequel l'adaptation de tous les éléments, forme, dimension, direction et consistance, s'harmonisaient pour rendre la difformité réfractaire aux moyens ordinaires et rationnels de l'art.

Voilà un premier fait; en voici un second plus difficile encore à concilier avec les lois ordinaires de l'hérédité et surtout avec les caractères immédiats des ressemblances transmises.

Un enfant est né avec un pied bot varus équin très prononcé, d'une mère affectée de strabisme caractérisé. Quel rapport physiologique et mécanique possible entre un strabisme et un pied bot? Ce rapport m'a été révélé précisément par la constitution et la forme particulière de ce pied bot, et par l'absence des formes et de la constitution résultant des éléments étiologiques ordinaires du pied bot convulsif caractérisé. Il y avait bien raccourcissement manifeste des muscles agents ordinaires de la variété; il y avait surtout la forme si caractérisée du mollet court et l'allongement prononcé du tendon d'Achille et même la brièveté des jambiers antérieur et postérieur, du fléchisseur commun des orteils et même du court fléchisseur; la présence de ces éléments étiologiques ne laissait aucun doute sur la corrélation des formes de la difformité avec l'action de ces muscles. Cependant la ténotomie de tous ces tendons n'a pas suffi à opérer la restauration complète des formes normales; il a fallu y joindre la section d'une foule d'autres résistances, des aponévroses plantaires, des ligaments; il a fallu réitérer les sections, les aider de manipulations énergiques et d'appareils les mieux appropriés; et, en fin de compte, le pied a été parfaitement *redressé*, mais non ramené complètement aux formes normales du pied du côté opposé : il est resté un pied court, large, rabougri, un pied bot *sui generis*.

Ce second exemple rend plus obscur encore le mécanisme de la transmission héréditaire de la difformité. Mais de ce qu'il est obscur, faut-il nier l'influence de l'hérédité? Pour nous, nous nous en garderons bien, car ce n'est pas un seul fait semblable que nous avons rencontré. C'est un certain nombre, et chacun d'eux se présentant avec des circonstances non moins difficiles à expliquer. Je ne suis pas le seul d'ailleurs à avoir observé des faits de ce genre : comme constatation empirique, on en trouvera beaucoup d'autres dans les auteurs qui ont traité de l'hérédité; mais ce qui distingue ceux que j'invoque, c'est le défaut de concordance qu'ils présentent dans leur évolution, leur forme et leur constitution; et surtout dans leur *siège*, avec les lois les mieux établies de l'étiologie, et avec les cas semblables qui se réalisent sous nos yeux par l'action de causes absolument certaines.

Voici un second cas de cette discordance : J'ai eu occasion de citer plusieurs fois cette famille de strabiques et de myopes composée de sept enfants dont six avaient hérité de leur père, à des degrés différents et avec des formes différentes, cette double difformité. On remarquera que le père n'était atteint que de strabisme, que plusieurs des enfants étaient à la fois strabiques et myopes, et l'un des fils myope seulement sans strabisme.

Il y a donc dans le fait des transmissions héréditaires autre chose que la transmission de leur cause mécanique et d'un effet isolé et déterminé de cette cause ; il y a transmission de la cause générale prochaine et éloignée, puis la transmission des éléments accessoires qui constituent la ressemblance d'abord de totalité avec une diversité possible de formes qui débordent de beaucoup l'action des éléments étiologiques de la première réalisation et manifestation. Le mécanisme des deux ordres de faits est différent comme les faits eux-mêmes le sont. On ne pourrait mieux comprendre cette différence que si l'on considérait la difformité transmise héréditairement, comme toutes les ressemblances passant du père et de la mère au fils, ou bien encore si l'on admettait le fait de la reproduction d'un pied bot ou de toute autre difformité par l'influence du regard. Cette comparaison fera bien comprendre la possibilité d'un pied bot produit d'abord chez un premier individu par la rétraction des muscles du pied, et reproduit ensuite dans sa totalité par la seule impression d'un regard effrayé. Mais comme on l'a dit : comparaison n'est pas raison ; c'est seulement un moyen de mieux faire comprendre la différence des faits et ce qui paraît tout d'abord impossible à concilier avec leur première origine, c'est-à-dire avec leur cause la plus certaine : la rétrac-.tion musculaire. Quoi qu'il en soit, l'hérédité pathologique me paraît devoir beaucoup apprendre de la notion des ressemblances héréditaires et physiologiques. Et ce n'est peut-être pas aller au de là de toute vraisemblance que d'admettre que toutes les formes, tous les accidents, comme toutes les irrégularités des traits propres à chaque famille, ne sont que des transmissions perpétuelles de formes ou d'irrégularités contractées accidentellement, une première fois, sous l'influence d'une cause et par un mécanisme parfaitement déterminés.

Avec l'observation qui précède, se terminent tous les cas de difformités complexes dues à l'affection convulsive déterminée par les diverses causes éloignées susceptibles de se résoudre dans celle cause prochaine. En terminant cette dernière catégorie par l'influence héréditaire, nous avons cru épuiser, jusqu'à la dernière, toutes celles qui peuvent être considérées comme ayant agi en dehors des causes morbides encore présentes, et dont la contracture musculaire ne pourrait être considérée que comme un de leurs symptômes, et non comme une cause isolée de difformités en quelque façon posthumes à ces maladies. Il ne nous reste donc plus qu'à jeter un coup d'œil d'ensemble sur les faits compris dans cette dernière catégorie, celle-ci envisagée comme preuve complémentaire des précédentes.

Le but que nous avions en rapportant les divers groupes qui précèdent de difformités consécutives à la naissance, causées par la rétraction musculaire, était, comme nous l'avons dit en commençant, de placer sous les yeux de l'observateur un équivalent de l'expérimentation elle-même. Ces faits, produits après la naissance, sous l'empire des causes qui fonctionnent dans le sein de la mère, pendant la vie intra-utérine, ne sauraient plus laisser de doute sur l'identité des unes avec les autres. C'est, dans les deux cas, la même altération des centres nerveux, la même affection convulsive, la même rétraction musculaire à tous les degrés, finalement les mêmes difformités. Il fallait cet enchaînement sérial de tous les degrés de la même cause pour conclure à l'identité de ses effets : c'est ce qui est aujourd'hui aussi certain que les faits les plus certains des sciences les mieux constituées.

Mais arrivé au dernier terme de cette démonstration, nous ne pouvons nous dispenser de marquer, d'une manière non moins rigoureuse, la limite où elle s'arrête ; car une extension forcée de la doctrine compromettrait la rigoureuse certitude des faits qui lui appartiennent : c'est cette délimitation qu'il est indispensable de tracer.

On a vu que nous avons suivi la rétraction musculaire convulsive depuis les monstres où elle apparaît comme agent principal des malformations, jusqu'au simple strabisme ou au simple pied bot qui en sont la dernière expression. Renfermée rigoureusement entre ces deux extrêmes, la doctrine de la rétraction musculaire convulsive n'est susceptible d'aucune objection, j'entends d’objection sérieuse. Cependant, pour ne pas l’exposer à des méprises qui ne manquent jamais aux vérités les mieux démontrées, nous croyons bien faire d’aller au-devant de celles que l’observation banale ou empirique est susceptible d’emprunter aux anciennes théories des monstres ou à des faits mal compris et mal observés.

Nous avons dit en commençant que nous laissons la plus large place à des causes qu’on croirait ou qu’on a cru déjà susceptibles de produire des monstres et des difformités congénitales autres que celles que nous avons ramenées à une origine connue. Mais nous imposons à ces causes la condition que nous nous sommes imposée à nous-même, à savoir :

1° De se démontrer directement elles-mêmes, par la loi de corrélation des causes avec leurs effets, c’est-à-dire par leurs caractères spécifiques ;

2° De démontrer que ces effets ne portent pas l’empreinte de la cause dont on a voulu les détacher.

Or, jusqu’ici, aucune des théories passées ou qu’on essaye de faire revivre, ne satisfait à aucune de ces deux conditions. Il en est, au contraire, qui persistent à s’affirmer sans souci des conditions qui leur sont imposées et qui, par là, ne font que montrer qu’elles ne les comprennent pas : car on ne pourrait supposer qu’elles s’obstinassent à se complaire sciemment dans l’erreur et à fermer volontairement les yeux à l’évidence.

Mais nous nous devons à nous-même de montrer, de préciser la ligne de démarcation que nous entendons ne vouloir pas dépasser.

Parmi les causes qui sont susceptibles de traverser et de troubler l’évolution de l’embryon ou du fœtus, il en est qui, toutes diverses qu’elles paraissent être, ne sont que des causes éloignées se résolvant dans la même cause prochaine. C’est ainsi que nous avons reconnu que toutes les violences de quelque ordre qu’elles soient : saisissements, coups, chutes, provocations à l’avortement, peuvent être considérées comme des causes légitimes de monstruosités et de difformités. Mais toutes ces causes ne sont que des causes éloignées : ce sont des provocations à l’affection des centres nerveux ou des nerfs eux-mêmes ; et cette affection, on le sait maintenant, trouble, provoque, agit, soit en détruisant une partie de l'embryon, soit en empêchant ou troublant le développement du fœtus, soit en le convulsant seulement, et devient l'origine principale de toutes les difformités.

Mais ne peut-il pas se présenter, dans le cours de la vie embryonnaire ou fœtale, d'autres maladies, soit héréditaires, soit transmises, soit spontanées ou provoquées, qui attaquent directement et sans intermédiaire du système nerveux cérébro-spinal les organes en voie de formation ? Cette question soulève un ordre de difficultés nouvelles qui mérite toute attention. Sans troubler cependant la solution qui précède, on peut admettre à priori, en effet, que le système splanchnique, qui joue un si grand rôle dans la pathogénie extra-utérine et qui est à nos yeux le point de départ d'un grand nombre de maladies, puisse à la rigueur intervenir dans les troubles de formation et de nutrition des organes pendant la vie fœtale. Nous irons plus loin : nous sommes disposé à croire que, chez les grands monstres, l'élément ganglionnaire est susceptible de prêter son concours à l'élément cérébro-spinal. Ce ne serait toujours que comme action complémentaire, et jusqu'ici on ne pourrait distraire cette action de celle si bien établie du cerveau, de la moelle et des nerfs qui en dépendent. Cette dernière, d'ailleurs, si bien établie par ses caractères propres, laisse toute latitude à l'observation de l'avenir pour créer un domaine particulier dans le grand domaine des anomalies; mais cette concession n'est faite à ce nouvel ordre de causes qu'à la condition de se démontrer par la loi des caractères spécifiques de leur action. Il ne faudrait pas confondre, d'ailleurs, avec les affections cérébro-spinales les effets morbides des lésions ou altérations du système nerveux splanchnique, lesquels n'auront jamais pour résultante ou cause prochaine la rétraction musculaire, instrument exécutif de l'affection convulsive cérébro-spinale. Ainsi, à supposer que le rachitisme, les scrofules, la syphilis, seules maladies supposées jusqu'ici pouvoir entrer dans le cadre des maladies du fœtus, pussent légitimement y prendre place, elles auraient toujours à se prouver par leur origine et leur signalement. Or jusqu'ici toutes les hypothèses de ce genre sont restées à l'état d'hypothèses. Et il nous semble peu probable que d'autres hypothèses du même genre aient plus de chance de succès à l'avenir. Nous sommes convaincu d'avance que la vie embryonnaire et fœtale est à peu près murée contre ce syndrome étiologique de la vie extra-utérine.

Revenons donc, pour en finir, à la conclusion dernière de ces recherches.

CONCLUSIONS GÉNÉRALES. — REPRODUCTION DES CONCLUSIONS DE 1840.

Pour que le lecteur, qui aurait perdu le fil de notre démonstration à travers les différents ordres de faits nombreux et variés qu'elle a réunis, puisse se la représenter sans interruption ni solution de continuité, nous allons la résumer, une dernière fois, et ce résumé nous l'empruntons textuellement à une communication que nous avons faite, il y a plus de quarante ans, à l'Académie des sciences. Nous n'avons pas besoin d'ajouter que cette reproduction textuelle aura non seulement l'avantage de montrer que, dès cette époque, nous avions déjà conçu notre doctrine dans toute son étendue et sa portée ; mais cette reproduction montrera surtout qu'une observation et une expérience continuées pendant quarante ans, ont été une incessante vérification qui nous permet de reproduire aujourd'hui nos idées telles que nous les avons conçues à cette époque.

Voici donc ce résumé, tel qu'il a été inséré dans les *Comptes rendus de l'Académie des sciences* (1) et dans la *Gazette médicale* de cette époque, 1840 (2).

« Dès l'année 1836, l'auteur avait été conduit à ramener toutes les difformités articulaires du système osseux chez les monstres, le fœtus et l'enfant, à une origine commune. Les premières bases de cette doctrine avaient été exposées dans le travail présenté par lui à l'Académie, pour le concours du grand

(1) *Comptes rendus de l'Académie des sciences*, t. II, juillet à décembre 1840, p. 556.
(2) *Gazette médicale*, 1840.

prix de chirurgie. Depuis cette époque, il en avait fait plusieurs applications aux difformités particulières du squelette, dans une série de mémoires sur le *torticolis*, les *déviations de l'épine;* les *luxations congénitales* et les *pieds bots;* le travail qu'il vient de lire devant l'Académie a pour but de reconstruire sa théorie dans son ensemble et ses proportions définitives, de la formuler dans ses termes les plus généraux, et de l'entourer de toutes les preuves qui servent à l'établir.

» M. J. Guérin s'est proposé de démontrer :

» *Que toutes les difformités articulaires du système osseux chez les monstres, le fœtus et l'enfant, sont le produit de la rétraction active des muscles, provoquée par une lésion du système nerveux, soit du cerveau ou de la moelle, soit des nerfs eux-mêmes; et les variétés de ces difformités, le produit de la rétraction différemment combinée et distribuée dans les muscles du tronc et des membres.*

» L'auteur a recueilli un grand nombre d'observations offrant toutes les formes imaginables des difformités du système osseux, depuis le degré le plus faible de la difformité isolée, jusqu'à la déformation la plus complète de toutes les articulations du squelette chez le même individu. Il a disposé cette collection de faits suivant une série régulièrement décroissante entre les deux manifestations extrêmes de l'action de leur cause commune, de manière à montrer la liaison intime et la dépendance respective de chacun de ses effets intermédiaires, et de manière à nouer par une chaîne non interrompue les résultats de son action la plus profonde et la plus générale sur la totalité du squelette, avec ceux de son atteinte la plus faible sur une seule portion de ce système. Cette série, qu'il appelle la *série étiologique,* lui a permis d'abstraire, de chacun de ses termes, et de composer, d'après l'analyse de chacun d'eux, une formule générale renfermant quatre ordres de caractères propres à établir et à vérifier la communauté d'origine des difformités chez les monstres et le fœtus d'abord, puis chez l'enfant ensuite. Ces quatre ordres de caractères sont : 1° les caractères de la cause éloignée ou de la lésion du système nerveux; 2° les caractères de la cause prochaine, rétraction musculaire; 3° les caractères de relation de la cause éloignée, lésion nerveuse, avec la cause prochaine, rétraction musculaire ; 4° les caractères de relation ou d'harmonie de la cause prochaine, rétraction musculaire, avec ses effets immédiats, difformités.

» 1° *Caractères de la cause éloignée, de l'affection nerveuse.* — Ce premier ordre de caractères est fourni successivement par les enveloppes osseuses et membraneuses du cerveau et de la moelle, par le cerveau et la moelle, et, en dernier lieu, par les nerfs.

» Le crâne est tantôt développé outre mesure, comme dans l'hydrocéphale générale, tantôt l'une de ses deux moitiés est déprimée, l'autre saillante ; tantôt les deux moitiés semblent avoir chevauché suivant un plan vertical, de manière à offrir une double saillie opposée, du frontal d'un côté, et de l'occipital de l'autre. Souvent les os sont disjoints et maintenus en rapports médiats par la dure-mère très dilatée. Dans tous les cas, la consistance des os est non seulement diminuée par suite de leur élargissement, mais l'ossification y paraît retardée ; on y voit des îlots osseux en grand nombre, comme si les os avaient été le siège de fractures considérables. Dans d'autres circonstances, le crâne est largement ouvert, ses os renversés et à moitié développés ou à moitié détruits ; ou bien ils sont affaissés sur la base du crâne ; mais, quels que soient la forme et le degré de l'anencéphalie, il est presque toujours possible de retrouver leurs rudiments à l'aide d'un examen attentif ; ce qui établit bien le fait de la disjonction, de la destruction, et non celui d'une absence complète de développement.

» La colonne vertébrale conserve toujours aussi le nombre de ses éléments, au moins à l'état rudimentaire : corps vertébraux, apophyses transverses, apophyses épineuses ; ils peuvent être retrouvés dans les cas de spina-bifida, avec ou sans courbures de la colonne. Dans ces anomalies, les apophyses épineuses, divisées à leur sommet, n'offrent pas, comme on l'a dit, un défaut de soudure, de réunion, par arrêt de développement de leurs parties ; mais sont violemment disjointes, renversées, entraînées dans le sens de certains muscles, ou aplaties sur les côtés, et offrent leur entier développement jusqu'à leurs tubercules terminaux ; leur écartement même dans les spina-bifida très complets est presque toujours très considérable, et accuse une force de disjonction active, et non un simple défaut de réunion passive. Somme toute, le caractère général des enveloppes osseuses du système cérébro-spinal, c'est la disjonction, le déplacement, l'altération, la déformation, mais avec persistance, à l'état rudimentaire au moins, et non absence complète de leur développement.

» Les méninges du cerveau et de la moelle offrent des caractères analogues et de même signification. Jamais absence complète de développement, mais traces d'altération ou de destruction. La dure-mère cérébrale sert souvent d'enveloppe au liquide tenant en suspension les résidus du cerveau. Quand il n'y a plus de poche encéphalique, on retrouve sous les os crâniens affaissés tout ou partie de la dure-mère. Il en est de même des autres membranes du cerveau, qui forment, avec le paquet des vaisseaux, un lacis inextricable, frangé, couronnant la base du crâne. La dure-mère et les autres méninges rachidiennes se retrouvent aussi, même dans le spina-bifida complet. Ces membranes sont déchirées, amincies, ouvertes à la partie postérieure, et collées contre la paroi restante du canal, mais on les retrouve constamment. C'est surtout dans les spina-bifida incomplèts qu'on peut le mieux saisir le caractère essentiel de leurs modifications. A l'extrémité des parties saines qui continuent à envelopper la moelle, d'autres portions amincies, frangées, à moitié détruites, ou quelquefois épaissies, correspondent aux interruptions de la moelle et à ses parties altérées, ramollies. En résumé, les membranes, comme les os du système cérébro-spinal, s'offrent avec un seul et même caractère : déplacement, altérations de texture, destruction incomplète, mais toujours persistance partielle ou existence rudimentaire des parties.

» Mêmes caractères dans le cerveau et la moelle. Altération de texture sous toutes les formes et à tous les degrés, depuis la simple injection vasculaire jusqu'au ramollissement le plus profond, depuis la destruction de quelques points périphériques jusqu'à la disparition presque complète de la matière pulpeuse, réduite pour le cerveau à un liquide gélatiniforme, renfermé dans les membranes, ou à de simples et rares résidus cachés sous les voûtes crâniennes affaissées. Mêmes indices d'altération et de destruction morbides pour la moelle, et d'autant plus sensibles dans cette dernière qu'elles se circonscrivent plus fréquemment sur une portion de sa longueur.

» L'état des nerfs complète bien la signification de tous ces caractères : ils sont gros, raccourcis, tendus, principalement dans les cas où les muscles sont rétractés ; ou bien ils sont réduits de volume, flétris dans les cas où la rétraction a fait place au relâchement et à l'atrophie paralytique.

» Tels sont les caractères de la cause éloignée ou de l'affection nerveuse.

» 2° *Caractères de la cause immédiate, ou de la rétraction musculaire.* — Les muscles sont raccourcis, tendus. Leur raccourcissement n'a pas lieu seulement dans le sens des mouvements physiologiques, et comme pour rendre permanente une position normale ; il peut s'effectuer dans toutes les directions à la fois, et être porté à un degré extrême dans le sens opposé aux mouvements normaux, et déterminer dans ce sens des flexions permanentes ou des déplacements articulaires et même des fractures des os longs. La trame musculaire commence à passer à l'état fibreux, comme dans tous les cas où les muscles sont soumis à des tractions permanentes exagérées.

» 3° *Caractères de relation de la cause éloignée avec la cause prochaine.* — Les caractères de la lésion du système nerveux rapprochés de ceux de la rétraction musculaire, établissent bien la relation essentielle de ces deux ordres de faits, et la subordination des seconds aux premiers : avec une lésion profonde ou destruction complète des organes centraux de ce système, rétraction générale et énergique de tous les muscles ; avec une lésion profonde ou destruction d'un des côtés du cerveau, rétraction des muscles d'un des côtés du corps ; avec une lésion profonde ou destruction de la partie déclive de la moelle, rétraction d'une partie des muscles du tronc et de ceux des membres inférieurs ; avec altération de la partie inférieure d'un des faisceaux antérieurs de la moelle et des racines nerveuses qui en naissent, rétraction et paralysie des muscles du membre inférieur correspondant. En d'autres termes, relation intime entre l'étendue, le siège, le degré de la lésion du système nerveux, et l'étendue, le siège et le degré de la rétraction musculaire, et relation confirmative, du reste, des rapports établis par la physiologie entre ces deux systèmes.

» 4° *Caractères de relation ou d'harmonie entre la cause prochaine, la rétraction musculaire, et ses effets immédiats, les difformités.* — Il n'y a pas seulement un rapport exact et intime entre la somme des muscles rétractés et le nombre des articulations déplacées, le siège spécial de la rétraction et la direction spéciale des déplacements; mais il existe une harmonie parfaite, essentielle, entre l'action spécifique, isolée ou collective des muscles rétractés et la forme spécifique partielle ou totale des difformités; de telle manière que chaque difformité, considérée dans tous les éléments constitutifs de sa forme, c'est-à-dire dans les rapports nouveaux et permanents imprimés aux différentes surfaces articulaires, aussi bien que dans l'expression d'ensemble résultant de ces divers déplacements, offre la représentation exagérée, mais exacte, des formes affectées aux mouvements physiologiques résultant de la contraction normale des mêmes muscles, et du déplacement temporaire des mêmes surfaces; d'où la confirmation de cette loi que l'auteur a formulée depuis longtemps, à savoir : « Que les causes essentielles de difformités » possèdent une telle spécificité d'action à l'égard des déforma- » tions auxquelles elles donnent naissance, que chacune de ces » causes se traduit à l'extérieur par des caractères qui lui sont » propres, et à l'aide desquels on peut en général, par la diffor- » mité, diagnostiquer la cause, et, par la cause, déterminer la » difformité. »

» Après avoir cherché à démontrer, à l'aide de cette formule établie par l'observation et l'analyse, que les difformités chez les monstres et le fœtus sont dues à la même cause, l'auteur l'applique aux difformités congénitales et consécutives chez l'enfant; il signale, chez celui-ci, un dernier ordre de caractères *extérieurs*, appréciables pendant la vie, destinés à compléter et à suppléer les premiers; il termine en présentant une dernière série de preuves tirées d'observations qui se sont offertes à lui avec quelques-uns des caractères de l'expérimentation directe.

» Parmi les observations de difformités que M. J. Guérin a vues se développer après la naissance, plusieurs sont survenues à la suite de lésions traumatiques matérielles du cerveau ou de la moelle, produites par des accidents instantanés. Dans un cas c'est une chute d'un lieu élevé sur la tête, qui donne lieu aux symptômes cérébraux les plus intenses, et simultanément à la contracture de presque tous les muscles du corps. Avec la disparition des accidents nerveux, la contracture a cessé dans un certain nombre de muscles, et elle a persisté, au contraire, dans un grand nombre d'autres, et a réalisé une difformité générale de presque toutes les articulations, dont le développement s'est accru et complété par la croissance du sujet. Dans un autre cas, c'est encore une chute d'un lieu élevé, mais sur la partie inférieure de la colonne. Une fracture incomplète des vertèbres a produit immédiatement de la paralysie, laquelle, à mesure que la colonne s'est consolidée dans sa direction normale, s'est graduellement dissipée et a été remplacée par la contracture des muscles des jambes, et finalement par la rétraction réalisant les pieds bots les mieux caractérisés.

» Que manque-t-il à ces faits, choisis exprès aux deux extrêmes de la série étiologique, pour avoir le caractère d'expériences directes ? C'est bien la lésion du système nerveux, provoquée en quelque façon artificiellement, et reproduisant artificiellement, avec les mêmes symptômes, les mêmes caractères, c'est-à-dire avec des résultats semblables, pour ne pas dire identiques, la maladie cérébro-spinale spontanée, qui est produite par une cause interne, et révélée seulement par ses effets. Il n'y a de différence entre ces expériences, dues au hasard, et celles qui pourraient être instituées directement, qu'en ce que les premières peuvent être multipliées et reproduites à volonté, et, par conséquent, conduire à une détermination rigoureuse des conditions où la provocation artificielle donnera à coup sûr les mêmes effets. Mais ceci est un autre ordre de faits encore. Ce qu'il importait d'établir expérimentalement, c'est qu'une lésion traumatique du cerveau ou de la moelle peut réellement produire les résultats que l'induction avait permis de conclure de l'analyse des faits spontanés par cause interne ; c'est que la contracture est une phase, un mode particulier de la paralysie; c'est que les muscles rétractés produisent des difformités; c'est que la rétraction frappe les muscles d'un arrêt de développement, en vertu duquel ils ne peuvent suivre la croissance du squelette, et complètent progressivement le développement des difformités. Toutes ces conclusions de l'observation ne ressortent-elles pas directement des deux ordres d'expériences que l'auteur vient d'analyser?

» Voilà donc les trois premiers termes de la formule étiologique expérimentalement reproduits avec les caractères formulés par l'observation, à savoir, la lésion nerveuse, ou cause éloignée, la rétraction musculaire, ou cause directe, et la relation essentielle de ces deux faits. Pour compléter cette démonstration expérimentale, il faudrait pouvoir reproduire instantanément les formes spécifiques des difformités dans leurs rapports avec les éléments mécaniques de la cause immédiate, c'est-à-dire avec la rétraction nettement spécifiée, localisée dans certains muscles. Cette dernière expérience, quoique impossible dans la généralité des cas, parce que les difformités reçoivent, pour l'accomplissement successif de leurs formes caractéristiques et définitives, le concours des causes intercurrentes, peut néanmoins être réalisée dans certaines conditions, comme on va le voir.

» Il existe un mode particulier de rétraction, que M. J. Guérin appelle *rétraction spasmodique intermittente*, caractérisée par un raccourcissement des muscles, assez facile à vaincre, mais qui se reproduit instantanément, en l'absence de la volonté, sous l'influence d'une secousse du membre ou d'une cause morale. Les difformités, les pieds bots, par exemple, produits par ce mode particulier de rétraction chez les jeunes sujets, peuvent, après quelques efforts, être réduits plus ou moins complètement avec la main. Tout à coup le spasme musculaire revient, s'accuse par la tension et le soulèvement des muscles, et reproduit exactement, sous les yeux de l'observateur, la difformité avec les caractères spécifiques qu'elle avait avant l'expérience, caractères qui répètent rigoureusement ceux des autres difformités analogues. L'auteur a répété plusieurs fois cette expérience sur certains pieds bots. Est-il possible de méconnaître la rétraction musculaire expérimentant et mettant hors de doute, par ses alternatives de relâchement et de retrait, la subordination de la difficulté à la rétraction des muscles, et le rapport immédiat, l'harmonie profonde entre l'action spécifique de ces muscles et la forme spécifique de la difformité, rapport qui s'observe d'une manière permanente avec la rétraction continue dans les difformités permanentes? Ne sont-ce pas, de part et d'autre, les mêmes formes, les mêmes directions? Les degrés et la durée seuls varient. La même expérience, à peu près, se répète à chaque instant dans les pieds bots les plus ordinaires chez les enfants, et surtout pendant le traitement de la difformité : tout à coup la rétraction des muscles dont elle dépend s'exagère sous l'influence des mouvements volontaires ou pendant les pleurs de l'enfant, et avec elle, le pied bot, partiellement réduit par les machines ou diminué par le relâchement du repos, reparaît plus prononcé qu'auparavant et avec tous les caractères de forme, de direction, qui dépendent de l'action spéciale et de l'intensité d'action des muscles qui sont le siège de la rétraction.

» Aux faits qui précèdent, considérés comme des expériences, l'auteur en ajoute un dernier qui complète leur signification. « J'eus à traiter, dit-il, deux enfants jumeaux, atteints chacun » d'un double pied bot congénital : je les guéris complètement » de leur difformité à l'aide du plâtre coulé et des machines. Le » traitement était terminé depuis six mois, lorsque l'un des deux » fut pris d'une affection cérébrale convulsive, qui reproduisit en » trois jours les deux pieds bots, tels qu'ils avaient été avant leur » redressement. Je les traitai et les guéris de nouveau, et, comme » si la première expérience n'avait pas suffi, un an après, le même » sujet fut repris de convulsions moins fortes que les précé- » dentes, et l'un des pieds bots seulement, celui qui avait été le » plus prononcé, revint, mais à un degré moindre que la pre- » mière fois. Dans les trois cas, c'est-à-dire à la naissance, après » la première et la seconde attaque de l'affection cérébrale, les » pieds bots s'étaient présentés avec les formes et les éléments » anatomiques les plus exactement semblables. Cependant, à la » naissance, ces deux jumeaux offraient les apparences de la plus » parfaite santé, et leur double difformité était la seule trace » qu'ils présentassent de l'affection intra-utérine qui l'avait pro-

.» duite. » Cette dernière expérience, la plus complète et la plus concluante de toutes, n'offre-t-elle pas à elle seule la reproduction des quatre termes de la formule étiologique dans leurs caractères propres, et leurs caractères de connexion et de relation essentielles ? N'y lit-on pas en toutes lettres la maladie cérébrale, la contracture musculaire, cette contracture procédant de la lésion nerveuse, et les difformités mécaniquement produites par les muscles rétractés : le tout offrant la répétition matérielle d'un fait qui s'était passé pendant la vie intra-utérine ? »

§ 5. — Rapports ultimes de la pathogénie des monstres et des difformités congénitales avec les classifications tératologiques.

Parmi les conséquences qui peuvent résulter — et que nous avons signalées chemin faisant — de l'ensemble de nos recherches, il en est une qui mériterait, par les développements dont elle est susceptible, un ouvrage tout entier ; avons-nous besoin de l'indiquer : c'est la réforme de la tératogénie et de la classification des monstres. Sans vouloir rien ôter à la gloire de nos illustres prédécesseurs et amis, les deux Geoffroy Saint-Hilaire, on ne peut méconnaître que la théorie si ingénieuse des arrêts de développement du premier et la classification morphologique du second, ne peuvent pas s'accommoder des démonstrations étiologiques des affections cérébro-spinales et de la rétraction musculaire. Il faudra donc, pour suivre à travers tous ces genres, ces espèces, ces variétés composant les cadres artificiels de la tératologie d'Isidore Geoffroy, l'unité et la diversité de la cause réelle qui les enchaîne. Ce serait donc une revision, une refonte de la tératologie tout entière.

N'ayant ni le temps ni l'intention d'entreprendre cette application de nos idées, nous nous bornons à reproduire une discussion qui s'est élevée il y a une quinzaine d'années entre un des représentants les plus élevés de la doctrine des Geoffroy Saint-Hilaire, à propos d'un monstre n'ayant pas encore sa place dans les cadres dressés par Isidore Geoffroy. A l'occasion de ce cas particulier, l'auteur de la communication, M. le professeur Joly

(de Toulouse) a bien voulu accepter avec le rédacteur en chef.
de la *Gazette médicale*, une discussion aussi courtoise que
sérieuse, portant sur les points les plus élevés de la doctrine.
C'est cette discussion tout entière que nous allons reproduire.
Nous avons la conviction que nul ne pouvait mieux que notre
contradicteur faire valoir, pour le fond comme pour la forme,
les idées dont il avait entrepris la défense. C'est à ce double
titre que nous l'avons accepté comme le plus digne continuateur des deux Geoffroy et comme le plus compétent contradicteur
de nos idées.

La discussion que nous allons reproduire, soulevée, comme
nous l'avons dit, à l'occasion d'une communication de M. Joly
à l'Académie des sciences, concernant un monstre non décrit
et non classé par les deux grands tératologues, n'a pas seulement porté sur les classifications tératologiques ; elle nous
a fourni l'occasion de défendre nos idées sur la genèse pathologique des monstres, et surtout de discuter les principes et la
valeur comparée des classements morphologiques et des classements étiologiques.

La compétence et l'autorité de notre interlocuteur — nous ne
disons pas adversaire — nous permettent de croire qu'on ne relira
pas sans intérêt les développements que chacun de nous a fournis
en faveur des deux théories opposées.

Un autre motif nous a guidé dans cette reproduction.

Tous les auteurs qui ont cru à la pérennité de leurs idées,
n'ont pas négligé de tenir compte des objections qu'elles avaient
suscitées de la part des hommes de valeur. Ils ont ainsi donné
la preuve de leur confiance dans le bien fondé de leurs convictions. Descartes nous en a laissé un mémorable exemple. En
suivant, même de très loin, un tel maître, nous donnons tout à la
fois notre motif et notre excuse.

Voici donc les documents relatifs à notre discussion avec
M. le professeur Joly :

I

Etudes sur un monstre humain né a Toulouse, et affecté tout a la fois d'exencéphalie, de pied bot, de polydactylie, d'hermaphrodisme et d'inversion splanchnique générale ; par M. N. Joly.

Convaincu que les lois véritablement dignes de ce nom doivent se fonder sur des faits bien observés et nombreux, je me suis imposé le devoir de ne laisser passer inaperçue aucune des monstruosités qu'un heureux hasard mettrait à ma disposition. C'est pourquoi je demande à l'Académie la permission de l'entretenir d'un enfant monstrueux né à Toulouse, et présentant une série d'anomalies plus ou moins graves qui, du moins à ma connaissance, ne se sont jamais trouvées réunies chez un seul et même individu.

En effet, son crâne, fortement déprimé, était percé à sa partie postérieure, et il laissait échapper, par cette ouverture, une tumeur d'un rouge violacé, qui n'était autre chose qu'une partie de l'encéphale recouverte par ses membranes propres et le cuir chevelu très aminci. Des cheveux, longs pour cet âge (le fœtus était à terme), partaient des bords de la tumeur et garnissaient le reste du crâne. La face, moins laide qu'elle ne l'est habituellement chez les monstres exencéphaliens, ne rappelait qu'assez imparfaitement ces monstres à *tête de crapaud* ou à *tête de chat* (*Katzenkœpfe*) dont parlent les auteurs. Cependant le front était très fuyant, les yeux à peine un peu plus saillants qu'à l'ordinaire, le nez épaté, les oreilles grandes, mais non déformées, la bouche largement ouverte, le cou très court et comme enfoncé dans les épaules ; la langue, bifide à sa pointe, comme celle des serpents ou des phoques, était renflée à sa base comme celle des ornithorhynques. La voûte palatine, incomplète, rappelait celle des poissons. On comptait sept doigts à chaque main, six orteils à chacun des pieds qui, tous deux, étaient atteints de la difformité connue sous le nom de *pied équin* ou *pied bot*. Enfin, les organes de la reproduction étaient tellement peu développés, qu'une dissection attentive seule a pu faire connaître le véritable sexe de l'individu monstrueux.

Le scalpel m'a aussi révélé une particularité fort curieuse et qui n'a encore été, que je sache, observée chez aucun monstre affecté d'*acranie* ou d'*exencéphalie*, et même chez aucun monstre unitaire appartenant à l'un quelconque des groupes tératologiques établis par notre illustre maître M. Is. Geoffroy Saint-Hilaire.

Les dimensions de l'estomac et des intestins étaient considérablement réduites. Il en était de même de celles de tous les organes contenus dans l'abdomen, les reins exceptés. Le foie était plus aplati et plus étendu dans le sens transversal qu'il ne l'est habituellement. La rate avait à peu près le volume ordinaire à cet âge, mais les reins avaient acquis des proportions réellement extraordinaires. Ils mesuraient de 10 à 12 centimètres de longueur sur 7 à 8 de largeur. De plus, ils étaient distinctement multilobés et parcourus à l'extérieur par des sillons ou méandres qui, vus à travers leur tunique péritonéale fortement épaissie, rappelaient assez bien les circonvolutions cérébrales. A l'intérieur, leur tissu ressemblait à une espèce de *stroma* fibro-celluleux, dans lequel on ne pouvait distinguer nettement la substance corticale de la substance tubuleuse. Enfin, ils étaient gorgés d'un liquide séreux (urine ?), et ils renfermaient une foule de petites vésicules remplies du même liquide et en tout semblables à de vraies hydatides.

Malgré ce développement énorme et tout à fait pathologique des glandes urinaires, l'artère et la veine rénales n'avaient pas augmenté de volume : leur calibre m'a même semblé réduit. Les uretères n'étaient pas plus gros qu'une aiguille ordinaire à tricoter. Tous deux aboutissaient à une vessie rudimentaire.

Les capsules surrénales, entourées d'une membrane fibreuse très épaisse, étaient comme gorgées d'un sang noir entièrement coagulé.

Cette grosseur excessive des reins nous rend facilement compte de la réduction de volume qu'avaient éprouvée les viscères digestifs, gênés qu'ils étaient dans leur développement. La même cause explique d'une manière toute naturelle la formation très imparfaite de l'appareil reproducteur, dont il nous reste à dire un mot.

Les organes génitaux externes étaient frappés de graves anomalies. Ainsi, quoiqu'il y eût un scrotum bien formé, avec raphé médian, dartos, etc., le pénis était à peine représenté par un simple tubercule, simulant un vrai clitoris, puisqu'il n'avait pas plus de 2 à 3 millimètres de longueur sur à peu près autant de diamètre. Néanmoins, ce pénis rudimentaire était percé d'un canal de l'urètre aboutissant à la vessie, elle-même fort réduite dans ses dimensions.

Les testicules, très peu volumineux, étaient descendus dans les bourses ; mais au delà de l'anneau inguinal, j'ai cru voir les épididymes contournés sur eux-mêmes, soutenus par une espèce de mésentère, et en contact avec de petits corps rougeâtres qui étaient peut-être les derniers vestiges des corps de Wolf. Enfin, les canaux déférents aboutissaient à des vésicules séminales très petites, mais normalement placées.

L'enfant dont il s'agit était donc un vrai mâle, bien qu'il ait été inscrit sur les registres de l'état civil de Toulouse comme appartenant au sexe féminin. Nous signalons cette erreur dans l'intérêt de la statistique.

Comme la plupart de ses congénères, notre monstre n'a pas vécu. A peine a-t-il respiré pendant quelques instants. On cite toutefois des exencéphaliens qui ont vécu trois ou quatre jours.

Contre l'ordinaire, l'accouchement a été long et laborieux. La présentation s'était cependant faite par la tête; mais là n'était pas l'obstacle : il se trouvait dans la région abdominale, considérablement grossie par le volume insolite des reins. Néanmoins la mère s'est parfaitement rétablie au bout de quelques jours. Elle a même eu depuis, m'a-t-on dit, deux autres enfants régulièrement conformés.

Je confesse, en terminant, que je suis assez embarrassé pour assigner au monstre ci-dessus décrit la place qu'il devra occuper dans les cadres tératologiques. Il appartient sans contredit au groupe des *exencéphaliens;* mais à quel genre faut-il le rapporter ? Après un examen très attentif, et comparaison faite des caractères que ce monstre nous présente relativement aux autres types établis, je ne puis certainement l'identifier à aucun d'eux. Aussi proposerai-je d'en faire un genre à part qui viendrait se placer parmi les exencépaliens sans *spina bifida*, entre les genres hyperencéphale et notencéphale de Is. Geoffroy Saint-Hilaire. Si ce nouveau genre était adopté, je lui donnerais le nom de *métencéphale* ou *opisthencéphale*.

II

PREMIER ARTICLE DE M. J. GUÉRIN SUR LA COMMUNICATION PRÉCÉDENTE DE M. JOLY (1).

On a regardé comme un grand progrès l'application de la méthode zoologique à la classification des monstres. Les deux Geoffroy, si justement célèbres, ont en effet attaché leur nom à cette œuvre qui témoigne au moins d'un grand esprit d'ordre et d'une rare persévérance. Cependant, nous ne craignons pas de le dire aujourd'hui, ce travail de transition qui a rendu un véritable service en essayant de classer méthodiquement des faits qui paraissaient devoir échapper à toute tentative de ce genre, ce travail de transition, disons-nous, était entaché d'un vice radical. Comme tous les systèmes artificiels, il rapprochait ce qui devait

(1) *Gazette médicale*, 1866, p. 312.

être séparé, et il séparait ce qui devait être rapproché. La prétention de s'être servi, pour classer les monstres, de la méthode dite naturelle, pouvait faire croire le contraire ; mais indépendamment de la stérilité d'un tel classement, s'il pouvait être exécuté, on est obligé de le faire remarquer, la prétendue classification naturelle des monstres n'a que les apparences extérieures de ce mode de classement. Le fait communiqué récemment à l'Académie des sciences par M. le professeur Joly (de Toulouse) en est une preuve entre mille. En effet, que voyons-nous dans ce fait ? Un fœtus affecté tout à la fois d'exencéphalie, de pied bot, de polydactylie, d'hermaphrodisme et d'inversion splanchnique générale. (Voyez pour les détails au compte rendu de la séance.) Or, ainsi que le fait remarquer l'auteur, il n'existe point dans les cadres tératologiques dressés par Isidore Geoffroy Saint-Hilaire de place pour un pareil monstre. C'est pourquoi M. Joly propose d'en faire le type d'un nouveau genre, auquel il donnerait le nom de *métencéphale* ou d'*opisthencéphale.* Mais voici nos raisons générales et particulières pour n'adopter ni les principes de la classification naturelle des monstres, ni la nouvelle application qu'en a faite le professeur de Toulouse.

La méthode dite naturelle, appliquée à la classification des végétaux et des animaux, repose sur la fixité et la subordination des caractères, fixité et subordination incessamment reproduites par la génération. A ce point de vue, il n'existe entre les caractères des monstres et les caractères botaniques ou zoologiques que des analogies grossières et superficielles. Les monstres n'offrent ni fixité de caractères, ni caractères subordonnés, ni reproduction par voie de génération de ces deux conditions. Les monstres sont des produits fortuits, accidentels, pervertis, engendrés par des espèces normales, et leur existence ne tient qu'à des altérations passagères, occultes, indéterminées des lois dont la constance et l'uniformité assurent et attestent, au contraire, l'invariabilité des espèces végétales et animales.

Nier cette proposition pour échapper aux conséquences qu'elle entraîne serait vouloir fermer les yeux à l'évidence ; aussi nous bornons-nous à l'énoncer comme un axiome, persuadé que les opposants, s'il s'en trouve de sérieux, trouveront, dans ce qui va suivre, nouvelle matière à réflexion.

Nous avons montré dès longtemps que la plupart des monstres appartenant aux genres *anencéphale, podencéphale, notencéphale, exencéphale*, sont des produits d'une seule et même cause : *l'altération du système cérébro-spinal à différentes périodes, à différents degrés*. Nous avons été conduit à cette doctrine par la constatation directe et matérielle des vestiges de l'affection des centres nerveux d'une part, et de l'autre par la coexistence, chez la plupart de ces monstres, de difformités articulaires causées par la rétraction musculaire convulsive : témoignage posthume, mais irrécusable de cette affection. Lorsque nous avons eu l'honneur de lire devant l'Académie des sciences notre mémoire intitulé : *Essai d'une théorie générale des difformités chez les monstres, le fœtus et l'enfant* (1), l'illustre Geoffroy père est venu, dans un mouvement de loyauté supérieure, nous féliciter et déclarer que nous avions raison contre lui. Cet aveu consacrait sans réplique l'étiologie que nous venions d'assigner à cette classe de monstres, et l'interprétation que nous venions de donner des difformités articulaires et autres qui les accompagnent. Or, ce double fait avait pour conséquence forcée de renverser la classification prétendue méthodique de cette catégorie de monstres, et de substituer à ce mode empirique de détermination la notion véritable de leur origine, à savoir, la lésion, si ce n'est la destruction plus ou moins complète du système cérébro-spinal. Par le seul fait de cette double notion, l'histoire naturelle des monstres échappait non seulement à une classification purement empirique, mais elle était placée dans une voie de progrès que les esprits les plus avancés ont rêvée dans ces derniers temps pour la zoologie. Sans vouloir sortir de notre sphère, bornons-nous à rappeler que les deux Geoffroy et leurs continuateurs les plus immédiats ont compris que le dernier but de la zoologie ne consistait pas, comme l'avait dit Cuvier, et M. Flourens après lui, à classer les êtres pour les *reconnaître*, mais à étudier leur origine, leur mode de

(1) Lu à l'Académie des sciences (*Comptes rendus*, année 1840, t. XI, p. 556. *Gaz. Méd.*, 1880).

développement pour les *connaître*. De ces deux manières si différentes d'envisager la science des êtres vivants sont nées deux écoles toutes différentes : l'école zoologique et l'école zoogénésique. Sans pousser plus loin cette considération, il est aisé de comprendre que l'étude de l'origine et du mode de formation des monstres place la tératologie à un point de vue plus élevé et plus avancé que la classification dite naturelle de ces êtres anormaux.

En ce qui concerne le fait observé par M. Joly, il suffira de reprendre quelques-unes des particularités indiquées par le savant professeur de Toulouse pour montrer que, s'il eût connu ou s'il eût pris en considération les principes que nous venons de rappeler, il eût non seulement compris la signification des caractères qu'il a indiqués, mais il en eût découvert d'autres, qui paraissent lui avoir échappé.

.Et d'abord : la forme du crâne fortement déprimé, percé à sa partie postérieure pour laisser échapper par cette ouverture une tumeur d'un rouge violacé, tumeur reconnue par l'auteur pour une partie de l'encéphale recouvert par ses membranes propres, qu'est-ce autre chose que le témoignage et les vestiges d'une ancienne affection du cerveau ? Et ces deux pieds bots, qu'est-ce autre chose que le produit de la rétraction musculaire, et cette rétraction n'établit-elle pas la liaison physiologique de l'action anormale, convulsive, du système nerveux atteint dans son centre et rayonnant à ses extrémités ? A la lumière de cette donnée, M. Joly eût compris et la forme du crâne à tête de crapaud, et les yeux saillants, et le cou enfoncé dans les épaules, et la réduction de tous les organes à trame musculeuse, tels que l'estomac, les intestins, le tout sous l'influence de la rétraction musculaire ; il eût compris de même la compression de tous les organes renfermés dans la cavité abdominale, réduite par la rétraction de ses parois. Dans tous ces accidents, en effet, la rétraction musculaire joue le premier rôle. Si le tourbillon d'une existence incessamment agitée ne nous avait détourné de notre voie, nous aurions publié depuis longtemps les faits nombreux que nous avons recueillis et rassemblés en vue de cette doctrine. Contentons-nous pour le moment de les mentionner (1).

(1) Ce sont les faits que nous venons de publier.

M. Joly et le peu d'hommes qui s'occupent de ces questions pourront objecter que chez les monstres qui offrent les traces et les effets d'une destruction pathologique des centres nerveux, il se rencontre une multitude d'anomalies secondaires qui semblent échapper à l'origine à laquelle nous les rattachons. Nous avons dès longtemps répondu à cette objection en montrant que les conséquences de l'altération des centres nerveux s'accusent autrement encore que par la forme convulsive. La perversion et l'arrêt de développement des organes en sont des témoignages d'un ordre et d'une époque différents; si bien que nous avons cherché à établir cet autre principe : que la nature des vices de conformation et le caractère des difformités sont propres à montrer à quelle époque de l'évolution fœtale les centres nerveux ont été atteints : si c'est à l'époque où les organes étaient en voie de formation (d'où les vices ou aberrations de conformation), ou si c'est à l'époque où les organes sont formés (d'où les difformités seulement).

III

Sur l'application de la méthode naturelle et la classification des monstres ; première lettre de M. Joly, professeur à la Faculté des sciences de Toulouse.

Dans la *Revue hebdomadaire* de votre utile et excellent journal, vous m'avez fait l'honneur de consacrer quelques pages critiques à l'examen du *mémoire* que j'ai adressé récemment à l'Académie des sciences de Paris, et auquel vous avez bien voulu donner dans vos colonnes une gracieuse hospitalité (1).

Le mémoire dont il s'agit a pour objet la description d'un monstre humain né à Toulouse, et affecté d'une série d'anomalies qui, je crois, ne se sont jamais trouvées réunies sur un seul et même individu. Il est, en effet, atteint tout à la fois d'exencéphalie, de scissure palatale, de pied bot, de polydactylie, d'hermaphrodisme et d'inversion splanchnique générale.

J'ai confessé mon embarras pour assigner à ce monstre la place qui lui convient dans les cadres tératologiques ; et, ne pouvant le rapporter à aucun des genres d'*exencéphaliens* établis par I. Geoffroy Saint-Hilaire, j'ai proposé de lui donner le nom de *métencéphale* ou

(1) *Gaz. Méd.*, 2 juin 1866, n° 22, p. 372.

d'*opisthencéphale*, qui désigne le lieu de la hernie cérébrale, située à la partie postérieure de l'occiput, précisément au pôle opposé à celui que l'auteur du *Traité de tératologie* assigne à la *proencéphalie*.

Dans l'article que vous avez bien voulu consacrer à la monstruosité par moi décrite, vous n'adoptez, dites-vous, ni le principe de la classification *naturelle* des monstres, ni la nouvelle application que j'en ai faite.

Si j'étais seul en cause, peut-être imposerais-je silence à mon amour-propre de parrain de l'enfant monstrueux que j'ai baptisé du nom de *métencéphale*; peut-être, dans un désir égoïste de la paix à tout prix, passerais-je condamnation sur vos critiques, d'ailleurs toutes bienveillantes; peut-être accepterais-je comme infaillible votre ingénieuse explication des difformités articulaires du système osseux chez les *exencéphaliens*, explication sanctionnée d'ailleurs par la haute et loyale approbation d'E. Geoffroy Saint-Hilaire. Mais je doute, je vous le confesse, que son digne fils eût eu ses convictions assez fortement ébranlées par votre *Théorie générale*, pour qu'il fût venu, lui aussi, «dans un moment de loyauté supérieure», vous déclarer que vous aviez raison contre lui. Malheureusement ni le père ni le fils ne sont plus là pour défendre leurs doctrines, si violemment attaquées, dans ces derniers temps, par ceux-là même qui, à leur apparition, les avaient saluées, acclamées avec enthousiasme, pour ne rien dire de plus. Vous, monsieur, vous avez eu le noble courage de les combattre du vivant de ces maîtres illustres, au moment où leur auréole scientifique brillait d'un éclat que l'adulation intéressée ou servile cherchait à rehausser encore. Votre manière d'agir est un phénomène trop rare, surtout par le temps qui court, pour que je ne m'empresse pas de vous en féliciter. Permettez toutefois à l'un des disciples fidèles et dévoués des deux Geoffroy Saint-Hilaire, de remplir envers leur chère mémoire un devoir de justice et de pieuse reconnaissance, en venant à mon tour vous offrir, non pas le combat (le mot serait impropre et rendrait mal ma pensée), mais bien une discussion sérieuse et courtoise sur le terrain que vous avez vous-même choisi. Convaincu que vous avez l'esprit trop élevé pour vous méprendre sur mes intentions, je finis là ce long préambule.

Et d'abord, je me demande s'il est bien vrai que toutes les monstruosités *anencéphaliques* ou *exencéphaliques* soient dues, comme vous le prétendez, à une seule et même cause, savoir l'altération du système nerveux cérébro-spinal à différentes périodes, à différents degrés. Que vous ayez constaté dans un grand nombre de cas la lésion des centres nerveux, je me garderai bien de le nier puisque vous l'affirmez; mais je crois pouvoir affirmer aussi, à la suite d'une constatation matérielle et directe, que, dans plus d'une circonstance, le système nerveux cérébro-spinal n'a subi qu'un simple arrêt de dé-

veloppement sans avoir été affecté d'aucune lésion pathologique antérieure. Tel était, par exemple, le cas d'un veau anencéphale qui
m'avait été envoyé de Paris par M. Is. Geoffroy Saint-Hilaire lui-
même, et qui m'a présenté le premier cas d'anencéphalie jusqu'alors
connu chez les animaux (1). Or, chez le monstre dont il s'agit, il n'y
avait pas trace de cerveau ni de moelle épinière. Cependant les nerfs
qui normalement aboutissent à ces parties existaient dans leur intégrité. Preuve évidente, selon moi, de leur apparition antérieurement
à celle des centres nerveux : confirmation éclatante, après tant
d'autres, de la *loi de formation centripète* dont M. Serres est l'auteur.
Ici l'arrêt ou plutôt l'absence de développement, et non l'altération
des centres nerveux expliquerait donc la curieuse anomalie offerte
par notre veau anencéphale. Notez-le bien, je vous prie ; cet exemple
n'est pas le seul. Outre ceux que cite Is. Geoffroy Saint-Hilaire, je
pourrais mentionner les faits d'*acranie*, avec ou sans fissure spéciale,
signalés par M. Vrolik, dans un savant article sur la *tératologie*, qui
fait partie de la *Cyclopædia of anatomy and physiology*. Or, d'après
ce professeur distingué, dont je partage tout à fait sur ce point la
manière de voir, la ressemblance presque parfaite de tous les monstres anencéphaliens ou exencéphaliens jusqu'à présent décrits, la
constance de leurs formes (sauf quelques traits accessoires), prouvent
que le plus souvent l'origine de cette anomalie ne saurait être accidentelle (2). L'altération, la lésion primitive ou consécutive de centres
nerveux telle qu'elle est par vous admise ne saurait donc, au moins
dans tous les cas, être considérée comme la cause éloignée des difformités articulaires du système osseux.

Je ne nie pas toutefois que, dans certaines circonstances, le système
nerveux ne puisse être atteint d'altération pathologique chez l'embryon ou le fœtus, et je conçois qu'alors votre ingénieuse théorie puisse
être vraie. Mais l'anatomie comparée ne me permet pas d'avoir dans
la généralité de cette théorie une confiance entière, quand je vois
les chauves-souris, par exemple, présenter une inversion complète
des extrémités postérieures (*pieds*) tout à fait semblable à celle qu'on
observe chez plusieurs monstres syméliens. Ma défiance redouble
quand je considère les pieds tournés en dedans du paresseux aï (*Bra-
dypus tridactylus*), chez lequel l'altération des nerfs, et par suite, la
rétraction musculaire ne jouent certainement aucun rôle. Enfin les
adhérences au moyen des brides placentaires sont une cause de difformités qui, pour avoir été fort exagérée par l'illustre auteur de la

(1) *Etudes tératologiques sur un anencéphale anoure, appartenant à l'espèce bovine.* (En commun avec M. Lavocat. *Mém. Acad. sc. de Toulouse*, 1855, p. 107.)
(2) « This proves that the origin of the malformation cannot be accidental. »
(Vrolik, *loc. cit.*, p. 956.)

Philosophie anatomique, n'en est pas moins des plus réelles, ainsi que j'ai eu occasion de le constater sur un monstre humain notencéphale, né à Toulouse, et décrit par M. le docteur Guitard et par moi (1).

Telles sont, monsieur et très honoré confrère, les objections que je crois pouvoir faire à votre théorie et que vous me pardonnerez, je l'espère, en faveur de la bonne foi qui me les dicte.

Du reste, en supposant que cette théorie pût rendre un compte exact des difformités articulaires observées chez le monstre que j'ai décrit, elle n'expliquerait, je crois, ni la scissure palatale, ni la polydactylie, ni l'inversion splanchnique, ni l'hermaphrodisme, qui sont venus compliquer chez lui la monstruosité principale, c'est-à-dire l'exencéphalie.

Je ne saurais non plus admettre la rétraction musculaire des parois de la cavité abdominale comme cause de la réduction de tous les organes contenus dans cette cavité.

L'énorme volume des reins, pathologiquement accru, me semble rendre un compte plus satisfaisant de la compression et de la réduction des viscères qui se trouvaient, normalement ou anormalement, en rapport avec eux. Bien loin d'être réduites, les parois musculaires de l'abdomen étaient considérablement distendues, à ce point que les dimensions insolites de cette région chez notre monstre ont mis assez longtemps obstacle à la parturition.

Quant à l'embarras que j'ai éprouvé pour classer le monstre en question, il provient uniquement de ce que ce sujet offre un type jusqu'à présent non décrit dans la famille des *Exencéphaliens*, où il prend, néanmoins, habituellement sa place. Seulement je ne savais auquel des genres établis je devais le rapporter. Comparé à tous, il ne ressemblait à aucun. Je me suis donc vu dans l'obligation de créer pour lui un nom nouveau. Celui de *Métencéphale* m'a paru propre à indiquer le lieu occupé par la hernie cérébrale et rappeler, par sa composition même, ceux de *prociencéphale, hyperencéphale,* etc., adoptés, à tort ou à raison, par la majorité des tératologistes.

Je ne tiens nullement, croyez-le bien, au stérile honneur de mieux fabriquer un nom nouveau avec des racines grecques, je tiens moins encore à encombrer une nomenclature, à mon avis déjà trop surchargée. Mais j'ai eu à cœur de ne pas laisser passer inaperçue une monstruosité très complexe, dont je ne connais pas d'autre exemple, et que l'on pourrait facilement rapporter, j'en conviens, à la classe des *hétératoxiens* ou à celle des *hermaphrodismes*, si la hernie cérébrale et l'état d'imperfection du crâne n'étaient, à l'égard de ces deux sortes d'anomalies, des *caractères dominateurs*.

(1) *Mémoire sur un enfant notencéphale adhérent à son placenta*, (*Mém. Acad. sc. de Toulouse*, 1851, p. 141 ; *Comptes rendus de l'Institut*, t. XXX, p. 677).

De ce que les zoologistes sont très embarrassés pour assigner au *Lépidoscen*, à l'*Aye-aye* de Madagascar, etc., leur véritable place dans la classification naturelle, faudra-t-il en conclure que cette classification n'existe pas ? Non, sans doute. Cela prouve tout simplement que mes méthodes ne sont point parfaites, qu'elles accusent et trahissent à chaque instant la faiblesse de l'esprit humain, qu'elles n'embrassent pas tous les rapports des êtres entre eux, etc., etc. Si ces réflexions que m'inspire la taxonomie des êtres réguliers, est rigoureusement vraie, pourquoi ne le serait-elle pas à fortiori, quand il s'agit des tentatives qu'ont faites les Meckel, les deux Geoffroy Saint-Hilaire, les Vrolik, les Moquin, etc., pour appliquer la *méthode naturelle* à la classification de ces êtres que le vulgaire est habitué à regarder comme des *jeux de la nature*, et que vous proclamez vous-même, avec Chateaubriand, des *produits du hasard*.

Ici, monsieur le rédacteur, ici commencent entre votre manière d'envisager ce grave sujet et ma propre manière de voir, des divergences, ou plutôt des oppositions d'idées tellement tranchées, qu'une discussion approfondie peut seule résoudre entre nous cette litigieuse question. Je suis prêt à entrer en lice avec un vaillant champion tel que vous. Veuillez, je vous prie, me dire si vous acceptez en moi un loyal adversaire, qui n'a pour mobile et pour but que le triomphe des vérités scientifiques.

Agréez, etc.   N. JOLY.

IV

PREMIÈRE RÉPONSE DE M. J. GUÉRIN A LA LETTRE QUI PRÉCÈDE.

La lettre de M. le professeur Joly est trop courtoise et trop sérieuse pour que nous ne nous empressions pas de l'accueillir. Nous sommes aussi heureux qu'honoré de la proposition qu'elle renferme, nous allions dire provocation, si l'on pouvait appeler ainsi l'invitation si bienveillante que M. Joly nous adresse d'entrer en discussion avec lui. Nous acceptons donc avec empressement cette invitation.

Pour que nos lecteurs prennent quelque intérêt à ce débat, il est utile d'en bien préciser les termes ; les voici :

1° Les monstres ou mieux les anomalies du corps humain sont-elles susceptibles d'être classées, suivant la méthode zoologique, dite méthode naturelle de classification ? Les monstres *anencé-*

phaliens et *exencéphaliens* peuvent-ils être légitimement rapportés à une altération primitive des centres nerveux? 3° Le nouveau monstre observé par M. Joly exige-t-il une place à part dans l'histoire des exencéphaliens et l'appellation que lui a donnée M. Joly répond-elle à l'origine la plus probable de cette monstruosité?

Relativement à la première question, le savant professeur de Toulouse n'ayant encore abordé aucune des objections sérieuses que nous avons faites à l'application de la méthode naturelle aux monstres, nous nous bornons à maintenir ces objections, faisant remarquer toutefois que ces objections portent plutôt sur l'avenir que sur le passé; car nous reconnaissons dès aujourd'hui que, quelque arbitraire, quelque artificiel qu'ait été l'essai tenté par les deux Geoffroy, il n'a pas été sans introduire un ordre provisoire très utile dans le chaos où étaient confondues pêle-mêle les anomalies les plus disparates. Mais nous maintenons que ce classement n'est et ne saurait être que provisoire, et que le seul classement logique et scientifique possible doit reposer sur les causes physiologiques et pathologiques de ces monstruosités.

M. Joly voudra bien remarquer tout d'abord que, à supposer, ce que nous n'admettons pas, que la théorie que nous avons donnée des anencéphales et des exencéphales fût erronée ou insuffisante pour embrasser tous les cas renfermés dans ces catégories, il ne s'ensuivrait pas que la théorie et le classement étiologiques ne dussent être substitués à la théorie et au classement zoologiques; en d'autres termes, que le classement morphogénique ne dût être préféré au classement morphologique.

Nous attendrons donc sur ce premier point les développements de M. Joly.

En ce qui concerne la théorie des anencéphales et des exencéphales, nous maintenons le bien fondé de celle qui les attribue à une altération primitive des centres nerveux, et nous maintenons de la manière la plus absolue que les difformités articulaires qui les accompagnent habituellement sont le résultat de la rétraction musculaire convulsive et de l'arrêt de développement des muscles qui l'accompagne.

Pour que notre savant confrère fût à même de combattre cette théorie, il faudrait qu'il la connût dans tous ses développements. Nous nous bornerons à lui en rappeler les données les plus générales, le priant de recourir à nos publications antérieures pour les détails.

L'altération primitive des centres nerveux produit deux grandes classes d'effets, suivant qu'elle atteint chez l'embryon le grand régulateur de l'organisation, le système nerveux à telle ou telle époque de son développement. Si c'est dès l'origine, elle trouble l'harmonie préétablie de l'ensemble, bouleverse les rapports des parties, modifie les développements des organes, leurs dimensions; elle entraîne les *vices de conformation les plus disparates*. Si, au contraire, elle n'arrive que lorsque le plan général est réalisé, lorsque toutes les parties ont reçu leur impulsion et un commencement de formation, chez le fœtus par exemple, elle ne fait qu'influencer la forme, la direction et les dimensions des parties, d'où des *difformités seulement*. Mais dans l'un et l'autre cas, l'impulsion organisante est lésée, altérée dans son activité; de là, arrêt, insuffisance de développement.

Appliquons ces données aux monstres anencéphales et exencéphales, dont il faut faire deux grandes catégories en relation avec les deux époques d'action perturbatrice des centres nerveux lésés.

Dans la première catégorie sont rangés les monstres compliqués de vices de conformation, de déplacement des organes, d'organes surnuméraires, etc.; dans la seconde, sont ceux qui ne présentent que l'absence de certaines parties détruites, partiellement ou totalement, avec les difformités résultant de la rétraction des muscles et de l'arrêt de développement qui l'accompagne toujours, et ajoute à son action.

A ces données générales. M. Joly oppose certains cas particuliers qu'il affirme ne pouvoir s'y rapporter; soit parce qu'il n'a pas vu de traces d'altération des centres nerveux, soit parce qu'il n'aurait pas constaté la rétraction musculaire. Je pourrais me borner à lui répondre que j'ai vu et que je possède de nombreux faits dans lesquels les particularités étiologiques en question ont été manifestement constatées. J'en ai fait représenter un grand nombre, dont quelques-uns proviennent de monstruosités dues à la libéralité des deux Geoffroy. Si je n'avais pas été empêché jusqu'ici d'en publier l'histoire, M. Joly ne pourrait conserver le moindre doute à l'égard de leur origine et de leur signification. Pour mettre d'accord ces faits avec ceux qu'il m'oppose, je lui soumettrai les remarques suivantes :

Et d'abord les faits sont ce qu'on les observe. Pour que ceux que M. Joly m'oppose eussent la valeur qu'il leur attribue, il faudrait qu'ils fussent vus actuellement à la lumière de la théorie qui les invoque. Ainsi, pour les monstres anencéphales avec ou sans moelle épinière, dans lesquels notre savant antagoniste dit n'avoir pas constaté d'altération des centres nerveux, il ne serait pas possible de lui prouver directement qu'il a mal vu et incomplètement observé ; mais je pourrais lui opposer des cas dont j'ai conservé les dessins et même les pièces, dans lesquels des débris de cerveau, de méninges, de moelle, à côté de parties persistantes, attestent le fractionnement par altération et destruction des mêmes parties. Ce sont ces faits, à côté d'autres plus ou moins accentués, qui donnent la clef de leur origine commune. L'observation ultérieure viendra ensuite compléter la série et éclairer les cas antérieurs ou trop obscurs, ou insuffisamment observés.

Voilà pour la cause éloignée de cette classe de monstres.

Quant à la rétraction musculaire, considérée comme cause prochaine des difformités articulaires qui accompagnent si souvent les monstres anencéphales et exencéphales, elle ne saurait être mise en doute par ceux qui ont vu les faits et qui les ont vus dans leur ensemble. Quand l'illustre Geoffroy père m'a fait l'aveu que j'ai rappelé, il avait vu ma collection, il avait vu des centaines de pièces dans lesquelles la rétraction musculaire se lit en toutes lettres dans les effets multiples et variés qu'elle entraîne : il l'avait vue fonctionner sur le vivant, enfin il l'avait constatée dans toutes les diversités de son action mécanique.

Entre autres cas de cette sorte, je citerai un veau hydrocéphale avec convulsion générale des muscles, d'où éventration et difformités articulaires de tout le squelette, cas qui m'avait été offert par Geoffroy Saint-Hilaire père.

En admettant avec M. Joly, que notre théorie ne s'appliquât pas à *tous* les cas qu'on a renfermés arbitrairement dans les mêmes catégories, et désignés sous une dénomination uniforme, nous ne ferions que continuer pour les monstres ce que nous avons fait pour les difformités, c'est-à-dire qu'une cause réelle étant donnée, démontrée, nous en restreignons le domaine aux cas dans lesquels les caractères de son action existent, sont réels et démontrables. Il ne nous répugne donc pas d'admettre d'autres causes que celles que nous avons démontrées : nous demandons simplement à ces causes d'établir leur domaine à côté du domaine des premières, aux mêmes titres et aux mêmes conditions qu'elles.

Nous nous en tenons pour aujourd'hui à ces généralités, c'est notre déclaration de principes ; nous attendrons, pour avancer plus loin dans la question, que M. Joly veuille bien s'expliquer sur ces principes et sur les faits qu'il aurait à leur opposer.

En attendant, nous lui envoyons la nouvelle assurance de notre haute estime pour son savoir, et de notre non moins haute considération pour son caractère.

V

CLASSIFICATION NATURELLE DES MONSTRES. — DEUXIÈME LETTRE
DE M. LE PROFESSEUR JOLY (DE TOULOUSE).

Monsieur et très honoré confrère,

« L'art est long, la vie est courte », a dit notre maître à tous dans son langage aphoristique. Heureux ceux encore qui peuvent employer comme ils l'entendent cette vie si brève et si rapide ! Heureux ceux à qui les devoirs de toute sorte, les soucis, les chagrins, et même les préoccupations de l'existence matérielle n'enlèvent pas une trop forte portion de cette étoffe précieuse dont l'existence est faite ! Heureux ceux qui, aimant la science pour elle-même, peuvent s'adonner tout entiers à son culte !

Je ne suis pas, monsieur, de ces mortels fortunés auxquels les dieux ont fait de doux loisirs, et mon temps se partage entre une foule d'obligations plus ou moins impérieuses qui souvent absorbent la part que je voulais réserver pour l'étude, cette efficace consolation de ceux qui souffrent, et l'un de mes rares bonheurs ici-bas.

Aux obstacles tous les jours renaissants, ajoutez, je vous prie, l'indispensable nécessité de bien tremper mes armes avant d'entrer en lice avec un champion aussi redoutable que vous, avec le dialecticien habile qui, tout récemment encore, dans une discussion mémorable, a obtenu un si légitime et si brillant succès! Alors, vous vous rendrez facilement compte de toutes mes lenteurs dans le passé, et bien plus encore de toutes mes hésitations dans le présent, c'est-à-dire au moment même où votre acceptation courtoise, autant que bienveillante et honorable pour moi, ne me permet plus de jeter un regard en arrière sur ma témérité. En m'acceptant pour adversaire, vous avez la bonté de me traiter presque en ami. Situation étrange s'il en fut, situation qui ne saurait manquer de faire tomber la plume de ma main mal assurée, et de me jeter dans vos bras aussitôt que nos témoins déclareront que l'honneur est satisfait, c'est-à-dire quand nous aurons tranché, dans un sens ou dans l'autre, la grave question qui va s'agiter entre nous. Quelle que soit l'issue de ce débat scientifique, je m'estimerai toujours très honoré de ce que vous avez bien voulu écouter une raison, et apprécier le sentiment qui m'a porté, un peu témérairement sans doute, à me déclarer votre adversaire, ou du moins votre contradicteur. Et pourtant, je vous le confesse, monsieur et très honoré confrère, plus je réfléchis, plus j'ai de peine à croire que vous ayez raison contre les deux chères mémoires auxquelles j'ai voué un culte éternel d'affectueuse reconnaissance et de profonde vénération.

Pour Étienne et pour Isidore Geoffroy Saint-Hilaire, les monstruosités étaient « *des dérivations du type spécifique, complexes et très graves, vicieuses, apparentes à l'extérieur et congénitales* (1) ». Mais ces déviations n'étaient pas, à leurs yeux, des aberrations, des jeux de la nature, l'absence de règles et de lois.

(1) Isidore Geoffroy Saint-Hilaire, *Traité de tératologie*, t. II, p. 177.
Nous croyons utile de reproduire ici la définition suivante, que nous copions textuellement dans l'*Histoire générale et particulière des anomalies de l'organisation*, et pour ne pas altérer la pensée de l'auteur, et pour mieux préciser les termes de la question qui nous divise en ce moment, et qu'il s'agit d'élucider si c'est possible.

« Anomalie. Toute déviation du type spécifique, toute particularité organique que présente un individu comparé à la grande majorité des individus de son espèce, de son âge et de son sexe.

» L'anomalie peut être légère ou grave : la monstruosité est toujours grave.

» Type spécifique. Ensemble de traits communs à la grande majorité des individus qui composent une espèce. »

Quant à savoir si l'espèce, j'entends l'espèce normale, est invariable ou ne l'est pas, c'est là un problème fort ardu et très complexe que nous n'aborderons pas en ce moment.

C'était un ordre nouveau substitué à l'ordre ancien.

Pour vous, au contraire, les monstres sont « des produits *fortuits,* accidentels, pervertis, engendrés par des espèces normales ».

« Leur existence, dites-vous, ne tient qu'à des altérations passagères, occultes, indéterminées, des lois dont la constance et l'uniformité assurent et attestent, au contraire, l'invariabilité des espèces animales et végétales. »

Il y a, entre votre manière d'envisager les monstres et celle des deux Geoffroy Saint-Hilaire, une opposition aussi tranchée que possible, un antagonisme complet.

Permettez-moi donc de me demander tout d'abord si les monstres sont véritablement des produits du hasard, ou bien s'ils obéissent à des lois aussi fixes, aussi constantes que celles qui président à la formation des êtres normaux. Dans le cas où la réponse serait positive, j'examinerai la question de savoir si les monstres peuvent, *oui* ou *non*, être classés d'après les principes de la méthode naturelle. Ces questions générales une fois débattues, nous aborderons, si vous le voulez bien, le débat particulier qu'a soulevé entre nous l'apparition du monstre exencéphalien né à Toulouse, et nous tâcherons que la lumière se fasse sur ce point spécial.

Première question. — Les monstres sont-ils des produits fortuits, en dehors de toute règle, fruit du caprice de la nature en débauche, ou bien de simples déviations accidentelles (je ne dis pas *aberrations* ou *perversions*), ou de simples arrêts des lois qui président à l'organisation normale?

Une foule de faits, aujourd'hui bien connus, me semblent déposer en faveur de la dernière de ces alternatives. Qu'il me suffise de vous rappeler les plus saillants.

Un de nos confrères qui s'occupe, avec un zèle que couronne le succès, de la production artificielle des monstruosités, M. Camille Dareste, disait tout récemment : « Il n'y a pas entre l'état normal et l'état anormal de limite nettement tranchée, et ces deux états passent de l'un à l'autre par des transitions insensibles (1). Cela est si vrai, qu'il suffit d'un instant souvent très court pour opérer le passage d'un de ces états à l'autre, et qu'il faut pour ainsi dire prendre la nature sur le fait, si l'on veut discerner sûrement ce qui appartient à la règle de ce qui constitue l'anomalie : témoin la duplicité ou plutôt la dualité primitive du cœur des vertébrés, dualité qui vient d'être constatée, pour la première fois (chez les oiseaux), par le savant professeur de Lille ; dualité fugitive, presque insaisissable, pressentie plutôt que démontrée dans l'embryon normal, mais oculairement visible

____

(1) *Ann. des sciences naturelles,* t. VIII, p. 248, 4ᵉ série.

et parfaitement prouvée, grâce à l'un de ces faits tératologiques dont
le génie de E. Geoffroy Saint-Hilaire a fait une loi féconde sous le
nom d'*arrêt de développement* (*Bildungshemmung Meckel*) (1).

Dans l'espèce humaine, la hernie du cerveau, connue sous le nom
de *proencéphalie*, constitue, de l'aveu de tous les anatomistes, une
monstruosité des mieux caractérisées, et elle entraîne toujours la mort.

Chez certaines poules huppées (poules *polonaises*), elle est parfai-
tément compatible avec la vie, se transmet par voie d'hérédité et
constitue probablement un caractère de *race* (2).

La forme binaire et symétrique, la position latérale et harmonique
des yeux de chaque côté de la tête, voilà, chez les vertébrés, la règle
ordinaire, l'état habituel. Or, si nous examinons une sole, un turbot,
une plie, nous voyons les yeux occuper tous deux le même côté de la
face et se placer l'un au-dessus de l'autre, l'animal étant supposé
nager sur le côté (*Pleuronecte*). Mais l'œil inférieur seul est logé
dans une orbite située, comme à l'ordinaire, au côté externe de l'os
frontal auquel il appartient. L'œil supérieur, au contraire, vient se
placer au côté interne du frontal correspondant dans une orbite qui
lui est commune avec l'autre œil, et qui se trouve percée, pour ainsi
dire, au milieu du front. N'est-ce pas là une sorte de cyclopie, ou du
moins une *hémicyclopie*, comme le dit le professeur Steenstrup (de
Copenhague), à qui nous devons la connaissance toute récente de cette
curieuse particularité organique et l'explication rationnelle qu'en a
donnée ce savant distingué.

Ici encore l'état régulier symétrique a précédé l'état irrégulier,
asymétrique, réellement monstrueux. En effet, sur de jeunes pleuronectes, voisins de la sole, Steenstrup a vu deux yeux situés symétriquement un de chaque côté de la tête qui est fortement comprimée;
et sur d'autres individus plus âgés, il a pu observer tous les intermédiaires entre cette position symétrique des deux yeux et leur situation
définitive, telle qu'elle nous était jusqu'à présent connue; d'où l'auteur est amené à cette conclusion certainement très surprenante et
très inattendue, à savoir, que « l'œil supérieur a dû quitter sa place
primitive en se dirigeant vers l'intérieur et en haut, percer la voûte
formée sur l'œil par l'os frontal, et se préparer un nouveau lit, soit
dans ce trou, soit dans la région interne de l'os frontal du même côté
de la tête, soit entre les deux os frontaux (3). »

____

(1) M. Camille Dareste vient de prouver que la dualité monstrueuse du cœur chez
les oiseaux est due à un arrêt de *développement*, c'est-à-dire au défaut de soudure,
à l'isolement persistant des lames antérieures de l'aire vasculaire, isolement qui
maintient celui des blastèmes cardiaques. (Voy. le journal *l'Institut*, 31 décembre 1866.)

(2) Voy. C. Dareste, *Ann. des sc. nat.*, t. XX, 4ᵉ série, p. 87 et suiv.

(3) Steenstrup, *Sur le développement des pleuronectes*. (*Ann. des sc. nat.*, t. II,
p. 253, 5ᵉ série, 1854.)

Qu'on imagine dans l'espèce humaine une disposition des yeux analogue ou semblable à celle qui existe chez les plies, les soles, les turbots; cette disposition ne serait-elle pas regardée à bon droit comme monstrueuse? Et cependant elle ne ferait que reproduire l'état normal de plusieurs espèces placées plus bas dans la série. Comme si la nature voulait nous convaincre que, dans la création des vertébrés, elle a travaillé sur un plan identique dans son ensemble, mais plus ou moins modifié dans ses détails.

Les exemples qui précèdent nous font assister en quelque sorte visuellement au passage graduel de l'état monstrueux à l'état normal, et réciproquement. N'est-ce pas une preuve du peu d'intervalle qui sépare quelquefois ces deux états? N'est-ce pas la démonstration la plus évidente que la monstruosité n'est pas un désordre aveugle, la négation de toute loi, mais bien au contraire un ordre plus ou moins différent de l'ordre habituel, un ordre nouveau qui remplace l'ordre ancien, l'affirmation de règles toujours identiques, soit qu'on étudie l'organisation dans ses anomalies, soit qu'on se borne à suivre son développement normal? Les travaux récents de M. Dareste, et s'il m'est permis de me citer, quelques observations qui me sont personnelles, jointes à une longue étude des monstres, m'amènent comme forcément à reconnaître la vérité de cette proposition, que les deux Geoffroy Saint-Hilaire ont élevée, selon moi, à la hauteur d'un axiome.

Vous dites, très honoré confrère, que les monstres sont le produit du hasard? Mais, outre que le hasard n'est qu'un mot inventé pour voiler notre ignorance et ne pas blesser notre orgueil, le hasard pourra-t-il nous expliquer comment, les mêmes circonstances étant données, on voit se reproduire à peu près constamment les mêmes monstruosités?

Est-ce le hasard qui fait que les mêmes anomalies s'observent très souvent chez l'homme et chez les animaux sans en excepter l'*anencéphalie*, que l'on a crue longtemps propre à l'espèce humaine (1)?

Le hasard nous expliquera-t-il comment et pourquoi l'*anencéphalie* s'accompagne presque toujours de *polydactylie* et de *pied bot*, comment et pourquoi dans la *symélie* on compte ordinairement des côtes et des vertèbres surnuméraires?

Le hasard nous expliquera-t-il comment et pourquoi, lorsque deux germes se développent à la fois sur un même vitellus, il y a le plus

---

(1) Nous avons observé l'*anencéphalie* chez un veau mort-né. C'est, à notre connaissance, le premier exemple d'anencéphale qui ait été signalé chez les animaux. (Voy. dans les *Mémoires de l'Académie des sciences de Toulouse*, t. V, p. 107, notre travail intitulé : *Etudes tératologiques sur un anencéphale appartenant à l'espèce bovine*, en commun avec M. Lavocat.)

J. GUÉRIN.   I. — 47

souvent réunion, soudure plus ou moins complète des deux embryons? Pourquoi cette soudure s'opère constamment entre parties exactement homologues, et non entre parties hétérogènes? Pourquoi la connexion, les rapports des parties entre elles sont fixes, si nettement déterminés, si constants, que Et. Geoffroy Saint-Hilaire a pu dire, sans trop d'exagération, qu'un organe est plutôt anéanti que transposé? Pourquoi enfin, lorsqu'un organe prend un développement insolite, les organes voisins s'atrophient, s'amoindrissent en proportion?

Ce sont là des faits d'observation journalière, des faits tellement avérés, tellement généraux, tellement constants dans leur manifestation, qu'ils ont, à bon droit, ce me semble, passé à l'état de lois, aujourd'hui connues sous les noms d'*arrêt de développement, principe des connexions, loi d'union similaire* ou *d'affinité de soi pour soi,* sans parler de la loi de propriété (*lex proprietatis*) et de la loi des topiques (*lex topicorum*) admises et ainsi déterminées par Fleischmann.

Les exemples fourmillent, les preuves abondent à l'appui de ces lois si belles, si générales et si fécondes.

Enfin, ce qui démontre péremptoirement à mes yeux que les monstres ne sont pas un pur effet du hasard, c'est la possibilité de les produire artificiellement et, pour ainsi dire, à volonté.

Guidé par les indications et les travaux antérieures de Et. Geoffroy Saint-Hilaire, M. Dareste a pu obtenir déjà, dans ses curieuses et instructives expériences, un nombre assez considérable de monstruosités, et il a l'espoir fondé, dit-il, et croyons-nous, de pouvoir produire artificiellement toutes les monstruosités unitaires.

Il y a une telle connexion entre les lois organogéniques ou zoologiques et les lois tératologiques, que nous nous méprenons quelquefois, du moins au point de vue de l'anatomie philosophique, sur la signification d'un organe ou d'un appareil donné.

Le phénomène que l'on appelle, avec juste raison, le *retour au type,* nous en offre un exemple frappant. Ainsi, nous croyons avoir démontré que le doigt des Echidés, si improprement appelés monodactyles, est le vrai représentant de l'annulaire et du médius de la main humaine, tandis que les deux *stylets* placés latéralement à l'os métacarpien (canon des vétérinaires) représentent l'annulaire et l'index, la *châtaigne* étant l'équivalent du pouce réduit (chez le cheval extérieurement du moins) à sa partie cornée.

Or, nous avons eu, M. A. Luxant et moi, l'occasion de disséquer une mule fissipède qui avait aux membres antérieurs trois ou quatre doigts plus ou moins développés, sans compter la *châtaigne (pouce)* (1).

(1) Voy. dans les *Mémoires de l'Académie impériale des inscriptions et belles-lettres de Toulouse,* 1853, le travail qui nous est commun avec le professeur Lavocat, et qui a pour titre : *Études anatomiques et tératologiques sur une mule fissipède aux pieds antérieurs.*

La mule fissipède dont nous venons de parler offrait un *retour* ou du moins une tendance marquée vers l'*archétype* digital des autres mammifères, la *pendactylie*.

La contre-épreuve, c'est-à-dire la tendance contraire, nous est fournie par les porcs de Hongrie devenus, dit-on, *monodactyles*, tant il est vrai, encore une fois, que l'on passe graduellement, et d'une manière accessible, de l'état que nous appelons régulier à celui que nous croyons ne l'être pas; tant il est vrai « qu'une anomalie ou une monstruosité dans une espèce donne le plus souvent l'état normal d'une autre (1). »

Mais il est temps de terminer cette lettre, dont la longueur démesurée vous paraîtra peut-être indiscrète. Malgré le long retard que j'ai mis à vous l'adresser, je n'ai pas eu le temps de la faire plus courte. J'ose néanmoins compter sur votre bienveillance accoutumée et sur la patience de vos nombreux lecteurs. Je m'efforcerai d'être plus bref dans ma prochaine communication où j'aborderai le difficile sujet de la classification des monstruosités.

Agréez, etc.

N. Joly.

VI

Deuxième réponse de M. J. Guérin.

Sans vouloir rivaliser de courtoisie avec le savant auteur de la lettre qu'on vient de lire, il nous est impossible de ne pas nous féliciter de rencontrer un aussi brillant et un aussi compétent interlocuteur pour traiter une des questions les plus intéressantes et les plus élevées de la philosophie naturelle. Nous disons interlocuteur et non adversaire, ni même contradicteur, car, à la façon dont M. Joly entre en lice et pose la question, il ne peut y avoir entre nous qu'une conversation dans laquelle l'intérêt des choses fait disparaître la dissidence des personnes. C'est reconnaître, pour notre part au moins, que nous n'avons pas la prétention de vaincre ou la crainte d'être vaincu; nous n'avons d'autre but que d'apporter, pour la solution future du problème, des données d'un ordre différent de celles produites par le savant pro-

(1) E. Geoffroy Saint-Hilaire, *Dictionnaire classique d'histoire naturelle*, art MONSTRES, *passim*.

fesseur de Toulouse. Il le reconnaîtra sans doute lui-même, dès qu'il aura réfléchi aux difficultés du sujet qu'il veut mettre en discussion. Mais n'anticipons pas, et commençons d'abord par nous entendre au point de départ.

Sans s'en apercevoir, M. Joly donnant à nos paroles et à nos doctrines un sens différent de celui qu'elles ont réellement, nous replace parmi les adeptes du merveilleux, parmi les admirateurs « des caprices de la nature en débauche en présence des anoma- » lies du corps humain ». Je tiens à le désabuser d'abord, car sa méprise une fois dissipée, notre discussion ne portera plus que sur des termes nets et précis.

En professant que les anomalies du corps humain ne sont pas comparables à des espèces arrêtées dans leur développement, ou même à des variétés passagères du type spécifique, nous disons que ces déviations sont des effets de causes *accidentelles, occasionnelles*, essentiellement contingentes, ne modifiant que *partiellement* et souvent *localement* l'évolution organique. Pour bien comprendre toute la portée de cette différence, il faut aller plus avant et plus haut que la définition donnée par Geoffroy Saint-Hilaire et reproduite par M. Joly, du type spécifique. Cette définition, purement symptomatique et empirique, ne fait que constater ce qui apparaît : « L'ensemble de traits communs à la » grande majorité des individus qui composent son espèce. » C'est la détermination zoologique, c'est-à-dire la détermination d'après les formes extérieures sans préoccupation de leur origine, de leur cause, des conditions de leur fixité ou variabilité. Or, nous l'avons dit, il y a une école plus avancée, l'école zoogénésique, morphogénésique, inaugurée par les Geoffroy eux-mêmes, laquelle consiste à rechercher les origines, à déterminer les causes, et à étudier les lois de formation des espèces. Cette école est celle-là même qui nous inspire quand nous voulons ramener l'étude et la classification des anomalies du corps humain à l'étude de leurs causes, de leur mode de formation. Eh bien! à ce premier point de vue, nous disons que les espèces animales sont le produit de causes persistantes, dont la permanence d'action est la raison même de leur fixité. Pour les anomalies du corps humain, au contraire, les causes auxquelles elles sont dues sont des causes occasionnelles, contingentes, qui entrent en conflit avec les causes naturelles dont elles ne parviennent qu'à modifier partiellement et localement les effets. Prenons un exemple : voici un fœtus chez lequel des tendances d'avortement ont déterminé une hydrocéphalie ; cette maladie a amené la destruction complète du cerveau : d'où anencéphalie, rétraction musculaire plus ou moins générale et difformités corrélatives à cette rétraction. Dans la doctrine de M. Joly, la doctrine tératologique, on s'arrêtera à la constatation des formes extérieures des anomalies, et l'on fera du fait observé un type, un genre ou une espèce. Dans la doctrine tératogénésique, on remontera à la cause de la perversion organique, on en étudiera le mécanisme, on en décrira les formes, sans prétendre y trouver des analogies avec l'une ou l'autre des phases de l'évolution organique normale. Qu'on le remarque bien, il ne s'agit jusqu'ici que de faire bien comprendre la différence des deux points de vue, d'expliquer le sens des mots employés, sauf à établir plus tard le bien fondé des doctrines qu'ils expriment. En disant que les anomalies sont des produits de causes fortuites, accidentelles, nous n'avons donc pas voulu replonger l'étude des monstres dans les ténèbres du merveilleux, mais les rapporter au véritable ordre de causes qui les engendrent.

Ces termes étant posés et bien compris, j'espère, de tout le monde, nous ajouterons que le véritable caractère des causes mises en jeu par les deux ordres de faits est essentiellement différent. Dans la formation des espèces et même des variétés, tout l'ensemble de l'organisme est modifié et comme imprégné de l'influence de la causalité ; toutes les parties, tous les matériaux de l'être sont agencés, associés, combinés différemment ; l'action est intime, profonde et générale ; la moindre particularité d'une espèce et même d'une variété est l'expression d'une totalité différente. Dans les anomalies, au contraire, les modifications ne portent souvent que sur un point, sur une partie du corps ; le fond du type spécifique reste avec ses agencements, ses rapports, ses combinaisons élémentaires. L'exemple cité plus haut le fait bien comprendre. Qu'un chat, qu'un veau ou un fœtus humain soit atteint d'anencéphalie et de ses conséquences, le fond du type spécifique, chat, veau ou homme, reste, sauf les modifications accessoires imprimées par l'anomalie. Celle-ci, on le reconnaît (et c'est là un ordre de vues que nous avons cherché à faire prévaloir ailleurs), peut à la longue apporter chez le vivant des modifications tellement profondes que tout le corps s'harmonise avec elles et s'imprègne pour ainsi dire du cachet de la difformité. Mais il s'agit ici de faits à l'origine : or, à cette époque, l'anomalie n'exerce qu'une action de surface sur le fond du type spécifique persistant.

Nous pouvons donc conclure, de ce préliminaire, que notre système ne consiste pas à ramener l'étude des monstres à l'époque du merveilleux, des jeux de la nature, mais à la mettre en face des véritables causes de leur production, causes essentiellement fortuites, contingentes, accidentelles, en opposition avec les causes permanentes de la nature réalisant et entretenant la fixité des types spécifiques. Il n'y a donc pas, comme pouvait le croire, avant nos explications, M. Joly, « entre notre manière d'envisager les monstres et celle des deux Geoffroy une opposition aussi tranchée que possible ». Ces illustres précurseurs ont commencé la détermination des faits tératologiques par leurs symptômes, par leurs apparences; nous cherchons à la continuer par leurs causes; ce point posé et compris, voyons les conséquences des deux systèmes.

Pour M. Joly, continuateur de la doctrine des Geoffroy, les monstres sont des êtres normaux atteints d'un arrêt de développement. Arrêtons-nous un instant sur la signification de ce mot, arrêt de développement, et l'idée qu'il exprime. Cette doctrine suppose deux choses également contestables au moins dans leur caractère absolu : premièrement, que la série embryonnaire offre dans une même espèce des états transitoires analogues aux anomalies persistantes de la tératologie; secondement, que lorsque ces anomalies ne répondent pas à une phase embryonnaire de la même espèce, elles retrouvent leur correspondant dans la série zoologique, c'est-à-dire que la disposition accidentelle, éventuelle, qui caractérise l'anomalie d'une espèce supérieure, représente une disposition permanente de quelque anneau de la série animale. Cette doctrine, soutenue avec éclat par des

maîtres que nous honorons, sanctionnée en Allemagne par Meckel
et son école, ne repose, nous ne craignons pas de l'affirmer, que
sur des analogies superficielles et trompeuses ; et tous les exemples cités par notre éminent contradicteur, examinés à la lumière
d'une anatomie, d'une physiologie et surtout d'une étiologie plus
sévères, ne supportent pas la discussion. On comprend que pour
donner toute satisfaction à M. Joly, nous dussions discuter un à
un tous les exemples qu'il a cités ; mais son extrême sagacité et
celle de nos lecteurs nous permettront de circonscrire le débat
aux limites que comportent la nature et le lieu de cette discussion, et de choisir parmi les faits cités celui qui renferme le plus
d'éléments discutables, et qui sera le mieux compris de nos lecteurs : l'*anencéphalie*.

Or, au point de vue tératologique, qu'est-ce que l'anencéphalie ? C'est la monstruosité dans laquelle le cerveau manque,
tantôt avec absence de la moelle épinière dans la région cervicale
(*dérencéphalie*), tantôt avec absence de la moelle tout entière
(*anencéphalie proprement dite*) : tels sont les caractères de deux
genres compris dans la même famille.

Pour la zoologie, cette absence partielle ou totale de la moelle,
accompagnée d'une réduction et d'un déplacement plus ou moins
étendu des os du crâne et des os vertébraux, constitue des caractères de genres et d'espèces qui les différencient et les séparent
d'autres anomalies ou monstruosités dans lesquelles il reste
quelque vestige du cerveau et de ses enveloppes : *thlipsencéphalie* et *pseudencéphalie*. Avant d'aller plus loin, demandons à
M. Joly à quelle époque de la vie embryonnaire trouve-t-on une
absence complète ou partielle du cerveau avec l'existence des os
du crâne et l'absence totale ou partielle de la moelle épinière
avec les éléments osseux de la colonne. Qu'il nous dise s'il a jamais existé, je ne dis plus chez l'homme, mais dans toute la série
des vertébrés, et à une époque quelconque de leur développement, un seul exemple de la moelle épinière absente ou manquant sur un point de sa longueur. Or les circonstances de l'absence du cerveau et de la moelle constituent les caractères de la
famille. Dans ce genre d'anomalies, le système pèche donc par sa
base. M. Joly cite bien chez certaines poules huppées une dispo-

sition analogue à la proencéphalie (sorte de hernie du cerveau) compatible avec la vie. J'ai dans ma basse-cour beaucoup de poules huppées, et bon nombre que j'ai explorées à cet effet m'ont offert un crâne bien conformé. Les poules *polonaises* feraient, suivant M. Joly, exception à la règle; s'il veut bien m'en procurer des œufs ou un spécimen, je me ferai un devoir d'examiner jusqu'à quel point elles présentent une hernie du cerveau compatible avec la vie.

Quant aux caractères accessoires de l'anencéphalie, ils n'offrent, de l'aveu même des Geoffroy et de M. Joly sans doute, aucune régularité ni fixité. Pour M. Isidore Geoffroy, on observe tantôt des incurvations de la colonne vertébrale, la soudure de plusieurs côtes, la soudure ou l'absence de plusieurs vertèbres, l'absence de phalanges onguéales et même des secondes phalanges, l'imperforation de l'anus et surtout l'éventration. « Cette » dernière anomalie, ajoute l'auteur, la plus grave de toutes les » complications des monstruosités anencéphaliques, est en même » temps l'une des moins rares (1) ». Nous omettons cette particularité que la tête est enfoncée entre les épaules, au point que les oreilles reposent sur celle-ci et le menton sur la poitrine. Telle est la caractéristique tératologique de l'anencéphalie, donnée par le fondateur de la tératologie classée d'après la méthode naturelle. Or, nous le demandons, même dans cet énoncé superficiel et incomplet, quelle est la disposition qui se rapporte à un arrêt de développement embryonnaire de l'espèce humaine, ou à une phase quelconque de la série animale? Mais, outre que le rapprochement le plus élastique ne pourrait satisfaire à cette condition, nous allons montrer comment, au point de vue de la théorie étiologique, au point de vue des causes accidentelles, l'observation des faits est beaucoup plus complète, et leur enchaînement scientifique est plus facile.

Et d'abord, Isidore Geoffroy ne mentionne pas, parmi les accompagnements les plus ordinaires de l'anencéphalie, le pied bot que n'a pas omis M. Joly; mais le pied bot n'est lui-même qu'un cas particulier du système d'anomalies dépendant de la même

---

(1) *Histoire générale et particulière des anomalies*, t. II, p. 368.

cause, et qui s'observe dans bon nombre de monstres anencéphaliens. Ainsi les luxations et subluxations des poignets, des avant-bras, des bras, des cuisses, des genoux, et même des mâchoires s'observent fréquemment chez les anencéphales. La colonne vertébrale ne présente pas seulement, comme le dit Geoffroy, des incurvations, mais elle est quelquefois repliée sur elle-même de la tête au bassin, au point d'avoir fait croire il y a quelques années à son absence complète chez un monstre observé par M. Giraldès, lequel avait proposé de fonder un genre nouveau sur cette absence présumée.

Mais la méthode étiologique n'a pas seulement sur la méthode zoologique l'avantage de voir plus et mieux, elle a surtout celui de remonter au point de départ, et de montrer la cause qui subordonne et le lien qui enchaîne et réunit tous les accidents du même fait. C'est ainsi que l'anencéphalie, considérée comme le résultat d'une destruction pathologique totale ou partielle du cerveau et de la moelle, met sur la voie de toutes les conséquences possibles de cette grave altération des centres nerveux. Ainsi que nous l'avons démontré dès longtemps, le premier fait qui apparaît comme conséquence de la lésion nerveuse, c'est le spasme général du système musculaire, la *rétraction musculaire convulsive !* Cette donnée générale acquise, quoi de plus facile que d'apercevoir et de comprendre la généralité et la diversité des difformités articulaires et autres subordonnées aux raccourcissements des muscles convulsés et rétractés? Ceux qui sont familiarisés avec nos travaux n'ont pas besoin de plus de développements pour apercevoir toutes les conséquences de cette manière de comprendre et d'expliquer l'anencéphalie. D'une part, on a la raison de toutes les *classes*, de tous les *genres* de monstruosités que la tératologie a fait reposer sur les déplacements, altérations et destruction du cerveau et de la moelle à leurs différents degrés (*syméliens, célosomiens, exencéphaliens, pseudencéphaliens*); mais on embrasse d'un seul coup d'œil, et l'on ramène à la même origine toutes les divisions arbitraires et différentielles établies par l'observation empirique et zoologique.

Mais ce n'est là, dira M. Joly, qu'un cas particulier du système général, lequel repose principalement sur les types inférieurs dans lesquels se retrouvent les analogies des monstruosités supérieures : les *pleuronectes*, par exemple, auxquels le professeur Steenstrup ramène la cyclopie humaine. Rien de plus ingénieux en effet que la manière dont cet habile zoologiste explique comment les deux yeux de la sole, du turbot, de la plie, ont voyagé d'un côté de la face à l'autre, et ont fini par se trouver d'un même côté, et à se confondre ; ce qui rendrait compte de la disparition chez l'homme de l'espace interoculaire, et de la coalescence des deux yeux pour n'en former qu'un. Il n'y a qu'un malheur à cela, c'est que, tout perspicace qu'il est, le professeur de Copenhague n'a pas vu que chez les poissons plats, le rapport des deux yeux n'a pas absolument changé, mais seulement la conformation de la tête, laquelle, participant à l'aplatissement du corps tout entier, a semblé déplacer les orbites et a paru les réunir d'un même côté, tandis que le crâne seul par sa transformation et sa torsion a détruit la symétrie des deux côtés de la face. Cela est si vrai, que le savant professeur Van Beneden (de Louvain) s'est assuré que cette conformation vicieuse des pleuronectes ne se réalise qu'après leur naissance. On trouvera d'ailleurs dans la *Revue synthétique* de M. Victor Meunier une excellente et très ingénieuse étude sur l'origine et le mécanisme de la conformation bizarre des pleuronectes. M. Joly fera donc bien de chercher ailleurs une confirmation du système qu'il soutient.

Nous nous bornerons pour aujourd'hui à ces quelques remarques qui nous paraissent suffire pour asseoir au moins la discussion sur des bases positives ; et nous espérons que l'éminent professeur de Toulouse ne prendra pas le silence que nous gardons à l'endroit de ses autres arguments pour autre chose qu'une réserve et une discrétion commandées par son extrême sagacité et l'intérêt de nos lecteurs. Nous reviendrons d'ailleurs, à propos de la classification méthodique des monstres, sur tous les faits qu'il croirait propres à ébranler nos convictions.

VII

Est-il possible de classer méthodiquement les monstres en basant la méthode sur des causes purement physiologiques ou pathologiques? — Troisième lettre de M. le professeur Joly (de Toulouse) (1).

Dans la dernière lettre que j'ai eu l'honneur de vous adresser, j'ai cherché à démontrer que la formation des monstres est due, dans le cas d'hérédité, à des causes *accidentelles*, mais non pas *fortuites*, en prenant ce mot comme synonyme d'un *aveugle hasard*. Les explications nettes et catégoriques que vous avez bien voulu me donner à cet égard ne me permettent pas de douter que sur ce premier point nous ne soyons parfaitement d'accord, et je me félicite de le voir mis désormais hors de toute discussion.

Avant d'aller plus loin, c'est-à-dire avant d'aborder notre seconde question, à savoir la classification des monstres par la *méthode naturelle*, je répondrai à celles de vos objections qui ne se rattachent pas, ou du moins qui ne se rattachent qu'indirectement à la question dont il s'agit.

Et d'abord il est un point de doctrine trop bien établi en anatomie comparée et même en tératologie, pour que je ne combatte pas de nouveau votre tendance à le renverser.

Je veux parler des analogies que les anomalies des espèces supérieures présentent, soit avec les âges embryonnaires de la série zoologique, soit avec l'état normal des espèces placées plus bas sur l'échelle organique.

La scissure du palais, chez l'homme, ne rappelle-t-elle pas celle du poisson? Le bec-de-lièvre médian, la lèvre fendue des animaux du genre *Lepus?* La matrice double ou bicorne que l'on observe quelquefois chez la femme, n'est-elle pas l'analogue de ce qui existe normalement chez la hase ou chez la brebis? ·

L'imperforation de la vulve réalise, dans l'espèce humaine, l'état normal de la taupe ; l'embouchure de la matrice ou du vagin, dans le rectum, rappelle le cloaque des oiseaux ; la plucornélée, ce qu'on observe chez les phoques et les cétacées ; enfin, la célosomie ou éventration est l'état permanent de cette phase embryonnaire où les parois abdominales ne sont pas encore complètement fermées.

La dualité du cœur, récemment mise hors de doute chez les oiseaux

(1) Voy. *Gaz. méd.*, année 1866, p. 469 et 733.

par M. C. Dareste, n'est-elle pas un des plus frappants exemples que l'on puisse citer en fait d'arrêt de développement? La persistance du canal artériel de l'ouraque, etc., n'en sont-ils pas d'autres confirmations?

Je n'aurais vraiment que l'embarras du choix si je voulais consigner ici une foule de faits qui établissent victorieusement, selon moi, les deux points que vous contestez, à savoir :

« 1° Qué la série embryonnaire offre, dans une même espèce, des états transitoires analogues aux anomalies persistantes de la tératologie ;

» 2° Que lorsque ces anomalies ne répondent pas à une phase embryonnaire de la même espèce, elles retrouvent leur correspondant dans la série zoologique (1). »

Pour renverser ces deux propositions, dont l'énoncé vous appartient, de simples assertions contradictoires ne me suffisent pas : je voudrais des preuves à l'appui.

A propos des pleuronectes, je vous dirai que l'explication proposée par M. le professeur Steenstrup (de Copenhague), au sujet de la place qu'occupent les deux yeux de ces animaux, me paraît infiniment plus rationnelle que la *torsion du crâne* dont vous adoptez l'évidence, d'après M. Van Beneden qui, du reste, affirme, comme le professeur Steenstrup, que l'état normal a précédé l'anomalie, c'est-à-dire qu'à une certaine époque (peu de temps avant la naissance), les deux yeux étaient parfaitement symétriques. Or, cette torsion du crâne, par vous admise comme un fait incontestable, n'est rien moins que prouvée ; elle est même formellement niée par le docteur Rymer Jones, professeur d'anatomie comparée au King's College, à Londres. C'est une simple apparence (*a strange apparent distorsion*), et la position des deux yeux du même côté (côté droit) chez les pleuronectes (2), est le « résultat (je traduis) de l'atrophie ou de la suppression des os du côté gauche de la tête qui, normalement, constituent la cavité orbitaire, tandis que du côté droit ils ont pu acquérir un développement complet... »

Une cavité orbitaire est ainsi constituée au côté droit et supérieur de la tête, laquelle cavité suffit pour loger les deux yeux, qui prennent la seule position dans laquelle ils pouvaient être utiles (3).

Du reste, soit que vous adoptiez l'explication de Steenstrup, soit que vous préfériez celle de Van Beneden, peu m'importe pour la thèse que j'ai soutenue dans ma dernière lettre, et que je défends

(1) *Gaz. Méd. de Paris*, année 1866, p. 746.

(2) Je regrette infiniment que mon éloignement de la capitale ne m'ait pas permis de consulter la *Revue synthétique* de notre savant et excellent ami M. Victor Meunier. Je ne doute pas que, traité par lui, le sujet en litige n'ait été élucidé comme il devait l'être.

(3) *Cyclopœdia of anatomy and physiology*, article PISCES.

encore aujourd'hui : je veux parler du passage graduel de l'état régulier, symétrique, à l'état véritablement monstrueux. Le fait subsiste et, avec lui, la conséquence que j'ai cru pouvoir en tirer.

Quant aux poules huppées, dites poules *polonaises* ou *poules de Padoue* (1), chez lesquelles M. Camille Dareste dit avoir positivement constaté plusieurs fois l'existence de la hernie des hémisphères cérébraux comme étant parfaitement compatible avec la vie, je regrette de ne pouvoir satisfaire vos désirs en vous envoyant des œufs ou des spécimens du volatile susdit. Mais vous trouverez dans le mémoire du savant professeur de Lille la description détaillée du crâne des poules dites de Padoue et celle de la hernie des hémisphères cérébraux, lesquels, dit M. Dareste, étaient logés dans une tumeur osseuse, occupant l'intervalle laissé pour l'écartement des frontaux (2). Il vous sera, d'ailleurs, facile de vous procurer des poules de Padoue au jardin d'acclimatation du bois de Boulogne, si vous avez à cœur de dissiper vos doutes au sujet de l'assertion qui vous a paru si étrange, et que je n'ai reproduite moi-même que sur la foi d'autrui. Mais si, par impossible, l'autorité de M. Dareste ne vous suffisait pas pour asseoir vos convictions, je pourrais y ajouter, au besoin, celle de M. Paul Gervais et celle de M. Rayer, qui, tous deux, ont vu des faits analogues ou semblables à ceux que M. C. Dareste a lui-même constatés.

J'ai dit dans ma précédente lettre, et je crois avoir prouvé que la tératogénèse est soumise à des lois, et j'ai ajouté, avec les fondateurs de la tératologie, que ces lois sont identiques à celles qui président à l'organisation normale. J'ai fait remarquer en même temps le passage graduel, insensible, de l'état régulier à l'état monstrueux, et réciproquement.

Les exemples que j'ai cités ne vous ont pas convaincu, et vous persistez à croire qu'il n'y a ni fixité ni régularité chez les monstres, à quelque catégorie qu'ils appartiennent. Cependant vous admettez qu'ils peuvent être classés d'une manière méthodique, si l'on prend pour base les causes physiologiques et les causes pathologiques des monstruosités. Or, pour établir cette classification, il faut de toute nécessité avoir recours au principe de fixité et de subordination des caractères, principe qui, selon vous, ne saurait être appliqué aux êtres anormaux. Que sera donc votre classement *morphogénique* substitué au classement *morphologique*, exclusivement adopté, dites-vous, par les deux Geoffroy Saint-Hilaire ? N'y a-t-il pas ici, permet-

(1) Ces poules, introduites en France par Stanislas, roi de Pologne, devenu plus tard duc de Lorraine, s'appelaient d'abord *Pompadours* ou *Pandoures*, d'où l'on a fait par corruption *poules de Padoue*.

(2) DARESTE, *Animal. sciens. nat.*, t, XX, 4ᵉ série, p. 88-90 et 99.

tez-moi de vous le demander, un peu de confusion dans vos idées, et même contradiction dans vos paroles?

Quant aux causes dont vous voulez faire la base d'un arrangement des monstres d'après la méthode *vraiment naturelle*, souffrez que je vous demande encore quelles sont ces causes, et si vous les connaissez toutes. « *Rerum cognoscere causas* » est ce qu'il y a de plus rare et de plus difficile au monde. Et puis l'esprit humain est-il assez sûr de lui-même pour ne pas prendre pour une cause ce qui n'est souvent qu'un effet, ou pour ne pas se contenter de l'apparence au lieu de la réalité?

En fait d'interprétations *étiologiques* des phénomènes naturels, la rotation de la terre autour du soleil, généralement admise avant Galilée, l'horreur du vide avant Toricelli, les esprits animaux de Descartes, les bouches absorbantes d'Aselli, les ébranlements mécaniques de Buffon, et, sans sortir de l'histoire même de la tératologie, l'intervention du démon, les unions adultérines entre l'homme et la bête, le mélange imparfait de la semence de l'homme avec celle de la femme, l'influence des astres, etc., ce sont là autant d'avertissements qui, à mon sens, doivent rendre bien circonspects quand il s'agit de proclamer les causes d'un phénomène naturel, quel qu'il soit.

> Las! nous pensons, le bon Dieu sait comment.
> Connaissons-nous quel ressort invisible
> Rend la cervelle ou plus ou moins sensible?
> Connaissons-nous quels atomes divers
> Font l'esprit juste et l'esprit de travers?
> Dans quels recoins du tissu cellulaire
> Sont les talents de Virgile et d'Homère (1)?

Du reste, même en admettant, ce qui n'est pas, que toutes les causes de la monstruosité nous sont parfaitement connues, il faudrait encore prouver que nous savons rapporter à chacune de ces causes le phénomène ou la série de phénomènes qu'elle produit. Est-il même bien sûr que des causes en apparence identiques donnent toujours lieu aux mêmes effets? Or, cette thèse est loin d'être démontrée, surtout en physiologie. L'expérimentation, du reste, semblerait même lui donner un démenti formel, car vous savez qu'en enduisant partiellement des œufs de poule avec un peu d'huile et les soumettant à l'incubation artificielle dans des conditions autant que possible identiques, M. Dareste a obtenu les monstruosités les plus diverses. MM. Et. et Is. Geoffroy Saint-Hilaire étaient arrivés avant lui à des résultats analogues, en recouvrant en partie les œufs de cire ou d'un

(1) LÉLUT, *Physiologie de la pensée*, t. I, p. 302. Paris, 1862.

vernis plus ou moins imperméable à l'air, en les perforant à l'aide d'une aiguille métallique, en les plaçant dans une position verticale, tantôt sur le petit, tantôt sur le gros bout. La cause attribuée par vous à l'anencéphalie, quoique vraie en apparence, l'est-elle bien en réalité? L'effet que vous lui assignez, avec Gallen et Morgagni, c'est-à-dire la destruction plus ou moins complète des centres nerveux, est-il le véritable? Non, s'il faut en croire M. Dareste, puisque, d'après lui, l'hydrocéphalie et l'hydrorachis sont antérieurs (du moins chez les oiseaux) à la formation de la substance nerveuse. L'arrêt de développement ou de formation de celle-ci n'est donc qu'un effet secondaire, tandis que la cause générale primitive de l'anomalie, c'est, d'après M. Dareste, l'arrêt de développement de l'aire vasculaire (1).

Vous voyez donc que, lorsqu'il s'agit de remonter aux causes, on risque fort de s'arrêter en route, et même de s'égarer plus d'une fois.

Et puis, bien souvent, que d'hésitations, que d'incertitudes dans l'appréciation des causes d'un même fait. « *Tot capita, tot census.* »

Ainsi vous, cher et très honoré confrère, vous attribuez à une seule et même cause les monstruosités anencéphaliques et exencéphaliques; M. Dareste, au contraire, les rapporte à des causes différentes. Vous expliquez la célosomie ou éventration des viscères abdominaux par la rétraction convulsive musculaire. L'auteur de la *Philosophie anatomique* s'en rendait compte par la traction des brides placentaires. Le savant professeur de Lille l'explique par un arrêt de développement plus ou moins considérable de l'amnios, arrêt qui est lui-même la conséquence nécessaire de l'absence ou de la formation incomplète des parois abdominales ou même thoraco-abdominales.

Enfin, M. Houel voit la cause de la *célosomie* dans la brièveté du cordon ombilical.

A mon avis, le classement étiologique offre donc d'immenses difficultés, pour ne pas dire des impossibilités réelles, du moins dans l'état actuel de nos connaissances.

Cela est si vrai, qu'aucune des sciences naturelles proprement dites n'a suivi cette voie pour établir sur des bases plus solides sa partie purement taxinomique. Et cependant, sauf les cadres remplis par les plantes *incertæ sedis*, peut-on imaginer une méthode plus philosophique et plus naturelle que celle dont la botanique est redevable au génie de A. L. de Jussieu?

Loin de moi cependant la pensée que l'organogénie ne puisse rendre de très grands services à la taxinomie, en mettant en lumière des

(1) *Gaz. méd. de Paris.*

affinités ou des dissemblances jusqu'alors inaperçues ou à peine soupçonnées. Je reconnais toute l'utilité, toute la valeur des beaux travaux des Sars, des Steenstrup, des Van Beneden, des Muller, des Ratke, des Baër, des Siebold, des Leuckart, etc., etc., sans oublier, bien entendu, ceux de nos compatriotes.

Mais ces chercheurs ingénieux se sont bornés le plus souvent à constater des faits, sans pouvoir toujours remonter à leurs causes, pour la plupart insaisissables. D'ailleurs, tout en tenant grand compte, dans l'établissement d'une méthode, des *marques intimes*, comme s'exprimait Leibnitz, n'est-ce pas, en définitive, aux caractères extérieurs, à ceux qui sont visibles sans la science de la loupe ou du microscope, qu'on doit, quand la chose est possible, donner la préférence? N'est-ce pas ainsi qu'ont procédé les Jussieu, les De Candolle, les Lamark, les Cuvier, les Blainville, les Geoffroy Saint-Hilaire et tant d'autres?

Je sais bien, mon cher confrère, que vous condamnez une semblable méthode; mais s'il est vrai que nous soyons si peu avancés dans la connaissance des causes, n'est-il pas téméraire, ou du moins prématuré, de vouloir prendre les causes pour unique base d'une classification *naturelle* des monstruosités? Qui nous dit, d'ailleurs, qu'en la supposant dès aujourd'hui possible, cette classification tiendrait toutes les promesses que vous annoncez en son nom, que vous réaliserez peut-être un jour par vos savants travaux, mais que je ne connais pas, que je ne saurais discuter, puisqu'elle n'existe pas encore.

Quelque pleine confiance que j'aie dans vos talents, quelques grands progrès qu'ait fait l'embryogénie, ma conscience m'impose la loi de douter, et dans le doute je m'abstiens; ou plutôt entraîné par mes convictions, et peut-être par un sentiment que vous ne blâmerez pas, j'en suis sûr, je continue à me prononcer en faveur des principes qui ont guidé mes deux illustres maîtres, et j'ose même soutenir contre vous qu'ils ont appliqué d'une manière, je ne dirai pas parfaite, mais du moins aussi heureuse que possible, la méthode naturelle au groupement des faits tératologiques jusqu'alors observés.

C'est ce que je me propose de démontrer dans ma prochaine lettre.

Agréez, etc.

VIII

RÉPONSE DE M. J. GUÉRIN A LA TROISIÈME LETTRE DE M. JOLY,
SUR LES CLASSIFICATIONS ÉTIOLOGIQUES DES MONSTRES.

Avec un adversaire aussi savant, aussi ingénieux, et nous ajouterons aussi courtois que M. Joly, il faut se tenir sur ses gardes pour ne pas se laisser entraîner par le charme d'une discussion où il y a autant à apprendre qu'à contredire. Nous userons donc, avec le savant professeur de Toulouse, d'un procédé qui nous a toujours réussi contre les discoureurs de sa trempe : nous dégagerons des artifices de science et de langage dont il a su l'entourer, la thèse qu'il soutient contre nous, nous la résumerons en quelques propositions simples et claires, de façon à ne pas la perdre un instant de vue et à ne pas permettre au lecteur de s'égarer en suivant l'auteur dans ses brillantes excursions à travers l'histoire naturelle.

1° M. Joly maintient avec les deux Geoffroy la possibilité, l'utilité et la rationalité de l'application de la méthode naturelle à la classification des monstres.

2° Il maintient le bien fondé de cette classification sur la fixité et la régularité des lois qui président à l'organisation des monstres, fixité et régularité qu'il regarde comme analogues, si ce n'est identiques à ce qu'elles sont chez les êtres normaux; et il établit cette analogie ou identité sur ce double fait, à savoir : premièrement, que l'on retrouve fréquemment aux différentes phases de la période embryonnaire des états transitoires analogues aux états permanents qui caractérisent la monstruosité; secondement, qu'il arrive fréquemment que les anomalies des espèces supérieures représentent des dispositions normales des espèces inférieures.

3° M. Joly préfère la classification zoologique ou morphologique à la classification étiologique et morphogénique, parce que cette dernière est plus difficile, susceptible de plus d'erreurs, et que les tentatives faites jusqu'ici sont peu propres à en faire espérer de meilleures.

J. GUÉRIN.   I. — 48

En ce qui concerne la thèse générale de M. Joly, nous l'avons battue en brèche par deux ordres de considérations et de faits :

Nous avons établi en principe que les monstres diffèrent essentiellement des êtres normaux, au point de vue de leur causalité et de leur organisation, en ce que la monstruosité ou anomalie n'est jamais que le résultat d'une cause partielle, locale, accidentelle, ne troublant et ne modifiant l'action des causes naturelles auxquelles sont dus l'évolution et les caractères des êtres normaux, que dans un point, dans une fraction de l'organisme, par opposition à l'action de ces dernières dont la généralité, la constance et la fixité réalisent des produits permanents, associés, combinés dans un même ensemble et suivant un système qui représente le caractère de leur action. A cette grave considération qui infirme la base de sa doctrine, M. Joly n'a rien répondu. Elle reste donc acquise à la cause.

En revanche, M. Joly a reproduit sa thèse, c'est-à-dire la thèse de Meckel et des deux Geoffroy, que les monstres ne sont que des arrêts de développement qui représentent des dispositions transitoires de l'évolution embryonnaire ou des états fixes des espèces inférieures. Mais au lieu de répondre aux objections sérieuses, aux faits contradictoires que nous lui avons opposés, ceux tirés de la grande classe des encéphaliens, il nous cite, avec profusion, des exemples propres à maintenir son système, c'est-à-dire, la corrélation des monstres avec divers états de la vie embryonnaire ou de la série zoologique. Eh bien ! nous le déclarons net à notre adversaire, son système est faux, absolument faux, et les faits qu'il cite, c'est-à-dire les analogies dont il s'étaye, ne reposent que sur des apparences extérieures, superficielles, peu dignes de la sagacité et du talent qui les invoque.

Le principe de sa doctrine est faux, parce que d'abord il est en contradiction avec la généralité des faits. J'ai montré qu'aucun des monstres encéphaliens ne pouvait être ramené de loin ou de près à un état embryonnaire quelconque, à un animal quelconque de la série zoologique. Je n'ai cité que cet exemple, mais j'en produirais des centaines ; je citerais la presque totalité des monstres. M. Joly, comme le lecteur, m'épargneront cette nomenclature. La conséquence de ceci, c'est que, malgré les exemples allégués par le professeur de Toulouse, exemples que nous allons examiner, son système se trouve en contradiction avec l'immense majorité des faits, c'est-à-dire qu'il est logiquement faux.

Mais les faits allégués par M. Joly sont en nombre fort respectable, et ils pourraient d'autant plus en imposer au lecteur, qu'ils sont tirés d'un ordre de choses avec lequel tout le monde est loin d'être familier. Ils méritent donc d'être examinés sérieusement.

En quoi consistent les faits cités par M. Joly? En certaines analogies, en certaines ressemblances qui peuvent rappeler jusqu'à un certain point quelques-unes des dispositions organiques avec lesquelles on les compare. Mais outre que cette ressemblance n'est qu'extérieure, elle ne porte que sur un point, et fait abstraction de l'ensemble auquel ce point appartient.

La scissure du palais chez l'homme, dit M. Joly, ne rappelle-t-elle pas celle du poisson? Pour un zoologiste peut-être ; pour un physiologiste, cela est plus difficile. D'abord, il existe chez l'homme bon nombre de divisions du voile du palais qui ne s'étendent qu'aux parties molles; d'autres comprennent une portion de la voûte palatine. Quelle analogie présente le premier cas avec la scissure palatine des poissons? Mais les monstres chez lesquels cette anomalie existe en offrent beaucoup d'autres qui n'ont aucun rapport avec la structure du poisson : le bec-de-lièvre entre autres. Dans ce cas, le monstre représenterait tout à la fois le poisson et le lièvre. Mais pour peu que l'on envisage le rapport des parties, leurs connexions fonctionnelles, toute ressemblance s'évanouit. Chez le poisson, la fente palatine est une disposition intégrante de l'appareil respiratoire ; elle fait partie de cet appareil avec lequel elle s'harmonise : elle le complète. Chez l'homme, au contraire, elle constitue un désaccord, un trouble de la fonction : cette scissure est donc dans les deux cas tout au plus une même lettre d'un mot différent. Mais il y a plus, cette ressemblance purement empirique exprime une contradiction étiologique. Certes, on ne saurait admettre que la cause qui produit chez l'homme cette disposition partielle, cette anomalie en contradiction avec l'ensemble où elle jure, soit celle qui réalise chez le poisson la scissure palatine comme complément harmonique d'un système régulier. Or, là est la discordance capitale, la discordance étiologique : deux faits ne peuvent être réputés semblables que par la similitude de leurs causes ; cette considération va ressortir plus puissante encore dans un second exemple cité par M. Joly.

« L'éventration chez l'homme et les animaux supérieurs, » dit-il, est l'état permanent de cette phase embryonnaire où » les parois abdominales ne sont pas encore complètement » fermées. » De loin, c'est quelque chose ; de près, ce n'est rien. En effet, nous avons rappelé dans notre réponse à la précédente lettre de M. Joly, que l'éventration chez l'homme coïncide presque toujours avec un ensemble de difformités produites par l'état convulsif du système musculaire (la rétraction musculaire) dans lequel l'éventration a sa place et sa part de signification comme un effet local et particulier de la cause générale. Or est-il possible de faire abstraction du pied bot, des luxations, des déviations, de l'ectrophie de la vessie qui accompagnent presque toujours l'éventration pour ne voir dans cette dernière qu'une représentation de la phase embryonnaire où on l'observe ; à moins qu'il n'existe une autre phase, un autre échelon de la série zoologique où ces anomalies complémentaires se rencontrent. Mais examinons les deux faits encore de plus près. Lorsque l'on regarde, non pas au microscope, mais le scalpel à la main, en quoi consiste l'éventration, anomalie chez l'homme, on peut voir par places un plissement, un retrait irrégulier des parois abdominales, plus prononcé dans un point que dans un autre. Ce retrait a des degrés, et à chaque degré il constitue une anomalie différente, depuis la hernie ventrale (l'exomphale) jusqu'à l'éventration complète. Or l'ouverture du ventre chez l'embryon consiste dans une insuffisance régulière de la formation normale des parois abdominales ; c'est le travail en voie de s'accomplir, comme l'écorce de l'arbre qui travaille progressivement à recouvrir la surface de section de la branche. D'un côté donc, c'est le retrait par le spasme musculaire d'une paroi déjà existante et l'arrêt de développement consécutif à ce spasme ; de l'autre, c'est une phase normale d'un travail encore incomplet, mais dont tous les éléments trahissent un degré harmonique et normal d'insuffisance. En un mot, cause et effet sont complètement différents.

Il est inutile de pousser plus loin cet examen des faits cités par M. Joly; tous pèchent par le même côté; tous expriment des analogies superficielles, locales, arbitrairement choisies au milieu de différences connexes plus considérables, et tous surtout sont en contradiction physiologique et étiologique avec leur but et leur origine.

M. Joly m'excusera-t-il de lui dire le dernier mot de ma pensée à cet égard? Il sait qu'à une certaine époque de la science tératologique, il existait un autre système dans lequel les monstres étaient comparés, non pas à des états de la série embryonnaire ou zoologique, mais à des animaux complets: tel monstre ressemblait à un crapaud, l'anencéphale; tel autre à un autre animal; il y avait aussi des monstres moitié hommes, moitié animaux. Sur quoi reposaient ces crédules systèmes? Sur des analogies grossières, sur des apparences amplifiées par les plus absurdes préjugés. Certes, la tête aplatie et le corps tout entier ramassé et replié sur lui-même de certains anencéphales, offrent encore pour le vulgaire une grande ressemblance avec la grenouille ou le crapaud, et cette ressemblance est rendue plus grande encore par la croyance à l'influence du regard. Pour être plus scientifique, la théorie de M. Joly ne repose-t-elle pas sur des erreurs et des préjugés, d'un ordre plus élevé sans doute, mais de la même nature au fond, sur des ressemblances trompeuses et sur des théories qui grossissent encore ces ressemblances?

Voilà donc où conduisent les faits invoqués par notre contradicteur pour légitimer sa classification des monstres par la méthode naturelle. Mais est-ce à dire, comme nous le fait dire M. Joly, que cette classification n'ait rendu et ne rende encore des services? Nous pensons et nous professons tout le contraire. La classification méthodique appliquée aux monstres est une œuvre provisoire; c'est un premier départ, une mise en ordre dans le désordre; nous dirons plus, c'était un préalable utile, nécessaire pour assigner aux faits particuliers une certaine marque, un signe de distinction dans le chaos où les monstres étaient confondus pêle-mêle ; mais cette classification provisoire, dont la nomenclature pourra persister, comme celle des plantes et des animaux, ne doit être considérée par le philosophe que comme une étape de la tératologie. Pour montrer à M. Joly combien notre conviction est grande à cet égard, nous lui dirons que la classification botanique et zoologique dite naturelle, quoique plus sérieusement fondée, ne nous paraît elle-même qu'une classification empirique destinée à disparaître.

Pour peu que le savant professeur de Toulouse veuille bien se rendre compte de quelques symptômes qui pointent à l'horizon de la science, il verra dans les questions agitées de la mutabilité des espèces, de la transformation des végétaux, des développements multiformes de certains animaux, et des métamorphoses successives de certains autres, un ordre de faits nouveaux qui éveilleront parallèlement d'autres idées de classification. Ces idées, dont la nécessité ne se fait encore sentir qu'à l'état philosophique, pour les êtres organisés normaux, demandent à être appliquées immédiatement à l'étude des monstres comme à celle des maladies. Ceci nous conduit à l'examen de la troisième proposition de M. Joly.

Est-il vrai que la détermination des monstres par leurs causes soit possible, et si cette détermination est possible, est-elle préférable à la classification dite naturelle ?

M Joly, d'accord au fond avec nous sur la préférence à accorder à la détermination (je ne dis pas classification) étiologique, lui objecte principalement la difficulté et les insuccès auxquels elle a abouti. La difficulté d'une chose n'est que relative ; que nous fait à nous qu'une chose soit difficile si elle est bonne, si elle est préférable ? Or M. Joly n'est pas loin de reconnaître que s'il existait des esprits assez sûrs, des observateurs assez sagaces pour mettre à nu le mécanisme étiologique des monstres, il leur rendrait grâce. Eh bien ! la première chose à faire en science, c'est de marquer le but. Or le but que nous indiquons, c'est la boussole de la science qui marche, tandis que la classification dite naturelle des monstres, c'est la science qui s'arrête, c'est la science qui regarde autour d'elle sans savoir où elle va et sans se préoccuper du but où elle doit atteindre.

La détermination étiologique, telle qu'elle nous paraît pouvoir être instituée aujourd'hui, doit consister, non pas, comme paraît le croire M. Joly, et comme l'ont fait tous les auteurs cités par lui, dans la recherche des causes éloignées, mais dans la recherche des causes prochaines, c'est-à-dire anatomiques et physiologiques. Or, l'anatomie et la physiologie embryogéniques sont assez avancées déjà pour éclairer les anomalies qui résultent des troubles matériels et fonctionnels apportés au développement des parties : je donnerai le système nerveux et le système vasculaire comme exemples. Or, la différence qui existe entre cet ordre de facteurs étiologiques et ceux cités par M. Joly, c'est que le mécanisme des monstruosités issues de cette cause repose sur des caractères fournis par la connexion et la subordination des parties, et ce mécanisme n'est admis comme tel qu'à la condition et jusqu'aux limites de ces caractères, de telle façon que chaque ordre de faits porte avec lui le témoignage et la preuve de son origine.

Si les théories et les auteurs cités par M. Joly avaient satisfait à cette condition, ils ne lui auraient pas fourni l'occasion de m'opposer leurs contradictions ou leurs insuccès comme des preuves de la difficulté, si ce n'est de l'impossibilité d'une détermination étiologique des monstres substituée à leur classification dite naturelle.

Un dernier mot sur la prétendue contradiction que nous prête M. Joly à l'occasion de la différence établie par nous entre la classification morphologique et la classification morphogénique. Nous supposions que la différence de mots eût assez clairement exprimé la différence des choses. Nous avons dit et nous répétons que la classification morphologique accepte empiriquement les formes extérieures des monstres, sur leurs simples apparences et à un moment donné de leur existence, tandis que la classification morphogénique les prend à leur origine, les suit dans tous leurs développements, connexions et dépendances, et remonte au fait primordial dont ils tirent leur origine, pour en déduire une classification *logique* de ses effets. Nous soulignons à dessein le mot logique substitué au mot méthodique, pour indiquer que l'un exprime la raison des choses et se dirige par elle, tandis que l'autre ne représente qu'un classement des choses d'après leurs différences extérieures, c'est-à-dire empiriques.

Nous attendrons, pour compléter nos remarques, que M. Joly nous gratifie de ses nouvelles observations.

IX

Sur les classifications tératologiques. Quatrième lettre par M. N. Joly, professeur à la Faculté des sciences de Toulouse (1).

Monsieur et très honoré confrère,

Après avoir lu et relu la troisième lettre que j'ai eu l'honneur de vous adresser et la réponse que vous y avez faite, je me vois à regret obligé de vous dire « sans aucun artifice de langage » que vos raisons ne m'ont pas plus convaincu que vous ne l'avez été vous-même par les faits invoqués à l'appui de ma thèse. Vous continuez à ne pas croire à la fixité, à la régularité des lois qui président à la formation des monstres, encore moins à leur identité avec les lois zoologiques. Moi, je professe une opinion contraire, et je cite de nombreux exemples en faveur de cette manière de voir.

Vous prétendez que « la monstruosité ou anomalie n'est jamais que le résultat d'une cause *partielle, locale, accidentelle*, ne troublant et ne modifiant l'action des causes naturelles auxquelles sont dus l'évolution et les caractères des êtres normaux que dans *un point,* dans *une fraction de l'organisme*, par opposition à l'action de ces dernières, dont la *généralité*, la *constance* et la *fixité* réalisent des produits *permanents, associés, combinés* dans un même ensemble et suivant un système qui représente le caractère de leur action ».

Vous ajoutez : « A cette grave considération qui infirme la base de la doctrine, M. Joly n'a rien repondu. Elle reste donc acquise à la cause (2). »

Malgré la vigueur de votre dialectique, permettez-moi, cher et très honoré confrère, de ne pas vous céder si facilement la victoire sur ce point essentiel de la question qui nous divise en ce moment. En supposant que je n'aie rien répondu jusqu'à présent, voici des faits qui répondront pour moi. Vous connaissez les *Anides*, ces monstres d'une

(1) Voir la *Gazette médicale*, 1866, p. 469 et 743 ; et 1867, p. 101.
(2) *Gazette médicale de Paris*, 1867, p. 103.

organisation si imparfaite, et dont la forme rappelle si bien celle de certains rayonnés. Eh bien! voici comment s'exprime à leur égard un juge des plus compétents, M. Is. Geoffroy Saint-Hilaire lui-même : «Le type normal de la forme est donc ici plus qu'altéré, il a véritablement disparu, et l'on chercherait vainement à déterminer, par la forme d'un monstre *anidien*, l'espèce ou même la famille zoologique dans laquelle il est né (1). »

Voilà donc au moins un cas où la cause de l'anomalie n'a pas été *partielle* et *locale*, où elle n'a pas troublé et modifié que sur *un seul point*, dans *une fraction de l'organisme*, l'évolution et les caractères de la normalité. L'être tout entier a ressenti l'influence de cette cause quelle qu'elle soit, mais qui évidemment ici a été *générale*.

N'en a-t-il pas été de même chez les *Môles* ou *Zoomyles*, qui ne sont que des masses confuses, amorphes, composées seulement de quelques éléments organiques (*graisse, poils, dents*, etc.) bizarrement associés ? Est-que la cause de l'anomalie a été *partielle, locale* chez les monstres POLYMÉLIENS et surtout chez les *Epicomes*, où un sujet normalement conformé porte greffée sur le sommet de sa tête une autre tête accessoire, c'est-à-dire un individu presque réduit à la région céphalique ?

Voilà des faits (et je pourrais vous en citer d'autres) qui ne me permettent pas de consentir à déserter une cause que vous croyez mauvaise, que vous dites *avoir battue en brèche*, et qui, selon moi, très intéressé, il est vrai, dans la question, subsiste encore tout entière. Non, encore une fois, la cause ou plutôt les causes plus ou moins inconnues qui produisent les monstruosités n'agissent pas toujours *localement, superficiellement, partiellement ;* il est des cas, au contraire, où leur action est *profonde, générale*, et modifie l'organisme *dans sa totalité.*

Au nombre des causes de la monstruosité, je continue donc à placer, avec Meckel, les deux Geoffroy, M. Serres, etc., les *arrêts de développement.* A cette théorie si féconde que vous semblez condamner d'une manière absolue, vous substituez une autre théorie trop exclusive, trop étroite, selon moi. Au moyen de la lésion des centres nerveux et de la rétraction musculaire qui, d'après vous, en est la suite, vous pourrez expliquer jusqu'à un certain point, et très ingénieusement, comme vous l'avez fait, plusieurs déformations et même de vraies anomalies. Mais, si je ne me trompe, vous n'avez appliqué jusqu'à présent cette doctrine qu'aux monstres CÉLOSOMIENS, EXENCÉPHALIENS et ANENCÉPHALIENS, et je doute qu'à son aide vous puissiez expliquer chez les ACÉPHALIENS, par exemple, l'absence plus ou moins

____

(1) ISIDORE GEOFFROY-SAINT-HILAIRE, *Tératologie*, t. II, p. 530.

complète des viscères thoraciques et abdominaux ; chez les ANIDIENS, celle de presque tous les organes.

Expliquerez-vous, par la seule altération du système nerveux ou par la simple rétraction musculaire, les nombreuses difformités de la face que nous a offertes, au docteur Guitard et à moi, l'enfant *nosencéphale* que nous avons décrit et figuré dans les *Mémoires de l'Académie des sciences, inscriptions et belles-lettres de Toulouse* (t. V, p. 141, 4ᵉ série) ? N'est-il pas plus naturel d'attribuer ces difformités aux fortes brides placentaires par lesquelles la face du monstre adhérait immédiatement au placenta, ainsi qu'à la traction que ces brides avaient exercée sur les muscles et les os de cette partie, pendant les divers mouvements que l'enfant exécutait dans le sein de sa mère ? Si vous rejetez la théorie des *arrêts de développement* pour y substituer la vôtre, quel embarras n'éprouverez-vous pas pour vous rendre compte de la dualité du cœur, de celle de la matrice, de la scissure palatine, du bec-de-lièvre, de plusieurs genres d'hermaphrodisme, etc., etc. ? Je ne parle pas des monstres doubles ou triples, toujours unis entre eux par des points homologues, et offrant dans ce mode d'union une si admirable constance, une si grande analogie avec la jonction symétrique de deux moitiés d'un individu normalement conformé.

Mais vous niez toutes ces lois, toutes ces analogies consacrées non seulement par la science, mais encore par le vulgaire lui-même, quelquefois assez bon juge en pareil cas. Certes, quand je dis que la scissure du palais chez l'homme rappelle celle du poisson, je ne prétends pas pour cela retrouver chez l'individu affecté de cette anomalie tous les caractères d'un poisson, pas plus que lorsque je signale la présence d'une matrice plus ou moins double chez la femme, je ne veux affirmer qu'elle est du genre des hases et des juments.

Qui dit *analogie* est loin de dire *identité*. Rappeler une ou plusieurs ressemblances avec certaines phases d'un état embryonnaire quelconque, n'est pas le reproduire dans son ensemble et dans tous ses détails. Bien qu'il présente *anormalement* certains caractères du reptile ou du poisson, le mammifère n'en reste pas moins ce qu'il était *originairement essentiellement*, c'est-à-dire un vertébré supérieur à ceux auxquels je le compare, dont je le rapproche par un ou plusieurs traits de ressemblance, transitoires et fugaces chez l'un, définitifs et permanents chez les autres.

Il y a déjà longtemps que notre illustre maître, M. Serres, disait dans l'un de ses plus beaux mémoires: « Rien n'est facile comme d'abuser des idées ; mais ce n'est pas affaire aux hommes sérieux de se contenter ainsi. Lorsque nos maîtres en chirurgie désignèrent par le nom de *bec-de-lièvre* la fissure labiale que certains enfants apportent en venant au monde, prétendirent-ils que ces enfants étaient des lièvres courant les champs et se nourrissant de serpolet et de choux, comme feignait de le croire Guy-Patin? Non, sans doute. Les chirurgiens saisirent et exprimèrent un rapport d'organisme entre l'homme et les animaux. Ce sont des rapports de même nature qui nous occupent. Laissons donc aux Guy-Patin de nos jours le mérite des inductions ridicules qu'ils en tirent (1). »

Ce n'est pas moi qui me permettrais ce sévère langage. C'est notre maître à tous deux qui le tient, et pas n'est besoin de dire qu'il ne s'adresse nullement à vous.

Mais que diriez-vous, cher et illustre confrère, si, avec M. de Quatrefages, je vous parlais d'*arrêts de développement normaux*, si, à propos de l'*Amphioxus*, ce poisson *dégradé* qui offre tant d'analogies incontestables avec les *Annélides* et les *Mollusques*, je vous disais, avec le savant professeur du Muséum : « La non-ossification du squelette, la persistance de la corde dorsale, l'existence d'un canal dans la moelle épinière, sont autant de caractères *qui rappellent un état purement transitoire* chez les embryons des autres poissons, et même chez ceux d'animaux plus élevés (2). »

Enfin, ai-je besoin de vous faire observer. que les récents travaux de M. C. Dareste confirment d'une manière éclatante cette loi des *arrêts de développement* que vous refusez d'admettre comme une des causes les plus fréquentes des monstruosités?

Vous prétendez qu'il est impossible de classer *naturellement* les monstres, parce qu'il n'y a chez eux ni fixité ni subordination de caractères.

A de rares exceptions près, nous voyons, au contraire, les monstres d'un même groupe *naturel* présenter les mêmes déformations, les mêmes événements tératologiques, à ce point que les descriptions *exactes* qui en ont été données par nos prédécesseurs conviennent, pour ainsi dire, mot pour mot aux cas analogues que l'on observe de nos jours, et que l'on pourra même observer dans l'avenir. Bien plus, les limites assignées aux monstruosités sont tellement précises, leur régularité est même quelquefois si grande, les caractères sont tellement fixes, qu'à très peu d'exceptions près, on peut les décrire en quelque sorte à priori.

Comment! N'y a-t-il donc aucune fixité chez les monstres ANENCÉPHALIENS, que vous avez si bien étudiés? Ne dites-vous pas vous-même qu'ils se ressemblent tous, non par l'absence, mais par la lésion plus ou moins complète du système nerveux encéphalo-rachidien, et par des vices de conformation et des difformités qui se produisent

(1) SERRES, *Encyclopédie nouvelle*, article ORGANOGÉNIE, p. 29, note.
(2) DE QUATREFAGES, *Mémoire sur l'Amphioxus* (*Ann. sc. nat.*, t. IV, 3ᵉ série, p. 240).

constamment d'une manière identique ? Tels sont le pied bot, l'incurvation plus ou moins marquée de la colonne vertébrale, l'acrânie plus
ou moins prononcée, la tête enfoncée entre les épaules, le front
presque nul, les yeux saillants hors de l'orbite, enfin ordinairement
aussi l'éventration.

Trouve-t-on des caractères plus constants et qui donnent lieu à
des rapprochements plus naturels entre les genres zoologiques ou
botaniques ?

J'admets qu'à ces caractères s'en joignent quelquefois d'autres
d'une moindre valeur, tels que l'augmentation du nombre des doigts,
la soudure des côtes, la fissure palatine, le bec-de-lièvre et même
l'hermaphrodisme.

Et en effet, presque tous ces genres d'anomalies se trouvaient
réunis chez l'enfant monstrueux qui a donné lieu à notre causerie
scientifique.

Mais qui ne voit, du premier coup d'œil, que, parmi ces caractères,
il en est de *dominateurs* et de *subordonnés* ? Au premier rang nous
plaçons ceux qui sont tirés du système nerveux, que vous appelez
avec raison le *grand régulateur de l'organisation*. L'éventration, la
polydactylie, le pied bot et même l'hermaphrodisme ont, à tous les
points de vue, beaucoup moins de valeur. Aussi ai-je pu logiquement
rapporter le monstre dont il s'agit aux EXENCÉPHALIENS, parmi lesquels vous le maintenez vous-même à bon droit. Vous reconnaissez
donc, implicitement du moins, que tous les monstres affectés d'une
lésion congénitale des centres nerveux offrent entre eux des affinités
réelles, des ressemblances qui sautent aux yeux.

Vous me faites, il est vrai, une petite querelle au sujet du nom de
baptême que j'ai donné à l'enfant monstrueux présenté par moi à
l'Académie des sciences de Paris, sous la dénomination générique de
métencéphale, correspondant aux termes *proencéphale*, *podencéphale, hyperencéphale*, etc., créés par les Geoffroy Saint-Hilaire. Mais,
je vous l'ai déjà dit, je tiens peu au stérile honneur de fabriquer un
nom nouveau à l'aide des racines grecques. Et la preuve c'est que,
tout en suivant les errements d'un maître autorisé, s'il en fût en pa-
reille matière, j'osais lui reprocher d'avoir trop multiplié les genres
dans cette famille des EXENCÉPHALIENS.

Mais n'avez-vous pas été trop loin vous-même en la réunissant à
celle des ANENCÉPHALIENS, chez lesquels l'altération du système nerveux est portée au plus haut degré, et même aux SYMÉLIENS et aux
CÉLOSOMIENS ? Si l'on veut imiter la nature dans sa marche prudente,
dans ses transitions si bien ménagées, dans l'établissement de ses
groupes si bien assortis, il ne faut pas trop diviser, mais il ne faut
pas non plus tout confondre.

Lors même que, nonobstant les preuves contraires que je vous ai citées, vous persisteriez à penser qu'il n'y a chez les monstres aucune fixité, il me semble impossible que vous refusiez d'admettre que toutes les *anomalies*, et même toutes les *monstruosités* proprement dites, n'ont pas le même degré de gravité. Dans les *hemitérés*, par exemple, évidemment le désordre, ou plutôt la déviation organique, est moins grande que dans l'*hermaphrodisme* tant soit peu compliqué : la *phocomélie* est moins grave que l'*exencéphalie Judith* et *Hélène*, les *frères Siamois* s'éloignent moins du type normal que l'*hétéradelphe de Canton* ou l'*épicome du Bengale*.

Mais vous insistez et vous dites : Les monstres ne se reproduisent point par voie de génération sexuelle ; « *ils ne font pas lignée.* » Cela est vrai dans l'immense majorité des cas. Cependant, sans parler de certaines *hémitéries*, telles que la *polydactylie*, l'absence de la queue, etc., reproduites par voie d'hérédité, les poules huppées Pompadour, les *pleuronectes*, les moutons-loutres, nous fournissent chaque jour des exemples de déviations plus ou moins considérables du type spécifique, perpétuées par la génération.

Enfin vous n'ignorez pas que tout récemment (1) M. Dareste, s'appuyant sur le témoignage oculaire de d'Azaire, de Darwin et de M. Lacordaire, entretenait l'Institut de ces vaches et de ces taureaux américains bas sur jambes, à tête courte et à museau laissant voir les dents incisives, lesquels propagent, dans les pampas de Buenos-Ayres, leur race anormale, connue dans le pays sous le nom de race *niata*.

Vous savez aussi que, il y a un mois à peine, M. Naudin communiquait à l'Académie des sciences de Paris un mémoire dont le titre seul est très significatif. Permettez-moi de le transcrire ici : *Cas de monstruosités devenues le point de départ de nouvelles races dans les végétaux* (2).

Ces nouveaux faits, confirmatifs de la grande généralité des lois tératologiques, ont été observés sur le *Pavot officinal*, sur la *Courge commune*, sur le *Datura tatula*, et ils étaient connus déjà depuis longtemps chez les *Fougères*. De l'ensemble de ces faits si curieux, dont je regrette de ne pouvoir reproduire les détails, M. Naudin est amené à conclure que, « à l'époque actuelle, les anomalies légères ou profondes, les altérations de ce que nous appelons, arbitrairement peut-être, des *types spécifiques*, les monstruosités, en un mot, qu'elles soient passagères ou purement individuelles, ou qu'elles donnent lieu à de nouvelles races durables et uniformes, dans un nombre illimité d'individus, se produisent brusquement et sans qu'il y ait

---

(1) Voy. les *Comptes rendus de l'Institut*, avril et mai 1867.
(2) Voy. les *Comptes rendus de l'Institut*, 13 mai 1867.

jamais de formes transitoires entre elles et la forme normale (1). »

De tout ce qui précède je conclus, à mon tour, et je conclus contre vous, que souvent les simples anomalies, et quelquefois les êtres monstrueux eux-mêmes *forment lignée*, et que les types que nous appelons *spécifiques* sont susceptibles de varier dans des limites souvent très étendues, mais encore mal déterminées. Que ces variations soient brusques ou lentes à s'établir, peu importe, pourvu que le principe soit admis. Et s'il l'est un jour, comme nous le font pressentir ces symptômes que je vois avec vous « *poindre à l'horizon de la science* », que deviendra l'idée du *type spécifique* et de sa *fixité*, invoquée par vous pour les espèces zoologiques, aujourd'hui réputées normales et légitimes?

A l'heure qu'il est, cher et illustre confrère, les espèces zoologiques sont, dans votre opinion, « le produit de causes persistantes, dont la permanence d'action est la raison même de leur fixité ». N'est-ce pas là précisément ce qu'il y aurait à démontrer?

D'ailleurs, ne faut-il pas que les causes des anomalies jouissent aussi d'une certaine permanence pour reproduire si fréquemment les mêmes types monstrueux? La plupart d'entre eux sont connus par de nombreux exemples qui ne diffèrent généralement les uns des autres que par des particularités peu significatives eu égard à l'anomalie principale. N'est-ce pas là une sorte de *fixité* dans l'*espèce tératologique*, pourvu que, avec E. Geoffroy Saint-Hilaire, on veuille comprendre uniquement sous ce mot « la somme des organes constituant les classes de la monstruosité, formant une œuvre à part, bien limitée, bien circonscrite et établie suivant certaines règles (2).»

Cette définition, je l'avoue, laisse quelque chose à désirer ; mais celle qu'on donne généralement du *type spécifique* ou de l'*espèce normale* est-elle beaucoup meilleure? Tout le monde sait qu'elle repose sur une double pétition de principe : 1° la permanence de type; 2° la ressemblance héréditaire. Je ne parle pas des modifications importantes qu'ont fait subir dans ces derniers temps à l'idée d'*espèce* les faits bien avérés de *génération alternante* et de *parthénogénèse* observés chez certains animaux (*Méduses*, *Helminthes*, *Insectes*, etc.).

Et cependant l'*espèce* est la base fondamentale de toute classification soit *naturelle*, soit *artificielle*. Mais combien cette base est souvent fragile, ou du moins sujette à modifications, même lorsqu'il s'agit des êtres réguliers appartenant à l'un ou à l'autre règne organique! Ne voit-on pas les espèces prétendues *fixes* et *légitimes* deve-

---

(1) NAUDIN, *Mém. cité*, p. 732.
(2) Voy. *Dictionnaire d'histoire naturelle de Déterville*, article MONSTRES, par E. GEOFFROY SAINT-HILAIRE.

nant, au gré du nomenclateur, de simples variétés; les variétés élevées au rang d'espèces, les espèces devenant à leur tour des genres, comme les genres passent à l'état de familles? De sorte que, de nos jours même, on peut dire qu'en fait de classifications la confusion règne un peu partout, et l'ordre absolu nulle part. Mais de ce que la méthode de A. L. de Jussieu n'est pas parfaite, de ce que la classification zoologique de Linné ou de Cuvier l'est encore moins, faut-il les regarder comme stériles dans leurs résultats, et refuser de croire qu'elles sont basées sur le principe de la vraie *méthode naturelle*, laquelle consiste, vous le savez tout aussi bien que moi, à grouper les êtres qu'on étudie d'après les rapports, les *affinités* et, pour ainsi dire, les degrés de parenté que la nature semble avoir établis entre eux.

Or je crois que ces principes sont applicables, et je dis qu'ils ont été appliqués, avec autant de bonheur que le permettait l'état actuel de la science, à la classification des monstres eux-mêmes par les deux Geoffroy Saint-Hilaire.

Comment procède, en effet, l'auteur si convaincu du *Traité de tératologie?*

Il prend d'abord pour guide, dans l'établissement des grandes divisions taxinomiques, la nature et le degré de gravité des anomalies, et il range toutes les déviations organiques sous quatre chefs principaux, savoir: 1° les anomalies simples ou *hémitéries;* 2° les *hétérotaxies* ou transpositions des viscères; 3° les *hermaphrodismes;* 4° enfin, les *monstruosités proprement dites*, jusqu'alors confondues avec une ou plusieurs des trois grandes divisions des anomalies, le plus souvent même avec toutes les trois à la fois.

Quoi de plus simple et de plus naturel, les monstruosités une fois rationnellement séparées des autres anomalies, de les diviser en deux classes correspondantes aux degrés de complication que présentent ces monstruosités? De là la distinction des vrais monstres en *simples* ou plutôt *unitaires*, et en *composés* (doubles ou triples).

Quoi de plus simple encore et de plus logique que de distinguer, parmi les monstres de la première classe, ceux qui peuvent subsister plus ou moins longtemps hors du sein de leur mère (*monstres antacites*), de ceux qui vivent seulement d'une vie imparfaite ou parasite, laquelle cesse dès que la communication avec la mère vient elle-même à cesser (*M. unitaires omphatosites, parasites*). Mêmes divisions en *ordres*, fondées sur des considérations analogues, en ce qui concerne les *monstres composés*. Observez le mode d'union de ces derniers, et vous voyez les *affinités naturelles* se grouper d'elles-mêmes et former une série non interrompue, parmi les monstres doubles *autositaires*, des *Pygopages* aux *Opodymes* et même aux

Rhinodymes (1) et, parmi les monstres doubles parasitaires, des *hétéropages* aux monstres *Endocymiens*.

La seule considération des *axes vertébraux* ou individuels, dans leurs rapports avec l'*axe d'union*, a donné des résultats véritablement merveilleux au point de vue du groupement méthodique.

L'axe vertébral de chaque individu composant est-il égal ou parallèle à l'axe d'union, vous aurez une duplicité monstrueuse supérieurement et inférieurement. Les deux axes individuels convergent-ils, au contraire, vers leur extrémité céphalique, non seulement les deux têtes, mais encore les deux moitiés sus-ombilicales tout entières s'unissent et se confondent en une seule, tandis que les individus composants restent distincts et séparés dans leur moitié pelvienne, à partir de l'ombilic. L'inverse a lieu quand les deux axes individuels rencontrent l'axe d'union à son extrémité inférieure, c'est-à-dire que la monstruosité n'est ou du moins ne paraît double que supérieurement.

Enfin, l'axe d'union est-il perpendiculaire aux axes vertébraux, ceux-ci se rencontreront bout à bout, et vous aurez sous les yeux ces monstruosités, d'ailleurs très rares, qu'Is. Geoffroy Saint-Hilaire a désignées sous les noms de *Céphalopage, Epicorne, Epignathe*, etc. (2).

Mêmes principes et mêmes résultats curieux pour l'établissement des tribus et des familles dans l'ordre des monstres doubles parasitaires, avec cette seule restriction qu'ici les deux axes individuels sont inégaux entre eux.

Je me dispense, pour cause de brièveté, d'entrer dans le détail des familles et des genres. Relisez, je vous prie, très attentivement et avec toute la bonne foi qui vous caractérise le chapitre du *Traité de tératologie* (t. I, chap. VI, p. 97), où notre si regrettable ami Is. Geoffroy Saint-Hilaire examine la question de savoir si la méthode

(1) Nous avons créé le genre *Rhinodyme* pour y placer un chat monstrueux né à Toulouse en 1857. Ce genre, qui termine la série des monstres doubles MONOSOMIENS, réalise le dernier degré de fusion que la pensée puisse concevoir avant d'arriver à l'unité normale. (Voy. les *Mém, de l'Acad. des sc. de Toulouse*. t. II, p. 137, 5ᵉ série).

(2) Nous croyons devoir placer ici le genre *Céphalopage*, parce que les deux axes individuels sont en effet soudés bout à bout. Nous relèverons en outre, puisque l'occasion s'en présente, une erreur, sans doute involontaire, qu'Isidore Geoffroy Saint-Hilaire a commise en caractérisant, ainsi qu'il suit, le genre *Céphalopage* :

« Deux individus à ombilics distincts ayant leurs têtes réunies par les sommets et *en sens inverse*. »

Or, nous avons vu à Toulouse, il y a quelques années, un monstre humain *céphalopage*, chez lequel les deux têtes étaient réunies par les sommets *dans le même sens*, c'est-à-dire conformément à la loi d'union par des points similaires. En supposant le monstre double couché sur le dos, les deux faces regardaient le ciel.

des naturalistes est applicable à l'étude de toutes les anomalies, en même temps qu'il répond victorieusement, selon moi, à toutes les objections (les vôtres y comprises) qui ont été faites contre l'application de cette méthode à la classification des monstruosités. J'ose espérer qu'après cette lecture vous serez moins disposé à regarder la classification dont il s'agit comme frappée de stérilité. Déjà, vous en convenez loyalement, elle est à vos yeux « une mise en ordre dans le désordre ; elle assigne aux faits particuliers une certaine marque, un signe de distinction dans le chaos où les monstres étaient confondus pêle-mêle. » Elle n'est donc pas stérile. Je dis plus, elle me paraît féconde aux mêmes titres que la *méthode naturelle* de Jussieu, et pour les mêmes raisons.

Quant à la nomenclature adoptée dans la classification tératologique d'Is. Geoffroy Saint-Hilaire, s'il est vrai, comme on l'a dit, peut-être avec un peu d'exagération, que toute science consiste dans une langue bien faite, celle des monstres ne le cède pas sous ce rapport à la *chimie*. Vous lui rendez vous-même un hommage mérité, et cet hommage, de votre part, n'est pas du tout suspect. Que la méthode elle-même ne soit que provisoire, et, pour me servir de vos propres expressions, *qu'une étape dans la tératologie,* qu'elle ait des imperfections, des défauts même, de tout cela je conviens aisément avec vous. Qu'elle soit sujette à être modifiée dans ses détails, je n'en serais non plus nullement surpris, surtout quand je vois la *méthode naturelle* par excellence, celle d'A. L. de Jussieu subir à chaque instant des modifications notables pour se mettre en harmonie avec les découvertes actuelles. L'immobilité appliquée à la science est non seulement pour elle un caractère négatif ; ce serait, si elle était jamais possible, un vrai signe de mort. La science est, de sa nature, essentiellement progressive. C'est là une loi providentielle dont vous et moi sommes loin de nous plaindre. Pourquoi faut-il, hélas! que cette loi du progrès soit contrariée, restreinte, mise à néant quelquefois pour ceux-là même qui devraient en donner le signal et le favoriser ?

Avant de clore cette longue épître, je sens le besoin de vous remercier cordialement, cher et illustre confrère, d'avoir bien voulu m'ouvrir vos colonnes pour y exposer des idées que vous avez combattues avec une loyauté et une courtoisie dont je garderai toujours le précieux souvenir. J'ai pu être votre adversaire ou plutôt votre contradicteur sur un point spécial du domaine scientifique ; mais je n'en reste pas moins l'admirateur sincère de vos nombreux et importants travaux ; je n'en demeure pas moins pénétré de la plus profonde estime pour votre noble caractère, de la reconnaissance la plus vraie pour l'honneur que vous m'avez fait de discuter avec moi l'une des

J. GUÉRIN.   I. — 49

questions les plus hautes et les plus ardues de la philosophie naturelle. Les lecteurs de la GAZETTE MÉDICALE DE PARIS apprécieront vos raisons et les miennes ; peu importe à qui de nous deux ils donneront la palme, pourvu qu'elle soit du côté de la Vérité.

Agréez, etc.

N. JOLY.

—————

X

RÉPONSE DE M. J. GUÉRIN A LA QUATRIÈME LETTRE DE M. JOLY SUR LES CLASSIFICATIONS DES MONSTRES.

Nous venons de relire les trois lettres que l'éminent professeur de Toulouse nous a fait l'honneur de nous adresser, ainsi que les réponses que nous y avons faites. Cette quatrième et dernière lettre complète les arguments que notre savant contradicteur avait à opposer aux trois propositions posées à l'origine de ce débat. Pour éviter à nos lecteurs la peine de rechercher en quoi les dernières observations de M. Joly ajoutent à celles qui les ont précédées, nous allons résumer sommairement la discussion : c'est le moyen de ne pas retomber dans des redites inutiles, et de renfermer la discussion dans ce qui n'aurait pas été suffisamment éclairci.

Nous avons posé en principe que les anomalies du corps humain ne sont pas susceptibles d'être classées suivant la méthode dite naturelle. Nous avons allégué contre cette possibilité : 1° la différence radicale qu'il y a entre l'organisation d'ensemble, typique et fixe des espèces normales, et l'organisation mixte, occasionnelle, partielle et mobile des monstres ; 2° la possibilité de substituer à la méthode dite naturelle la méthode étiologique, la seule bonne, la seule logique, la seule véritablement scientifique et en rapport avec le progrès des idées ; 3° la démonstration de cette possibilité par la mise en pratique immédiate de la méthode étiologique dans la classe des monstres encéphaliens.

Relativement au premier chef, notre savant contradicteur n'avait d'abord rien répondu, et nous avions pris son silence pour un acquiescement. Il y revient en citant quelques faits qui seraient, suivant lui, de nature à infirmer la généralité de notre proposition. Avant d'examiner ces faits, nous lui devons une remarque préalable propre à les renfermer d'avance dans le cadre des faits négatifs, qu'on appelle vulgairement des exceptions.

A l'appui de notre doctrine, qui considère les monstres comme le résultat d'une causalité *partielle*, *locale*, *accidentelle*, ne troublant et ne modifiant l'action des causes naturelles que dans un point, dans une *fraction* de l'*organisme*, nous avions cité de nombreux faits attestant ce caractère d'action *mobile* et *contingente*, en opposition avec la causalité qui crée, entretient et perpétue les espèces normales. M. Joly avait reconnu la réalité de ces faits et leur légitime interprétation. Mais voulant limiter la portée de cet acquiescement, il nous oppose de prétendus exemples de monstruosités dans lesquelles l'action perturbatrice aurait été si profonde et si générale qu'elle aurait substitué un type nouveau à un type ancien. Toute réserve faite à l'endroit de ces faits, nous répondrons d'abord que si notre doctrine est fondée dans sa généralité, c'est-à-dire s'il est vrai que les monstres ne sont, pour le plus grand nombre, que des accidents dans l'évolution des types normaux, il n'y aurait pas lieu de les assimiler à des espèces arrêtées dans leur développement, ou à des représentations de types correspondants de la série animale. Nous aurions pour nous la règle, M. Joly l'exception. Ce ne serait donc qu'exceptionnellement que l'école des deux Geoffroy, de Meckel, continuée par M. Joly, serait fondée à établir la classification naturelle des monstres.

Mais cette part, quelque réduite qu'elle soit, notre contradicteur a-t-il le droit de la réclamer? En d'autres termes, les faits qu'il cite, comme exceptions à notre règle, sont-ils des exemples de monstres résultant d'une cause générale, complètement, radicalement autre que la cause des types spécifiques, et réalisant des types opposés à ces derniers? C'est ce que nous allons voir.

M. Joly cite d'abord les *anides* « dont la forme rappelle si bien
» celle des rayonnés »; il cite encore « les *môles* où *zoomyles*, qui
» ne sont que des *masses confuses, amorphes*, composées seule-
» ment de *quelques* éléments organiques (graisse, poils, dents)
» bizarrement associés ». Et M. Joly de se demander si, dans
ces cas, la cause de l'anomalie a été *partielle, locale;* vraiment
non. Mais au lieu de substituer un organisme anormal nouveau à
l'organisme normal, la cause a tout simplement détruit l'une
sans créer l'autre. Personne ne s'avisera de trouver un type spécifique quelconque dans une mole, dans un assemblage de
graisse, de poils et de dents. Ce sont des débris, des témoignages
d'une destruction, voilà tout. Portées à leur plus haut degré
d'action, toutes ces causes en sont là, et leurs produits ne sont
plus et ne sauraient plus être considérés comme des substitu-
tions, mais des destructions. Tel est le sens des exceptions opposées par M. Joly à la généralité de notre proposition. Attendons
cependant. Notre savant contradicteur cite les *épicomes* « où un
» sujet normalement conformé porte greffée sur le sommet de la
» tête une autre tête accessoire, c'est-à-dire un individu presque
» réduit à la région céphalique ». Et cette coiffure lui suffit pour
conclure à une diversité de type, à une généralité d'organisation
différente de l'organisation normale. En fait de preuves, c'est se
montrer vraiment peu difficile. Pour la tératologie étiologique,
les monstres de cette catégorie consistent dans l'addition, la
greffe d'une portion d'un autre être réduit à une fraction d'organisme, par le fait d'une cause qui a détruit tout l'être à l'exception de la région céphalique, fusionnée avec un être normal.
Il n'y a là ni ensemble ni système, et encore moins régularité
dans l'irrégularité. C'est tout simplement un degré moindre
dans l'action de la cause qui, dans les môles, a détruit tout le
système.

Dans l'impossibilité de citer des faits réels d'organisation entièrement autres que les organismes normaux, notre savant contradicteur rappelle, comme une croyance digne de respect, la théorie
de nos maîtres vénérés, de Geoffroy, de Meckel, de M. Serres, la
théorie des arrêts de développement. Comme formule propre à
réunir provisoirement certains groupes de faits, et par le fait de

cette réunion, propre à frapper les esprits, la théorie des arrêts de développement a rendu des services. Mais elle a fait son temps. Dans sa conception générale, aussi bien que dans les faits qu'elle invoque, elle ne résiste plus à une discussion sérieuse, approfondie. M. Joly a beau revenir sur quelques *ressemblances* que présentent parfois certaines anomalies avec quelques particularités de l'organisme de certains animaux, le *bec-de-lièvre* par exemple. Ou bien ces ressemblances signifient ce qu'on a voulu y voir, c'est-à-dire la permanence d'une disposition transitoire, de la période évolutionnaire ou de la série animale, ou bien elles ne sont que des images grossières prêtant à des comparaisons vulgaires. Dans le premier cas, on serait autorisé à y voir le résultat d'un arrêt de développement : or cela n'est pas. M. Joly en convient, et le passage cité de notre illustre maître, M. Serres, quelque spirituel qu'il soit, ne fait pas qu'à aucune époque d'un développement, la lèvre du fœtus offre autre chose qu'une ressemblance grossière, extérieure, et purement apparente avec la lèvre d'un lièvre.

Est-ce à dire cependant qu'il ne peut y avoir des arrêts, des insuffisances, des retards de développement des parties? Comme l'entend l'école des Meckel et des Geoffroy, je dis hardiment non. Il y a sans doute dans l'évolution des organes des faits d'insuffisance et même d'arrêt de développement ; mais il faut s'entendre sur les mots, quand les mêmes mots disent deux choses différentes. J'ai moi-même admis dans ma première réponse à M. Joly, et j'avais dès longtemps démontré que sous l'influence d'un trouble nerveux, ou bien comme l'enseigne M. Serres, par le fait de l'absence d'une artère, certaines parties ne suivent pas le développement de certaines autres. Ainsi, un muscle atteint, chez le fœtus, de contracture, — qui n'est qu'une forme de la paralysie, — indépendamment du raccourcissement résultant du spasme, du plissement de ses fibres, subit, consécutivement, une nouvelle somme de brièveté résultant du ralentissement dans son évolution, d'une sorte d'arrêt de développement. C'est là un fait général qui s'observe chez tous les sujets difformes, et surtout chez les monstres, comme un témoignage de la profonde atteinte des parties par le trouble de leur principal élément de vitalité, le système nerveux. Nous allons plus loin ; nous admettons que ce trouble, lorsqu'il a lieu dès les premiers linéaments de l'organisme, peut être porté au point de frapper d'anéantissement, d'empêchement complet le développement de certaines parties, absence d'un os, d'un organe, d'un membre, etc.; l'agent régulateur a manqué, son subordonné a manqué avec lui. Mais dans cet ordre de faits, ce n'est pas une phase de l'organisme qui a été frappée et a perpétué les caractères de cette phase, mais un accident dans l'évolution du type normal, lequel persiste jusque dans ses derniers restes, dans ses derniers tronçons. C'est ainsi que tous les degrés de l'anencéphalie jusqu'à l'acéphalie la plus complète, jusqu'aux derniers fragments, jusqu'au dernier vestige d'un organisme empêché ou détruit, représentent encore le type des organismes auxquels ils appartiennent. Les exceptions citées par M. Joly sont donc, comme nous l'avons dit plus haut, des résidus d'êtres détruits, ou des matériaux inertes dépourvus, comme les môles, de toute organisation.

Voilà, si nous ne nous trompons, la question des monstres considérés comme types d'ensemble réduite à sa plus simple expression, et nous osons le dire poussée dans ses derniers retranchements. Mais pour infirmer la doctrine générale qui ne veut voir dans les monstres que des accidents de la vie embryonnaire normale, M. Joly nous cite des cas particuliers difficiles ou même impossibles à expliquer par la rétraction musculaire ou une altération des centres nerveux. Notre réponse sera aussi courte que facile. La rétraction musculaire et l'altération des centres nerveux n'ont jamais été considérées par nous comme les seules et uniques causes de monstruosités; ce sont des cas particuliers, des causes particulières dans l'étiologie générale des anomalies du corps humain. Elles existent, et leur existence est démontrée par des caractères qui leur sont propres, jusqu'où elles existent. On fait toutes réserves au profit d'autres causes, même des brides placentaires, à la condition que celles-ci comme celles-là s'affirment et se démontrent à leur tour par des caractères qui leur sont propres. A cette condition le champ est ouvert à toutes les causes, et leur limite ne s'arrête qu'à la limite des preuves de leur existence réelle et démontrée.

Je n'ai fait porter la discussion jusqu'ici que sur les anomalies des animaux supérieurs. Pour donner satisfaction à notre savant collègue, je devrais le suivre sur toutes les dépendances du terrain zoologique et même botanique qu'il a parcourues. Outre que les analogies tirées d'en bas et de loin sont toujours sujettes à caution, il est difficile de distinguer dans les organismes inférieurs ce qui appartient à l'essence de l'être, de ce qui n'en est qu'un accessoire. Je préfère examiner avec lui la valeur de ce qu'il appelle la fixité des monstres et la subordination de leurs caractères.

Il est de fait qu'un grand nombre d'anomalies se reproduisent avec les caractères des types décrits; il n'est pas moins avéré qu'on peut presque toujours distinguer les caractères dominateurs ou subordonnateurs des caractères subordonnés. Mais cette circonstance n'est d'aucune valeur comme preuve de la spécificité des monstres. Les causes, même les plus fortuites, n'agissent jamais que dans des conditions données, et ces conditions ne sont pas tellement variables qu'on ne puisse en fixer d'avance le nombre et circonscrire le champ de leurs oscillations. Il en est ainsi de tous les ordres de faits, des maladies par exemple. Ces dernières se reproduisent fréquemment avec des caractères connus et prévus, et parmi ces caractères il est souvent facile de distinguer ceux qui sont les générateurs des autres. L'anatomie, la physiologie et la pathologie offrent même à l'étude et à la détermination des monstres, des moyens d'éclairer cette détermination, qu'elles n'offrent pas au même degré à la science des êtres réguliers.

Enfin, comme dernier terme de comparaison et de rapprochement entre les monstres et les êtres réguliers, l'éminent professeur de Toulouse n'est pas loin de faire bon marché de la fixité des espèces naturelles, au profit de la mobilité des espèces monstres. C'est là une grosse et bien grosse question, qui suffirait à elle seule à défrayer un nouveau débat. Nous ne sommes pas loin d'admettre avec M. Joly que la fixité des types naturels n'est que relative. Dès longtemps nous avons admis avec nos illustres maîtres les Geoffroy, les précurseurs de la doctrine, une certaine mobilité de l'espèce, mais plus contingente que réelle.

Par une contradiction bizarre, qu'il n'est pas rare de rencontrer dans l'histoire des sciences, ce sont les fondateurs de cette doctrine eux-mêmes qui la répudient dans son application à la tératologie, là où elle est si fondée et si facile à démontrer. Par une coïncidence qu'on a pu remarquer, nous avons eu récemment à nous expliquer sur la différence des deux doctrines appliquées à l'étude et à la classification des maladies ; et pour légitimer la préférence que nous avons accordée, dans l'évolution des idées qui ont présidé à la GAZETTE MÉDICALE, à l'étude étiologique sur l'étude nosologique, nous avons rappelé précisément la différence entre la zoologie morphologique et la zoologie morphogénique, et la prééminence de l'une sur l'autre. Plus conséquent avec nous-même que les auteurs de la tératologie morphologique, nous considérons que la préférence accordée par eux à la zoologie morphogénique aurait dû s'étendre à la tératologie, comme nous l'étendons nous-même à la pathologie, avec cette réserve toutefois que, pour la zoologie, la classification naturelle était une nécessité, un progrès, tandis que pour la tératologie et la pathologie ce n'était qu'un pis-aller, qu'un provisoire nécessaire entre l'empirisme et la science des causes. Que ce provisoire ait été exécuté et réalisé avec autant d'intelligence que de talent par les deux Geoffroy, personne ne le conteste ; qu'Isidore Geoffroy ait établi entre les espèces zoologiques et les pseudo-espèces tératologiques des rapprochements lumineux, nous sommes le premier à le reconnaître ; mais que le caractère de ses classifications soit l'empirisme, que leurs inconvénients soient des rapprochements forcés, des séparations arbitraires, nous l'avons suffisamment démontré par les monstres encéphaliens. Ce partage équitable entre le bien et le mal, entre le vrai et le faux, une fois fait, nous sommes invariablement conduit à maintenir nos conclusions.

Est-il besoin d'insister pour défendre nos deuxième et troisième propositions, à savoir : la possibilité de substituer à la méthode dite naturelle la méthode étiologique? Notre savant contradicteur n'a rien dit contre cette possibilité ; il n'en a allégué que la difficulté. Cette difficulté, nous le reconnaissons, est grande. Tout le monde peut faire plus ou moins bien une description, mais il n'est pas donné à tout le monde de découvrir les causes. Il y a longtemps que le poète l'a dit :

Felix qui potuit rerum cognoscere causas !

Mais jamais la difficulté des choses parfaites n'a passé pour un motif légitime de leur préférer les choses imparfaites. Et du moment que la supériorité des premières est démontrée, on n'est pas fondé à les repousser sous le prétexte qu'elles ne peuvent pas être entreprises par tout le monde. La méthode étiologique appliquée aux monstres est-elle meilleure, est-elle plus logique, est-elle plus scientifique que la méthode naturelle que j'appellerai empirique et symptomatique? De l'aveu même de M. Joly, cela ne peut pas faire l'objet d'un doute. Est-elle en rapport avec le progrès des idées? Ce n'est que par le fait d'une contradiction évidente entre ce que les Geoffroy enseignaient, et ce qu'ils ont maintenu pour la tératologie, qu'on pourrait le nier en leur nom. Finalement est-elle possible? Nous avons démontré cette possibilité par une application aux monstres encéphaliens. Que cette application ne soit pas encore suffisamment réalisée, suffisamment épurée, suffisamment renfermée dans ses justes limites, c'est ce qu'il appartient à l'avenir de décider. Pour le moment, elle est formulée, et la voie frayée ne peut manquer d'appeler les esprits à la suivre et à la continuer.

Nous avons laissé de côté, dans cette dernière réponse, une foule de faits, d'aperçus, de rapprochements, souvent ingénieux, semés à profusion par l'éminent professeur de Toulouse dans sa quatrième et dernière lettre. Mais ces artifices de notre contradicteur, qui témoignent de sa part autant d'art que de science, sont plus propres à éblouir qu'à convaincre : nous avons cherché à nous soustraire à ce miroitement, bien capable d'égarer ceux qui n'y prendraient pas garde. Réduire les questions à leurs principes, les dégager de ce qui tend à les compliquer et les obscurcir, telle a été notre prétention, tel a été notre rôle. Mais si dans cette réduction nous avions pu diminuer en quoi que ce soit la valeur de notre contradicteur, l'étendue de sa science, l'élévation de son esprit, la profondeur de ses vues, nous aurions manqué notre but principal. Non seulement nous honorons le représentant né de nos illustres maîtres, qui ont été nos amis communs, mais nous lui rendons volontiers ce témoignage, que jamais nous n'avons rencontré, dans notre longue carrière de polémiste, un contradicteur plus digne, plus loyal, nous ajouterons même d'un esprit plus sûr et plus élevé ; convaincu que la dissidence qui a fait l'objet de ce débat ne saurait rien diminuer aux yeux du lecteur de cette justice rendue à notre éminent interlocuteur.

Tel est au moins le résultat et la conclusion d'un débat que nous sommes heureux d'avoir accepté, sans autre prétention que celle d'avoir travaillé en commun à l'élucidation de questions qui ont préoccupé nos illustres devanciers, et qui préoccuperont encore nos successeurs.

TABLE DES MATIÈRES

Sommaire. — Atrophie des vertèbres cervicales. — Spina bifida complet. — Développement exagéré des nerfs. — Rétraction générale et considérable de tous les muscles. — Incurvations et excurvations extrêmes de la colonne. — Dépression latérale du thorax et chevauchement des côtes. — Gonflement remarquable des têtes humérales. — Luxation incomplète du coude par extension exagérée; rétraction du triceps brachial. — Absence du radius, de quelques os du carpe; abduction extrême des deux mains. — Luxation des deux fémurs en haut et en dehors. — Rétraction de tous les muscles de la cuisse. — Luxation de la rotule en haut et flexion de la jambe en avant et subluxation du tibia en avant, par rétraction du triceps fémoral. — Pieds bots varus équins.

Sommaire. — Réduction circulaire du crâne. — Affection cérébrale congénitale. — Idiotie. — Rétraction musculaire presque générale. — Prédominance de l'élément fibreux sur l'élément charnu dans les muscles rétractés. — Excurvation de l'épine par rétraction des muscles droits de l'abdomen. — Rétrécissement consécutif du thorax. — Adduction permanente des humérus. — Flexion des coudes, des genoux, des cuisses. — Pieds bots équins varus et mains botes.

Réflexions. — Cette première observation reproduit la plupart des difformités congénitales dépendant d'une affection primitive des centres nerveux; elle forme le trait d'union entre les mêmes difformités chez les monstres, le fœtus et l'enfant............................... 544

Sommaire. — Microcéphalie congénitale compliquée d'encéphalocèle. — Crâne très réduit. — Saillie extrême des yeux tournés en haut. — Convulsions. — Renversement de la tête en arrière. — Brièveté extrême du cou. — Mort douze jours après la naissance. — Perforation du crâne. — Hernie d'une portion de la substance cérébrale. — Disparition du corps calleux, des ventricules latéraux, des couches optiques, des corps striés, des tubercules quadrijumeaux.

Réflexions. — Cette observation établit l'origine morbide de la microcéphalie; liaison de l'encéphalocèle avec l'hydrocéphale; témoignage conclusif de la rétraction musculaire............................. 547

Sommaire. — Hydrocéphalie congénitale guérie. — Déformation et réduction asymétrique du crâne. — Facultés intellectuelles intactes. — Difformités multiples et complexes. — Subluxation des articulations scapulo-humérales. — Extension et pronation permanentes des avant-bras. — Flexion et adduction des poignets. — Flexion des doigts. — Flexion des deux cuisses avec adduction à droite et abduction à gauche. — Flexion et rotation en dehors des deux jambes. — Pieds bots, mains botes.

Réflexions. — Témoignages de l'hydrocéphalie antérieure et de l'origine convulsive des difformités congénitales, établis par l'état du crâne et l'ensemble des différents modes de rétraction et des difformités qu'elles ont produites.. 551

Sommaire. — Vestiges d'hydrocéphale congénitale. — Encéphalocèle consécutif.

Sommaire. — Enfant de quatre ans. — Bien conformée à la naissance, bien portante jusqu'à un an. — Mère et ses sept enfants ayant eu des convulsions, dont quatre sont morts. — Affection fébrile consécutive à un abcès produit par la vaccine. — Paralysie presque complète de tous les muscles. — Résolution partielle avec la cessation des accidents fébriles. — Persistance de la paralysie à différents degrés dans les deux membres inférieurs. — Difformités consécutives : réduction du membre supérieur gauche. — Laxité de l'articulation coxo-fémorale du même côté. — Flexion permanente et rotation en dehors des deux jambes. — Équin à gauche ; équin varus à droite.

Ces conclusions, extraites d'un mémoire lu devant l'Académie des sciences, reproduisent intégralement et sans variation aucune les conclusions générales de ce travail.

CHAPITRE V. — RAPPORTS ULTIMES DE LA PATHOGÉNIE DES MONSTRES ET DES DIFFORMITÉS CONGÉNITALES AVEC LES CLASSIFICATIONS TÉRATOLOGIQUES.

Discussion entre M. le professeur Joly (de Toulouse) et l'auteur relative à la classification des monstres.

Les monstres n'offrent ni fixité de caractères, ni caractères subordonnés, ni reproduction par voie de génération de ces deux conditions.

Rappel des théories des deux Geoffroy Saint-Hilaire, de Serres, de Vrolik, de Mocquin-Tendon, comme opposées à la doctrine pathogénique des monstres.

Les monstres et anomalies du corps humain sont-ils susceptibles d'être classés suivant la méthode naturelle? Les monstres anencéphaliens et exencéphaliens peuvent-ils être rapportés à une altération primitive des centres nerveux? Le nouveau monstre de M. Joly exige-t-il une place à part dans l'histoire des exencéphaliens ?

Les monstres ne sont pas le produit du hasard, ni de causes fortuites, mais des produits de causes déterminées, qui se répètent suivant des lois précises. Faits particuliers à l'appui de cette proposition.

La doctrine de M. J. Guérin n'a pas le sens que lui prête M. Joly. Examen des caractères des espèces animales comparées à des anomalies du corps humain. Notion empirique et notion étiologique.

Le classement des monstres n'est pas possible par la méthode étiologique, parce que l'on ne connaît pas toutes les causes des anomalies. Ces causes sont multiples et diverses; on est donc obligé de se borner à la considération des caractères extérieurs, tout en reconnaissant la valeur et l'utilité de la recherche des origines. Les plus grands auteurs de notre temps ont été obligés de se borner presque toujours à la constatation des faits.

Valeur réelle des ressemblances transitoires observées aux différentes époques de la vie embryonnaire, avec les différentes formes permanentes dans la série animale. Ces analogies ne sont qu'apparentes et superficielles. La détermination étiologique appliquée à la tératologie ne doit pas consister dans la recherche des causes éloignées, mais dans la recherche des causes prochaines. On ne connaît pas toutes ces causes, mais celles que l'on connaît déjà suffisent pour montrer la possibilité et la réalité de la classification étiologique.

L'auteur persiste à croire à la fixité, à la régularité des lois qui président à la formation des monstres, lois identiques avec les lois zoologiques: faits nombreux invoqués à l'appui de cette opinion. Les analogies ne doivent pas être nécessairement des identités, etc. Hommage rendu à la classification tératologique d'Is. Geoffroy Saint-Hilaire, dont la classification est, comme celle de Jussieu, susceptible de perfectionnement. Les deux méthodes reposent sur les mêmes bases.

Résumé de la discussion : 1º différence radicale qu'il y a entre l'organisation d'ensemble, typique et fixe des espèces normales et l'organisation mixte, partielle et mobile des monstres; 2º possibilité de substituer à la méthode dite naturelle la méthode étiologique, la seule véritablement scientifique et en rapport avec le progrès des idées; 3º la démonstration de cette possibilité par l'application immédiate de la méthode étiologique à la classe des monstres encéphaliens. Les seuls faits qui paraissent en opposition à cette doctrine sont empruntés aux derniers degrés de l'échelle zoologique, avec lesquels les anomalies humaines n'offrent que des analogies purement extérieures et occasionnelles

FIN DE LA TABLE DES MATIÈRES.

ERRATA

Page 344, au lieu de : Deux hommes, d'une valeur scientifique très différente, ont continué, l'un en Allemagne, l'autre en France... lisez : Deux hommes d'une valeur scientifique très différente, Elben, en Allemagne, Serres, en France, ont continué....

Page 346, au lieu de : PROSCASKA, lisez : PROCHASKA.....

Page 443, au lieu de : YEATMANN, lisez : YEATMAN.

Page 245, au lieu de : Die 29 M. junii An. 1822, lisez : 1722.

Page 538, la figure au trait intercalée dans cette page appartient à l'observation XIII, page 599.

Page 46, les *méthodes scientifiques appliquées à la médecine*, au lieu de : tantum elementa *quœunt*, lisez : *queunt*.

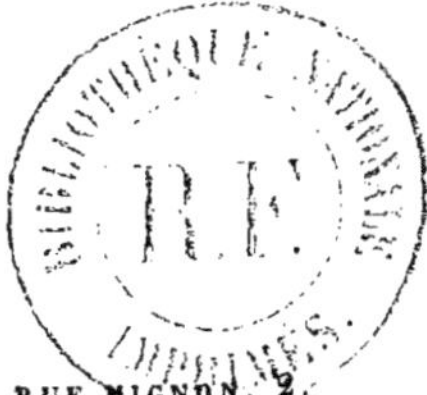

PARIS. — IMPRIMERIE ÉMILE MARTINET, RUE MIGNON, 2.

MÉTHODES SCIENTIFIQUES

APPLIQUÉES A LA MÉDECINE

MÉTHODE ÉTIOLOGIQUE

I

Un des grands obstacles au progrès des idées nouvelles c'est la nécessité d'employer des mots qui ont servi aux idées anciennes. On est plus disposé à leur conserver le sens traditionnel qu'à chercher, sous leur enveloppe usée, la signification d'une idée nouvelle. L'esprit qui conçoit cette idée est souvent lui-même embarrassé pour ajuster à ses conceptions des dehors qui la fassent reconnaître, et l'empêchent d'être confondue avec ce qui n'est pas elle. Cet embarras nous l'éprouvons à bien définir ce que nous entendons par la *méthode étiologique* et par son application à la médecine.

Si nous disons que cette méthode consiste dans la science de la causalité et dans l'art de s'en servir pour arriver à la connaissance des choses, nous sortons immédiatement de notre domaine spécial, pour exprimer, d'une manière générale, toute l'étendue de la méthode. Et en effet, si l'on comprend la connexion des faits qui composent le problème humain, on est frappé immédiatement de la nécessité d'appliquer à toutes ses dépendances une même méthode d'étude, un même esprit d'investigation ; aussi bien à cause de l'identité de l'ensemble que de l'uniformité de rapports des parties. Ce seul point de vue suffit pour expliquer comment, à propos de l'application de la méthode étiologique aux choses de la médecine, on est obligé de faire des réserves à l'endroit de la grande généralité de cette méthode, dont on se promet de présenter plus tard la conception entière, sous le titre de *Méthode scientifique générale*.

Mais quelque limite qu'on veuille donner à l'application spéciale de la méthode étiologique à la médecine, on est bien obligé d'y comprendre tous les faits du domaine de cette science. Jusqu'à ce jour, les esprits les plus avancés n'y avaient fait entrer que les causes des maladies proprement dites, cherchant, s'évertuant, à définir, à classer et à catégoriser tout ce qui, de loin ou de près, directement ou indirectement, pouvait porter atteinte à la composition régulière des organes, à l'harmonie des fonctions et à l'exercice de la vie. Une barrière placée entre la santé et la maladie avait tout au plus permis à l'hygiène de s'occuper des moyens de maintenir l'une et de prévenir l'autre. Telle était l'étiologie médicale.

II

Cependant l'idée de chercher, dans l'altération des agents extérieurs, une source de causes morbides pouvant exercer leur influence à tous les moments de la vie, impliquait celle de reconnaître à ces agents une action physiologique adéquate à toutes les possibilités de leur action pathologique. La vie entière de l'individu, depuis les premiers instants de la conception jusqu'aux derniers jours de la vieillesse, devenait donc, à l'état physiologique comme à l'état pathologique, tributaire de cette double influence des milieux. De là une extension indispensable de l'étiologie médicale, c'est-à-dire la recherche des causes physiologiques à côté et au delà des causes pathologiques.

Envisagée de cette façon, l'étiologie médicale comprend tout à la fois l'étude des milieux sains comme causes nécessaires au développement et à l'entretien de la vie, et des milieux altérés comme causes qui troublent ce développement et altèrent cet entretien. Cette considération nouvelle, si nous ne nous trompons, n'a pas seulement pour résultat d'agrandir le champ de l'étiologie médicale, mais d'ouvrir à ses deux dépendances, séparées jusqu'alors, une association, une réciprocité de services et de lumières, propres à dévoiler le véritable mode d'action des agents extérieurs sur le corps humain.

Mais cette extension du terrain étiologique de la médecine n'est qu'une conséquence d'une autre extension déjà réalisée par les rapports aujourd'hui recherchés, si ce n'est mieux établis, de la vie physiologique avec la vie pathologi que. C'est le véritable caractère de notre époque scientifique. Que cette alliance, dans les incertitudes de sa nouveauté, ne se soit pas encore affirmée avec toutes les convictions d'un but parfaitement défini, c'est ce qu'on est bien obligé de reconnaître ; mais, quelle que soit l'inconscience de cette impulsion, elle existe : cela nous suffit pour affirmer les rapports plus complets et mieux définis de l'étiologie physiologique avec l'étiologie pathologique.

Voilà donc un double agrandissement du domaine ouvert à la recherche des causes dans l'ordre physiologique et dans l'ordre pathologique. Mais quelles sont ces causes et quelle voie prendre pour arriver sûrement à leur détermination? Ici commence la première difficulté de la question.

III

Jusqu'à ce jour l'étiologie médicale ne s'était pas seulement renfermée dans le cercle des influences nuisibles, elle ne manquait pas seulement du complément que nous venons de lui assigner, elle s'en était tenue à une confusion de faits et de langage qui trahissait aussi bien l'absence d'un but déterminé, que l'ignorance des moyens d'y atteindre. Tous les ouvrages, tous les traités d'étiologie médicale, s'épuisent en divisions et subdivisions des causes, qu'une tradition scolastique a léguées d'âge en âge, à la pathologie générale et à la philosophie médicale. Ce sont tour à tour les causes *internes* et *externes, prédisposantes* et *déterminantes, prochaines* ou *éloignées, chimiques* ou *physiques, organiques* ou *vitales, générales* ou *spécifiques, matérielles* ou *formelles, occasionnelles* ou *efficientes, constitutionnelles* ou *héréditaires, épidémiques* ou *contagieuses;* le tout soumis aux conditions et éventualités de l'âge, du sexe, du tempérament, de la profession, etc., etc. Toutefois, on ne veut pas nier que ces différentes appellations n'aient eu leur degré d'utilité ; elles signalaient un premier essai de classification et de différentiacion. Aussi n'est-ce pas absolument à cause de leur insuffisance, de leur incohérence et de leur confusion, qu'elles étaient incapables de servir au but définitif de l'étiologie médicale : c'est parce que jamais elles n'ont eu la conscience de ce but, et par conséquent elles n'ont pas eu jusqu'ici le caractère des véritables moyens d'y atteindre.

Ainsi que nous l'avons dit, dès les premières lignes de ce travail, l'obligation où l'on est de se servir, pour exprimer des idées nouvelles, de mots précédemment employés pour exprimer des idées anciennes, est un grand obstacle au progrès. Ne voulant et ne pouvant pas faire table rase des travaux de nos prédécesseurs, il nous incomberait la nécessité de rappeler tous les essais tentés dans la voie où nous entrons. Il nous incomberait encore le devoir de marquer d'un signe d'utilité ceux que la science aurait quelque intérêt à conserver. Mais nous n'avons pas l'intention et ne voyons pas la nécessité de procéder à ce double inventaire. La manière dont nous procéderons, et le résultat auquel nous espérons arriver, suffiront pour faire apprécier le caractère et la valeur de notre intervention. Et si nous nous trouvons dans la nécessité de nous servir de quelques-unes des appellations consacrées par l'usage, nous les emploierons à une destination nouvelle, c'est-à-dire à exprimer des rapports nouveaux, ce qui leur donnera la valeur et la signification de pierres retaillées suivant un plan nouveau et en vue d'un nouvel édifice. Lorsque le lecteur attentif se sera rendu un compte exact de nos idées, il ne se méprendra pas sur le sens des mots dont nous les aurons habillées.

Cette courte parenthèse fermée, nous revenons à la méthode étiologique.

Ramené à son objet définitif, le problème de l'étiologie médicale comprend donc deux termes qui marquent son double terrain et sa double destination : le terrain physiologique et le terrain pathologique; c'est-à-dire, une dernière fois, la connaissance des causes qui président à l'organisation de l'homme sain, et la connaissance des causes qui président à la désorganisation de l'homme malade. — Quelles sont ces causes et à quelle catégorisation générale et ultime peuvent-elles être ramenées ? Telle est la seconde difficulté à résoudre.

IV

L'homme, considéré comme système à part, n'est pas, ainsi que certaines écoles l'ont enseigné, une création isolée au sein du monde extérieur, et en antagonisme incessant avec ce monde. Nous professons, avec la science moderne, — que nous croyons être dans la voie de la vérité, — que l'organisme humain est au contraire incessamment tributaire du milieu où il est conçu, où il vit et où il meurt. Ce n'est pas à dire pour cela que, soumis passivement, comme une substance inerte, à l'influence de ce milieu, il n'en représente que les influences, il n'en soit que le produit. L'organisation personnelle et autonome de l'être humain lui fait conserver, au contraire, dans ses rapports avec le monde extérieur, la puissance de son individualité. Mais il ne saurait pas vivre sans ce milieu, ni en dehors de ce milieu ; et ce milieu est aussi nécessaire à son entretien, que l'aliment proprement dit l'est à la nourriture de l'individu. On peut donc dire, jusqu'à un certain point, que le milieu où l'homme vit est son aliment général, et que tout l'organisme s'en sert, le digère et se l'assimile, absolument comme l'estomac fait des substances alimentaires qu'il prend, prépare et livre à la fonction réparatrice de nos organes.

Cette comparaison, toute insuffisante qu'elle est, peut cependant donner une idée du rôle que joue l'organisme humain au milieu des agents extérieurs nécessaires à son existence. Il les digère, avons-nous dit, et par conséquent il est doué d'une faculté digestive générale et d'une puissance d'assimilation générale. Envisagée dans sa signification la plus étendue, cette faculté est une émanation, une révélation du système tout entier, en vertu duquel l'homme, au milieu du monde extérieur, reste une puissance, une organisation douée d'une activité propre, capable de conserver, dans ses rapports, dans ses conflits avec le milieu où elle vit, son indépendance et son caractère.

Ainsi considérée, la puissance, l'activité propre de l'organisme humain, constitue un second ordre de causes, comme les agents extérieurs, au milieu desquels et par lesquels il vit, en constituent un premier ordre. A ces deux grands facteurs de la causalité de l'organisme nous donnons les noms de *causes cosmiques* et de *causes organiques*, comme exprimant leur origine et leur nature. Nous aurions pu nous servir des mots de causes *externes* et de causes *internes*, si cette dernière appellation, déjà admise dans le sens de causes organiques, n'avait été employée, en même temps, pour désigner des causes émanant de l'intérieur du corps, mais primitivement y introduites, comme dans certaines maladies virulentes et contagieuses. Pour éviter cette méprise nous conservons donc les deux appellations de causes *cosmiques* et de causes *organiques*.

Eh bien! dans l'ordre physiologique comme dans l'ordre pathologique, toutes les causes, quelles qu'elles soient, peuvent être ramenées à ces deux catégories : celles du *dehors*, celles du *dedans;* celles qui *provoquent* l'organisme et celles qui constituent ses *réactions*.

Nous avons dit précédemment que le problème de l'étiologie médicale, agrandi de l'annexion du terrain physiologique, comprend l'étude et la détermination des causes qui président à la formation et à l'entretien de l'organisme sain, et l'étude et la détermination des causes qui président à la détérioration de l'organisme malade; dans les deux ordres de faits, les causes cosmiques et les causes organiques incessamment associées constituent donc le double objectif de l'étiologie physiologique et de l'étiologie pathologique. Un exemple n'est peut-être pas inutile pour assurer la parfaite compréhension de cette dualité étiologique.

L'air est un des agents les plus indispensables à l'action de la vie : par sa *pression extérieure* il exerce sur le corps humain une action considérable qu'on a quelquefois eu le tort de méconnaître; comme *aliment respiratoire*, c'est le principal moteur et réparateur de l'économie. A ce premier point de vue, l'action de l'air sur l'économie, à l'état de santé, réalise donc une des causes *cosmiques* les plus puissantes.

Mais l'air ne presse pas sur le corps ou ne pénètre pas dans les poumons, comme s'il n'avait affaire qu'à un corps inerte ; il éveille en plus des actions et provoque des réactions, de la part du corps vivant, qui complètent, par leur concours, le fait complexe de l'action de l'air sur l'organisme : cette action comprend ainsi les deux ordres de causes : les causes *cosmique* et *organique* ; et la recherche des éléments dans lesquels elles se résolvent, constitue, dans l'état de santé comme dans l'état de maladie, le problème étiologique de cette action.

Toutefois, ces deux modes d'action de l'air cosmique et organique ne se présentent pas, dans la réalité, à l'état de simplicité et en quelque façon mathématique que nous venons de supposer. L'action de l'air, comme cause cosmique, se décompose immédiatement dans l'action des différents gaz dont il est formé : l'oxygène, l'hydrogène, l'azote, l'acide carbonique ; et toutes les modalités physiques et chimiques dont il est susceptible, substituent à la cause cosmique simple l'action complexe et résolutive de ses parties composantes, et de l'état où ces parties se trouvent. Cependant cette complexité, qui multiplie et diversifie les agents de la cause cosmique, ne change rien à son caractère. C'est toujours la cause cosmique, c'est-à-dire *extérieure*, c'est-à-dire, une portion du milieu ambiant. A supposer même que l'air contaminé devienne le véhicule de mauvais principes, de miasmes, ces mauvais principes, ces miasmes pourront agir différemment sur l'organisme ; mais ils continueront à faire partie de la causalité cosmique, et fonctionneront avec le caractère de cette causalité.

La cause *organique* est susceptible, à son tour, d'une grande diversité d'actions élémentaires qui ne lui enlèvent pas le caractère de cause *organique*. C'est surtout dans l'ordre pathologique que cette complexité d'actions et de réactions peut se présenter ; et elle se présente, en effet, à l'analyse étiologique, sous la forme d'une série de combinaisons inépuisables. Néanmoins, c'est toujours l'organisme réagissant et créant, par ses réactions diverses et incessantes, autant de modes étiologiques que la cause organique comprend d'éléments capables de les produire. On pourra étiqueter par des appellations secondaires toutes ces modalités, en faire des catégories secondaires, mais elles seront et devront toujours être considérées comme parties intégrantes et dépendantes de la cause organique.

Trois grands systèmes qui se sont partagés jusqu'à ce jour le domaine de la causalité pathologique pourraient prétendre, non sans quelque apparence de raison, s'être donné, chacun de son côté, cet objectif de l'étiologie médicale : l'école *vitaliste* depuis Hippocrate, l'école *humoriste* depuis Galien, et enfin l'école dite *physiologique* de Broussais, et l'*organicisme* son dérivé; mais ni l'une ni l'autre de ces écoles n'ont jamais songé à cette réduction et association de la causalité cosmique et organique comme résumant toutes les modalités, toutes les phases et tous les degrés de l'étiologie expérimentale. Le vitalisme hippocratique enseigne l'indépendance et même l'antagonisme absolu du corps vivant au sein des agents extérieurs; l'humorisme ancien et même l'humorisme moderne font table rase de la spontanéité organique; Broussais et l'organicisme ne voient, dans les manifestations initiales du corps malade tout entier, qu'un retentissement, qu'une réaction des organes provoqués; c'est-à-dire qu'ils subordonnent l'organisme à l'organe; le tout à la partie.

On n'a donc pas à se préoccuper, pour le moment, de ces ressemblances superficielles et systématiques avec la détermination de la vraie méthode étiologique. La suite de cette exposition le montrera de reste.

V

Des applications de l'étiologie *cosmo-organique* au traitement des maladies ne seraient peut-être pas inutiles pour en faire bien comprendre la portée pratique. Nous n'en citerons qu'une.

Lorsqu'on a recours à un médicament quelconque, dans le traitement d'une maladie, on a généralement en vue d'en combattre la cause : *sublatâ causâ, tollitur effectus.* C'est, depuis Hippocrate, la base de la thérapeutique la plus vulgaire. Mais à quelle cause faut-il s'adresser, et quel médicament faut-il employer?

On n'hésite pas, dans un cas d'empoisonnement, à recourir à un contrepoison, et on arrive parfois à neutraliser la substance toxique, c'est-à-dire la cause cosmique qu'elle représente ; on cherche même à combattre les accidents qu'elle a produits. La méthode étiologique n'enseigne pas autre chose. Mais ce qui se fait et se comprend, dans ce cas particulier de pratique toxicologique, est loin de pouvoir être généralisé dans le traitement des maladies ordinaires. L'obscurité, dont leur origine et leur nature sont enveloppées, rompt la ligne qui devrait conduire, — du fait où les deux causes cosmique et organique convergent si clairement à l'induction thérapeutique, — aux faits dont la causalité se cache sous l'insuffisance de ses manifestations objectives. Il arrive alors que la pratique étiologique de la toxicologie se convertit en tentatives empiriques. On a tous les jours sous les yeux de ces exemples, de ces incertitudes. Ainsi lorsqu'on prescrit des eaux minérales sulfureuses pour certaines affections de poitrine, pour des toux opiniâtres, des asthmes rebelles, etc., sait-on contre quels éléments et en vertu de quelles substances elles agissent ? Sait-on comment les effets de la maladie en bénéficient et quels agents elles neutralisent ou modifient ? Agissent-elles en détruisant certains principes fixes répandus dans l'organisme, ou bien est-ce en restaurant certaines parties de l'organisme et en les ramenant au type normal ? Ces fausses déterminations, cette absence de guide, exigeaient donc d'autres directions pour rétablir, entre la thérapeutique toxicologique et la thérapeutique générale des maladies, un lien commun : le lien de la méthode étiologique.

Ce lien existe dans le principe même qui doit régler le rapport entre les causes des maladies et les agents thérapeutiques qui leur correspondent. Ce que la toxicologie enseigne et pratique n'est, en effet, qu'un cas particulier de ce rapport généralisé, dont il faut faire bénéficier, par induction, les maladies dont la causalité reste cachée. On est ainsi conduit à un principe d'ordre supérieur que l'on peut formuler comme il suit : de même qu'il n'y a pour la pathogénie que deux ordres de causes, la cause cosmique et la cause organique, de même il n'y a, pour le traitement des maladies, que deux méthodes ou plutôt deux médications : la médication de la cause cosmique et la médication de la cause organique. Ce principe, bien compris, doit aboutir à une classification nouvelle des agents thérapeutiques, principalement basée sur leurs propriétés afférentes aux deux ordres de causes dont il s'agit. Faisons remarquer toutefois que leur combinaison peut répondre à l'action combinée de ces causes, de telle façon qu'un médicament primitivement correspondant à la cause organique, peut devenir, en agissant sur l'organe ou l'organisme lui-même, un agent d'expulsion ou de neutralisation de la cause cosmique. Cette action peut être réciproque au profit du médicament ou de la médication cosmique. Cette double combinaison des agents et des actions thérapeutiques peut se rencontrer surtout dans le traitement des maladies chroniques.

Résumons, avant d'aller plus loin, les considérations qui précèdent sur les deux ordres de causes cosmiques et organiques, en rappelant leurs rapports :

1° Avec la physiologie, c'est-à-dire avec le développement et l'entretien de l'organisme et des organes à l'état de santé ;

2° Avec la pathogénie, c'est-à-dire avec le développement des altérations des organes et de l'organisme en puissance des causes morbides ;

3° Enfin, avec la thérapeutique des maladies, c'est-à-dire avec la méthode et les moyens propres à combattre les doubles effets de l'association des mêmes causes : ce qui a fait dire que la thérapeutique étiologique n'est et ne doit être que la *pathologie retournée.*

Jusqu'ici nous n'avons fait que réduire le problème à résoudre à ses deux données principales : ramener toutes les causes aux causes *cosmiques* et *organiques*, marquer le terrain de leur action physiologique et pathologique, établir la base de leur concordance *pathologique* et de leur rapport *thérapeutique*. Ce ne sont là encore que des préliminaires utiles, mais insuffisants à la découverte et à la démonstration de ces causes : c'est le but indiqué, mais non encore les moyens d'y atteindre.

Avant de procéder à cette disquisition, il n'est peut-être pas inutile de faire une distinction qui n'a jamais été faite jusqu'ici, au moins d'une façon suffisante, entre la *découverte* des causes et leur *démonstration*. La différence des deux appellations devrait suffire pour faire cesser une confusion à laquelle Bacon n'a pas été étranger. L'illustre chancelier a donné son *organum* et *l'induction* en particulier, comme un instrument de découvertes, ne paraissant pas se douter que tous ses efforts n'ont abouti qu'à faire prévaloir le mérite de la méthode expérimentale sur les faux raisonnements, et ce qu'il appelait spécialement : les *anticipations*, ou conclusions anticipées.

La *découverte* d'un fait ou d'une cause constitue donc une tout autre chose que la *démonstration* de ce fait ou de cette cause.

Nous espérons pouvoir établir la différence complète qui existe entre les facultés qui conduisent à l'un ou à l'autre de ces résultats, et les moyens à l'aide desquels on y parvient. La méthode étiologique y aura la plus grande part.

Ce serait anticiper sur ce qui doit venir en son lieu et place que de s'arrêter plus longtemps à cette différenciation. Notre but actuel est simplement de faire voir les ressources et les avantages de l'application de la méthode étiologique à la médecine.

Dans tout ce qui précède, nous n'avons fait qu'indiquer les objets que la méthode étiologique doit embrasser, le terrain où elle doit fonctionner et le but qu'elle doit chercher à atteindre ; nous venons de limiter ce but à la démonstration des résultats fournis par l'instinct de la causalité. Ce qui nous reste à faire pour mettre hors de doute les services que la méthode étiologique peut rendre à la médecine, c'est de préciser les différents ordres de causes dont elle peut éclaircir le fonctionnement.

VI

Les classifications étiologiques existantes ont établi une distinction entre : les *causes prochaines* et les *causes éloignées*. Sans accepter à la lettre le sens précédemment attribué à ces deux appellations, nous les conserverons parce qu'elles s'adaptent exactement à ce que nous avons l'intention de leur faire dire.

Toute cause est un fait qui en précède un autre et le détermine. Il n'y a pas une cause qui n'entre dans cette définition :

c'en est l'essence. Mais par cela même qu'elle les comprend toutes, elle n'en spécifie aucune. Or, l'observation ordinaire ne saisit jamais du premier coup le rapport immédiat qui existe entre la vraie cause et son effet. C'est pour cela que Newton, dans la préface de ses travaux philosophiques, distingue avec soin ce qu'il appelle les *veræ causæ*, c'est-à-dire celles qui sont le plus rapprochées du fait qu'elles déterminent ; elles ont toujours le caractère d'une force mécanique, d'une réalité agissante, et non d'une abstraction hypothétique ; ce qui légitime la dénomination de *vraies causes* que leur a donnée Newton. Eh bien ! c'est pour ces vraies causes qu'il faut réserver la qualification de *causes prochaines*, pour les distinguer des causes moins immédiates et par conséquent méritant le titre de *causes éloignées*. Notons, en fait, avant d'aller plus loin, et sauf démonstration ultérieure, mais à titre de caractère important, que la vraie cause est celle qui détermine les mêmes effets, et, réciproquement, que des effets déterminés ne peuvent jamais dépendre que d'une même cause. Lorsque la médecine comprendra la valeur de ce principe elle sortira immédiatement du vague, de la confusion et de l'incertitude où l'a tenue jusqu'ici la fausse conception étiologique qui la domine. Cette déclaration implique la nécessité de ne laisser aucun doute sur son bien fondé.

Voici d'abord des exemples propres à faire distinguer la cause *éloignée* de la cause *prochaine*, et à montrer la différence de leur fonctionnement. Je les choisis, tout exprès, dans l'ordre des phénomènes qui font l'objet du présent travail sur les *monstres* et les *difformités congénitales*.

On a vu que bon nombre de monstruosités ont été fréquemment précédées d'une *affection destructive du cerveau et de la moelle ;* on a vu, en outre, que ces monstruosités sont généralement accompagnées de *vices de conformation* et de *difformités*.

L'observation étiologique médiate a pu croire que, dans ces cas, l'affection cérébro-spinale est la cause de la monstruosité, et la monstruosité la cause des vices de conformation et des difformités qui l'accompagnent. De ces deux opinions, également fondées en apparence, l'une est une vérité, l'autre une erreur. La première est vraie et reconnue telle, parce que l'affection cérébro-spinale qui accompagne la monstruosité l'a précédée et déterminée; la seconde est une erreur, parce que la difformité qui accompagne la monstruosité n'a pas été précédée ni déterminée par elle. Mais comment démontrer la vérité de l'une et l'erreur de l'autre; car toutes les deux se présentent avec les apparences de la même subordination de faits, les apparences de la même vérité.

Il est certain que l'affection cérébro-spinale a déterminé la monstruosité, non pas parce que la liaison et la succession de ces deux faits s'observent régulièrement, mais parce que, entre la maladie et la monstruosité, il y a un intermédiaire : *l'action physiologique pervertie du système nerveux*, qui trouble fatalement le développement des organes, en imprimant son cachet aux formes anormales qu'elle détermine. Dans cette succession de faits, l'affection cérébro-spinale a le rôle de la *cause éloignée*, et l'action pervertie du système nerveux, celui de la *cause prochaine*. Nous laissons provisoirement de côté l'examen des attributs des deux causes, pour en suivre l'application et la différenciation, dans la genèse des difformités qui accompagnent la monstruosité.

Montrons d'abord comment la monstruosité n'est ni la cause éloignée ni la cause prochaine de ces difformités. Et tout d'abord, l'observation ne constate jamais la précession de l'une par rapport à l'autre ; elle n'en constate que la simultanéité. Toutefois, ce défaut d'observation ne suffirait pas à légitimer la négation de la causalité supposée ou affirmée; cette négation peut s'étayer en outre, et avec bien plus d'autorité, de la véritable origine des difformités par rapport aux monstruosités qu'elles accompagnent; or cette origine s'établit successivement par leur cause éloignée et par leur cause prochaine.

Les *difformités* sont le résultat de l'affection cérébro-spinale au même titre que la *monstruosité*. Celles-là comme celle-ci sont subordonnées à l'action perversive du système nerveux altéré. Mais, entre cette altération et les difformités, il y a un nouvel intermédiaire, la *rétraction musculaire*, qui en est l'agent le plus immédiat. Eh bien! dans cette succession de faits, l'altération du système nerveux par rapport à la genèse des difformités n'a plus que le caractère de la cause éloignée, et la rétraction musculaire prend celui de la cause prochaine. C'est elle, en effet, qui est la plus rapprochée du fait de la difformité, et c'est elle dont l'action mécanique, directe, évidente, produit la difformité.

Ces deux exemples n'ont pas jusqu'ici d'autre prétention et d'autre mérite que de définir et de différencier la cause *éloignée* et la cause *prochaine*. Ils pourraient déjà montrer la valeur respective de chacune d'elles dans la détermination et démonstration des origines des faits ; mais on aura plus loin à faire cette appréciation à propos de la signification générale de la méthode étiologique appliquée à la médecine.

Nous voici donc en possession des quatre termes nettement définis de la méthode : les causes *cosmiques*, les causes *organiques*, les causes *éloignées* et les causes *prochaines*. Avant de les montrer en action et de signaler les combinaisons nouvelles dont elles sont susceptibles, les services qu'elles sont destinées à rendre, nous croyons utile d'en indiquer toutes les modalités pratiques, et d'assigner, à chacune de ces modalités, une dénomination susceptible de les faire suffisamment comprendre et reconnaître. Ajoutons immédiatement, pour que l'attention du lecteur ne se croie pas détournée de l'objet principal de ce travail, que les distinctions et définitions qui vont suivre ne sont que des dédoublements et qualifications secondaires des déterminations générales qui précèdent, à savoir des quatre ordres de causes : *cosmique, organique, éloignée* et *prochaine*.

Toutes ces causes, en effet, considérées, non pas dans leur caractère idéal et absolu, mais dans leur instabilité pratique, sont soumises à une foule d'éléments de variations qui résultent : 1° de leur provenance ; 2° des conditions où elles fonctionnent ; 3° des modes, degrés et durée suivant lesquels elles agisssent ; 4° en un mot, de toutes les circonstances susceptibles de les modifier dans leurs actions contingentes. Or ces diversités et instabilités d'actions, communes aux quatre catégories résolutives de la causalité générale, ne compliquent ni n'obscurcissent la simplicité de ces catégories ; elles ne font que les compléter comme les parties d'un même tout, comme les rameaux d'un même tronc. Chacune d'elles est étiquetée d'une appellation spéciale, mais elles restent toutes en harmonie avec leur provenance commune et générale. On comprendra d'ailleurs, par l'application sommaire que nous en avons faite précédemment au phénomène de la *rétraction musculaire* (1), combien cette analyse étiologique est susceptible d'éclairer toutes les diversités pratiques de l'étiologique générale, sans que nous ayons besoin de compliquer et de surcharger, par de nouveaux exemples, cet exposé doctrinal de la méthode étiologique appliquée à la médecine. Revenons donc à cet exposé pour n'en plus être détourné par ce qui ne s'y rapporterait pas directement.

La supériorité, signalée précédemment, de la cause prochaine sur la cause éloignée, ne s'arrête pas à la mesure que nous en avons déjà donnée. Nous ajouterons immédiatement à notre première déclaration de prééminence, cette autre, plus explicite, à savoir : que la notion de la cause prochaine d'un phénomène physiologique ou pathologique est seule capable de conduire à sa véritable détermination. Sous la réserve de tous les moyens qui peuvent y concourir avec elle, nous devons montrer comment et par quels artifices la cause prochaine est susceptible d'atteindre à ce degré de supériorité.

VII

En définissant la cause, comme nous l'avons fait précédemment, « tout fait qui précède un autre fait et le détermine, » nous n'avons entendu donner que la formule de la causalité telle qu'elle est comprise et acceptée par la philosophie scientifique actuelle.

Or, dans la succession des faits servant à la détermination du caractère logique et scientifique de la causalité, les esprits les plus compétents n'ont jamais considéré que deux termes : la cause et l'effet, le déterminant et le déterminé. Le rapport qui existe entre ces deux termes n'a jamais été considéré qu'au point de vue de leur nécessité empirique. Nous écartons à dessein, de cette discussion, le côté subjectif et métaphysique de la causalité, et ne voulons examiner ici, ni l'origine, ni la signification psychologique

(1) Page 19.

de cette notion. Nous plaçant dans l'ordre matériel et scientifique, nous acceptons, comme réalité objective, le rapport de deux phénomènes concomitants, dont l'un précède l'autre et le détermine. Or, nous le répétons, la conception scientifique actuelle de la causalité ne renferme que ces deux termes. C'est dans la détermination du rapport qui les lie, que la philosophie expérimentale, représentée par Bacon, s'est renfermée jusqu'ici. Eh bien ! l'extension que nous voulons apporter à la notion de ce rapport nous paraît indispensable pour en faire la base des certitudes de l'étiologie.

Cette extension consiste :

1° A chercher au delà et en deçà des deux termes immédiats de la causalité, le rapport limité jusqu'ici à ces deux termes, de façon non seulement à réunir la cause éloignée et la cause prochaine, mais encore à enchaîner la cause prochaine à ses effets immédiats ;

2° A soumettre ces trois termes aux conditions d'une caractéristique qui les spécifie et les sépare de toute causalité différente ;

3° A chercher, dans l'évolution multiple et graduée de cette causalité, l'ensemble de ses manifestations, pour les faire concourir toutes, comme les lettres d'un même mot, à l'expression la plus complète de son action.

Quelques développements donnés à ces trois propositions en feront comprendre la signification.

VIII

A. *Réunion et association de la cause éloignée avec la cause prochaine.* — On a vu dans l'exemple cité précédemment de l'enchaînement des trois faits : *affection cérébro-spinale, rétraction musculaire* et *difformités*, l'application du principe de la réunion nécessaire des trois termes de la causalité, au lieu de deux, pour assurer la mise en évidence de son action et prévenir toute méprise à l'endroit de toute causalité étrangère. En effet, le premier de ces trois termes considéré comme cause éloignée, n'aurait pas suffi pour établir une liaison étiologique certaine entre cette affection et les difformités. La preuve en est que plusieurs auteurs avaient déjà émis l'idée que certaines difformités peuvent avoir pour origine une affection des centres nerveux. On avait qualifié cette opinion d'hypothèse, et on lui avait opposé d'autres hypothèses et des relevés statistiques contradictoires. Dès lors la doctrine était tombée dans l'oubli. La *rétraction musculaire* est venue la ressusciter et lever tous les doutes. Sa liaison plus immédiate avec l'affection cérébrale, et son action plus directe sur le squelette, ont servi d'intermédiaires entre les deux ordres de faits, et elle a pris, de cette façon, le rôle de *cause prochaine*, imprégnée de son origine convulsive, et animée par cette origine, d'une action mécanique pervertie sur les parties placées sous sa dépendance.

Un second exemple, fourni par le mécanisme étiologique de la monstruosité, confirme, sous une autre forme, la liaison des trois faits représentant la cause *éloignée*, la cause *prochaine* et les *caractères* de leur intervention dans la production des difformités.

L'origine cérébrale des monstruosités avait également été affirmée par des auteurs considérables (Haller, Chaussier, Béclard, etc.), mais leur théorie, comme celle des difformités de la même origine, dépourvue de l'intermédiaire de la cause prochaine, avait également été abandonnée. Or, cet intermédiaire, c'est encore la rétraction musculaire, qui joue, dans le mécanisme des vices de conformation les plus considérables (*spina bifida, éventration, ectopie*), le rôle de leur cause prochaine, au même titre, et avec le même genre d'effets, que dans la genèse des difformités. Ajoutons, néanmoins, que la genèse des monstruosités reçoit fréquemment, ainsi que nous l'avons dit, un complément indispensable des *arrêts de développement*, dus, comme la rétraction musculaire, à l'action perturbatrice du système nerveux altéré.

Dégagés des considérations qui précèdent, les faits que nous venons d'exposer se présentent tout simplement dans leur ensemble, comme les anneaux d'une chaîne destinés à montrer par leur réunion ce qu'ils n'auraient pas pu faire voir séparément. L'instinct qui nous porte à chercher, dans la lecture d'une ligne entière, la signification d'un ou plusieurs mots mal écrits, n'est pas autre chose qu'une application vulgaire de notre formule, c'est-à-dire l'adjonction, que nous avons présentée comme nécessaire, de la cause prochaine à la cause éloignée.

Les explications et les faits qui précèdent sont plutôt destinés à motiver logiquement, que médicalement, ce premier complément de la méthode étiologique. Pour le justifier davantage encore, il suffira de quelques applications plus. directes aux faits de notre spécialité. Je continue à les emprunter à la science des difformités, parce que, dans cette branche de la médecine chirurgicale, les formes morbides ont le privilège d'une extériorité et d'une fixité qu'on ne rencontre dans aucune autre branche de la médecine (1).

Voici trois cas de déviations de la colonne vertébrale : l'une produite par la *rétraction musculaire*, la seconde par le *rachitisme*, la troisième par l'affection *tuberculeuse*. Dans toutes les trois, la cause éloignée est représentée par la nature spéciale de la maladie, et c'est elle qui détermine la formation de la courbure primitive; mais chacune de ces causes emprunte à la contraction musculaire *consécutive* le moyen de produire les courbures secondaires destinées à replacer et maintenir le corps en équilibre. Or, dans les trois cas où l'action musculaire est l'agent immédiat, c'est-à-dire la cause prochaine des courbures de balancement, il serait difficile, sans le concours de leur cause éloignée, il serait difficile, dis-je, de discerner, à travers des courbures de nature et d'origine différentes, leur véritable cause prochaine. A la faveur de ce complément, au contraire, rien n'est plus facile : car, la *contraction musculaire*, agent des courbures secondaires, diffère essentiellement de la véritable *rétraction;* et la forme des courbures par *rétraction, rachitisme* et *tuberculose*, diffère autant que la maladie qui leur a donné naissance ; la courbure primitive par *rétraction musculaire* est sous-tendue par la corde rigide qui l'a déterminée, et sa forme régulière atteste la répartition de la force qui l'a produite; la *courbure rachitique*, au

<hr>

(1) Je rappellerai à cette occasion l'épigraphe placée en tête de l'ouvrage qui a obtenu, en 1837, le grand prix de chirurgie : « La science des difformités, placée » par la nature de ses faits entre la physique et la médecine, est destinée à réunir » ces deux sciences à l'aide de la méthode expérimentale. »

contraire, généralement inégale, et plus ou moins brisée par l'affaissement d'une ou deux vertèbres, n'offre qu'une adaptation secondaire des muscles compris dans sa concavité; et la courbure *tuberculeuse*, déterminée par une altération latérale si ce n'est par la destruction partielle d'un ou de deux corps vertébraux, se présente plutôt sous la forme d'une inclinaison presque anguleuse d'une de ses branches sur l'autre, sans torsion. Dans ces trois cas la cause éloignée est donc nécessaire pour corriger et compléter la notion donnée par la cause prochaine; et celle-ci s'imprègne, de cette façon, de l'essentialité de son origine morbide. D'autres exemples, fournis par la pathologie ordinaire, seraient plus aptes à faire entrer ce principe dans les esprits; mais, outre que, dans cet ordre de maladies, les causes éloignées sont moins faciles à déterminer, le processus inflammatoire, reflet d'un système caduc, tient presque toujours la place des véritables causes prochaines fournies par la physiologie pathologique : la *paralysie organique* par exemple. Un temps viendra où ce mythe d'inflammation disparaîtra tout à la fois du langage médical et des maladies dont il a le privilège de masquer depuis trop longtemps la véritable étiologie. Étudiées à la lumière de ce principe, une foule de maladies, telles que la *tuberculose*, la *fièvre typhoïde*, la *pneumonie*, la *méningite*, etc., rentreront dans le cadre des faits déterminables par leurs véritables causes prochaines et éloignées, c'est-à-dire par la méthode étiologique.

IX

B. *Caractéristique spécifique de la causalité.* — La condition de soumettre les trois termes de la causalité à une caractéristique propre qui les relie et en fasse un tout univoque, repose sur ce fait, à savoir : qu'une *cause prochaine*, envisagée comme un intermédiaire entre la *cause éloignée* et ses *propres effets* à elle, transporte à ces derniers une sorte d'émanation, une sorte de reflet de son origine première, en même temps qu'elle lui imprime son cachet en harmonie avec le caractère de son action; celle-ci, considérée comme une force mécanique, *vera causa*, dont les effets sont toujours en rapport avec les éléments dont elle se compose. Ce principe, qui a servi depuis de nombreuses années de base à tous mes travaux, a été caractérisé, comme il devait l'être, dans le rapport de l'Académie des sciences sur le concours pour le grand prix de chirurgie (1).

Or, qu'est-ce que ce principe, si ce n'est la pierre de touche à l'aide de laquelle des effets, qui ne sont qu'une véritable incarnation de la cause prochaine qui les engendre, sont toujours les révélateurs de cette cause, et jamais d'une autre ; pareillement que cette cause ne peut produire que ses propres effets, et non ceux d'une autre cause? Cette double vérité, qui est l'essence même de la méthode étiologique, a pourtant toujours été méconnue; témoin l'opinion exprimée partout : que les *mêmes causes morbides peuvent produire des symptômes différents*, et même *des maladies différentes*. La routine, qui continue à appliquer le même principe dans l'histoire de toutes les maladies, ne manque jamais d'attribuer à cette maladie une foule de causes différentes. Cette contradiction, universellement reproduite, est due en grande partie à la confusion que l'on fait entre les causes *éloignées* et les causes *prochaines*, et à l'ignorance où l'on est du véritable caractère et de la véritable action de ces deux ordres de causes. Or, nous le répétons une dernière fois, la cause prochaine est l'agent essentiel et direct des maladies; c'est par elle qu'elles sont ce qu'elles sont et pas autre chose.

Si des exemples étaient nécessaires pour démontrer ce qui est l'évidence même, nous citerions toutes les maladies virulentes, et

(1) Voici les termes dans lesquels le rapport s'exprime :

« Et d'abord, voici textuellement l'expression d'*une loi générale*, dont l'Académie
» appréciera l'originalité et la portée : Les causes essentielles des difformités, dit
» M. Guérin, possèdent une telle spécificité d'action, à l'égard des déformations
» auxquelles elles donnent naissance, que chacune de ces causes se traduit à l'exté-
» rieur par des caractères qui lui sont propres, et à l'aide desquels on peut, en
» général, par la difformité, diagnostiquer la cause, et par la cause déterminer la
» difformité; d'où il suit que la causalité essentielle est la seule vraie base de dis-
» tinction pour la classification et le traitement des difformités. Cette loi, l'auteur
» l'a appliquée à l'histoire de toutes les difformités, et la commission en a vérifié la
» justesse dans une application expérimentale aux deux plus grandes classes de
» difformités du tronc : aux déviations de la colonne vertébrale et aux difformités
» du thorax. »

(RAPPORT *sur les travaux de M. J. Guérin, à l'occasion du concours pour le grand prix de chirurgie*, août 1837, p. 13.)

nous montrerions que les autres maladies, quoique dépourvues
de causes spécifiques ostensibles, sont soumises à la même loi,
c'est-à-dire que leur cause prochaine est une, et la diversité des
causes qu'on leur attribue n'est que le résultat d'une confusion
entretenue par un perpétuel amalgame d'oppositions étiologiques
et symptomatiques.

X

C. *Évolution de la causalité et série étiologique.* — Nous
arrivons au complément le plus sérieux et le plus fécond de
l'expression de la causalité. Il résume, non seulement les deux
précédents, mais il complète, par la mise en œuvre de leurs
manifestations à tous leurs degrés, sous toutes leurs formes et
dans toutes leurs distributions, la véritable expression de la
causalité.

Nous l'avons dit maintes fois : la cause réelle, la *vera causa*
n'est pas une abstraction, et encore moins une hypothèse ; c'est
un fait essentiellement objectif, mobile et subordonné. En tant
que partie intégrante et dépendante de l'objectif universel, la
cause expérimentale est liée à toutes les influences qui l'environnent et la diversifient, elle est donc tributaire de leur incessante instabilité. Tel est le principal attribut de la causalité
réelle. Toute cause expérimentale est donc instable, et cette instabilité se traduit par la diversité des degrés, des formes, des
modes de son action. On est obligé de partir de ces prémisses
générales, pour éclairer les manifestations de la causalité dans
un ordre de faits où la notion philosophique des choses est loin
encore d'avoir préparé les esprits à l'intelligence de ses plus
utiles applications. Sous le bénéfice de cette réserve, nous pouvons établir, comme chose suffisamment fondée, que toute
cause, dans l'ordre matériel, est susceptible de se présenter, à
des degrés divers, sous des formes différentes, et suivant toutes les
modalités résultant de ses rapports incessants avec le milieu qui
l'environne. Nous avons ainsi à examiner la signification de ces
degrés, de ces formes et de ces modalités, comme expressions
ou manifestations successives et variables de son évolution.

Sous la rubrique vulgaire de : *degrés de la cause*, se présente immédiatement un fait entièrement nouveau, et nous l'annonçons comme tel à dessein, pour mieux frapper les esprits de son importance. Ce fait le voici :

Jusqu'ici l'observation classique n'avait considéré le degré d'action d'une cause ou d'une maladie que comme la mesure abstraite ou idéale de son intensité ; et cette intensité se traduisait à l'esprit, plus par l'accentuation de son principe que par la différence de ses formes. C'était toujours la conséquence de la causalité prise dans son caractère subjectif et absolu ; c'était, dans l'ordre abstrait, la graduation du chiffre exprimant la graduation de la quantité ; et, dans l'ordre concret, la graduation des formes fixes de l'organisme normal exprimée par l'accroissement ou la réduction de ses dimensions. La nosologie, qui n'était qu'une sorte de zoologie morbide, ne procédait et ne pouvait pas procéder autrement, puisqu'elle ne reconnaissait les maladies et ne les classait que sur le vu de leurs formes empiriques déterminées. Ce n'est pas le lieu d'insister sur cette source de méprises diagnostiques et thérapeutiques ; nous ne voulons, pour le moment, que faire bien comprendre le point de départ et la signification du *degré* de la causalité réelle comme un des éléments de sa manifestation instable.

Or, la signification étiologique du degré repose tout entière sur la mutabilité des formes par lesquelles il s'exprime : ces formes toujours en rapport avec les éléments d'action de la cause qui les produit. Nous l'avons déjà fait voir, ces éléments sont variables par leur composition, par leur distribution et par leur mode d'association. Ceux qui voudront comprendre, d'un seul mot, la valeur de cette double distinction, n'ont qu'à se souvenir des diversités d'action de la *rétraction musculaire* comme cause des difformités articulaires (1) à des degrés différents, et suivant qu'elle occupe tel muscle, telle association de muscles, telles parties du corps. Sous l'influence de ces éléments de diversité d'action, elle réalise les formes objectivement les plus dissemblables, quoiqu'elles émanent toutes de la même cause, celle-ci agis-

(1) Analyse de la rétraction musculaire, page 20 de cette 1re livraison.

sant à des degrés extrêmement différents. Ce qui est si clair et si concluant pour cet ordre de faits, l'est beaucoup moins, on le reconnaît, pour les causes morbides d'une extériorité et d'un mécanisme moins apercevables. Mais il suffit de bien saisir le principe dans sa virtualité, pour en comprendre immédiatement la fécondité et la généralité. Nous allons, du reste, faire en sorte de conduire le lecteur pas à pas, des applications les plus saisissables à celles qui le sont moins.

Dans le cours de nos observations sur les monstres, nous avons cherché à établir un fait étiologique que nous croyons très digne d'attention : à savoir, qu'un grand nombre de vices de conformation n'ont pas d'autre origine que la rétraction musculaire à ses différents degrés et dans ses différentes distributions anatomiques et topographiques : tels sont : le *spina-bifida*, les *luxations* de toutes les articulations, l'*éventration*, l'*oblitération intestinale partielle*, etc. Eh bien! la démonstration d'une même origine pour tous ces faits, par l'action différemment graduée et différemment distribuée de la même cause, la *rétraction musculaire*, repose tout entière sur la réunion de ces divers cas particuliers, rapprochés et disposés en séries graduées de façon à les éclairer les uns par les autres. Un de ces faits, présenté isolément, surtout dans son expression la plus exagérée, l'*éventration* par exemple, n'aurait guère de chance de pénétrer dans un esprit déjà occupé par d'anciennes erreurs. Mais associé à tous les faits, à tous les anneaux d'une même série, il reçoit, du degré qui le précède et du degré qui le suit, deux nouveaux éléments de la preuve qu'il leur transmet à son tour. J'ai pris pour exemple l'*éventration*, causée, comme nous l'avons dit, par la rétraction des muscles formant les parois abdominales. Ce fait, présenté tout seul, quelle que fût l'intimité du rapport de l'ouverture de l'abdomen avec le retrait actif de ses parois, n'aurait pas suffi. Mais voici la série des faits qui complètent sa signification comme degrés différents de la cause dont il émane.

Au premier degré de la rétraction des parois du ventre, *hernie ombilicale;* au deuxième, *exomphale;* au troisième, *éventration partielle;* au quatrième, *éventration complète*, avec sortie de tous les viscères. Qu'est-ce que cette série de faits évoluant d'une cause commune, si ce n'est l'échelle d'une série d'inductions s'éclairant, se fortifiant successivement et réciproquement, pour conduire à une généralisation comprenant tous les cas particuliers nécessaires à sa démonstration? Cette généralisation repose donc sur l'évolution graduée, sur le groupement causal auquel nous avons donné le nom de *série étiologique*.

XI

Si l'on a bien saisi la différence qui existe, et que nous avons montré devoir exister, entre les formes *spéciales* et *instables* affectées à l'expression du degré d'action de la cause réelle, et les formes *fixes* et *communes* représentant le degré de la cause abstraite et absolue, on reconnaîtra immédiatement toute l'importance pratique de cette distinction. On y avait cependant si peu songé jusqu'ici, que, dans plusieurs discussions académiques, notamment dans celles sur le *choléra*, sur la *morve*, sur la *fièvre jaune*, sur la *fièvre puerpérale*, sur la *résorption purulente*, je suis parvenu, à grand'peine, à faire comprendre ce que j'ai voulu dire par les mots de *formes ébauchées des maladies*. Les uns voulaient n'y voir qu'une erreur de diagnostic; les autres préféraient nier le fait et la distinction sur laquelle il repose. Cette double méprise s'explique par la différence des points de vue *nosologique* et *étiologique* où se place l'observateur, et par la différence des diagnostics qui en résultent.

On sait maintenant qu'une même cause, à des degrés différents, peut exercer son action tantôt sur un point de l'organisme, tantôt sur un autre; tantôt sur un seul organe, tantôt sur plusieurs organes et même sur l'organisme, tout à la fois, et donner ainsi aux fauteurs des localisations anatomiques l'occasion de se tromper autant de fois que l'action causale peut varier de siège et d'intensité. Or, les portraits *nosologiques* des maladies ne représentent que leurs formes complètes; il en résulte nécessairement que, pour les uns, les formes ébauchées des maladies n'ont pas de raison d'être, et pour les autres, elles ne sont et ne peuvent être que des maladies différentes du type auquel la véritable étiologie les rapporte. La *diarrhée prémonitoire* du choléra, sans crampes, sans déjections blanches, sans cyanose, sans suppression d'urine, sans refroidissement glacial, ne pouvait pas être considérée d'abord comme une forme ébauchée du *choléra asiatique :* c'était une diarrhée quelconque, prédisposant peut-être au choléra, mais non le choléra lui-même ; le *jettage de la morve,* sans *glandage* ni *chancrage,* n'était qu'une sorte de gourme, un simple écoulement nasal des chevaux *jetteurs;* de même, l'*état bilieux* et *gastrique* précurseur de la *fièvre jaune,* sans le *vomito negro,* n'était qu'un simple état gastrique ; la *fièvre* des nouvelles accouchées, sans le cortège complet de l'*intoxication puerpérale,* n'avait rien de commun avec les préliminaires ou le début de la fièvre puerpérale ; enfin il fallait aux symptômes gastriques, à l'abaissement de la température, à l'oppression respiratoire, *indices d'une résorption purulente* à son début, le frisson glacial, les vomissements, la sidération des forces, pour qu'on y reconnût l'*intoxication purulente réalisée.*

Tous ces faits, qui datent d'hier, d'une notoriété incontestable, consacrés par une contradiction autoritaire et autorisée, sont des commentaires plus que suffisants des principes de la méthode étiologique, et des justifications plus que légitimes de ses prétentions. N'en peut-on pas conclure, avec la méthode, que là où les diagnostics empirique, nosologique ou organique, s'arrêtent déconcertés devant l'insuffisance et la diversité des formes morbides, l'inspiration étiologique dévoile, à l'œil de l'esprit, la série de ces diversités inaccessibles à l'œil du corps?

Voici donc la formule de la causalité en possession des trois compléments que nous avons dits indispensables à la certitude de ses interprétations : l'*adjonction* de la *cause éloignée* à la *cause prochaine,* toutes les deux s'incarnant dans les caractères qui les traduisent; la nécessité de cette *caractéristique étiologique;* finalement, la *série étiologique,* réunissant et disposant méthodiquement toutes les manifestations, tous les degrés, tous les modes de l'évolution causale, lesquels conduisent, par leur association et succession, à établir des analogies, des présomptions, des inductions, et enfin des généralisations qui constituent autant de preuves propres à assurer la sévérité de ses conclusions.

La causalité telle qu'elle se trouve définie, classée et appliquée dans les considérations qui précèdent, est comme une force dont l'identité n'avait jamais été jusqu'ici suffisamment reconnue, ni par conséquent isolée des complications où elle est constamment engagée. Cependant, pour lui conserver dans la pratique le bénéfice de nos déterminations, il serait nécessaire d'indiquer sommairement au moins, celles des complications qui peuvent, le plus fréquemment, entraver ou obscurcir son exercice.

L'homme, à l'état physiologique comme à l'état pathologique, est toujours un système organisé vivant, dont on est obligé d'accepter la constitution dans l'état où elle se présente. Il n'y a donc pas moyen de la simplifier. Cette condition, qui place la médecine dans une situation bien moins avantageuse que celle des autres sciences, eu égard à la possibilité de dédoubler ses problèmes, la force à en subir les complexités. Comment, à travers les complications de la cause agissante, la méthode étiologique peut-elle assurer le mérite de ses démonstrations?

Nous sommes obligé de retourner quelques pas en arrière. Nous avons déjà fait pressentir la nécessité d'une nomenclature et d'une classification secondaires, pour les dédoublements ou subdivisions de la causalité principale. Le moment est venu de les mettre en présence des faits qu'elles doivent catégoriser.

L'*âge*, le *sexe*, la *profession*, l'*état de santé préalable*, l'*hérédité*, créent pour l'homme des *prédispositions* ou des *immunités* qui favorisent ou empêchent le fonctionnement de la causalité principale; ces conditions sont aussi des causes dont l'expérience est chargée d'apprécier la valeur.

Viennent en second ordre les incidents qui traversent l'impulsion étiologique initiale : ce sont les causes *intercurrentes*, dont le nombre, l'intensité, la durée troublent ou arrêtent cette impulsion.

Enfin, il n'est pas rare de voir d'emblée l'intervention simultanée de deux et même de trois causes : ce sont les *causes combinées*. Cette combinaison se traduit, dans la pratique, par des effets ou caractères mixtes, qui compliquent tout à la fois la physionomie des maladies, et signalent, à la thérapeutique, des indications corrélatives auxquelles il lui est enjoint de satisfaire.

Ces distinctions nominales justifient et consacrent les réserves faites à l'endroit du fonctionnement absolu de la causalité principale, aussi bien à l'état de santé qu'à l'état de maladie ; elles étaient nécessaires à plusieurs points de vue : elles nous mettent en règle d'abord vis-à-vis des esprits difficiles, qui, faute de ces compléments pratiques, prétendraient ne voir, dans nos études, que des élucubrations théoriques. Un autre motif, plus sérieux, nous prescrivait de poser, dans ses diverses applications et complications, le problème de la détermination étiologique et pratique des causes. Ce motif le voici.

L'intervention d'une cause, de quelque nature qu'elle soit, pendant l'exercice de la vie à l'état de santé, n'a toujours que le caractère d'une cause adventive. Elle est obligée de se maintenir à ce rôle secondaire, parce qu'elle est précédée et dominée par une autre cause plus puissante et en possession permanente de l'être animé. Cette cause, c'est celle qui a produit et qui entretient l'organisme vivant, c'est-à-dire la vie. On ne saurait lui dénier ce rôle supérieur, car ses effets sont là, incessants, pour témoigner de son existence : c'est le cas de rappeler ces paroles du grand Newton, « qu'il n'y a point de causes occultes, et que les effets suffisent pour affirmer l'existence de celles qu'on ne voit pas. » Or, le caractère supérieur et fondamental de la cause de l'organisme vivant, c'est d'en avoir fait un système général, permanent, harmonieux, dont toutes les parties se correspondent, sont agencées par elle et pour elle. C'est là son caractère fondamental, le caractère de son essence et de sa puissance. Cette généralité d'action, à laquelle aucune molécule de l'organisme n'échappe, dont les moindres fibres du corps sont animées, qui leur imprime un arrangement spécial pour chaque individu, témoigne tout à la fois de la puissance, de l'étendue, de la permanence de cette cause, et de la limite d'action de toutes celles qui entrent en conflit avec elle. De ce fait capital, c'est-à-dire de cette différence d'intensité et de généralité d'action des deux ordres de causes, jaillit précisément la lumière qui nous fait pénétrer au fond de l'origine même de la causalité.

Comment l'observation fait-elle voir, et comment l'esprit peut-il comprendre cette généralité d'action du principe de la vie et cette limitation de toute causalité secondaire ? Uniquement, pour la *grande causalité de l'organisme*, par l'*agencement fixe* de ses parties, harmonisées en vue de son unité et de l'entretien de cette unité ; pour la *causalité secondaire*, par les degrés variables, l'étendue et la profondeur *limitées*, des dérangements apportés à l'ordre précédemment établi. Eh bien ! est-il possible de méconnaître, à la simple inspection de leurs effets, la différence fondamentale des deux ordres de causes ? Depuis sa naissance jusqu'à sa mort, l'homme conserve, dans toutes les parties du corps, le témoignage permanent d'un agencement primitif spécial. Toutes les espèces, toutes les races, toutes les variétés, toutes les individualités obéissent à cette loi d'harmonie et d'unité ; harmonie et unité qui constituent leur identité et personnalité.

La cause première de l'organisme est donc l'instrument de son identité ; elle est modifiable dans l'exercice de sa puissance, mais elle conserve invariablement, dans toutes ses modalités adventives, le caractère essentiel de son action, qui est, nous le répétons, de remuer l'être jusqu'au fond de ses éléments, et de s'y faire refléter par l'agencement moléculaire et spécifique qu'elle leur imprime.

Par contre, que l'on place à côté de cette causalité souveraine, toutes les causes contingentes, avec leurs effets les plus accentués : monstruosités, vices de conformation, anomalies de toutes sortes, maladies, accidents, et l'on aura une dernière confirmation de la profondeur, de la généralité, de l'unité, de l'harmonie de la puissance de l'une, et de la limitation relative de l'action des autres. C'est donc dans les degrés de cette limitation qu'il faut chercher la mesure de l'essentialité et de la puissance des causes.

XII

Voici l'étiologie médicale en possession de son *terrain* : la physiologie et la pathologie ; précisée dans son *but* : la connaissance du mécanisme de l'action réciproque des causes extérieures et intérieures ; déterminée dans ses *éléments* : la cause éloignée, la cause prochaine et leurs modalités ; complétée dans ses *moyens* : l'enchaînement des trois termes de la causalité et leur caractéristique spécifique. Ce n'est encore là que la causalité en quelque façon à l'état statique; il nous resterait à la montrer en action, c'est-à-dire aux prises avec l'organisme vivant, sain et malade. Un tel cadre comprendrait l'organogénie et la pathogénie tout entières : entreprise énorme qui n'est ni dans notre but, ni dans nos moyens. Mais s'il est hors de notre idée de la tenter, nous pouvons, conformément à notre programme, chercher à caractériser le mécanisme suivant lequel les différents ordres de causes, physiologiques et pathologiques, agissent sur l'organisme, et comment l'organisme réagit sur elles. Muni de cette formule, il sera peut-être possible de suivre, dans ses diverses applications, le mécanisme de ce conflit à tous les moments de la vie normale et anormale.

Jusqu'ici la science ne connaît que deux grands intermédiaires entre la nature extérieure et l'organisme vivant : le système nerveux et le système circulatoire. Il faut, pour n'être pas entraîné à des conclusions prématurées, se renfermer dans cette généralité de rapports, et considérer les tentatives faites de nos jours, pour les mieux spécifier, comme des anticipations. Jusqu'ici, en effet, les travaux, très dignes d'encouragement d'ailleurs, sur les différentes parties du système nerveux, cerveau et moelle, système ganglionnaire, substance grise et substance blanche, circonvolutions cérébrales et faisceaux spinaux, sur la composition moléculaire de tout le système et de ses dépendances, envisagés comme organes étiologiques spéciaux, doivent être considérés comme autant de tentatives qui se heurtent à chaque pas contre l'observation physiologique et pathologique.

Sans nous arrêter à cette critique un peu sommaire, nous ne résistons pas à dire que la voie anatomique, et même que l'expérimentation physiologique sont de beaucoup inférieures à l'observation étiologique. Avant de chercher à déterminer les différents attributs de telle ou telle partie du système nerveux, avec le scalpel, le microscope et même les vivisections, ne conviendrait-il pas de commencer par voir, à l'aide de l'observation et de l'expérience, quelles sont les différences fonctionnelles auxquelles on veut adapter telle ou telle partie de ce système? A quel organe, à quelles divisions du système cérébro-spinal ou ganglionnaire correspondent l'intelligence, l'instinct et le caractère, c'est-à-dire les trois grandes facultés de l'homme? Comment, dans un ordre de faits moins élevés, se rendre compte, par exemple, à l'aide du scalpel et du microscope, des modalités si merveilleuses et si subtiles des nerfs du goût et de l'odorat? Que peut apprendre la notion histologique de leur structure, des différences les plus superficielles de leurs fonctions? On ne peut pourtant pas croire que l'on soit bien avancé dans cette notion par la connaissance des deux ordres de nerfs *sensitifs* et *moteurs*. Et d'ailleurs l'observation physiologique n'avait-elle pas mis dès longtemps sur la voie de la distinction anatomique? En présence de l'énormité des prétentions de la science graphique et de la stérilité de ses résultats, n'est-on pas en droit de chercher dans d'autres voies, dans les suggestions de l'esprit, ce que la science des sens est incapable de nous donner? C'est ce que nous allons essayer de faire, à propos de l'influence physiologique et pathologique des causes sur l'organisme humain.

XIII

A partir du moment de la conception, l'embryon commence à se développer. Toutefois, les observations les plus délicates de la science moderne ne sont parvenues à constater, à cette époque, autre chose que de la matière à peu près amorphe et du mouvement. D'où viennent cette matière et ce mouvement? De la mère, sans aucun doute, par l'intermédiaire de l'influx nerveux et du sang, qu'elle envoie à son produit. Ce point de départ est indéniable, et il constate un fait autrement certain et autrement fécond que la plus minutieuse analyse microscopique et histologique des premiers matériaux du nouvel édifice. Qu'arrive-t-il cependant à partir de ce moment? La continuation du fait initial, c'est-à-dire l'envoi incessant, par la mère, de l'influx nerveux, et des fluides employés graduellement à la réalisation des formes ébauchées à son image. Or, il n'y a encore à cette époque ni organe ni fonction, même à l'état rudimentaire; il n'y a qu'un travail progressif moléculaire, une sorte de cristallisation spontanée des éléments suspendus dans l'eau mère. Qu'est-ce que ce travail, si ce n'est le résultat de l'impulsion fonctionnelle allant de la mère à l'embryon ; impulsion en vertu de laquelle les matériaux qu'elle fournit prennent graduellement, sous son influence, les formes rudimentaires des organes ? Il est donc impossible de méconnaître, dans cette première ébauche de l'organisme, un produit direct de la fonctionnalité maternelle. Ici la fonction a sûrement précédé l'organe, c'est elle qui a fait l'organe ; elle a ainsi confirmé cette proposition fondamentale que nous avons cherché à établir dès longtemps, à savoir que : *la fonction fait l'organe.*

Ce nouveau témoignage de la propriété organogénique de la fonction, est le premier terme d'une série qui se continue sans interruption depuis les premiers instants de la vie embryonnaire jusqu'au dernier jour de l'existence de l'individu.

Mais avant de passer de la vie fœtale ou dépendante à la vie extérieure ou indépendante, il y aurait à déterminer la part de la fonctionnalité maternelle, et le moment où elle laisse à l'organisme fœtal lui-même le soin de se compléter, ou au moins de concourir à ce complément. C'est ce que nous tâcherons de fixer par la suite de nos recherches sur les monstres, où l'indépendance et l'action partielle de ces deux origines organogéniques se laissent suivre jusqu'au moment de la naissance. Acceptons pour le moment que les deux influences se continuent pendant toute la durée de la vie utérine et s'associent à la confection de l'organisme fœtal.

Dès le jour de la naissance, l'organisme humain, livré à ses propres ressources, reçoit des agents extérieurs le concours de l'impulsion fonctionnelle qu'il avait reçu de la fonctionnalité maternelle pendant la vie fœtale. A cette seconde époque, comme à la première, le système nerveux et le système circulatoire restent les intermédiaires entre la nature ambiante et l'œuvre intérieure de la fonctionnalité organique. C'est par eux, et par toutes les influences secondaires qu'ils réunissent et résument, que la causalité physiologique continue son travail de production et d'entretien, et la causalité pathologique son travail de détérioration ; l'une et l'autre avec des produits relatifs et proportionnés aux influences qui les impulsionnent et aux matériaux qu'elles emploient. Dans cette série non interrompue d'actes du même mécanisme, la causalité physiologique, plus ou moins dérangée, n'en continue pas moins son travail organogénique par la fonction, modifiée seulement, dans ses produits, par la modification des conditions de son action et de ses matériaux d'emploi : conditions et matériaux représentés par l'action dynamique modifiable du système nerveux, et par les apports variables du système circulatoire; les uns et les autres à la merci de l'instabilité incessante du dehors et du dedans de l'organisme.

Cette formule générale du mécanisme étiologique de l'organogénie comprend tous les actes du travail physiologique et pathologique de la formation et de la détérioration organique; il n'est pas un fait particulier, quel qu'accidentel qu'il soit, qui n'y rentre comme conséquence des faits généraux bases de la formule. Cependant, pour donner à cette formule générale toute la clarté désirable, il conviendrait de la faire suivre de développements étendus et de nombreuses applications. On trouvera les uns et les autres dans notre *Essai de physiologie générale*, et en particulier dans une lettre adressée à M. Claude Bernard, placée en tête de la troisième édition de cet essai (Paris, 1843-1868).

Il résulte de ces recherches sur la propriété organogénique de la fonction, qu'à tous les moments de la vie physiologique et pathologique, ce n'est pas, comme on l'enseignait, à l'organe et à ses modifications qu'il faut demander raison des troubles fonctionnels, mais aux troubles fonctionnels eux-mêmes, qu'il faut demander raison des altérations organiques; en d'autres termes : *c'est la fonction qui fait l'organe et non l'organe qui fait la fonction*. Ce renversement des deux termes de l'organogénie pathologique répète le mécanisme de la fonctionnalité à toutes les époques de la vie : de la vie embryonnaire, fœtale, extra-utérine, physiologique et pathologique; et il suffit d'en suivre les applications aux différentes catégories de faits appartenant à ces diverses phases de l'existence, pour avoir raison de tous les phénomènes afférents à chacune d'elles. Et c'est ainsi que la méthode étiologique réunit l'anatomie, la physiologie et la pathologie, comme parties d'une seule et même chose.

L'ANALYSE ET LA SYNTHÈSE

I

Les applications usuelles de l'analyse et de la synthèse ne doivent rien faire préjuger de celles que nous comptons faire à la médecine.

La médecine et les faits dont elle s'occupe ont leur caractère propre. C'est la science de l'organisation avec toutes ses complexités, toutes ses instabilités ; c'est la réunion de tous les problèmes de la matière vivante et de l'activité pensante ; c'est un ordre de faits dans lesquels il faut laisser tous les éléments en place, sous peine, en rompant leurs rapports, de rompre en même temps leur unité et identité.

Mais cette observation, qui suffirait à trancher, du premier coup, toute analogie entre ce que font l'analyse et la synthèse dans les autres sciences, et ce qu'elles doivent faire dans la médecine, est dominée par de plus puissantes considérations.

Ces méthodes, en effet, ont en médecine un autre rôle à remplir et un autre but à atteindre. Elles doivent être les auxiliaires de la méthode étiologique, c'est-à-dire prêter leur concours à la recherche des causes et à leur démonstration.

Mais, avant d'en venir à leur mise en œuvre, il n'est pas inutile, pour mieux caractériser ces applications, de rappeler comment les mêmes méthodes se comportent dans les autres sciences, dans la chimie par exemple, soit minérale, soit organique.

Nous allons, dans ce but, rappeler successivement les *éléments*, les *conditions*, les *causes* et les *résultats* qui distinguent les applications de l'analyse et de la synthèse à la chimie, comparativement aux *éléments*, aux *conditions*, aux *causes* et aux *résultats* propres à la médecine.

II

Les éléments sur lesquels la chimie opère sont des corps définis, dégagés de toute complication, et ramenés à l'unité. Qu'ils soient fournis par la chimie minérale ou par la chimie organique, leur caractère est le même. Ce sont des éléments absolus, des équivalents du chiffre. L'hydrogène et l'oxygène de l'eau, l'hydrogène, l'oxygène, l'azote et le carbone, dont on dit le corps humain composé, sont aussi simples, aussi absolus, dans un ordre de faits que dans l'autre. Il en est de même des principes élémentaires des humeurs, des tissus et des organes. Les éléments auxquels on les a réduits, comme l'albumine, la fibrine, la caséine, la mucine, etc., ne sont pas moins considérés comme simples et absolus que les substances gazeuses et minérales qui servent de base à toutes les combinaisons de la chimie minérale.

Cet isolement, cette réduction des éléments constitutifs des corps, a pour première conséquence de rompre l'ensemble auquel ils appartiennent, de détruire l'harmonie de leurs rapports, et de substituer une unité artificielle à l'unité naturelle. Or, dans notre étude sur la *Méthode étiologique*, page 27, cherchant à caractériser l'action intime des causes, nous avons ramené cette action au mode d'arrangement, au rapport intime des éléments constitutifs des corps. Prenant l'organisme vivant pour type, nous avons dit : « Le caractère supérieur et fondamental de la cause » de l'organisme vivant, c'est d'en avoir fait un système général, » permanent, harmonieux, dont toutes les parties se correspon- » dent, sont agencées par elle et pour elle. C'est là son caractère » fondamental, le caractère de son essence et de sa puissance. »

L'organisme vivant est donc le type supérieur de la constitution intime de tous les corps de la nature; c'est-à-dire du mode de groupement, d'agencement, de rapport des éléments qui les composent : d'où résultent leur unité et identité.

Cette première caractéristique des éléments sur lesquels

opère la chimie, marque la première différence qui existe entre la manière de procéder de cette science, et celle qui est imposée à la physiologie. Je ne saurais méconnaître cependant que les tendances de la physiologie actuelle la portent vers cette unification des éléments de l'organisme. Le moment n'est pas venu d'apprécier la valeur de cette imitation. Nous aurons à nous en occuper plus directement à l'occasion du *microscope* et de l'*histologie*. Il nous suffit aujourd'hui d'avoir signalé le fait de la réduction et de l'unification des éléments chimiques, pour en montrer les premières conséquences sur les opérations de la chimie actuelle, comparées à celles de la physiologie étiologique.

Un exemple des plus simples achèvera de mettre cette opposition en évidence.

Soit un nombre composé de chiffres arabes, placés dans un ordre quelconque. De cet ordre résulte la signification du nombre. L'analyse commence par la détermination de chaque chiffre pris isolément. Elle sait que le chiffre 1 diffère du chiffre 7 ; elle sait même la quantité relative exprimée par chacun des deux chiffres. Mais cette détermination partielle ne lui donne pas la signification du nombre formé par les chiffres réunis. Cette signification résulte, non pas seulement du rapport de chaque chiffre avec son voisin, mais de tous les rapports réunis des chiffres entre eux. Ils acquièrent ainsi ce qu'on appelle une *valeur de position*, et c'est cette valeur de position qui détermine la signification de l'ensemble, c'est-à-dire du nombre.

Mais la chimie peut fournir elle-même un exemple non moins démonstratif et encore plus concluant. On connaît la composition de l'ammoniaque; c'est, nous enseigne la chimie actuelle, le résultat de la combinaison de l'hydrogène avec l'azote. Or, chacun des deux composants, pris isolément, a des caractères chimiques propres. Ils sont surtout inoffensifs. Que résulte-t-il cependant de leur combinaison ? Un des corps les plus répandus de la chimie, que la médecine emploie comme caustique. Le rapport entre ses deux éléments a donc eu pour résultat de donner à chacun une valeur de position et de combinaison qui en a profondément modifié la nature ; à ce point qu'on peut dire que l'hydrogène et l'azote fournis par l'analyse de l'ammoniaque ne sont plus les mêmes que ceux qui font partie de la combinaison qu'ils avaient formée : ce sont d'autres corps.

Cette interprétation ne saurait être considérée comme une simple induction, comme une hypothèse : elle a la consistance d'un fait résultant des circonstances qui accompagnent, non seulement la production et la décomposition de l'ammoniaque, mais qui sont inséparables de presque toutes les combinaisons chimiques.

En effet, l'hydrogène et l'azote ne se convertissent en ammoniaque que lorsqu'on *foudroie* le mélange ; et il ne se décompose que sous l'influence d'une série d'*étincelles électriques*. De plus, les volumes du mélange ne représentent pas le volume du composé. Ces diverses circonstances, qui se reproduisent, pour le plus grand nombre des combinaisons chimiques, avec accompagnement de lumière et de chaleur, ne permettent-elles pas de conclure à un changement réel et profond dans la constitution et l'état des éléments mis en expérience? C'est en quelque façon une vie *momentanée* que la force électrique imprime à la matière, analogue à la vie *permanente* de l'organisme.

C'est ainsi que l'analyse chimique, telle qu'elle se pratique aujourd'hui, ne peut fournir à l'analyse étiologique que des données insuffisantes et des résultats incomplets.

III

Les conditions où la chimie opère ne sont pas moins différentes que les éléments avec lesquels elle opère. On peut les caractériser d'un seul mot : l'analyse et la synthèse chimiques prennent les corps à l'état *statique;* la physiologie les prend à l'état *dynamique*. Ces deux conditions s'expriment mieux encore par ces mots : la matière *inerte* et la matière *vivante*. On reconnaît qu'à certains points de vue cette opposition puisse n'exprimer que des degrés différents d'un même état. Quoi qu'il en soit, et à se tenir à la surface évidente des phénomènes, on comprend qu'un composé chimique, une fois la combinaison de ses éléments réalisée, puisse et doive être considéré comme un corps inerte, c'est-à-dire à l'état *statique;* tandis que les corps organisés, depuis le végétal jusqu'à l'homme, représentent la matière incessamment en mouvement, et, par conséquent, dans un état d'équilibre instable ou *dynamique*. Or, que veulent dire ces différences, sinon que l'analyse et la synthèse, opérant sur les corps à l'état statique, les trouvent dans une situation constamment en opposition avec celle des corps organisés toujours en mouvement? Pour les esprits qui ne se contenteraient pas de la caractéristique empirique des faits, nous reconnaîtrons volontiers que le moment où les éléments chimiques réalisent une combinaison nouvelle, par leur mise en présence, représente assez bien l'état dynamique permanent de l'organisme; mais la chimie n'a pas fait jusqu'ici, que nous sachions, de cette phase de la formation des corps, l'objet d'une étude qui pourrait prendre le nom de *chimie dynamique*(1).

Quels que soient les rapprochements qu'on puisse faire entre les états statique et dynamique des éléments dont la chimie et la physiologie s'occupent, il est une condition dernière qui tranche toute difficulté à cet égard, et qui met entre ces deux sciences un intervalle incommensurable : cette condition est celle de l'état de *vie* ou de *mort* des corps organisés. Or, la chimie organique, qui s'est donné pour mission de ramener les éléments de la nature organique à des unités élémentaires et fixes, ne prend ces éléments que chez le cadavre ou détachés du corps vivant. Sa première méprise est de les isoler de l'ensemble dont ils font partie, et où ils ont leur valeur de position. Mais la seconde

(1) Nous trouvons cependant dans l'ouvrage de M. Berthelot : *Les méthodes générales de synthèse en chimie inorganique*, quelques lignes qui montrent que cet esprit précurseur de tout progrès dans la science qu'il cultive d'une manière si originale et si élevée, a exprimé les premiers linéaments de cette idée. « On ne
» saurait donc représenter la constitution d'un corps composé par de simples arran-
» gements de formules, parce que la connaissance des éléments des corps ne suffit
» pas pour nous faire saisir les relations qui existent entre les mouvements des par-
» ticules primitives et les mouvements des particules complexes qui en résultent; il
» faudrait tenir compte dans les symboles des changements survenus dans la vitesse
» et la direction des mouvements, et des pertes de force vive, sous forme de chaleur,
» d'électricité, etc., qui se sont effectuées au moment de la combinaison.
» Les formules actuelles, de quelque façon qu'elles soient écrites, n'expriment en
» rien ce côté de la constitution des corps. Elles les représentent en quelque sorte à
» l'état statique et non à l'état dynamique. Or, c'est par une pure abstraction que
» nous distinguons la matière des mouvements dont elle est animée. Ce sont là deux
» choses inséparables dans la réalité, et sans lesquelles on ne pourra jamais conce-
» voir la constitution d'aucune substance simple ou composée. (BERTHELOT, *Méthode de synthèse en chimie organique*, p. 65.)

méprise, plus considérable, est de les envisager comme identiques aux éléments de la matière vivante. Toutes les fois donc
qu'elle aura la prétention de réduire la trame organique à des
éléments fixes et parfaitement déterminés, la chimie sera deux
fois en opposition avec l'analyse et la synthèse étiologiques, qui
déclarent ne pouvoir disjoindre les parties sans rompre leurs
rapports, et les isoler de la matière vivante.

IV

Le problème le plus difficile, le plus obscur, est celui de
l'identité ou de la différence des causes que l'analyse et la synthèse ont à éclairer dans les deux ordres de faits. C'est la question la plus générale qui sépare ou rapproche la nature vivante
de la nature morte.

Les chimistes les plus avancés ne sont pas loin de conclure à
l'identité des deux ordres de causes. Sans méconnaître la complexité du problème, sans même se refuser à admettre qu'il y a
des inconnues dans la spécificité d'action qui produit la matière
organique, ils concluent néanmoins, d'après certaines expériences et par induction, à une identité fondamentale entre les
deux ordres de phénomènes, et entre les deux sortes de causes qui
les produisent. Il y a lieu de s'arrêter quelques instants aux faits
et aux expériences qu'ils invoquent en faveur de cette identité.

Notre éminent collègue, M. Berthelot, qui, par ses ingénieuses expériences et par ses inductions hardies, a fait de cette
thèse une sorte de question personnelle, a repris, par la voie
synthétique, les ébauches analytiques invoquées en faveur de
l'identité des causes chimiques et des causes organiques. Précisons, d'après lui, le but à atteindre et la marche à suivre pour y
parvenir.

Un principe immédiat naturel étant connu, établir analytique-
ment les substances au moyen desquels il prend naissance dans
l'économie vivante, le reproduire synthétiquement à l'aide de
méthodes purement chimiques ; faire connaître ensuite les conditions de la même formation au sein de l'économie, et finalement
le réaliser dans les mêmes conditions et avec le même mécanisme.

Le problème nous paraît on ne peut mieux posé. Mais la solution est loin de répondre à la clarté de la question formulée.

M. Berthelot a recours à une série d'expériences dans lesquelles des transformations s'opèrent successivement, et il étaye chacune d'elles d'inductions qui les relient, pour arriver à la conclusion finale. Laissant aux chimistes le soin d'apprécier la valeur des opérations, nous ne pouvons qu'examiner leur signification logique. Or, malgré les tendances sympatiques qui nous rapprochent des idées de l'auteur, nous nous arrêtons à quelques hésitations de raisonnement.

C'est encore une question de savoir si les matières excrétées par les animaux ne représentent pas intégralement les éléments des substances ingérées. Ce qui porte à le croire, c'est que l'acide hippurique, que notre collègue a choisi comme exemple, est exclusivement contenu dans l'urine des herbivores : l'urine des carnivores n'en renferme jamais. Ne peut-on pas craindre que cet acide ne résulte aussi bien d'une combinaison inconnue, mais artificielle, des principes contenus dans les matières ingérées, que d'une action organique primitive et directe? Ce doute est d'autant plus permis, que l'acide hippurique résulte de deux générateurs dont un seul a pu être reproduit expérimentalement, l'autre pouvant résulter de la décomposition de quelque principe inconnu. C'est l'auteur lui-même qui prévoit cette objection, et il n'en méconnaît pas la valeur. Pour s'y soustraire, il a recours à des expériences négatives dans lesquelles des acides autres que l'acide benzoïque, mais d'une *composition analogue,* ne se rencontrent jamais à l'état normal dans l'économie. Or, l'urine des animaux qui ont ingéré ces acides ne renfermait jamais de l'acide hippurique. L'auteur en conclut que c'est bien à l'acide benzoïque ingéré que l'urine des carnivores doit la présence exceptionnelle de l'acide hippurique, comme c'est lui qui la produit dans l'urine des herbivores.

M. Berthelot cite encore comme exemple la formation du sucre dans les graines en germination et dans le foie. C'est le même système de transformations successives, dans lesquelles il est extrêmement difficile d'écarter toutes les chances d'introduction d'éléments autres que ceux qui sont supposés fournis immédia-

tement par l'économie. Pous les graines, elles peuvent renfermer dans leur sein des principes autres que l'amidon ; elles
peuvent puiser au dehors, soit dans le sol, soit dans l'atmo-
sphère, diverses matières étrangères. M. Berthelot le reconnaît lui-même. Quant au sucre directement formé par le foie,
tout le monde sait combien cette théorie a été contestée, soit par
des expériences et des observations physiologiques, soit par des
faits pathologiques. L'influence des aliments et la présence du
sucre dans le sang de la veine porte n'ont jamais été nettement
écartées; et Claude Bernard a été obligé de recourir à une foule
de subtilités pour expliquer, tantôt l'absence, tantôt la présence
du sucre dans le foie, sous l'influence de conditions autres que
celle de l'action directe de cet organe.

Mais qu'est-ce, en fin de compte, que ces résultats que M. Berthelot apporte comme décisifs en faveur de la production artificielle d'un élément organique, si ce n'est la base d'une double
induction qu'il est de notre droit et de notre domaine d'examiner? Nous nous y arrêtons avec d'autant plus d'intérêt qu'il
nous permet de remonter à une question beaucoup plus générale : la signification ultime et la valeur des principes immédiats obtenus par la chimie organique.

Il est permis de le rappeler, cet acide hippurique, considéré
comme contenant tous les éléments synthétiques de la matière
organique, n'est, en réalité, qu'un produit artificiel détaché,
extrait de l'ensemble où la chimie va en prendre les éléments.
Outre que c'est un prodruit *excrété*, c'est-à-dire une matière qui
n'est déjà plus une fraction de l'organisme en activité, mais un
déchet pouvant résulter d'une nouvelle combinaison purement
chimique d'éléments chimiques mis en liberté, on ne pourrait
le faire servir à la reconstitution du milieu et de l'ensemble dont
il faisait partie. Cette objection, qui peut se généraliser pour tous
les principes élémentaires de l'organisme, ne repose pas simplement sur une impossibilité provisoire de synthèse générale; elle
est une négation directe et absolue de la valeur logique attribuée
par la chimie organique à ces sortes de produits. Nous disons
donc que tous ces produits ne sont que des résultats artificiels,
qui n'impliquent en aucune façon un degré quelconque d'iden-

tité avec les vrais produits de l'organisme. Ils marqueraient tout au plus la transition inductive entre la matière organique morte et la matière inorganique. A ce titre, ils pourront servir plus tard à d'innombrables combinaisons nouvelles, analogues à celles de la chimie minérale. Mais ces combinaisons n'iront jamais au delà, au moins par la voie dans laquelle les deux chimies sont engagées. Cette réserve nous conduit directement à l'indication des visées différentes de la physiologie étiologique.

Contrairement à la chimie, dont les déterminations ne reposent que sur des caractères et des réactions empiriques, la physiologie étiologique doit s'adresser directement aux causes, non avec la prétention de les découvrir immédiatement, mais avec la condition d'en tenir compte, d'abord dans leurs effets les plus directs, et plus tard de relier ces effets aux causes qui les engendrent. Nous ne voulons parler, bien entendu, que de la physiologie telle qu'elle nous paraît devoir être, mais non de celle qui tend à perdre son caractère en perdant de vue son véritable objectif, et en se laissant traîner à la remorque de la chimie et autres sciences purement expérimentales.

En se bornant, comme on l'a fait jusqu'ici, à invoquer la vie ou la force vitale comme cause des phénomènes organiques inexpliqués, on n'a fait que se prévaloir d'une cause occulte, affirmée et nullement démontrée. C'est là ce qui a toujours fait traiter avec une sorte de dédain les physiologistes vitalistes. Mais là n'est pas la vraie question. Elle est toute dans la simple observation des faits et dans la manière de les interpréter.

La conception étiologique, que nous cherchons à opposer aux doctrines chimiques pures, ne consiste pas dans une simple fin de non-recevoir, mais dans la considération immédiate des phénomènes organiques en action.

On a vu, et nous avons répété, que la chimie organique et la chimie minérale ne font reposer leurs solutions que sur les caractères et les réactions empiriques des corps ; leurs certitudes à toutes les deux ne résultent jamais que de la répétition invariable de ces caractères et de ces réactions ; si bien que, dans la doctrine de l'*isomérie*, par exemple, elle se contente d'une théorie souvent infidèle, pour s'exonérer des contradictions de l'expérimentation.

La physiologie étiologique procède autrement. Elle va droit à la cause prochaine. A l'encontre de la chimie pure, qui ne se préoccupe que des causes éloignées, et dont les certitudes ne reposent, par conséquent, que sur des coïncidences et des caractères empiriques, elle cherche l'intermédiaire qui se place entre ces deux causes, et les relie. Elle devient de cette façon la clef des manifestations générales de la vie, et des effets spéciaux qu'on lui attribue.

Ainsi, lorsque nous disons que les muscles sont les agents des mouvements des parties, la physiologie étiologique ne s'arrête pas à montrer la coïncidence constante des deux faits ; elle nous montre encore la relation générale de la contraction musculaire avec le déplacement des leviers, et la spécialité de ces déplacements en rapport constant avec la contraction particulière de tels ou tels muscles. Ce n'est là qu'une application vulgaire de la physiologie étiologique. Elle va plus loin et vise plus haut.

Le premier caractère des causes actives de l'organisme, c'est de se traduire invariablement par des ensembles, par des systèmes d'actions indivisibles, et dont toutes les parties participent de la spécificité de leur origine. C'est ensuite d'être soumises à une activité permanente, qui en modifie incessamment le système, et l'état des parties qui le composent. Tous les corps organisés sont soumis à cette loi. En cherchant à définir ce caractère fondamental de la cause vitale, nous avons dit qu'elle imprime son action aux moindres parties de la trame des organes, en s'y traduisant par un agencement spécial de leurs molécules. Cela n'est encore qu'un moment de leur caractéristique. Ce moment se perpétue avec une variation non interrompue des rapports qui résultent de la composition et décomposition incessante des parties. La chimie organique s'est préoccupée de ce caractère ; elle l'a transporté et attribué à des forces moléculaires, à des actions occultes de la matière, parce qu'elle avait besoin de ces créations pour se rendre compte de la généralité et de la continuité des faits que la chimie ordinaire ne peut aborder. Mais à supposer que la chimie organique pût arriver à réaliser certains états de la matière, analogues à celui de l'organisme en action, comme certains principes immédiats, ces états ne seraient toujours que des intermédiaires, des instruments de l'activité organique, plus constante, plus générale et plus uniforme, attestant la permanence du producteur et l'incessante mobilité du produit.

Nous avons cité, dans une autre circonstance, comme exemple de l'action d'une cause immédiate, la transformation fibreuse des muscles rétractés, et la formation graduelle des nouvelles parties de tendons divisés, par la traction incessante à laquelle sont soumis ces muscles et ces portions de tendons de nouvelle formation. Nous avons encore cité, comme effet du même genre de causes, la transformation fibreuse des portions de poumons bridées par la colonne déviée, et soumises de même à des tractions incessantes pendant la respiration. Ce ne sont là que des produits intermédiaires, réalisés par une cause mécanique troublant les effets de la cause générale de l'organisme, et complétant cette action. Cette cause emploie, comme agent secondaire, les forces moléculaires propres aux éléments de la matière inorganique, mais elle se réserve la formation des ensembles, domine leur mobilité constante, leur mutabilité incessante, et, par-dessus tout, leur forme particulière, et le fond général de leur structure.

Du reste, les chimistes les plus avancés dans l'ordre d'idées que nous nous bornons à tenir pour insuffisantes s'accordent à reconnaître que « jamais la chimie ne prétendra former dans son labo- » ratoire une feuille, un fruit, un muscle, un organe » ; et ils déclarent volontiers que ce sont là des questions qui relèvent de la physiologie. « C'est à elle qu'il appartient d'en discuter les » termes, de discuter les lois du développement des organes, ou, » pour mieux dire, du développement des êtres vivants tout » entiers, sans lesquels aucun organe isolé n'aurait ni sa raison » d'être, ni le milieu nécessaire à sa formation (1) ». On ne saurait mieux marquer la limite des deux sciences, et définir leur compétence respective. En acceptant cette délimitation, en déposant ses impossibilités entre les mains de la physiologie, la chimie ne doit plus avoir désormais d'autre prétention que d'être la *science des intermédiaires*. S'il en était ainsi, la conciliation serait consommée ; la chimie reconnaîtrait implicitement à la physio-

____

(1) BERTHELOT. *Chimie organique fondée sur la synthèse*, t. II, p. 807.

logie la nécessité de demander à la doctrine générale des forces organiques ce qu'elle se serait reconnue impuissante à lui donner. Mais, nous le confessons dans toute la franchise de notre opinion, cette déclaration et cette concession ne sont, à nos yeux, que des témoignages d'une abdication provisoire, dont on verra plus loin des preuves assez peu douteuses.

V

Avec des éléments artificiels, avec des conditions toutes spéciales et choisies, avec des moyens tout différents, la chimie pourrait-elle arriver à reproduire les produits de l'organisme? Il n'y a pas à le supposer; mais il n'y a pas moins le plus grand intérêt à montrer ce qu'elle peut, et surtout ce qu'elle ne peut pas, eu égard aux instruments qu'elle doit mettre entre les mains de la médecine : l'*analyse* et la *synthèse*.

La chimie *crée son objet*, a dit avec autant d'exactitude que de profondeur M. Berthelot. Mais ajoutons que ce *privilège* de la chimie, ainsi que nous l'a fait remarquer notre ingénieux collègue, ne veut pas dire *supériorité*. Ce privilège, c'est tout simplement la conséquence logique de son esprit et de sa manière de procéder.

En effet, la chimie, on l'a vu, réduit les éléments sur lesquels elle opère presque à la condition d'unités mathématiques invariables; elle choisit ses conditions, précise ses lois; le tout en dehors des éléments réels, des conditions réelles, et des lois réelles de l'organisme. Il ne lui est donc pas difficile, ou plutôt il lui est enjoint, comme conséquence de ses prémisses, de créer son objet; et cet objet est un produit artificiel, comme ses éléments, ses conditions et ses lois sont artificiels. Voilà qui est convenu, et surtout d'accord avec le créateur de cette doctrine. Voyons, avant de nous permettre de la juger dans son essence, jusqu'où elle peut servir d'exemple à la médecine. Car, ne le perdons pas de vue, notre but est de spécialiser les applications de l'analyse et de la synthèse à cette science.

La médecine a devant elle l'homme physiologique et l'homme pathologique; c'est la nature sur laquelle elle doit opérer, c'est-à-dire l'ensemble des faits auxquels elle doit appliquer l'analyse et la synthèse.

Pour imiter la chimie, la physiologie devrait pouvoir abstraire les éléments de l'activité organique, et les réduire à des facteurs certains; et la pathologie ramener tout à la fois les causes morbides à des éléments déterminés, et les réactions organiques à des lois invariables. Reconnaissons immédiatement que ce double but n'a pas déconcerté les prétentions de certains expérimentateurs. Ils n'ont créé jusqu'ici ni muscles, ni tissus, ni organes; mais ils ont pénétré si profondément dans la matière organique morte, qu'ils croient en avoir extrait la *cellule* avec laquelle ils reproduiront la matière vivante. En ce qui concerne les éléments pathologiques, ils ont vu dans le *microbe* le pendant de la cellule physiologique, avec lequel toutes les maladies sortiront de leur creuset. Mais ni la cellule ni le microbe, quoique tout aussi artificiels que les éléments chimiques, ne sont point parvenus jusqu'ici à créer leur objet. L'objet de la chimie est artificiel, mais réel, et il existe; et l'objet de la physiologie et l'objet de la pathologie tels que nous venons de les rappeler sont, à nos yeux, non pas des constructions artificielles, mais des conceptions imaginaires.

Nous le disons avec le respect dû à des croyances sérieuses, pour nous la cellule comme base réelle et première de la trame organique, et le microbe comme organisme étiologique des maladies, n'ont pas une existence plus sérieuse, plus réelle l'une que l'autre. Nous ne voulons donc pas y reconnaître les analogues des éléments dont la chimie se sert comme matériaux de ses créations innombrables, mais artificielles. Nous n'avons pas à fournir ici la démonstration qu'il ne nous a pas été permis de donner ailleurs. Cette démonstration, parfaitement inutile à notre objet, sera remplacée, pour la médecine, par la détermination sérieuse des faits, des conditions et des causes auxquels l'analyse et la synthèse pourront être fructueusement appliquées sans entraver les créations artificielles de la physiologie cellulaire et de la pathologie microbique. Pour éviter toute équivoque et toute méprise, ajoutons néanmoins qu'à nos yeux, la physiologie et la pathologie, en dehors des systèmes rappelés, ont leur but, leurs moyens et leurs résultats, autres et tout à fait en dehors de ceux de ces systèmes ; il en sera tenu compte en temps et lieu, au même titre que des autres instruments de la méthode étiologique.

Réduit à sa véritable signification, l'*objet* que se crée la chimie n'est donc que le produit d'une simple expérience dont l'état est permanent. A ce titre, c'est un précédent dont nous ne voulons pas méconnaître l'importance, ni comme valeur ni comme nombre. Les chimistes ont déjà créé plusieurs millions de corps artificiels du même genre, qu'ils décomposent et recomposent à volonté ; ils en produiront, s'ils le veulent, beaucoup d'autres millions : car ce sont autant de combinaisons qu'il y a de permutations possibles des éléments employés. C'est le cas de rappeler le vers si profond de Lucrèce, qui a été en quelque façon la formule de tous nos travaux depuis quarante ans :

Tantum elementa quæunt, permutato ordine solo (1).

Mais avant de signaler à la physiologie le véritable enseignement contenu dans ces magnifiques et pourtant artificielles créations de la chimie, nous nous permettrons, en terminant, de dire notre opinion sur l'essence même de ces constructions.

En comparant aux chiffres et à la construction des nombres les éléments sur lesquels opère la chimie, nous avons reconnu à ces éléments trois ordres de valeurs : une valeur propre, une valeur de position et une valeur d'association. Ces changements expriment en réalité trois états différents de la matière, qui impliquent un changement de leur propriété moléculaire. Ce n'est point là une simple hypothèse, mais l'expression du fait le plus vulgaire. Que voyons-nous en effet dans les changements qui résultent des accouplements des différentes variétés d'oiseaux ? Des nuances infinies de plumage, des changements de forme, de volume, d'allures, etc., accusant des changements de rapports réciproques entre leurs parties constituantes. De ces changements, les uns restent fixes et constituent des races ; les autres s'effacent et ne laissent que le souvenir de leur existence passagère. La différence des deux ordres de résultats tient uniquement à la permanence de leurs causes et à l'invariabilité d'action des facteurs

____

(1) LUCRÈCE, *De rerum naturâ*, liv. I.

qui les ont produits; et s'il était possible de déterminer rigoureusement les éléments avec lesquels ils ont fonctionné, et les
conditions dans lesquelles ils ont agi, on aurait la faculté et la
certitude de les reproduire à volonté. On les multiplierait à
l'infini, comme la chimie le fait avec ses constructions. La seule
différence entre les deux ordres d'opérations consiste en ce que,
dans les accouplements variés, le hasard met en présence les
éléments réels mais ignorés de la combinaison, et dans les
opérations de la chimie, cette science met en rapport des
éléments déterminés, dans des conditions déterminées, mais
artificielles et facultatives; d'où résultent des produits fixes et
constants. Que manque-t-il aux deux opérations? A la première,
la détermination certaine des éléments et conditions des facteurs
et des producteurs; à la seconde, la connaissance des éléments
naturels et leur substitution aux éléments artificiels, avec la connaissance des causes ou facteurs que la nature emploie dans la
réalisation de ses produits. Ainsi considérée, la chimie constitue
une sorte de nature artificielle qui se prépare à trouver la voie
de la vraie nature; d'où il est permis d'espérer pour elle les
destinées auxquelles, malgré ses réserves contraires, elle aspire,
et a le droit, suivant nous, d'aspirer. Mais la première condition
pour cela est de se rendre parfaitement compte de ce qu'elle
fait et de ce qu'elle ne peut pas faire, et de ne plus s'épuiser dans
les voies artificielles où elle est engagée (1). La médecine, plus
humble et moins riche en résultats acquis, est peut-être capable
de lui ouvrir quelques perspectives nouvelles, en appliquant l'analyse et la synthèse à la recherche et à la détermination des causes.

Quelle que soit donc, pour la médecine, la nécessité d'appliquer l'analyse et la synthèse d'une manière différente de celle de

---

(1) Il faut bien que l'on comprenne que notre opposition à cette prétention ne
s'applique nullement aux possibilités de l'avenir, mais aux conclusions prématurées
d'espérances encore mal justifiées. Lorsque nous aurons l'occasion de placer les
tentatives de l'expérimentation en présence des enseignements plus lents, mais plus
sûrs et plus complets de l'observation, nous arriverons peut-être à mettre d'accord
ces deux instruments de la découverte des causes. Or, dans une science aussi profondément compliquée que la science de l'organisme, la première condition, pour y
voir clair, n'est pas d'isoler, de morceler, comme l'ont conseillé certains esprits supérieurs (Liebig par exemple), les parties du système, mais d'en avoir toujours l'ensemble
devant les yeux comme le meilleur moyen d'en découvrir la mystérieuse unité.

la chimie, il convient de conserver à cette dernière sa précision, ses méthodes, ses moyens, et la rigueur de ses résultats : et, ne le perdons pas de vue, si elle a réduit toutes ses opérations à des formules presque mathématiques, elle fournit à la physiologie l'exemple d'une grande précision dans la détermination des faits, et d'une rigueur souvent irréprochable dans ses conclusions.

VI

A l'état physiologique, et même à l'état pathologique, l'organisme vivant présente à l'analyse et à la synthèse deux ordres de problèmes différents à résoudre.

Ou bien l'esprit est en possession de la *cause* du phénomène à étudier, ou bien il n'a devant lui que les *éléments objectifs* de ce phénomène. Dans le premier cas, il a à construire ce que nous avons appelé la *formule étiologique* du fait, c'est-à-dire à rechercher, à catégoriser, à classer les différentes modes d'action de la cause : son action absolue, ses degrés, ses modes, ses associations avec les causes secondaires et intercurrentes; en un mot, à faire l'histoire complète de toutes les manifestations, associations et complications de la cause réelle. C'est ce que nous avons fait pour la *rétraction musculaire* (1).

Ou bien la cause est inconnue, et il faut la dégager de l'ensemble des effets où elle est ensevelie. L'analyse, dans cette opération, beaucoup plus obscure et plus difficile, ne doit se préoccuper d'abord que de recueillir et de rassembler tous les éléments possibles de la cause à déterminer. Quels sont ceux de ces éléments qui lui appartiennent en propre? quels sont ceux qui n'en sont que des accompagnements adventifs? c'est ce que la méthode étiologique apprendra à discerner. Pour le moment, et comme travail préparatoire à cette détermination, il y aura lieu de procéder à la confection de la *formule historique*.

La *formule étiologique* et la *formule historique* représentent donc les deux constructions initiales de l'analyse étiologique. Voici comment elle enseigne à y procéder.

(1) Première livraison, page 20.